U0927883

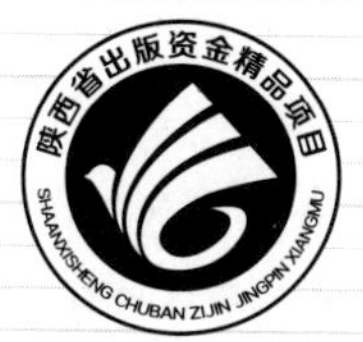

炎继明 编著
王强虎 主审

中国古典诗歌与中医药文化

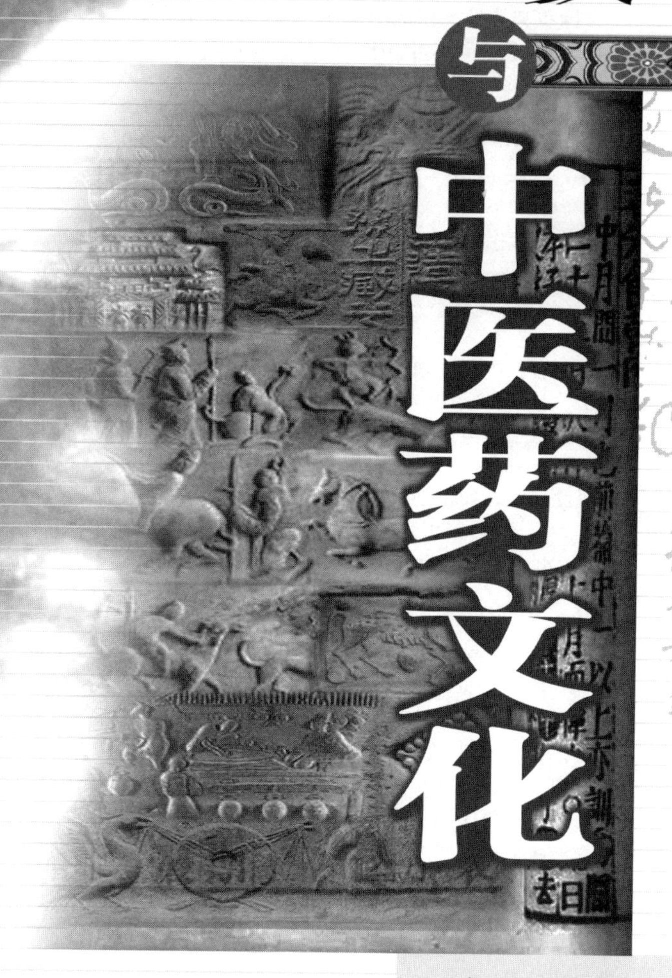

（一）

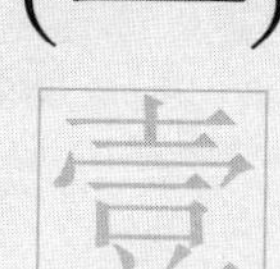

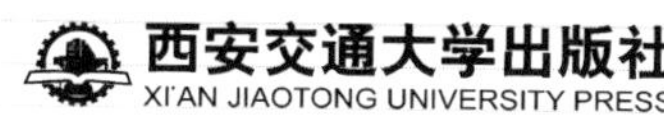

西安交通大学出版社
XI'AN JIAOTONG UNIVERSITY PRESS

内容提要

《中国古典诗歌与中医药文化(一)》主要选收并阐释与医药、养生、保健、医史人物、医事典故等中医药文化方面相关的古代诗歌。其所选范围，上至中国最早的诗歌总集《诗经》，下讫中唐诸家。共选诗作162首。这些诗作，既有丰富的医理，又有耐人寻味的诗趣。全书分为三个部分，即开宗明义从《诗经》谈起、汉魏晋南北朝诗滤医、唐诗滤医。此书体裁新颖，内容丰富，广征博引，阐微标新，其对古典诗歌的详细注释和流畅译文，为读者解决了阅读时的疑难。在滤医中，作者对诗中的医药知识进行了深入的阐释和发挥，使人读后颇受启迪。本书不仅具有学术性、知识性、资料性，而且具有实用性、艺术性、趣味性，为养生保健及中医药文化研究者、古典诗歌研究者、中医大学生以及社会各界读者奉献了一部寓乐于诗，诗中有医，开卷有益的新作。

图书在版编目(CIP)数据

中国古典诗歌与中医药文化(一)/炎继明编著.
—西安:西安交通大学出版社,2013.11
ISBN 978-7-5605-5638-3

Ⅰ.①中… Ⅱ.①炎… Ⅲ.①古典诗歌-关系-中国医药学-研究 Ⅳ.①I207.22②R2-05

中国版本图书馆CIP数据核字(2013)第200440号

书　　名 中国古典诗歌与中医药文化(一)
编　　著 炎继明
责任编辑 秦金霞　李晶

出版发行 西安交通大学出版社
(西安市兴庆南路10号　邮政编码710049)
网　　址 http://www.xjtupress.com
电　　话 (029)82668357　82667874(发行中心)
(029)82668315　82669096(总编办)
传　　真 (029)82668280
印　　刷 中煤地西安地图制印有限公司

开　　本 787mm×1092mm　1/16　**印张** 36.5　**字数** 781千字
版次印次 2013年11月第1版　2013年11月第1次印刷
书　　号 ISBN 978-7-5605-5638-3/I·123
定　　价 168.00元

读者购书、书店添货、如发现印装质量问题，请与本社发行中心联系、调换。
订购热线:(029)82665248　(029)82665249
投稿热线:(029)82668502
读者信箱:xjtumpress@163.com

序一

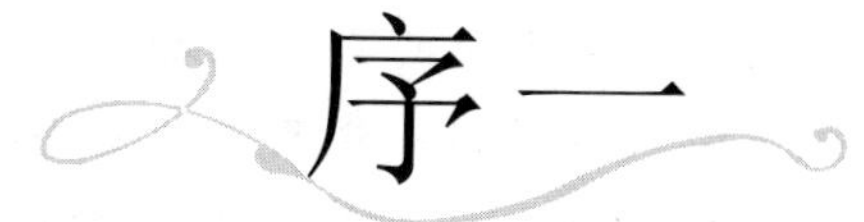

两月前，我有幸读了炎继明先生的新作《中国古典诗歌与中医药文化》的书稿。在书稿中，炎继明先生以他医药文献学者的慧眼，从医药歌诀以外的我国古代诗歌中，过滤出有关疾病、药物、养生、医史等方面医药卫生的文献资料，并对这些资料作了初步的研究。这部新作的问世，对于我国古代诗歌的研究，医药文献的发掘，以及医学与文学关系的探讨，都是件很有意义的事情。

我国古代的诗歌与医学，都是我国传统文化重要的组成部分。两者之间不只有质的区别，而且也有着必然的联系。我们知道，医学是研究人类生命过程和与疾病作斗争的科学，是科学技术；而文学中的诗歌，则是以凝练的语言，饱满的激情塑造人物形象来反映社会生活，表达诗人的感情与愿望，是文学艺术。因此，两者之间有质的区别；但也正是这一点，决定了他们之间存在着必然的联系。诗歌与其他文学作品一样，都要用语言来塑造人物形象，其稍有不同的是除叙事诗以外，很多诗歌中的人物形象就是诗人自己。他们在塑造这些艺术形象的时候，不只要写这些人物的社会生活，而且还须写这些人物生老病死的生命过程和维持其生命的医药卫生活动。否则这个形象就是一个没有血肉和生命的形象，就达不到诗人用它来感染人和影响人的效果。所以，一切文学作品中都存在着一些医药卫生的内容。诗歌作为文学中最古老的一种样式，其数量最大，其中存在的医药卫生内容也就更多和更普遍。炎继明先生作为一位对古代诗歌和医学有着很好素养的学者，对于诗歌和医学的区别与联系有着明确的认识，所以他才能写成这部著作，在“诗海”中“滤”出医来。

在我国古代的医药著作中，引用诗歌中的医药内容是很早就有的。比如明代的医学家李时珍，在他的巨著《本草纲目》中，也常引用古诗中一些动植物内容，来考辨其作为药物的名称与形态。但它毕竟是一部以药物为主体的巨著。而炎继明先生的《中国古典诗歌与中医药文化》虽不敢与《本草纲目》相比，但却是一部前所未有的诗歌与医学兼容性的作品。炎继明先生首先把与医药卫生有关的诗歌，编选成一部诗集，并对其作了必要的注释、语译和说明。就此而言，它就是一部完整的诗歌选集。但与其他诗选所不同的，是他在每首诗的后边加了个“滤医”部分。在这部分中作者把诗里的医药内容，另加标题进行论述。在这些论述中，作者不只对其古今异同进行了认真科学的考辨，而且对其在医学上的应用与价值都谈了自己的见解。仅就这部分而言，此书又是一册内容丰富的医学卫生论文集。作者之所以这样安排此书的体例，正是他既尊重了诗歌与医学的区别，又抓住了两者之间的必然联系，以适应其内容的需要。

《中国古典诗歌与中医药文化》既然是一部诗歌与医学兼容性的作品，于是就能满足不同读者多方面的需要。此书对一般的读者而言，既可以满足他们诗歌鉴赏的需要，而且还可以从中得到一些医药知识，不只陶冶了情操，而且扩大了知识范畴。此书对于医药工作者和医学生而言，不只使他们读到了这些与自己专业有关的诗歌，而且由“滤医”部分受到启示，在其临床和研究中也许有所创新。此书对于文艺工作者而言，也可以从中受到启示：要塑造出生动真实的艺术形象，必须要有多方面的知识素养，认识到医药卫生活动是每个人生活中的重要部分。此书对于一些年老体弱的读者而言，不只这些优美的诗歌能解除其心中的忧郁，而且也许能从中找到适合自己的养生方法，从而益寿延年。

这部书的问世，对于医学而言，是它为医药文献的发掘，找到了诗歌这个新矿源，而且也证明了这个矿源是庞大的，其内容是丰富的。要开发这个矿源，不是一般的学者可以做到的，发掘者必须具有医学与文学方面必要的素养。炎继明先生就是我所知道的具有这两种素养的为数不多的学者之一，希望他能在诗海中滤医不止，滤出更多的宝藏来。

此书对于诗歌研究的意义，是它为诗歌研究开拓了一个新领域。诗歌的内容是丰富多彩的，过去它的研究领域仅限于文学、思想、历史、音韵几个方面。而《中国古典诗歌与中医药文化》却从医药卫生方面发掘它的宝藏，从而扩大了诗歌的研究范畴，使古代诗歌能从多方面为我国新文化的发展，提供更多的营养。

当《中国古典诗歌与中医药文化》出版之际，我写这个小序，除向作者表示祝贺，更希望它的续集能一部接一部地出现在人们的书架上。

张厚墉

2013 年 3 月 10 日夜

张厚墉先生，原陕西医史博物馆馆长，陕西中医学院教授，著名医学史、医古文专家，诗人，书法家。

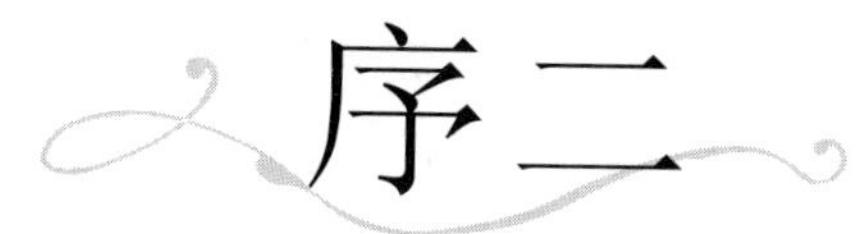

序二

陕西中医学院炎继明教授新近编著的《中国古典诗歌与中医药文化》是一部融中华民族传统文化中的诗词歌赋于中医药学知识之内的力作，是值得每位从文、从医、重养生者认真一读的佳品。

有人说，“文是基础医是楼”，此言不谬。任何一门科学知识体系都是一种文化，中医药知识更是如此。它不仅是一种文化，而且是中华民族传统文化中最重要的组成部分和最为耀眼的明珠。我曾经说过，如若从事国学研究而不研究中医学的典祖《黄帝内经》《难经》和《神农本草经》，那么，这样的国学研究将会是不完备的，有缺憾的，而古代诗词歌赋是中华民族传统文化凝练的精髓。中医药知识虽然与诗词歌赋有着很大的差别，但是两者却同根、同源、同基于中华民族传统文化，因而这两者之间存在着相通相融的关系。炎继明教授正是把握了两者之间的这种联系，在专志攻医的同时，潜心于古代的诗词歌赋久矣。他上溯诗词歌赋的典祖——《诗经》，下逮中唐时期的李、杜，以其扎实丰厚的中医药知识功底，娴熟地运用中医药知识对历时千年的诗词进行了医药科学层面的深刻诠释、演绎，赋予了古典诗词以医药学功能，从而使人们在欣赏古典诗词的同时也能领略和沐浴到医药知识的光芒。

当我认真玩味《中国古典诗歌与中医药文化》所筛选的古典诗词后发现，炎教授“滤医”的诗词有如下特征。

其一，以药咏诗。以药咏诗与《药性赋》之类歌括有别，前者借药咏诗，抒发诗人情怀；后者借用诗赋体例提炼药物性味归经和主治功效，便于初学者记诵，因此两者的出发点和功能有很大的差异。这一类型约占所辑古体诗词的六成以上，诗中所涉中药有140余种，内中又有如魏晋南北朝谢朓的《咏墙北栀子诗》、江淹的《采石上菖蒲》等一诗咏一药者，此类诗在《诗经》及唐代的诗词中较多，如唐代王维的《山茱萸》《百合》，韦应物的《见紫荆花》，李白的《见野草中有名白头翁者》等，皆是以药引发作者的诗兴，悠然慨叹人间的世态炎凉。此类诗又有一诗咏多药者，如南齐王融和梁国萧纲、庾肩吾三人均有《药名诗》传世，无独有偶，三者均是一诗咏八药，凭借药名抒发诗人的情怀，表达了更深的意境，别有一番情趣，使药物与诗意相得益彰。唐代诗仙李白、诗圣杜甫更擅长于借诗抒情，以药表意，如杜甫就言“草有害于人，曾何生阻修！其毒甚蜂虿，其多弥道周”（《除荨草》），这是借荨麻、蜂、蝎的毒性喻指社会的恶现及毒瘤，就要“芟夷不可阙，疾恶信如仇”（《除荨草》），表达了诗人疾恶如仇的正义心声和要像铲除有毒的荨麻一样予以连根拔掉的决心。

其二，以方诵诗。以方剂言诗与大量的方剂歌括是有区别的，前者是将方剂作为油头，畅言作者感想是其目的；后者是借古诗体例言方剂之组成和功效，两者的出发点及其意义有所区别。这类诗词约20余首，除“口脂面药方”（杜甫《腊日》）、“松叶酒”（王绩《采药》）外，多为借诗颂扬长生不老方，体现了诗人们对生命的珍重，但汉魏晋唐时期炼丹服食追寻长生之风盛行，即或医药文献学家王焘虽然也发现其严重的毒副不良反应和弊端，但仍未能摆脱对此风的崇尚（《外台秘要方·卷三十六》）。不过古代诗人中对此风不乏慧眼独具而严厉针砭之人，并以“服食求神仙，多为药所误。不如饮美酒，被服纨与素”（《驱车上东门》），以诗为鞭而抽打之。

其三，采药情趣。历代诗人之中对采药情有独钟者有之，采药时攀岩越岭，不但可以强身健体，饱览山川秀美景色的同时又能增长医药知识，感悟和享受人生无穷的乐趣。诗人们不但野外采药（如庾阐的《采药诗》、王绩的《采药》），还可以在自家庭院中《种药》（唐·韦应物）、《摘药》（唐·杜甫）、《锄药》和采摘后《洗药》（唐·钱起）。

其四，以诗吟病。诗人也是肉体凡胎，必然也会罹患各种疾病。因此，他们以病吟诗，吟诗谈病，抒发其病中复杂的心情，如杜甫暮年不但患有老年性耳聋，视力也很差，于是以《耳聋》为题，将一个被疾病困扰的老者孤苦伶仃的心境展示给读者。“君不见夔子之国杜陵翁，牙齿半落左耳聋”（《复阴》），使人读后不由得心酸落泪。还有10余首咏及风证、痛证、瘴气、冻疮、胼胝、关鬲等近10种病症的诗词。

其五，诗咏腧穴。针灸腧穴富情趣，诗人巧思出佳作。这是古人诗咏腧穴的真实写照。梁元帝萧世诚博览群书，才思敏捷，长于诗赋。他以腧穴双关语意名诗（《针穴名诗》），脍炙人口，刻画出了宫女嫔妃出游，披着彩霞回宫的情景，句句双关，妙趣横生，充分体现了作者深谙腧穴知识和驾驭诗赋语言的高超技巧，堪称以腧穴吟诗的上乘佳作。

其六，诗言保健。尊生、重生、保生是中医药学科终极的价值取向，也是其重要的学术内容。作词吟诗既可以陶冶人的情操，净化人的心境，也是古今养生保健的方法之一。《中国古典诗歌与中医药文化》中辑录了与养生有关的古诗有数十首。究其内容，有言药物养生的，有提倡“恬惔虚无”淡泊名利养生者，有提倡吐纳导引保健者，更具代表意义的是晋代陆机的《百岁歌》，其中应合《灵枢·天年》的10岁为一年龄段的生理、心理特征，蕴涵着一定的养神方法。熟读此诗，不但可以使人感悟健康长寿与颐养天年的道理，也有助于不同年龄段的人们借鉴其中介绍的养生方法。

以上六者仅是我这个诗词歌赋门外汉的些许体会，难以涵盖是书丰富的诗、医内容，于此也已见其一斑，因此说，这是一本值得认真一读且有益于健康的好书。

大凡历代名医巨匠或文人雅士多有勤求博采，精医能文的良好传统，如北宋苏轼和沈括即是其例，他们的《苏沈内翰良方》即是这方面的代表作。清代薛雪、徐灵胎、傅青主、何其伟等大医学家，都有诗作传世。如薛雪的《一瓢诗话》是专门探讨诗歌理论的名作，特别强调诗歌的社会教育功能。他不仅医术高明，诗亦写得很好，因此诗歌评论家对其有很高的评价。近现代著名医学家丁福保、曹颖甫、范文甫、秦伯未、程门雪、李鼎、张灿岬等名医大家都于诗词方面有很高的造诣。裘沛然老先生，既是当代著名的国医大师，也是一位著名的诗人，他的《剑风楼诗集》就彰显了这位国医大师高超的诗作水准。研究《伤寒论》的大家岳美中教授也有《锄云诗集》刊行于世。

纵观古今名医巨匠，不乏填词吟诗的高手。他们常常以诗言志，以词抒怀，或以诗会友，或吟诗论药言疾。举凡世事沧桑，人生感悟，事业兴衰，临床心得，以及生活情趣等，无不见之于诗赋文句之中。对于慢性疾病患者来说，一首好的诗词不亚于一剂缓释病情的良药，可以使人郁解闷释，心旷神怡。因此，掩卷炎继明教授的《中国古典诗歌与中医药文化》时使我想到，作为中医药事业的后继之人，不仅要学习和继承前辈的高超医术，还应当认真地吟诵、鉴赏和学习他们留给后人不可多得的诗赋财富。

张登本

2013年3月27日

张登本先生，陕西中医学院教授，陕西省重点学科学术带头人，博士生导师（兼职），陕西中医学院学术委员会顾问，中华全国中医学会内经专业委员会顾问，中华中医学会陕西省分会基础理论委员会主任委员，陕西省中医药学会文献医史专业委员会主任委员（原），陕西省卫生厅及陕西省教育厅高职评委，为国家有突出贡献的专家，享受政府特殊津贴。

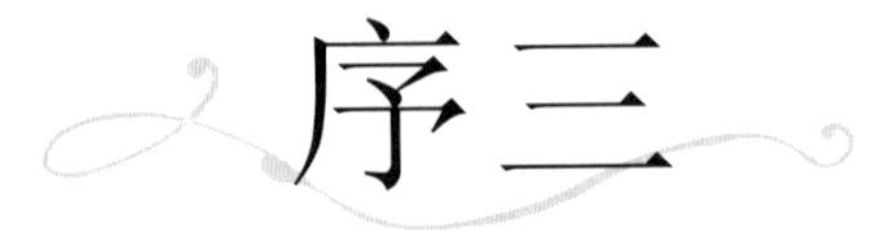

序三

诗者，立诸情辞，形诸意象，发摅性灵，志夫天理者也；医者，察标求本，援证设方，扶正祛邪，全身葆命者也。以是，意者遂谓其如风马牛，两不相及。然诗者，心之属也；医者，身之属也。夫心之所须存乎身，身之所须主乎心。其常其变，恒必同之。斯二而一，道之本也。故循流讨源，乃知厥来攸自，身心亦不二焉。

吾友炎子继明先生者，杏苑中人也，而属意文坛；业承岐黄也，而才通诗艺。其并辔贰途而未尝有辍，允执两端而一贯厥中，尔来已阅四十余祀矣。古语云："花开花落春不管，水暖水寒鱼自知。"夫人之于世，驹隙百年；而更代之言，纔一纪耳。以有为之生论之，则炎子以四纪春秋而惟其二而一事之念，庶几终身矣。其终始而忘乎甘苦，与夫家计之餍，事之穷通，世之冷暖，竟未以为意之情状，莫不长惊乎吾心矣；而悠然而观花开花落，等闲而知水暖水寒之进境，复莫不长羡乎吾心焉！

余尝问于炎子："何事乃尔也？"炎子起而援书盈座，披指而论曰："夫艺者，道之有形者也。医与诗之为艺而为道也，无须穷其究竟，即知两系身心，矧穷之乎？是以虽有道艺之别，复有儒医之谓。别之者，循入者也；儒医者，大医也。夫大医之为医也，取法乎上，是不离三才，而以心与人为务者也。至其中下，则唯求诸身耳。故不别而别，别而不别。其要者，法与意也。是以古之宿儒，莫不深明医道；而古之良医，亦莫不通会诗心。故白香山《得钱舍人书问眼疾》诗云：'唯得君书胜得药，开缄未读眼先明。'薛一瓢亦并撰《诗话》，且顾谓随园曰：'我之医如君之诗，能以神行，所谓人在屋中，我来天外是也。'皆其例焉。然则身心不二，文医亦不二，可知矣。余于医与诗也，亦尝谓其无涉。及夫初会其意，则瞿然而惊，喟然而叹者久之！遂以涉夫岐黄之雅诗为事而博采广搜，肇远乎《葩经》，期迄乎清季，兼细大而不捐，为条分而缕析，冀有以融夫诗道与岐黄家言，发隐就明，有裨于世耳。是余之所以未遑他顾，穷乎末智而作为《中国古典诗歌与中医药文化》者也。余自知诗心难会，医道难穷，而一以贯之，又难之难者也，故有望先生之斤正焉！"

呜呼！吾何人也，敢正夫炎子两全之作？吾于炎子也，惟羡然而惭，喟然而称矣！随园先生尝曰："素位而行学，孰大于是？而何必舍之以他求？"老君曰："保此道者，不欲盈。夫唯不盈，故能蔽而新成。"炎子于其事也，心如斯而躬行之，若融融然而会心颐兴，著作日丰，宜乎哉！而其新成之《中国古典诗歌与中医药文化》，尤卓尔其选者也。是书也，钩沉岐黄于雅诗，冠夫诗雅于岐黄，曰诗道乎？曰岐黄乎？诚诗而岐黄，岐黄而诗者也。夫二而一者，其是之谓乎？《诗》云："瞻彼淇澳，菉竹猗猗。有斐君子，如切如磋，如琢如磨。瑟兮僩兮，赫兮咺兮！有斐君子，终不可谖兮！"《尧典》曰："克明峻德。"古人论夫布衣君子曰："被褐而怀玉。"如斯之语者，咸炎子继明先生之谓乎？夫人之常谓世无贤哲也，有炎子矣，尚复强为之言乎？则炎子者，又宜乎世之取则焉。

是为序。

李亚军

岁次癸巳榴月既望于古都咸阳

李亚军先生，陕西中医学院人文科学系主任，教授，硕士研究生导师，学院十大名师，国家中医药管理局重点学科中医文化学学科带头人，陕西高校哲学社会科学重点研究基地中医药文化传承与发展中心主任，中国诗词学会会员，西安诗词学会顾问。

自序

诗歌是文学的一大样式。其最显著的特点是高度集中地反映了社会生活和人的精神世界,具有丰富的想象和充沛的情感,语言要求高度凝练和形象化,音调和谐,一般都有鲜明的节奏和韵律。诗歌是我国文学史的一个光辉的起点。其起源很早,在我国春秋中叶就产生了第一部诗歌总集《诗经》。历代的优秀诗歌作品十分丰富,如楚辞、汉乐府、唐诗、宋词、元曲等。我国古代把不合乐的称为诗,合乐的称为歌,现在一般统称为诗歌。诗歌按内容可分为抒情诗和叙事诗;按写作方式可分为格律诗和非格律诗等。诗歌一般都要求押韵或大致押韵。格律诗的平仄与押韵要求更严。

日本医学家研究发现,吟诗犹如健身体操。因为它要求朗诵者发音准确,精神集中,同时要保持伸臂引颈的站立姿势。尤其是当吟诵者进入诗人带给我们的空灵境界时,就会获得如痴如醉的美的感受。试验证明,反复吟诵诗歌可使人大脑皮层的抑制和兴奋过程达到相对平衡,体内有益激素和其他生物活性物质分泌增加,血液循环及神经功能的调节也处于良好状态。吟诗可使患者情绪放松,从而有利于排除患者的顾虑、烦恼和痛苦,通过美妙意境,言景、言物、言情、言义的联想产生一系列的心理效应,达到荡涤肺腑、激励情操、悦性怡情、宁神忘痛之目的,有利于消除危害健康的诸多不良诱因,且使生活增添不少乐趣。

诗歌欣赏是一种高雅而有益心身健康的活动。古人说:"诗言志,歌咏言"。就是说,诗歌是表达人的思想、意志、情感和怀抱的文学形式。"情动于中而形于言,言之不足,故嗟叹之;嗟叹之不足,故咏歌之;咏歌之不足,不知手之舞之,足之蹈之也。"说明诗歌乃是人的内心情感的发泄。诗歌在治疗中对个体心理可起到放松、疏导、转移(移情)、排遣、镇静、消解、娱乐等作用,进而促使人体在生理机能上也进一步得以受益。由此可知,诗中有妙药,吟诗可治病。考之经传,征之史册,入之诗海,都能找出许多诗可治病的根据来的。

西汉文学家枚乘写过一篇有名的赋——《七发》。赋者,古诗之流。所不同者,赋是"铺陈其事而咏叹之"也。这篇《七发》,记述楚国太子有疾,已到了气息奄奄、人命危艰、朝不保夕的程度。适好吴客来探病,进献了一番节俭保身的高论,太子听了以后,忽然出了一身冷汗，病就好了。以诗治病，生效之速，令人称奇。许多文学作品的医学价值有待我们重新认识。如枚乘《七发》应看做是通过开启冥想之门来引导患者分泌脑内吗啡，从而实现自然治愈的诗可治病的最早的典型案例。而《高唐赋》则是宋玉以“梦会神女”的冥想来疏导楚王长期受压抑的情结，获得彻底的宣泄疗效的诗可治病的又一明证。

谢朓是南齐著名诗人。他的作品，佳句甚多，如“余霞散成绮，澄江静如练”，“鱼戏新荷动，鸟散余花落”，等等，使后辈诗人，为之倾倒。李白甚爱谢诗，每当忧从中来，郁结难抒时，便放声朗诵。从药理医理上来看，谢诗的好处在于能够疏肝解郁，使人心旷神怡，气和志达。梁武帝可能是胃火过盛，或患有牙周炎等口腔疾病，所以他说：“三天不读谢朓诗，便觉口臭”。由此可知，好诗不仅脍炙人口，而且如同兰麝，芬芳馥郁，沁人心脾。真是，竹头木屑，俱为有用之物；牛溲马渤，可为药物之资，何况是诗呢？

白居易与刘禹锡，两人是交情甚笃的诗友，也是唐代著名的文学家。刘兼通医理，还编有《传信方》二卷（原书散佚，1959 年，上海科技出版社出版《传信方集释》，主要是从古方书中辑录而得，共 45 方）。不幸，两人都得了眼病。刘禹锡延请中医治疗，未见良效，又延请西医。他写的《赠眼医婆罗门僧》诗云：“三秋伤望眼，终日哭途穷。两目今先暗，中年似老翁。看朱渐成碧，羞日不禁风。师有金篦术，如何为发蒙？”这种“金篦术”的疗效如何？据说不甚显著，因为他以后仍在闹眼疾。白居易的眼疾亦较严重，他的《眼暗》诗云：“早年勤俭看书苦，晚岁悲伤出泪多。损眼不知都自取，病成方悟欲如何？夜昏乍似灯将灭，朝暗长疑镜未磨。千药万方治不得，唯应闭门学头陀。”眼病既然如此严重，当然引起朋友们的关心，不少人都写诗寄信来问候。谁知这些诗札却成了治疗眼疾的灵丹妙药。他的《得钱舍人书问眼疾》云：“春来眼暗少心情，点尽黄连尚未平。唯得君书胜得药，开缄未读眼先明。”白氏之疾是用功过度，忧郁伤肝所致。黄连清心去火，亦清肝胆之火。《神农本草经》将其列入上品，并说：“黄连，味苦寒，主热气目痛。眦伤泣出，明目。”黄连点眼当为对症下药，但想不到声价甚高的黄连，却顶不上一首区区的小诗。诗可治病，诗之为用，可谓大矣！

宋代大诗人陆游《山村经行因施药》诗曰：“儿扶一老候溪边，来告头风久未痊。不用更求芎芷辈，吾诗读罢自醒然”。由此可知，陆游曾向一位患头风眩晕的老翁说：“不用更求芎芷辈，吾诗读罢自醒然”。陆游用自己的诗治愈了老人的头风病，真是医学史上的奇迹。读诗比服用川芎、白芷之类活血祛风的药物更有除风定痛、健脑醒神的作用。

清代青城子的《志异续编（卷四）·杜子美》载有一则医案说：“白岩朱公患气痛，每当疾发时,取杜诗朗诵数首即止,习以为常,服药无是神效。”书中分析其机理说:“朱公平日,酷爱杜诗,取所爱读之,则心怡神适,疾不觉自忘,非真能止痛也。或曰:气痛原属气不舒畅所致。杜诗气象万千,半山老人所谓力能排天斡地,壮颜毅色者也。故读之令人气旺,气旺则不痛矣”。读诗真是一剂疏肝理气、解郁消忧的灵药。能够沉湎于读诗的意境里,便能少一些寂寞与焦虑,多一份安详和健康。

如今,在意大利、美国等地用诗歌疗病已成为时尚。在那里,无论去医院还是药店,都可以看到与普通药品一样的药盒,上面清楚标有作用、用法及禁忌等说明,只不过里边装的不再是寻常的膏丹丸散,而是一部部装帧考究、印刷精美的“诗药”书籍。

如果我们撇开诗可治疗某些具体的病证这一点不谈,而就其可以治疗思想病情、社会病情这点来说,则又是非常之现实的,合乎科学的。因此,欣赏诗歌,特别是与医药、养生、保健内容有关的诗歌,既可以使人领略这种艺术的形式美,更重要的是通过对诗歌感情内涵的体味和感知,达到诗歌作者与读者之间的感情共鸣,从而起到陶冶情操、促进心身健康的作用。另外,还可以使我们学到许多有关医药、养生、保健等方面的知识。诗歌欣赏,真可谓身心俱益,其乐无穷。

欣赏古代诗歌,要讲究一定的方法。首先,诗歌是诗人激情的产物,一定要把握他的感情。欣赏时必须设身处地仔细品味情中之景,景中之情。其次,一定要反复吟诵,方能领略“韵外之致,言外之意”。对一些名篇名句,最好能背诵出来。再者,古代诗歌十分讲究意境美,作品中的思想情趣和具体形象构成了诗歌完美的艺术整体。只有领悟了意境,才能充分感受诗歌之美,激发读者的情思和联想,回味无穷。除了要有一定的诗歌格律知识和语言文字修养外,还要特别注意对诗歌用典的理解。后者乃是一般读者欣赏古代诗歌时的一大障碍。平时可以多读一些文史书籍和诗话作品,以逐渐增加对诗歌用典的理解力。初学者,可以先读一些有注解的古诗歌选本,等到积累一定基础知识后,再去广泛阅读古人诗歌原著。

目前,古代诗歌的选注本很多,各种各样,琳琅满目。其中有历代诗选及某一朝代的诗选;有诸家诗选及某一作家诗选;有爱国诗选或爱情诗选;有论史诗选或叙事诗选;还有关于田园、山水、花鸟、风景、名胜、旅游的诗选,等等。这么多的诗选,都是从编者各自目的出发而编选的,也都充分发挥了它们相应的作用。但是,截至目前,还没有关于医药、养生保健方面的古诗歌选注本。为了给医学生及社会上广大读者提供一个比较好的适宜的选本,并为读者排除字词、术语、典故等障碍,解决阅读古代诗歌的一些困难,使他们不仅能够读懂这些作品，而且能够轻松愉快地学到有关医药、养生、保健知识。有鉴于此，我编写了这部《中国古典诗歌与中医药文化》。

孔子曾把《诗经》看成重要的诗教课本，他说："小子何莫学夫诗？诗可以兴，可以观，可以群，可以怨。迩之事父，远之事君，多识于鸟兽草木之名。"在这里，孔子主要是论述和强调诗歌的社会效果、认识价值、审美作用和教育功能。

诗教对塑造学生的健全人格和美的心灵，有着不可低估的作用。可以这样说，诗教是素质教育的一个重要的组成部分。江泽民同志在接见"中国唐宋名篇音乐朗诵会"的演创人员时说的一番话，其实对这个问题已经做出了十分精要的回答。他指出："中国的古典诗词，博大精深，内涵深刻，意存高远，也包含很多哲理。学一点古典诗文，有利于陶冶情操，加强修养，丰富思想……有助于弘扬祖国的优秀传统文化，增强民族自信心和自豪感。"唐诗，我们的灵魂伴侣；宋词，我们的忧郁抗体；元曲，我们的压力解药；古诗，我们的能量补给。中国古典诗歌是我们的精神导师，是缓解压力的良方。针对现代人身心的各种不适，选择阅读中国古典诗歌，可以抚慰人们的心灵，以使处在纷扰浮躁中的人们获得心灵的宁静。

古代中医学家爱好诗歌者甚多，如明代伟大的医药学家李时珍就非常喜爱读诗写诗。他曾以诗言志，以诗会友，以诗论药，在其巨著《本草纲目》中经常引用古人诗句，从而使草木添彩生辉，花鸟活灵活现，生动传神。又如清代进士陈梦雷等编修的《古今图书集成·医部全录》，该书艺文类就收录邵雍、王安石、文天祥、王世贞等人诗作23首。清代医家薛雪，字生白，号一瓢。他不仅医术高超，而且诗文俱佳，写有诗论《一瓢诗话》一卷。此书重视诗歌创作的思想内容，强调诗人必须具有高尚的胸襟、人品，在此前提下作者提倡艺术风格的多样化，主张写诗应有"语不惊人死不休"之精神。书中强调"温柔敦厚"的诗教。雪亦以医术自高，尝谓袁枚曰："我之医如君之诗，能以神行。所谓人在屋中，我来天外是也"。又自作楹联曰："九重天子垂清问，一榻先生卧白云"。薛氏晚年隐逸山林，行医吟诗，年九十而卒。又如清代医家尤怡，字在泾，号饲鹤山人。尤氏不仅精通医学，治病多奇效，而且工诗善书，淡于名利。他的诗作被收入清代沈德潜编选的《清诗别裁》。这些都充分说明前辈医家是非常重视诗教的。诗歌确实可以涵咏胸次，陶冶情操，广博见闻，开拓境界，使人灵秀。已有几千年历史的中国诗歌，如同古老的中医学一样，是一个蕴藏极为丰富的文化宝藏，需要我们认真加以发掘，并继承下来，弘扬开去。

"江山代有人才出，各领风骚数百年"。在我们这个诗的国度里，有影响的诗人，众若星辰；有影响的诗集，浩如烟海。至于诗歌中那些脍炙人口，流传古今的清词丽句，更似葱茏之秀木，璀璨之珠玉，不可胜计。本套丛书虽集我多年心血于此，但因著者知识能力有限，选诗疏漏和注释不当之处，在所难免。我热诚期待广大读者批评指正！

炎继明

2013 年 3 月 5 日于咸阳

凡例

一、《中国古典诗歌与中医药文化(一)》主要选收与医药、养生、保健、医史人物、医事典故等方面有关的诗歌。其所选范围,上至中国最早的诗歌总集《诗经》,下讫中唐司空曙诸家。

二、本书选诗一百六十二首,其中大多为耐人寻味的佳作。可供诗歌研究者、医学与文学及中医文化研究者、中医大学生以及各界诗歌爱好者阅读与欣赏。

三、本书编写体例,所选诗歌均按作者集中,作者按朝代归属,朝代按先后排序。每首诗歌,先录原作,以下依次为出处、作者简介(只在其第一首有此项)、注释、译文、滤医、说明。

四、出处:说明此诗选自某人某书第几页或第几卷。此项具有索引的作用,以便研究者检索查考。

五、作者简介:介绍其生平、事迹、著述以及有关情况,以便读者对作者有初步了解并深入玩味其作品。

六、注释:注释此诗中的疑难字词、术语、典故或与医药有关的问题等,为读者解决阅读过程中遇到的有关疑难。

七、译文:是对此诗的白话翻译,只译出其大意,以便初学者或社会上一般读者理解和鉴赏原作。其中部分译文仍是句式整齐并和谐押韵的。

八、滤医:祖国诗歌典籍浩如烟海,初学者每有望洋兴叹之感。如欲了解其中的医药知识,则更是“且将升岱岳,非径奚为?欲诣扶桑,无舟莫适”。此书意在为初学者指一路径,将诗海中的医药珠宝探索过滤出来。此项是对诗歌中有关医药问题的阐释和发挥。这也是本书的特色和重点,因此占有一定的篇幅。阅读此项,可以使读者了解许多医药、养生、保健知识。

九、说明:这是关于此诗的补充说明或赏析,或是关于医药问题的补充阐释。亦当参考,不可忽视。

十、为突出《中国古典诗歌与中医药文化(一)》的特色,此书目录除采用原诗题目外,又另拟了句式整齐的十四字标题,回行加破折号标明原诗题目。如“时珍读诗考荇菜,道人疗伤用鸦骨——《诗经·关雎》滤医”。有些标题直接摘自原诗或稍对原诗增字酌拟而成，如“黄独无苗山雪盛，短衣数挽不掩胫”及“爽口滑忆雕胡饭，扑鼻香闻锦带羹”，等等。前者为杜诗原句，后者仅增加了“爽口”与“扑鼻”四字，目的是为了标题的整齐统一，并无窜改古诗之意。

十一、有人说：“此书体裁新颖，内容精湛；融医学、文学于一炉；集学术、知识为一体；诗文并茂，雅俗共赏，陶冶心身，开卷有益。”但是，著者自思学识浅陋，此评过高，实不敢当。此书，稿虽三易，但错误难免，我真诚期待广大读者批评指正！

目录

CONTENTS

汉魏晋南北朝诗滤医

唐诗滤医

开宗明义从《诗经》谈起

《诗经》是我国第一部诗歌总集，其内容丰富多彩，描写了西周及东周前期社会生活的各个方面。其中更多的则是描写普通劳动人民的。他们的辛勤劳动，艰辛生活，欢乐和忧愁，愤怒与痛苦，在《诗经》中都有细致生动地描述。还有许多优美动人的爱情诗歌。在《诗经》及后世学者研究和注释《诗经》的著作中，都直接或间接地涉及到医药等方面，并为医药及动植物研究提供了很多有价值的文献资料。整部《诗经》由《风》《雅》《颂》三部分组成，内含三百零五篇诗章，共载录了本草及有关生物两百九十种，据统计草部一百零一种，木部六十五种，鸟部四十六种，兽部二十八种，虫部二十六种，鱼部十九种，其他类五种。《诗经》的作者咏物托志，颂药言怀，其作品中所涉及的本草药名，在祖国医药发展史上具有不容低估的学术价值。如《中国古典诗歌与中医药文化（一）》所选的十九首诗，其中就有描写和歌咏劳动人民辨别植物、采集药草的情景。伟大的医药学家李时珍在《本草纲目》中也曾多次引用《诗经》的有关诗句来考证和状写药物。《诗经》中的诗，语言精炼，句法整齐，重章叠字，回环往复，余音袅袅，脍炙人口，耐人寻味。

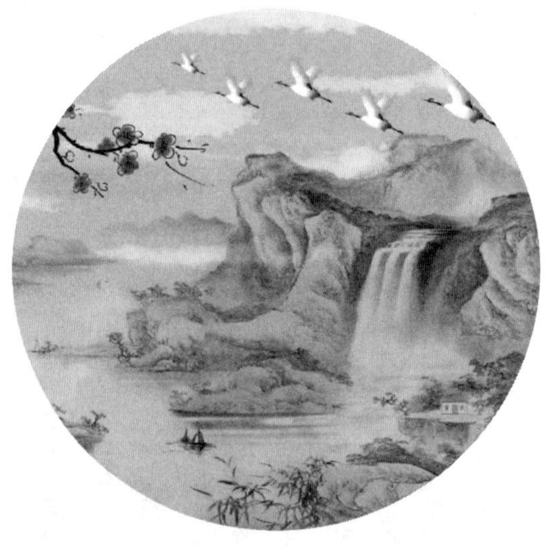

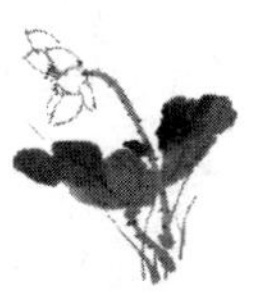

时珍读诗考荇菜　道人疗伤用鹗骨

——《诗经·关雎》滤医

关关雎鸠，在河之洲[①]；
窈窕淑女，君子好逑[②]。
参差荇菜，左右流之[③]；
窈窕淑女，寤寐求之[④]。
求之不得，寤寐思服[⑤]；
悠哉悠哉，辗转反侧[⑥]。
参差荇菜，左右采之；
窈窕淑女，琴瑟友之[⑦]。
参差荇菜，左右芼之[⑧]；
窈窕淑女，钟鼓乐之。

选自《诗经·国风·周南》

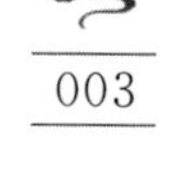

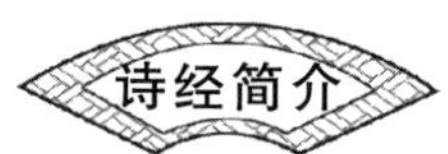

《诗经》是我国第一部诗歌总集，共收作品305篇。由于传说它是孔子所编定的，因而汉以后成了儒家的经典。研究并注释《诗经》的著作很多，如三国·吴·陆机的《毛诗草木鸟兽虫鱼疏》及东汉郑玄作笺，唐代孔颖达作疏。陆机之作，专释《诗经》中动植物名称，于古今异名者，多能辨明。《诗经》及研究《诗经》的著作中，都直接或间接地涉及医药，并为医药研究提供了很多有价值的文献资料。明代伟大的医药学家李时珍在编著《本草纲目》时，也曾广泛地引用这些资料。如在《本草纲目·引据古今经史百家书目》中就有毛苌、孔颖达的《诗经注疏》。作为医药研究者以及广大医学生，不仅应当认真阅读和鉴赏《诗经》中的诗歌，而且更应当重视和利用其中的有关资料。

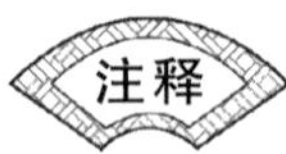

注释

①关关：水鸟相和的叫声。雎(jū)鸠：水鸟。好在江渚水边食鱼。相传这种鸟雌雄情意专一，和常鸟不同。洲：水中的陆地。

②窈窕(yǎo tiǎo)：纯洁美丽。兼指内心与外貌两方面而言。淑：善，好。君子：当时贵族男子的通称。好逑：好的配偶。逑：仇的假借字。仇(qiú)，配偶。曹植《浮萍篇》："结发辞严亲，来为君子仇。"

③参差(cēn cī)：长短不齐。荇(xìng)菜：生在水上的一种植物，形状很像蓴菜，可以吃。流：顺着水势去采。朱熹："流，顺水之流而取之也。"

④寤：睡醒。寐，睡着。

⑤思服：二字同义，思念。

⑥悠哉：形容思念深长的样子。辗转反侧：翻来覆去。指在床上不能安眠。

⑦琴瑟：古代弦乐器。琴有五弦或七弦，瑟有二十五弦。友：亲爱。

⑧芼(mào)：选择。

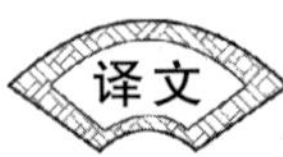

译文

雎鸠关关相对唱，双栖河中小岛上；纯洁美丽好姑娘，真是我的好对象。长长短短鲜荇菜，顺着水流左右采；纯洁美丽好姑娘，白天想她梦里爱。追求姑娘难实现，醒来梦里意常牵；相思深情无限长，翻来覆去难成眠。青青荇菜短又长，姑娘采择左右忙；纯洁美丽好姑娘，弹琴娶她喜洋洋。青青荇菜长又短，姑娘左右把它拣；纯洁美丽好姑娘，钟鼓齐鸣两交欢。

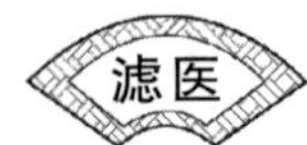

滤医

此诗所谓的"雎鸠"，李时珍在《本草纲目·禽部·鹗》一节中进行了详细考证："鹗状可愕，故谓之鹗。其视雎健，故谓之雎。能入穴取食，故谓之下窟乌。翱翔水上，扇鱼令出，故曰沸波。"又说："鹗，鵰类也。似鹰而土黄色，深目好峙。雄雌相得，鸷而有别，交则双翔，别则异处。能翱翔水上捕鱼食，江表人呼为食鱼鹰。亦啖蛇。诗云：'关关雎鸠，在河之洲'。即此。"雎鸠，为鹰科动物，常见于江河海滨，营巢于海岸或岛屿的岩礁上。夏季遍布于我国西部和北部，冬季迁移华南一带。其骨入药，即鹗骨。此药有接骨之功。《本草纲目·鹗·附方》："接骨，用下窟乌(即鹗也)，取骨烧存性，以古铜钱一个，煅红醋淬七次，为末等分。酒服一钱，不可过多。病在下空心，在上食后服，极有效验。须先夹缚定，乃服此。唐·蔺道人方。"

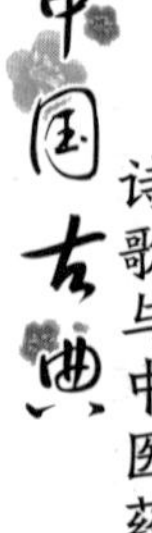

此诗所谓的"荇菜"，在《本草纲目·草部水草类附图》中就有其图，名曰"莕菜"。在《本草纲目·草部》第十九卷"莕菜·释名"中列有其别名。李时珍曰："按《尔雅》云：莕，接余也。其叶苻。则凫葵当作苻葵，古文通用耳。或云：凫喜食之，故称凫葵，亦通。其性滑如葵，其叶颇似荇，故曰荽，曰荇。《诗经》作荇，俗呼荇丝菜。池人谓之莕公须，淮人谓之靥子菜，江东谓之金莲子。许氏《说文》谓之荽，音恋。《楚辞》谓之屏风，云：‘紫茎屏风文绿波’，是矣。”按：《楚辞·招魂》：“紫茎屏风，文绿波些。”文，同“纹”。荇菜，为龙胆科植物多年生浮水草本。生于淡水湖泊或池沼中。茎细长，叶对生，椭圆形，表面绿色，背面紫色，漂浮水上。根生水底。夏季开花，黄色。嫩叶可食。叶及根皆可入药，有解热利尿之功。治热淋及痈肿、火丹。既可内服，也可外用捣敷患处。这种植物是紫叶白茎，“紫茎屏风”的紫茎是泛说。这句诗的意思是说，荇菜紫叶白茎露出水面，水上映显出绿色的波光。李时珍云：“郭璞注《尔雅》云：丛生水中。叶圆在茎端，长短随水深浅。江东人食之。陆机《诗疏》云：荇茎白，而叶紫赤色，正圆，径寸余，浮在水上。根在水底，大如钗股，上青下白。”李时珍引用前人对荇菜的注释，并结合自己的亲自观察，把这种植物的生长特征阐述得形象逼真，一目了然。

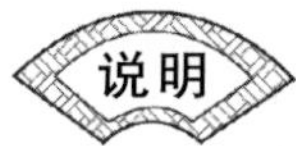

当读者看到“关关雎鸠，在河之洲”，“参差荇菜，左右流之”，就可以领略到江南水乡清雅秀丽的风光。在这样的背景下，一位被爱情火焰烧烤得饥渴难忍的男子，他要主动去追求自己的意中人——采荇菜的女子。但又“求之不得”，他非常痛苦，只能在想象中和她亲近、结婚。这故事本身就动人至深。无怪乎人们在谈论到爱情问题时，都要引用“窈窕淑女，君子好逑”的名句。

李时珍说雎鸠“雄雌相得”，“交则双翔”。《韩诗章句》云：“雎鸠贞洁慎匹”。这都是说雎鸠情意专一，不乱匹配。故诗人以之比兴，引出作者表达爱情之意。作者用“关关雎鸠，在河之洲”来兴起“窈窕淑女，君子好逑”。这种比兴手法能使人引发多种歧义与联想。实际上，这二者并无必然之联系。或许是因为关雎鸟雌雄互答，匹配不乱以联想到君子淑女必成佳偶？或许是由于听到关雎鸟清新流畅的歌唱而使作者春心荡漾，从而产生了对淑女的思念之情……总之，各种可能性似乎都存在，这就为读者提供了大量想象的空间。

李时珍不仅是著名的医药学家，而且也是著名的语言大师和诗人。他读过古人许多文学作品，且记得熟，用得活。他善于引经据典，引诗论药，从而使其著作内容丰富多彩，既有很强的学术性，又有浓厚的趣味性。他对“雎鸠”、“荇菜”的考证，深入详细，有理有据。这有助于我们学习中医药知识，也有助于读者更好地鉴赏这首描写爱情的民间歌谣。

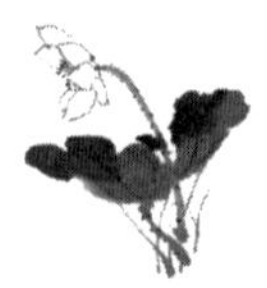

诗人思夫赋卷耳　入药散热祛头风

——《诗经·卷耳》滤医

采采卷耳，不盈顷筐[①]；
嗟我怀人，寘彼周行[②]。
陟彼崔嵬，我马虺隤[③]；
我姑酌彼金罍，维以不永怀[④]。
陟彼高冈，我马玄黄[⑤]；
我姑酌彼兕觥，维以不永伤[⑥]！
陟彼砠矣，我马瘏矣[⑦]；
我仆痡矣，云何吁矣[⑧]！

选自《诗经·国风·周南》

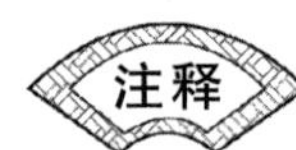

注释

①采采：采了又采。这种迭词，在《国风》中常见，形容反复的动态。卷耳：植物名，今名苍耳。古人采其嫩苗为菜，籽可入药。盈：满。倾筐：一种簸箕形的浅竹筐。它后深而前浅，边沿欹斜，故曰顷筐，犹今之畚箕。它本是浅而易盈之器，这位女子却长时间采不满，足见其怀人情切，无心采野菜了。

②嗟：叹词。怀人：思念远行之人，即她的丈夫。寘：同置，放下。彼：指示代词，那。周行：大路。行：读 háng。

③陟(zhì)：登。崔嵬：高而不平的土石山。虺隤(huī tuí)：腿软的病。虺，瘣(huì)的假借字。《说文》："瘣，病也。"隤与颓通。蔡邕《述行赋》："我马虺颓以玄黄"。

④姑：姑且，只好。酌：斟酒喝。金罍(léi)：当时贵族用的酒器。小口，深腹，有盖，多用青

铜制成。金:指青铜。维:发语词。以:借此。永:长。怀:思念。

⑤玄黄:马病的样子。

⑥兕觥(sì gōng):用犀牛角制的大型酒杯。

⑦砠(qū):多石的山。瘏(tú):马疲不能前进之病。

⑧痡(pū):人疲病不能前进。云:语助词,无义。何:多么。吁:忬(xū)的假借字,忧愁。

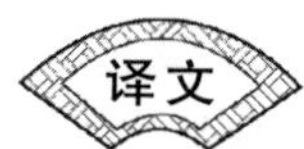

译文

卷耳菜苗采呀采,采来采去不满筐;我想他呀我盼他,竹筐轻轻放路旁。登上高高土石山,我马跑得腿发软;且把金杯斟满酒,好浇心中长思恋。登上高高山脊梁,我马病得眼玄黄;且把大杯斟满酒,不让心里老悲伤。登上那个乱石冈,马儿病倒躺一旁;仆人累得走不动,怎么解脱这忧伤!

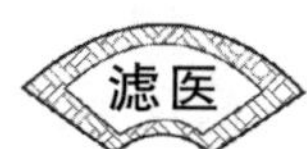

滤医

卷耳,即苍耳,为菊科植物,一年生草本。生于荒坡草地或路旁,分布于全国各地。本植物的茎、叶、根、花、带总苞的果实(苍耳子)均供药用。本品苦辛而性寒,有毒(参见杜甫《驱竖子摘苍耳》诗)。功能祛风散热,解毒杀虫。主治头风,头晕,鼻渊,湿痹,拘挛,目赤,目翳,风癞,疔肿,热毒疮疡,皮肤瘙痒等症。《本草纲目·枲耳·释名》引苏颂曰:"诗人谓之卷耳,《尔雅》谓之苍耳,《广雅》谓之枲耳,皆以实得名也。"陆机《诗疏》云:"其实正如妇人耳珰,今或谓之耳珰草。郑康成谓是白胡枲,幽州人呼为爵耳。"《博物志》云:"洛中有人驱羊入蜀,胡枲子多刺,粘缀羊毛,遂至中土,故名羊负来。俗呼为道人头。"李时珍曰:"其叶形如枲麻,又如茄,故有枲耳及野茄诸名。其味滑如葵,故名地葵,与地肤同名。诗人思夫赋卷耳之章,故名常思菜。"以上均说明了苍耳异名的由来,特别是"常思"之名,意味深长,耐人寻味,对读者深入理解此诗的意义很有帮助。

苍耳,在中医经典著作《神农本草经》中早有记载:"枲耳实,味甘温,主风头寒痛,风湿周痹,四肢拘挛痛,恶肉死肌。久服益气,耳目聪明,强志轻身。一名胡枲,一名地葵,生川谷。"古方中用苍耳者甚多,现选录如下,以供参考。

①治大麻风:苍术一斤,苍耳子三两。各为末,米饭为丸,如梧子大。日三服,每服二钱。忌房事三月。(《洞天奥旨》)。

②治妇人风瘙隐疹,身痒不止:苍耳花、叶、子等分,捣细罗为末。每服以豆淋酒调下二钱。(《圣惠方》)。

③治鼻渊、鼻流浊涕不止:辛夷半两,苍耳子二钱半,香白芷一两,薄荷叶半钱。上并晒干,为细末。每服二钱,用葱、茶清食后调服。(《济生方》苍耳散)。

④治白驳风:鲜苍耳(全草)五十至七十斤。切碎,煮烂,滤过取汁,浓缩成膏,每服一匙,黄酒送下。(《医宗金鉴·外科心法要诀·苍耳膏》)。

苍耳是一种常用的中药,古代本草多有记载,如治妇人血风攻脑,头旋闷绝,忽然倒地,不知人事者，用苍耳草嫩心阴干为末，用酒调服甚效。清·朱东樵《本草诗笺·苍耳》："督脉能行苍耳性，头风脑痛治专门。叶含辛辣还兼苦，实著甘芳更带温。手足拘挛舒自展，皮肤瘙痒去休扪。湿寒善却功何限，并代佳人解闷昏。"此诗全面地概括了苍耳的性味、功效和主治病症。

这是一个女子想念她远行丈夫的诗。她想象他在返家途中，喝酒登山，马疲仆病，思家忧伤的情景。在那高低不平的山坡上，一个女子背着斜口筐走走停停。她时而俯身采摘野菜，时而站立在高处遥望远方，凝神遐想着什么。这就是此诗给我们提供的最初的一幅图景，而这图景出现在两千余年前的周代。那时人们承担的徭役非常繁重，这个女子此时想起远行的丈夫。一阵清风掠动她脚下的绿草，她才注意到，这些绿草中有一种既可作菜又可入药的植物，于是，就断断续续地采了好一阵功夫，这种叫"卷耳"的野菜还没采满背后的浅筐。反正是心不在焉了，她索性卸下筐，放在空荡的山路上，渐渐沉浸在略带酸楚的想象中。这一段描写自然真切，女子因采卷耳而动了思夫之心。"诗人思夫赋卷耳之章，故名常思菜"，李时珍对卷耳的这一诠释可谓抓住了关键。又因思念而耽误了采摘，似乎在有意无意之间，由"嗟我怀人"一句点明了全诗的主题。"周行"即大道。这可能是周人统治东方的军用公路。这女子的丈夫，就是由这条征途出发走向远方行役的。因此，采卷耳的女子自然望着这条大路，并把不尽的思绪向远方异地投去。而她的筐也似乎有心无心地放在这条大路中央，总有那么一点点象征意味吧，仿佛把自己一片思念之情放在这里。夫妻两处，远隔千山万水，维系着彼此神思的，只有这条蜿蜒曲折的路。

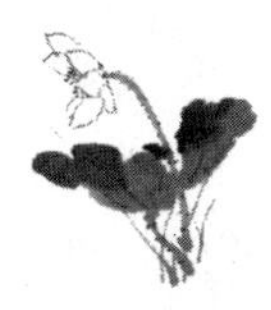

诗人巧作催汝词　桃花艳丽可美容

——《诗经·桃夭》滤医

桃之夭夭，灼灼其华①；
之子于归，宜其室家②。
桃之夭夭，有蕡其实③；
之子于归，宜其家室④。
桃之夭夭，其叶蓁蓁⑤；
之子于归，宜其家人。

选自《诗经·国风·周南》

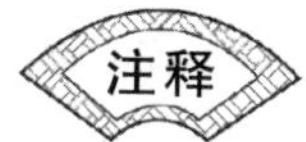

注释

①夭夭：茂盛的样子。灼灼：花鲜艳盛开的样子。华：同花。

②之子：这位姑娘。于归：古代称女子出嫁叫"于归"，或单称"归"，是往归夫家的意思。《毛传》："于，往也。"宜：善。马瑞辰《通释》："宜与仪通。《尔雅》：'仪，善也。'凡诗言宜其室家，宜其家人者，皆谓善处其室家与家人耳。"朱熹《诗集传》："宜者，和顺之意。"

③蕡(fēn)：肥大。有：用于形容词之前的语助词，和叠词的作用相似。有蕡：即蕡蕡。实：果实，指桃子。

④家室：即室家。为协韵而倒文。

⑤蓁蓁(zhēn)：叶子茂盛的样子。

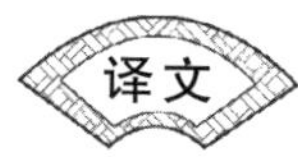

译文

茂盛桃树嫩枝杈，开着鲜艳粉红花；这位姑娘要出嫁，和顺对待您夫家。茂盛桃树嫩枝杈，桃子结得肥又大；这位姑娘要出嫁，和顺对待您夫家。茂盛桃树嫩枝桠，叶子浓密有光华；这位姑娘要出嫁，和顺对待您全家。

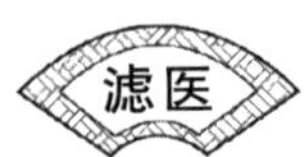

滤医

桃花，为蔷薇科桃的花。桃花入药，古人于三月三日，收花拣净，以绢袋盛，悬檐下令干以备用。性平，味苦。古人认为，桃花“令人好颜色”，“悦泽人面”，“除水气，破石淋，利大小便，下三虫”，“利宿水痰饮积滞，治风狂。”李时珍曰：“桃花性走泄下降，利大肠甚快，用以治气实人病水饮肿满积滞、大小便闭塞者，则有功无害。”又曰：“按张从正《儒门事亲》载：一妇滑泻数年，百治不效。或言：此伤饮有积也。桃花落时，以棘针刺取数十萼，勿犯人手。以面和作饼，煨熟食之，米饮送下。不一、二时，泻下如倾。六、七日，行至数百行，昏困，惟饮凉水而平。观此，则桃花之峻利可征矣。”桃花有美容之功，美容祛斑方常以桃花为主药。如黄褐斑，可用鲜桃花 250 克，白芷 30 克，白酒 1000 毫升，泡酒瓶中密封 1 个月，滤去渣滓，每次 10～20 毫升，早晚服。同时以少许置掌中摩擦至热，揉摩患处，一般使用 30～60 日。雀斑可用桃花 50 克，冬瓜仁（去壳）50 克，共研细末，加白蜜调匀，涂于面部，日数次。

桃叶，性平，味苦。功能祛风湿，清热，杀虫。治头风，头痛，风痹，疟疾，湿疹，疮疡，癣疮。治风热头痛，生桃叶适量，盐少许，共捣烂，敷太阳穴。治鼻内生疮，桃叶嫩心，杵烂塞之。治身面癣疮，桃叶捣汁敷之。治痔疮，桃叶适量，煎汤熏洗。

桃子，即其成熟果实。性温，味甘酸。功能生津，润肠，活血，消积。可鲜食或作脯食。其种子名桃仁，性平，味苦甘。功能破血行瘀，润燥滑肠。治经闭，癥瘕，热病蓄血，跌打损伤，瘀血肿痛，血燥便秘。桃根、桃枝、桃胶亦供药用。

说明

这是一首祝贺新娘新婚的诗。诗人看见农村春天柔嫩的桃枝和鲜艳的桃花，联想到新娘的年青美貌。作者用了迭章叠句的写作手法，反复赞咏，更与新婚时的气氛相融合，与新婚夫妇美妙的青春相映衬。这首诗，亦可视同“催妆词”。李时珍曰：“桃性早花，易植而子繁，故字从木、兆。十亿曰兆，言其多也。”诗以眼前桃花起兴，既比喻新娘容貌艳丽，又寓贺新婚夫妇早生贵子，多子多福。李时珍对桃的训释，可谓得诗之妙趣矣。

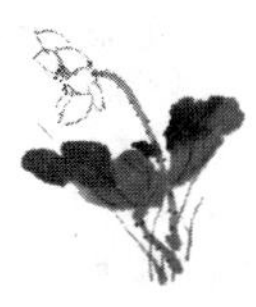

采采芣苢有妙用　能令妇人乐育子

——《诗经·芣苢》滤医

采采芣苢，薄言采之①；
采采芣苢，薄言有之②。
采采芣苢，薄言掇之③；
采采芣苢，薄言捋之④。
采采芣苢，薄言袺之⑤；
采采芣苢，薄言襭之⑥。

选自《诗经·国风·周南》

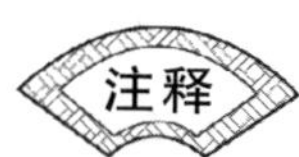

注释

①芣苢(fóu yí)：车前草，药名。所结之子，古人以为可治妇人不孕和难产。

②薄：发语词，亦有勉力之意。有：采得。朱熹《诗集传》："采，始求之也。有，既得之也。"

③掇(duó)：拾。《说文》："掇，拾取也。拾，掇也。"胡承珙《毛诗后笺》："掇是拾其子之既落者。捋是捋其子之未落者。"

④捋(luō)：从茎上成把地抹下来。

⑤袺(jié)：用手捏着衣襟。《说文》："执衽谓之袺"。衽即衣襟。

⑥采采：指采了又采，反复持续的动作，余皆同此。薄言：助词，无实义，余皆同此。襭(xié)：把衣襟插在腰带上兜东西。这里指把车前子用衣襟兜起来。朱骏声《说文通训定声》："兜而扱于带间曰襭，手执之曰袺。"

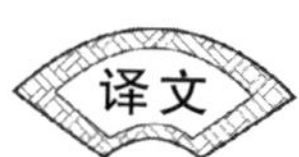

译文

车前子哟采呀采，快点把它采些来；车前子哟采呀采，快点把它采得来。车前子哟采呀采，快点把它拾起来；车前子哟采呀采，快点把它抹下来。车前子哟采呀采，快点把它揣起来；车前子哟采呀采，快点把它兜回来。

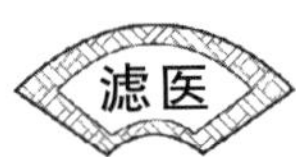

车前（芣苢），为车前草科植物，多年生草本，连花茎高达 50 厘米，具须根。叶根生，具长柄，叶片卵形或椭圆形。花茎数个，穗状花序。花淡绿色，花期 6—9 月。蒴果卵状圆锥形。种子 4～8 枚或 9 枚，近椭圆形，黑褐色。果期 7—10 月。车前生长在山野、路旁、花圃、菜圃以及池塘、河边等地。分布于全国各地。唐代张籍诗曰："开州五月车前子，作药人皆道有神。"故以四川开州产者为良。其全草和种子（车前子）供药用。于夏季采集全草，去尽泥土，晒干备用。秋季果实成熟时，割取果穗，晒干后搓出种子，簸去果壳杂质。

车前子，性寒，味甘。功能利水，清热，明目，祛痰。主治小便不通，淋浊，带下，尿血，暑湿泻痢，咳嗽多痰，湿痹，目赤肿痛等症。李时珍曰："王旻《山居录》，有种车前剪苗食法，则昔人常以为蔬矣。今野人犹采食之。"由此可知，车前苗不仅入药，亦可为菜。《本草纲目》车前子主治"气癃止痛，利水道小便，除湿痹。久服轻身耐老。男子伤中，女子淋沥不欲食。养肺强阴益精，令人有子，明目疗赤痛。去风毒，肝中风热，毒风冲眼，赤痛障翳，脑痛泪出，压丹石毒，去心胸烦热。治妇人难产。导小肠热，止暑湿泻痢。"《本草纲目·车前子·附方》记载，欲使胎滑易产，车前子为末，酒服方寸匕。不饮酒者，可用水调服。李时珍引诗云："'采采芣苡'，能令妇人乐有子也。陆机注云：治妇人产难故也。"李时珍的这种解释，不仅说明了车前子的功效，也说明了古代妇女采集车前子的目的，这对我们深入理解和鉴赏此诗具有重要的意义。古人用车前子末，酒服二钱，治妇人难产，横产不出。《外台秘要》方，用车前子煮汁频洗，治阴下痒痛。《千金方》用车前子末，饮服方寸匕，日二服，可治阴冷闷疼，渐入囊内，男子阴囊肿满之症。

关于车前，古今医家都已确认了它的药用价值。李时珍所谓"能令妇人乐有子"。这就是说，可以治疗妇女不孕症。《韩诗》说："《芣苢》，伤夫有恶疾。"又像是说采了芣苢治疗丈夫的病。治什么病，却没有明说。或许是男子阴部之病。《韩诗》这种含混的说法，至少肯定了车前不仅是妇科专药，男科病亦可用之。车前确是一种常用药物，内、妇、儿、外、五官各科的一些疾病，只要是属于湿热所致者，药方中都可以加入车前。根据病情，车前可以作主药或辅药。又，车前药源丰富，经济方便而有效。因此，自古以来，就是人们喜爱的良药。除此之外，车前苗煮熟后还可以食用。如果把它的食用性和药用性结合起来考虑，那么，在夏日采集车前苗，既可食之果腹；果腹之余，又能得其清暑热、止腹泻的益处。有这么多好处，妇女们相约采集，不辞劳苦，以此为乐，是可想而知的。宋儒朱熹《诗集传》说："化行俗美，家室和平，妇人无事，相与采此芣苢，而赋其事以相乐也。"清人方玉润《诗经原始》亦说："读者试平心静气，涵咏其诗，恍听田家妇女，三三五五，于平原旷野，风和日丽中，群歌互答，余音袅袅，若远若近，忽断忽续，不知其情之何以移而神之何以旷。"先贤之说均甚好，亦很贴切。

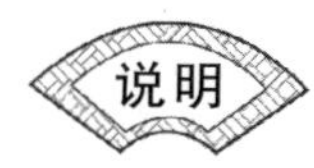

这是一群妇女采集车前子时随口唱的短歌。本诗作者运用章、句重叠复沓手法，层层递进地描绘劳动生活情景，十分生动形象。开头先说“采采芣苢，薄言采之”，是写刚刚走到原野上准备动手摘，或者是刚开始采摘。接着说“有之”，是已经动手采摘起来了，或者是已经摘到手了。《诗集传》:“采，始求之也；有，既得之也。”第二章，先说“掇之”，是拾取芣苢，数量还少；跟着便说“捋之”，就是大把大把地往下捋了。第三章，先说“袺之”，是用衣襟把摘下的车前兜起来，用手提着衣襟角；后说“襭之”(或作撷)，说明采摘到的车前更多了，得把衣襟系在(或掖在)衣带上才能盛得下，才不致撒落。也许是要回去了。“襭之”也是收集劳动果实的动作，把衣襟系好，就能腾出两手，好做别的事。全诗三章六节，每节只更换一个字，即全诗只用了六个不同的动词:采、有、掇、捋、袺、襭，就把采摘车前子的集体劳动的场面与情状鲜明生动地描绘出来了。作者只用了六个动词就展现出整个劳动的进程，而又包含了如此丰富的意思，其笔法之简洁生动，怎不叫人惊叹？这首采集车前的劳动歌，曾受到古今许多诗者的好评。“通篇止六字变换，而招邀俦侣，从事始终，一一如绘。”这是一首节奏明快的诗歌。造成这种明快节奏感的，除了每章整齐匀称，句式重叠复沓，也得力于叠音字反复在每句句首出现。这种明快的节奏感与诗里表现的欢乐情趣是一致的。

车前入药，早有记载，《神农本草经》将其列入上品。李时珍对其别名、功效及主治，都作了详细考证与研究。为节约篇幅，此不赘述。

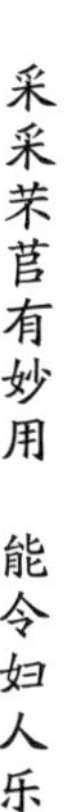

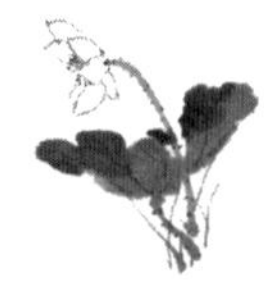

獐肉补髓悦颜色　猎人正走桃花运

——《诗经·野有死麕》滤医

野有死麕，白茅包之①；
有女怀春，吉士诱之②。
林有朴樕，野有死鹿③；
白茅纯束，有女如玉④。
舒而脱脱兮⑤，
无感我帨兮⑥，
无使尨也吠⑦。

选自《诗经·国风·召南》

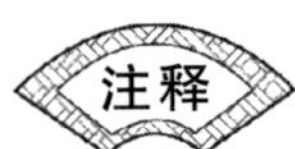

注释

① 麕(jǔn)：兽名。似鹿而小，俗名獐子。《本草纲目·獐·释名》中时珍曰："猎人舞采，则獐、麋注视。獐喜文章，故字从章。"又引陆氏曰："獐性惊慞，故谓之獐。又善聚散，故又名麕。"古代多以獐、鹿皮作为送女的礼物。白茅：植物名。草本，初夏开白花。其根入药，名白茅根(为禾本科植物白茅的根茎)。其根性寒，味甘。功能凉血，止血，清热，利尿。主治热病烦渴，吐血，衄血，肺热喘急，胃热哕逆，淋病，小便不利，水肿，黄疸。

②怀春：思春。谓少女思慕异性。吉士：美男之称。在此，指那位勇猛的年轻猎手。或云有德有才，心地善良的男子。

③朴樕(pǔ sǔ)：为壳斗科植物槲树。又名槲樕、金鸡树、大叶栎、柞栎。落叶乔木，生于山地阳坡成疏林。分布全国大部地区。槲皮入药，主治恶疮，瘰疬，痢疾，肠风下血。本植物的叶、种子(槲实仁)亦供药用。槲实仁，性平，味苦涩，蒸煮作粉，涩肠止痢，功同橡子，今人用以

治疗小儿伺偻病。槲叶主治吐血，衄血，血痢，血痔，淋病。此句中的“林”、“野”，是指幽深的山林之间，亦即是描绘这对青年男女私会的典型环境。

④纯束：把许多东西收集在一起捆起来。纯：与“包”义近。凡包围于外之边缘皆曰纯。所以，纯有包义。纯：古音 tún（音屯）。如玉：形容那个姑娘纯洁淑静有如美玉。古人常以玉比喻坚贞纯洁。

⑤舒而：舒然，慢慢地。古“而”、“如”、“然” 三字通用。脱脱（tuì）：舒缓的样子。《毛传》：“脱脱，舒迟也。”“舒而脱脱”，是加重语气，以表现诗中女子初恋时的复杂心情。

⑥无：勿，不要，是劝止的口吻。感：读 hàn 。古撼字，有“动”的意思。指男子触动（扯动）女子的佩巾。帨（shuì）：帨巾，佩巾。女子系在腹前的一块巾，犹今之围裙。

⑦尨（máng）：多毛而凶猛的狗，现在叫做狮子狗。《穆天子传》郭注：“尨，尨茸，谓猛狗。”尨字从犬从彡，彡，多毛之象，或毛长之象。《说文》：“尨，犬之多毛者。”

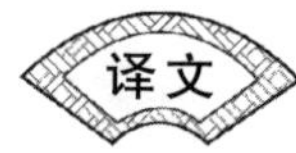

猎获獐鹿搁荒郊，洁白茅草把它包；有位姑娘春心动，小伙上前把话挑。砍下树枝当烛烧，拾起死鹿在荒郊；白茅捆扎当礼物，如玉姑娘接受了。轻轻慢慢别着忙，别动围裙别鲁莽，别惹狗儿叫汪汪。

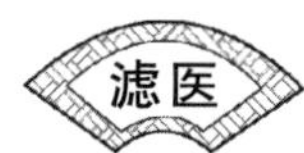

獐，《诗经》称麕，为鹿科动物。《本草图经》：“獐之类甚多，麕其总名也。”《本草纲目》：“獐，秋冬居山，春夏居泽。似鹿而小，无角，黄黑色，大者不过二三十斤。雄者有牙出口外，俗称牙獐。”獐体长约 1 米，体重约 15 千克。雌雄兽均无角，耳直立。鼻端裸露。雄兽上犬齿发达，向下延伸成獠牙，突出口外。四肢壮而有力，蹄不长，尾极短。体毛粗而长，体侧及腰部的冬毛长达 40 毫米，呈波状弯曲。体背和体侧毛棕黄色，口唇与鼻端鼠灰色，额、后头、脸旁淡黄褐色，喉上部白色，下部灰黄色。腹部中央和鼠蹊部淡黄色，四肢棕黄色。幼兽身上有纵列的白色斑点。獐栖息于有芦苇的河岸或湖边，亦有在深山密林或长草的旷野。善于隐藏。性喜水，能游泳。以青草为食。

本动物的肉、骨、骨髓或脊髓均供药用。獐肉，性温，味甘，能补益五脏，主治妇女乳汁缺少及消渴等。獐骨，《别录》：“主虚损泄精。”《日华子本草》：“益精髓，悦颜色。”《千金方》有獐骨汤，主治产后虚乏，五劳七伤，虚损不足，脏腑冷热不调。獐骨一具，远志、黄芪、芍药、干姜、防风、茯苓、厚朴各三两，当归、橘皮、甘草、独活、芎藭各二两，桂心、生姜各四两。上十五味细切，以水三斗，煮獐骨，取二斗，去骨纳药，煎取五升，去滓，分五服。獐髓，《别录》：“益气力，悦泽人面。”古有补益虚损的獐骨酒及獐髓煎。

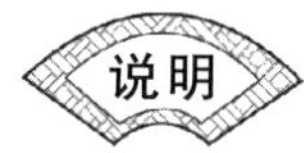

这是描写一对青年男女恋爱的诗。男的是一位猎人，他在郊外的丛林里遇见了一位如花

似玉的女子，即以獐鹿为赠，终于获得爱情。此诗是颇有韵味的民间情歌。统观全诗，写得情景交融，诗意委婉，故事进展层次分明。年青英俊的猎人在深山密林中打猎，猎获了獐鹿，砍伐了柴薪，又巧遇心心相印、一往情深的美丽纯洁的姑娘。末章是那位姑娘对爱人的私语，悄悄地叮嘱他不要鲁莽，不要被人察觉。她已心许，但又有少女的羞怯与庄重矜持，若即若离，似嗔似喜。本诗意深而词婉，率真而朴实。

此诗言以白茅包獐肉，是取其洁清之意(象征心地纯洁或爱情纯洁)。或者诗中所写的年青勇武的猎人就是以白茅所包之獐鹿作为聘礼。因为这种聘礼不同一般，它不仅是一种奇珍野味，而且是一种良药妙方，可以美容悦颜，补虚疗疾。獐鹿又为这位猎人所获，足见其英武可慕，在姑娘面前也显示了自己高超的打猎本领。这样的聘礼更能得到姑娘的欢喜。由此可知，这位年轻人不仅是猎场上的高手，而且是情场上的胜利者，“有女怀春，吉士诱之”，他终于赢得姑娘牢锁的春心。他猎获了肥大的獐子，还得到了纯朴的爱情。这位年青猎手很有福气，好事儿都叫他赶上了，真是走桃花运了。

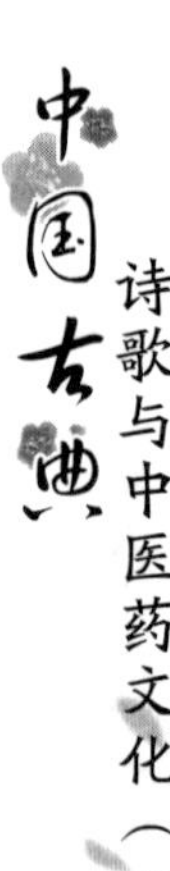

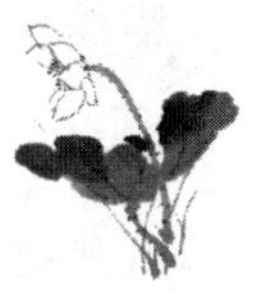

叹落梅盼人求婚　作医方治厥安蛔

——《诗经·摽有梅》滤医

摽有梅，其实七兮[①]。
求我庶士，迨其吉兮[②]！
摽有梅，其实三兮[③]。
求我庶士，迨其今兮[④]！
摽有梅，顷筐塈之[⑤]。
求我庶士，迨其谓之[⑥]！

选自《诗经·国风·召南》

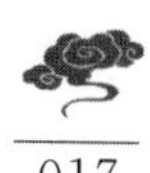

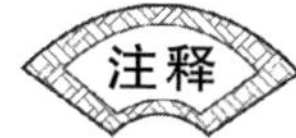

注释

①摽(biào)：《毛传》："摽，落也。"实，指梅的果实。七：七成。《左传》杜注："梅盛极则落，诗人以兴女色盛则有衰，众士求之，宜及其时。"

②庶：众。士：未结婚的男子。《荀子·非相篇》："处女莫不愿得以为士。"杨注："士者，未娶妻之称。"迨(dài)：《毛传》："迨，及。"即"趁"的意思。《韩诗》解作"願"，亦通。吉：好日子。

③三：三成。

④今：现在。朱熹《诗集传》："今，今日也。盖不待吉矣。"《毛传》："今，急辞也。"

⑤顷筐：犹今之畚箕。塈(xì)：摡的借字，取。《玉篇》引这句诗作"顷筐摡之。"

⑥谓：会的借字。当时有在仲春之月会男女的规定，凡男到三十岁未娶，女到二十岁未嫁的，都可借这机会选择对象，不必举行正式婚礼，就可同居。见《周礼·媒氏》。

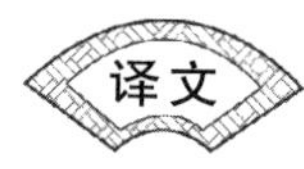

译文

梅子渐渐落了地，树上十成还有七。追求我吧年轻人，趁着吉日快来娶！梅子纷纷落了地，树上只有三成稀。追求我吧年轻人，趁着今日定婚期！梅子完全落了地，拿着浅筐来拾取。追求我吧年轻人，趁着仲春好同居。

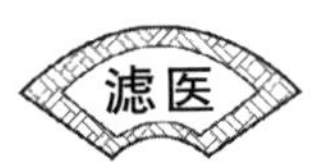

梅，从每，谐声也。或云：梅者媒也，媒合众味。若作和羹，尔惟盐梅。取大青梅以盐汁渍之，日晒夜渍，十日成矣。久乃上霜，亦名霜梅。日本冈元凤《毛诗品物图考》："铁脚道人'和雪嚥之，寒香沁入肺腑'者，乃是'摽有梅'之梅"。

梅，酸梅，花白色，果实类似杏，但较酸，曝干为脯，含之可以香口。梅实采半黄者，以烟熏之为乌梅，青者盐腌曝干为白梅。亦可蜜煎、糖藏，以充果飣。熟者笮汁晒收为梅酱。梅酱夏月可调水饮之。

《本草纲目·梅·集解》引范成大《梅谱》云："江梅，野生者，不经栽接，花小而香，子小而硬。消梅，实圆松脆，多液无滓，惟可生啖，不入煎造。绿萼梅，枝跗皆绿。重叶梅，花叶重叠，结实多双。红梅，花色如杏。杏梅，色淡红，实扁而斑，味全似杏。鸳鸯梅，即多叶红梅也，一蒂双实。"由此可知，梅有多种，其生长特点各有不同。

乌梅，为蔷薇科植物梅的干燥未成熟果实。其原植物即此诗所谓的梅。落叶小乔木，高可达十米。树多分枝，树皮淡绿色。单叶互生，叶片卵形。花单生或两朵簇生，白色或粉红色，芳香，通常先叶开放。花瓣单瓣或重瓣，通常五片。核果球形，绿色，熟时黄色。花期1—2月。果期5月。全国各地均有栽培。本植物的根（梅根）、枝（梅梗）、叶（梅叶）、花蕾（白梅花）、未成熟果实的盐渍品（白梅）、种仁（梅核仁）均供药用。

梅，于5月间采摘将成熟的绿色果实（青梅），按大小分开，分别炕焙，火力不宜过大，温度保持在40℃左右。当梅子焙至六成干时，须上下翻动（勿翻破表皮），使其干燥均匀。一般炕焙2～3个昼夜，至果肉呈黄褐色起皱皮为度。焙后再焖2～3天，待变成黑色即成。乌梅药材，以个大、肉厚、核小、外皮乌黑色、不破裂露核、柔润、味极酸者为佳。

乌梅，性温，味酸。功能收敛生津，安蛔驱虫。主治久咳，虚热烦渴，久疟，久泻，痢疾，便血，尿血，血崩，蛔厥腹痛，呕吐，钩虫病，牛皮癣，胬肉等。内服煎汤或入丸散。外用煅研干撒或调敷。乌梅的配伍应用，如虚劳久咳，肺气不收者，以本品配诃子、贝母等药以敛肺，化痰，止咳；如久痢不止，大便脓血已稀，腹痛亦微而见脱肛者，以本品配木香、黄连清肠止痢；如久泻不止，泄泻稀水，或完谷不化，以本品配诃子、罂粟壳、肉豆蔻、木香等药以涩肠止泻；如阴虚烦热，口渴多饮，以本品配麦冬、生地、玄参以养阴生津；如大便下血不止，小便尿血，可以单味乌梅煅存性研末，醋糊为丸，米饮送服，也可与槐花、侧柏叶、小蓟等凉血止血药配用；如蛔厥腹痛或呕吐蛔虫者，则以乌梅为主药，配以附子、细辛、干姜、黄连等药以温脏安蛔。《伤寒论》乌梅丸是其代表方。近代亦常用于治疗胆道蛔虫症。如治疗疮疡脓净后胬肉外翻，久溃不敛，本品烧存性研末，外敷局部。

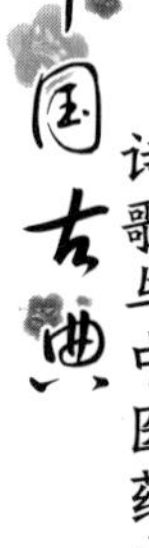

说明

这是超龄待嫁女子的诗。她们望见梅子落地，引起青春将逝的伤感，希望马上有人来求婚。《周礼·地官·媒氏》载："仲春之月，令会男女，于是时也，奔者不禁。司男女之无夫家者而会之。"这是讲周代有的地区，民间每年举行一次男女聚会。聚会中，男女双方可以自由订婚和结婚。这首诗就是聚会中女子们一同唱的歌。了解了这个风俗，我们马上会意识到，《诗经》时代的女子是何等的坦诚直率。她们并不隐讳自己的想法，而是将自己渴望早日结婚的心迹全部公开。

诗中以坠落的梅子作比，说自己青春易逝，求偶心切，那些喜欢自己的男子不要躲躲闪闪，挑挑拣拣，当心错过良机；说不必再等待，干脆就在今天向自己求婚；说不必正儿八经地办个婚礼，不如就借着这个聚会的热闹气氛结婚算了，因为梅子落得太多了，都要用顷筐去撮了。诗中两组数量词，由轻到重，从缓到急，由远及近，不但将自己从少女等到现在求偶不遇的迫切心情一一道出，又将自己在这个聚会中，从含蓄到直率的心情变化一一表露。前面是回忆性的，讲得很辽远，意在暗示男子，她们青春易逝，在情场上显得有些被动。后面则是当时心情变化的描述，又完全持主动的态度。这种性格的描写是多侧面的，多层次的，它让人体味到，这些女子既有着女子的温柔羞怯，也有着果敢、坚定的精神。这种性格的描写是很完整的。

中国古代医家认为，婚配必当其年。男女必待阴阳充实，体魄健壮，智虑开明，方可嫁娶。《广嗣纪要》云："合男女必当其年，男虽十六而精通，必三十而娶；女虽十四而天癸至，必二十而嫁。"这说明古人也不主张早婚。《礼记·内则》："三十而有室，始理男事。"白居易《赠友》诗之五："三十男有室，二十女有归。"这是当时的婚龄，符合《周礼》这个规定者，都可按时嫁娶。如逾年未嫁娶者，都可借《诗经·摽有梅》描写的仲春男女聚会的良机，自由恋爱，选择对象，并且不必举行正式婚礼，即可结为夫妇。这种自由、宽大、开放及不拘礼法的婚姻政策，为大龄青年的嫁娶创造了方便条件，既多快好省，又不耽误双方的青春年华。因此，诗中这些待嫁的女子都非常珍惜这次聚会求偶的良机。

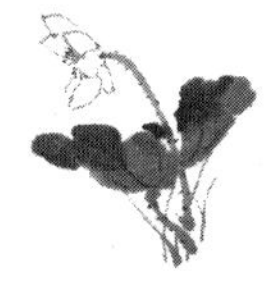

诗人起兴吟草虫　医家论药说阜螽

——《诗经·草虫》滤医

喓喓草虫，趯趯阜螽①。
未见君子，忧心忡忡②。
亦既见止，亦既觏之，我心则降③。
陟彼南山，言采其蕨④。
未见君子，忧心惙惙⑤。
亦既见止，亦既觏之，我心则说⑥。
陟彼南山，言采其薇⑦。
未见君子，我心伤悲。
亦既见止，亦既觏之，我心则夷⑧。

选自《诗经·国风·召南》

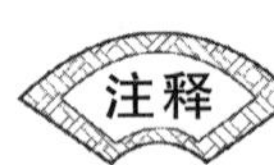

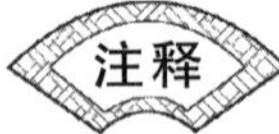

注释

①喓喓(yāo)：虫叫声。草虫：指蝈蝈。趯趯(tì)：虫跳的样子。阜螽：蚱蜢。

②忡忡(chōng)：心神不安的样子。

③止：语尾助词，作用与"矣"、"了"相同。觏(gòu)：与媾通用，亦通遘。相遇，结合。这里指夫妇相聚。降：放下。

④陟(zhì)：登高，上升。蕨：山菜，可食。

⑤惙惙(chuò)：心慌气短的样子。《众经音义》："惙，短气貌也。"

⑥说：即悦，欢喜。

⑦薇：山菜，又名野豌豆、巢菜。

⑧夷：平。这里指心安。

译文

秋来蝈蝈喓喓叫，蚱蜢蹦蹦又跳跳。长久不见夫君面，忧思愁绪心头搅。我们已经相见了，我们已经相聚了，心儿放下再不焦。登到那座南山上，采集蕨菜春日长。长久不见夫君面，忧思愁绪心发慌。我们已经相见了，我们已经相聚了，心儿欢欣又舒畅。登到那座南山上，采集蕨菜春日长。长久不见夫君面，忧思愁绪心悲伤。我们已经相见了，我们已经相聚了，心儿平静又安详。

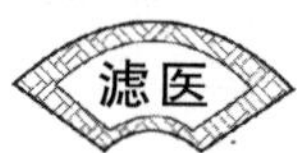

此诗所谓的“蕨”，即蕨菜，又名龙头菜、鳖脚、山凤尾，为凤尾蕨科植物的嫩叶。此为多年生草本。根茎长而粗壮，匍匐地下，被茸毛。叶柄疏生，粗壮直立，长30～100厘米；叶呈三角形或阔披针形，三回羽状复叶，长30～100厘米，宽20～60厘米；叶脉多数，密集，通常叉状分枝，中脉被毛。生于林下草地，广布全国各地。本植物的根茎（蕨根）亦供药用。秋、冬采收。蕨，其嫩叶性味甘寒。功能清热，滑肠，降气，化痰。主治食隔，气隔，肠风热毒。

李时珍曰：“蕨，处处山中有之。二、三月生芽，拳曲状如小儿拳，长则展开如凤尾，高三、四尺。其茎嫩时采取，以灰汤煮去涎滑，晒干作蔬，味甘滑，亦可醋食……诗云：‘陟彼南山，言采其蕨’。陆机谓其可以供祭，故采之。然则蕨之为用，不独救荒而已。”又曰：“蕨之无益，为其性冷而滑，能利水道，泄阳气，降而不升，耗人真元也。四皓采芝而心逸，夷齐采蕨而心忧，其寿其夭，于蕨何与焉？陈公之言，可谓迂哉。然饥人濒死，赖蕨延活，又不无济世之功。”这段话中的“陈公”，指唐代本草学家陈藏器。陈氏著有《本草拾遗》十卷。李时珍评价说：“其所著述，博极群书……自本草以来，一人而已”。但陈氏的观点亦有不妥之处，如说：“（蕨）多食消阳气，故令人睡，弱人脚。四皓食芝（芝，通之。大观、政和本草卷二十七蕨条俱作之）而寿，夷齐食蕨而夭，故非良物。”李时珍不同意此说，故纠正之。

薇，李时珍曰：“薇生麦田中，原泽亦有，故《诗》云：‘山有蕨、薇’，非水草也。即今野豌豆，蜀人谓之巢菜。蔓生，茎叶气味皆似豌豆，其藿作蔬，入羹皆宜。《诗》云：‘采薇采薇，薇亦柔止’。《礼记》云：‘芼豕以薇’。皆此物也。”

薇，为豆科植物大巢菜的全草。又名野豌豆、苕子、肥田草。一年生草本，高25～50厘米。双数羽状复叶，叶轴末端具卷须。总状花序腋生，花1～2个，蝶形，有短花梗，深紫色或玫红色。荚果略扁，成熟时棕色，裂为2片卷曲的果瓣。花期3—4月。生于山坡、路边及草地。我国大部地区均有分布。4—5月间采收。性寒，味甘辛。功能清热利湿，活血祛瘀。主治黄疸，浮肿，疟疾，鼻衄，心悸，梦遗，月经不调。内服煎汤，15～30克；外用适量捣敷。

“喓喓草虫”，草虫，指蝈蝈，一种像蝗虫的昆虫，俗称“叫哥哥”。身体绿色或褐色，腹大，翅短，善跳跃，吃植物的嫩叶和花。雄的借前翅基部摩擦发声。清·顾禄《清嘉录·养叫哥哥》：“秋深，笼养蝈蝈，俗呼为‘叫哥哥’，听鸣声为玩。藏怀中，或饲以丹砂，则过冬不僵。笼刳干葫芦为之，金镶玉盖，雕刻精致。”

蝗螽，蝗类的总名。李时珍《本草纲目·虫二·蝗螽》：“此有数种，蝗螽总名也。江东呼为蚱蜢。”此为蝗科昆虫。多生活于水稻、玉米、高粱、甘蔗等田中，以及潮湿近水的草滩和田埂上，食害稻谷、玉米等禾本科作物。分布遍布全国。中药所用者，为稻蝗等的干燥全虫。秋季捕捉，晒干或风干。性温，味辛甘。主治小儿急慢惊风，百日咳。《纲目拾遗》：“治咳嗽，惊风，破伤风，疗折损，冻疮，斑疹不出。”《随息居饮食谱》：“暖肾助阳，健脾运食。”内服煎汤，5～10只，或煅存性研末；外用研末撒或调敷。治小儿惊风，蚱蜢不拘多少，煅存性，砂糖和服。（见《纲目拾遗》）。治急慢惊风，霜降后取蚱蜢风干，用10个或7个，加钩藤、薄荷叶各一撮，煎汤灌下，渣再煎服。（见《百草镜》）。治冻疮，蚱蜢，风干，煅研，香油和搽，撒亦可。（见《养素园传信方》）。

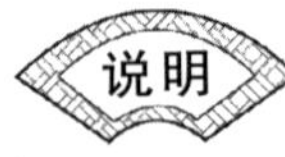

这是一首思妇的诗。诗中的主人是一位采菜的年青女性。诗通过物候的变异和思妇内心变化的描写，衬托出别离之苦。此诗何以“草虫”、“蝗螽”起兴？对此，李时珍有详细的论述。《本草纲目·虫部·蝗螽》：“蝗螽，在草上者曰草螽，在土中者曰土螽，似草螽而大者曰螽斯……数种皆类蝗，而大小不一。长角，修股善跳，有青、黑、斑数色，亦能害稼。五月动股作声，至冬入土穴中……陆佃云：‘草虫鸣于上风，蚯蚓鸣于下风，因风而化’。性不忌而一母百子。故《诗》云：‘喓喓草虫，趯趯蝗螽’。蝗亦螽类，大而方首，首有王字，沴气所生，蔽天而飞，性畏金声。北人炒食之。一生八十一子。冬有大雪，则入土而死。”引陈藏器曰：“蝗螽状如蝗虫，有黑斑者，与蚯蚓异类同穴为雌雄，得之，可入媚药。”又曰：“五月五日侯交时收取，夫妇佩之，令相爱媚。”所谓“媚药”，古人认为能够促使男女相爱的药物。男左女右带之，可使春心激动，倍增爱情。因此，诗以“喓喓草虫，趯趯蝗螽”起兴，其寓意深刻，耐人寻味。

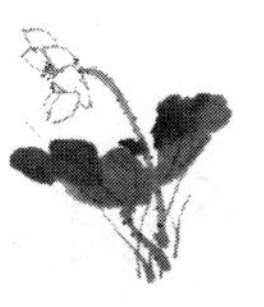

水深腰系葫芦过　中满鼓胀陈瓢消

——《诗经·匏有苦叶》滤医

匏有苦叶，济有深涉①。
深则厉，浅则揭②。
有瀰济盈，有鷕雉鸣③。
济盈不濡轨，雉鸣求其牡④。
雝雝鸣雁，旭日始旦⑤。
士如归妻，迨冰未泮⑥。
招招舟子，人涉卬否⑦。
人涉卬否，卬须我友⑧。

选自《诗经·国风·邶风》

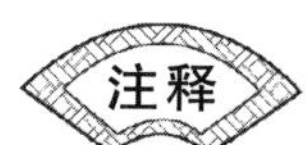

①匏(páo)：葫芦。古人常腰拴葫芦以渡水。抱着葫芦浮水能使身体容易漂起来，所以葫芦是古代人们常备的旅行工具，而有“腰舟”之称。叶子枯了，葫芦也干了，可以摘下来作腰舟用了。苦：通枯。济：水名。源出河南省济源县西王屋山。涉：步行过河叫做涉，涉水的渡口也叫涉，这里指渡口。

②厉：连衣徒步渡水。揭(qì)：提起下衣渡水。

③有瀰：瀰瀰，水满的样子。有鷕(yǎo)：鷕鷕，雌野鸡的叫声。

④濡：沾湿。轨：车轴的两端。牡：指雄野鸡。

⑤雝雝：雁相和的鸣声。旭日：初升的太阳。旦：明。

⑥归妻：娶妻。迨：及，趁。泮（pàn）：融解。古人结婚多在秋冬两季举行。《荀子·大略》："霜降迎女，冰泮杀止。"

⑦招招：摆手相招。卬（áng 昂）：我。

⑧须：等待。

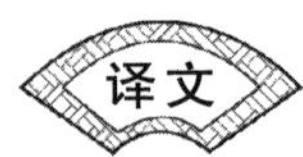

译文

葫芦叶枯葫芦收，济水渡口深水流。水深腰系葫芦过，水浅挑着葫芦走。济水一片白茫茫，水边野鸡声声唱。水满不湿半车轮，野鸡唱歌求对象。大雁嘎嘎相对唱，初升太阳放光芒。你若有心娶新娘，要趁今冬冰没烊。船夫招呼我上船，别人渡河我在岸。别人渡河我在岸，我等朋友来结伴。

滤医

此诗所咏的"匏"，又名匏瓜、壶卢、瓠瓜、腰舟、葫芦。药用壶卢，为葫芦科植物瓢瓜的果实。一年生攀援草本，全株苍绿色，被软毛，卷须分枝。叶互生；叶片心状卵圆形或肾状卵圆形，长、宽各约10～40厘米，有长叶柄。花雌雄同株，单生于叶腋；萼漏斗状，5裂，被柔毛；花瓣5，白色，稍圆形。果实大型，呈扁圆球形或梨形，幼时略柔软，淡绿色，熟后外皮变硬，近于白色。种子白色，多数，呈倒卵状长椭圆形。花期7—8月。全国大部分地区均有栽培。本植物的种子（壶卢子）、陈旧的老熟果皮（陈壶卢瓢）亦供药用。

秋季采取成熟而未老的果实，去皮用。性平，味甘淡。功能利水通淋。主治水肿，腹胀，黄疸，淋病。壶卢子，秋后采取成熟果实，剖取种子，晒干入药。《御药院方》："治齿龈或肿或露，齿摇疼痛，用壶卢子八两，牛膝四两。每服五钱，煎水含漱，日三、四次。"陈葫芦瓢，性平，味苦。功能利水消肿。主治水肿，臌胀，痔漏下血，血崩，带下。治中满臌胀，三五年陈壶卢瓢一个，以糯米一斗作酒，待熟，以瓢于炭火上炙热，入酒浸之，如此三五次，将瓢烧存性研末，每服三钱，酒下。

说明

这是一位女子在济水岸边等待未婚夫时所唱的歌。女子正在岸边徘徊，她挂念着住在河那边的未婚夫，心想：他如果没忘了结婚的事，就该趁着河里还不曾结冰，赶快过来迎娶才是。再迟，怕来不及了。

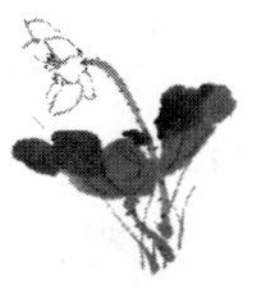

投我木瓜报琼琚 平肝和胃湿可祛

——《诗经·木瓜》滤医

投我以木瓜，报之以琼琚[①]；
匪报也，永以为好也[②]。
投我以木桃，报之以琼瑶[③]；
匪报也，永以为好也。
投我以木李，报之以琼玖[④]；
匪报也，永以为好也。

选自《诗经·国风·卫风》

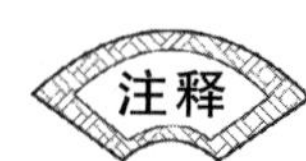

①投：赠送。木瓜：一种植物的果实，形如黄金瓜，气味清香，可供药用，亦可供赏玩。古代风俗，有以瓜果之属为男女定情之信物者。报：报答，酬答，回礼。琼琚：佩玉名，古代的装饰品。

②匪：通“非”。

③木桃：植物名，即樝(zhā)子。果实圆形或卵形，具芳香，味酸涩。自此诗以后，常以之比喻投赠的礼品。琼瑶：美玉。

④木李：果名。即榠樝，又名木梨。琼玖：佩玉名。玖：jiǔ(音九)。叶音 jǐ(音挤)。

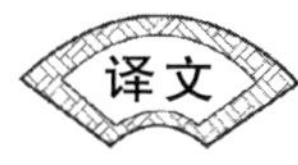

送我一个大木瓜，我拿佩玉报答她；不是仅仅为报答，表示永远爱着她。送我一个大木桃，我拿美玉来还报；不是仅仅为还报，表示和她永相好。送我一个大木李，我拿宝石还报你；不是仅仅为还礼，表示爱你爱到底。

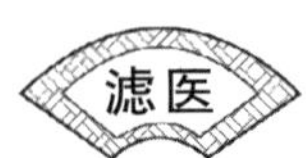

滤医

木瓜，中药名，为蔷薇科植物贴梗海棠的果实。本植物为落叶灌木或小乔木，叶长椭圆形，春末夏初开花，花红色或白色。果实长椭圆形，色黄而香，味酸涩，经蒸煮或蜜渍后供食用，亦可入药。功能平肝和胃，祛湿舒筋。主治吐泻转筋，湿痹，脚气，水肿，痢疾等。

樝子，又名木桃、和圆子、西南木瓜，为蔷薇科植物木桃的果实。灌木，高达 3 米。枝多刺。花期 3—4 月。果期 9—10 月。果实圆锥状卵形至卵圆形，色微黄，味酸。果熟时采摘，纵剖为两半或数片，晒干或烘干。本品气微香，味酸涩。以个大、色棕黄者为佳。功效与木瓜相似。《本草纲目》："木瓜酸香而性脆，木桃酢涩而多渣，故谓之樝。"

榠樝，又称木李、蛮樝、木梨、海棠、土木瓜，为蔷薇科植物。落叶灌木或乔木，高达 10 米左右。小枝无刺。单叶互生，椭圆状卵形或长椭圆形。花单生于枝端，花瓣淡红色。梨果长椭圆形或倒卵圆形，黄色，芳香，果肉坚硬。种子扁平三角状，暗褐色。花期 4—5 月。果期 9—10 月。以个大、色紫红者为佳。本品在个别地区作木瓜使用，商品名"光皮木瓜"。

《本草纲目》："木李生于吴越，故郑樵《通志》谓之蛮樝云，俗呼为木梨。"又曰："榠樝乃木瓜之大而黄色，无重蒂者也；樝子乃木瓜之短小而味酢涩者也；榅桲则樝类之生于北土者也。三物与木瓜皆是一类各种，故其形状、功用不甚相远，但木瓜得木之正气为可贵耳。"

综上所述，此诗所谓的木瓜、木桃、木李均为同科（蔷薇科）植物，后两种亦作木瓜使用，功效略同木瓜，而以木瓜为优。

说明

这是一首男女互相赠答的定情诗。一个男子正与钟爱的女子互赠信物以订同心之约。诗中连言"木瓜、木桃、木李"，"琼琚、琼瑶、琼玖"，是为了声韵与修辞上的协调。美人所赠无非是瓜果之属；贻赠美人者不外乎美玉之类。实际上，不一定是三次互赠信物。从诗意看，对方所赠皆为瓜果常物，而诗人回赠的却都是美玉异珍，且犹感不足为报，无形中表现了对方的真情深深感动了诗人，而诗人又以倍加强烈的感激之情图报。这既衬托出对方的可爱可敬，又表达了诗人的一片赤情。本诗迭章叠句，一唱三叹，余音袅袅，不绝如缕，语言朴素，寄兴隽永，有民歌本色。诗中涉及 3 种植物，且均可入药，因此，对药用植物的研究和考证，此诗亦是重要的参考资料。

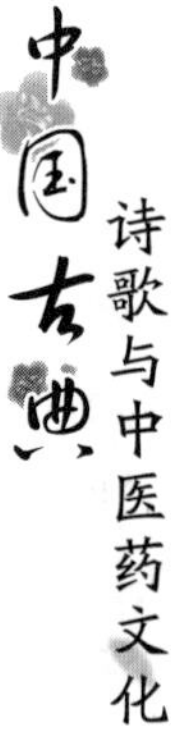

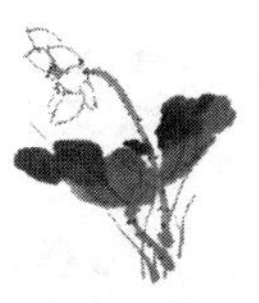

山谷长着益母草　妇科调经胜珠宝

——《诗经·中谷有蓷》滤医

中谷有蓷，暵其干矣①；
有女仳离，嘅其叹矣②；
嘅其叹矣，遇人之艰难矣③。
中谷有蓷，暵其脩矣④；
有女仳离，条其歗矣⑤；
条其歗矣，遇人之不淑矣⑥。
中谷有蓷，暵其湿矣⑦；
有女仳离，啜其泣矣⑧；
啜其泣矣，何嗟及矣⑨。

选自《诗经·国风·王风》

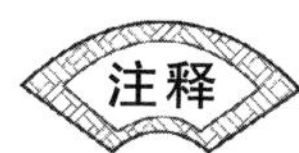

①中谷：谷中。蓷(tuī)：植物名，又名益母草，通常长在湿润之处，可入药，主治妇科疾病。暵(hàn)：干燥的样子。暵其，即暵暵。诗以蓷草生于谷中湿地而干枯比喻女子被遗弃而憔悴。

②仳(pǐ)离：分离。这里指被离弃。嘅：同"慨"。嘅其，即嘅嘅，感叹的样子。

③人：指丈夫。艰难：指所嫁之夫不好。

④脩(xiū)：本义为干肉，引申为干枯。此处指草枯。

⑤条：长。条其，即条条，形容长啸。陈奂："条条然者，歗声也。"歗，同啸，长嘘出声。这里也指长叹。

⑥不淑：不善。

⑦湿："㬤"（读 qī）的假借字，晒干。《广雅》："㬤，曝也。"

⑧啜：哭泣时的抽噎。

⑨何嗟及矣：经注家考证认为，这句是后人传写误导，应作"嗟何及矣。"

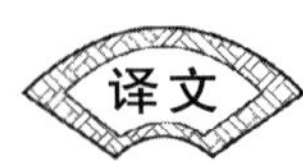

译文

山谷长着益母草，天旱不雨草枯焦；有位女子被遗弃，抚胸长叹心苦恼；抚胸长叹心苦恼，嫁人嫁得太糟糕。益母草长山谷间，天旱不雨草晒干；有位女子被遗弃，唉声长叹心里酸；唉声长叹心里酸，不幸嫁个负心汉。益母草长山谷中，天旱草枯地裂缝；有位女子被遗弃，呜咽悲泣心伤痛；呜咽悲泣心伤痛，后悔莫及叹也空。

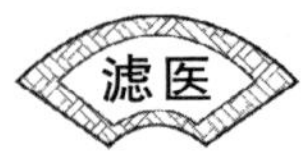

滤医

益母草，《诗经》称"蓷"。《本草纲目·茺蔚·释名》："此草及子皆充盛密蔚，故名茺蔚。其功宜于妇人及明目益精，故有益母、益明之称。"又曰："茺蔚近水湿处甚繁。春初生苗如嫩蒿，入夏长三、四尺，茎方如黄麻茎。其叶如艾叶而背青，一梗三叶，叶有尖歧。寸许一节，节节生穗，丛簇抱茎。四、五月间，穗内开小花，红紫色，亦有微白色者。每萼内有细子四粒，粒大如同蒿子，有三棱，褐色，药肆往往以作巨胜子货之。其草生时有臭气，夏至后即枯，其根白色。"

益母草，为唇形科植物，一年或二年生草本。茎直立，方形，单一或分枝，高 60 厘米至 1 米许。叶对生，叶形多种。花多数，生于叶腋，呈轮伞状。花冠唇形，淡红色或紫红色。小坚果褐色，三棱状，长约 2 毫米。花期 6—8 月。果期 7—9 月。生于山野荒地、田埂、草地、溪边等处。全国大部分地区均有分布。本植物的全草（益母草）、花（益母草花）、果实（茺蔚子）均供药用。

益母草，性凉，味辛苦。功能活血，祛瘀，调经，消水。主治月经不调，胎漏，难产，胞衣不下，产后血晕，瘀血腹痛，崩中漏下，尿血，泻血，痈肿疮疡。茺蔚子，性凉，味甘辛。功能活血调经，疏风清热。主治妇女月经不调，崩中带下，瘀血腹痛；肝热头痛，目赤肿痛，或生翳膜。《本草纲目》："茺蔚子，白花者入气分，紫花者入血分。治妇女经脉不调，胎产一切血气诸病，妙品也，而医方鲜知用。时珍常以之同四物、香附诸药治人，获效甚多。"

说明

此诗描写一位弃妇，她于荒年中，被丈夫遗弃了。她在天灾人祸走投无路的处境中，毫无办法，只好慨叹、呼嚎、哭泣了。此诗反映了东周时代下层妇女悲惨生活的片断。此诗虽以中谷"蓷草"之干枯比喻弃妇之憔悴，但也许不仅如此。弃妇是被丈夫遗弃的女子，又逢天旱灾荒之年，生活更是处于困境。因此，悲愁苦恼，情志不畅，气血郁阻，这更容易导致气滞血瘀、月经不调等妇科疾病。蓷草（益母草）是主治妇科杂病的方便易得的良药。中谷百草丛生，而诗人唯独指出"有蓷"，这就不只是一般的"比兴"而已，或许是在强调"蓷"的医疗作用吧？

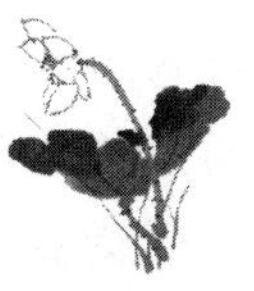

姑娘采葛在路旁　花自解酲梦更香

——《诗经·采葛》滤医

彼采葛兮，一日不见，如三月兮①。

彼采萧兮，一日不见，如三秋兮②。

彼采艾兮，一日不见，如三岁兮③。

选自《诗经·国风·王风》

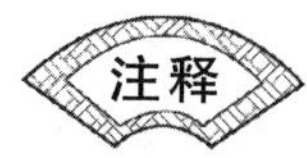

注释

①葛：葛藤。其藤蔓长而韧，加工成细丝可以织布，俗称葛布、夏布。以葛布制成的衣服，称为葛衣。又《诗经·周南·葛覃》："葛之覃兮，施于中谷；维叶莫莫，是刈是濩，为絺为绤；服之无斁。"濩，煮也。絺，细葛布也。绤，粗葛布也。斁，厌弃也。其意思是说，葛藤蔓生长又长，牵藤延及谷中央；叶子青青密又旺。割了煮，自家纺，细布粗布制新装；穿不厌，旧衣裳。由此可知，当时人们采葛是为织布制衣。除此以外，葛根、葛花亦供药用。

②萧：植物名。蒿类，有香气。古人在祭祀时把它与油脂混合在一起，然后点燃，类似后世的香烛。《毛传》："萧所以供祭祀。"

③艾：植物名。艾叶可供药用和针灸用。朱熹《诗集传》："艾，蒿属，干之可灸，故采之。"三秋：三季。三岁：三年。三月、三秋、三岁，都是用夸张手法而表示思念之深。成语"一日三秋"源于此。

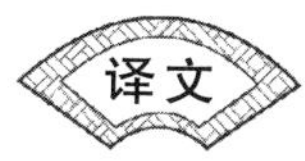

译文

那位姑娘去采葛，只有一天没见着，好像三月久相隔。那位姑娘去采蒿，只有一天没见到，像隔三秋受煎熬。姑娘采艾去田间，只有一天没会面，好像隔了整三年。

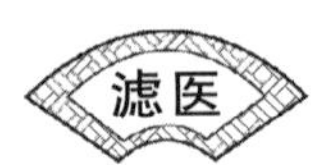

“彼采葛兮”的葛，为豆科植物，多年生藤本。茎蔓生，长达 10 米。块根含淀粉，供食用，亦可入药，能发汗解热。白居易诗：“滤泉澄葛粉，洗手摘藤花。”葛，生于山坡草丛中或路旁及较阴湿的地方。本植物的块根（葛根）、藤茎（葛蔓）、叶（葛叶）、花（葛花）均供药用。

葛根，性平，味甘辛。功能升阳，解肌，透疹，止泻，除烦，止渴。主治伤寒，温热头痛，项强，烦热，消渴，泄泻，痢疾，斑疹不透，高血压，心绞痛等。在中医古籍中，以葛根为主药的方剂很多。如《伤寒论》葛根汤（葛根、麻黄、桂枝、生姜、甘草、芍药、大枣，水煎服），主治外感风寒表实，恶寒发热，头痛项强，身痛无汗，舌淡苔白，脉浮紧者；麻疹、痢疾初起，见上述症状者。又如《伤寒论》葛根黄芩黄连汤（葛根、甘草、黄芩、黄连，水煎服），主治外感表证未解，热邪入里。症见身热下利，心下痞，胸脘烦热，喘而汗出，口干而渴，舌红苔黄，脉数。《麻科活人书》葛根解肌汤（葛根、前胡、荆芥穗、牛蒡子、连翘、蝉蜕、木通、赤芍、甘草、桑白皮、贝母、灯芯，水煎服），主治麻疹初起，恶寒发热，咳嗽，或麻疹发而不透者。以上诸方均以葛根为君药。

葛花，性凉，味甘。功能解酒醒脾。主治伤酒发热，烦渴，不思饮食，呕逆吐酸等症。酒醉，葛花 9 克，开水冲泡，代茶频饮，可以解酒毒。有诗赞云：“深山野葛藤蔓长，攀树援枝绕屋墙。刘伶若是醉荫下，花自解醒梦更香。”醒，喝醉了神志不清。《晋书·刘伶传》：“刘伶，字伯伦，沛国人也……常乘鹿车，携一酒壶，使人荷锸而随之，谓曰：‘死，便埋我’”。后以“刘伶酒”为纵酒放达的典故。

传说有一山野农家，正当葛花盛开之际，农夫酿制一坛酒准备待客，当启盖察看时，不料一阵风将葛花吹落坛中，直至待客时打开一尝，发现酒味全无，味淡如水，方悟乃葛花所致。后来，人们众口相传，皆知葛花可解酒毒。这对于贪杯嗜酒之徒，乃救命良剂。又《兰室秘藏》有葛花解醒汤（葛花、木香、人参、猪苓、茯苓、橘皮、白术、生姜、神曲、泽泻、莲花、青皮、砂仁、白蔻仁，水煎服）。功能分消酒湿，温中健脾。主治嗜酒中虚，湿伤脾胃，头痛心烦，眩晕呕吐，胸膈痞闷，食少体倦，小便不利，大便泄泻。方中葛花解酒醒脾，用为主药。

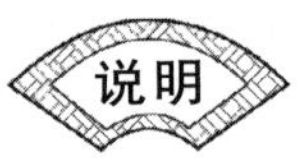

这是一首思念情人的诗。一个男子对采葛、采蒿、采艾的勤劳的姑娘无限爱慕，就唱出这首歌，表达了他的深情。三章重叠，诗中采葛、采萧、采艾，实指一人。这个姑娘，当是劳动人家的女儿。一日不见，如三月、如三秋、如三岁，语意步步递进，情感步步发展，构成更深远的意境。语言质朴无华，表意率真自然，丝丝入微，回环宛转。

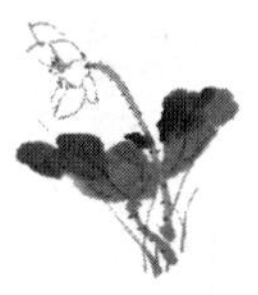

容颜美丽比蕣华　木槿入药功效佳

——《诗经·有女同车》滤医

有女同车，颜如舜华[①]；
将翱将翔，佩玉琼琚[②]；
彼美孟姜，洵美且都[③]。
有女同行，颜如舜英[④]；
将翱将翔，佩玉将将[⑤]；
彼美孟姜，德音不忘[⑥]。

选自《诗经·国风·郑风》

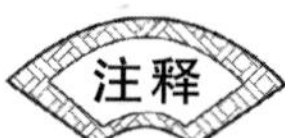

注释

①同车：指男子驾车到女家迎娶。颜：面容。舜华：木槿花。舜，应作蕣。灌木，仲夏开花最盛。华，同"花"。

②将翱将翔：形容女子步态轻盈优美，象展翅飞翔一样。琼琚：佩玉。女子行步袅娜而有节奏，佩玉便发出和谐美妙之声。

③孟姜：姜氏之长女。孟：长，初。洵（xún）：的确，诚然，信然。都：安娴文静，大方。《毛传》："都，闲也。"朱熹《集传》："都，闲雅也。"

④同行（háng）：犹同路。行：道路。舜英：犹舜花。英，花也。

⑤将将：同"锵锵"，象声词。此指佩玉相击的声音。

⑥德音：好声誉，即品德好。不忘：不尽。

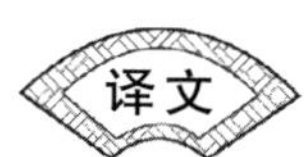

译文

姑娘和我同乘车，脸儿好像木槿花；我们在外同遨游，美玉佩环身上挂；姜家美丽大姑娘，确实漂亮又文雅。姑娘和我同路行，脸像槿花红莹莹；步态轻盈展翅飞，身上佩玉响叮叮；姜家美丽大姑娘，美好品德永光明。

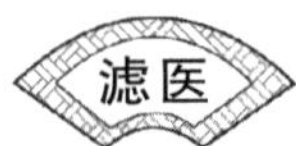

滤医

“有女同车，颜如舜华”。舜华，即木槿花。文学作品中，常以舜华比喻美女的容颜。《本草纲目·木槿·释名》：“此花朝开暮落，故名日及。曰槿曰蕣，犹仅荣一瞬之义也……《诗》云：‘颜如舜华’，即此。”李时珍曰：“其花小而艳，或白或粉红，有单叶、千叶者。五月始开，故《逸书·月令》云：‘仲夏之月木槿荣’是也。结实轻虚，大如指头，秋深自裂，其中子如榆荚、泡桐、马兜铃之仁。种之易生。嫩叶可茹，作饮代茶。今疡医用皮治疮癣，多取川中来者，厚而色红。”

木槿，为锦葵科植物，落叶灌木或小乔木，高3～6米。树皮灰褐色。叶互生。花单生于叶腋，花瓣5，淡红色、白色或紫色。花期6—7月。全国各地均有栽培。本植物的茎皮或根皮(木槿皮)、根、叶、花、果实(木槿子)均供药用。

木槿皮，性凉，味甘苦。功能清热，利湿，解毒，止痒。主治肠风泻血，痢疾，脱肛，白带，疥癣，痔疮。用治痔疮肿毒，大肠脱肛，可用本品煎汤熏洗；治脱肛并以白矾、五倍子末敷之。本品为治疗癣症的要药，常以水或酒、醋、菜油调敷，可先将患处刮至微微渗血后搽。如治牛皮癣，与大枫子仁、半夏水浸后加入轻粉涂搽；治阴囊湿疹，与蛇床子煎汤熏洗；治癣疮，则以川槿皮煎，入肥皂浸水频频涂擦，或以槿皮浸汁磨雄黄擦。

木槿花，功能清热，利湿，凉血。主治肠风泻血，痢疾，白带。据临床报道，治疗细菌性痢疾，木槿花洗净晒干，研末备用。每次2克，小儿酌减，每隔2小时服一次，3～5天为一疗程。试治300例，症状控制者为96.3%，一般服药后体温迅速下降，大便于2～3天内好转。白带不止，木槿花15克(鲜品加倍)，白蜜30克，开水冲泡，代茶频饮；或配鸡冠花、败酱草各15克，水煎服。风痰壅盛，木槿花适量，焙干研末，每服3克，空腹开水送下。

木槿子，亦供药用。味甘，微苦，性平。内服能清热化痰，治痰热喘咳，可与丝瓜藤同煎。煎服，5～10克。外用适量，可治黄水疮，烧存性研末，用麻油调搽。

说明

木槿，树姿婆娑，花朵绚丽，迎霞沐日，临风招展，因而古人称之为美女花。唐代李绅有诗赞云：“瘴烟长暖无霜雪，槿艳繁花满树红。”元代舒頔《白槿花》诗云：“素质不自媚，开花向秋前。澹然超群芳，不与春争妍。凉夜弄清影，缟衣照婵娟。佳人分寂寞，零落只自怜。鲜鲜碧云树，皎皎万玉悬。朝开暮还落，物理乃自然。嗤彼臃肿木，徒尔全天年。”木槿，不仅是一种观赏植物，而且可供药用，因此，深受人们喜爱。她“澹然超群芳”，那些臃肿丑木怎能与之相比？后世称之为美女花者，皆源于《诗经》“有女同车，颜如舜华”之诗句。

这是一首贵族男女的恋歌。诗中这位男子看中了姜家大姑娘。姑娘不仅容貌美丽，“颜如舜华”，更使他难忘的是品德好、内心美。他娶了这样好的妻子，所以赞叹不绝，吟成此诗。

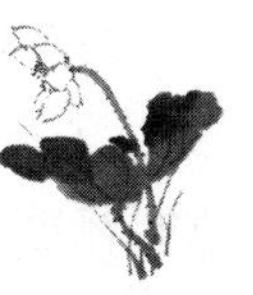

茜草如茵已开花　女子经闭须用它

——《诗经·东门之墠》滤医

东门之墠，茹藘在阪①；
其室则迩，其人甚远②。
东门之栗，有践家室③；
岂不尔思？子不我即④。

选自《诗经·国风·郑风》

注释

①墠(shàn)：坛，土坪。茹藘：茜草。其根入药。其根亦可做红色染料，可以染纱，称为茜纱或绛纱。《郑风·出其东门》："缟衣茹藘。"本诗中，茜草丛生处，当是那男子所居。阪(bǎn)：土坡。

②其室：其人之室。迩(ěr)：近。其人：那人。指所爱之人。远：指不得相见，虽近犹远。

③栗：栗树。践：成行成列的样子。在本诗中，指栗树成行，或指屋宇鳞次栉比。

④不尔思：不思尔。尔：你。不我即：不即我。即：就。亲近，接近，往就。

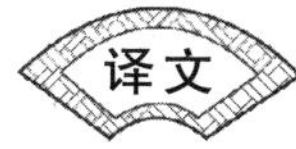

东门郊外土坪大，茜草如茵已开花；你家离我这么近，人儿仿佛在天涯。东门郊外栗树下，屋宇排排好人家；难道我不想念你？你不找我为了啥。

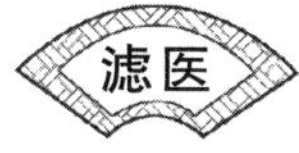

茜草，《诗经》中称"茹藘"。李时珍曰："茜草十二月生苗，蔓延数尺。方茎中空有筋，外有

细刺，数寸一节。每节五叶，叶如乌药叶而糙涩，面青背绿。七、八月开花，结实如小椒大，中有细子。”又曰：“茜根赤色而气温，味微酸而带咸。色赤入营，气温行滞，味酸入肝而咸走血，手足厥阴血分之药也，专于行血活血。俗方用治女子经水不通，以一两煎酒服之，一日即通，甚效。”

茜草，为茜草科植物，多年生攀援草本，长1～3米。根黄赤色。茎方形，有倒生刺。叶子轮生，心脏形或长卵形。秋季开黄色小花，果实球形。根可做红色染料。本植物生于原野、山地的林边、灌木丛中。全国大部分地区有分布。本植物的根及根茎(茜草根)供药用。春、秋采挖，除去茎苗，去净泥土及细须根，晒干。其性寒，味苦。功能行血止血，通经活络，止咳祛痰。主治吐血，衄血，尿血，便血，血崩，经闭，风湿痹痛，跌打损伤，瘀滞肿痛，黄疸，慢性气管炎。

茜草，又名血见愁、活血丹、土丹参、破血草、小女儿红、涩涩草、拉拉藤等。这些异名，多是根据其生长特征或治病功效而命名的。《本草汇言》：“茜草治血，能行能止。余尝用酒制则行，醋炒则止。活血气，疏经络，治血瘀血痹诸症最妙，无损血气也。配归、芍用，大能有益妇人。”

中医经典著作《黄帝内经·素问》卷十一载有“四乌鲗一藘茹丸”，方由乌鲗骨四分，藘茹(即茜草)一分组成。二物并合研末，以雀卵为丸，大如小豆，每服五丸，饭前鲍鱼汁送服。功能益精补血，止血化瘀。主治妇女肝肾精血亏损而致之血枯病。症见胸胁胀满、不思饮食、四肢清冷、头晕目眩、月经不调或闭经等。《素问·阴阳别论》曰：“二阳之病发心脾，有不得隐曲，女子不月”。这是说女子有曲折难言的隐情，特别是当出嫁而未出嫁的女子，其幽居情郁，所怀不遂，久则心脾气结不舒，以致二阳胃病，饮食日少，血无以生，而致血枯经闭，月经不来。治此症者，当和肝理脾，开郁清心。更重要的是遂其心愿，使所思念的人或事能够得到或实现。

《诗经》此诗，描写一位怀春的女子希望早日见到心爱的情人，但因旧礼俗的束缚，她的愿望难以实现。她满腹的难言之隐无处倾吐，郁积日久，易致“二阳之病”，月经不来。如是这样，“茹藘在阪”，采之入药，亦可治之。

说明

这是一首男女互相唱和的民间恋歌。诗共两章，上章男唱，下章女唱。这是民间对歌的一种形式。这姑娘与爱人住得很近，但因受古代礼俗的束缚，可望而不可即，深有咫尺天涯之叹。饥渴之思，溢于言表。中医先贤认为，女子十四，冲任盛而月事下，必近二十，方可匹配。如逾年未嫁，或年未及而思男，思伤心血，火炎脾亏，肺烁肾枯而血闭成痨者，十分难治。在旧礼俗、旧礼教统治下的社会，恋爱失去自由，婚姻不能自主，而致女子多有此疾。《诗经》此诗说：“茹藘在阪”，不只是为了诗歌创作上的比兴，而更重要的言外之意是提示“茹藘”能够治疗女子血瘀经闭诸症。诗无达诂，笔者浅见，仅供参考。

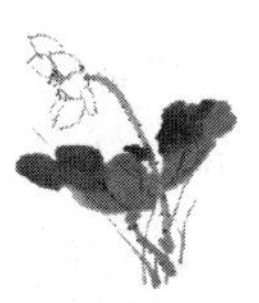

送枝芍药表情长　养血柔肝作药方

——《诗经·溱洧》滤医

溱与洧，方涣涣兮[①]。
士与女，方秉蕑兮[②]。
女曰："观乎？"士曰："既且。"[③]
"且往观乎？"洧之外，洵訏且乐[④]。
维士与女，伊其相谑，赠之以勺药[⑤]。

选自《诗经·国风·郑风》

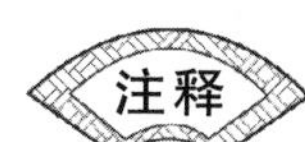

注释

①溱(zhēn)、洧(wěi)：是郑国的两条河名。溱，源出今河南省密县东北圣水峪，东南流与洧水会合。洧，源出今河南省登封县东阳城山，东流经密县到大隗镇会合溱水为双伯河。涣涣：古音 yuán(音元)。春水解冻，清流荡漾的样子。王应麟曰："三月桃花水下之时。"

②士与女：指去游春的男男女女。这和下文的"维士与女"，都是泛指一般游客。下句的"女曰"和"士曰"的女和士，是专指某一个女子和男子。方：正。秉：执，拿。作"佩"，亦通。蕑(jiān)：菊科，香草名，即中药"佩兰"。古人采兰，佩戴于身，以祛除不祥。

③既：已经。且(cú)：徂的假借，去、往。

④且：再。外：河滩外，河边。洵(xún)：诚然，真的，的确。訏(xū)：宽大。广大无边。在此，形容其乐无边。且：又。

⑤维、伊：都是发语词。相谑：相互说笑逗乐。谑(xuè)：说笑，纵情嬉戏。勺药：又作"芍药"。其花朵鲜艳，婥约多姿。诗中男女以芍药相赠，作为定情之信物。

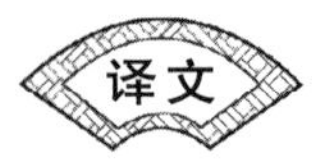

译文

溱水流，洧水淌，三月冰融水流畅。男男女女来游春，身佩兰草祛不祥。妹说：“咱们去看看？”哥说：“我已去一趟。”“陪我再去又何妨？”洧水边，河岸旁，确实好玩又宽敞。男男女女喜洋洋，相互调笑心花放，送枝芍药表情长。

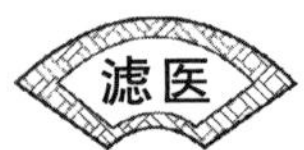

滤医

此诗中所谓的“蕑”与“芍药”都是常用的药物，现分述如下。蕑，又名兰、佩兰、兰草、大泽兰、香水兰、女兰、香草、都梁香，醒头草。中药所用者，为菊科植物“兰草”的茎叶。本植物为多年生草本。根茎横走，稍长。茎直立，高70～120厘米。叶对生，揉之有香气。头状花序排列呈聚伞花序状，每个头状花序具花4～6朵；花两性，全部为管状花；花冠白色；花期8—11月。瘦果圆柱形，长约3毫米，有5棱，熟时黑褐色，果期9—12月。生溪边或原野湿地，野生或栽培。药用以未开花、香气浓者为佳。佩兰，性平，味辛，为芳香性药物。功能清暑，辟秽，化湿，健胃，发汗，利尿，调经。主治感受暑湿，寒热头痛，湿邪内蕴，脘痞不饥，口甘苔腻，月经不调。

芍药，有赤、白之分。白芍药，为毛茛科植物，多年生草本，高50～80厘米。根肥大，通常为圆柱形或略呈纺锤形。茎直立，光滑无毛。叶互生，具长柄，二回三出复叶，小叶片椭圆形至披针形，长8～12厘米，宽2～4厘米，先端渐尖，叶片上面深绿色，下面淡绿色，叶脉在下面隆起，叶基部常带红色。花甚大，单生于花茎的分枝顶端，每花茎有2～5朵花；花瓣10片左右或更多，倒卵形，白色、粉红色或红色；花期5—7月。蓇葖果3～5枚，卵形，果期6—7月。生于山坡、山谷的灌木丛或草丛中。全国各地均有栽培。芍药，从陶弘景开始，分为白芍药与赤芍药。目前药材，赤芍药多为野生种，白芍药多为栽培种，二者均为同科植物。

白芍，性凉，味苦酸。功能养血柔肝，缓急止痛，敛阴收汗。主治胸腹胁肋疼痛，泻痢腹痛，自汗盗汗，阴虚发热，月经不调，崩漏，带下等症。赤芍，功能行瘀止痛，凉血消肿。主治瘀滞经闭，积聚，痈肿，腹痛，胁痛，血痢等症。《注解伤寒论》：“芍药，白补而赤泻，白收而赤散也。”《本草求真》：“赤芍与白芍主治略同，但白则有敛阴益营之力，赤则有散邪行血之意。”以上说明了赤、白芍药在功效上的主要区别。

说明

这是描写古代郑国三月上巳节青年男女在溱河、洧河岸边游春的诗。上巳是指三月上旬的巳日。按当时习俗，这一天，官民都要在东流水中洗掉宿垢，袚除不祥，名为修禊。三国以后，改用三月三日为修禊的节日。这实际上是古代的一个春季卫生运动。这首诗就是描写郑国这一节日的盛况，传神地再现了一群青年男女相聚，趁此机会表达爱情的热烈场面。李时珍说：“《郑风》诗云：‘伊其相谑，赠之以芍药。’《韩诗外传》云：‘勺药，离草也。’董子云：‘勺药，一名将离，’故将别赠之。”又说：“芍药，犹婥约也。”婥约，柔弱美好的样子。其花容婥约，故以为名。亦可比喻女子细腰婥约的姿态。“维士与女”将离赠之，作为定情之信物。李时珍熟读《诗经》，他对芍药药名的训释，可谓准确而生动，深得诗家之妙趣矣。

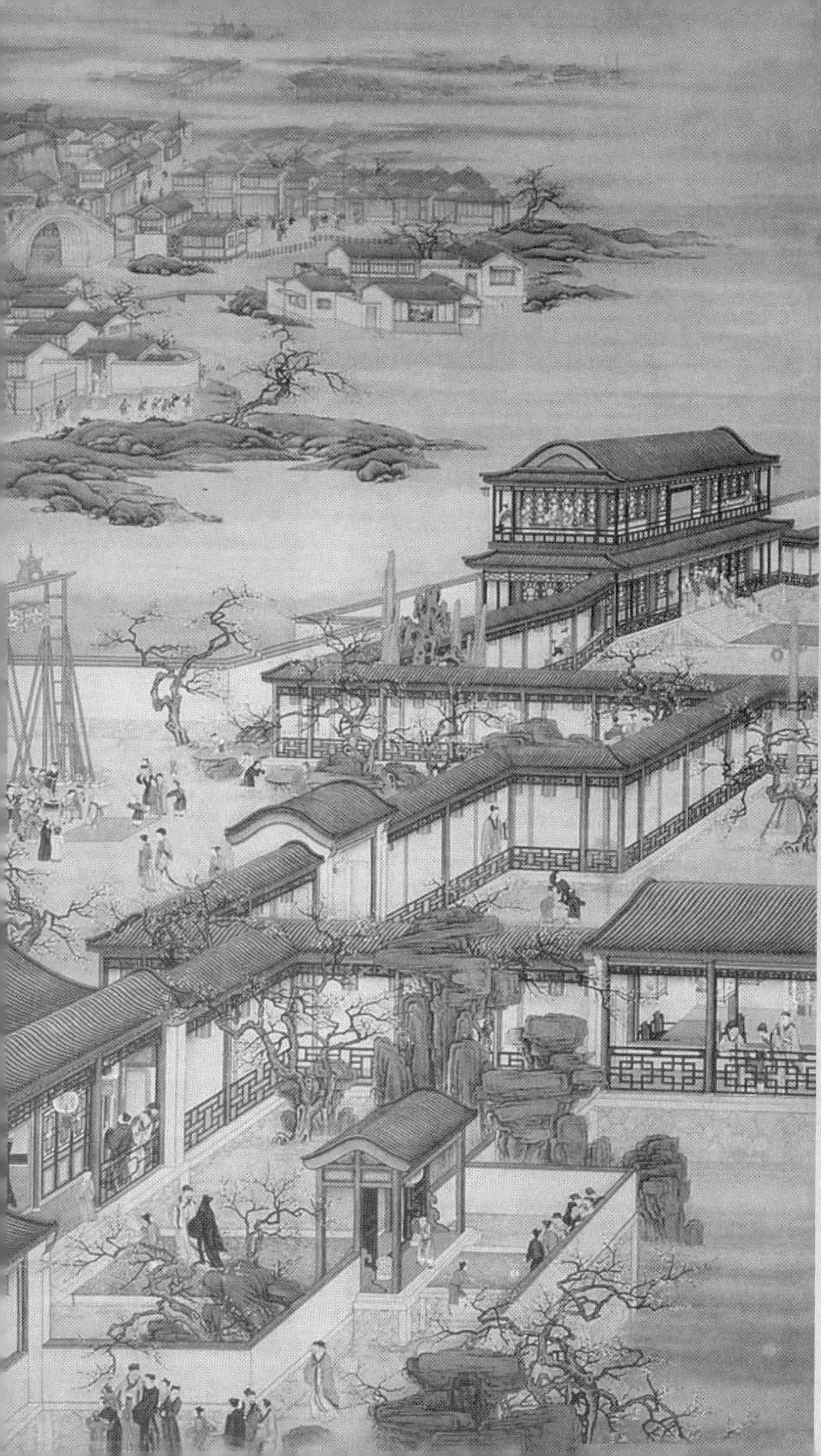

正月十五夜

火树银花合，星桥铁锁开。灯树千光照，明月逐人来。游妓皆秾李，行歌尽落梅。金吾不禁夜，玉漏莫相催。

——唐·苏道味

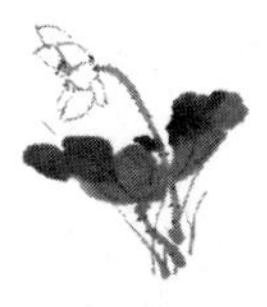

河边芦苇青苍苍　肺痈古用苇茎汤

——《诗经·蒹葭》滤医

蒹葭苍苍，白露为霜[①]。
所谓伊人，在水一方[②]。
溯洄从之，道阻且长[③]。
溯游从之，宛在水中央[④]。

选自《诗经·国风·秦风》

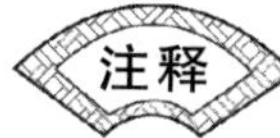

注释

①蒹葭：芦苇。其根茎入药。苍苍：形容十分茂密的芦苇，到秋天已成青苍色。白露为霜：晶莹透明的露水凝结成霜花。白露，犹言清露。

②伊人：那人。此指心爱的人。水：河水。一方：方、旁，古通用，一方即一旁，一侧，一边。

③溯洄：逆流而上(沿着河边的道路走)。从之：随之。阻：险阻，崎岖不平。

④溯游：顺流而下。宛：宛然，仿佛，好像。水中央：指水中小洲(小岛)。

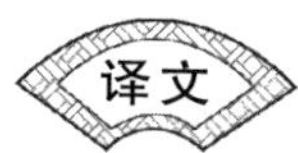

译文

河边芦苇青苍苍，秋深露水结成霜。意中人儿在何处？就在河水那一方。逆着流水去找她，道路险阻又太长。顺着流水去找她，仿佛在那水中央。

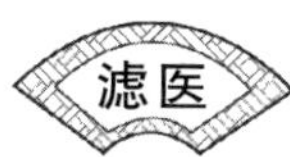

滤医

芦苇，又名蒹葭、芦竹、蒲苇、苇子草、水芦竹。李时珍曰：“按毛苌《诗疏》云：苇之初生曰葭，未秀曰芦，长成曰苇。苇者，伟大也。芦者，色卢黑也。葭者，嘉美也。”又曰：“芦有数种：其长丈许，中空皮薄，色白者，葭也，芦也，苇也。短小于苇而中空皮厚，色青苍者，菼也，薍也，荻也，萑也。其最短小而中实者，蒹也。皆以初生，已成得名。其身皆如竹，其叶皆长如箬叶，其根入药，性味皆同。”

芦苇，为禾本科植物。多年生高大草本，具有匍匐状地下茎，粗壮，横走，节间中空，每节上具芽。茎高 2～5 米，节下通常具白粉。叶灰绿色或蓝绿色，较宽，线状披针形，长 30～60 厘米，宽 2～5 厘米，先端渐尖。圆锥花序大形，顶生，直立，有时稍弯曲，长 15～25 厘米，或更长；小穗长 9～12 毫米，暗紫色或褐紫色，稀淡黄色；两性花具雄蕊 3，雌蕊 1，花柱 2，柱头羽状。颖果，椭圆形至长圆形。花期 9—10 月。芦苇生于河流、池沼岸边浅水中。全国大部分地区均有分布。其根(芦根)、茎(芦茎)、叶(芦叶)、嫩苗(芦笋)、箨叶(芦竹箨)、花(芦花)等均供药用。芦根甘寒。功能清热，生津，除烦，止呕。主治热病烦渴，胃热呕吐，噎膈反胃，肺痿肺痈，并解河豚毒。其根取水底味甘辛者。其露出及浮水中者，并不堪用。

古人治肺痈用《千金要方》苇茎汤，即苇茎、薏苡仁、冬瓜仁、桃仁，水煎服。功能清肺化痰，逐瘀排脓。主治肺痈，症见咳吐腥臭黄痰脓血、胸中隐隐作痛、咳时尤甚、口干咽燥、脉浮数者。对于肺痈将成，服之可使消散；已成脓者，服之可使脓排瘀去，痈可自愈。又《千金要方》芦根饮子，方由生芦根、竹茹、粳米、生姜组成，水煎，随意饮服。功能清热生津，降逆和胃。主治伤寒热病后，余热未清，胃气上逆，呕吐恶心，嗳气呃逆，或干呕而食不下，舌红少津者。

芦花，即芦絮。芦苇花轴上密生的白毛。因其洁白如雪，故又称芦雪。古诗曰：“风雁飞来更潇洒，一枝芦雪印波心。”芦花入药，可止血解毒。芦花烧灰吹鼻，可止衄血。治诸般血病，芦花、红花、槐花、白鸡冠花、茅花等分，水二钟，煎一钟服。见《积善堂经验方》。

芦荀(笋)，芦苇的嫩芽，形似竹笋而小，可食用。宋·苏轼诗云：“溶溶晴港漾春晖，芦荀生时柳絮飞。”芦笋入药，有清肺止渴、利水通淋之功。主治热病口渴，淋病，小便不利，亦解诸鱼之毒。

说明

这是一首描写追求意中人而不得的诗。由此可见其艰辛的追求和惆怅的心情。秋晨，天高云淡，芦花翻白，清露为霜，碧水澄澄，烟波万状。一个痴情的青年，正热烈追求着心爱的姑娘，想去找她，却难找到。徘徊往复，神魂颠倒。伊人宛在，觅之无踪，似有若无。然而，此情此景，并不使人感到虚幻，通过此诗，我们仿佛看到那个被爱情苦苦缠绕的人，踏着未干的秋霜，拨开岸边的芦苇，去追求他的梦幻和理想。此诗委婉有致，表现了一种扑朔迷离，神情恍惚的境界，是水波、云雾、芦花、秋色的境界，人的形迹很淡很淡，在可见与不可见之间，在人境与仙境之间，诗中的主人公似乎是在梦境中，无论他怎样努力，都不能接近意中人。“伊人”在水的上游，他走啊走，而“伊人”却“宛在水中央”。这个“宛”字，说明了所追求之人并不是真在水中央，而是主人公恍惚中的某种幻觉。“宛”字之用，增强了恍惚感，也暗示了追求的难以实现，还仅仅是主人公的理想而已。

古代医家善读诗，书名用典有来由。元末明初医学家、画家王安道写有一本医书。书中收载论文二十一篇，其主要内容是评议《内经》《伤寒论》等经典著作中的论说，且有王氏自己独特的见解。此书写成后，为取一个确切的书名，王氏亦曾苦思冥想，反复推敲。他忽然想到《诗经》："溯洄从之"的诗句，于是取书名为《医经溯洄集》。因为中医的理论源头就在《黄帝内经》及《伤寒论》等经典之中。"溯洄"，在此诗中是"逆流而上"之意，而王氏将其引申为"探本溯源"，在书名中用"溯洄"一词，用得恰当，名副其实。他说这本书对于医学有探本溯源，贯彻源流之意。中医古籍多用典，此其一例也。

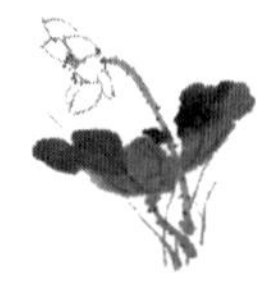

塘中荷花伴蒲草　蒲黄止血功效好

——《诗经·泽陂》滤医

彼泽之陂，有蒲与荷①。
有美一人，伤如之何②？
寤寐无为，涕泗滂沱③。
彼泽之陂，有蒲与蕳④。
有美一人，硕大且卷⑤。
寤寐无为，中心悁悁⑥。
彼泽之陂，有蒲菡萏⑦。
有美一人，硕大且俨⑧。
寤寐无为，辗转伏枕。

选自《诗经·国风·陈风》

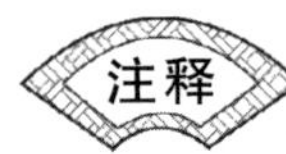

注释

①泽：池塘。陂(bēi)：堤岸。泽陂，即泽边、水边、湖水浅处，宜于蒲、荷生长。蒲：一种水草，可供药用。荷：又名芙蕖，是莲花的一种，亦入药。《郑笺》以为蒲喻男，荷喻女，可备一说。

②伤：阳的借字，《鲁诗》和《韩诗》都作"阳"。《尔雅》："阳，予也。"阳与"姎"、"卬"通用，都是女性第一人称代词。卬(áng)，我也。姎(yāng)：《说文·女部》云"姎，女人自称我也。"如此解释，则本篇为女思男之词。如之何：奈他何。

③寤寐：醒着和睡着。此句意谓，醒来也想，梦里也想，苦于无法达到目的。涕：眼泪。泗：鼻液。滂沱：本指大雨倾泻之状。在此，形容涕泗涌流的样子。

④蕳：《鲁诗》作"莲"，莲子。《郑笺》："蕳，当作莲。莲，芙蕖实也。"

⑤卷："婘"(quán)的假借，品德美好。

⑥悁悁(yuān)：忧闷的样子。

⑦菡萏(hàn dàn)：荷花。

⑧俨：端庄。《毛传》："俨，矜庄貌。"

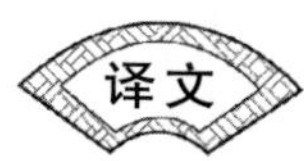

池塘边上围堤壩，塘中蒲草伴荷花。看见一个美男子，我心爱他没办法！日夜相思睡不着，眼泪鼻涕一把把。池塘边上堤岸高，塘中莲蓬伴蒲草。看见一个美男子，身材高大品德好。日夜相思睡不着，心里忧郁愁难熬。池塘边上堤岸高，塘中荷花伴蒲草。看见一个美男子，身材高大风度好。日夜相思睡不着，翻来覆去空烦恼。

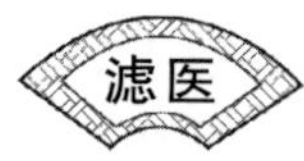

《本草纲目·香蒲·集解》："采其嫩根，瀹过作鲊，一宿可食。亦可炸食、蒸食及晒干磨粉作饼食。《诗》云：'其蔌伊何？惟笋及蒲'是矣。"蔌，即菜肴，野菜，山肴野蔌。李时珍引用的这两句诗，出自《诗经·大雅·韩奕》。其意思是说，"席上素菜是什么？嫩蒲烧汤竹笋丁。"由此可见，古人以"嫩蒲"为美味好菜。

《诗经》所谓的"蒲"，即中药"香蒲"，俗称蒲草，为香蒲科多年生草本植物。生长在水边或池沼内。叶狭长，夏秋之间开花，雌雄花穗紧密排列在同一穗轴上，形如蜡烛，有绒毛，可做枕头心；叶片可编织席子、扇子、蒲包。药中所用，为长苞香蒲、狭叶香蒲、宽叶香蒲或其同属多种植物的全草。这几种植物的带有部分嫩茎的根茎(蒲蒻)、花粉(蒲黄)、果穗(蒲棒)亦供药用。宽叶香蒲全草含多量维生素 B_1、维生素 B_2 和维生素 C。

香蒲，6—7 月花开时，剪下蒲棒顶端的雄花序，晒干，碾碎过筛，除去杂质，取得纯花粉，习称"蒲黄"。蒲黄呈鲜黄色细粉，质轻，易飞扬，手捻之有滑腻感，且易附着于手指上，入水不沉。

蒲黄，味甘，性平。功能凉血止血，消瘀利尿。主治吐血，衄血，咯血，尿血，便血，崩漏，产后出血，创伤出血等。如治血热吐血可配阿胶、生地黄汁；衄血可配小蓟、元参、青黛；咯血可配白及、血余炭；尿血可配小蓟、茅根；便血可配槐花、条芩；崩漏可配黄柏、补骨脂，凡此皆取其凉血止血之功。如虚寒性出血，而欲用其止血者，则必须配以炮姜、艾叶等温经摄血之品。蒲黄配五灵脂，即《和剂局方》失笑散，能活血散瘀，用于瘀血阻滞引起的心腹疼痛、女子经闭腹痛、痛经以及产后儿枕痛等，近亦用之治疗心绞痛。如用生蒲黄煎浓汁和童便饮，可治跌打损伤、瘀血内停之证。蒲黄兼具利尿通淋的作用，如《证治准绳》治血淋之蒲黄散，用蒲黄配合凉血止血之生地黄，利尿通淋之冬葵子，共奏利尿通淋止血之效。外治木舌、重舌等舌胀满口，均用蒲黄外搽之，若配元明粉则疗效更佳。口疮、皮肤湿疹、耳中出脓诸症，以本品搽患处。疮疡肿毒，蜜调敷之。外伤出血，配乌贼骨粉外敷。煎服，6～9 克，纱布包煎。止血宜炒炭用，破血宜生用。孕妇慎服。

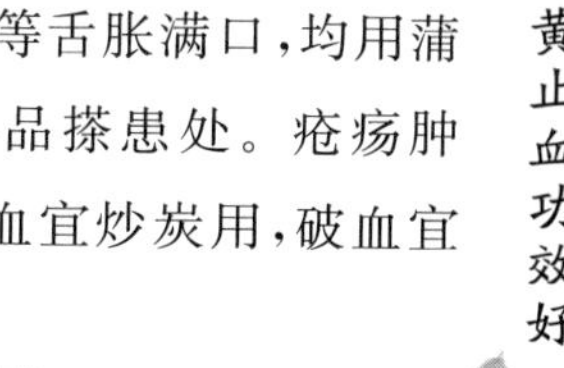

说明

这是女子追求爱人的歌。追求不到，使她心烦意乱，不知所措。先是痛哭流涕；继而默默相思；最后，在苦思无奈的心情下，竟辗转伏枕，患了失眠症。失眠，又称不寐，指不易入睡，或睡而易醒，甚则彻夜不眠的病症。中医认为，忧愁思虑则伤心，心血暗耗，心神失养，或心有所慕，欲念无穷，神驰不收，皆可导致心神不宁而不寐。有所系恋，“中心悁悁”，终夜不寐，神魂不安者，治当养营益气，配合宁心安神之法。可用归脾汤或酸枣仁汤等方加减以治之。总之，诗中这位女子的失眠症，除了用药物疗法外，更重要的是应消除忧闷等精神刺激，方可获效。

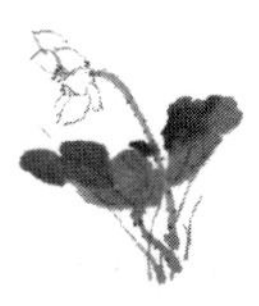

低地桑树舞婆娑　叶果根皮皆入药

——《诗经·隰桑》滤医

隰桑有阿，其叶有难①。
既见君子，其乐如何②！
隰桑有阿，其叶有沃③。
既见君子，云何不乐④！
隰桑有阿，其叶有幽⑤。
既见君子，德音孔胶⑥。
心乎爱矣，遐不谓矣⑦？
中心藏之，何日忘之？

选自《诗经·小雅》

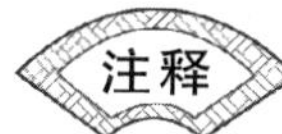

注释

①隰(xí)：低湿的地方。《尔雅·释地》："陂者曰阪，下者曰隰。"隰桑，长在低湿地里的桑树。阿：通"婀"，柔美的样子。有阿：即阿阿也。叠字多参用"有"字。难(nuó 挪)，通傩。有难：难难，茂盛的样子。

②君子：指丈夫。《诗经》中的君子有二义：一为称贵族，一为妻称夫。

③沃：肥厚柔润。

④云：发语词，无义。

⑤幽：通"黝"，黑色。《说文》："黝，微青黑色也。"

⑥德音：互诉钟情的好话。《诗经》中"德音"有二义：一为好名誉，一为好听的话。这里乃指后者而言。孔胶：很牢固。

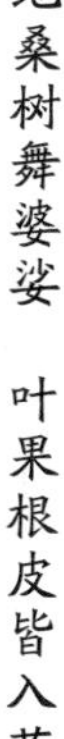

⑦遐:通“何”。谓:告。

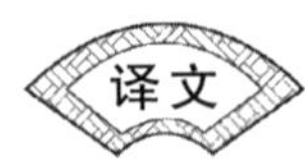

译文

低地桑树多婀娜,枝干茂盛叶子多。如果见了我夫君,我的心里多快活!低地桑树舞婆娑,叶子柔润又肥沃。如果见了我夫君,我心怎会不快活!低地桑树姿态柔,叶子肥厚黑黝黝。如果见了我夫君,互诉钟情意相投。我爱你啊在心里,为啥总不告诉你?思念之情藏心底,哪有一天能忘记?

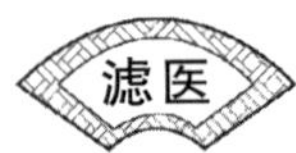

滤医

《诗经·郑风·将仲子》:“无踰我墙,无折我树桑。”《孟子·梁惠王上》:“五亩之宅,树之以桑。”唐·孟浩然诗:“开筵面场圃,把酒话桑麻。”桑树和麻都是重要的经济作物。植桑饲蚕取茧和植麻取其纤维,同为古代农业解决衣着的最重要的经济活动。桑,落叶乔木。叶可饲蚕,果可食用和酿酒,木材可治器具,树皮可造纸。叶、果、枝、根、皮皆可入药。现分述如下。

桑白皮,桑树的内层根皮,为常用的药物,有清肺祛热、下气定喘、利水消肿之功效。主治肺热喘咳,水肿,小便不利等症。如中医古方泻白散、五皮饮中均用之。现代报道用治高血压病,有一定降压作用。煎服,6～15 克。生用可清热利水;入补肺药,宜蜜炙用,既可缓其寒性,又有润肺作用。中医先贤认为,“桑白皮,甘以固元气之不足而补虚,辛以泻肺气之有余而止嗽。”

桑根线,用桑根皮长纤维制成的线,古时作外科缝合手术用线,又名桑白皮线。唐代刘肃《大唐新语·忠烈》:“(安金藏)则引佩刀自割,其五脏皆出,流血被地,气遂绝。则天闻,令舁入宫中,遣医人却纳五脏,以桑白皮缝合之,敷药,经宿乃苏。”明代陶宗仪《辍耕录·孝行》:“邑人俞浩斋闻而过其家,视良吉胸间疮裂几五寸,气腾出,痛莫能言,俞为纳其心,以桑白皮线缝合,未及期月,已无恙矣!”

桑耳,生于桑树上的菌。宋代黄庭坚诗:“趁虚人集春蔬好,桑菌竹萌烟蕨芽。”桑菌,即寄生于桑树上的木耳,可食用,亦可入药。其性平,味甘。主治肠风,痔血,衄血,崩漏,带下,妇人心腹痛。《本经》:“黑者,主女子漏下赤白汁,血病,癥瘕,积聚,阴痛,阴阳寒热,无子。”

桑上寄生,即桑寄生。常寄生于桑科等植物上。其性平,味苦甘。功能补肝肾,强筋骨,除风湿,通经络,益血,安胎。主治腰膝酸痛,筋骨痿弱,偏枯,脚气,风寒湿痹,胎漏,血崩等症。

桑花,又名桑钱、桑藓,为附生于桑树上的白藓。宋代范成大《花山村舍》诗:“柳菌粘枝住,桑花共叶开。”《本草纲目·桑花》引《大明会典》:“(桑花)生桑树上,白藓如地钱花样,刀刮取,炒用,不是桑椹花也。”桑花,苦温无毒,能健脾涩肠,止吐血、衄血,治肠风、崩中、带下等症。

桑椹,桑树的果实。《诗·鲁颂·泮水》:“食我桑椹,怀我好音。”4—6 月当桑椹呈红紫色时采收,晒干入药。以个大、肉厚、紫红色、糖性大者为佳。其性寒,味甘。功能补肝,益肾,滋液,生津。主治肝肾阴亏,消渴,便秘,目暗,耳鸣。久服黑发明目。捣汁饮,解酒毒,生津止渴。用桑实酿的酒,名桑椹酒。功能补五脏,明耳目。

桑瘿，为老桑树上的结节。功能祛风湿，止痹痛。浸酒服用。《百草镜》："桑老则树生瘿，其状如瘤，用刀斫下，阴干入药。"治老年鹤膝风，桑树上结累一块，以陈米醋磨服，取泻。泻后，急服补中益气汤。见《岭南采药录》。

桑螵蛸，螳螂科动物缀在桑枝上的卵鞘。功能补肾固精。主治遗精，早泄，遗尿等。如《本草衍义》桑螵蛸散，方由桑螵蛸、远志、菖蒲、龙骨、人参、茯神、当归、龟板各一两组成。上药为末，夜卧时人参汤调下二钱。现用法亦可作汤剂，水煎分服。功能调补心肾，安神定志，涩精止遗。主治小便频数，或尿后遗沥不尽，或小儿遗尿，或尿如米泔，或梦遗失精，或心神恍惚，健忘，舌淡苔白，脉细弱者。

桑枝，桑树的嫩枝。功能祛风湿，利关节，行水气。主治风湿热痹，四肢拘挛，脚气浮肿，肌体风痒，骨节风疾，老年鹤膝风。嫩枝及叶熬膏服，主治高血压，手足麻木。

桑叶，桑树的叶子。北周庾信诗："寒雁嗈嗈渡辽水，桑叶纷纷落蓟门。"宋代范成大诗："桑叶露枝蚕向老，菜花成荚蝶飞来。"元代杨果诗："村舍蚕催桑叶大，山田鹿食麦苗稀。"桑叶不仅是蚕的饲料，也可入药。《本草纲目·桑》："桑叶乃手、足阳明之药，煎汁代茗，能止消渴。"桑叶苦甘而性寒。功能祛风清热，凉血明目。主治风温发热，头痛，目赤，口渴，肺热咳嗽等。中医常用冬桑叶或霜桑叶，以老而经霜者为佳，欲其气之全，力之厚也。

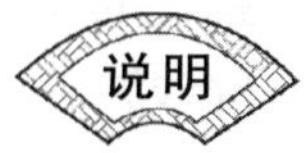

这是一位女子思念丈夫的诗。这位女子正在采摘柔嫩的桑叶。她也许是因为丈夫久别，不由得产生了思念之情。于是，以眼前景物起兴作诗。她还想着见到夫君时的快乐情景。如果丈夫在自己身边，就可以互诉钟情，共话桑麻。

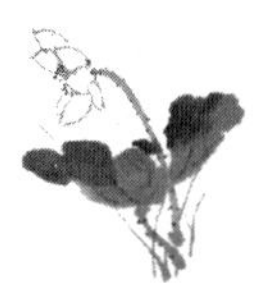

抱根丛生抱娘蒿　疗疾救饥载本草

——《诗经·菁菁者莪》滤医

菁菁者莪，在彼中阿[①]；
既见君子，乐且有仪[②]。
菁菁者莪，在彼中沚[③]；
既见君子，我心则喜。
菁菁者莪，在彼中陵[④]；
既见君子，赐我百朋[⑤]。
汎汎杨舟，载沉载浮[⑥]；
既见君子，我心则休[⑦]。

选自《诗经·小雅》

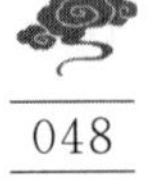

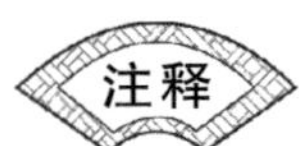

注释

①菁菁(jīng)：茂盛的样子。莪(é)：植物名。亦入药。中阿：即阿中。阿：大丘陵。

②君子：这里可能指“保氏”，即古代职掌以礼仪匡正君王、教育贵族子弟的官员。《周礼·地官·保氏》：“保氏掌谏王恶，而养国子以道，乃教之六艺。”仪：仪表。有仪：有榜样。

③沚：水中小沙洲。

④陵：大土山。

⑤朋：古人用贝壳作货币，五贝为一串，两串为一朋。

⑥汎汎：亦作“泛泛”、“氾氾”。漂浮貌；浮行貌。杨舟：杨木制的船。载：助词。用在句首或句中，起加强语气的作用。

⑦休：《广雅》释为“喜也。”喜庆；美善。郑玄笺：“休者，休休然。”休休，犹欣欣。

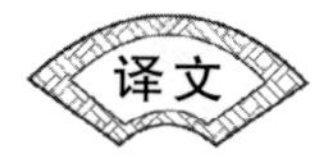

译文

萝蒿一片密又多，长在向阳南山坡；有幸见到好老师，心里快乐有楷模。萝蒿一片蓬勃长，长在河心小洲上；有幸见到好老师，心里欢喜又舒畅。萝蒿一片真茂盛，高高丘陵扎根生；有幸见到好老师，胜过赏我百千文。水中飘着杨木船，半沉半浮没人管；有幸见到好老师，学有榜样心喜欢。

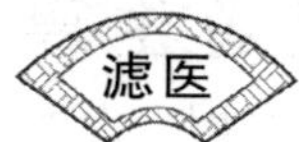

滤医

《诗经·小雅·蓼莪》："蓼蓼者莪，非莪伊蒿。哀哀父母，生我劬劳。"意思是说，一丛莪蒿长又高，不料非莪是蒿草。可怜我的爹和娘，生我养我太辛劳。此诗表达了子女追慕双亲抚养之恩的情思。后因以"蓼莪"指对亡亲的悼念。蒿名"抱娘"，怀念娘之恩惠也。《诗经》所谓的"莪"，又名莪蒿、萝蒿、廪蒿，常抱宿根而生，有子依母之像，故俗称抱娘蒿，诗人亦常借以起兴。多年生草本植物，叶子像针，花黄绿色，生在水边，嫩的茎叶可作蔬菜。李时珍曰："廪蒿生高岗，似小蓟，宿根生于百草。《尔雅》云：'莪，萝'是也。《诗·小雅》云：'菁菁者莪。'陆机注云：'即莪蒿也。'生泽国渐洳处。叶似斜蒿而细科，三月生。茎、叶可生食，又可蒸食，香美颇似蒌蒿。但味带麻，不似蒌蒿甘香。气味辛温，无毒。"本品始载于《唐本草》，名为角蒿。苏恭曰："角蒿似白蒿，花如瞿麦，红赤可爱……花罢结角，长二寸许，微弯"。以上是古籍文献对本植物的记载。当今药中所用者为紫葳科角蒿属植物角蒿的全草。生长于山坡、田野沙质土壤。7—8月割取茎叶，晒干。其性温，味甘淡。功效滋补强壮。主治产后乳少，久病虚弱，头晕，贫血。内服煎汤，3～9克。

临床应用，方选和验方如下。

①《河南中草药手册》："治风湿腿痛：角蒿500克，当归12克，威灵仙9克，川牛膝9克，红花6克，制川乌9克，制草乌9克，白酒500克。上药水煎取汁，与酒混合，装封瓶内，埋地下24小时取出，早、晚各服30毫升。"

②《山西中草药》："治下肢肿痛：角蒿60克，珍珠透骨草60克。煎水洗两膝下部。"

单方应用如下。

①《新修本草》："治口疮，齿龈腐烂，耳疮：角蒿适量烧灰研末撒。"

②《新修本草》："治风湿痹痛：角蒿适量，煎汤熏洗。"

③《千金方》："治齿龈宣露：角蒿灰夜敷龈间使满，勿食油。"

④《山西中草药》："治跌打损伤，无名肿毒：角蒿60克，煎水熏洗患处。"

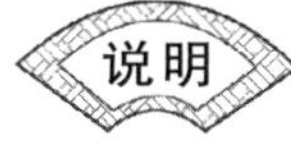

说明

这是写学士乐见君子的诗，说的是关于教育人才的事。所以后人提到教育，常用它作典故。诗序："菁菁者莪，乐育材也，君子能长育人材，则天下喜乐之矣。"后因以"菁莪"指育材。

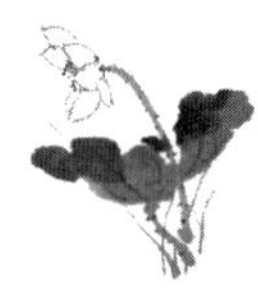

先生如達善调护　医书取名達生篇

——《诗经·生民》滤医

厥初生民，时维姜嫄①；
生民如何？克禋克祀②，
以弗无子；履帝武敏歆③，
攸介攸止；载震载夙④，
载生载育，时维后稷⑤。
诞弥厥月，先生如達⑥；
不坼不副，无灾无害⑦，
以赫厥灵；上帝不宁⑧，
不康禋祀，居然生子⑨。

选自《诗经·大雅》

（原诗共八章，这里节录其第一、二两章）

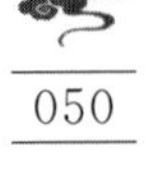

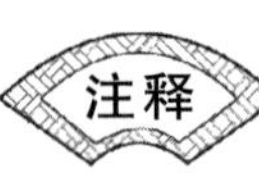

①厥：代词，其，指代周族。初：起始；开始。引申为祖先。时：通“是”。此：这。姜嫄：周人始祖后稷之母，帝喾之妻。传说她于郊野践巨人足迹怀孕生稷。

②克：能，善于（第二个“克”字是衬字）。禋（yīn）、祀：古代祭天神的一种礼仪，先烧柴升烟，再加牲体及玉帛于柴上焚烧。

③弗：祓的假借字，用祭祀来除去灾难。祓无子：即祈求除去不育之灾。履：践踏。帝：上帝。武：足迹。敏：通“拇”，大拇指。歆：心有所感的样子。《郑笺》：“时则有大神之迹，姜嫄履之，足不能满，履其拇指之处，心体歆歆然，如有人道感己者也。于是遂有身。”

④攸：语助词。介：通“祄”，神保佑。《集韵》：“祄，祐也。”止：通“祉”，神降福。《尔雅·释诂》：“祉，福也。”载：语助词。震：通“娠”，怀孕。夙：通“肃”，指生活严肃，不再和男子交往。

⑤时：通“是”。此：这。指所孕育的婴儿。维：句中语气词，帮助判断。后稷：周之先祖。相传姜嫄践天帝足迹，怀孕生子，因曾弃而不养，故名之为“弃”。虞舜命为农官，教民耕稼，称为“后稷”。唐代韩愈《原性》：“后稷之生也，其母无灾。”

⑥诞：发语词。弥：满。先生：头生，即第一胎。如：同“而”。達：滑利。犹今言顺产。

⑦坼(chè)：裂开。副(pì)：破裂。不坼不副，指未造成产门损伤。

⑧赫：显示。厥：代词。其。

⑨不康：指姜嫄因踩上帝大脚印而怀孕深感不安。

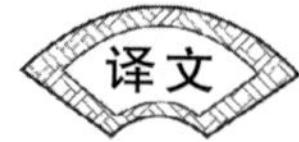

译文

周族祖先谁所生？姜嫄娘娘有声望。如何生下周族人？祈祷神灵祭上苍，乞求生子后嗣昌；踩了上帝拇趾印，神灵保佑赐吉祥；十月怀胎行端庄，一朝生子勤抚养，就是后稷周先王。怀孕足月期限满，头胎生子真顺当；产门没破也没裂，无灾无难身健康，显出灵异和吉祥；上帝原来心不定，姜嫄心慌祭祀忙，结果居然生儿郎。

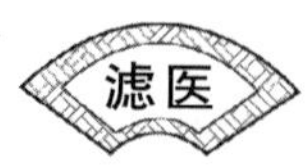

滤医

此诗所谓“先生如達”的“達”，通“羍”。郑玄笺：“達，羊子也。”孔颖达疏：“以羊子初生之易，故以比后稷生之易也。”羊生小羊，多是顺产。“先生如達”的比喻，可谓符合事实，耐人寻味而有趣。羊子易生而无难产，故古人以顺利分娩谓“达生”。清代亟斋居士撰写的中医妇产科医书——《達生篇》，其书名即取“先生如達”之意。

健康孕妇，足月生产，犹如瓜熟蒂落，自然顺利分娩。姜嫄由于生活严肃，行为端庄，调护有方，注意产前摄生，又有充分的精神准备，故头胎生产非常顺利。若产前摄生不慎，临产失于调护，即可导致难产，甚或影响产妇和胎儿的生命。前人对此十分重视，如《達生篇》提出临产时宜“睡，忍痛，慢临盆”的六字真言，对指导临产调护，实有重要意义。临产调护应注意如下几个方面。

调适情志。产妇须知生产是自然现象，因此，切不要恐惧，以安静仰卧，忍痛为要，到时胎儿自会娩出。切忌惊扰急躁，因为惊则气乱，忧则气结，恐则气怯，躁则气逆，使气不顺，遂成难产。故产室须安静，切忌人多看视，喧哗杂乱，致产妇心神不安。

调适寒温。寒冷之季，产室温度适中，产妇衣服、被褥宜柔软温和。因寒则凝滞，气血不畅，而致难产。暑热之月，产室宜通风凉爽。因暑热最易耗气伤阴，气阴两伤，必致晕眩。春夏避风，秋冬避寒，实属经验之谈。

惜力养神。产妇初觉欲生，便须调心养神，爱惜气力，未到正产之时，不可妄用气力，以致临产气乏，无力送胎外出。《胎产心法》曰：“凡孕妇须当宽心，以待其自然之势，切不可乱用气力强产，以致枉命。”因此，应鼓励孕妇照常饮食，勿令饥渴，以免产时乏力。

大凡生产，自有时机，时机未到，切不可强行催生，如服催生滑胎药等。必候腰腹痛甚，胎转向下，浆水已破，仍迟滞不产者，方可服药催生。总之，切忌乱投药饵。为了预防难产，应及时进行产前检查。只要产前调护有方，准备充足，胎位转顺，就会有“先生如达”之喜，而无难产后顾之忧。此诗对姜嫄娘娘头胎顺产的记载，在妇产科医史研究上有其重要的参考价值。

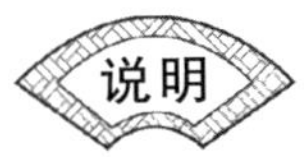

《诗经·大雅·生民》是周人史诗之一，追述周始祖后稷的事迹，可说是一篇很生动的后稷传记。后稷生在上古的原始社会，处于母系氏族制，男女关系不固定，人们只知有母而不知有父，姜嫄“履帝武敏”孕而生后稷的传说，正是这种历史事实的反映。后稷虽是传说中的人物，但写他从事农业生产的情况，也反映了我国古代农业发达的事实。

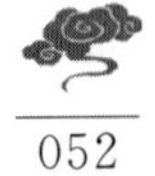

汉魏晋南北朝诗滤医

汉、三国、两晋、南北朝、隋，前后共经历八百多年。这时期的诗歌，比起先秦时期来有许多变化发展，在思想内容、艺术形式上是丰富多彩的，有多方面的创造和成就，同时又长期哺育、滋润了后代的数量庞大的诗人，对唐代诗歌产生了重大影响。批评家所谓『建安风骨』、『魏晋神韵』即出现在这一时期。因此，它是中国诗歌发展史上的一个重要时期。其中，亦有许多关于医药、养生、保健等内容的描写。本书选诗四十六首，如无名氏《驱车上东门》指出：『服食求神仙，多为药所误』。这是对那些违背生命规律，服食求仙者的有力批判。又如曹操《龟虽寿》讲长寿之道，指出：『盈缩之期，不但在天。养怡之福，可得永年』。说明不信天命，要自己掌握自己的命运，这是对生命的朴素唯物论态度。曹操此诗，充满了自强不息，奋发向上的精神，故为历代有志之士和养生家喜闻乐道。毛泽东主席不仅自己喜爱这首诗，还经常把它写下来赠送给别人，以示鼓励。

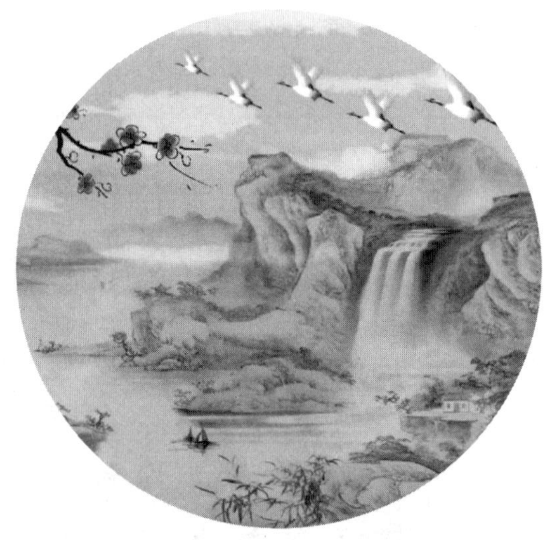

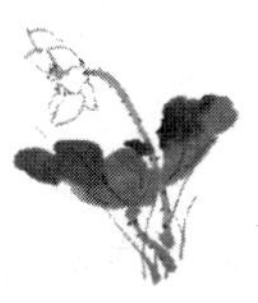

涉水江中采芙蓉　溪边湿地有佩兰

——无名氏《涉江采芙蓉》[①] 滤医

涉江采芙蓉，兰泽多芳草[②]。
采之欲遗谁？所思在远道[③]。
还顾望旧乡，长路漫浩浩[④]。
同心而离居，忧伤以终老[⑤]。

选自《先秦汉魏晋南北朝诗》
（逯钦立辑校，中华书局1983年9月第1版）第330页

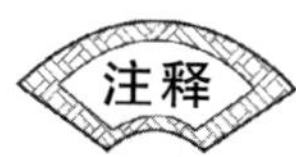

注释

①此诗及以下所选的几首古诗，其作者姓名皆失考，大约是东汉末年的作品。

②芙蓉：荷花。兰泽：长有兰草（即中药佩兰）的低湿之地。这两句言涉江可以采得芙蓉，而泽中又有佩兰和其他芳草，可采者不仅是芙蓉，可以赠给“所思”的芳物很多。

③遗（wèi）：赠送。以芳草送人是结恩情的表示，古代有此风俗，屡见于《诗经》和《楚辞》。屈原《九歌·山鬼》：“折芳馨兮遗所思”。远道：犹言远方。这两句说，这些赠物是没法子送到的。

④还顾：回头看。旧乡：故乡。漫：犹漫漫，长。这里是叠字省为单词。浩浩：广大貌。

⑤同心：指夫妻感情融洽。《易·系辞上》：“二人同心，其利断金。”屈原《九歌·大司命》：“折疏麻兮瑶华，将以遗兮离居。”

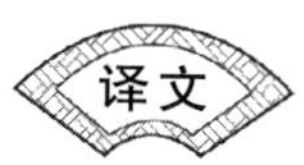

译文

涉水到江中去采摘莲花，还在兰泽采了许多兰草。采来佩兰想要赠送给谁？赠给所思的

人她在远方。回头眺望那久别的故乡，只见望不到头的路一条。感情弥笃而竟长久分离，怕要彼此忧伤一直到老。

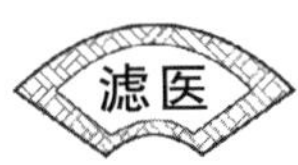

滤医

此诗所谓的“芙蓉”，即莲花，又名荷花。中药所用者，为睡莲科植物莲的花蕾。6—7 月间采收含苞未放的大花蕾或开放的花，阴干入药。以未开放、瓣整齐、洁净、气清香者为佳。莲花性温，味苦甘。功能活血止血，祛湿消风。主治跌损呕血，天泡湿疮。《日华子本草》：“镇心，益色驻颜。”可知其有美容之功。治面部皱斑，荷花 210 克，莲藕 240 克，莲子 270 克，采收后阴放半干，用砂锅蒸熟后晒干，共研细末，炼蜜为丸，每丸 9 克，每服 1 丸，早晚开水送服，有补气、悦色、消斑、美容的作用。又方，治面部雀斑，荷花瓣 60 克，绿豆 100 克，滑石 15 克，白芷 15 克，白附子 15 克，冰片 6 克，密陀僧 6 克，共研细末(冰片后入)，每次适量加水早晚洗面或搽之，有祛风活血、清热解毒、消斑美容的作用。

唐代王昌龄诗曰：“荷叶罗裙一色裁，芙蓉向脸两边开。乱入池中看不见，闻歌始觉有人来。”盛夏时分，漫步于碧波荡漾的荷塘畔，看那荷花亭亭玉立，若美人翩翩起舞，端庄妍丽，秀姿丰容，风韵别致，清香宜人，爽心悦目，使人流连忘返。莲花不仅是诗人吟咏的对象、情侣互赠的礼品，而且也是医家珍视的良药。

“兰泽多芳草”，这里的“兰”，即佩兰，又名兰草、水香、都梁香、大泽兰、醒头草、女兰、香草。菊科植物，《本草纲目》：“兰草、泽兰，一类二种也。俱生水旁下湿处。二月宿根生苗成丛，紫茎素枝，赤节绿叶，叶对节生，有细齿，但以茎圆节长而光有歧者为兰草，茎微方、节短而叶有毛者为泽兰。嫩时并可挪而佩之。”兰草与泽兰，古代常相混淆，但《本草纲目》及《植物名实图考》所载兰草的形态、习性与菊科植物兰草相符。今湖北、湖南、福建及广东、广西部分地区尚有以兰草的茎叶作泽兰使用。

兰草的茎叶入药。本植物的花(千金花)亦供药用。佩兰性平，味辛，气芳香。功能清暑，辟秽，化湿，调经。主治感受暑湿，寒热头痛，湿邪内蕴，脘痞不饥，口甘苔腻等症。如《时病论》芳香化浊法，即以佩兰配藿香、陈皮、半夏、厚朴、鲜荷叶等；治暑湿所致的呕吐、腹泻、腹痛，则可与葛根、黄芩、半夏、白术等配伍以清肠化湿，和胃止呕；用治湿温初起，身热不扬，脘闷，泛泛欲吐，舌苔滑腻而黄，与藿香、黄芩、滑石、苡仁等清热化湿药同用。佩兰芬芳，能清肺开郁通窍，与白芷、辛夷、薄荷、连翘合用，可治鼻渊流涕腥秽，不闻香臭。煎服，3～9 克；鲜品 9～15 克。凡阴虚血燥，气虚者慎用。

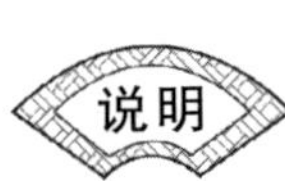

说明

此诗写游子怀念远在故乡的一个“同心”的人。先说采得美花香草，欲有所赠。次说所思在远道，欲赠不能。然后说还乡的路偏是这样漫长，同心的人偏是分隔两地。这忧伤怎么排遣得了呢？这个游子思恋的是谁呢？诗人在结尾告诉我们：“同心而离居，忧伤以终老。”同心是指夫妻同心。作为终身伴侣，有谁愿意天各一方，长期分离呢？而现在，游子与妻子同心而分居两地，恐怕只能这样忧伤地终老此生了。此时此刻，游子看着采来的芙蓉、香草不能送到妻子手中，望眼欲穿不见故乡踪影，就不能不面对现实了，这就是此诗最后两句所说的意思。尽管社会的动乱使他和妻子“离居”以至终生不得相见，但他们始终是“同心”的。此诗表达了一种缠绵悱恻的真挚感情。读后，使人觉得情真、景真、事真、意真。

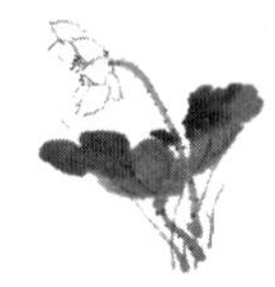

夫妻结合永相爱　就像菟丝缠女萝

——无名氏《冉冉孤生竹》滤医

冉冉孤生竹，结根泰山阿①。
与君为新婚，菟丝附女萝②。
菟丝生有时，夫妇会有宜③。
千里远结婚，悠悠隔山陂④。
思君令人老，轩车来何迟⑤。
伤彼蕙兰花，含英扬光辉⑥。
过时而不采，将随秋草萎⑦。
君亮执高节，贱妾亦何为⑧？

选自《先秦汉魏晋南北朝诗》第331页

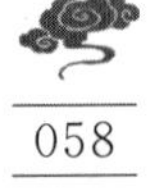

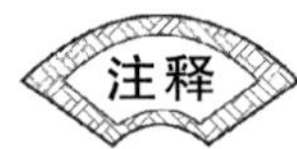

注释

①冉冉：柔弱下垂貌。孤生竹：暗喻自己是个独养女儿，出嫁前依靠父母，有如孤竹托根于泰山。泰山阿：泰山里面。阿：山曲处。王念孙《读书杂志》谓“泰山当为大山”，魏明帝曹睿《种瓜篇》：“愿托不肖躯，有如倚大山。”本此。

②菟丝、女萝：植物名，均入药，都是柔弱蔓生植物。以菟丝比喻诗中的女子，松萝比喻女子的丈夫。菟丝与女萝互相缠绕，比喻夫妇两情缠绵，难分难解。

③会：团聚。宜：适宜的时间。这两句是说，夫妇该及时相聚，也正像菟丝及时而生。

④悠悠：远貌。陂（bēi）：山坡。上句说离家远嫁，结婚不易；下句说婚后不能相聚，又久别远离。

⑤轩车：有屏障的车，古时大夫以上官员所乘。这女子的丈夫可能是远宦不归，使她久盼。

⑥蕙、兰：皆香草名，女子自比。伤彼：也就是自伤。蕙兰以芳香和颜色为重，过时不采，就和秋草一块儿枯萎了，人的青春也不能长久保持，在相思中白白地老去，难道不伤心么？含英：指即将盛开的花朵。

⑦萎：枯萎，凋谢。

⑧亮：同“谅”，想必。高节：高尚的节操，指忠于爱情，守节不移。何为：干什么，指自伤自怨干什么，也就是不必自伤自怨的意思。前人评析说，“末二句，代揣彼心，自安己分。”最后两句是说，准知道丈夫守节不移，他准能归来的，那我又何必自伤呢？这是无可奈何的自慰。

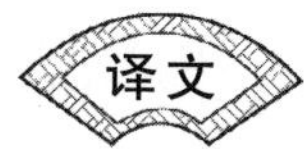

译文

一根柔弱而孤独的竹子，把根儿深扎在大山山窝。同夫君结合把家庭建立，就像菟丝紧紧缠绕女萝。菟丝开花自有一定期限，夫妻团聚应趁青春盛时。不远千里赶来结成婚姻，岂料婚后这样久别远离。思念夫君使人日趋衰老，夫君车子实在来得太迟！可怜那些蕙草以及兰花，花儿正散发着夺目光辉。过了时候不去及时采摘，将随秋草一起凋零枯萎。想来夫君定会守节不移，我又何必苦苦伤离怨别？

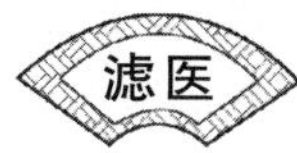

滤医

“与君为新婚，菟丝附女萝。”此诗中的“菟丝”，为旋花科植物，一年生寄生草本。茎细柔呈线状，左旋缠绕，多分枝，黄色，随处生吸器，侵入寄主组织内。无绿色叶，而有三角状卵形的鳞片叶。花白色，簇生。花期7—9月。蒴果扁球形，长约3毫米，褐色。种子2～4粒，卵圆形或扁球形，长3～5毫米，黄褐色。果期8—10月。生于田边、荒地及灌木丛间。全国大部分地区均有分布。其全草入药，秋季采收全草，晒干备用。菟丝全草，性平，味甘苦。功效清热，凉血，利水，解毒。主治吐血，衄血，便血，血崩，淋浊，带下，痢疾，黄疸，痈疽，疔疮，热毒痱疹。《陕西中药志》：“内服有滋阴作用；煎汤外洗治阴疮，阴肿，阴痒，阴痛及阴道滴虫病。”

菟丝子，即菟丝的种子。秋季果实成熟时，连同寄主一起割下，晒干，打落种子，去净杂质。经炮制后入药。性微温，味辛甘。功能补肾益精，养肝明目，健脾止泻。主治遗精早泄，阳痿不育，尿频失禁，腰酸膝软，消渴，头昏目暗，便溏不实等症。菟丝子具有助阳道、固精关、坚筋骨等补肾作用，故可用治肾虚引起的遗精早泄、不育、腰酸无力，常与覆盆子、五味子同用；若思虑过度，心肾不交，而致遗精、白浊者，可与茯苓同用；若肾阳虚而致阳痿早泄者，可与鹿茸、苁蓉同用；若肾气不足，小便失禁或尿有余沥者，可与桑螵蛸、鸡内金同用；肾虚腰痛，酸软无力，可与杜仲、牛膝同用。妇人子宫虚冷，带下绵绵，可配山茱萸、赤石脂等以温养肝肾。肝肾不足，头昏目暗，视力减退，可与枸杞子、熟地配用。脾虚泄泻，饮食减少，四肢困倦者，配人参、黄芪、白术。《本草经》：“（菟丝子）主续绝伤，补不足，益气力，肥健人，久服明目。”这是菟丝子的主要功效。

此诗中的“女萝”，又名松萝、松上寄生、树挂、天棚草、龙须草、山挂面、天蓬草。药中所用者，为松萝科植物长松萝、破茎松萝的丝状体。全国各地均有分布。春、秋采收，晒干备用。性平，味苦甘。功能清肝，化痰，止血，解毒，通络。主治头痛，目赤，咳嗽痰多，疟疾，瘰疬，白带，崩漏，外伤出血，痈肿，毒蛇咬伤。

菟丝与女萝本是两种植物，但古代注家有将其误为一物者。对此，李时珍亦曾作了考证研究。《本草纲目》："按毛苌《诗注》云：'女萝，菟丝也。'《吴普本草》：'菟丝，一名松萝。'"这种注释，显然是混为一物了。对此，李时珍曰："陆机《诗疏》言：'菟丝蔓生草上，黄赤如金，非松萝也。松萝蔓延松上，生枝正青，与菟丝殊异。'罗愿《尔雅翼》云：'女萝色青而细长，无杂蔓。'故《离骚》云：'被薜荔兮带女萝'，谓青长如带也。据此诸说，则女萝之为松上蔓，当以陆机、罗氏之说为的。"李时珍博览百家，熟读诗书，故其考证可谓准确严谨，有理有据。

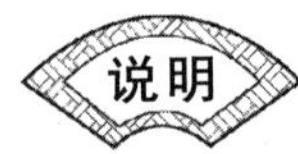

前人对此诗的解释略有不同，一说为女子埋怨新婚久别之作，一说为女子埋怨婚迟之作，以前说为近是。全诗以第一人称的语气抒写盼望夫君早日归来的心情，率真而又炽烈。开头两句，将自己比作柔弱的孤寂的竹子，把夫君比作雄伟高峻的大山。竹子生于大山脚弯，表明自己天生就"扎根"于夫君身边。接着写菟丝与女萝相互依附，攀援共生，这是天经地义的自然事，也是天合之作。然而，"菟丝生有时，夫妇会有宜。"言外之意，我们该到团聚的时候了！说明她的急切心情。"千里远结婚，悠悠隔山陂。"岂料婚后又久别远离，山水阻隔，会面无期。"思君令人老"，语气尽管夸张，但对青春的珍惜和对美好生活的向往尽含其中。"轩车来何迟"，她一怨再怨，转成质问。由此可见她思夫的迫切心情。但呼天喊地是无用的。在长期等待后，她失望了，由对夫君的抱怨和责怪变成对自身青春流逝的感叹："伤彼蕙兰花，含英扬光辉。过时而不采，将随秋草萎。"一怨一叹，她多么热爱青春而担心人老株黄啊！可感叹也没有用，情绪急转直下，在无可奈何的心境下，转而自我安慰，"君亮执高节，贱妾亦何为？"相信夫君一定会守信用、讲名节，到时候定会归来的。那么，我只管等下去就是了，还能怨他什么呢？全诗一波三折，一怨，一叹，又一慰，可谓妙趣横生，浑然天成，实为一首难得而不多见的抒情佳作。

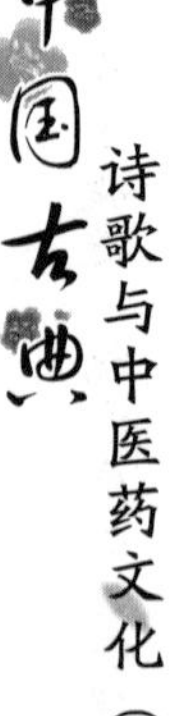

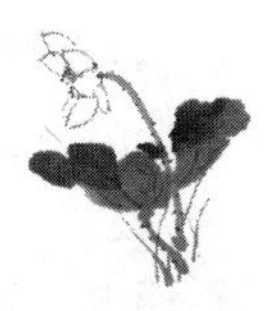

吞食丹药求神仙　服者反被药所误

——无名氏《驱车上东门》滤医

驱车上东门，遥望郭北墓①。
白杨何萧萧，松柏夹广路②。
下有陈死人，杳杳即长暮③。
潜寐黄泉下，千载永不寤④。
浩浩阴阳移，年命如朝露⑤。
人生忽如寄，寿无金石固⑥。
万岁更相送，圣贤莫能度⑦。
服食求神仙，多为药所误⑧。
不如饮美酒，被服纨与素⑨。

选自《先秦汉魏晋南北朝诗》第 332 页

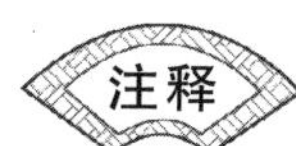

①上东门：汉代洛阳城有十二门，东城三门中最北头的门叫“上东门”。郭北：指洛阳城北的北邙山，为当时的丛葬之地，山上多坟墓。“郭北墓”指此。

②白杨：与松、柏皆为墓地所植树木。萧萧：风吹树叶声。广路：富贵人坟前的墓道。

③陈死人：死去已久的人。杳杳：幽暗貌。即：就（动词）。长暮：犹长夜。人死后在坟墓里长眠，这等于到了无穷尽的黑夜里。

④潜：深藏。寐：睡。黄泉下：地下。寤：醒。

⑤浩浩：水流貌。阴阳移：四时变迁。李善注引《神农本草》：“春夏为阳，秋冬为阴。”《庄子·知北游》：“阴阳四时运行。”年命：犹言“寿命”。

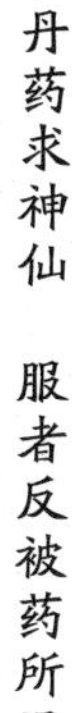

⑥忽：匆遽貌。寄：客寓。这句诗说，人活在世上时间极短促，好像暂时寄居。

⑦万岁：指自古以来。更：更替。意谓自古以来，生死更相代替，一代送走一代，千秋万岁，永无了时。度：越过，超越。

⑧服食：指吞食丹药。

⑨被（pī）服：穿着。纨：细绢。素：白色绢。

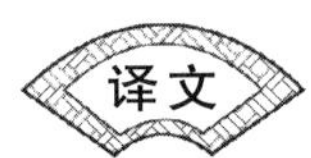

译文

赶着车儿走出上东城门，遥望北邙山上座座坟墓。参天白杨风中萧萧作响，墓道两旁种满松树柏树。下面埋着死去很久的人，四周长夜漫漫黑暗永驻。躺在黄泉之下默默眠宿，千年万载也不睁眼复苏。四季运行流转永不停息，人寿却像朝露那样短促。人生在世就如旅客寄居，寿命没有金石那样坚固。自古生死更迭代代相送，纵是圣贤也不能够特殊。吞食丹药想要乞求神仙，不少人却反被丹药所误。不如开怀畅饮琼浆美酒，穿绸着缎图个眼前舒服。

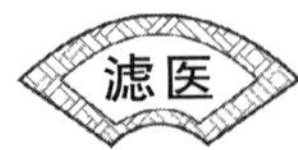

滤医

此诗所谓“服食求神仙，多为药所误。”这是对当时那些方士及欲求长生不死的统治者的有力批判。服食，指吃丹药。古代有些人相信有一种药可以使人长生。秦始皇、汉武帝时代的“不死药”都是自然的植物或矿物，东汉就有了合炼而成的丹药。信方士修神仙的人都想借服药以延年，但是，这种药不但不能使人长生，反而伤害身体，甚至有服后致死者，所以说“多为药所误”。“浩浩阴阳移，年命如朝露。人生忽如寄，寿无金石固。”这些句子虽显示出消极思想，但从某种意义上来说，仍有其一定的道理。因为生老病死是自然规律，上至帝王将相，下到平民百姓，谁也不能抗拒和违背这一规律。如能顺从这一自然规律，遵守有效的养生之道，则或许可以相对地延长寿命。如欲“服食求神仙”，这就违背了自然的新陈代谢规律。“遥望郭北墓”，“下有陈死人”，自古至今，哪有永远不死的人。

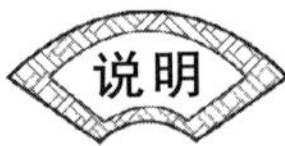

说明

此诗说人生如寄，圣贤同归一死，神仙虚幻，长生不能追求，不如且满足衣食口腹的欲望，图个眼前的快意。这是一首宣扬及时行乐的诗，反映了当时一些人的消极颓废心理。方东树《昭昧詹言》：“此诗意激于内，而气奋于外，豪宕悲壮，一气喷薄而下。前八句夹叙，夹写，夹议，言死者。‘浩浩’以下十句，言今生人。凡四转，每转愈妙，结出归宿。”作者为了说明人生必有死，诗中写了一般的人，写了圣贤，写了吃丹药以求长生不老者。以“年命如朝露”，比喻生命的短促，以“人生忽如寄”说明人生无常，都是十分贴切、形象的。

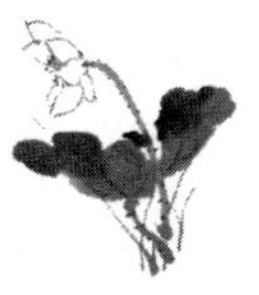

随遇而安听自然　若欲长寿须达观

——无名氏《生年不满百》滤医

生年不满百，常怀千岁忧[①]。

昼短苦夜长，何不秉烛游[②]？

为乐当及时，何能待来兹[③]？

愚者爱惜费，但为后世嗤[④]。

仙人王子乔，难可与等期[⑤]。

选自《先秦汉魏晋南北朝诗》第 333 页

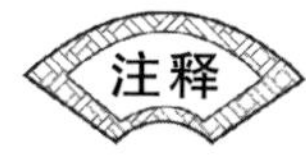

①千岁忧：指身后的种种考虑，如为子孙的生活打算，为自己的冢墓计划等。

②苦：兼“昼短”、“夜长”两层而言。秉：持。秉烛游：燃烛照明以作长夜之游。

③来兹：来年，指以后的岁月。

④费：花费。嗤：耻笑。

⑤王子乔：传说中的古仙人。《列仙传》说他是周灵王的太子，名晋，好吹笙作凤鸣。后来被道人浮丘公接上嵩高山，成仙。等期：同样的期望。按：后世气功导引法多有托名王子乔者。

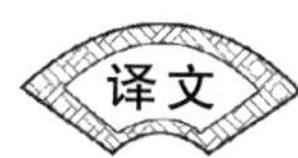

一个人一生活不到百岁，却常为身后事久久担忧。白天恨短，夜晚又恨太长，何不燃起蜡烛彻夜长游？嬉游行乐应当抓紧时间，哪能往后推迟等待来年？愚蠢的人总舍不得花钱，终被后人耻笑丢人现眼。王子乔上嵩高山成了仙，别人想跟他一样，却难上难。

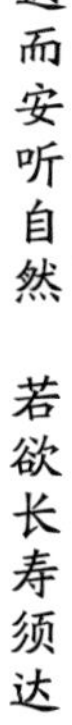

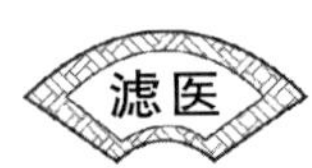

滤医

万事有兴废，万物有盛衰，人生有顺逆。在“生年不满百”的短暂的人生中，不曾遭遇困境的人，可以说是世间无有。甚至为数相当多的人，还要遭遇人生逆境。如果身处困境或者逆境，则更须持有达观的态度。所谓“达观”，即一切顺其自然，随遇而安。谓对不如意的事情要想得通、看得开。就是不要忧愁满怀，以免忧郁伤肝，肝气郁结，影响健康。要看到化化生生，消长沉浮乃是宇宙间万事万物运动的常态；要看到祸福相依的可能与否极泰来的希望；要看到主观感觉、认识的时空局限性；不能只见山重水复，还要相信会有柳暗花明。其实，未至于困境、逆境，最好便能达观。程颢有一首《秋日》诗：“闲来无事不从容，睡觉东窗日已红。万物静观皆自得，四时佳兴与人同。道通天地有形外，思入风云变态中。富贵不淫贫贱乐，男儿到此是豪雄。”这种从容的气度，把儒的真性、道的飘逸、禅的机趣融合起来，我们可以从中体会先哲超凡脱俗的精神境界、天人合一的养生方法、乐天达观的处世态度。达观对养生者来说是非常重要的心理疗法。达观使人身心健康，益寿延年。

“生年不满百”，此诗主张及时行乐，这是其消极的一面。但是，另一方面，作者批判和讽刺了那些“常怀千岁忧”的不能达观的愚者。因此，这仍是一首值得玩味的佳作。

此诗最后两句说：“仙人王子乔，难可与等期。”王子乔是传说中精通导引等养生方法的神仙人物，据元代赵道一编的《历世真仙体道通鉴》所载，有三人：王乔字子晋，或名晋，字子乔，周灵王（公元前571—公元前545年在位）太子；王乔又名王子乔，东汉明帝时为尚书郎，后出为叶县令；另一王乔，年代不详。

“王子乔导引法”是一套以静功为主的锻炼方法，收录在《云笈七籤》中，在《遵生八笺》中改称“治万病坐功诀”。这套功法，分为两个部分，一部分属总诀性质；一部分属分诀性质，计三十四条。长期运用这套功法，可延年益寿，除百病。这三十四条是以鼻纳气的闭息为主，方法不复杂，故录之以供参考。

总诀 枕高四寸，两足相去各五寸，距身各三寸，宽衣披发，正仰卧，勿有所念，定意。病在喉中、胸中者，枕高七寸；病在心下者，枕高四寸；病在脐下者，去枕。呼吸之往来，勿令耳闻，要轻柔，逐渐使之深长。虚者补之，实者泻之。以口出气，鼻纳气者，名曰补；闭口温气咽之者，名曰泻。诸欲导引，虚者闭目，实者开目。闭气治诸病法：欲引头病者，仰头；欲引腰脚病者，仰足十趾；欲引胸中病者，卷足十趾；欲引去腹中寒热，诸所不快者，皆闭气。

分诀

①平坐，伸腰脚两臂，展手据地，口徐吐气，以鼻纳之，闭目行。除胸中、肺部之痛。

②端坐，伸腰，以鼻纳气闭之，闭目，自前后摇头，各三十。除头虚空旋转之疾。

③左侧卧，以口吐气，以鼻纳之。除积聚、心下不快之症。

④端坐伸腰，徐以鼻纳气，以右手持鼻，以汗出为度。除目昏泪若出，去鼻中息肉、耳聋之疾。

⑤正仰卧，以口徐出气，以鼻纳之。除里急、饱食。

⑥右侧卧，以鼻纳气，以口小吐气，数至十，两手相摩热以摩腹，七息止，令其气下出之。除两胁、皮肤痛闷。

⑦端坐伸腰，直上展两臂，仰两手掌，以鼻纳气闭之，闭气七息。除胁下积聚之疾。

⑧覆卧去枕，竖立两足，以鼻纳气四，复以鼻出之四，极令微，气出入鼻中，勿令鼻知。除身中热及背痛之疾。

⑨端坐伸腰，举左手仰其掌，右手同。除两臂及背痛之疾，气结积聚之病。

⑩端坐，以两手相叉抱膝，闭气，鼓腹二七或三七，气满即吐，候气通畅者为度。行之十年，老有少容。

⑪端坐伸腰，左右倾侧，闭目，以鼻纳气，闭气七息止。除头风。

⑫端坐伸腰，以鼻纳气，数十为度。除腹中满饮食饱。若快则止，未便者复为之，若腹中有寒气亦行之。

⑬端坐，使两手如张弓势，满射。可治胸中烦闷，四肢背部紧急。时常为之佳。

⑭端坐伸腰，举右手仰掌，以左手按左胁，以鼻纳气，闭气七息。除胃寒。

⑮端坐伸腰，举左手仰掌，以右手按右胁，以鼻纳气，闭气七息。除瘀血结气等。

⑯踞两手，仰头，以鼻纳气，然后咽之，数十止。除热，身中伤死肌肉等。

⑰正仰卧，展足臂，以鼻纳气，闭气七息，摇足三十而止。除胸足中寒，周身痹厥，逆嗽。

⑱仰卧屈膝，令两膝头内向相对，手翻两足，伸腰，以鼻纳气，闭气七息。除痹疼热痛，两腿不随。

⑲平坐，两手抱头，宛转上下，名为开胁。除身体困沉不通畅者。

⑳踞坐，伸右脚，两手抱左膝，伸腰，以鼻纳气，闭气七息。除难屈伸，及拜起腿中痛，瘀痹等病。

㉑踞坐，伸左足，两手抱右膝，伸腰，以鼻纳气，闭气七息，展左足着外。除难屈伸，及拜起腿中疼。

㉒正仰卧，直两足，两手捻阴囊所在，令赤如由囊裹丹。除阴下湿，小便难倾，小腹重不便。若腹中热，但口出气，鼻纳之，数十止；若腹中不热者，行七息，以温气咽之十止。

㉓踞坐，两手抱两膝头，以鼻纳气，闭气七息。除腰背痛。

㉔覆卧，傍视两踵，伸腰，以鼻纳气，闭气七息。除脚中痛转筋及脚酸痛。

㉕原缺。

㉖仰卧，展两腿、两手，两踵相向，以鼻纳气，闭气七息。除死肌不仁及足腿寒。

㉗仰卧，两手、两腿傍两足踵，以鼻纳气，闭气七息。除胃中有食不消若呕。

㉘踞坐，伸腰，以两手引两踵，以鼻纳气，闭气七息。除身痹呕逆之疾。

㉙仰卧，展两手两脚。仰足趾，以鼻纳气，闭气七息。除腹中弦急切痛。

㉚仰卧，以左足踵压右足拇趾，以鼻纳气，闭气七息。除厥疾。

㉛仰卧，以右足踵压左足拇趾，以鼻纳气，闭气七息。除周身痹。

㉜病若在左，端坐伸腰，开右目，以鼻徐纳气，极而吐之，数十止。

㉝病在心下若积聚，端坐伸腰，向日仰头，徐以鼻纳气，因而咽之，三十而止，开目而作。

㉞病若在右，端坐伸腰，开左目，以鼻徐纳气而咽之，数十止。

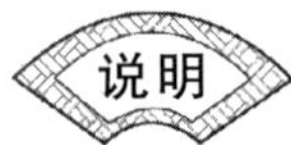

此诗作者的思路极简捷明了。先是通过一个强烈的对比，显示出世俗生活道路的可笑。生命如此短暂，如白驹过隙，而一批凡夫俗子却为子孙功名而忧及千年之后，何等愚蠢！接下来，作者主张快点燃烛火，夜以继日地享受短暂的人生吧，千万不要在等待中，让欢乐的时光白白流逝。为了聚敛钱财而抛弃生命本身，这是贻笑千古的傻瓜；神仙诚可羡慕，但可望而不可即。三言两语便将这个问题讲透了。此诗最后两句是说，对于升仙得道的事是不能存有什么希望的。世上的富贵人像秦始皇那样想法的很多，秦始皇一方面要传二世、三世以至千万世，一方面自己希求长生，求不死之药，这就是作者所谓“常怀千岁忧”的“愚者”。

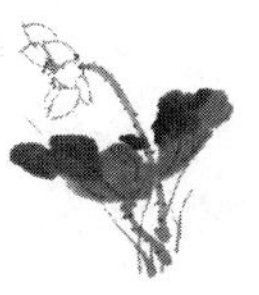

上山采药得蘼芜　下山途中逢故夫

——无名氏《上山采蘼芜》滤医

上山采蘼芜，下山逢故夫①。
长跪问故夫："新人复何如②？"
"新人虽言好，未若故人姝③。
颜色类相似，手爪不相如④。"
"新人从门入，故人从閤去⑤"
"新人工织缣，故人工织素⑥。
织缣日一匹，织素五丈余⑦。
将缣来比素，新人不如故⑧。"

选自《先秦汉魏晋南北朝诗》第334页

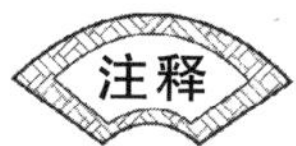

注释

①蘼芜：一种香草，亦供药用。故夫：原来的丈夫。

②新人：指故夫新娶的媳妇。长跪：古人的一种礼节，坐时两膝着地，臀部置脚后跟上，直起腰来，身子就像变长了，所以称作"长跪"。这句是弃妇问故夫的话。

③姝(shū)：美好。不仅指容貌，也指人品好。当"新人从门入"的时候，故人是丈夫憎厌的对象，但新人入门之后，丈夫久而生厌，转又觉得故人比新人好了。这里把男子喜新厌旧的心理写得更深一层。言：说。

④颜色：容貌。类相似：差不多。手爪：指纺织等技巧。

⑤閤(gé)：小门，旁门。新妇从正面大门被迎进来，故妻从旁面小门被送出去。一荣一辱，一喜一悲，尖锐对照。这两句是弃妇的话，当故夫对她流露出一些念旧之情的时候，她忍不住

重提旧事,诉一诉当时所受委屈。

⑥缣、素:都是绢。素色洁白,缣色带黄,素贵缣贱。工:善于。

⑦一匹:长四丈,广二尺二寸。日一匹:即一天织一匹。

⑧以上六句为故夫的回答,颇有后悔的意思。

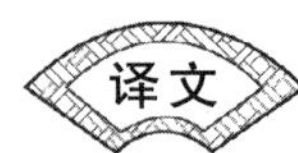

译文

我上山采集可以做香料的蘼芜,下山途中恰巧相逢原来的丈夫。我长跪行礼后便问原来的丈夫:“你新娶的媳妇人品容貌又怎样?”回答说:“新娶的媳妇虽然人还好,但还是不如原来的媳妇那样美。新娶的媳妇容貌和你有些相似,但她的纺织技巧却远远不如你。”“新媳妇从正面大门被迎接进来,旧媳妇即从旁面小门被送出去。”“新媳妇擅长纺织颜色发黄的缣,旧媳妇善于纺织颜色洁白的素。新媳妇织缣一日仅可织出一匹,旧媳妇织素一天就织五丈有余。把黄色的缣拿来对比洁白的素,就显出新媳妇技术不如旧媳妇。”

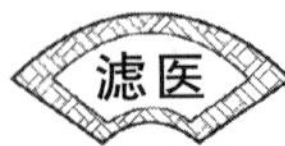

滤医

蘼芜,一种香草,即伞形科植物川芎的苗叶。叶子风干可以做香料。古人相信蘼芜可使妇人多子。蘼芜性温,味辛,可供药用,能祛脑中风寒,治头风头眩、流泪。食后取苗细嚼,茶清送下,治面上游风。蘼芜香草,可藏衣中。其花,亦入面脂用。其根茎即川芎,主产于四川。云南亦产,称作“云芎”。平原栽培者以小满后4～5天采收为佳,山地栽培者多在8—9月采收。将根茎挖出,除净茎叶及须根,洗净,晒干或烘干。川芎药材味苦辛,性温,有特异清香气。功能行气开郁,祛风燥湿,活血止痛。治风冷头痛眩晕,胁痛腹疼,寒痹筋挛,经闭,难产,产后瘀阻块痛,痈肿疮疡。治疗血瘀气滞的月经不调、痛经、闭经,常配桃仁、红花;治产后恶露不行,瘀滞腹痛,常配当归、炮姜;治脘胁刺痛,常配柴胡、香附;治癥瘕积块,常配五灵脂、延胡索;治跌打损伤,常配乳香、没药。治风寒头痛,可配羌活、细辛;治风热头痛,配菊花、石膏;治风湿头痛,配羌活、防风。配补血药,可治血虚头痛;配活血药,可治血瘀头痛。配独活、桂枝、细辛,可治风湿痹痛。配丹参、红花、郁金、赤芍、降香等药,可治冠心病心绞痛及急、慢性缺血性脑血管病。中医用川芎,经验丰富,配伍灵活。由此可见,川芎辛温升散,凡阴虚火旺,上盛下虚及气弱之人均应慎用或忌用。

《本草纲目》:“《上林赋》云:‘被以江蓠,揉以蘼芜。’似非一物,何耶?盖嫩苗未结根时,则为蘼芜;既结根后,乃为芎䓖。大叶似芹者为江蓠,细叶似蛇床者为蘼芜。如此分别,自明白矣。《淮南子》云:‘乱人者,若芎䓖之与藁本,蛇床之与蘼芜’,亦指细叶者言也。《广志》云:‘蘼芜香草,可藏衣中。’《管子》云:‘五沃之土生蘼芜。’郭璞赞云:‘蘼芜香草,乱之蛇床;不损其真,自烈以芳。’”蛇床、藁本、蘼芜三者同为伞形科植物,其生长形态极为相似,故宜注意鉴别之。

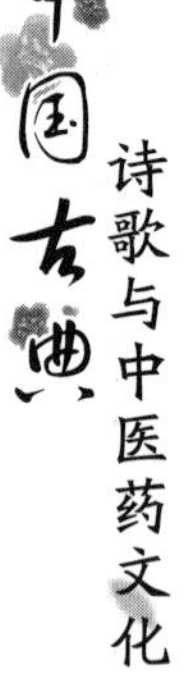

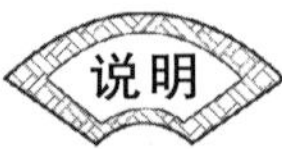

说明

此诗描写上山采蘼芜的弃妇在下山途中遇到故夫,并与故夫的一段问答叙旧。开端三句是作者的叙述，以下都是弃妇和故夫的问答之辞。在古人的弃妇诗中，这首显得颇为别致，作者不从正面写弃妇的哀怨，反而写故夫的念旧，更体现出女方的被弃是无辜的。尽管她的劳动比人强，“颜色”也不比人差，她还是不能免于被弃。她的命运决定于丈夫一时的好恶。封建社会女性的被压迫地位在此诗中清楚地被反映出来。另外，诗中也暗示着悲剧的延续，今日之弃妇，昔日何尝不是新人？而今日之新人，他日未必不是弃妇！这就加深了全诗悲剧意义的深度。

古今诗人写蘼芜的佳句颇多，如隋·薛道衡《昔昔盐》：“垂柳覆金堤，蘼芜叶复齐。”又如冯至《蚕马》诗：“黄色的蘼芜已经凋残，到处飞翔黑衣的海燕，我的心里还燃着余焰，我悄悄地走到她的窗前。”这些诗句亦属优美，并录于此，以供欣赏。

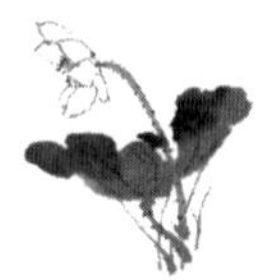

兰草杜若生春阳　风霜不改似君子

——无名氏《兰若生春阳》滤医

兰若生春阳，涉冬犹盛滋[①]。
愿言追昔爱，情款感四时[②]。
美人在云端，天路隔无期[③]。
夜光照玄阴，长叹恋所思[④]。
谁谓我无忧？积念发狂痴[⑤]。

选自《先秦汉魏晋南北朝诗》第 335 页

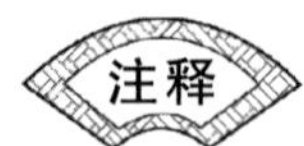

①兰、若：都是香草名。古人所谓“兰”，属菊科，和今之兰花不同。“若”，杜若的省称。涉：经历。这两句是说，兰、若虽生于阳春温暖季节，经历寒冬仍然滋盛。也就是说，虽受风霜摧残，但并不改柯易叶，比喻自己虽历辛苦而不忘旧爱。

②愿言：犹愿然，沉思貌。情款：情意诚挚融洽。感四时：看见四时景物而兴感叹。

③美人：犹言君子，指所思的人。在云端：言可望而不可即。天路：高远的路。天上的路。

④夜光：指月。玄阴：幽暗。

⑤这两句是说，忧念极深至于发狂。正因为忧思之深，难与人言，旁人还以为我无忧呢。

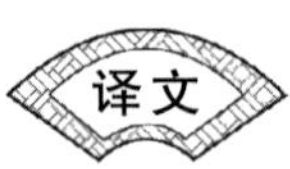

兰草与杜若虽生于阳春温暖季节，但经历寒冬风霜摧残，仍不改柯易叶。为追回昔日的欢爱，我陷入深深的沉思，情意诚挚融洽，眼见四时景物也使人兴感伤怀。我所思念的人，他像是在天边云端，可望而不可即；道路高远，山水阻隔，会面总是无期。夜晚的月光照着幽静的深闺，更加勾起我对意中人的恋情，并时时发出深长的叹息。我心中的忧思难与人言，旁人是不

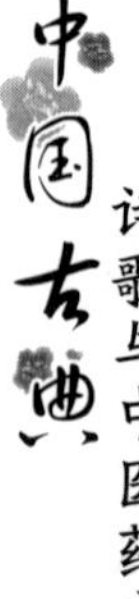

是以为我没有忧愁呀？岂知我忧念与日俱增，甚至于到了将要发狂如癫、发痴似呆的程度。

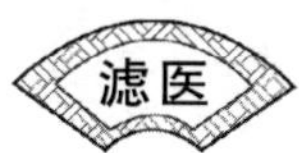

此诗首句的“兰、若”，兰，即兰草（前已述及，这里暂且不论）；若，即杜若，又名杜蘅（蘅，亦作衡）、杜葵、马蹄香、土细辛、土卤等。文学作品中常以“杜蘅”比喻君子、贤人。《楚辞·离骚》：“畦留夷与揭车兮，杂杜衡与芳芷。”《本草纲目·杜衡·释名》：“苏恭曰：‘杜衡叶似葵，形似马蹄，故俗名马蹄香。’苏颂曰：‘《尔雅》杜衡又名土卤’，然杜若亦名杜衡，或疑是杜若，而郭璞注云：‘似葵，’当是杜衡也。”

杜衡，为马兜铃科植物。多年生草本。根状茎的节间短，下端集生多数肉质根。叶一二枚，生于茎端。单花顶生。蒴果肉质，具多数黑褐色种子。生于阴湿有腐殖质的林下或草丛中。本植物味辛辣，气芳香，属香草一类。其根茎、根或全草供药用。4—6月间采挖，洗净，晒干入药。功能散风逐寒，消痰行水，活血，平喘，定痛。主治风寒感冒，痰饮喘咳，水肿，风湿，跌打损伤，头痛，齿痛，痧气腹痛等。

先贤有诗赞曰：“杜若辛温香味优，细辛相似效同收。心胸痰气殊能降，头目风寒亦可搜。血滞血瘀当自破，水深水浅遇斯流。骚人将汝比君子，未晓医方胜一筹。”杜衡属香草一类，故可比美人、君子，而其入药疗病，功似细辛，因此，亦特别受到医家的重视。

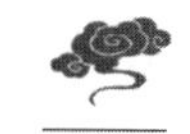

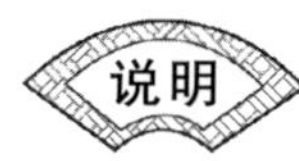

这是怀念情人的诗，似女子辞。前四句言自己虽经艰苦而情意如旧。后六句言所思已远，相见无由，忧思累积，至于发狂。

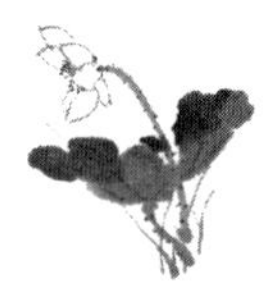

寿命长短不在天　养身怡性得永年

——曹操《龟虽寿》[①]滤医

神龟虽寿，犹有竟时[②]。
腾蛇乘雾，终为土灰[③]。
老骥伏枥，志在千里[④]。
烈士暮年，壮心不已[⑤]。
盈缩之期，不但在天[⑥]。
养怡之福，可得永年[⑦]。
幸甚至哉，歌以咏志。

选自《先秦汉魏晋南北朝诗》第 354 页

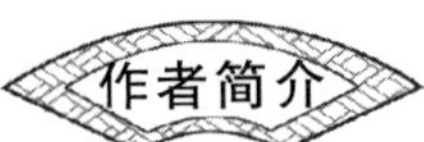

曹操(公元 155—220 年)，字孟德，沛国谯(今安徽亳县)人。汉献帝时官至丞相，后被封为魏王。死后，其子曹丕称帝，追尊他为魏武帝。其诗今存二十二首，都是乐府歌辞。风格悲凉慷慨，四言诗成就尤其突出。有《曹操集》。

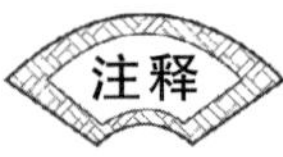

①这是作者《步出厦门行》诗的最后一章。又称《神龟虽寿》。

②神龟：传说中寿命最长的龟。《庄子·秋水》："吾闻楚有神龟，死已三千岁矣。"古人将龟作为长寿动物的代表。虽寿：虽然寿命长。寿，指长寿。犹：还。竟：终了。这里指死。这两句诗说，神龟虽然活得寿命很长，但还是有死的时候。

③腾蛇：古代传说中的一种与龙同类能驾雾飞行的蛇。乘：驾。终：最终，死亡时。土灰：

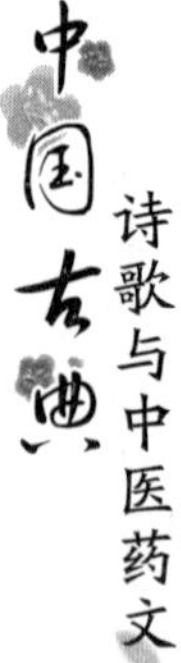

尘土。《韩非子·难势》中说，腾蛇能乘雾飞升，一旦雾散，它也同蚯蚓、蚂蚁一样在地上爬行，最终死掉化为尘土。这两句诗说，腾蛇虽然会驾雾飞升上天，最终死亡时也要化为尘土。

④骥：千里马。枥：马槽。志：志向。这两句诗说，千里马到老伏在马槽上吃草时，它的志向却在千里之外。

⑤烈士：怀有雄心壮志而有作为的人。暮：晚。壮心：为事业奋斗之心，远大志向。不已：不停止。这两句诗说，刚强而有作为的人到了晚年，他的远大志向也不停止。

⑥盈：满。缩：亏。盈缩，在此句中指长短。不但：不完全。天：指自然。不是"天命"的天，而是自然的天。这两句诗说，人寿命长短的期限，不完全是由天决定的。

⑦养：保养。怡：愉快。养怡，注意养身怡性，使身心健康。永年：长寿。这两句诗说，只要身心修养得法，是可以取得长寿之效的。

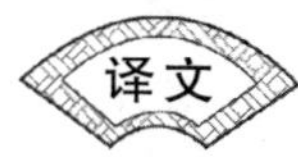

译文

神龟寿命虽然确实长，到底难免一定要死亡。腾蛇能驾雾又会飞升，归结死后要化为土壤。千里马老了伏在槽旁，仍想驰骋千里奔向前。志向远大的人近晚年，雄心壮志仍然不会减。人的寿命长短的期限，并不是完全决定在天。只要养身怡性常保健，会锻炼才能益寿延年。倘能如此，那将是多么的荣幸啊！特作此诗，以唱出我心中的志向。

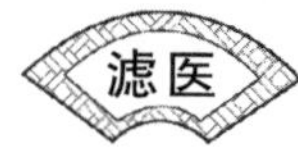

滤医

此诗是曹操在平定乌桓后班师途中写的。这次班师途中，他的主要谋士郭嘉病死，年仅38岁，从而引发出诗人时不我待的感慨。全诗表达了三层意思：一是借"神龟"、"腾蛇"的寿命都是有限的，说明人也总是要死的，这是对生命的达观态度。二是借"老骥伏枥"，说明要在有生之年积极进取，这是乐观向上的态度。三是借"盈缩之期，不独在天"，说明不信天命，要自己掌握自己的命运，这是对生命的朴素唯物论态度。毛泽东主席不仅自己喜爱这首诗，还经常把它写下来赠给别人，以示鼓励。1961年8月25日，他给因病休养的胡乔木写信说："曹操诗云：'盈缩之期，不独在天。养怡之福，可以永年。'此诗宜读。"1963年12月14日，在给林彪的信中又说："曹操有一首题名《龟虽寿》的诗，讲长生之道的，很好。希你找来读一读，可以增强信心。"

毛泽东主席在阅读《南史》时，读到刘宋时光禄大夫刘镇之30岁时曾得过一场大病，家人以为必死无疑，已置好棺材，不料不久病情好转，最后活到90岁。史家对此评论道："因此而言天道未易知也。"毛泽东主席至此以曹操《龟虽寿》批注道："盈缩之期，不独在天。养怡之福，可以永年。"意思是说，并非天道不可知，全在人们的"养怡"而已，实乃"已可造命也"。毛泽东主席认为，这里面有唯物的因素。

毛泽东主席曾与他的保健医生谈起过这个问题，他说："曹操多年军旅生涯不会很安逸，可在一千七百多年前，医疗条件也不会怎么好，他懂得自己掌握命运，活了65岁，该算是会养生的长寿老人啰。你们搞医疗的应该学学，不要使人养尊处优。只想吃好、穿好，不想工作怎么行？更不能小病大养。保健不是保命，不要搞什么补养药品，我是从来不信这些的。主要是乐观，心情开朗，锻炼身体。”由此可见，毛泽东主席是以辩证唯物主义的态度来对待生死观的。他认为，人有生必有死，生本身包含着死的萌芽，总是一对矛盾，自然界中的任何事物概莫例外。有些古代帝王妄想长生不老，千方百计寻找灵丹妙药，这是唯心主义糊涂观念。但是，人又不能因此而悲观消沉，不思进取，而是“己可造命”，即自己掌握自己的命运，通过积极的养生、锻炼，达到既健康又长寿，最大限度地在有生之年为党和人民多做工作。这充分表现出毛泽东主席作为无产阶级革命家、政治家、军事家、理论家及诗人的科学的人生观和革命乐观主义精神。

曹操此诗说：“养怡之福，可得永年”。自古以来，人们把养生的理论和方法叫做“养生之道”。《素问·上古天真论》云：“余闻上古之人，春秋皆度百岁，而动作不衰；今时之人，年半百而动作皆衰者，时世异耶？人将失之耶？岐伯对曰：上古之人，其知道者（这里的道，指养生之道），法于阴阳，和于术数，食饮有节，起居有常，不妄作劳，故能形与神俱，而尽终其天年，度百岁乃去。今时之人不然也，以酒为浆，以妄为常，醉以入房，以欲竭其精，以耗散其真，不知持满，不时御神，务快其心，逆于生乐，起居无节，故半百而衰也。”此段经文记述了古今人寿命长短不同，通过对比的方法，说明养生之道对延年益寿的重要性。“上古之人”由于遵循养生的法则，故能度百岁乃去；而“今时之人”违背养生的法则，故半百而衰。这充分说明人寿命的长短，不在于时世之异，亦不在于天命，而在于人是否善于养生，是否能够把养生之道贯彻到日常生活中去，从而突出了养生对于祛病延年的重要意义。

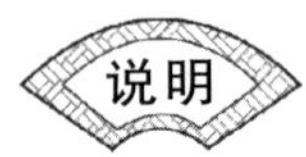

曹操此诗，历来为老而有志之士所喜闻乐道。此诗深刻地揭示了养生与事业的正确关系，表达了一种磅礴的激情和积极进取的精神，表明了一个有关宇宙人生的朴素哲理。全诗格调高远，雄健奔放，哲理与诗情交相辉映，自成妙趣。后世无数英雄志士读之，无不为之击节咏叹，感奋不已。东汉末年，战乱频繁，瘟疫四起，中原一带“白骨露于野”，“千里无鸡鸣”。社会动荡，经济萧条，使很多人陷于感伤颓废的情绪之中。在诗歌创作中常常表现为叹老嗟卑，及时行乐，隐居避世等消极情绪。但是，曹操此诗不仅没有丝毫悲观厌世的情绪，而且充满了自强不息，奋发向上的精神。在当时弥漫朝野的超度气氛中，此诗可谓一枝独秀，备受注目。

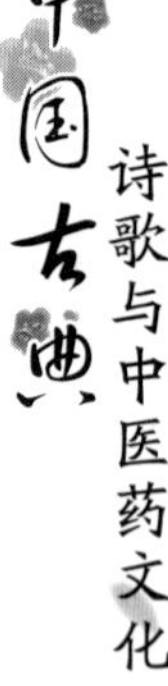

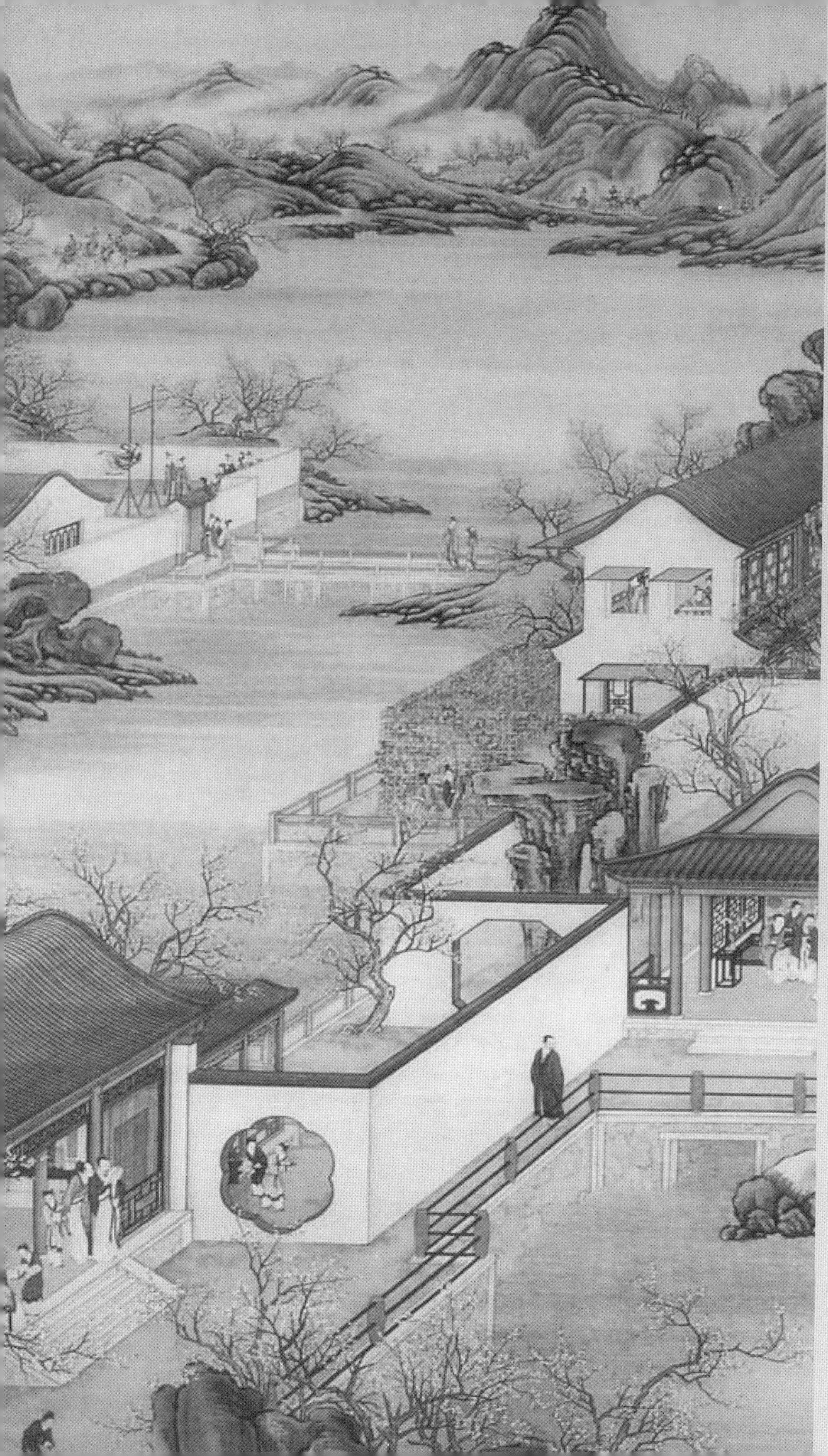

二月二日

二月二日江上行，东风日暖闻吹笙。花须柳眼各无赖，紫蝶黄蜂俱有情。万里忆归元亮井，三年从事亚夫营。新滩莫悟游人意，更作风檐夜雨声。

——唐·李商隐

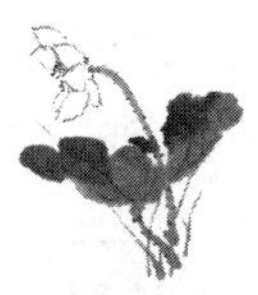

四位寿星多怪诞 圣道之行我所观

——曹丕《折杨柳行》[①]滤医

西山一何高，高高殊无极[②]。
上有两仙童，不饮亦不食。
与我一丸药，光耀有五色。
服药四五日，身体生羽翼。
轻举乘浮云，倏忽行万亿[③]。
游览观四海，茫茫非所识。
彭祖称七百，悠悠安可原[④]。
老聃适西戎，于今竟不还[⑤]。
王乔假虚辞，赤松垂空言[⑥]。
达人识真伪，愚夫好妄传。
追念往古事，愦愦千万端[⑦]。
百家多迂怪，圣道我所观[⑧]。

选自《乐府诗集》卷三十七
（郭茂倩，中华书局标点本）

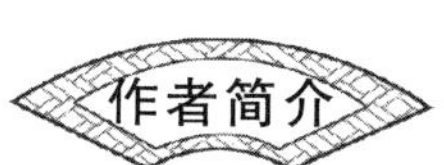

曹丕（公元187—226年），三国·魏，政治家、文学家，字子桓，曹操次子，沛国谯（今安徽亳县）人。建安十六年（公元211年）为五官中郎将、副丞相。二十二年（公元217年）立为魏太子。二十五年（公元220年）代汉即帝位，国号魏，为魏文帝。他积极倡导文学，为文坛领袖。所著《典论·论文》《与吴质书》，是我国较早的文学批评重要著作。今存诗四十多首，形式多样，善于描写爱情和离愁别恨。代表作《燕歌行》又是最早而完整的七言诗体，在七言诗的发展史上占有重要地位。至于强身益寿，他提出了“遨游快心意，保己终百年”(《芙蓉池作》)，推崇心胸舒畅，祛忧多乐，否则“忧令人老”(《短歌行》)。可见，他很可能是在政治舞台上东拼西杀，劳心伤神，身被“忧”害，才悟出了这一养生的真谛。明人辑有《魏文帝集》。近人黄节有《魏文帝诗注》。

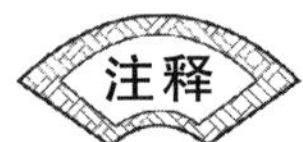

注释

①黄节注：“《宋书·乐志大曲之五》曰：‘默默折杨柳行。’朱乾《乐府正义》曰：‘折杨柳曲起已远。’《庄子》‘折杨皇荂，’毛诗《采薇》有‘杨柳依依’之句，故折赠行人，后世遂成故事。古辞以‘接舆归草庐’句为主，文帝此篇，以彭祖、老聃、王乔、赤松为主，皆所谓追念往古事，与古辞义同。”

②无极：谓无止境。黄节注：“《述异记》云：‘相州栖霞谷，昔有桥顺二子，于此得仙。服飞龙一丸，十年不饥。’故魏文诗云：‘西山有仙童，不饮亦不食，’即此也。”

③轻举：谓飞升。倏忽：迅疾貌。

④彭祖：传说为颛顼帝玄孙陆终氏的第三子，姓篯名铿，尧封之于彭城，因其道可祖，故称为彭祖。原：再也。

⑤老聃适西戎：《史记·老子列传》：“老子者……姓李氏，名耳，字聃，周守藏室之史也……居周久之，见周之衰，乃遂去。至关……莫知其所终。”西戎：泛指函谷关以西之地。

⑥王乔、赤松：传说中仙人王子乔与赤松子。葛洪《神仙传》记载，赤松子服食松脂、茯苓，至五百岁，而有童子之色。

⑦愦愦：昏乱。

⑧百家：指诸子之说。

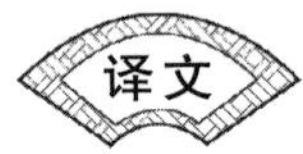

译文

西山山峰多么高，高峻挺拔无止极。山上住有两仙童，不饮水来又不食。送我一丸飞龙药，药丸发光呈五色。服食仙药四五日，身体生出双羽翼。飞升天空乘浮云，顷刻行过万亿里。游览观望四海地，茫茫天际非所知。彭祖号称七百岁，悠悠岁月不再来。老聃远走去西戎，时至于今终不还。王乔之辞为虚假，赤松留下荒诞言。通达之人识真伪，愚顽之人喜妄传。追忆思念远古事，昏乱之事千万端。诸子之说多怪诞，圣道之行我所观。

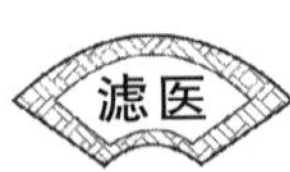

滤医

此诗言及四位老寿星，即彭祖、老聃、王子乔、赤松子。下面主要叙述老聃与彭祖。

老聃，据史书记载，他活了一百六十余岁，或言二百余岁。关于老聃的生平事迹，《史记·老子列传》是这样记载的：老子者，楚苦县厉乡曲仁里人也，姓李氏，名耳，字聃，周守藏室之史也。孔子适周，将问礼于老子。老子曰："子所言者，其人与骨皆已朽矣，独其言在耳。且君子得其时则驾，不得其时则蓬累而行。吾闻之，良贾深藏若虚，君子盛德，容貌若愚。去子之娇气与多欲、态色与淫志，是皆无益于子之身。吾所以告子，若是而已。"孔子去，谓弟子曰："鸟，吾知其能飞；鱼，吾知其能游；兽，吾知其能走。走者可以为罔，游者可以为纶，飞者可以为矰；至于龙，吾不能知，其乘风云而上天。吾今日见老子，其犹龙耶?"老子修道德，其学以自隐、无名为务。居周久之，见周之衰，乃遂去。至关，关令尹喜曰："子将隐矣，强为我著书。"于是老子乃著书上、下篇，言道、德之意五千余言而去，莫知其所终……盖老子百有六十余岁，或言二百余岁，以其修道而养寿也。(汉·司马迁《史记》卷六十三《老子韩非列传》)。

老子倡导的道家哲学，对中医传统养生学有着深远的影响，其养生观的核心是"顺乎自然"。他说："人法地，地法天，天法道，道法自然。"他认为人们的活动，当顺应自然、社会及人体的客观变化规律。这种论点为中医传统保健养生原则奠定了基石；强调"静"是养生治身的根本，生命活动的常规；提出"不见可欲，使民心不乱"，制约欲念，返朴归真的养生法则，借以保健强身，却病延年。老子还说："知足不辱，知止不殆，可以长久。"告诫人们拒绝利欲诱惑，不作非分奢求，知足常乐，则身心健康，可得天年。老子还提出"真人之息以踵"等呼吸吐纳气功的原理，对气功养生学的基础理论作出了巨大贡献。

彭祖，精通导引、养生之术。后世养生功法及古籍等多托名彭祖。据说到了殷商末期商纣王时，彭祖已活了七百六十多岁，成了大名鼎鼎的老寿星。他虽然高寿，却丝毫看不出苍老的样子。此为不可思议之事，有待进一步研究。不过，彭祖作为老寿星中的杰出人物，他的养生之道，驻颜之术，一直为后世所称颂。有关文献记述其养生之道，颇有参考价值。

据晋·葛洪《神仙传》记载，彭祖从小时起就喜静不喜动，他平素安于修身养性，不关心世间一切事物，不追求名誉和荣耀，不讲究车乘和服饰的华丽，只求清心寡欲，淡泊宁静，以从中探索出养生之术和长寿之道。殷王闻知此事，拜他为大夫，但彭祖常称疾不出，在家闲居，不问政事。他善于导引之术，经常服用云母粉、麋鹿角等药，以此使容颜永葆青春。彭祖平时沉默寡言，透出稳重的性格，他从来不说自己有超乎凡人的道行，也不做任何令人迷惑不解的事，更不做装神弄鬼，荒诞怪异之事，显出一副无所作为的样子。有时他独自一人外出游历，人们想知道他到哪里去了，就悄悄地盯住他，他却忽然不见了。他既不乘车，也不骑马，身上不带分文，也不准备食物，一走就是几十天甚至上百天。人们无从知道他去了哪里，只是发现他回家之后的衣食住行与普通人一样，丝毫没有产生变化。

彭祖修炼时，经常盘起腿来，正襟危坐，凝神定气。从早晨到中午，双手徐徐按摩双目，继而轻轻抚摩身体，舌头慢慢舐住上颚，不时咽下唾液。这样边做边均匀地调整呼吸，直到周身气脉通畅，筋骨舒展，才缓缓站立起来，像练功之前那样谈笑风生。有时彭祖觉得身体不舒服，或是感到疲乏无力，便静坐下来，运行内气，来攻克体内的疾病。此时，内气在体内潜转，从九窍运转到五脏六腑，最后达到四肢及毛发。气血贯通之后，彭祖感到有一股平和之气，轻缓地流淌在身上。这种轻清柔和之气起于口鼻之中，继而达到十指的指尖，不仅驱除了疲劳，同时也治愈了疾病。

商纣王听说彭祖是个有道之士，修有长生不老之法，就亲自找到彭祖询问长寿之术，可是，彭祖闪烁其词，不愿相告。纣王为了达到目的，又送给彭祖大量金银财宝，总共价值数万钱。彭祖也不客气，全部收下，然后全部用来救助贫苦的百姓，自己分文不要。

纣王见金银打动不了彭祖的心，便委托一位名叫采女的女子前去找彭祖请教。采女也叫采石女，年轻时便受高人指点，青春常驻。此时她已有二百七十岁，但看上去却像是个十五六岁的少女。纣王把采女迎进宫内，用最隆重的礼节欢迎她，为她修建了豪华的宫殿，给她穿上了绚丽多彩、镶嵌金银珠宝的衣裳。纣王此举的目的只有一个，就是请求采女早日从彭祖那里求来长生不老的仙术。

采女受纣王之托，乘坐軿车前往彭祖的住处。軿是古代专供妇女所乘的四周有帷幕的车。采女面对彭祖，恭恭敬敬地拜了两拜，然后便问起延年益寿的方法。彭祖见采女是有道行的人，便回答道："如果想腾身上天，进入仙界，成为一名仙人，就必须服用金丹，吃了金丹，人便会像元君太一那样白日升天。但是服用金丹，腾身飞入仙界，需要有很高深的道术，即便是世间君主也不是随便可以做到的。退一步说，即使达不到这一境界，人们也应该爱惜身体，养护精神，服食一些益寿食品，以达到长生不老之目的。但是学会这种层次的道术，不能役使鬼神，也不能自由自在地飞翔。此外，若不通晓男女之间的交接之道，即便服食仙药，也于事无益。就以你采女为例吧，你是一位可以修炼阴阳之气的人，阴阳的内在含义你可以推测而得，但是你却不用心思考它，那么，你问我长生的奥秘又有什么意义呢？在我出生之前，我的父亲就故去了，我是一个遗腹子。我刚长到三岁，母亲就离开了人世。这以后，我又遇上了犬戎之乱，流亡到了西域。这种颠沛流离的生活我过了一百多年，生来没有得到双亲的关心与照顾。除此之外，我一生共失去了四十九位妻子，死了五十四个儿子，遭受了无数的生活磨难。这一切，使我体内的平和之气受到了巨大伤害，肌肤失去了弹性和光泽，面容愈来愈枯干衰老，我恐怕难有长久的生命了。我平素孤陋寡闻，恐怕无法传授给你长生之道。在大宛山中，有一位青精先生，据说已活了一千岁，从容貌上看，还像儿童一样，他一天能走三百里，既能整年粒米不进，也可一天吃九顿饭。他精于养生之道，你可以去向他讨教。"

采女听到这里，忙问："请问青精先生究竟是怎样一位仙人呢？"彭祖说："他只是一个得道之人，并非仙人。所谓仙人，要具备以下条件：或能飞身穿入云端，不长翅膀也可自由翱翔；或能驾龙乘云，直飞天际；或能化作禽鸟，飞翔于青云之上；或能潜游于江海之中，或飞翔于名山之巅；或者以元气为食，或者以芝草为粮；或者徜徉于人海之中而不为人所识破，或者隐身于众人之内而不被人所察觉。须有如此功力，方可称为仙人。仙人的脸上有着奇异的骨相，遍体长着罕见的毛发。他们喜欢孤单而行，深居简出，不愿与凡人相接触。神仙们虽然可以长生不死，但是他们丝毫没有人的七情六欲，没有人的感情和思想，没有人间荣辱与哀乐之情，这就好比小鸟化作蛤蚧，山鸡变成了蜃，都失去了它们的本来面目。正因如此，我可不愿意成为仙人。得道者与成仙者的不同之处，在于得道者可以照样吃甘美的食物，穿轻盈华丽的衣服，享受男女之间情欲相通的欢乐，还可以具有封官晋爵的荣耀。得道之后，人的体魄将越发强健，耳聪目明，筋骨结实，容光焕发，健康长寿，永驻人间。得道之人，寒热风湿病痛无法侵入体内，妖魔鬼怪不能靠近人身，各种兵器、各种虫兽不能伤害身体，不为喜怒哀乐和毁誉所左右，这才是难能可贵的呀。人只要气血通畅，注意保养身体，就算不知道仙方道术，也可以至少活到一百二十岁。如果活不到这个岁数，那么肯定是受到了某种伤害。人如果略微懂得些养生之道，便可活到二百四十岁；再懂得多一些，活四百八十岁则不成问题；如果精于养生之道，即可长生不老，只不过不能成仙罢了。延长寿命、保养身体的根本之道，在于不要伤害自己的身体。具体而言，就是冬天保暖，夏天避暑，随着四季的变化，而调节自身的需要，使身体舒适；对女人的美色和自己的欲望一定要节制，切不可纵欲过度，这样才能保持精神舒畅；高贵的车马，华丽的服饰，确实能够带给人以威严之感，但是对它们的追求应适可而止，不要贪得无厌，要使心中的志向专一；优雅的音乐，绚丽的色彩，能够使人赏心悦目，心平气和，是养生强身的有效途径。凡此种种，皆可养生，但是如果不加以节制，超过了限度，则不但无益于养生，反而会很快招来祸患。古代的圣明之人，唯恐普通人生育的子女不懂得养生的道理，所以反复告诫他们要断绝戕害身体的灾祸之源。因此，才有如下这些教导：高明之士与女人分床而卧，中等之人与女人分被而眠，服药千种，不如独处。绚丽多彩的颜色令人眼花缭乱，各种滋味混合在一起，会使人丧失分辨味道的能力，如果能对它们加以节制，把其中不好的因素去除掉，疏通堵塞的部分，不但不会减少人的寿数，而且人们还会从中得到益处。以上这些道理，就像水和火，都是人们离不开的，但是如果用之失当，就会产生灾害。人们往往不注意养护身体，经络血脉受到伤害，气血不足，体虚乏力，脑力不强等，这些都是生病的原因。身体已经有了致病的因素，就极易被外邪所侵害，在受了风寒，沾了酒色之后，便会发作。如果身体一直很强壮，气血充实，又怎么会产生疾病呢？使身体受伤得病的因素有很多。比如用脑过度伤人，忧郁哀愁伤人，极度高兴伤人。不切实际的渴望，锱铢必较的心胸，不知适应冷热的环境，不注意男女之间的交合，等等。伤害身体的因素很多，可是人们却往往只注意男女房事一种，这不是很糊涂的事情吗？男人与女人之间的交合，就好比天与地相辅相成一样，非常自然，它能够疏导与养护人的精神与气血，使人体不失去平和。正是因为天与地交接有道，所以才有天长地久；而男女之间交接失道，才受到伤害。若能避开伤害身体之事，遵循阴阳交接之术，人类便会长生不死。天与地在白昼时分离，在黑夜里聚合，一年就有三百六十次交合的机会。而精气交合在一起有四种情况，所以在这个世界上生成了万物，使生命无穷无尽地繁衍下去。人类如果按照交合之道行事，就可获得永生。其次还有服气之法，就中吸取精气时要掌握其规律和方法，这样邪气就不能进入人的体内，这是强身固体的关键所在。其余的养生方法，如吐纳导引之术，以及随时想着体内有万神存在，这些神魂在守卫自己的身体，其守卫之法有一千七百余条。此外，还有春、夏、秋、冬四季各有面向何方的要示，以及责备自己，检查过错等，这些都不是养生的核心，只可以传授给初学者，用来培养他们的意念。爱惜精气，养护身体，呼吸清新空气，锻炼身体，这些都可以扶正固本，健体强身；如果做不到这些，面容就会枯槁、憔悴，身体自然也就垮掉了，这不是以人的意志为转移的。愚蠢的人学习道术，从来不去看其本质，只是追逐细枝末节的东西；告诉他道的真谛，他却不以为然，毫不相信；见到道学的精辟著作，他却认为这是浅薄之作而不加理会；他们朝夕诵习的，不过是空洞的理论，读这些东西，除了使人感到疲劳之外，到死也不会让人得到

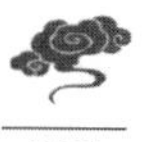

丝毫好处，这不是可悲的事吗？人活在世上，总有做不完的事，很少有人能够自愿避开尘世，单独住在深山岩洞之中。用顺应道术的方法教导他们，他们不会依照去做，这也不是仁人的本意。如果人们知道了房事中的道术，掌握了闭塞精气，使之不外泄的方法，不为忧伤之事所苦恼，注意节制饮食，那么这个人就可以称得上得道了。我的老师曾写了《九都》《节解》《韬形》《隐遁》《无为》《开明》《四极》《九室》等书，一共有一万三千多条，都是修身养性、颐养天年的精华，现在我将它们全都给你，作为给求道者的礼物。”

采女接过这些道学精要，十分高兴。她马上辞别了彭祖，回到了纣王宫中，把彭祖所讲的话和赠予的书籍交给了纣王。纣王遵照采女所述，参照秘籍所指，依法修炼，效果果然灵验。他生怕别人也掌握这种长生不老、强身壮体的秘诀，便下令全国禁止修炼彭祖的道法，违令者斩。继而他又想杀害彭祖，来个斩草除根，以绝后患。彭祖早已料到纣王的险恶用心，他早就离开了住处，去了一个谁也找不到的地方。七十多年之后，听说有人在流沙的西边见到过他。

纣王按照采女所述的彭祖养生长寿之法，终日练功，颇有成效，在他三百多岁时，仍中气十足，体魄壮健，看上去不过五十岁。后来，纣王荒淫无度，过起了酒池肉林的生活，并宠爱一个妖艳淫荡的郑国美女，生活失去了节制，使先前练就的养生壮体之功顷刻间荡然无存，最后终于纵欲身亡。民间曾有传说，说彭祖的养生之道会害死人，其实那只不过是纣王为了蒙蔽百姓，好让自己独享养生之功而编造的谎言罢了。

彭祖离开商纣，远游他乡时，已高寿七百七十岁，而这远不是他的最终寿命。

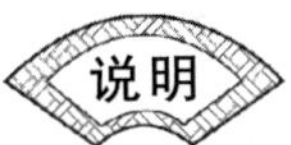

在我国历史上，养生学高度发展，老寿星数不胜数。这里仅就曹丕此诗所述，介绍了老子及彭祖两位寿星。他们都是养生实践上的成功者。他们的生平行事和养生经验，往往隐含着最深刻的养生道理。尽管这些寿星的岁数是传说，如说彭祖八百岁，曹丕此诗说“彭祖称七百”，这当然是不可能的。但他们的养生之道，可供参考。

曹丕《折杨柳行》，是批判神仙虚妄之作，驳斥求仙长生之说。他认为神仙之说，都是“虚辞”、“空言”，俱属迂怪，因此不可相信。唯有观我圣道，顺命而行。如周公东征，此圣道也；约其私情，止乎理义，皆圣道也。不必如神仙之超然境外矣。

曹操《龟虽寿》：“养怡之福，可得永年。”曹丕《芙蓉池作诗》：“寿命非松乔，谁能得神仙？遨游快心意，保己终百年。”其意思是说，寿命不能和传说中的仙人王子乔、赤松子相比，谁又能长生不死遇到神仙呢？在这芙蓉花盛开的池园中遨游，真是大快人心，可保游人健康长寿而终其天年。由此可见，曹氏父子也都是重视养生之道的。长生不死，寿比神仙，这虽是虚辞空言，不可相信，但是，他们认为通过适当的养怡保健方法，以达到延长寿命，强健身心，还是可以办得到的。

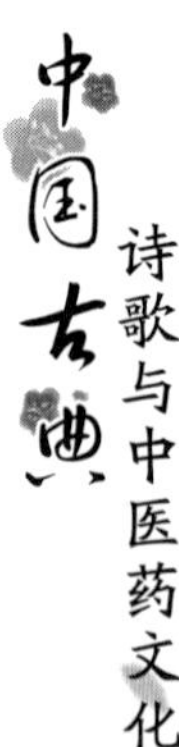

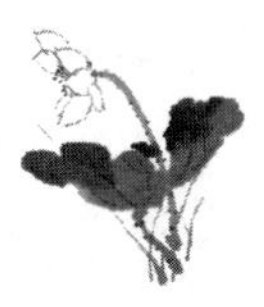

骚人曾作迷迭赋　风过中庭发幽香

——曹丕《迷迭赋》[1]滤医

余种迷迭于中庭，嘉其扬条吐香，馥有令芳，乃为之赋曰[2]：

坐中堂以游观兮，览芳草之树庭。
垂妙叶于纤枝兮，扬修干而结茎[3]。
承灵露以润根兮，嘉日月而敷荣。
随回风以摇动兮，吐芳气之穆清[4]。
薄西夷之秽俗兮，越万里而来征。
岂众卉之足方兮，信希世而特生[5]。

选自欧阳询《艺文类聚》卷八十一（中华书局校勘本）

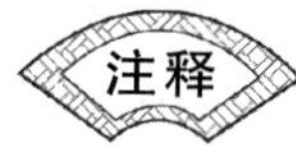

注释

①迷迭：植物名，制成香料称迷迭香。《魏略》："大秦出迷迭"（《三国志·魏书·四夷传》裴注引）。故迷迭产自西域，其名当为外来语之音译。时曹植、王粲、应玚、陈琳等俱有同题之赋，当为相互唱和之作。

②《序》文二十二字原缺，今据《太平御览》卷九百八十二增补。馥：香气。

③树：种植。纤枝：细枝。修：长。

④灵露：犹言晨露。嘉：谓获得。敷：布也。敷荣：谓开花。穆清：谓和畅清幽。此犹穆清之芳气，倒文以协韵。

⑤薄：轻视。西夷：即西域。秽俗：指丑陋的习俗。方：相比。

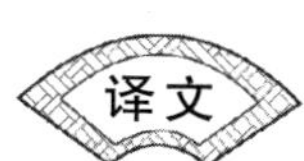

译文

我将迷迭种在中庭，喜欢它播扬枝条而吐香，香气宜人，于是为此而作赋说：坐在中堂而游目观赏啊，观览种在院子里的芳草。在细细的枝条上悬垂小小的叶子啊，摆动长长的躯干而生茎。承受清晨的甘露以润泽根须啊，获得日月之精而显露华荣。身躯随着旋风而摆动啊，吐出和畅清幽的芳香。轻视西域之地的陋习啊，跨越万里而来行。难道是众草所能相比，确实是稀世之物特立而生。

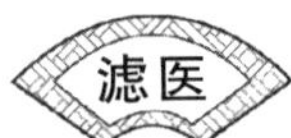

滤医

迷迭香，《本草纲目》中亦有记载，李时珍曰："魏文帝时，自西域移植庭中，同曹植等各有赋。大意其草修干柔茎，细枝弱根。繁花结实，严霜弗凋。收采幽杀，摘去枝叶。入袋佩之，芳香甚烈。与今之排香同气。"

迷迭香，药中所用者，为唇形科植物迷迭香的全草。原植物为常绿小灌木，高约1～2米，有纤弱、灰白色的分枝，全株具香气。叶对生，无柄；叶片线形，革质，长约3.4厘米，宽约2～4毫米，上面暗绿色，平滑，下面灰色，被毛茸，有鳞腺，叶缘反转，下面主脉明显。花轮生于叶腋，紫红色，唇形；萼钟状，2唇形，有粉毛；花冠2唇，筒部短，喉部广阔，上唇2瓣，下唇3裂，大型，凹面有紫点；雄蕊仅前方一对发育；子房2室，花柱微超出上唇外侧。小坚果4，平滑，卵球形。花期4—6月。原产南欧各国，我国亦有栽培。

迷迭香，性温，味辛。功用健胃，发汗。主治头痛。芳香健胃，可促进消化机能。迷迭香之叶，用为通经药。又将其枝叶蒸馏之，采取迷迭油，以之供外用，亦间有内服者。此油有毒，若其用量过多，则足以致死。内服煎汤，1.5～3钱。外用浸水洗。现代药理研究认为，迷迭香制剂在妇科中可用作催经药，对更年期的神经紊乱所引起的月经过少或停经，可用之以加速月经来潮。有慢性胆囊瘘的狗以迷迭香碱5～10毫克/千克静脉注射，能促进胆汁的排泄。迷迭香碱还能加强大脑皮层的抑制过程，有催眠、抗惊厥的作用。它还能防止大鼠的实验性胃溃疡，其毒性不大。

迷迭香叶的挥发油对金黄色葡萄球菌、大肠杆菌、霍乱弧菌等有抗菌作用，效力是中等度的。与蜀葵根做成的混合油剂可促进头发的生长。迷迭香中所含香叶木甙能降低兔毛细血管渗透性，作用比芦丁强。对毛细血管脆性增加的治疗效果比芦丁好，并且毒性低。

说明

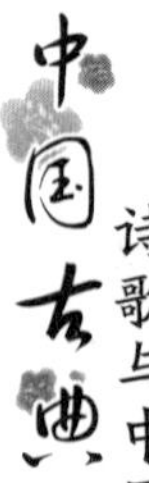

迷迭，气味芬芳，佩之可以香衣，燃之可以驱蚊、避邪气。茎、叶和花都可提取芳香油。曹丕《迷迭赋》描写此植物特征性的形状，赞颂它随风吐幽香的品性。叙述它由万里之外移植而来，表明它与众不同之处。作者通过对迷迭香的赞美，以喻人美好的品行。文章用词形象，表现力强，给人以清新之感。李时珍不仅详细阅读了曹丕这篇赋，而且还说"同曹植等各有赋"。由此可知，李时珍是很喜欢这几篇小赋的。为了方便读者鉴赏，再录曹植《迷迭香赋》：

播西都之丽草兮，应青春而凝晖。

流翠叶于纤柯兮，结微根于丹墀。

信繁华之速实兮，弗见凋于严霜。

芳暮秋之幽兰兮，丽昆仑之芝英。

既经时而收彩兮，遂幽杀以增芳。

去枝叶而特御兮，入绡縠之雾裳。

附玉体以行止兮，顺微风而舒光。

其大意是说：从西域移植过来的艳丽之草啊，适应着春天的到来而发枝生叶。在细细的长茎上绿叶飘动，迷迭的瘦根生长在魏都的宫廷。红花盛开后果实真是结得快，不被寒冬的严霜所凋零。它的气味如晚秋的兰花一样芳香，和昆仑山的灵芝花一样火红。经历了春夏之际而收敛色彩，果实经过秋气闭藏而复添其香。去掉枝叶而只用它的果实，把它装入薄如淡雾的纱质衣裳。依附在美女的玉体而随其行止，顺微风而透出淡淡的幽香。

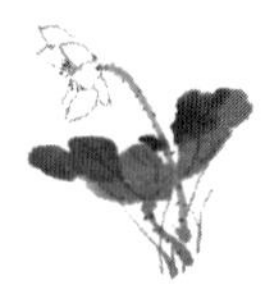

教我服食此仙药　还精固本又补脑

——曹植《飞龙篇》[①]滤医

晨游泰山，云雾窈窕[②]。
忽逢二童，颜色鲜好[③]。
乘彼白鹿，手翳芝草[④]。
我知真人，长跪问道[⑤]。
西登玉堂，金楼复道[⑥]。
授我仙药，神皇所造[⑦]。
教我服食，还精补脑[⑧]。
寿同金石，永世难老[⑨]。

选自赵幼文《曹植集校注》第 397 页
（人民文学出版社，1984 年 6 月第 1 版）

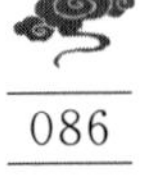

作者简介

曹植（公元 192—232 年），三国·魏，诗人，字子建，沛国谯（今安徽亳县）人，曹丕胞弟。曾封为陈王，谥号思，世称陈思王。少时多次随其父曹操出征。因能诗善文，才思敏捷，深为曹操喜爱，曾欲立为太子，终因"任性而行，不自雕励，饮酒无度"而失宠。一生所写诗文很多，现存诗八十多首，辞赋、散文四十四篇。诗歌创作以曹丕即王位为界，分为两期。前期主要抒写政治抱负，如《白马篇》《名都篇》等。后期创作内容更为丰富。许多作品揭露了当权者对他的残酷迫害，抒发了解救国难，建功立业的宏愿，如《赠白马王彪》《野田黄雀行》等。更有同情人民疾苦的篇章，如《泰山梁甫吟》《七哀诗》等。其诗构思缜密，感情真挚，词采华丽，婉转动人，代表了建安文学的最高水平，对炼字押韵、平仄对仗等较重视，为诗歌声律化奠定了基础，对五言诗的发展起了重要的推动作用。宋人辑有《曹子建集》，近人有黄节《曹子建诗注》。

在曹植的现存诗作中，有九首诗涉及医学知识。曹植一生坎坷，他先失宠于父王曹操，后又受到称帝的哥哥曹丕的嫉妒，一生几乎是在忧愤中度过的。因此，他对“忧思成疾疢”(《赠白马王彪》)的七情内伤致病深有认识，因忧成疾，因疾致苦，他又祈求于传说中的一些养生得道者，给他传授祛病强身、延年益寿的秘诀，但这只是一种心理上的寄托，结果“虚无求列仙，松子久吾欺”(《赠白马王彪》)。《桂之树行》诗中说的“要道甚省不烦，淡泊无为自然”，确是悟出的养生真谛，但对他来说要做到这一点则是太难了。因为他被封王边鄙，出入行动都受到监视，过着软禁式的生活，其心境如何能够“淡泊”自然呢？

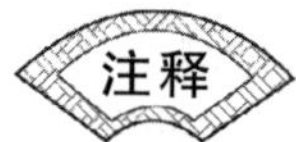

①郭茂倩曰：“《楚辞·离骚》曰：‘为余驾飞龙兮，杂瑶象以为车。’曹植《飞龙篇》亦言求仙者乘龙而升天，与《楚辞》同意。”

②窈窕：谓雾气缭绕。

③二童：曹植《苦思行》：“下有两真人，举翅翻高飞。”二童，即两真人。传说中的仙人。任昉《述异记》：“相州栖霞谷，昔有桥顺二子于此得仙，服飞龙一丸，十年不饥。”颜色：谓容貌气色。好：漂亮。

④白鹿：传说中仙人所乘的神兽。乐府《古辞》：“王子乔曰：‘参驾白鹿云中遨。’”翳：遮蔽。芝草：灵芝。

⑤真人：谓仙人。长跪：直身而跪。古人席地而坐，坐时两膝据地以臀部着足跟。跪则伸直腰股，以示庄重。道：指长生之术，养生之道。

⑥堂：《十洲记》：“昆仑有碧玉之堂，西王母所居”。复道：指阁楼间上下两重架空的通道。

⑦仙：《艺文类聚》作“此”。神皇：神灵。

⑧服食：服用丹药。道家养生术之一。《古诗十九首·驱车上东门》：“服食求神仙，多为药所误。”三国·魏·嵇康《养生论》：“呼吸吐纳，服食养身。”还精：道家保持元气的修炼之术。晋·葛洪《抱朴子·对俗》：“仙经曰：‘服丹守一，与天相毕，还精胎息，延寿无极。’此皆至道要言也。”还精补脑：道家保持元气的养生延年之术。亦即返老还童之术。《列仙传》：“容成公者，能善导补之事，取精于玄牝。其要谷神不死，守生养气者也。发白复黑，齿落复生。御妇人之术，谓握固不泄，还精补脑也。”

⑨寿同金石：谓生命永固。

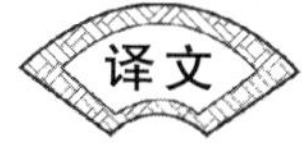

清晨遨游登泰山，云蒸腾来雾缭绕。忽然遇见二仙人，气质高洁貌姣好。骑乘白鹿缓缓来，手中握有灵芝草。我知二位是神人，直身而跪问仙道。西登昆仑碧玉堂，黄金楼阁有复道。授我长寿成仙药，仙药本是神皇造。教我服食此仙药，还精固本又补脑。生命如同金与石，永世长生身不老。

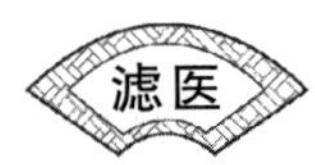

滤医

曹植此诗所谓“还精补脑”，这是古人的一种养生方法，指在男女交合时，配合气功方法，引精气上升济脑，以达到长生不老之目的。《抱朴子·释滞》说：“房中术有十多家，有的用来补救损伤，有的用来治疗各种疾病，有的用来采阴补阳，有的用来延年益寿，其中最重要的一点在于‘还精补脑’一事。这种方法是得道的真人用口头方式代代相传的，原本是不写出来的。虽然服食了名贵大药，却不掌握房中要术，也是不能长生的。人们也不可能都断绝阴阳交接，阴阳不交，就会招致气血闭塞不通的疾病，所以没有异性往来的怨女旷夫，常常患病并且不能长寿。而任意放纵情欲，又会减损寿命。只有达到节制与宣泄有度的平和心境，才可以不减损年寿。如果得不到房中术的口诀要领，那么万无一人能够既行房事而又不因此自我伤毁的。玄女、素女、子都、容成公、彭祖这些人，都只大概地写下了房中粗略之术，而始终没有把最重要的内容写在纸上。立志探求长生不老的人，应该勤奋地行动起来去追求它。”

还精补脑，是指在性生活中结合运用气功导引之术。《修身秘诀》说：“夫御女，临施精时闭口，人张目，握两手，左右上下视，缩鼻取气，又缩下部吸腹……则精上补脑，使人长生。”《洞玄子》亦有类似记载：“凡欲泄精之时，必须候女快与精一时同泄。男须浅拔，阳锋深浅如孩儿含乳；即闭目内想，下拉下腭，跼脊引头，张鼻，歙肩，闭口吸气，精便自上，节限多少，莫不由人，十分之中，只得泄二、三点。”性交达到高潮时，通过气功导引的方法，可以调节控制泄精。或抬头张目左右环视；或阴茎外提置于阴道前 1/3，闭目内想；此外，还有主张临射精时闭目上视，将意念集中于头顶百会穴处。方法可有多种，目的皆在于使注意力转移，不要集中在射精上，从而做到少施泄或不施泄。至于临射精时，已动之精是否能够还而“补脑”，尚待进一步探讨，但在性生活中利用气功导引以惜精固神，则有其积极意义。

《玉房秘诀》认为，还精补脑可以使耳目聪明。如曰：“令人目明之道，临动欲施时，仰头闭气大呼，嗔目视左右，缩腰还精气，令入百脉中也。”“令耳不聋之法，临欲施泻，大咽气、合齿、闭气，令耳中萧萧声，复缩腹合气，流布至坚，至老不聋。”《千金翼方》还提出在泄精之后亦宜进行气功导引，如说：“每施泄讫，辄导引以补其虚。不尔，血脉脑髓日损，犯之者生疾病。”这是因为，性生活达到高潮后，伴随着射精过程，产生了一系列的全身性反应。神经系统和组织器官要消耗很多能量，所以，射精之后会感到全身疲乏。临施泄前进行气功导引，可以少泄精或不泄精，以减少能量的消耗。泄精之后进行气功导引，则可调整脏腑气血，帮助恢复体力。

动而少泄，这也是古人房事养生保健的重要方法之一。精，是构成人体和维持生命活动的物质，决定着人体的生长发育和生殖能力。精，为“先天之本，生命之源”。无精则无气，无气则无神。保精可以全神，节欲可以养精。《类经·摄生类》说：“善养生者，以保其精，精盈则气盛，气盛则神全，神全则身健，身健则病少，神气坚强，老而益壮，皆本乎精也。”因此，古人主张动而少泄，节欲养精。中医认为，性生活过度，频繁泄精，对身体有害，但交合时，动而少泄或不泄精，则既能享受性生活的快感，又于身体无损，从而养生长寿。马王堆出土的古医书《合阴阳方》指出：“十动：始十，次二十、三十、四十、五十、六十、七十、八十、九十、百出入而毋决。”将阴茎在阴道内每出入十次作为一动，认为一动而不泄精，可使耳目聪明；二动而不泄精，可使声音洪亮；三动而不泄精，可使皮肤光润；四动而不泄精，可使脊骨强健；五动而不泄精，可使臀部和大腿粗壮结实；六动而不泄精，可使气血津液运行通畅；七动而不泄精，可使体质壮实；八动而不泄精，可使肌肉丰满；九动而不泄精，可使精力充沛；十动而不泄精，则可常保身体健康。对“十动”的理解，不能机械对应，动而少泄或不泄，目的在于固护阴精，还精补脑，却病延年。

一般人认为，泄精是达到性高潮的标志，故交合时竭精施泄，片面追求性高潮，以求享乐。其实，古人早已明言其非。《玉房秘诀》认为“动而少泄”并不影响性生活快感。如说：“交接以泄精为乐，今闭而不泄，何以为乐乎？彭祖答曰：精出则身体怠倦，耳苦嘈嘈，目黑欲眠，喉咽干枯，骨节解堕，虽复暂快，终于不乐也。若乃动而不泄，气力有余，身体能便，耳目聪明，虽自抑静，爱意更重，恒若不足，何以不乐耶？”动而少泄，并不是要强行抑制射精，过度忍精不泄会使气血闭塞，败精瘀阻，精道不利，甚至使阴茎、睾丸和小腹胀痛。要用意识控制性欲，减少射精次数，不要贪图性快感而强行泄精。对此，古人有“弱入强出”、“浅纳徐动”、“九浅一深”等方法。弱入强出，指经过爱抚嬉戏，神和意感，但阴茎还未坚挺时即可进行交接，趁阴茎正在坚实的时候就退出。进入和退出的动作都要迟缓，不要心急性躁、暴入暴出。浅纳徐动，指阴茎插入阴道不要太深，然后缓缓抽动。九浅一深，指阴茎在阴道内多取浅位，少取深位。阴道的外1/3含有感觉神经末梢，阴道内2/3几乎不存在感觉神经末梢，阴茎在阴道内取浅位，缓缓抽动，就可以对女方的性欲增加刺激，使女方充分感到快意，阴茎保持壮实又可以避免射精。插入太深，则男方常常难以抑制射精冲动。

动而少泄或不泄，是为了养精、保精。现代研究表明，精液由精子、性激素、前列腺素、酶类等组成。精子和性激素由睾丸产生，过频的射精必然加重睾丸的负担，甚至导致睾丸萎缩而加速衰老。前列腺素主要由精囊产生，对各类平滑肌、中枢神经系统以及多种组织细胞的功能都具有重要的调节作用。加之射精过程是一种通过神经反射引起的全身性反应，心动过速，血压增高，全身肌群收缩，消耗大量能量和神经递质。谚云：“一滴精，十滴血”，虽然并非完全如此，但过频的性生活，却对体力有很大消耗，使神经系统功能减退，机体老化加快，因此，不利于延年益寿，更谈不上“寿同金石，永世难老”。

关于泄精的频度如何掌握，古代养生家亦有论述。《千金方》指出：“人年二十者，四日一泄；三十者，八日一泄；四十者，十六日一泄；五十者，二十日一泄；六十者，闭精勿泄。若体力犹壮者，一月一泄。凡人气力自有强盛过人者，亦不可抑忍，久而不泄，致生痈。”由此可知，抑忍禁锢或纵欲伤精，都对身体健康不利。性交次数要适当，究竟隔多长时间合适？应由夫妻双方的年龄、体质、健康情况、精神、生理和心理状态来决定，其测定的最简单方法是，只要在性交之后，感到心身愉快，精力充沛，感情融洽，则是合适。如果第二天感到腰酸背痛，头脑昏沉，注意力不集中，工作效率差，则表明性生活过度，此时，应当注意节制。

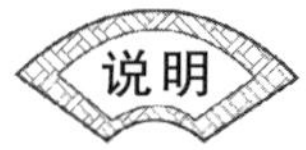

曹植《飞龙篇》是描写求仙之作，但其中也言及有关养生方法，如“还精补脑”。至于如何还

精补脑？这个问题，古人已有论述，所以曹植没有专篇再作详细讨论。但是，可以肯定地说，他是详细研究过这一养生方法的诗人。诗人不欲说破其秘诀，这也是本诗高妙之处。读者当于言外求之。

关于道家、方士的言论和法术，曹植在《辩道论》和《释疑论》中谈了自己的观点，其中有表示反对的，也有表示认可的；有持怀疑的，也有表示相信的。在《辩道论》结尾时指出："然寿命长短，骨体强劣，各有人焉。善养者终之，劳扰者半之，虚用者殀之，其斯之谓欤！"意思是说，但寿命长短，体质强弱，各人有所不同。善于养生的人可以善终，损耗身心的人寿命只有前者的一半，滥用精力的人半路夭折，恐怕说的就是这些人吧？《辩道论》一文，在嘲笑秦皇汉武妄信方士的下场的同时，也提出养生得法可以长寿的观点，有一定积极意义。

曹植到了晚年，由于自身生活遭遇的感受，在苦闷中寻求解脱，而转入求仙的思想。作者青年时期不信方术，在《辩道论》中，对方士进行嘲弄、攻击。到后期，态度转变，在《释疑论》和《飞龙篇》等诗文中，作者相信方士，祈求长生，所谓"我知真人，长跪问道"，"教我服食，还精补脑"。由此可知，他虽不相信方士的某些谬论邪说，但对某些实践证明的（如《释疑论》中谈到的一些动物实验）事理还是相信的，并认为道家的一些养生术是值得认真学习和研究的。

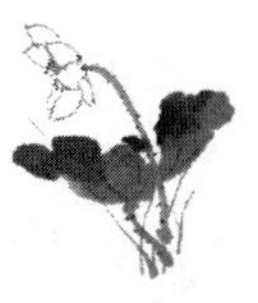

曹植爱槐曾作赋　神农将槐列上品

——曹植《槐赋》[①]滤医

羡良木之华丽，爰获贵于至尊[②]。

凭文昌之华殿，森列峙乎端门[③]。

观朱榱之振条，据文陛而结根[④]。

畅沉阴以博覆，似明后之垂恩[⑤]。

在季春以初茂，践朱夏而乃繁[⑥]。

覆阳精之炎景，散流耀以增鲜[⑦]。

选自赵幼文《曹植集校注》第146页

（人民文学出版社，1984年6月第1版）

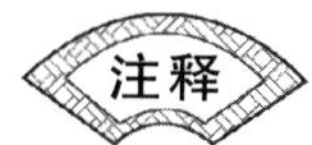

①曹丕亦有同题之作。限于篇幅，故未选录。

②良木：指槐树。爰：于是。至尊：指魏王曹操。

③文昌：文昌殿，邺都魏宫正殿。华殿：谓饰彩之殿。森列：繁密排列。峙：立。端门：宫殿南面正门。此指文昌殿前值端门。

④榱（cuī）：是放在檩上架屋瓦的木条。《急就篇》卷三注：“榱，即椽也，亦名为桷。”朱：指涂上红色。之：《艺文类聚》作“而”。振条：谓伸枝。据：靠着。文陛：雕刻花纹图案的殿阶。

⑤畅：舒展。阴：通“荫”。沉阴：谓浓荫。博覆：普遍覆盖。明后：指曹操。

⑥季春：农历三月。践：足迹所至，此谓节气所至。朱夏：谓夏季。《尔雅·释天》：“夏为朱明。”注：“气赤而光明。”

⑦阳精：盛阳之精，谓日也。流耀：犹言流光。鲜：光明。

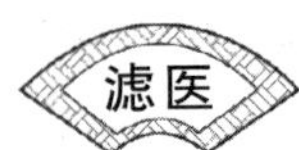

译文

羡慕槐树多么华丽，因而在父王那里获得特殊的地位。依凭在壮美的文昌殿前，繁密排列在殿前值端门。观望宫顶朱桷而伸出枝条，靠着雕刻图案的殿阶而深深扎根。舒展浓密的树荫而广博覆临，如同父王在诏布仁恩。在农历三月槐叶开始茂密，到了炎热的夏天更加繁盛。遮蔽了太阳的炎炎之火，分散流光而使槐叶更加油亮。

滤医

槐，为豆科植物，又名豆槐、金药树、护房树。落叶乔木，高达25米。羽状复叶互生，小叶卵形至卵状披针形，夏开蝶形花，花乳白色，结荚果，圆筒形。槐树生于山坡、平原或植于庭园、道旁。我国大部地区有分布。金·刘著诗曰："古道阴阴槐树老，归鸿杳杳荻花秋。"晋·潘岳《在怀县作》诗之二："白水过庭激，绿槐夹门植。"古今人们都喜爱种植槐树，因为种槐，不仅可以美化环境，为人们遮阳取凉，而且木材木质致密，可供建筑和制器用。本植物的花朵或花蕾（槐花）、根（槐根）、嫩枝（槐枝）、根皮及树皮的韧皮部（槐白皮）、叶（槐叶）、果实（槐角）、树脂（槐胶）均供药用。《神农本草经》将其列入上品，可知槐具有重要的医疗作用。现分述如下。

槐花，诗人多有歌咏，如唐代戴叔伦《送车参军江陵》诗："槐花落尽柳阴清，萧索凉天楚客情"，白居易《秘省后厅》诗："槐花雨润新秋地，桐叶风翻欲夜天"，等等。槐花，夏季花初开放时采收花朵，商品称"槐花"；花未开时采收花蕾，商品称"槐米"。除去杂质，当日晒干，以备药用。槐花，性凉，味苦。功用清热，凉血，止血。主治肠风便血，痔疮出血，尿血，血淋，崩漏，衄血，赤白痢下，风热目赤，痈疽疮毒。亦可用于预防中风及治疗喉哑失音。宋代欧阳修《与梅圣俞·黄祐五年》："失音可救。曾记得一方，只用新好槐花，于新瓦上慢火炒，令熟，置怀袖中，随行随坐卧，譬如闲送一、二粒置口中，咀嚼咽之，使喉中常有气味，久之声自通，病愈"。治中风失音，炒槐花，三更后仰卧嚼咽。（见《世医得效方》）。槐花散由槐花、侧柏叶、荆芥穗、枳壳组成，具有清热疏风、止血行气的作用。临床用于治疗肠风下血，血色鲜红，或便中带血。现今常用于治疗痔疮出血及直肠息肉出血等。（见《普济本事方》）。治赤白痢疾，槐花（微炒）三钱，白芍药二钱，炒枳壳一钱，甘草五分，水煎服。（见《本草汇言》）。治尿血，炒槐花、煨郁金各一两，为末，每服二钱，淡豆豉汤下。（见《箧中秘宝方》）。

槐角，又名槐实、槐豆、槐连豆、槐连灯。冬至后，果实成熟时采摘，除去梗、果柄等杂质，晒干。以肥大、角长、黄绿色、充实饱满者为佳。性寒，味苦。功用清热，润肝，凉血，止血。主治肠风泻血，痔疮出血，崩漏，血淋，血痢，心胸烦闷，风眩欲倒，阴疮湿痒。北齐·颜之推《颜氏家训·养生》："庾肩吾常服槐实，年七十余，目看细字，须发犹黑。"《本草逢源》："槐者，益肾清火……久服须发不白，益肾之功可知。"现代医学研究认为，槐实有显著的降压及降低毛细血管通透性的作用，还能使血糖升高。治眼热目暗，槐子、黄连各二两，捣罗为末，炼蜜丸如梧桐子大。食后温开水下二十丸，夜临卧时再服。（见《圣惠方》明目槐子丸）。

槐枝，性平，味苦。主治崩漏带下，心痛，目赤，痔疮，疥疮。《别录》："主洗疮及阴囊下湿痒。”《滇南本草》:“洗皮肤疥癞,去皮肤瘙痒之风。”外用,煎水熏洗局部。

槐根,主治痔疮、喉痹、蛔虫病。《医林纂要》:“洗痒,杀虫。”内服煎汤,1～2两。外用煎水洗。

槐白皮,性平,味苦。功用祛风除湿,消肿止痛。主治风邪外中,身体强直,肌肤不仁,热病口疮,牙疳,喉痹,肠风下血,疽,痔,烂疮,阴部痒痛,汤、火烫伤。内服,煎汤,2～5钱。外用,煎水熏洗或研末撒。

槐叶,性平,味苦。主治痔疮、肠风下血,嫩槐叶一斤,碾作末,水煎,呷之。(见《食医心镜》)。治慢性湿疹,新鲜槐叶置沸水中冲洗净,捣烂如泥状,先用开水洗净患部,将槐叶泥敷患处,外以纱布包扎,每日更换一次。

槐耳,为寄生于槐树上的木耳。性平,味苦。主治痔疮,便血,脱肛,崩漏。治肠痔下血,槐树上木耳,为末,饮服方寸匕,日三服。(见《肘后方》)。治妇人漏下、淋沥不绝,槐蛾(即槐耳)适量,烧灰,细研为散。食前,每服二钱匕,温酒调下。(见《圣济总录》槐蛾散)。

槐胶,为其树脂。性寒,味苦。《嘉祐本草》:“主一切风,化涎。治肝风,筋脉抽掣,及急风口噤,或四肢不收,顽痹,或毒风周身如虫行,或破伤风口眼偏斜,腰脊强硬。”

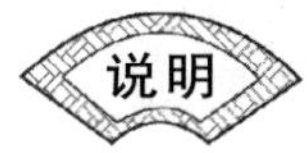

说明

曹植《槐赋》采用了拟人化的表现手法。槐树得天独厚,受宠于宫廷,其自身又观朱榱而振条,据文陛而结根,故作者对槐树表示的是一种羡慕的口气。以此自喻,希望能如槐树一样,得到父王恩宠,扎根宫廷,如其成浓荫一样,有所作为。

与槐有关的典故和记载也是很多的。周代朝廷种三槐、九棘,公卿大夫分坐其下,以定三公九卿之位。后因以“槐棘”喻指三公九卿之位。相传古时往往随季节变换燃烧不同的木柴以防时疫,冬用槐木取火。《周礼》:“四时变国火,以救时疫。”唐代王勃《守岁序》:“槐火灭而寒气消,芦灰用而春风起。”汉代长安有槐市,为读书人聚会、贸易之市。因其地多槐而得名。后借指学宫,学舍。

“槐叶冷淘”,指一种凉食。以面与槐叶汁水等调和,切成饼、条、丝等形状,煮熟,用凉水汀过后食用。唐代杜甫写有《槐叶冷淘》诗:“青青高槐叶,采掇付中厨。新面来近市,汁滓宛相俱。”宋代苏轼有《二月十九日,携白酒、鲈鱼过詹使君,食槐叶冷淘》诗:“枇杷已熟灿金珠,桑落初尝滟玉蛆。暂借垂莲十分盏,一浇空腹五车书。青浮卵椀槐芽饼,红点冰盘藿叶鱼。醉饱高眠真事业,此生有味在三余。”此诗中的“槐芽饼”,即诗题中的槐叶冷淘。

“槐花黄,举子忙”。槐花,花期6—7月。唐代长安举子,自六月以后,落第者不出京回家,多借静坊庙院及闲宅居住,习业作文,直到当年七月再献上新作的文章,谓之过夏。时逢槐花正黄,因有此语。唐代李淖《秦中岁时记》:“进士下第,当年七月复献新文,求拔解,曰:‘槐花黄,举子忙’”。

“槐梦”、“槐安梦”,唐代李公佐《南柯太守传》载,淳于棼饮酒古槐树下,醉后入梦,见一城楼题大槐安国。槐安国王招其为驸马,任南柯太守三十年,享尽富贵荣华。醒后见槐树下有一大蚁穴,南枝又有一小穴,即梦中的槐安国和南柯郡。后因用“槐安梦”比喻人生如梦,富贵得失无常。所谓“槐梦醒时成大觉,梅花香里证无生。”

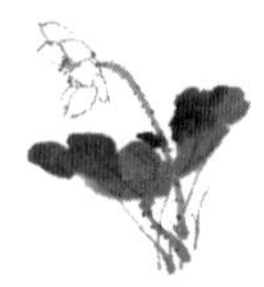

萱草号称宜男花　既有光彩品质佳

——曹植《宜男花颂》滤医

草号宜男，既晔且贞[①]。
其贞伊何？惟乾之嘉[②]。
其晔伊何？绿叶丹花。
光彩晃曜，配彼朝日[③]。
君子耽乐，好和琴瑟[④]。
固作《螽斯》，惟立孔臧[⑤]。
福齐大姒，永世克昌[⑥]。

选自赵幼文《曹植集校注》第 395 页
（人民文学出版社，1984 年 6 月第 1 版）

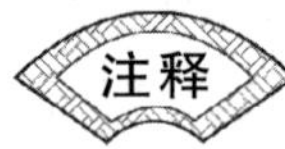

注释

①宜男：萱草的别名。《太平御览》卷九百九十六引《本草经》："萱，一名忘忧，一名宜男，一名歧女。"古代迷信，认为孕妇佩之，可生男孩。晔：有光彩。贞：谓其品行正直。

②伊：语气词。乾：八卦中的乾卦，代表天，天为阳，故此指男子。嘉：善也。

③晃曜：指晃铄照耀。

④耽：谓沉溺。好和琴瑟：谓夫妻和好，如琴瑟相合。

⑤螽斯：《诗经·周南》篇名。篇中以螽斯多而成群，比喻子孙之众多。惟立孔臧：孔，甚也；臧，善也。孔臧，即非常良好，非常美好。谓其怀孕期间，孕妇要修心正行，注意调养。此为重视胎教之意也。

⑥齐：谓等同。大姒：有莘氏之女，周文王妻，武王之母。

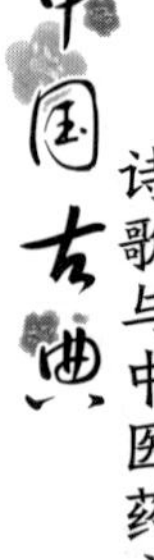

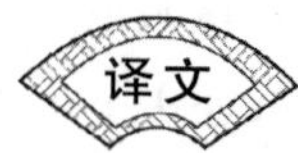

译文

萱草号称宜男花，既有光彩品质佳。为何说它品质佳？要生男孩须靠它。为何说它有光彩？长着绿叶开红葩。光彩闪烁而耀眼，橘红金黄比朝霞。君子有它耽欢乐，夫妻和好琴瑟歌。原来写成《螽斯》篇，修心养胎子孙多。有它得福同大姒，世代繁昌更祥和。

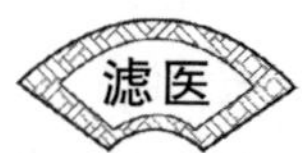

滤医

“新妇宜男，孝顺富贵”。宜男，古时祝颂妇人多子之辞。古人迷信，认为孕妇佩带此草则生男孩。清代孙枝蔚《房兴公新姬》诗：“生儿便是宜男草，对客休矜解语花。”古人以为种植此草，可以使人忘忧，因称忘忧草。唐代杨乘《南徐春日怀古》诗：“愁梦全无蝶，离忧每怀萱。”

萱草，又名谖草、宜男、忘忧草、疗愁、丹棘、鹿葱、黄花菜、金针菜。《本草纲目·萱草·释名》：“萱，本作谖。谖，忘也。《诗》云：‘焉得谖草？言树之背。’谓忧思不能自遣，故欲树此草，玩味以忘忧也。吴人谓之疗愁。董子云：‘欲忘人之忧，则赠之丹棘，一名忘忧故也。’其苗烹食，气味如葱，而鹿食九种解毒之草，萱乃其一，故又名鹿葱。”

李时珍曰：“萱，宜下湿地，冬月丛生，叶如蒲、蒜辈而柔弱，新旧相代，四时青翠，五月抽茎开花，六出四垂，朝开暮蔫，至秋深乃尽，其花有红、黄、紫三色，细实三角，内有子，大如梧子，黑而光泽，其根与麦门冬相似，最易繁衍。《南方草木状》言，广中有一种水葱，状如鹿葱。盖亦此类也。或言鹿葱花有斑纹，与萱花不同时者谬也。肥土所生，则花厚色深，有斑纹，起重台，开有数月。瘠土所生，则花薄而色淡，开亦不久。嵇含《宜男花序》亦云，荆、楚之士，号为鹿葱，可以荐菹。尤可凭据。今东人采其花跗，干而货之，名为黄花菜。”按：荐菹。荐，即佐食。菹，即腌菜。花跗，这里指花蕾，含苞未放的花。

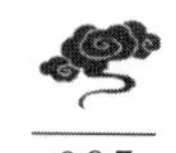

萱草，当今药中所用者，为百合科植物萱草、黄花萱草或小萱草的根。现分述如下。

萱草，多年生草本，高 30～90 厘米。根茎极短，丛生多数肉质纤维根及膨大呈纺锤形的块根。叶基生，线形，长达 60～100 厘米，宽 2.5～4 厘米，先端渐尖，基部抱茎，全缘，主脉明显，在背面凸出。花 6～10 余朵，集成伞房花序，两歧；花大，橘红色或黄红色，无香味，长 7～12 厘米；花期 6—7 月。生于山坡、山谷、阴湿草地或林下。我国各地均有栽培。

黄花萱草，多年生草本，高 70～100 厘米。根长达 25～30 厘米，有膨大的块状部分，呈圆柱形或纺锤形。叶线形，长 40～60 厘米，宽 12～18 毫米。花 5～9 朵，疏生成圆锥状；花鲜黄色，下部管状，长约 5 厘米，上部钟状 6 裂；花期 6—8 月。生于山坡、荒草地。各地亦有栽培。

小萱草，多年生草本，高约 35～60 厘米。根丛生，细长圆柱形，无膨大部分。叶线形，长约 45 厘米，宽 5～10 毫米。花 1～5 朵，淡黄色，有香气，下部筒状，上部漏斗状，裂片 6；花期 6—8 月。生于沼泽地、湿地、林荫旁。各地亦有栽培。

以上三种植物的根（萱草根）、嫩苗（萱草嫩苗）、花蕾（金针菜）均供药用。

萱草根，秋季采挖，除去茎苗及细根，洗净泥土，晒干。性凉，味甘。功能利水，凉血。主治水肿，小便不利，淋浊，带下，黄疸，衄血，便血，崩漏，乳痈。治通身水肿，鹿葱根叶，晒干为末，每服二钱，食前米饮服。（见《圣惠方》）。《本草从新》："小便不通，煎水频饮甚良；遍身水肿亦效。"《本草求真》："萱草味甘而气微凉，能祛湿利水，除热通淋，止渴消烦，开胸宽膈，令人心平气和，无有忧郁。但气味清淡，服之，功未即臻，不似气猛烈药，一入口而即见其有效也。"

萱草嫩苗，性凉，味甘。功能利湿热，宽胸，消食。主治胸膈烦热，黄疸，小便赤涩。《岭南采药录》："捣烂敷跌打瘀痛。"

金针菜，性凉，味甘。功能利湿热，宽胸膈。主治小便赤涩，黄疸，胸膈烦热，夜少安寐，痔疮便血。治忧愁太过，郁郁不乐，洒淅寒热，痰气不清，桂枝二钱，白芍二钱，甘草一钱，郁金二钱，合欢花二钱，广皮一钱，贝母二钱，半夏一钱，茯神二钱，柏仁二钱，金针菜一两，煎汤代水饮服。（见《医醇賸义》萱草忘忧汤）。治内痔出血，金针菜一两，水煎。加红糖适量，早饭前一小时服，连续3～4天。

《本草正义》："萱草花，今为恒食之品，亦禀凉降之性，《日华》谓治小便赤涩，身体烦热；苏颂谓利胸膈，安五脏；濒湖谓消食利湿热。其旨皆同。又今人恒以治气火上升，夜少安寐，其效颇著。"

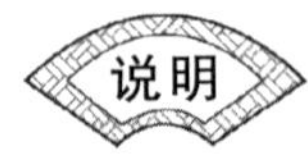

曹植《宜男花颂》，重在赞其可使家庭得子的品性。有了它，人们可以期望夫妻和谐，宗族繁昌，故诗人为之作颂，表现其封建家庭多子多福之意。唐代李峤《萱》诗："屣步寻芳草，忘忧自结丛。黄英开养性，绿叶正依笼。色湛仙人露，香传少女风。还依北堂下，曹植动文雄。"由此可知，李峤不仅喜爱采寻和观赏宜男花，而且很爱曹植此作。

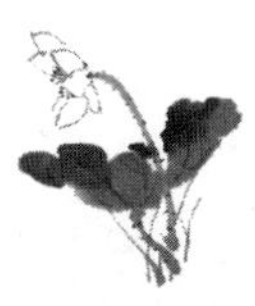

养生重在节情欲　饮食有节慎起居
——应璩《三叟》[1]滤医

昔有行道人，陌上见三叟[2]。
年各百余岁，相与锄禾莠[3]。
住车问三叟，何以得此寿[4]？
上叟前致辞：内中妪貌丑[5]。
中叟前致辞：量腹节所受[6]。
下叟前致辞：夜卧不覆首[7]。
要哉三叟言，所以能长久[8]！

选自宋代《太平御览》卷383《人事部二四・寿老》
清代张英《渊鉴类函・人部・老人》亦引录此诗

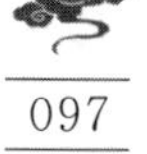

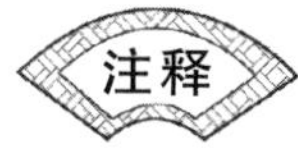
作者简介

应璩（公元190—252年），汝南（在今河南）人。字休琏，应瑒之弟，官至侍中（侍从皇帝左右，出入宫廷，应对顾问，辩论朝政，传达命令）。作《百一诗》。原有集，已失传。明・张溥辑《应休琏集》。《三国志・魏》有传。

注释

①叟：老头。清・田绵淮《援生四书》载有《五叟》，是在三叟的基础上又增加了两叟。其诗曰："昔有行路人，陌上见五叟。年各百余岁，相与锄禾莠。诚心去拜求，何以得此寿？大叟前致词：山妻容貌丑。二叟前致词：忧愁我未有。三叟前致词：饮食节所受。四叟前致词：话少常闭口。五叟前致词：夜卧不覆首。"

②昔:《渊鉴类函》作“古”。陌:田间的小路。

③禾莠:禾稼中的杂草。其茎、叶、穗皆似禾。

④住车:停车。何以:用什么(方法)。

⑤上:次序在前的。内中:犹家里。妪(yù):老年妇女。这里指山妻(古人自称其妻的谦词)。

⑥中:次序在中间的。量:衡量;估计。量腹:根据自己饭量的大小。节:节制;管束。节所受:指饮食有节,不过饥或过饱。

⑦下:次序在后面的。前致辞:上前答话。覆首:蒙头。

⑧要哉:真重要啊。

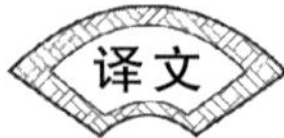

译文

古时有位行路人,见到田间三老头。年龄各有百余岁,谈笑锄草无忧愁。停车细问三老头,是用何法得长寿?上叟近前回答说:家中山妻容貌丑。中叟近前回答说:饮食适量能承受。下叟近前回答说:夜里睡眠不蒙首。三叟所言真重要,寿命所以能长久!

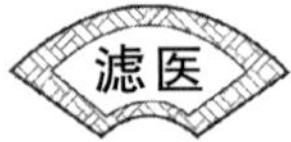

滤医

此诗通过一位行路人与三位田间老寿星的问答,借老者之口,分别说明了节情欲、节饮食、慎起居三条重要的养生之道和经验。另外,诗中说三位百岁老人仍在田间“相与锄禾莠”,这也说明了坚持适度劳动、运动及保持心情轻松舒畅等的养生经验。应璩此作,寓医于诗,耐人寻味,现赏析如下。

上叟所谓“内中妪貌丑”,意谓我老婆长得丑。言外之意是说,不会有“皓齿娥眉,伐性之斧”的伤害。元·吴莱《三朝野史》载:宋·包恢年八十有八,精神康健。贾似道问有何卫养之术,包恢徐徐笑曰:“吃五十年独睡丸”。满座皆笑。《官场现形记》第二十回:“我们先君一生讲理学……自从生了兄弟之后,顶到下世,一直是吃的‘独睡丸’,一个人住在书房里,从不到上房一步。”上叟之所以达百余岁,原来就是用“独睡丸”。尽管老寿星没有明确说出这个长寿秘方,但是从“内中妪貌丑”一句,还是向求教的人透露了秘诀。明·俞弁《山樵暇语》引陆放翁诗云:“焚香黄阁退朝归,道话时时正要提。九十老翁缘底健(因为根底强健),一生强半是单栖。”又引唐代顾况《琴客》诗云:“服药不如独自眠,从她别嫁一少年。”陆游诗中说,有一位九十岁的老翁仍然照样上朝,经常与人讨论养生之道。为什么能够这样呢?就是由于他的身体基础好。为什么身体基础好呢?就是由于他早早地停止了性生活。唐代诗人顾况甚至诙谐地说,可以任凭妻子重新再嫁给一个少年郎。吃补药再多,也不如减少房事。古人养生,特别强调单栖独卧。独卧是婚后节制房事,蓄养精气的重要方法之一。独卧并非断绝房事,而在于心神安定,耳目不染,不生淫邪之心,以保养精血,谨慎房事,益于健康长寿。古人把过度的性生活称为“房劳”,房劳会引起疾病,甚至夭折,难登寿域。如《灵枢·邪气脏腑病形篇》:“若房劳过度则伤肾”。可见古人对节欲和性事养生的重视。所谓“节欲保精”,节欲,是指节制房事;保精,指保护肾精，即肾的生殖之精。中医认为，肾精的充盈与否，是决定人体健康长寿的重要因素。节制房事不是让人"绝欲"，是要人们对房事有节制，做到"得节宜之和而无损"。《千金方》引彭祖："上士别床，中士异被，服药百裹，不如独卧"。古人把独卧作为防止房事过度的一种措施，有其科学道理。实际上，夫妻分床独卧并不妨碍正常的和谐的性生活，却能避免不必要的相互干扰，容易控制过分的欲望，而且也有利于睡眠和休息，是一举多得的好办法。《嘲养生者》诗曰："晚饭少吃口，饭后百步走。娶个老婆丑，活到九十九。"以上所述，亦即"内中妪貌丑"一句的含义。同时，也说明了养生重在"节情欲"的道理。

中叟所言"量腹节所受"。意谓我饮食有节制，有规律，定时定量，不暴饮暴食。这说明他在养生方面非常重视饮食调养。饮食是人体营养的主要来源，也是保健和长寿的物质基础。祖国医学非常重视饮食的调理，并在长期的实践中积累了丰富的经验。饮食调理包括食物的选择，食物的制作，进食的方法，食后的休整，以及患者的饮食等几个方面。如食物的选择，首先要注意全面搭配和因人而异。《黄帝内经》中已有饮食搭配的记载，认为在饮食调理方面要注意五味调和，寒热相宜。食物有酸、苦、甘、辛、咸五味，分别对人体产生不同的作用。如果配合不当或使某味过偏，就会影响身体健康，甚至引起疾病。《黄帝内经》中就非常重视五味的调和，反对五味的偏嗜。如《素问·五脏生成论》中说："多食咸，则脉凝泣（血流不畅）而变色；多食苦，则皮槁（皮肤不润泽）而毛拔（毛发脱落）；多食辛，则筋急而爪枯（指甲干枯）；多食酸，则肉胝皱（即皮厚变硬而皱缩）而唇揭（口唇掀起）；多食甘，则骨痛而发落，此五味之所伤也"。《黄帝内经》中主张："谨和五味，骨正筋柔，气血以流，腠理以密。如是则肾气以精，谨道如法，长有天命。"意思是说，注意饮食五味的调和，能使骨骼正直，筋脉柔和，气血流通，毛孔固密。这样人体的健康就得到了保证，体格才能强健，如果人们谨慎而严格地遵守养生法则，就会享有天赋的即应该有的寿命。若想长寿，必须节制饮食，且不可偏食，只有将各种食物合理搭配，才能使人体得到各种不同的营养，以满足生命活动的需要。饮食不节是早衰的重要原因之一。民谚曰："每餐八成饱，保你身体好。"此谚语可作中叟"量腹节所受"的极好注解。"节饮食"是古人养生长寿的重要方法之一。

下叟所谓"夜卧不覆首"，是指在睡眠时不要将被子蒙于头上。《千金要方·道林养性》指出："冬夜不覆其头，得长寿"。《摄生要论》亦指出："冬宜冻脑"，又曰"卧不覆首，有作睡帽者，放空其顶，即冻脑之意"。前人此论是从冻脑以调济阴阳平衡提出的。现代观点则认为"卧不盖头"，主要是可以保持呼吸的通畅和呼吸新鲜的空气，从而有利于健康。睡眠是人生中十分重要的生理现象。人的生命过程离不开睡眠。睡眠与脑干网状结构上行激动系统有关，当其抑制处于优势状态，则使得大脑皮层进入普遍抑制，从而出现睡眠。当人们一旦进入睡眠阶段，一切生理活动和新陈代谢都降到了较低水平，其呼吸、心跳减慢变弱，体温和血压呈下降趋势，思绪和知觉暂时与外界失去联系。这是一种机体在工作学习后的彻底调整和休息，是脑疲劳后获得功能恢复所必需的。当人感到疲劳时，这是生理功能接近限度的信号，此时就需要休息。睡眠对每个人的健康是至为重要的。如睡眠不佳，工作、学习时注意力易分散，没精打采，久之还会引起神经衰弱、食欲不振，以致心悸早搏、血压异常等其他疾病。但是过多睡眠，也不

利于气血运行，以致气血凝滞，因而中医认为“久卧伤气”。由于每个人的禀赋、体质和习惯不同，他们对睡眠的时间长短要求也各不相同，少的只要三两个钟头就够了，多的则要睡十个小时才行。人的一生中，幼年、成年和老年对睡眠时间的要求都不尽相同。学龄前儿童要求长些，约十小时左右；青少年比学龄前儿童略有减少，约九小时；成人再减少些，约七八小时；至于进入老年，则大致只需六七小时就足够了。重要的是，在保证睡眠时间的前提下，睡眠的质量和习惯，也就是睡眠的深度和姿势至为关键，否则乱梦颠倒，时时惊醒，其睡眠效果亦不佳。创造良好的睡眠条件和培养良好的睡眠习惯，如“夜卧不覆首”，这就是养生长寿的重要经验。蒙头睡觉，此养生家之大忌。因为随着人的呼吸，被窝里二氧化碳浓度不断增高，氧气浓度逐渐降低，于是造成缺氧和二氧化碳的蓄积。当吸入二氧化碳浓度达到 2%时，一夜之后，人会感到头昏头痛、疲乏胸闷、潮热咽痛等。此外，蒙头睡觉，被窝里湿度也会增加，易患感冒及其他疾病。由此可知，“夜卧不覆首”确有一定的道理，亦是起居养生要求之一。

另外，在《援生四书》五叟诗中又增“忧愁我未有”与“话少常闭口”两条养生的经验。前者是指人的情绪、性格、思想、娱乐等精神因素和健康的关系。身心愉快，思想开朗，情绪高涨有助于延年益寿。现代医学研究成果表明，神经系统的活动与生命衰老关系最大。一切对人不利的影响中，最能使人短命夭亡的就是不好的情绪和恶劣的心情，如忧虑、颓丧、惧怕、贪求、怯懦、嫉妒和憎恨等。近年来，医学研究普遍认为，肿瘤、心血管等疾病的发生、发展和患者的精神情绪有密切关系。情绪的紧张还可导致血压升高。国外医学研究发现，癌症患者都有敏感、忧郁的表现；心脏病患者多呈现出焦虑、急躁、易怒的性格。我国医家认为，食道癌患者中，大多数患者有忧虑、急躁的情绪，发癌前半年有精神创伤史。这些观察报告说明，不良的精神情绪是导致疾病发生的重要因素。而愉快的情绪，饱满的精神，则是健康长寿的根本。民间谚语“笑一笑，十年少；愁一愁，白了头”。这正说明了精神情绪对身心健康所起的重要作用。笑可以帮助消化、循环，可以振奋一切器官的功能。因此，笑口常开，青春常在。有人对 89 例90 岁以上的老人进行调查，其中 82%的长寿老人是笑口常开的。他们性情温和，很少发脾气，心直口快，胸怀开阔，不因小事惆怅烦闷。因此，要想长寿，必须热爱生活，时时处处培养乐观主义精神。“话少常闭口”是指“省言”，即言语谈笑要有节制。过多言谈会耗人之气。金代医学家李东垣将省言作为养生保健的一大方法提出，著有《省言箴》专论，认为养生“切宜省言而已”。历代养生家认识到言语谈笑与人体健康关系密切，大多主张“话少常闭口”，并把“节言少语”作为促进健康长寿的方法之一。言语谈笑，虽属小事，但亦不可过妄无度，特别是有病或大病初愈者，不宜久言谈，过则耗气伤身。清代名医程国彭《医学心悟 · 医中百误歌》指出：“病家误，好多言。多言伤气最难痊。劝君默口存神坐，好将真气养真元。”此歌虽是针对患者的错误而言，但亦值得现代养生保健者重视。

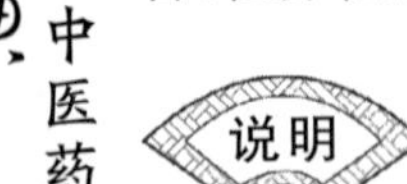

自从三国 · 魏 · 应璩的《三叟诗》问世以后，后人在此基础上陆续补充和总结养生经验，从而写成《五叟》与《十叟长寿歌》。后者表达了十位百岁老人延年益寿、防病抗老的经验。长期

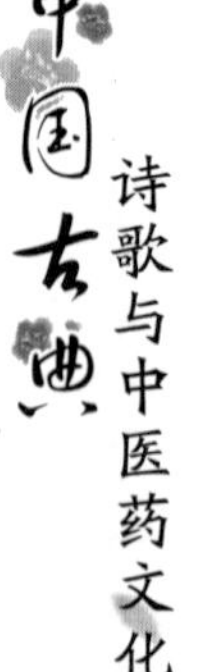

以来，此歌流传于我国民间，深受人民群众的欢迎。其歌曰：

昔有行路人，海滨逢十叟，
年皆百岁余，精神加倍有。
诚心前拜求，何以得高寿？
一叟捻须曰：我不缅旨酒。
二叟笑莞尔：饭后百步走。
三叟颔首频：淡泊甘蔬糗。
四叟柱藜杖：安步当车久。
五叟整衣袖：服劳自动手。
六叟运阴阳：太极日月走。
七叟摩巨鼻：空气通窗牖。
八叟抚短须：早起亦早休。
九叟摸赤颊：沐日令颜黝。
十叟轩双眉：坦坦无忧愁。
善哉十叟词，妙诀一一剖，
若能遵以行，定卜登上寿。

注：不缅：不思。旨酒：美酒。莞（wǎn）尔：微笑的样子。糗（qiǔ）：炒熟的米麦。藜杖：用藜的老茎做的手杖。质轻而坚实。安步当车：缓步徐行，当作坐车。牖（yǒu）：窗户。轩：扬起，上举。上寿：古称上寿百二十岁，中寿百，下寿八十。后泛指高寿。

此歌是中医养生学的一个缩影，是我国劳动人民几千年来与衰老和疾病作斗争的经验总结，从起居、饮食、劳动、运动及情绪等方面指明了“登上寿”的途径，有着养生学独特的理论和方法，抓住了养生的关键，故能长期流传，充分起到了宣传与普及养生保健知识的作用。

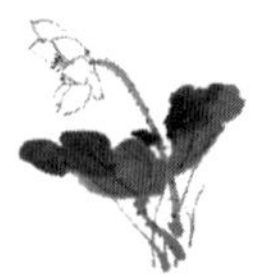

授我自然养生道　道理明朗发愚蒙

——嵇康《游仙诗》滤医

遥望山上松，隆谷郁青葱[①]。
自遇一何高，独立迥无双[②]。
願想游其下，蹊路绝不通[③]。
王乔弃我去，乘云驾六龙[④]。
飘颻戏玄圃，黄老路相逢[⑤]。
授我自然道，旷若发童蒙[⑥]。
采药钟山隅，服食改姿容[⑦]。
蝉蜕弃秽累，结友家板桐[⑧]。
临觞奏九韶，雅歌何邕邕[⑨]。
长与俗人别，谁能睹其踪[⑩]？

选自《先秦汉魏晋南北朝诗》第 488 页

作者简介

嵇康（公元 224—263 年），字叔夜，谯郡铚（今安徽省宿县）人。三国·魏，著名的文学家、思想家、音乐家、诗人。与魏宗室通婚，官中散大夫，故后世称为嵇中散，笃好养生及服药之道，为竹林七贤之一。主要著作有《嵇中散集》。

嵇康现存诗作 60 余首，其中涉及养生学内容的有 17 首。其养生思想非常强调要合“道”，主张“贵柔”，明显地打上了老庄思想的烙印。如“天道害盈，好胜者残。强梁致灾，多事招患。欲得安乐，独有无愆”（《代秋胡歌诗》之三）；“齐物养生，与道逍遥”（《四言诗》之九）。在养生方法上，一是爱气惜精：“役神者弊，极欲令人枯……纵体淫恣，莫不早徂。酒色何物，自令不顾”

(《代秋胡歌诗》之四)。二是旷达胸怀:“志在守朴,养素全真……世务纷纭,只搅予情。安乐必诚,乃终利贞”(《幽愤诗》)。三是琴书啸吟:“弹琴咏诗,聊以忘忧”(《四言赠兄秀才入军诗》之十六),“琴诗自乐,远游可珍。含道独往,弃智遗身。寂乎无累,何求于人。长寄灵岳,怡志养神”(《四言赠兄秀才入军诗》之十七),“采薇山阿,散发岩岫。永啸长吟,颐性养寿”(《幽愤诗》)。当然,在嵇康的养生思想中也掺杂了一些服食驻颜,长生不老的东西,“思欲登仙,以济不朽”(《四言赠兄秀才入军诗》之七),“服食改姿容”(《游仙诗》),“受道王母,遂升紫庭。逍遥天衢,千载长生”(《代秋胡歌诗》之七)。这些是应当摒弃的。

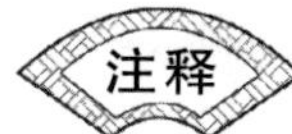

①隆谷:函谷关的别称。在今河南省灵宝县东北。因关在谷中,深险如函而得名。

②一何:犹多么。迥:远。引申为差别很大。

③蹊路:小路。绝:断绝。

④王乔:即王子乔,为传说中的仙人。刘向《列仙传》有其记载。弃:鲁迅校语云:“当作异。《说文》云:‘举也’。”按:鲁校是。六龙:指太阳。神话传说,日神乘车,驾以六龙,羲和为御者。

⑤玄圃:传说中昆仑山顶的神仙居处,中有奇花异石。玄:通“悬”。唐代李康成《玉华仙子歌》:“夕宿紫府云母帐,朝餐玄圃昆仑芝。”黄老:黄帝和老子的并称。后世道家奉为始祖。宋代陆游《古风》诗:“少年慕黄老,雅志在山林。”黄老,代称道家。

⑥自然:天然,非人为的。《老子》:“人法地,地法天,天法道,道法自然。”自然规律,存在于自然界本身的发展变化的规律,也称自然法则。养生保健,亦应遵照自然法则。旷若:明白、明朗的样子。童蒙:幼稚愚昧。

⑦钟山:山名。在昆仑西北。其山多产美玉。隅:靠边的地方。服食:服食丹药。道家养生术之一。嵇康《养生论》:“呼吸吐纳,服食养身。”改姿容:使之返老还童,更加年青。

⑧ 蝉蜕:蝉自幼虫变为成虫时脱下的壳,可以入药。蝉在高枝,饮风吸露,其气清虚,其性高洁,故诗家常以之比类取象。这里比喻超尘脱俗,洁身高蹈,不同流合污。秽累:俗事的牵累。板桐:传说中昆仑山的地名。

⑨觞:古代喝酒用的器物。九韶:舜时乐曲名。《庄子·至乐》:“奏《九韶》以为乐。”邕邕:和乐貌。

⑩睹:见,看见。其:犹“己”,嵇康自称。踪:踪迹。

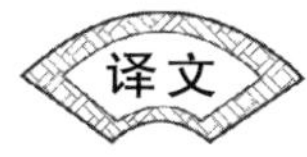

远远望那山顶上的劲松,长在峭壁,一片郁郁葱葱。我看那青松多么高大,卓然独立,没有哪种树能和它相比。本想隐逸游栖在这松下,可那山间小径断绝不通。仙人王子乔携我一同远去,得以乘御青云驾驭六龙。随风飘摇游于昆仑仙居,在途中喜与黄帝、老子相逢。他们给我传授取法自然的养生之道,明朗的道理可以启发愚蒙。我采药在产玉的钟山旁,服药养身可以改变姿容。脱胎换骨,抛弃俗事牵累,与仙友为伴安家在板桐。面对酒杯奏起舜时乐曲,歌曲高雅使人其乐融融。从此长期与世俗之人分别，谁又能够看见我的踪影？

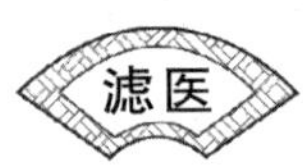

滤医

嵇康此诗说“黄老路相逢”，“授我自然道”。黄老，即黄帝和老子。传说黄帝为我国文化创造者，他是中国古代中原各族共同祖先。现存古医籍《黄帝内经》即托名于黄帝。此书奠定了中国传统养生保健理论的基础。其养生思想，集战国前养生理论、实践之大成，概略有四个方面：一是精神摄养。要求人们经常保持精神上清静安定、乐观恬愉。做到“恬淡虚无”，才能使“真气从之，精神内守”，防止疾病的发生。二是适应自然界的变化。即人要适应外界自然环境的变化，避免外邪的侵袭。提出“法于阴阳”，“春夏养阳，秋冬养阴”等观点。在气候骤变之时的“虚邪贼风”，要“避之有时”。三是注意饮食起居的调节。顺应四时的变化，做到“起居有常”。春、夏季“夜卧早起”，秋季“早卧早起”，冬季“早卧晚起”。饮食上，饮食五味的摄取要有规律。过饥、过饱和饮食偏嗜，均能伤害脏腑，影响健康。要求人们“饮食有节”，不可“以酒为浆，以妄为常”。四是身体的锻炼。主张“和于术数”，并有具体方法介绍。如导引术中的“咽气吞津”法。在劳逸方面，提出劳逸适度，避免“久视”、“久立”、“久行”、“久卧”、“久坐”等。这些养生之道，对后世影响很大。此后的养生思想，大多由此发展而成。

老子，姓李名耳。春秋时哲学家，道家的创始人，著有《老子》。老子的养生思想，主要突出“虚”、“静”、“去欲”、“去己”四个核心。所谓“虚”，《老子》认为养生者当“虚其心”、“致虚极”，不存妄想，心神合一；不思欲念，宁静安闲。在此基础上求“静”，即“守静笃”，因为烦躁者，神不静，静能制动，静可止躁，静而心宁，静可修身。做到“虚”、“静”之后，方可“去欲”。《老子》指出：“不见可欲”，“少思寡欲”，主张去名欲、除利欲、消色欲。并说明，名、利、色皆身外之物，若纵欲追求，轻者乱心神，甚者伤身体，是养生者的第一大患，应当节之、寡之、去之。“去己”之说，《老子》介绍的尤为透彻，认为生死现象，若“飘风不终朝，骤雨不终日，孰为此者？天地。天地尚不能久，而况于人乎？”说明自然界没有朝夕不停的狂风，也没有昼夜不止的疾雨，刮风下雨是自然界气候的变化，自然界气象都没有恒定，变幻莫测，何况人类呢？人生最惧怕的莫过于死亡，而生老病死的规律又无法抗拒，若终日孳孳为生，杞人忧天，必然酿疾为患。要求长寿，就必须具有忘我的精神，从而正确对待生老病死的自然法则，才可能得享天年。

嵇康继承发展了“黄老”的养生之道。他在养生方面，特别重视神与形的关系，要求神形共养，认为“形恃神以立，神须形以存；悟生理之易失，知一过之害生。”故提出了“修性以保神，安心以全身。爱憎不栖于情，忧喜不留于意。泊然无感，而体气和平。又呼吸吐纳，服食养身”的养生方法，使之形神相亲，表里俱济，如此导养得理，以尽天年。嵇康崇尚黄老养生法，注重“清虚静泰，少思寡欲”以养神，“守之以一，养之以和，和理日济，同乎大顺”，“蒸以灵芝，润以醴泉，晞以朝阳，绥以五弦。”充分运用导引、服食、饮清泉、浴日光、行吐纳、听音乐等各种康复治疗方法怡养心神，以达到“体妙心玄，忘欢而后乐足，遗生而后身存。若此以往，恕可与羡门比寿，王乔争年”（羡门高、王子乔，都是传说中的古仙人）。嵇康认为“其自用甚者，饮食不节，以生百病；好色不倦，以致乏绝；风寒所灾，百毒所伤”，“滋味煎其脏腑，醴醪煮其肠胃，香芳腐其骨髓，喜怒悖其正气，思虑销其精神，哀乐殃其平粹。”这些不良习惯，都是养生之大敌，故必须战而胜之，全部扫除干净。

“授我自然道，旷若发童蒙。”对于“黄老”的养生之道，嵇康不仅能够领会其精神实质，而且在理论和方法上都有所发挥和卓越的见解。他著名的《养生论》从道家立场出发，辨析有关养生的道理。本文在正面论养生可致长寿的同时，批判了怀着“躁竞之心”的“养生”之道，针砭了士族中人“声色是耽”的纵欲生活。在流露消极避世思想的同时，表达了对于世事的不满情绪。“形恃神以立，神须形以存”，阐述精神与物质的关系，闪烁着朴素唯物论的思想光彩，也颇值得重视。

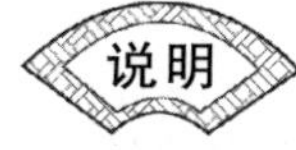

所谓游仙诗，即描写神界灵异的诗。游仙之作，以鄙弃尘世，蔑视功名富贵，夸赞餐霞食玉的仙家生活为主要内容，借以描述仙境以寄托作者的情怀。自先秦以来，代有所作。魏晋时期，尤为盛行。游仙诗，或歌咏隐逸，或祈求登仙，实际上表现了作者对时事的忧虑以及不愿与现实同流合污的精神。嵇康此诗，以山崖劲松起笔，意在反衬自己高洁孤傲的心性，继而描写自己在王乔的提携下，乘云遨游，受诲黄老，服药改容，对酒雅歌的愉悦神游。尾句“长与俗人别”一语，点出了作者对俗世小人的蔑视与厌恶，也揭示出作者骋思游仙的动因。全诗直诉所愿，坦实豁达，颇显嵇康特有的性格。总之，如能将此诗与《养生论》一同阅读和鉴赏，则更有助于我们深入全面地了解嵇康的养生理论与方法。

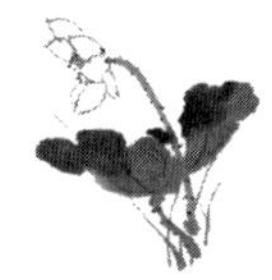

嵇康琴赞托五弦　宣和养气可延年

——嵇康《琴赞》滤医

昔在黄农，神物以臻[①]。
穆穆重华，托心五弦[②]。
闲邪纳正，其仙亹亹[③]。
宣和养气，介乃遐年[④]。
惟彼雅琴，载璞灵山[⑤]。
体其德真，清和自然[⑥]。
澡以春雪，澹若洞泉[⑦]。
温乎其仁，玉润外鲜。

选自《北堂书钞》卷一百零九·琴部

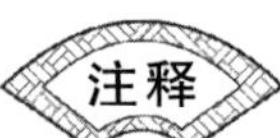

①臻：至，到。

②穆穆：端庄恭敬。重华：指舜。《韩非子·外储说》："昔者舜鼓五弦，歌《南风》之诗而天下治。""穆穆重华"，原作"穆重神华"，"托心"，原作"记以"，并据《初学记》卷十六改。

③闲：防止，限制。纳：停留。亹亹（wěi）：美好，美妙。

④宣：疏导，协调。和：指精神上的平和与和谐。介：助。遐年：长寿。

⑤载：承受。灵山：神话中的山名。《山海经·中山经》："又东北三百里，曰灵山，其上多金玉。""惟彼雅琴"原作"懿吾雅气"，据张溥《汉魏六朝百三名家集》改。

⑥体：包容，容纳。

⑦澡：洗涤。《庄子·知北游》："澡雪而精神。"澹：恬淡，清洁。洞泉：清澈的甘泉。

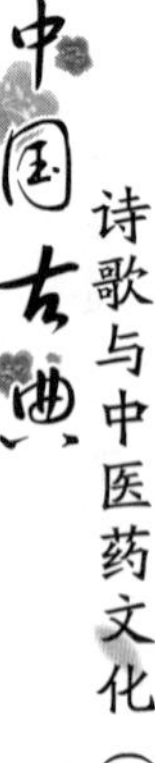

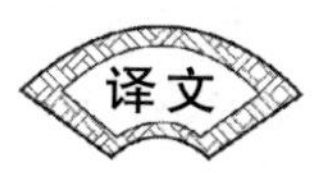

译文

远在黄帝、神农时代，神奇之物纷纷出现。穆穆庄敬古帝虞舜，寄情于这雅琴五弦。防止邪念，保持正性，情思怡悦，犹如神仙。调和精神，养护正气，助人康健，益寿延年。只有那只高雅珍琴，承受璞玉在那灵山。含容洁玉，纯真美德，清正平和，出于自然。用那春雪洗涤其体，恬静清洁犹如清泉。性情柔和，若怀仁德，如玉温润，外表明艳。

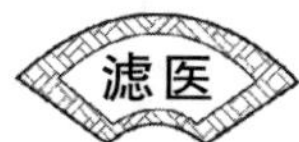

滤医

嵇康《琴赞》曰："闲邪纳正，其仙亹亹。宣和养气，介乃遐年。"这说明音乐具有使人怡情养神，延年益寿的医疗保健作用。"托心五弦"，此指古乐器"五弦琴"。《礼记·乐记》："昔者，舜作五弦之琴，以歌《南风》。"琴，周代已有，汉代定型，魏晋时已与现在大致相同。弹琴或听琴，可以调理身心，陶冶情操，丰富生活，也是一种美妙的艺术享受。

据《论语·述而》记载，孔子在齐国曾听到有人演奏《韶》乐，优美的音乐使他不觉肉食的香味长达三月之久。《韶》，即虞舜时乐曲名。《礼记·乐记》："凡音之起，由人心生也。人心之动，物使之然也，感于物而动，故形于声。"音乐是人们感情的语言，能表达人们的思想，反映社会生活。"昔者，舜鼓五弦，歌《南风》之诗而天下治。"这说明优美的音乐还具有教育人民、纯洁思想、振奋精神、促进社会发展进步的巨大作用。

当今，"音乐疗法"更加受到人们的欢迎。所谓"音乐疗法"，就是利用音乐作为一种治疗某些疾病与增进健康的方法。18 世纪人们开始研究音乐对人体机能的影响。第二次世界大战时期发展迅速，1950 年成立了国际音乐疗法协会。将音乐作为一种专门的治疗方法，目前已在许多国家兴起。我国许多省市的医院、疗养院、精神病医院也先后开展了音乐疗法，并已成立了"中国音乐治疗学会"。音乐疗法的治疗作用：调节人体组织器官功能，如呼吸、消化、循环、内分泌及神经系统等；镇静止痛作用；降低血压。另还可以陶冶人的性情，解除疲劳，振奋精神，并有延年益寿之功用。音乐疗法的适应证为高血压、溃疡病、自主神经功能失调、冠心病、支气管哮喘、甲状腺功能亢进、精神分裂症等。音乐疗法用途较广，疗效显著。现介绍几种如下。

音乐益智法。音乐是艺术，能激发人的灵感，开发大脑智能。我国古代对利用音乐开发智力早有认识，如《黄帝内经》有"耳和则知五音"，"耳聪则智明"的记载。民间亦有"老年抚琴，日记千言"的传说。现代研究表明，音乐能使人体分泌一些有益的激素、酶和乙酰胆碱等物质，起到调节血液流量与神经细胞兴奋的作用，帮助提高记忆力，推迟大脑的衰老。

音乐止痛法。此法古代就有，如金元时期《儒门事亲》卷三有"忽笛鼓应之，以治人之忧而心痛者"的记载。清代《虞初新志》卷六载："某患齿痛，予授以吹箫而愈，所治者非一人也。"说明音乐能治疗心痛、牙痛，且有较好的疗效。近年来，国外采用音乐代替麻醉药成功地进行了拔牙，结果并无痛苦。音乐能通过耳感觉器官传入大脑，使人的精神意识轻松愉快，从而减轻了疼痛引起的心理效应以达到止痛的目的。

音乐降压法。高血压患者的情绪往往处于紧张状态，聆听音乐，能够松弛神经，改善血流量，降低血压。高血压患者可以选听旋律悠扬，谐调柔和，使人听后轻松愉快、舒适安逸的一类乐曲，如小提琴协奏曲等。

音乐催眠法。失眠多与情志因素有关，音乐能够使人心情和畅，神安志宁，故能令人酣睡，且醒后神清气爽，所以清代名医吴师机说："听曲消愁，有胜于服药者也。"现代研究表明，人的情绪与大脑皮层相关，并与内分泌系统、自主神经系统等关系密切，能够引起人们轻松、舒适、恬静的音乐，则具有催眠作用。目前，人们采用音乐催眠床、音乐催眠枕，将催眠曲的录音装配于其中，失眠患者听后很快便可进入梦乡。

音乐通便法。便秘多由忧愁思虑，情志不舒，或久坐少动，导致气机郁滞，不能宣达，通降失常，传导失司而致。音乐能够促使脏腑气机通畅，使肺气肃降，帮助大肠运动，达到通便目的。日本医学家采用音乐治疗习惯性便秘，取得了较好的疗效。

音乐护理法。利用音乐艺术以调节人的精神，促进身心健康的疗养护理。此法是通过音乐的节奏与旋律来改善人的情绪，护理工作主要是掌握患者情绪以对症施音。对情绪焦躁、精神紧张者，播放缓慢轻松的旋律与柔绵婉转、曲调低吟、清幽和谐的乐章，具有安神宁志的功效；对于神情郁结者，播放节奏鲜明、节拍爽快、优美动听的音乐，具有开畅胸怀、舒解郁闷之功效；对于精神亢奋、愤怒、狂躁者，播放节律低沉、凄切悲凉的曲调，可达到"以悲胜怒"的效果；对于思虑过度、忧郁低沉者，播放高亢鲜明、激昂悲壮的旋律，让其充满激情"以怒制虑"，发泄郁结之气；对于苦闷、愁烦、忧伤、消沉绝望者，播放悠扬的旋律和多变的节奏，给人以轻松、欣快、喜悦之感，从而消除悲观失望、消沉懊悔，以唤起热爱生活之情。护理人员要有良好的音乐素养和掌握一般心理学的常识，并能适当地表达感情，做到以情动情，给疗养员以积极向上的思想启迪。

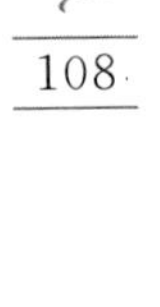

音乐心理法。即利用音乐作为保健养生和治疗疾病的一种方法。音乐能够影响人们的身心活动。音乐作用于大脑皮层，并对下丘脑产生效应，可以调节内分泌、血液循环、胃肠蠕动、新陈代谢等，从而改变人的身体机能状态。音乐又可以陶冶性情，调适心境，使人的情感得到抒发，郁结之气得以疏泄，同时又能唤起某些潜能，获得自信心，纠正其不良行为、态度和性格，增强心理适应能力。对健康人来说，欣赏音乐可以提高学习效率，培养思维能力，对于创造力的培养也大有好处，不失为一种良好的健身益智途径。音乐疗法的适应证十分广泛，可以消除紧张情绪，改善睡眠，放松肌体，增进食欲，抑制病痛，适用于各种神经官能症、应激反应、抑郁症、心身疾病等。同时，对精神发育迟滞者、生理缺陷者、吸毒酗酒者、失足青少年改造以及老年人康复疗养等，都有一定作用。音乐疗法的形式多种多样，主要通过欣赏音乐达到心理调适之目的。

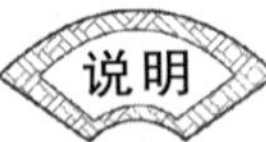

关于音乐的作用，嵇康《琴赋并序》有更为精辟的论述。他说："余少好音乐，长而玩之，以为物有盛衰而此无变，滋味有厌而此不倦；可以导养神气、宣和情志、处穷独而不闷者，莫过于

音声也。是故复之而不足，则吟咏以肆志；吟咏之不足，则寄言以广意。”这段话的意思是说，我从小就喜爱音乐，长大之后，反复研习它，觉得万物均有盛衰而音乐的本性不变，美味均有厌腻而音乐却百听不倦；能够助人导引气血、怡养精神、疏理调和性情心志，居于穷困孤寂之中而不忧闷的，莫过于音乐了。所以人们反复欣赏音乐而不觉满足，便会吟唱配乐诗歌以伸张己志；吟唱配乐诗歌而不觉满足，便会寄情于言辞文字以广示己意。

《琴赞》与《琴赋》反映了嵇康对于音乐理论以及音乐养生作用的一些基本看法。

①认为音乐的本质是表现自然，即将大自然中最富有生机、最为美好的声响，通过音乐的和谐旋律表现出来。换句话说，音乐之所以是美好的，之所以对人具有强烈的感化作用，就在于它表现了大自然的美好与和谐。

②认为欣赏音乐，可以导引气血，怡养精神，调和心志，即“宣和养气，介乃遐年”，从而肯定了音乐的医疗保健养生作用。

③认为音乐欣赏者应该具有一定的道德修养。更确切地说，只有超越世俗观念，进入较高精神境界的人，才能很好地理解音乐。

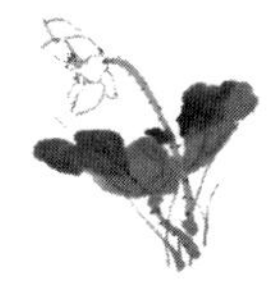

希望人寿无穷尽　与君共保永健康

——成公绥《游仙诗》滤医

盛年无几时，奄忽行欲老[①]。
哪得赤松子，从学度世道[②]。
西入华阴山，求得神芝草[③]。
珠玉犹粪土，何惜千金宝。
但愿寿无穷，与君长相保。

选自《先秦汉魏晋南北朝诗》第 584 页

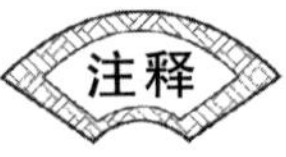

作者简介

成公绥，字子安，东郡（今河南濮阳）人。仕魏为博士，历秘书郎，迁中书郎。晋泰始九年卒，年四十三。有集十卷。

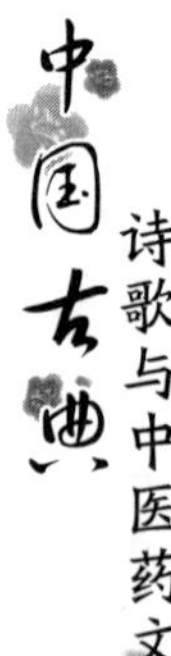

注释

①盛年：指青壮年。晋代陶潜《杂诗》："求我盛年欢，一毫无复意。"李公焕注："男子自二十一至二十九则为盛年。"奄忽：疾速，倏忽。行欲：将要。

②赤松子：相传为上古时神仙。亦相传为晋代得道成仙的皇初平。世道：人世间的道路，指纷纭万变的社会状态。

③华阴山：指华山，在陕西省华阴市南。古称"西岳"，又称太华山，为道教圣地。神芝草：即灵芝草。晋代张华《博物志》卷一："名山生神芝不死之草。"

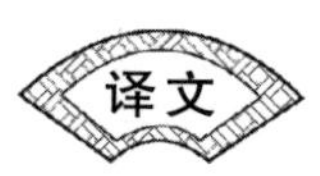

人的青壮年没有几年，忽然间身体即将衰老。到哪里才能寻得仙人赤松子？跟他学习养生术以渡过这多变的世道。我向西进入太华山，求得可以延年益寿的灵芝草。我视珍珠美玉如同粪土，又何必珍惜价值千金的财宝。只是希望人寿无穷无尽，与您共保身体永远健康。

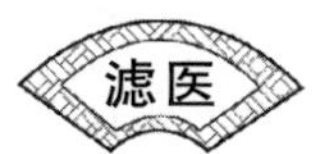

据晋代医家葛洪《神仙传》载，丹溪人皇初平十五岁时外出牧羊，被道士携至金华山石室中，四十余年不复念家。其兄进山寻索，历年不得。后经道士指引于山中见之。问羊何在？初平叱白石成羊数万头。其兄乃弃家从初平学道。共服松脂、茯苓，至五百岁，而有童子之色。上述故事中的“皇初平”，或许就是诗人欲寻找的仙人“赤松子”。皇初平与兄共同学道、服药养生，结果都活到五百岁。当然，这是神话传说，表达了人们美好的愿望。

“自信人生二百年，会当击水三千里。”这是毛泽东写的一副最能展现他心胸和气魄的绝妙对联。上联的主旨是讲人生长寿的，毛泽东集自一位日本学者的书名。据《毛泽东与诗人萧三》一文所载，毛泽东与萧三在湖南一师读书时，“萧三和毛泽东对日本学者所写的《人生二百年》一书十分喜爱，对书中宣扬的人生可活二百岁的乐观观点十分相信。”下联“击水三千里”，此典出自《庄子·逍遥游》。此联充分表达了青年毛泽东的雄心壮志。古今中外历史上，一百余岁的老人是很多的。相信随着医学的发展，社会的进步，长寿老人将会更多。万寿无疆、八百岁、五百岁，这虽然是神话中神仙的寿数，但百岁甚至二百岁，这是人类应享的天年，相信将来一定能够实现。

诗中说，“哪得赤松子，从学度世道。”传说赤松子精通养生之道，故后世养生著作及养生方法多托其名。如“赤松子导引法”，就是以治病为主的一种动功锻炼方法。初见于《云笈七签》卷三十四，而引自《太清导引养生经》。其具体练法：朝起布席，东向为之。仰卧，以两手叉头上挽至地，五吸五息止(即行吐纳五次)。引腹气。左侧卧，左肘肘地极(用肘着力于地)，用左手推头向右；复右侧卧，以右肘地极，用右手推头向左，皆五息止。引筋骨。以两手据右膝上至腰胯，固定下身，起头(抬起头顶)，五息止。引腰气。左手据腰左膝，右手极上引；复以右手据腰右膝，左手极上引，皆五息止。引心腹气。左手据腰，右手极上引；复以右手据腰，左手极上引，五息止。引腹中气。叉手胸胁前，左右摇头，不息，自极止。引面耳邪气，不复得入。两手支腰下，左右自摇，自极止。通血脉。两手相叉，极左右引动。引肩中气。两手相叉，反于头上，左右自调。引肺肝中气。两手叉胸前，左右极引。除皮肤中烦气。两手相叉，左右举肩，引皮肤气。正立，左右摇两髀(大腿)，引脚气。

又如“赤松子胎息诀”，作者、成书年代待考，见《性命圭旨全书》。此诀对气功锻炼中极为重要的神气相抱作了简明的阐述，对气功学说的发展有较大促进作用。如说：“气穴之间，昔人名之曰生门、死户，又谓之天地之根。凝神于此，久之，元气日充，元神日旺。神旺则气畅，气畅则血融，血融则骨强，骨强则髓满，髓满则腹盈，腹盈则下实，下实则行步轻健，动作不疲，四肢

康健，颜色如桃，去仙不远矣。”

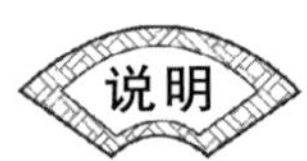

从此诗中，我们可以看出，诗人惜光阴之荏苒，感岁月之倥偬，未免浮想联翩，感慨万端。写此诗以表达他对无忧无虑、来去自由、健康长寿、神仙生活的向往。从中亦可看出，他视珠玉如粪土，视生命贵千金。“但愿寿无穷，与君长相保。”现代科学认为，生命是物质运动的重要形式，细胞是形成生命的基本单位。人的生命不断遭受疾病的侵袭，又不断地战胜疾病，故人们创造一切条件来养生，使生命旺盛，以延缓衰老。这是诗人的美好愿望，也是古今人们不断的追求。

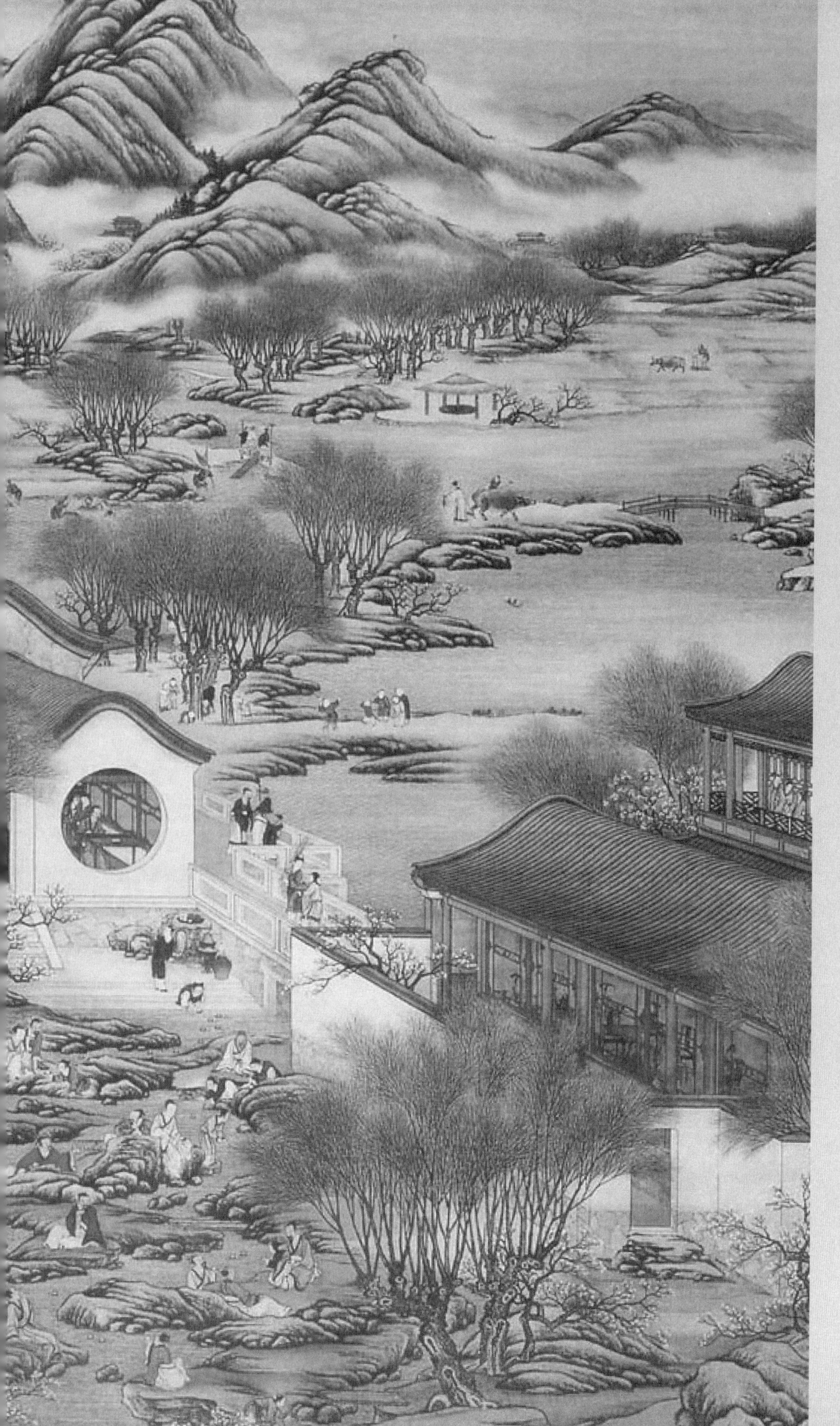

梦江南／忆江南

九曲池头三月三。柳毵毵。香尘扑马喷金衔。涴春衫。
苦笋鲥鱼乡味美，梦江南。阊门烟水晚风恬。落归帆。

——宋·贺铸

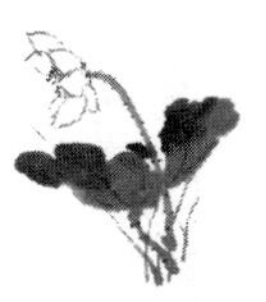

清酒浆炙奈乐何　陆机曾唱百岁歌

——陆机《百岁歌》滤医

一十时，颜如蕣华晔有晖[①]，
体如飘风行如飞，娈彼孺子相追随[②]。
终朝出游薄暮归，六情逸豫心无违。
清酒浆炙奈乐何[③]？清酒浆炙奈乐何！
二十时，肤体彩泽人理成[④]，
美目淑貌灼有荣，被服冠带丽且清。
光车骏马游都城[⑤]，高谈雅步何盈盈。
清酒浆炙奈乐何？清酒浆炙奈乐何！
三十时，行成名立有令闻，
力可扛鼎志干云，食如漏卮气如熏[⑥]。
辞家观国综典文[⑦]，高冠素带焕翩纷。
清酒浆炙奈乐何？清酒浆炙奈乐何！
四十时，体力克壮志方刚[⑧]，
跨州越郡还帝乡，出入承明拥大珰[⑨]。
清酒浆炙奈乐何？清酒浆炙奈乐何！
五十时，
荷旄仗节镇邦家，鼓钟嘈囋赵女歌[⑩]。
罗衣粲粲金翠华[⑪]，言笑雅舞相经过。
清酒浆炙奈乐何？清酒浆炙奈乐何！
六十时，
年亦耆艾业亦隆，骖驾四牡入紫宫[⑫]，
轩冕婀娜翠云中[⑬]，子孙昌盛家道丰。
清酒浆炙奈乐何？清酒浆炙奈乐何！
七十时，
精爽颇损膂力愆[⑭]，清水明镜不欲观。

临乐对酒转无欢，揽形羞发独长叹[15]。
八十时，明已损目聪去耳，
前言往行不复记，辞官致禄归桑梓，
安车驷马入旧里[16]，乐事告终忧事始。
九十时，
日告耽瘁月告衰[17]，形体虽是志意非。
言多谬误心多悲，子孙朝拜或问谁。
指景玩日虑安危，感念平生泪交挥！
百岁时，盈数已登肌肉单[18]，
四肢百节还相患[19]，目若浊镜口垂涎。
呼吸嚬蹙反侧难，茵褥滋味不复安[20]。

选自《先秦汉魏晋南北朝诗》第668页

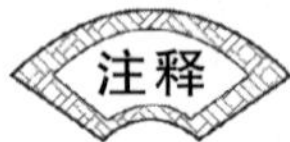

作者简介

陆机（公元261—303年），字士衡，吴郡云间县华亭乡（今上海松江县西）人，祖陆逊为吴国丞相，父陆抗为大司马。晋灭东吴，他到洛阳，为晋朝大臣张华器重，后在晋朝的内乱中被杀。有《陆士衡集》。

注释

①蕣华：木槿花。晔有晖：光彩照人的意思。

②娈：同“恋”，依依不舍。

③炙：烧烤的肉。此句是说，饮着清醇的酒，吃着美味的肉，也无法比拟其时心中的快乐。“浆”，《艺文类聚》卷四十三作“将”，则“清酒将炙”为以酒进炙的意思。

④人理：人体的纹理。

⑤光车：古代贵人出行乘车，车上装饰华丽，光彩照人。

⑥卮（zhī）：古代一种盛酒器。熏：火焰上腾。此句是说，吃起来永不知饱，气势壮盛。

⑦综：掌理。典文：典章制度。此句意谓，离开家庭，开始掌理国家政事。

⑧克：完成，达到。

⑨帝乡：皇帝住的地方，即京城。承明：古代天子左右路寝称承明，因承接明堂之后，故称。

古诗:“骖驾乘驷马,谒帝朝承明。”大珰:指当权的宦官。珰,汉代宦官充武职者的冠饰,后即作为宦官的代称。此句是说,出入宫廷,受着皇帝的宠信,周围簇拥着有权势的宦官。

⑩荷:肩负,扛。旄:大旗。仗:执,拿着。节:符节。古代用来作凭证的东西。嘈囋(cáo zán):犹“嘈杂”,声音杂乱,喧闹。赵女:赵地的美女。亦泛指美女。李白诗:“赵女长歌入彩云,燕姬醉舞娇红烛。”

⑪罗衣:轻软丝织品制成的衣服。曹植《美女篇》:“罗衣何飘飘,轻裾随风还。”粲粲:犹“璀璨”,光辉灿烂。金翠:金黄、翠绿之色。指歌女满身金翠,碧彩闪烁。

⑫耆(qī)艾:老年。古称六十岁为耆,五十岁为艾。骖驾:三匹马驾的车。牡:雄性鸟兽。骖驾四牡:四匹高头大马驾着车。紫宫:指帝王宫禁,天子所居处。

⑬轩冕:古时卿大夫的车服。婀娜:轻盈柔美貌。翠云:形容妇女头发乌黑浓密。

⑭精爽:精神,精明。膂(lǚ)力:体力,筋力。愆(qiān):失。

⑮揽:通“览”。形:样子。羞发:产生羞愧之心。

⑯致禄:交还国家所给的俸禄,即辞官。桑梓:桑和梓是古代家宅旁边常栽的树木,后用作故乡的代称。安车:古代可以坐乘的小车。古车立乘,此为坐乘,故称安车。供年老的高级官员乘用。高官告老还乡或征召有众望的人,往往赐乘安车。安车多用一马,礼尊者则用四马。驷:古代同驾一辆车的四匹马。

⑰耽(dān):行动迟缓。瘁:疲劳困病。

⑱盈数已登:已经达到了生命的终极阶段。古人认为,一百岁为一般人的生命极限。

⑲相患:到处都有病。

⑳嚬蹙(pín cù):皱眉蹙额。茵:垫子、褥子、毯子的通称。

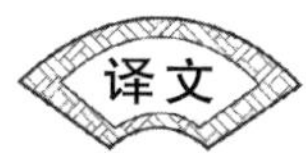

十岁时,面如槿花,光彩照人,身体轻便,行走如飞,群童互相追逐耍闹,依依不舍。从早出门,玩到黄昏才归来。如此充满勃勃生机的少年,对一切都感到新鲜好奇,心里总是欢乐无比,从来没有什么不顺心的事。饮着清醇的美酒,吃着可口的烤肉,也无法比拟其时心中的快乐!

二十岁时,骨骼坚强,肌肉丰满,皮肤润泽,美目流波,芳颜溢彩,穿着打扮清丽潇洒。伙伴们或乘着高车,或骑着大马,游遍京城内外;或迈着方步,或高谈阔论,那是何等春风得意和富于幻想的时期。饮着清醇的美酒,吃着可口的烤肉,也无法比拟其时心中的快乐!

三十岁时,学业初成,才华渐露,好的名声已经播于远近,体魄已发育的健壮如牛,力可扛鼎,壮志凌云,吃饭饮酒就像灌入无底洞一样,气势惊人。这时开始离家参与掌理国政,穿戴起色彩鲜艳耀眼的官衣官帽。饮着清醇的美酒,吃着可口的烤肉,也无法比拟其时心中的快乐!

四十岁时,体力强壮,血气方刚,骑着骏马,过州越郡,回到皇帝住的京城,入朝为官,受到皇恩,出入宫禁,权贵要人,前呼后拥,声势赫赫。饮着清醇的美酒,吃着可口的烤肉,也无法比拟其时心中的快乐!

五十岁时,扛着军旗,拿着兵符(陆机及其父辈都曾经担任过军职),出镇封疆,安邦定国,钟鼓乐器齐鸣，美女歌伎环侍，他们满身绮罗，碧彩闪烁，笑声阵阵，舞衣飘飘，时时从眼前经过，使人享尽荣华富贵。饮着清醇的美酒，吃着可口的烤肉，也无法比拟其时心中的快乐！

六十岁时，已经进入老年，功名事业已达极盛，坐着四马拉的大车，进入帝王宫禁，轩车轻快，官服柔美，佳丽簇拥。同时，家道也极端丰隆，子孙众多。饮着清醇的美酒，吃着可口的烤肉，也无法比拟其时心中的快乐！

七十岁时，精神减退，体力转衰，再也不想面对清水、明镜照看自己的容貌了，因为人已失去了昔日的光辉。即使面对宴乐、清酒，也没有了昔日的欢情。一看这衰老的形象，就不由自主地长吁短叹。

八十岁时，视力下降，两目昏暗；听力减退，两耳失聪；精神恍惚，往事前言不复记忆。因此，只好辞官退休，告老还乡。坐着四马拉的车子，回归故里。人生乐事已告结束，而忧愁的事情从此开始。

九十岁时，行动迟缓，疲劳困病，一天比一天憔悴，一月比一月衰老，力不从心，语多出错，悲从中来，甚至连子孙也辨认不清了。指着太阳，打发日光，心中焦虑，岌岌可危。感念平生往事，常常一把鼻涕一把泪。

人满百岁，已经达到了生命的终极阶段，形瘦体弱，周身百病齐发，眼睛如同污浊的镜子，视物模糊，口角垂涎不干，呼吸急促，转身困难，躺在床上，怎么都觉得不舒服，可谓日薄西山。

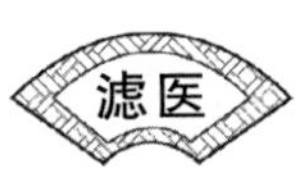

滤医

陆机《百岁歌》对生命规律的阐述，不仅语言生动感人，而且年龄阶段的划分，深合医理。陆机是否读过中医经典《黄帝内经》，这虽暂时无法考证清楚，但他将人生分为十个阶段的做法，却与《黄帝内经》的观点暗合。

《黄帝内经》对人体生、长、壮、老、已的生命规律有精妙的观察和科学的概括，不仅注意到年龄阶段的变化，而且也注意到性别上的生理差异。如《灵枢·天年》篇把人的生长发育衰老分为十个阶段，每一阶段十年，其谓："人生十岁，五脏始定，血气已通，其气在下，故好走。二十岁，血气始盛，肌肉方长，故好趋。三十岁，五脏大定，肌肉坚固，血脉盛满，故好步。四十岁，五脏六府，十二经脉，皆大盛以平定，腠理始疏，荣华颓落，发颇斑白，平盛不摇，故好坐。五十岁，肝气始衰，肝叶始薄，胆汁始减，目始不明。六十岁，心气始衰，苦忧悲，血气懈惰，故好卧。七十岁，脾气虚，皮肤枯。八十岁，肺气衰，魄魄离散，故言善误。九十岁，肾气焦，四脏经脉空虚。百岁，五脏皆虚，神气皆去，形骸独居而终矣。"

这段话，谈了长寿者的气血盛衰，以及从十岁到百岁而死这一过程的具体情形。其意思是说，人成长到十岁的时候，五脏发育开始趋于稳定，血气运行已经畅通，生气主要在下肢，所以喜动而好走。到二十岁，血气开始壮盛，肌肉也正在发达，所以行动敏捷，走路喜欢带着小跑。到三十岁，五脏已经发育健全，肌肉更加发达、充实，血脉旺盛，所以步履稳重，喜欢从容不迫地行走。到四十岁，五脏六腑，十二经脉，都已达到了旺盛的极点，从此腠理开始疏松，面部的容颜开始减退，头发渐渐花白，性情极其平定而不喜动，所以好坐。到五十岁，肝气开始衰退，肝叶开始变薄，胆汁开始减少，视觉开始模糊。到六十岁，心气开始衰弱，经常会产生忧愁悲伤的痛苦，血气已衰，运行不利，形体懈惰，所以好卧。到七十岁，脾气虚弱，皮肤枯槁不泽。到八十岁，肺气衰弱，已经不能收藏魂魄，所以说话常常出错。到九十岁，肾气也枯竭了，肝、心、脾、肺四脏和全身经脉也空虚了。到了一百岁，五脏都已空虚，神气都已消失，只剩下一副形骸，直到终尽其天年。

在《素问·阴阳应象大论》中也基本上是采用了十年为期的划分法。而在《素问·上古天真论》中，则以男八、女七为周期。这些方法既是我国医学史上最早的人体生长、发育、衰老的周期划分，又为以后中医养生学研究生命的规律，防老抗衰提供了借鉴。《黄帝内经》详细论述了衰老的变化过程及衰老表现，指出情志、起居、饮食、纵欲、过劳等诸方面调节失当，是导致早衰的重要原因，并提出要“法于阴阳，和于术数，饮食有节，起居有常，不妄作劳，故能形与神俱，而尽终其天年，度百岁乃去。”陆机《百岁歌》，在某种程度上说，丰富了人们对生命规律的认识，因此，对医学研究仍有很重要的参考价值。

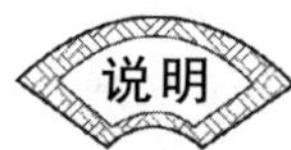

陆机《百岁歌》对人生百年的生命历程作了形象的描绘和充满感情的歌咏。从十岁到六十岁，是人生的成长、发展、壮盛时期。作者在每段之末都重复应用了“清酒浆炙奈乐何”之句，表现了作者对蒸蒸日上的生命力及其无限创造力的热情讴歌和赞美。六十岁以后，人逐步走向衰老，精神与体力均每况愈下。从七十岁到一百岁，是人生的衰老时期。作者通过对晚年老境的种种描述，表达出强烈的对人生的酷爱和对青春的留恋，使人深深地感受到生命之当宝贵，青春之应珍惜。

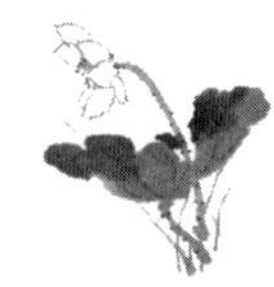

面临清泉饮碧波　岗上摘取丹芝飡

——郭璞《游仙诗》滤医

京华游侠窟，山林隐遁栖[①]。
朱门何足荣，未若托蓬藜[②]。
临源挹清波，陵冈掇丹荑[③]。
灵溪可潜盘，安事登云梯[④]。
漆园有傲吏，莱氏有逸妻[⑤]。
进则保龙见，退为触藩羝[⑥]。
高蹈风尘外，长揖谢夷齐[⑦]。

选自《先秦汉魏晋南北朝诗》第865页

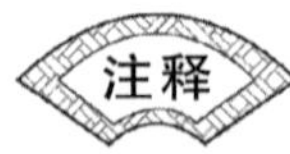

作者简介

郭璞(公元276—324年)，字景纯，河东闻喜(今山西闻喜县)人。文学家，训诂学家。博学多才，多识广闻，好古文奇字，注释过许多古代典籍，曾任佐著作郎，后转为王敦记室参军。东晋明帝太宁二年(公元324年)，王敦谋反，郭璞不愿附从，被害。他的诗篇富于文采，多写得气势挺拔，词旨慷慨。所作《游仙诗》，通过对神仙境界的追求，表现忧生避祸的心情。他又精于阴阳、天文、卜筮之术。

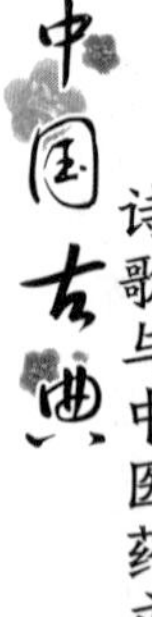

注释

①京华：京都。游侠：此处指那些不务正业，挥金如土的贵族子弟和豪客们。窟：原为洞穴，这里指盘踞聚留之处。隐遁：隐居避世。栖：居留。以上两句把京华与山林对举，说热闹繁华的京都是贵族子弟和豪客游乐的场所，而清幽静穆的山林是隐者栖息的地方。

②朱门:古时豪门大族之家,喜欢把大门漆成朱红色,故常用“朱门”喻富贵之家。托:寄托。蓬藜:即草野,指隐者所居的地方。这两句说,朱门的荣华富贵不值得夸耀,不如寄身草野隐居的好。

③源:水源。挹:舀水。陵:登上。冈:山脊。掇:拾取,采摘。丹荑:初生的赤芝。即灵芝草。古人相信芝是灵草,吃了可以延年益寿。

④灵溪:水名,在湖北江陵县西。潜盘:隐居,盘栖。登云梯:指青云直上地去做官。以上四句极力美化隐居生活的悠闲自得,表达了一种不愿意入仕做官的心愿。

⑤漆园:指战国时的庄周,曾做过管理漆园的官吏,后人常用“漆园吏”称呼他。庄周蔑视公卿,所以这里说他是“傲吏”。莱氏:即老莱子。逸:隐逸。据汉代刘向《烈女传》说,老莱子与他的妻子隐遁在蒙山南边,靠耕种过活。有人告诉楚王他很贤能,楚王于是亲自驾车来聘请他。老莱子答应出山。但是,他的妻子知道后说:“吃人酒肉,受人官禄,就要受人家的管束了,这样能免遭祸患吗?我是不愿被人管束的”。说完便丢下畚箕 ,愤愤地走了。老莱子于是只好跟着她继续隐居下去。老莱子和妻子年老后,仍然精神饱满,身体硬朗,成了当地的一对老寿星、活神仙。

⑥进:进入山林和仙乡。保:得到。龙见:即见龙。古人认为龙是一种德行中正的神物,见到龙就是象征得到光明和幸福。退:退回到世俗社会。藩:藩篱,篱笆。羝:公羊。触藩羝:羊角插到篱笆空隙中的公羊,比喻一种进退两难的处境。

⑦高蹈:指隐居。风尘:尘世,世俗。揖:古代一种拱手的礼节。夷齐:伯夷、叔齐,商代孤竹君的两个儿子。周武王伐纣建立周朝,他们表示不食周粟,隐居到首阳山中,采薇而食,饿死不改其志。这句意谓,自己隐居的志向是离世求仙,超过了伯夷、叔齐的讲求气节、不食周粟。

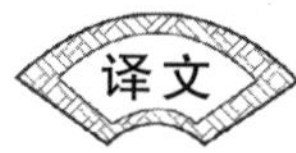

译文

繁华京城游侠客,山林归隐方外人。朱门酒肉何足贵,未若蓬藜托此身。面临清泉饮碧波,岗上摘取丹芝飡。灵溪可供隐居游,何必专将仕途营。漆园傲吏庄生在,老莱逸妻言谆谆。进则求仙去归隐,退则处俗暂栖身。夷齐义不食周粟,高蹈更须胜一筹。

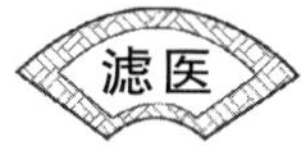

滤医

郭璞诗曰:“陵冈掇丹荑”,丹荑,即灵芝草。李善注:“《本草经》曰:‘赤芝,一名丹芝,食之延年。’凡草之初生,通名曰荑,故曰丹荑。”此为多孔菌科植物紫芝或赤芝的全株。《神农本草经》记载,芝有紫芝、赤芝、青芝、黄芝、白芝、黑芝六种,但据现代文献及所见标本,原植物多为前两种。秋季采取。其性平,味甘,归脾、胃、心、肺经。功能益气健脾,养心安神,止咳平喘。主治虚劳,羸弱,肺虚,咳嗽,气喘,失眠,健忘,心悸,胸痹心痛,食欲不振,消化不良等症。《本草经》:“保神,益精气,坚筋骨,好颜色,久服轻身不老,延年神仙。”灵芝,自古为道家服食药物之一,郭璞《游仙诗》言及“丹荑”,这也是很自然的。中医将灵芝列入补益药。如治虚劳,可配党参、黄芪、熟地之类;心悸失眠,气短咳喘,配人参、麦冬、五味子、远志、柏子仁;慢性咳嗽,配百部、紫菀、甘草;脾虚食欲不振,配白术、山药、陈皮等。灵芝药性平和,补益作用和缓,长期服用,疗效明显。以灵芝为主药的养生食疗方也很多,选介如下。

灵芝丸（又名神仙服灵芝轻身飞行法），见《太平圣惠方》。将灵芝500克晒干，捣成细末，蒸2小时，又将其晒干，捣成细末，炼蜜为丸，如梧桐子大，贮瓶备用。每日早、晚各以酒服20丸。功能益精气，悦颜色，养生保健美容。主治面皱纹多，身体虚弱，失眠健忘，精神衰减，疲乏无力。

灵芝鸡，民间药膳食疗方。灵芝15克，嫩公鸡1只，菜油1000克，生姜、葱、花椒、食盐、冰糖、味精、芝麻油、卤汁各适量。将鸡宰杀后，去毛，剖腹除去内脏，洗净；灵芝拣去杂质，洗净切片；生姜、葱洗净，切片。锅内加入清水适量，下入灵芝一半和生姜、葱、花椒、食盐，入鸡煮熟，捞出沥去水分。再将鸡下入卤汁锅内，用文火煮至鸡熟，捞出鸡后，另用锅加入少许卤汁，下入冰糖、味精、食盐炒成浓汁，调好味，涂抹在鸡面上。再把锅置火上，加入菜油，加热至油熟后，锅离火，待油温降至八成热后，先将余下的灵芝下锅炸酥，捞出，再用锅内剩油，将鸡倒提，反复淋油几遍，直至颜色红亮时，再在鸡的表面抹上芝麻油即成。装盘后，将炸酥的灵芝撒在鸡面上或放在盘边上即成。功能补虚温中，滋补心肺。适用于病后体虚，产妇气血亏损，乳少等症。

灵芝蹄筋汤，民间药膳方。灵芝15克，黄精15克，鸡血藤15克，黄芪18克，猪（牛）蹄筋100克，食盐适量。将猪（牛）蹄筋、灵芝洗净切片，黄芪洗净切片，黄精、鸡血藤洗净，共置锅中，加水适量。将锅置武火上烧沸后，改用文火炖熬至蹄筋熟烂为止，除去药渣，装碗即成。功能益精髓，强筋骨。适用于腰膝酸痛，白细胞减少等症。

现代医学认为，灵芝能加强心脏收缩幅度及心输出量。灵芝能使小鼠耐寒、耐缺氧能力提高，明显增强小鼠耐受低气压的能力，提高机体非特异性抗病能力，升高白细胞，促进淋巴细胞及浆细胞机能活动。灵芝有护肝、抗过敏及降低血清胆固醇等作用。适宜于白细胞减少症，喘息性气管炎，支气管哮喘，传染性肝炎，冠心病，心绞痛，高脂血症，神经衰弱，血小板减少性紫癜等病症。

说明

郭璞《游仙诗》共十四首。其内容多是借歌咏神仙，来抒发自己对世俗生活的鄙弃和蔑视，表现了一种不与当时黑暗政治同流合污的态度。有些诗作也反映了他注重清心寡欲的养生之道。这是其中的第一首，赞扬了“山林隐遁”，“临源挹清波，陵冈掇丹荑”的闲适生活，表达了对朱门荣华的鄙弃以及对庄周、老莱子、伯夷、叔齐等高人隐士的仰慕之情。

“漆园有傲吏”，庄周，即庄子，战国时哲学家，曾做过管理漆园的官吏，故后人称他“漆园吏”。庄子养生观对中医学有很大的影响。其养生观突出“恬淡虚无”，“任乎自然”；认为养生者，虚无恬淡，才能与天德合。合天德者，当调悲乐，节喜怒，远好恶，心不忧乐为德之至；强调人的性情应当温柔和顺，思想纯真，安闲宁静，无奢望邪欲，精神愉快，一切顺应自然法则，符合客观规律，那么，忧思七情即使太过，也不能伤害身体，外界邪气再盛，亦不能侵袭人体。因此，最理想的养生调摄准则是保持精神安静，形体自然，不劳伤身体，亦不耗损精气。关于动静、劳逸的关系，庄子还曾用水来比喻，大意是说，水流清澈，便源源不竭，如杂质淤结，则淤滞而不流。人如劳作太过，则将会衰竭，但静逸而少动，甚至好逸恶劳，则气血亦会瘀滞，进而影响健康。这说明了动和静，劳和逸之间的辩证关系。郭璞《游仙诗》虽是描写隐逸生活的作品，但其中却充满了庄子“恬淡虚无”的养生学思想。因此，更值得玩味。

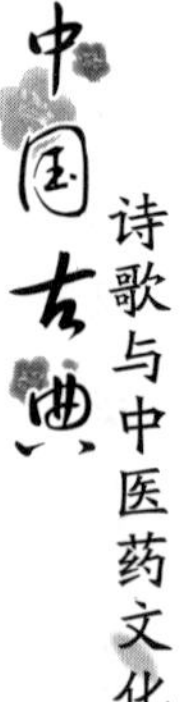

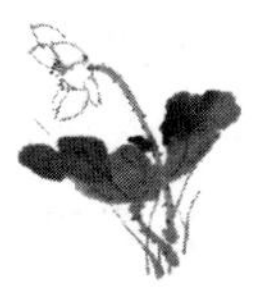

可叹朝夕蜉蝣辈　哪知龟鹤寿千年

——郭璞《游仙诗》滤医

翡翠戏兰苕，容色更相鲜①。
绿萝结高林，蒙笼盖一山②。
中有冥寂士，静啸抚清弦③。
放情凌霄外，嚼蕊挹飞泉④。
赤松临上游，驾鸿乘紫烟⑤。
左挹浮丘袖，右拍洪崖肩⑥。
借问蜉蝣辈，宁知龟鹤年⑦。

选自《先秦汉魏晋南北朝诗》第 865 页

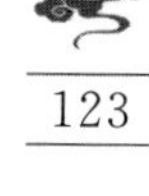

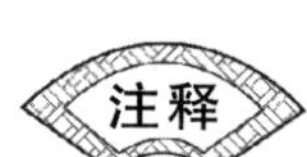

注释

①翡翠：鸟名。雄赤曰翡，雌青曰翠。兰苕：兰之枝茎。二句言珍禽芳草递相辉映，可悦之甚也。

②绿萝：李善注引《毛诗草木疏》曰：“松萝，蔓松而生，枝正青。”言绿色松萝盘援松树而生。蒙笼：草木茂密状。

③冥寂士：隐居幽寂者，指神仙。

④凌霄：凌云。喻高远也。挹：取也。二句指神仙之逍遥境界。

⑤赤松：即赤松子。《列仙传》：“赤松子，神农时雨师也，服水玉，教神农能入火不烧。至昆仑山下，常止西王母石室中，随风雨上下。”上游：前列也。鸿：鸟也。乘紫烟：乘烟，犹言乘云。紫：祥瑞之色。

⑥挹：牵引。浮丘、洪崖：皆古代传说中的仙人。李善注引《列仙传》：“浮丘公接王子乔以

上嵩高山。”刘禹锡《酬令狐相公见寄》诗：“何时得把浮丘袖？白日将升第九天。”洪崖：亦作“洪涯”。

⑦蜉蝣：虫名。陆机《毛诗草木鸟兽虫鱼疏·蜉蝣之羽》：“蜉蝣，方土语也，通谓之渠略。似甲虫，有角，大如指，长三、四寸。甲下有翅，能飞。夏月阴雨时地中出……随雨而出，朝生而夕死”。《淮南子·说林训》：“鹤寿千岁，以极其游。”《淮南子·诠言训》：“龟三千岁，蜉蝣不过三日。”朝生而暮死，与蜉蝣同寿，喻生存期极短。龟鹤年：指长寿。相传龟、鹤寿有千百之数，故人们常以“龟年鹤寿”祝贺人之长寿。

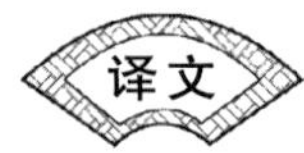

译文

翡翠兰苕相辉映，容色相鲜更妍然。女萝攀援松树林，葱茏苍翠盖满山。山中自有隐者在，撮口长啸弄清弦。纵情青云尽欢乐，且嚼花蕊饮飞泉。眼见仙人赤松子，腾云驾鹤乘紫烟。左手牵着浮丘公，右手轻抚洪崖肩。可叹朝夕蜉蝣辈，哪知龟鹤寿千年。

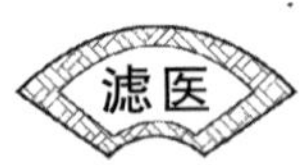

滤医

“借问蜉蝣辈，宁知龟鹤年。”郭璞这两句诗，批判那些世俗之徒，只知争名夺利，钩心斗角，其结果耗损精神，伤害身体，短命如同蜉蝣。他们哪知山中隐士“放情凌霄外，嚼蕊挹飞泉”的自由闲适生活，哪知赤松子、浮丘公、洪崖诸神仙的健康长寿。龟、鹤是长寿的动物，“龟年鹤寿”、“龟龄鹤算”均为祝寿之词。中医处方“龟龄集”、“鹤龄丹”的命名即寓抗老防衰、益寿延年之意。

龟龄集，见《全国中药成药处方集》。方用鹿茸二两五钱，地黄、大青盐（炒）、穿山甲（苏合油制）各八钱，补骨脂（黄酒炙）、枸杞子（蜜炙）、锁阳（黄酒炙）、菟丝子（黄酒炙）各三钱，人参二两，石燕（鲜姜炙）、海马（苏合油制）各一两，熟地黄六钱，急性子（水煮）、丁香（川椒炒，去椒）、朱砂各二钱，细辛（醋炙）一钱，砂仁、地骨皮（蜜炙）、天门冬（黄酒炙）、牛膝（黄酒炙）各四钱，杜仲（盐水炒）、蜻蜓（去足翅）、淫羊藿（牛乳炙）各二钱，麻雀脑十个，蚕蛾（去足翅）九分，硫黄三分，肉苁蓉（酒蒸）九钱，生附子（用清水煮一次，醋煮一次，用蜜炙）一两八钱，甘草（蜜炙）一钱。先将硫黄研细，与麻雀脑搅匀，共入猪大肠内，两头扎紧，以清水煮至硫黄与麻雀脑融合时取出，剥除猪大肠，取硫黄、麻雀脑晒干；除朱砂外，诸药共研细末，装银罐内密封，蒸至三十二小时，取出微晾；将朱砂研极细粉，与上药研匀，再装银罐内密封，蒸三十二小时，取出待干过罗。每服五分，温开水送下。功能补肾壮阳。主治阳事不举，阴寒腹痛，腰膝酸软无力等症。本方自《集验良方》鹤龄丹加减而来。

又，在中国古代气功养生保健法中有“龟蛇气功”。隋代《诸病源候论》载有龟行气。《黄庭经》言：“象龟引气致灵根”。《抱朴子》讲：“知龟鹤之遐寿，效其导引以增年。”宋代《云笈七签》有：“长生之道在于行气，灵龟所以长存，服气故也。”关于蛇，古人也有很多记述。《抱朴子》中坚信：“蛇有无穷之寿。”古人效仿蛇类冬眠、呼吸习性，期望也能像蛇那样的健康长寿是极其自然的。《诸病源候论》亦有蛇行气，以治五劳七伤的记述。龟与蛇有很多相似的地方，如龟、蛇的头、颈和尾很相像，呼吸都极为缓慢，龟每分钟呼吸 2 次，蛇每分钟呼吸 2.5 次，且都有冬眠的习性，等等。故练龟功即含有蛇功，练蛇功亦含有龟功。曹操在《龟虽寿》的著名诗篇中，将神龟与腾蛇作为长寿的象征而并提。龟蛇气功，对强壮身体、延年益寿极为有效。如对高血压、心脏病、动脉硬化、消化不良、糖尿病、肥胖病、神经衰弱、阳痿、早泄、慢性前列腺炎、慢性盆腔炎、肝胆及输尿管结石、慢性肾炎和慢性气管炎等病都有一定的防治作用。

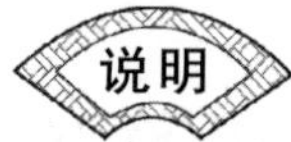

这是郭璞《游仙诗》的第三首。作者歌颂了山中隐者自由自在，闲适恬逸的神仙生活。其歌咏神仙，实际是歌咏隐遁，而歌咏隐遁的地方往往见出愤世嫉俗之情，亦可看出隐者"静啸抚清弦"，"放情凌霄外，嚼蕊挹飞泉"的高雅情趣和身无羁绊、超尘脱俗的飘然风姿。尤其是从此诗中，我们还可以悟到隐者恬淡虚无、天人合一的养生秘诀。

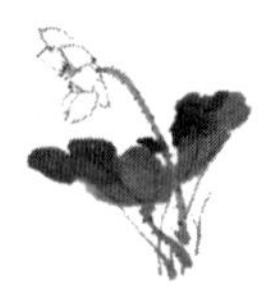

陵阳子明饮石脂　容成举觞如旋风

——郭璞《游仙诗》滤医

杂县寓鲁门，风暖将为灾①。
吞舟涌海底，高浪驾蓬莱。
神仙排云出，但见金银台。
陵阳挹丹溜，容成挥玉杯②。
姮娥扬妙音，洪崖颔其颐③。
升降随长烟，飘颻戏九垓④。
奇龄迈五龙，千岁方婴孩⑤。
燕昭无灵气，汉武非仙才⑥。

选自《先秦汉魏晋南北朝诗》第866页

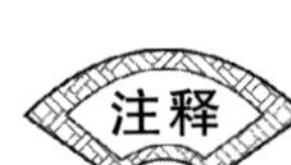

注释

①杂县(音爰)：海鸟名，又叫爰居。鲁门：鲁国城门。《国语·鲁语上》："海鸟曰爰居，止于鲁东门外三日。展禽曰：'今兹海其有灾乎？夫广川之鸟兽恒知风而避其灾也。'是岁也，海多大风，冬暖。"首二句言海上将起大风。

②陵阳：古仙人陵阳子明的简称。相传子明从鱼腹得书，因知服食之法，服石脂三年成仙。丹溜：即石脂。容成：也是仙人名。与陵阳子明都见于《列仙传》。

③姮娥：即嫦娥。相传后羿从西王母得到不死药，嫦娥偷吃后逃往月宫。洪崖：古仙人名。《列仙传》："洪崖先生姓张氏，尧时已三千岁。"

④升降随长烟：此句咏宁封子事。《列仙传》："宁封子者，黄帝时人，积火自烧而随烟上下。"九垓：犹九天。中央及四正四隅九方之天为九天。

⑤奇龄：千岁高寿也。五龙：传说中五个人面龙身的仙人，他们是一父四子。父曰宫龙，是土仙；长子叫角龙，是木仙；次子叫征龙，是火仙；三子叫商龙，是金仙；四子叫羽龙，是水仙。方：比也。

⑥《拾遗记》："燕昭王召其臣甘需曰：'寡人志于仙道，可得遂乎？'需曰：'上仙之人去滞欲而离嗜爱，洗神灭念，游于太极之门。今大王所爱之容，恐不及玉，纤腰皓齿，患不如神，而欲却老云游，何异操圭爵以量沧海乎？'"《汉武帝内传》："西王母曰：'刘彻好道，然形慢神秽……殆恐非仙才也。'"

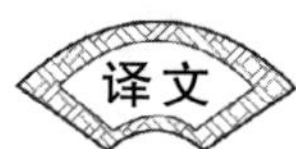

译文

爰居之鸟栖鲁东，海风为灾是暖冬。吞舟之鱼入海底，蓬莱仙山浪汹涌。诸路神仙排云出，黄金为阙银为宫。陵阳子明饮石脂，容成举觞如旋风。嫦娥引吭有妙音，洪崖颔首乐融融。随烟上下自升降，飘飖九天迹无踪。千岁万祀等婴孩，寿比南山逾五龙。燕昭嗜欲无灵气，汉武神秽仙才穷。

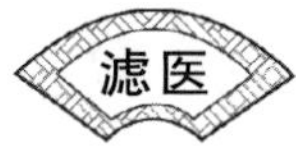

滤医

诗中说："陵阳挹丹溜。"丹溜，相传是采于山中的石脂，服之可以长生。《神农本草经》将其列入上品。《本草纲目》称"五色石脂"。李时珍曰："膏之凝者曰脂。此物性粘，固济炉鼎甚良，盖兼体用而言也。"又说："五种石脂，并甘、平"，"久服补髓益气，肥健不饥，轻身延年。五石脂各随五色，补五脏。治泻痢，血崩带下，吐血衄血，涩精淋沥，除烦，疗惊悸，壮筋骨，补虚损。久服悦色。"当今常用者，多为白石脂和赤石脂。分述如下。

白石脂，为硅酸盐类矿物。主要成分为水化硅酸铝。白石脂，性平，味甘酸。功效涩肠，止血。主治久泻久痢，崩漏带下，遗精滑精。内服煎汤，3～4 钱；或入丸、散。外用，研末撒或调敷。如有湿热积滞者忌服。

赤石脂，又称赤符、红高岭、赤石土，为硅酸盐类矿物多水高岭土的一种红色块状体。单斜晶系。很少成结晶状态，多数为胶凝体。白色通常染有浅红、浅褐、浅黄、浅蓝、浅绿等色。主要产于岩石的风化壳和黏土层中。挖出后，选择红色滑腻如脂的块状体，拣去杂石、泥土。药材为不规则的块状，大小不一。表面粉红色、红色至紫红色，或有红白相间的花纹，光滑如脂。质细腻，易砸碎，断面平滑，吸水性强，用舌舔之粘舌。有泥土气，味淡。以色红、光滑细腻、易碎、舌舔之黏性强者为佳。产于福建、河南、江苏、陕西、湖北、山东、安徽、山西等地。主要成分为水化硅酸铝，尚含相当多的氧化铁等物质，其组成：硅 42.93%，铝 36.58%，氧化铁及锰 4.85%，镁及钙 0.94%，水分 14.75%。赤石脂与高岭土极其相似，事实上赤石脂在 150℃～200℃，尚余二分子的水时，即成高岭土。普通的赤石脂是带红色的，但由于它所含氧化铁、氧化锰的多寡，故颜色可从白、灰，以至青绿、黄、红、褐等色；而高岭土则比较纯粹，故多为白、灰色。用时须经加工炮制。

赤石脂，性温，味甘涩。功能涩肠，止血，收湿，生肌。主治久泻，久痢，便血，脱肛，遗精，崩漏，带下，溃疡不敛。内服煎汤，3～4 钱；或入丸散。外用，研末撒或调敷。有湿热积滞者忌服。

赤石脂是常用的中药，涩肠止泻是其主要功效，大肠滑脱不禁、泄泻无度者尤多恃为要药。常与禹余粮相须为用，以加强收涩之功，方如《伤寒论》赤石脂禹余粮汤。久泻滑脱之症，脾胃多虚，因此常须配伍治本的药物以标本兼顾。中寒者配干姜以温中涩肠，如《伤寒论》之桃花汤；脾气虚者配人参、甘草以补脾涩肠，如《温病条辨》之桃花粥等。赤石脂的收敛止血作用，以治疗崩漏、便血等下部出血症为多用，若妇女冲任虚损、崩漏、带下者，可配龙骨、乌贼骨；溃疡病所致消化道出血，可配白及、参三七。《圣济总录》用治血痔出血之赤石脂丸，则以本品与龙骨、白矾、杏仁等同用。本品外用治疗创伤出血及疮疡溃久不敛，均可研末外敷。如配明矾外敷肛门，可治脱肛。现代临床上用于治疗溃疡病，不仅能止血、制酸、止痛，而且有止呕的功效。本品质重而降，偏入下焦血分，其功专于收涩，但前人又有“养脾气”、“厚肠胃”之说，当是指其涩肠止泻之功，能使水谷精微不再下泄，因而脾气得养，肠胃得厚，并非如补养药之可供久服者。实验研究认为，内服能够吸附消化道内的有毒物质及食物异常发酵的产物等，对发炎的胃肠黏膜有局部保护作用，并对胃肠道出血有止血之功效。

郭璞《游仙诗》中列举的陵阳、容成、洪崖等都是传说中的长寿神仙。“陵阳挹丹溜”，传说陵阳子明服食石脂三年而成仙，这只是一个动人的神话故事，是诗人采用的浪漫主义的创作手法。因此，仅供文学鉴赏，而不能作为丹溜（石脂）可以久服的依据。至于“久服轻身延年”之说，这也是相对而言的，即通过此药的医疗作用，从而达到病愈体健，延年益寿，如同神仙一般的身轻似羽，面色红润，心情舒畅。

说明

此诗作者驰骋丰富的想象，描写了一群悠闲自在的仙人。第一位仙人是陵阳子明，传说他从白鱼腹中得书，获悉服仙药石脂之秘诀，服药三年成仙，被飞龙迎去。他现正舀起石脂畅然而饮。第二位仙人是容成公，传说他是黄帝和老子之师，年已过二百。道家采阴补阳的房中养生术，即由容成公传来。他现在正举着玉杯品味佳酿。第三位仙人是美丽的嫦娥，传说她偷食了不死之药，轻举飞升，进入月宫，此时她正在轻歌曼舞。第四位仙人是洪崖先生，这位三千岁的老寿星正在微点着头，合着音律在悠然歌唱。第五位仙人是宁封子，传说他是黄帝时代的人，曾燃火自烧而随烟升落，潇洒飘飒在辽阔的九天之上。这些仙人的年龄都超过了以长寿著称的五个人首龙身的仙人，奇妙的是他们年过千载却依然如儿童般的容颜。写到这些神仙美妙的极处，诗人突然将笔锋一转，指向了人间，“燕昭无灵气，汉武非仙才。”燕昭王和汉武帝是两个渴望学仙成神的帝王，据《拾遗记》载，燕昭王曾问其臣下如何学仙，其臣回答说：“上仙之人，盖能去滞欲而离嗜爱，洗神灭念，”而大王整日“美味爽口”，“列女成群”，还想成仙，这岂不和用小酒杯丈量大海一样不可能吗？《汉武内传》言西王母评价汉武帝“形慢神秽”，“殆恐非仙才也”。仙人何其美妙自得，两位帝王却不是成仙的材料，呜呼哀哉！诗歌在辛辣的嘲讽中结束了。

通观全诗，可见诗人用了两层对比，两层反衬。风灾中的大海反衬天上仙人的飘逸，且形成鲜明对比；仙人的飘逸可羡又反衬人间荒唐帝王的痴心可笑，也形成鲜明对比。全诗运笔自然，具有清楚的内在联系。郭璞身处“八王之乱”造成的社会动乱中。西晋灭后，中原沦于异敌之手。他虽有恢复中原、澄清时局的志向，却难于实现。始终沉于下僚、才高位卑的处境，更使他心情愤懑。因而在这首诗中，险恶的海上风灾，仙人的自由自在，荒淫腐败而又想成仙的先王的可笑可厌，都融含着诗人对丑恶现实的憎恶之情，以及他欲使自己痛苦的心灵在幻想的仙境中略得慰藉。

这是郭璞《游仙诗》的第六首。诗中描写仙居的壮丽和列仙的生活，表示企慕之情。又举燕昭、汉武为例，慨叹世上学仙者都不得要领，无所成就。郭璞的《游仙诗》继承了屈原的旨趣，借游仙来抒发对现实人生的感慨。

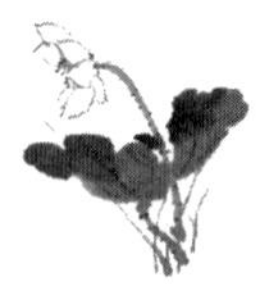

采药游览在名山　用以抗老更延年

——郭璞《游仙诗》滤医

采药游名山，将以救年颓①。
呼吸玉滋液，妙气盈胸怀②。
登仙抚龙驷，迅驾乘奔雷③。
鳞裳逐电曜，云盖随风迴④。
手顿羲和辔，足蹈阊阖开⑤。
东海犹蹄涔，昆仑若蚁堆⑥。
遐邈冥茫中，俯视令人哀⑦。

选自《先秦汉魏晋南北朝诗》第 866 页

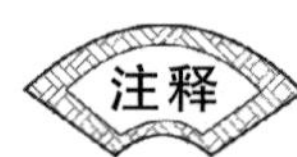

注释

①年颓：犹年老。

②玉滋液：犹清水、雨露。妙气：灵妙之气。梁武帝《净业赋》：“观人生之天性，抱妙气而清净。”

③龙驷：驾车的飞龙。迅驾：快速的车驾。奔雷：声响猛烈的雷。

④鳞裳：仙人之衣。如鳞片所折射的鲜艳光彩。云盖：车盖。有云纹彩绘的顶盖。

⑤顿：抖动。羲和：古代神话传说中的人物。指驾驭日车的神。辔：驾驭牲口的缰绳。阊阖：传说中的天门。

⑥蹄涔：语本《淮南子·氾论训》：“夫牛蹏之涔，不能生鳣鲔。”高诱注：“涔，雨水也，满牛蹏迹中，言其小也。”后以“蹄涔”指容量、体积等微小。昆仑：我国最大的山脉，西从帕米尔高原起，分三支向东分布。

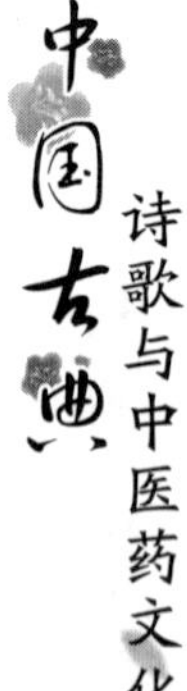

⑦遐邈：辽阔；辽远。冥茫：苍茫无际。

译文

采药游览在名山，用以抗老更延年。呼吸雨露精神爽，灵妙清气满胸怀。升仙轻抚飞龙背，车驾迅速似惊雷。仙衣光彩追闪电，云纹车盖随风迴。手中抖动羲和辔，脚踩天门为我开。东海浅似牛蹄窝，昆仑小如蚂蚁堆。辽阔宇宙苍茫里，俯视下界使人哀。

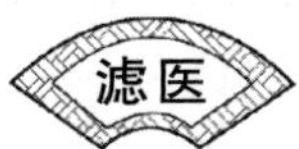

郭璞诗曰："采药游名山，将以救年颓。"采药服食，这是养生保健的重要方法之一。此法不仅能够和调脏腑、畅通经络，而且还能平衡阴阳，同时也能调和气血，使全身气血流畅无阻，脏腑经络各司其能，达到阴平阳秘，以平为期，进而能够祛病强身、益寿延年，达到未病先防、既病防变。千百年来，历代医家不仅发现了许多益寿延年的保健药物，而且也创造了不少行之有效的方剂，积累了丰富的经验，为人类的健康长寿做出了巨大贡献。

郭璞此诗虽未写明采集的具体药物，但已写明采药的目的，即"将以救年颓"。可知诗人的药笼中，当有能够抗老防衰、补益身体的珍品。这些药物大致可以分为四类，即补气、补血、补阴、补阳。补气类药物具有强壮作用，能增强人体的生理功能和体力，主要适用于气虚之证，如人参、党参、太子参、黄芪、山药、白术、甘草、灵芝等。补血类药物主要用于血虚之证，如熟地黄、当归、何首乌、白芍、桂圆肉、鸡血藤、桑椹子等。补阴药具有养阴、增液、润燥的作用，适用于阴虚液亏诸证，如沙参、天冬、麦冬、玄参、石斛、黄精、玉竹、百合、枸杞子、女贞子、旱莲草、黑芝麻、白木耳、黑大豆等。补阳类药物主要适用于阳虚证。此类药一般具有温肾壮阳、补精髓、强筋骨等的作用，能调整恢复肾脏功能，促使生长发育和增强机体抵抗力，如鹿茸、蛤蚧、冬虫夏草、九香虫、巴戟天、淫羊藿、仙茅、肉苁蓉、锁阳、补骨脂、沙苑子、菟丝子、益智仁、胡桃仁、杜仲、狗脊、续断、骨碎补、韭菜子、阳起石等。"采药游名山，将以救年颓"。我国土地辽阔，名山众多，奇花异草，药源丰富，有植物药，也有动物药和矿物药等。多种天然药物具有补益人体气血阴阳不足，治疗人体各种虚弱证候，有助于提高机体免疫力的作用。人到老年，器官老化，功能衰退，正气渐虚，可以根据情况合理服用相应的补益药以延缓衰老过程，从而达到"救年颓"之目的。

"呼吸玉滋液，妙气盈胸怀。"在水源洁净，雨露滋润，空气新鲜，植被良好，没有污染的名山采药游览，这当然有助于怡情养性，延年益寿。中医养生学家特别强调"天人合一"。人类要想健康长寿，就必须保持同自然环境协调一致的关系。中医学非常重视环境因素对人体的影响，认为人、万物、生态、自然环境这一整体是不断运动变化的，是有规律的，只有遵循和利用这种运动规律，才能维持人体阴阳平衡，对人体健康有益。空气是人类生存不可缺少的条件，一个人一周不饮食或不饮水尚可生存，但十几分钟不呼吸空气就要死亡。可见空气对于人类生命最为重要。所以，空气质量的好坏，时刻影响着人体的生理活动。深山密林，空气新鲜，含氧量高，含杂质较少。一般认为，空气中含氧 20%以上就可称为洁净空气。如果人们经常生活在

空气清新，洁净卫生，鸟语花香，没有污染的大自然的环境中，不但发病率低，身体健康，还可以使寿命延长。另外，青山森林中的空气含有很高的负离子。空气负离子，是由于太阳辐照、雷电运动、水浪撞击等物理作用，使空气分子电离而成。树木枝叶的拍打，树尖对地面负电的传导过程都能产生空气负离子。空气负离子具有调节大脑皮质的功能，振奋精神，消除疲劳，提高工作效率；能降低血压，改善睡眠；能使气管黏膜上皮纤毛运动加强，腺体分泌增加，平滑肌张力增高，改善肺的呼吸功能，并具有镇咳平喘的功效。空气负离子能使脑、肝、肾的氧化过程加强，提高基础代谢率，促进上皮细胞增生，增加机体自身修复的能力，加速创面的愈合；能提高免疫系统的功能，增强人的抵抗力；刺激骨髓的造血功能，对贫血有一定的疗效。负离子还能抑制葡萄球菌、霍乱弧菌、沙门氏菌、伤寒杆菌等的生长速度，并能杀死大肠杆菌。在试验中还发现高浓度的空气负离子环境能够降低病毒性疾病患者的死亡率。因此，空气负离子又称为"空气维生素"、"长寿素"。据测定，城市上空每立方厘米空气中含有20～500个负离子，农村400～700个，在生态环境好的没有污染的河流、湖海、山林、瀑布等处可以高达5000个以上。郭璞说："呼吸玉滋液，妙气盈胸怀。"他所谓的"妙气"，就是一种"灵妙之气"，是含有大量负离子的新鲜空气。山中高人隐士大多健康长寿，究其主要原因，就是这种"妙气"起了奇妙的作用。

说明

从此诗前四句，可知作者的养生方法，即采药服食，登山游览，"呼吸玉滋液，妙气盈胸怀。"从"登仙抚龙驷"到结句"俯视令人哀"。诗人展开联想，想着自己成仙后，飞上天宫，俯视下界的情景。东海是那样的肤浅，昆仑是何等的渺小，而何况人呢！但人间却在为鸡虫得失而争斗。这些名利之徒，岂知神仙生活的闲适恬淡，自由自在。想起这些，就不由得使诗人连连发出叹息。在一声长叹中，诗也至此结尾了。但言尽而意无穷，诗人给读者留下了丰富的想象余地。

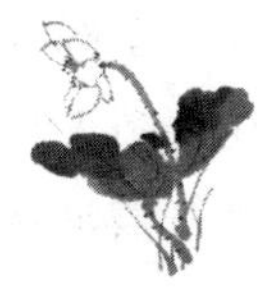

岩前积着石钟乳　宗元致书崔连州

——庾阐《采药诗》滤医

采药灵山嘌，结驾登九嶷①。
悬岩溜石髓，芳谷挺丹芝②。
泠泠云珠落，漼漼石蜜滋③。
鲜景染冰颜，妙气翼冥期④。
霞光焕藿靡，虹景照参差⑤。
椿寿自有极，槿花何用疑⑥。

选自《先秦汉魏晋南北朝诗》第874页

作者简介

庾阐，字仲初。颍川鄢陵人。永昌中为西阳王羕太宰椽，累迁尚书郎。咸和中，参司空郗鉴军事，拜彭城内史，进散骑常侍，领大著作郎，出补零陵太守，拜给事中。年五十四卒。有集十卷。

注释

①灵山：对山的美称。嘌(biǎo)：山巅。结驾：犹结驷连骑。高车骏马连接成队。九嶷：亦作“九疑”。山名。在湖南宁远县南。《山海经·海内经》：“南方苍梧之丘，苍梧之渊，其中有九嶷山，舜之所葬，在长沙零陵界中。”

②石髓：即石钟乳。古人用于服食，也可入药。《晋书·嵇康传》：“康又遇王烈，共入山，烈尝得石髓如饴，即自服半，余半与康，皆凝而为石。”芳谷：长有花草的山谷。丹芝：中药赤芝的别名。《神农本草经》卷一：“赤芝，味苦平，主胸中结……一名丹芝。”

③泠泠:形容声音清越、悠扬。云珠:云母的一种。晋代葛洪《抱朴子·仙药》:“又云母有五种……五色并具而多赤者名云珠,宜以夏服之。”此句中指山岩上的水滴如珠。濯濯:鲜明貌。石蜜:又称“崖蜜”,野蜂在岩石间所酿的蜜。

④鲜景:新鲜的景色。冰颜:谓面容洁白美好,清莹如冰。晋代王嘉《拾遗记·洞庭山》:“(采药人)乃见众女,霓裳冰颜,艳质与世人殊别。”妙气:灵妙之气。翼:辅佐,帮助。冥期:迷信者谓神鬼给世人所定的生命期限。

⑤靃(suī)靡:草木细弱,随风披拂貌。虹景:犹虹霓,虹彩。为雨后或日出、日没之际天空中所现的七色圆弧。葛洪《抱朴子·嘉遯》:“思眇眇焉若居乎虹霓之端,意飘飘焉若在乎倒景之流。”

⑥椿寿:大椿的寿命。比喻长寿,高龄。大椿,古寓言中的木名,以一万六千岁为一年。《庄子·逍遥游》:“上古有大椿者,以八千岁为春,以八千岁为秋。”杜甫诗:“但求椿寿永,莫虑杞天崩。”极:尽头。槿花:木槿花朝开夕落。此句中比喻时间短促。槿花入药,可清热,利湿,凉血。

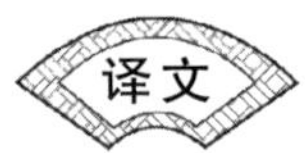

我采药来到灵山之中,车马列队登上九嶷峰。悬岩前积淀着石钟乳,丹芝挺立于幽谷芳丛。泉水叮咚兮水珠飞溅,石崖光洁兮崖蜜甘浓。景色新鲜兮颜洁如冰,清气灵妙兮助人岁永。霞光灿烂兮风拂草木,虹彩映照兮七色不同。大椿长寿兮自有极限,何虑槿花兮开落匆匆。

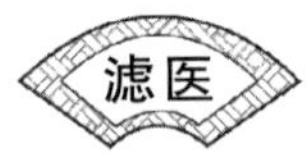

庾阐《采药诗》曰:“悬岩溜石髓,芳谷挺丹芝”。石髓,在古人诗文中多有描述。如南朝·梁·沈约《游沈道士馆》诗:“朋来握石髓,宾至驾轻鸿。”北周·庾信《奉和赵王隐士》诗:“洞风吹户里,石乳滴窗前。”石髓,即石钟乳,亦称钟乳石,简称“石乳”。此为石灰岩洞中悬在洞顶上的锥状物体,由含碳酸钙的水溶液逐渐蒸发凝结而成。《本草经》:“石钟乳,味甘温。主治咳逆上气,明目,益精,安五脏,通百节,利九窍,下乳汁。”李时珍《本草纲目·石钟乳·集解》引马志曰:“石乳者,其山洞纯石,以石津相滋,阴阳交备,蝉翼纹成,其性温。”

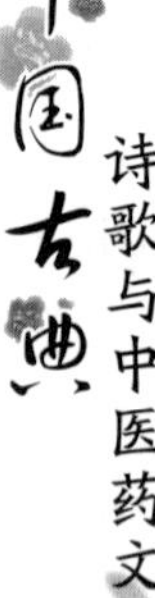

中医所用的钟乳石,为碳酸盐类矿物钟乳石的矿石。原矿物为方解石类中的一种钟乳状的集合体,呈圆柱形或圆锥形。常见于石灰岩山洞中。系含碳酸钙的水溶液从岩石裂缝滴下,经水分蒸发后积淀而成,自上向下逐渐增长,倒垂于洞顶。采得后,除去杂石。粗如酒杯的称钟乳石;细如管状的称滴乳石。以上两种均以色白、有光泽者为佳。其主要成分为碳酸钙。经炮制后入药。性温,味甘。功能温肺气,壮元阳,下乳汁。主治虚劳喘咳,寒嗽,阳痿,腰脚冷痹,乳汁不通。古人认为,久服石钟乳,可以“延年益寿,好颜色,不老,令人有子。”并认为有“壮元气,益阳事,补髓,补五劳七伤”等作用。《本草纲目·石钟乳·附方》载有李补阙服乳法以及钟乳煎、钟乳酒、钟乳丸等古方。

钟乳石，性温重坠，所治喘咳寒嗽，以气虚不得归元者为宜。肺气耗散者，可合人参、麦冬、五味子以收敛肺气；寒盛阳衰，背寒怯冷者，可合干姜、桂心、附子以温肾祛寒。《张氏医通》治冷哮痰喘，以本品配麻黄、杏仁、甘草等，既可助麻、杏以温肺平喘，又能敛肺壮阳，以防真元之耗散。本品与菟丝、石斛等同用，可治劳损、腰脚痹弱。本品与漏芦、通草同用，可以利窍通乳。溃疡病胃酸过多，以钟乳石研细，饭后吞服。煎服，5～10 克。阴虚火旺，肺热咳嗽者忌服。李时珍曰："石钟乳，其气慓疾，令阳气暴充，饮食倍进，而形体壮盛。昧者得此自庆，益肆淫泆，精气暗损，石气独存，孤阳愈炽。久之，营卫不从，发为淋渴，变为痈疽，是果乳石之过耶？抑人之自取耶？凡人阳明气衰，用此合诸药以救其衰，疾平则止，夫何不可。五谷五肉，久嗜不已，犹有偏绝之弊，况石药乎！"

先贤认为，药用钟乳石，须要鲜明、薄而有光润者，似鹅翎筒子为上。产于广西、广东、湖北、四川、贵州、云南、陕西、甘肃、山西等地。钟乳石，古人曾经赞其久服延年之功，唐代诗人柳宗元又从而述美之。柳宗元在《与崔连州论石钟乳书》中，详细地论述了其产地及质量问题。书中对崔氏认为石钟乳"土之所出乃良，无不可"的看法，广征博引，多方论证了"不必唯土之信"的观点，阐明了即使同一产地，质地也有优劣之分，功用也有好坏之别，并反复申明写信目的是"固子敬之寿"。崔连州，名简，字子敬，是柳宗元的表姐夫，曾任连州刺史，故称崔连州。柳宗元的这篇书信，对我们深入考证研究石钟乳很有帮助和启迪作用，现摘引其白话译文，以供参考。

宗元禀告如下：

前一段时间由于您赠给我的石钟乳不太好，听说您现在服用的石钟乳跟赠给我的那些属于同类，又听说您时常烦闷发作，似乎应该认为是由于没有得到其中的上品，因而才被那些粗劣矿石燥烈的性能所侵害。我担心这样下去会损伤您的身体，又担心您仍然还沿袭错误的做法，所以这里恳切地作一些论述。

两次收到您的书信，承蒙您征引地理环境和校验实证多达数百句话，认为名产地出产的东西才是好的，而且没有不可以的。这恐怕不尽正确吧！说起名产地出产的东西，固然大多精良而且很少有不行的，但不能说名产地出产的东西都是没有不行的。草木的生长是依赖于一定的地理环境的，但即使是它们的同类，却也有的是生长在山的阴面，有的生长在山的阳面，又有的靠近水边，有的依附于石头，它们的性能都是会随之发生改变的。更何况石钟乳直接出产于岩石，岩石的精细粗劣，距离很近就会大不相同；再说洞穴的好坏、地理环境的贫瘠与肥沃、石质的优劣等又不能尽知，那么依赖它们而出产的石钟乳，本来就不会具有完全相同的性能。从其中精细的地方出产的石钟乳，就显得润泽而又清爽、明朗而又发光，它们的孔窍光滑而且平溜，它们的皮层洁净而又细腻。服用了它就能使人容光焕发、皮肤柔嫩，气机旺盛流畅，又能健胃通肠，使人长寿健康，心境平和，那种快乐啊，可谓怡然自得。从其中粗劣的地方出产的石钟乳，则恰似野兽狂奔乱撞的情况，奇形怪状，纠缠不清，粗糙无光，忽地大起来，忽地小下去，颜色犹如枯骨，或者类似死灰，又干又瘪，很不饱满，齿沟纵横，疙里疙瘩，给人的感觉是沉闷、混浊、蠢钝不堪。服用了它就会使人疲惫困顿、气机郁结、丧失正气、招致邪气，刺激咽喉以及肺脏，听觉迟钝，心情烦乱，容易发怒，肝火旺盛，脾气暴躁，不能安静下来，所以懂得养生修性的君子对它十分慎重。只应去选择其中成色精良的品种，而不一定只相信名产地的说法，用以求得其中最为精良的石钟乳。我的话都是为了这个目的而言的啊！幸亏您服用那种不好的石钟乳为时不久，还不到上述的严重程度，因此还可以劝阻……

《神农本草经》的注文中说："始兴郡出产的石钟乳是上品，其次的才是广州、连州出产的石钟乳，此外各地出产的石钟乳就不一定能够服用了。"恰恰是说始兴郡出产的石钟乳才是上品啊！如今我再三对石钟乳进行论述的原因，只是期望您能得到其中的精品，用以使您健康长寿，并不是用懂得药物知识与您较量养生的技术来显示自己的才能啊！如果您要认为我的意思是说服用石钟乳不一定有益于自己，我的话也只是求胜于人并夸耀自己的雄辩博学，我从来对您不曾有过这种念头。不是这样的意思，这是很明白的，所以结束关于石钟乳的论述。宗元再拜。

说明

除石髓之外，庾阐《采药诗》还言及丹芝、石蜜、槿花，这些都可入药。《采药诗》描写了山中的风光景物以及采药人的亲身感受。此诗可能作于诗人任零陵太守时。太守主管一郡政务，为一郡之最高行政长官。"结驾登九嶷"，由此可知，庾太守这次登山采药活动之盛况。在空气新鲜、景色宜人的山中采药游览，没有了政务的烦扰，闹市的喧哗。有的是悦耳的鸟语，赏心的花香。霞光、虹景、石髓、丹芝，这些景物也只有在"灵山"之中才能见到。人处在这样的环境中，当然有益于身心调养，延年益寿。在这灵山之中，诗人悟出了一个道理，他认为大椿之长寿是有限度的，终会有个尽头，既然如此，又何必忧虑槿花朝开夕落之短促。杞人忧天，实无必要。我当排除一切杂念，尽情享受大自然赐予人们的"妙气"和恩泽。

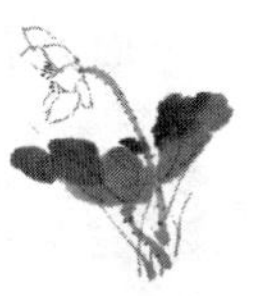

此中养生有真意　我欲辩之已忘言

——陶渊明《饮酒诗》滤医

结庐在人境，而无车马喧①。
问君何能尔，心远地自偏②。
采菊东篱下，悠然见南山③。
山气日夕佳，飞鸟相与还④。
此中有真意，欲辩已忘言⑤。

选自《先秦汉魏晋南北朝诗》第998页

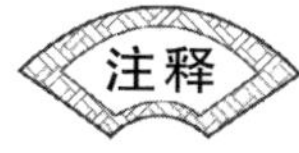

作者简介

陶渊明(公元365—427年)，字元亮，又名潜，号靖节先生。东晋浔阳柴桑(今江西九江市西南)人。他的祖和父都做过太守。他自己曾做过几次小官，时间都很短。最后一次出任当彭泽令是在晋安帝(司马德宗)义熙元年(公元405)，在官八十几天就辞职归去。从此隐居躬耕，过了二十多年的田园生活。他之所以退隐，固然和他天性淡泊，不受羁束有关，但主要还是因为当时政治黑暗，仕途污浊，使他厌恶。

注释

①结庐：筑宅，造房子。人境：人间，世上。车马喧：车马往来的喧闹纷扰。这两句是说，我虽然住在人间，却没有那种喧闹的世俗交往。

②君：作者自指。尔：这样，如此。偏：偏僻。这两句是说，问我如何能够做到这样？思想上离尘世远了，住地就自然偏僻了。

③悠然：闲适自得。南山：指庐山。

④山气：山中的气象。日夕：太阳落山时。佳：美好。相与还：结伴归家。

⑤此中：指此时此地的境界。真意：指作者理想的生活意趣。这两句大意是说，作者从大自然得到启发，悟到了人生的真意，但它是无法用语言表达，也无须明白说出来的。也就是说，这里面就有真理，只能意会，不可言传。

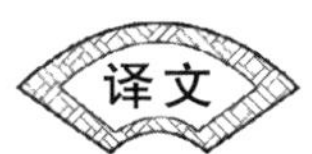

译文

屋庐虽然盖在人境，但却没有车马的喧闹。若问我为何能够这样？心已远离了尘嚣的人，自然就会感到居地的清远僻静。时常在东篱之下采菊，悠然自得地观赏着庐山景色。那山峦云气在黄昏之时显得更加美丽，远飞的鸟儿结伴而还。这中间正蕴含着人生的真正意义，待想把它辩说出来时，却又已忘记了该用什么样的语言。

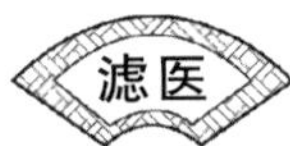

滤医

中医认为“人与天地相应”，“天人合一”，自然界与人体的变化密切相关。人生天地间，处在自然中。宇宙运动，季节变更，以及地理环境、社会时代和居住条件的变化都会影响人类的生存状况。“结庐在人境，而无车马喧”，古代养生家重视“居必择乡”，即养生防疾就应当选择适宜的地理环境。地理环境不仅是人类物质生活的可靠保证，而且是人体健康不可缺少的条件。选择居住地点时，要了解所住地区的地形、水源、植被、生态，是否清静以及有无污染等不利于健康的因素。古人养生，还重视“清静无为”、“精神内守”，指人们的思想要安静、清闲，不要有过多的欲望，就能使神志健全，精神守持于内，则能调节人体各部组织的正常功能活动，以维持人体与外界环境的协调统一，才能保持健康状况，从而益寿延年。

此诗反映了陶渊明对其恬静安宁的田园生活的自我陶醉，表现了他融情于大自然，远离尘嚣，悠然自得，志闲而少欲的养生思想。清闲安逸，悠然自在，此之谓闲适。人当壮盛之年，自应奋发进取，在事业上有一番作为；但在工作之暇，尤其当年事渐高，体力渐减之后，切要知道怎样经常地使自己处身闲适恬逸的状态，以保蓄精力，颐养身心。闲适恬逸，“此中有真意”，真意，当是指人与自然间精神的交融，是自我身心高度舒松自如的一种状态。此时，名利之虑无所系于心，成败之事无所扰于身，静则与阴气同隐寂，动则与阳气同波流，俯仰容与，呼吸太和，彻底抛开种种人力的经营和智巧伪诈，一切顺适着自然，袒露着自然，回归到自然。同时，闲适恬逸，又是自我身心与环境高度和谐融调的一种状态。此中的“真意”，就是中医所谓的“天人合一”。“欲辩已忘言”，诗人从大自然中，从天人合一中得到启发，悟到了人生的真意和养生的秘诀，但它是无法用语言表达，也无须明白说出来的。也就是说，这“天人合一”里面就有养生保健的深奥医理，只有通过亲身实践才能意会，不可言传。

古代养生家大都非常重视借境调心，寄情于草木，乐志于山水，或赏菊篱下，或垂钓江滨，或优游川岳，有的甚至结庐于丛林，隐居于深山。他们心情恬淡，更能体会到大自然的优美；环境清幽，更能增添人生的乐趣。如此内外和美，生活在其中的人自然能够健康长寿。陶渊明此诗，写出了他闲适恬逸的心境，诗中含有难以用语言描述的养生长寿之道和生活意趣，因此，这是一首很耐人寻味的佳作。

陶渊明是伟大的田园诗人，在他的一些诗文中描写了田园生活的乐趣，充满了恬淡、达观的养生思想。古人养生，重视“田园疗法”，陶渊明则是此法的亲身实践者。所谓“田园疗法”，就是通过在田园中劳动、休息或居住，以达到防病治病、强身健体目的的一种方法。在田园中劳动或运动，可以锻炼身体，增强体质，培养愉快平静的情绪和积极向上的精神，克服抑郁情绪。田园中是树木、花草、蔬菜和庄稼等生长的地方，空气里氧气和阴离子(医学上称空气维生素)含量较多，在这样的环境中生活，有益于身心健康，延年益寿。田园疗法现已作为强身健体，陶冶情操，休息疗养的好方法而被广泛应用。体质较好的人，可在田园中劳动或运动，如种花、种树、种菜、种植庄稼、果树剪枝、散步、做操、打太极拳等。体质较弱的患者，可以在田园中休息或居住，同时做适度的活动，如散步、赏花、聊天、下棋、看书、读报、吟诗、深呼吸、练气功等。田园疗法适宜于高血压、心脏病、神经衰弱、精神病和一切慢性疾病。可以根据患者的具体情况，适当采用此法。有一定文化素养的患者，还可配合阅读欣赏田园诗歌，借以陶冶情操，则田园疗法的效果将会更加显著。

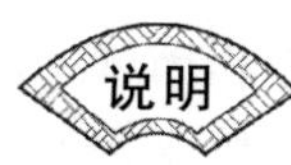

陶渊明《饮酒诗》二十首，这是其中的第五首。陶诗描写农村田园生活和他在躬耕劳动中体验到的人生道理，大都自然深厚，亲切有味。其中一些作品体现了他安心放旷、乐天知命、恬淡自由的处世态度。在那鸟语花香、没有污染、没有噪音、空气清新的山村生活中，他感到了摆脱拘束，回归自然的乐趣。

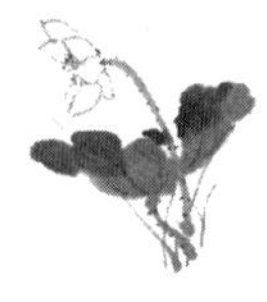

诗人寄言摄生客　试用此道仔细推

——谢灵运《石壁精舍还湖中作》滤医

昏旦变气候，山水含清晖①。
清晖能娱人，游子憺忘归②。
出谷日尚早，入舟阳已微③。
林壑敛暝色，云霞收夕霏④。
芰荷迭映蔚，蒲稗相因依⑤。
披拂趋南径，愉悦偃东扉⑥。
虑澹物自轻，意惬理无违⑦。
寄言摄生客，试用此道推⑧。

选自南朝·梁·萧统《文选》卷第二十二

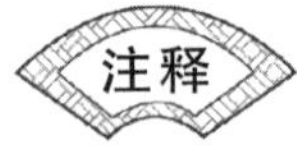

作者简介

谢灵运（公元385—433年），南朝·宋，诗人。祖籍陈郡阳夏（今河南太康），世居会稽始宁（今浙江上虞），出身于谢姓大族。东晋名相谢玄之孙，袭爵康乐公，因称谢康乐。入宋降爵为侯，任散骑常侍。少帝时，出任永嘉太守。不得志，辞去官职，隐居会稽，游山玩水。文帝即位，征拜秘书监。不久，迁任侍中，亦不被重用。元嘉五年免职。后为临川太守，因谋反而被杀。少好学，博览群书。诗作成就在于开创山水诗派。其山水诗，描写自然景色，歌颂江南秀丽山河，多有写景佳句，如“明月照积雪”，“池塘生春草”等。对扭转玄言诗风，起了积极推动作用。明人辑有《谢康乐集》。

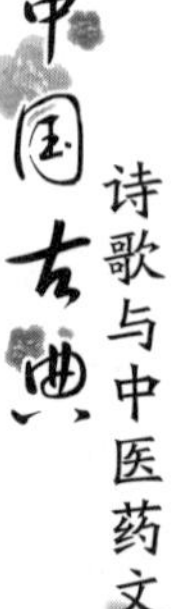

注释

①清晖：明净的光辉、光泽。

②憺(dàn):安。李善注引《楚辞》:“羌声色兮娱人,观者憺兮忘归”。

③阳已微:日光已经微弱。

④敛:收聚。暝色:暮色。夕霏:傍晚天空中云霞之余氛。

⑤芰:菱。迭映蔚:言芰荷互相映衬而生色。蒲:菖蒲,可入药。稗:形状类稻的一种水草。相因依:互相依靠。

⑥披拂:用手拨开路边的草木。偃:息。扉:门。

⑦虑澹句:意谓思虑澹泊,自然不以外物为重。澹(dàn):安静,恬澹。意惬:心里满足。理:大自然万物之理,即老、庄之所谓道。此句意谓,因为心中常常感到满足,因此觉得自然万物总是合于自己的心愿。这两句可谓深得养生之秘诀。

⑧寄言:犹寄语、带信。摄生客:注重养生之人。摄生:即养生;保养身体。唐代白居易《病中作》诗:“久为劳生事,不学摄生道”。

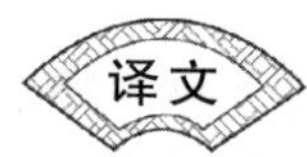

译文

一早一晚气候这么富于变幻,山山水水多姿多彩清朗澄鲜。灵秀的山水能够使人心境欢畅,游赏之人沉迷美景乐而忘返。我初出山谷时太阳刚刚升起不久,踏上归舟时已经是日落西山。密林幽谷间暮色渐渐加重,飞动的晚霞慢慢消逝在西天。莲叶田田碧绿鲜亮相互辉映,菖蒲稗草紧密相依环绕湖岸。拨开草丛寻路南行步履轻快,偃息于东轩回味此游心悦意安。思虑淡泊自然不把外物看重,心满意足物理与我融洽无间。有句话说给养生之人听取,试用此理修身养性以求永年。

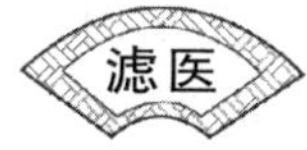

滤医

此诗描写山水风景,景中有情,情中有理,理中有趣,趣中含有养生之道。全诗分为三个层次,先是总写游乐,次则细写山水,最后以哲理医理总括全文。前四句写无论什么时候,或清晨或傍晚,那山水都给人以清丽淡远的美感。用一“含”字,隐然暗示出山水固有的美妙。左思《招隐诗》:“非必丝与竹,山水有清音”。清音,也就是清越的声音。清音作用于人的听觉,清晖则作用于人的视觉。两诗比较而言,“有”字用得未免刻板,缺少动态感,不如“含”字来得灵便活脱。三、四两句,紧承上文,以清晖娱人,游子忘归,进一步点染山水迷人的画面。那山水是如何的美好,作者不及细表,却描绘它如何挽留游子迟归的步履。山水之美,一时间竟与诗人心灵相互感应,仿佛山山水水也有了生命,有了感情,与诗人成了一对心神相契的挚友。这时,诗人流连山水,而山水也娱乐了诗人。李白诗:“相看两不厌,唯有敬亭山”。辛弃疾词:“我看青山多妩媚,料青山看我应如是。情与貌,略相似”。确实,这几句诗词,情貌相似,意象相同,都写出了那种物我两忘的境界。这是全诗的第一个层次,是总写。

中间八句,以“还”为线索,渐次铺叙了一天的行踪及傍晚归来时的情形。先从出游写起,写出谷,写入舟,更写出游人流连山水,步履舒缓的神态。紧接着,又用大笔勾勒,将一天的游情凌跨过去,蓦地写到了傍晚泛舟湖面时所见到“林壑敛暝色,云霞收夕霏”的远近晚景,暝色、云霞，都是指翻卷的晚霞，这本是正常的自然现象，但在诗人眼中却充满了生机，因此，这两句用了“敛”字和“收”字，给客观的自然景象染上了浓重的主观色彩。“芰荷迭映蔚，蒲稗相因依”，这两句着意写从湖中返回陆地时的所见所闻：在夕阳的斜映下，湖面波光粼粼，水中的荷叶，岸边的花草，更因晚风的吹拂，依依袅袅，摇曳多姿。“披拂趋南径，愉悦偃东扉”两句抒写了诗人怡然自乐的情怀。偃，即息也。游乐了一天，返回房舍，愉悦的心情久久不能平静。这是全诗的第二个层次，以细腻的笔触描绘了诗人纵情山水的情趣。

结尾四句是全诗的第三个层次，概述了诗人从一天的游览生活中所体会到的理趣。这四句诗，用今天的话来推绎就是：如果思想淡泊，就会觉得外物无足轻重，而志得意满更是由于不违于理。诗人要把这种体验告诉那些注意养生的人，对人生应持有这种达观的操守。

谢灵运是著名的山水诗人，其诗多描写山水景观。山水景观可以调适人们的心理，使人情趣高雅，思虑淡泊，有益于身心健康。一个风景优美，空气清新，环境幽静，花木似锦的养生条件，往往是映入人们眼帘的第一印象。山水景观对心理影响主要有以下几个方面。

平衡作用。人们步入风景如画的养生环境中，可使神经系统的紧张状态得到调节，抑制过度兴奋状态，使焦虑、烦躁、忧伤、悲观或苦闷的心态趋于平复，代之以清新、悦目、愉快和康乐。

镇静作用。园林青山中的景物花草树木，特别是植物的绿叶，在阳光的作用下变得更加柔和，伴以花香鸟语、山泉淙淙，综合作用于人的视、听、嗅觉器官，对中枢神经系统起到镇静放松的作用。

陶冶情操。观赏秀丽景观，名胜古迹，名山大川，江河湖海，可使人们在观景过程中开阔眼界，增长知识，提高欣赏水平，能长时间地沉浸在美好的回忆之中，使心境处于平静、开朗、虑澹、意惬的良好状态。从谢灵运“愉悦偃东扉”之诗句，即可看出这种令人满意的效果。

审美形象是景物和景色的统一，谢灵运说“山水含清晖”，也是山水并言。有山无水的景观，山是僵死的，没有生气的山；有水无山，水是淡漠的，没有灵性的水。有山有水的景观，景物和景色相对统一，才可能是一幅青山绿水的画卷。有美好的景观，没有相适应的心理去欣赏，再好的景观也不可能有益于身心健康。所以，景观在养生保健的作用中，一定要从心理上激发起欣赏兴趣，才能达到良好的效果。

游览山水，这是非常有益于身心健康的摄生之道。一方面，在漫游攀登过程中不知不觉地便使人的腿脚、筋骨、躯体得到全面的运动，使五脏六腑、肌肤、血脉受到全面的锻炼。另一方面，在游览的过程中，天色湖光，山石林泉，楼台烟雨，松竹兰梅，花草树木，到处都给人以美的享受，使人精神振奋，愉悦满怀，尘氛之扰全消，名利之争俱无，整个身心都陶醉在一种无可言喻的佳境中。所谓“登山则情满于山，观海则情溢于海”，即进入美的环境，就会产生美的心境。为了身心健康，我们应当重视和学习谢灵运的养生方法，经常投身于大自然的怀抱，领略大自然的美丽风光，呼吸大自然的新鲜空气，沐浴大自然的清晖雨露，更多地接受大自然的无形赏赐。

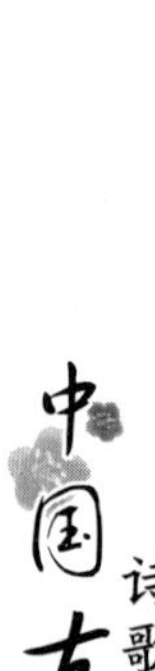

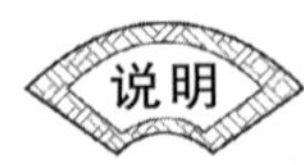

谢灵运在始宁县（今浙江省上虞县）有庄园，名始宁墅，傍巫湖，石壁精舍即在附近。李善

注:“精舍,今读书斋是也。灵运《游名山志》曰:‘湖三面悉高山,枕水渚山。溪涧凡有五处,南第一谷,今在所谓石壁精舍。’”灵运此诗,前六句,先叙石壁之景,游壁之乐,而以“出谷”二句点清竟日,落到还湖;中六句,则叙湖中所见晚景,趋径、偃扉,又透后题;后四句总上两层,约指其趣,自悟悟人,咏叹作结。总之,此诗结构严整,转换自如,工于对仗,清丽典雅,揭示了养生之奥理,因此,亦受到中医养生学家的重视。

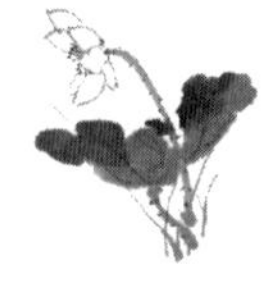

汉代刘安好长生　服食炼气读仙经

——鲍照《代淮南王二首》滤医

淮南王，好长生，服食炼气读仙经①。
琉璃药碗牙作盘，金鼎玉匕合神丹②。
合神丹，戏紫房，紫房綵女弄明珰③，
鸾歌凤舞断君肠④。
朱门九重门九开，愿逐明月入君怀⑤。
入君怀，结君佩，怨君恨君恃君爱⑥。
筑城思坚剑思利，同盛同衰莫相弃⑦。

选自《先秦汉魏晋南北朝诗》第 1278 页

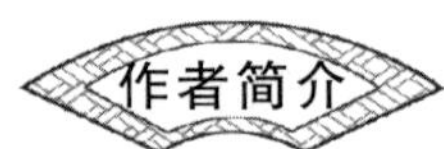

鲍照(公元 412? —466 年)，字明远，南朝·宋，文学家。东海(今江苏涟水县北)人，出身寒微，在当时门阀制度的压制下，一生都不得志，只当过几任小官。后来在荆州任临海王刘子顼的前军参军，掌书记，所以又被称作鲍参军。宋明帝太始二年(公元 466)子顼作乱失败，鲍照因在军中，遂被乱兵所杀。鲍照是我国古代杰出的诗人之一，他的诗歌较多地取材于社会现实，在一定程度上反映了当时的社会面貌。鲍诗意境奇伟，形象鲜明，造语刚劲，善于状形写物。尤其是他的乐府诗和七言诗，对唐代诗人产生过一定影响，伟大诗人杜甫概括总结了鲍诗的艺术特色，并赞扬说“俊逸鲍参军”。

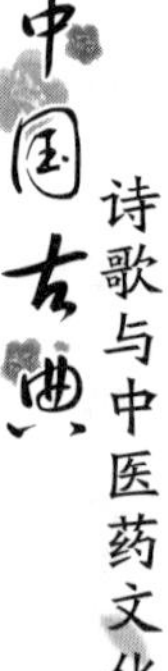

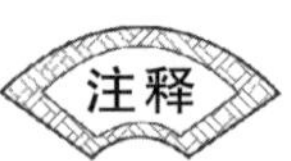

①淮南王：汉·刘安袭其父刘长的封号。刘安好文学，喜神仙之术，传说甚多，故一般所称

淮南王多指刘安。亦指古曲名。晋·崔豹《古今注·音乐》:"《淮南王》,淮南小山之作也。王服食求仙,遍礼方士,遂与八公相携俱去,莫知所在。王之徒思恋不已,乃作《淮南王》之曲。"八公,刘安的八位门客,后世传说为神仙。服食:服食丹药。道家养生术之一。炼气:道家指通过吐纳导引等以求长生的一种方法。仙经:泛称道教经典。

②琉璃:一种有色半透明的玉石。牙:象牙之类。金鼎:炼丹用的炉灶。玉匕:量药器具。神丹:服之可成仙的丹药。

③紫房:指道家炼丹房。綵女:汉代宫女的一种。后泛称宫女。明珰:用珠玉串成的耳饰。亦用以泛指珠玉。此处指红妆千万,笑语熙熙,娥眉朱唇,明珰满身。

④鸾歌凤舞:《山海经·大荒南经》:"爰有歌舞之鸟,鸾鸟自歌,凤鸟自舞"。后以"鸾歌凤舞"比喻美妙的歌舞。

⑤朱门:红漆大门。指贵族豪富之家。逐:随,跟随。

⑥恃:依靠,依赖。

⑦莫相弃:不要抛弃。

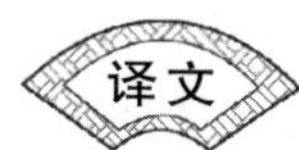

汉代刘安淮南王,学习神仙好长生。吐纳导引服丹药,深究黄白读仙经。透明玉石作药碗,精美象牙作箸盘。备置炉灶和玉匕,勤苦煅炼出神丹。一心只为合神丹,年年戏弄在丹房。娥眉朱唇满丹房,周身珠玉响叮当。轻歌曼舞多美妙,听之感人断君肠。富豪人家朱红门,层层大门都敞开。但愿夜夜随明月,沾光受宠入君怀。一旦投入君怀抱,结成伴侣无疑猜。对君埋怨或遗憾,但都依赖君心爱。好比筑城思坚固,好比磨剑思锋利。命运与君同盛衰,长得相爱莫相弃。

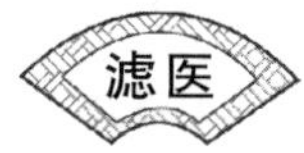

鲍照此诗曰:"淮南王,好长生,服食炼气读仙经"。淮南王即刘安(公元前179—公元前122年),沛郡丰(今江苏省丰县)人。西汉思想家、文学家。汉高祖之孙,袭父封为淮南王。主要著作有《淮南子》,亦称《淮南鸿烈》。

刘安在保健养生方面主张,一是虚静恬愉而省嗜欲,认为"静而日充者以壮,躁而日耗者以老","嗜欲者使人之气越,而好憎者使人之心劳,弗疾去则志气日耗。"可见"静"乃是核心。二是以"适度"为原则,否则即会"物极必反","大怒破阴,大喜坠阳","重于滋味,淫于声色,发于喜怒,不顾后患者,邪气也。邪与正相伤,欲与性相害,不可两立",说明已认识到情志过用则病生的发病观。三是环境与体质健康有关。地理环境对疗养、疾病的康复是必不可少的条件。四是认为"良医者常治无病之病,故无病;圣人者常治无患之患,故无患也",明确提出了预防疾病的思想。他要"损欲从性"以防疾病,"凡治身养性,节寝处,适饮食,和喜怒,便动静。使在己者得,而邪气因而不生。"这充分说明,节制嗜欲、饮食适宜、喜怒得中、动静合度是防止疾病,延年益寿的有效方法。刘安还提倡饮食卫生,反对喝生水、暴饮暴食,认为"渴而饮水,饮而大飧,害于性也”。

“淮南王，好长生，服食炼气读仙经”，说明刘安非常重视炼丹服食、吐纳导引等养生术。炼丹服食，起于秦汉。秦始皇为了能够长久享受荣华富贵，于是听信方士谗言，拼命追求长生之术、不老之药。上有所好，下必甚焉，一部分人为了迎合这种需要，将古代一些荒诞的神仙之说、奇方异术与道家的思想糅合在一起，大肆宣讲所谓“长生不老”之道，广为炼制长生不老“仙丹”。于是我国历史上出现了一批以专讲神仙之道、炼长生“仙丹”为职业的人——方士。公元前212年，秦始皇身边的方士因怯于众非，又相继逃亡，成了秦始皇“坑儒”的导火线，将咸阳城内的460多名儒生方士活埋。方士的活动及炼制“仙丹”的风气暂时才有所收敛。到了汉代，这股风气又死灰复燃。从鲍照诗描写的淮南王“琉璃药碗牙作盘，金鼎玉匕合神丹”，“合神丹，戏紫房”的情况来看，可知他丹灶不仅是死灰复燃，炉火很旺，而且供炼丹用的设备相当齐全。不难想象当时的情景，金鼎火烟袅袅，丹房紫气缭绕，刘安正陶醉于黄白之术。

所谓“黄白之术”，即古代方士烧炼丹药点化金银的法术。《二刻拍案惊奇》卷十八：“何谓黄白之术？方士丹客哄人炼丹，说养成黄芽，再生白雪，用药点化为丹，便铅汞之类皆变黄金白银。故此炼丹叫做黄白之术。”汉·应劭《风俗通·正失·淮南王安神仙》：“招募方伎怪迂之人，述神仙黄白之事，财殚力屈，无能成获。”此正说明刘安对方士炼丹术的痴迷程度。到唐代，服饵金石之风越演越烈。与服丹同时盛行的还有服石。所谓服石，就是长期服用由矿石类药物组成的方药，据说服后可以使人“心情开朗，体力转强”。食丹服石，风行一时，流弊颇多。唐以后，逐渐衰退，终未能成为我国养生学的主流。但它对我国养生学发展的影响也是不可低估的。总而言之，有如下几个方面。

①促进了动植物类养生药的发掘与应用。特别是植物类药，一直是药物养生中的主要用品。但由于服饵金石风气盛行，喧宾夺主，使动植物类养生药一直处于冷落地位。服饵金石的流弊唤起了广大医家的反思。如孙思邈大声疾呼“宁食野葛，不服五石，明其大大猛毒，不可不慎也。”(《千金要方·卷二十四》)。前人认为，服草木植物药，纵无益而无害，食丹服石则毒发而无救，求长生而反速其毙也。所以，唐宋以后动植物类药物养生蓬勃兴起，与此是有密切关系的。

②保留了一批有效的方药。有的丹药，经过筛选，逐渐成为中医养生补虚的有效方药。如久有盛名的“龟龄集”，这是我国最早的中药复方升炼剂之一，系由人参、鹿茸、海马、蜻蜓、雀脑等多种药物配制而成。其处方严谨，用料珍奇，炼制独特，经过长时间不同温度的丹鼎升炼而成，具有补脑益髓、滋阴壮阳等卓效。其处方及升炼方法源出于宋代著名道士张君房所编著的炼丹书《云笈七籤》。该方沿用至今，历数百年而不衰，成为中医丹药中的珍宝。

③对养生流派的形成起了一定的推动作用。由于方士大多信仰道教，而道教又崇尚修身养性、吐纳导引之术，这些均对养生流派的形成发挥了作用。

④促进了气功的普及与发展。南北朝、隋朝之际，出现了一种新的气功理论——内丹说。该学说的问世与炼丹术有密切关系。因为，许多炼丹家擅长于气功，如葛洪等人既是炼丹家，又是气功家。这些气功家用丹药理论来解释气功原理，就产生了“内丹”理论。“内丹说”问世

后，在道教中师徒授受，并流传到社会上，对气功的发展与普及起了一定作用。

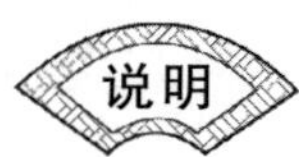

有关淮南王刘安好道炼丹的典故和诗文是很多的。成语“一人得道，鸡犬升天”，这原本就是道家编造的故事。《神仙传》记载，刘安好道，修炼成仙，临去时，剩下的丹药撒在庭院里，鸡狗吃了也一同升入仙界。后用以比喻一个人做官得势，和他有点关系的人都跟着沾光。也作“一人飞升，仙及鸡犬”。前蜀·韦庄《过扬州》诗：“淮王去后无鸡犬，炀帝归来葬绮罗。”五代·齐已《谢人惠药》诗：“终逐淮王去，永抛浮世尘。”杜甫《玩月呈汉中王》诗：“欲得淮王术，风吹晕已生。”这些诗文及典故都生动地说明了淮南王是一个痴迷长生术的道教信徒。

鲍照《代淮南王二首》则更加生动地描述了刘安好道，沉迷炼丹，少思寡欲，甚至连原先宠爱过的娥眉朱唇、红粉佳人也遭到冷落。传说刘安与八公都成仙飞升远去，莫知所在，以致留在人间的徒弟、宫女、妃子都对他思恋不已，于是写作出怀念他的歌曲，名《淮南王》之曲。“鸾歌凤舞断君肠”，“愿逐明月入君怀”，“怨君恨君恃君爱”。淮南王——已升入仙界的仙人要是听了此曲，定会感伤不已，肝肠寸断的。这些宫女和妃子的命运取决于他的好恶，她们不忍淮南王离去，希望能够永远得到他的爱恋。

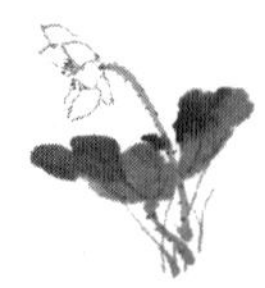

取名石蚕终未茧　御寒垣衣不可裳

——王融《药名诗》滤医

重台信严敞，陵泽乃闲荒①。
石蚕终未茧，垣衣不可裳②。
秦芎留近咏，楚蘅搢远翔③。
韩原结神草，隋庭衔夜光④。

选自《先秦汉魏晋南北朝诗》第 1403 页

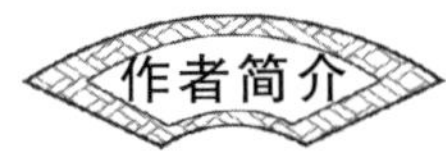

作者简介

王融（公元 467—494 年），南朝·齐文学家。字元长，琅琊临沂（今山东临沂）人。曾上书齐武帝请求自试，颇受赏识，任中书郎兼主客郎。竟陵王子良推举为宁朔将军。与竟陵王友善，为“竟陵八友”之一。武帝病危，他企图拥戴子良为帝，未成。郁林王即位，下狱赐死。他文思敏捷，援笔可待。与沈约等共创“永明体”。现存诗一百余首，其中以《巫山高》等较为有名。

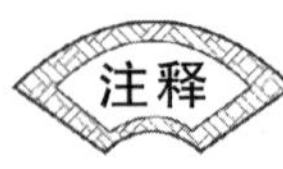

注释

①重台：药名，又名七叶一枝花、蚤休、重楼。陵泽：药名，又名甘遂。信：确实。乃：却，竟然。

②石蚕：药名。终：终于。茧：作茧。某些昆虫的幼虫在变成蛹之前吐丝做成的壳。垣衣：药名。墙上背阴处所生的苔藓植物，覆被如人之衣，故名。陆游《九月六日小饮醒后作》诗：“屋老垣衣茂，池深石发长。”

③秦芎：药名。产于秦地的芎藭。其叶芬芳，可作香料。楚蘅：药名，又名马蹄香。产于楚地的杜蘅。多年生草本植物，开暗紫色小花。根茎可入药。搢：插，佩戴。

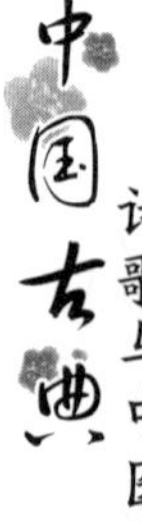

④韩原:属古韩国。神草:指人参。夜光:夜间能放光明的宝珠。据传说,古代隋国姬姓诸侯见一大蛇伤断,以药敷之而愈;后蛇于江中衔明月珠以报恩德,因曰隋侯珠或灵蛇珠。又,中药“地锦草”别名“夜光”。

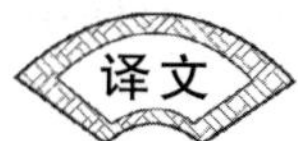

重重叠叠的楼台洁净而宽敞,远望山陵和沼泽却那样荒凉。石蚕终于未能做成抽丝的茧,垣衣也不能当做御寒的衣裳。嗅着秦芎我吟成清新的诗句,身佩楚蘅送君远去风飘异香。在韩原古地生长着人参神草,隋侯庭前灵蛇衔珠夜里闪光。

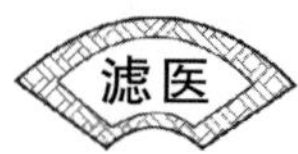

王融此诗提到的药名,依次分述如下。

重台,又名蚤休、重楼、重台草、七叶一枝花。为百合科植物。多年生直立草本,高30～100厘米。根茎肥厚,结节明显。茎单一,青紫色或紫红色。叶轮生,通常为7片,长椭圆形。花单生顶端,花药线形,金黄色。蒴果球形,熟时黄褐色,内含多数鲜红色卵形种子。花期4—7月。果期8—11月。《本草纲目》:“重楼金线,处处有之,生于深山阴湿之地。一茎独上,茎当叶心,叶绿色,似芍药,凡二、三层,每一层七叶。茎头夏月开花,一花七瓣,有金丝蕊,长三、四寸,王屋山产者至五、七层。”全年可采。挖取根茎,洗净,削去须根,晒干或烘干。性寒,味苦辛,有毒。功能清热解毒,镇惊祛风,散瘀止痛。主治痈肿疮毒,毒蛇咬伤,惊风抽搐,咽肿喉痹,急慢性咽喉炎,扁桃体炎,咳嗽吐血,跌打损伤等症。为消痈解毒之要药,用治热疖、疔疮、无名肿毒等红肿热痛确有良效,故《本草纲目》引录民谚赞曰:“七叶一枝花,深山是我家。痈疽如遇着,一似手拈拿。”临床常与蒲公英、紫花地丁等配用内服,亦可外用鲜品捣烂敷患处,或以醋磨汁涂患处。治毒蛇咬伤甚有功效,《本草纲目》云:“蛇虫之毒,得此治之即休,故有蚤休、螫休诸名。”现用的一些蛇药,每以蚤休为主要药物之一。轻症者可单用本品内服或外敷,重症者可以配成复方应用。

陵泽,又名甘遂。为大戟科植物,其块根入药。本品味苦性寒,有毒。功能泄水逐饮,消肿散结。主治水肿,胸腹积水,留饮胸痛,癫痫痰迷,湿热肿毒等症。本品为峻下逐水剂,服后,可使大量水液从二便排出,因而用治胸腹积水、水肿及小便不利。一般常与大戟、芫花、牵牛子等合用,如十枣汤、舟车丸等古方,都以甘遂为主药。主治水饮与热邪搏结于胸腹,从心下至少腹鞕满而痛,口渴,便秘之结胸症,可配大黄、芒硝以泻热逐水,如大陷胸汤。本品内服多入丸、散剂使用,煎服效果不佳。研末服,0.5～1克。生甘遂作用强,毒性大,常外用。内服时,必须醋制,或用面裹煨熟,亦可先用水漂,再与豆腐同煮,以减低其毒性。但仍须严格控制剂量,一般由小量开始,酌情递增,中病即止,不可久服。孕妇、虚证、体弱以及有严重心脏病、溃疡病或伴有出血倾向之患者均禁用。

石蚕,为石蚕科昆虫石蛾或其近缘昆虫的幼虫。《本草经》言其“主五癃,破石淋,堕胎。内解结气,利水道,除热。”《本草衍义》载“石茧,在处有,附生水中石上。作丝茧如钗股,长寸许,以蔽其身，色如泥，蚕在其中，此所以谓之石蚕也。今方家用者绝稀，此亦水中虫耳。山河中多”。

垣衣，《本草纲目》引《别录》曰：“垣衣生古垣墙阴或屋上。三月三日采，阴干。”李时珍曰：“此乃砖墙城垣上苔衣也。生屋瓦上者，即为屋游。”本品味酸性冷，无毒。主治黄疸心烦，咳嗽痰血，肠胃暴热，暴风口噤，金疮。捣汁服，止衄血。烧灰油和，外治烫火伤。

秦芎，原名芎藭。主产于四川省，故常称川芎。陕西、甘肃、湖北、江西、贵州、云南等省亦产。为伞形科植物，其根茎入药。本品味辛，性温，香气浓郁特异。功能活血行气，祛风止痛。主治血瘀气滞，风邪头痛，风湿痹痛等症。其苗叶名蘼芜，可作香料。古诗有《上山采蘼芜》。

楚蘅，产于楚地的杜蘅。其气芳香，味辛辣。功能散风祛寒，消痰行水，活血，平喘，定痛。主治风寒感冒，痰饮喘咳，水肿，风湿，跌打损伤，头痛，齿痛等症。

神草，人参的别名。山西上党，属古韩国，出产人参。所以，王融《药名诗》曰：“韩原结神草”。当今使用的党参，也以上党出产者为佳。唐代皮日休《友人以人参见惠因以诗谢之》：“神草延年出道家，是谁披露记三桠。”《本草纲目》：“人参，年深浸渐长成者，根如人形有神，故谓之人参、神草。”先贤《人参诗》曰：“五叶三丫别样新，黄参上党味尤纯。瑶光星散天边宝，人体精成地底珍。开胃助脾能补气，宁心润肺自安神。元阳可唤春回转，虚实须教辨识真。”这首七律，描述了人参的生长形态和神奇的功效。人参为五加科植物，党参为桔梗科植物。两者的功效也有所不同，应当区别使用。人参大补元气，党参缓补脾肺，一峻一缓，一强一弱。党参为常用的补气药，其功效类似人参而力逊，对虚甚危急之症，急需大补元气而力挽虚脱者，则非党参所可胜任。

夜光，王融诗中指“灵蛇珠”。又名地锦草，别名“夜光”。前者是用典，后者是药名，两种解释可以并存。地锦草《本草纲目》云“赤茎布地，故曰地锦。专治血病，故俗称为血竭、血见愁。”中医所用者，为大戟科植物地锦草的全草。原植物为一年生草本，含白色乳汁，断茎可见。茎呈红色，平卧地面。叶 2 列对生，椭圆形，上面绿色，下面绿白色。杯状聚伞花序。蒴果扁卵形而小，有三棱。种子卵形。花期 7—8 月。生于田野路旁及庭院间。全国各地均有分布。夏秋间采收。去根，晒干。味辛性平。功能清热解毒，活血止血，利湿通乳。主治菌痢，肠炎，咳血，吐血，便血，崩漏，外伤出血，湿热黄疸，乳汁不通，痈肿疔疮，跌打肿痛。治细菌性痢疾，地锦草一两，铁苋菜一两，凤尾草一两，水煎服。治咳血、便血、崩漏，鲜地锦草一两，水煎或调蜂蜜服。治湿热黄疸，地锦全草一两，水煎服。治乳汁不通，地锦草一两，用公猪前蹄一只炖汤，以汤煎药，去渣，对甜酒二两，温服。

清代朱东樵《本草诗笺·地锦》：“惯生砖缝及闲庭，点缀阶前锦绣形。袅袅繁丝茎染赤，萋萋细叶色含青。涩淋男子教安息，崩痢佳人使弭宁。无毒苦平兼散止，流通血脉善调停。”此诗对地锦的生长特点、性味、功效及主治病症都作了简要概括和赞咏。

药名诗始于南朝·齐。王融此诗是现存最早的。全诗对仗，后两联连用四个地名“秦、楚、

韩、隋”,工整而贴切。每句诗中含有一个药名,巧妙利用药名的双关词义,形象地拓宽了诗的内涵。如“重台”又指重重叠叠的楼台,“陵泽”实指山陵和水泽,“楚蘅”用意在飘向远方的香气,“夜光”则指传说中隋侯宫廷里的夜明珠。而此诗的特色并不仅仅由于药名有双关意义,而是借用的这些双关意还能比喻或象征其他事物,因而包含着更深一层的寓意。尤其像“石蚕终未茧,垣衣不可裳”这样的诗句,语言浅近,却富含哲理,有着耐人寻味的潜台词。

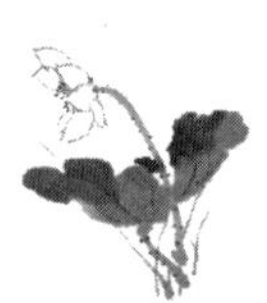

有美当阶栀子树　本色常青耐风霜

——谢朓《咏墙北栀子诗》滤医

有美当阶树，霜露未能移①。
金蕡发朱采，映日以离离②。
幸赖夕阳下，余景及西枝③。
还思照绿水，君阶无曲池④。
余荣未能已，晚实犹见奇⑤。
复留倾筐德，君恩信未赀⑥。

选自《先秦汉魏晋南北朝诗》第1437页

作者简介

谢朓（公元464—499年），南朝·齐，诗人。字玄晖，陈郡阳夏（今河南太康）人。“竟陵八友”之一。曾任宣城太守，故世称“谢宣城”，又因与谢灵运同族，又同有诗名，故又称“小谢”。初为太尉行参军，后官至尚书吏部郎。后为他人所构陷，死在狱中。少好学，有美名，文章清丽，长于五言诗，与沈约、王融等人共创“永明体”，是永明新体诗重要作家之一。其诗平仄协调，对仗工整，开唐律诗、绝句之先河。常为李白、杜甫所称道。

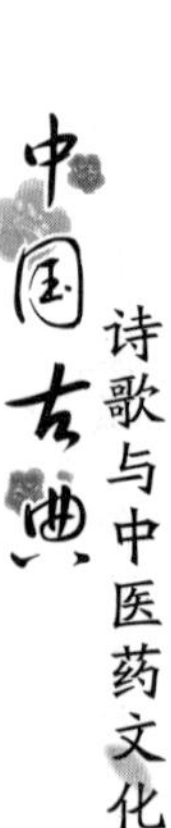

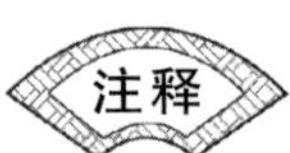

注释

①当：正对着。树：栀子树。移：谓改变其色。

②金蕡（fén）：谓黄色果实。朱采：朱红色。离离：盛多貌。

③夕阳：傍晚的太阳。余景：残留的光辉。

④曲池：曲折回绕的水池。

⑤余荣：残花。《说文》："华，荣也。"华，花同。奇：非常曰奇。晚实：迟成熟的果实。犹：仍然，还。

⑥倾筐：畚属。倾，同顷。德：恩德，恩惠。信：实在，的确。未赀(zī)：犹不赀。谓无可计量。赀，计量。

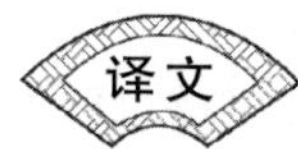

译文

有一种美好的植物就是那正对着台阶前的栀子树，风霜冷露都不能改变它坚贞的性格和常青的本色。金黄色的果实反射出红黄耀眼的光彩，在太阳的映照下，果实粒粒，多得可爱。幸赖傍晚将要西沉的太阳，它残留的光辉照到了西面的树枝。我还想着让栀子树的倩影映照在绿水碧波，可是您的阶前没有曲折回绕的水池。虽然栀子树的残花还未全部凋谢，但还是可以见到晚熟的果实，这使人为之惊奇。树上还留有可装一浅筐的果实，栀子树给人们以很多实惠，其效益的确是无法计量的。

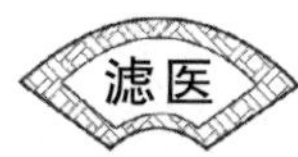

滤医

栀子，为茜草科植物。常绿灌木或小乔木，高 0.5～2 米。叶子对生或三叶轮生，叶长椭圆形，两面光滑。花单生于枝端或叶腋，大形，白色，极香，可供观赏。果倒卵形或长椭圆形，生青熟黄，可作黄色染料，果顶端有宿存花萼。花期 5—7 月。果期 8—11 月。常生长于低山温暖的疏林中或荒坡、沟旁、路边，亦有人工栽培者。分布于江苏、浙江、安徽、江西、广东、广西、云南、贵州、四川、湖北、福建、台湾等地。本植物的根、叶、花、果实均供药用。10 月间果实成熟，果皮呈黄色时采摘，除去果柄及杂质，晒干或烘干。干燥果实，表面深红色或红黄色，具有 5～6 条纵棱。果皮薄而脆，内表面红黄色，有光泽。种子扁圆形，深红色或红黄色。浸入水中，可使水染成鲜黄色。以个大、完整、仁饱满、内外色红者为佳。

栀子，味苦性寒。功能泻火除烦，清热利湿，凉血止血。主治热病心烦，湿热黄疸，肝胃郁热诸症，并治血热吐衄，疮疡肿毒。如伤寒热病，邪在上焦气分，症见发热、胸闷懊恼，用栀子配豆豉，以透邪泄热，除烦解郁。实热火证，而见高热烦躁、神昏谵语者，用栀子配黄连、黄芩、大黄，以泻火解毒，清心除烦。栀子长于清热泻火，因此受到医家重视。如治肝郁化火，胸胁胀痛，口苦苔黄的加味逍遥散；治小儿肝火郁热，夜卧不安，搐搦，脉沉实之泻青丸；治肝火上炎，目赤肿痛之泻肝散等古方中都用栀子以清泻肝火。肝胆郁火者，常以栀子配柴胡、香附；肝胆实火者，常以栀子配龙胆草、大黄。栀子是清热泻火的要药，主要能泻心、肝、胃诸经之火，使从小便下泄，故古人认为栀子能"泻三焦之火"。现代用于急性传染性黄疸型肝炎及胆道疾患引起的黄疸，都有较好的清热利湿退黄的效果。栀子清热凉血，故凡实火伤络，血热妄行，导致衄血、咯血、吐血、淋血、便血等症者，均宜用之。此外，《濒湖集简方》以栀子研末，少加面粉，鸡子清调敷，治疗扭挫伤，有良好的消肿止痛效果，现仍为民间所习用。

栀子根，功能清热解毒，凉血止血。可用于急性传染性肝炎、细菌性痢疾和热淋。配白茅根、侧柏叶治吐血、鼻血。外用捣敷治疮疡肿毒。

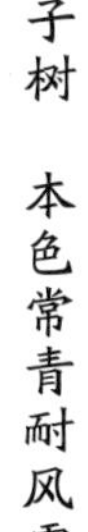

栀子花，功能泻肺火，清痰热，凉血止血。与蜂蜜同煎服可治肺热咳嗽；焙干为末吹鼻，可止鼻血。栀子花不仅可供观赏，而且花朵富含芳香油，可用来熏制高级花茶，或提取香料用于食品或化妆品，亦可食用作羹果、蜜饯等。其果实（栀仁）可作天然食用染色剂，有广阔的开发前景。

栀子为禅友，洁白清静，芳香宜人，给人以一种宁静的环境，凡寺院古刹，佛家之地，多种植此花。若喜静者，以此花为伴，则情景相融。故常为诗人墨客所喜爱，有《栀子》诗："竹篱新结度浓香，香处盈盈雪色装。知是异方天竺种，能来诗社搅新肠"。诗中将栀子浓香、纯白的特点描写出来，又将其与佛家之关系道明，这情景与佛家之静修结合，道出了栀子花的发源地。这种清静的环境，促进思维，给诗人带来了佳句，这就是栀子的观赏价值了。栀子是常绿的花卉品种，地栽是点缀花坛的重要材料。唐代韩愈诗曰："芭蕉叶大栀子肥"，因此，在庭院栽培时宜配上一簇芭蕉，则更为相得益彰。在冬季若配上常绿花树，就会减少人的萧条、寂寞的感觉；在夏季纯白与浓香，给人以醒脑、开窍、清洁、安静、凉爽之感观。

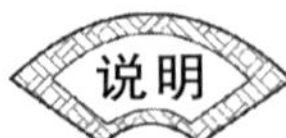

栀子，冬夏常青，花朵雪白，美洁如玉，香味浓烈，馥馨袭人，即使枯萎，香亦如故，因此甚得人们喜爱。诗圣杜甫曰："栀子比众木，人间诚未多。于身色有用，与道气相和。红取风霜实，喜爱雨露柯。无情移得汝，贵在映江波。"栀子的确与众木不同。栀子花可作佩带襟花，果可作黄色染料及化妆品。妇人、小孩身上或头上佩带栀子花，不仅是为了妆饰美观，还可芳香辟浊。唐代李商隐《效徐陵体赠更衣》诗："结带悬栀子，绣领刺鸳鸯。"可见古代女子对栀子花的偏爱。元代张翥《水龙吟》词："玉人栀貌堪怜，晓妆一洗铅华尽。此花应是，菊分颜色，梅分风韵。"所谓"玉人栀貌"，指女子饰额黄的容貌。

《百花治百病》的编者洪文煦先生于1985年从峨眉归来，曾购此花植于盆中，不意竟吐芬芳，欣喜之余写小诗云："晓月催开栀子花，馨香浓郁飘万家。移得蜀地花一株，陋室顿时增光华。"此诗写出了作者观赏栀子花时快乐的心境。

《诗经》曰："有美一人"。谢朓曰："有美当阶树。"作者似乎欲把栀子树比作美人，也有这种可能。总之，爱美之心，人皆有之，谢诗此句给我们留下了更多的联想。以上皆为咏栀子的佳句，若能与谢朓《咏墙北栀子诗》合而观之，将会更加趣味无穷，提高观赏水平。

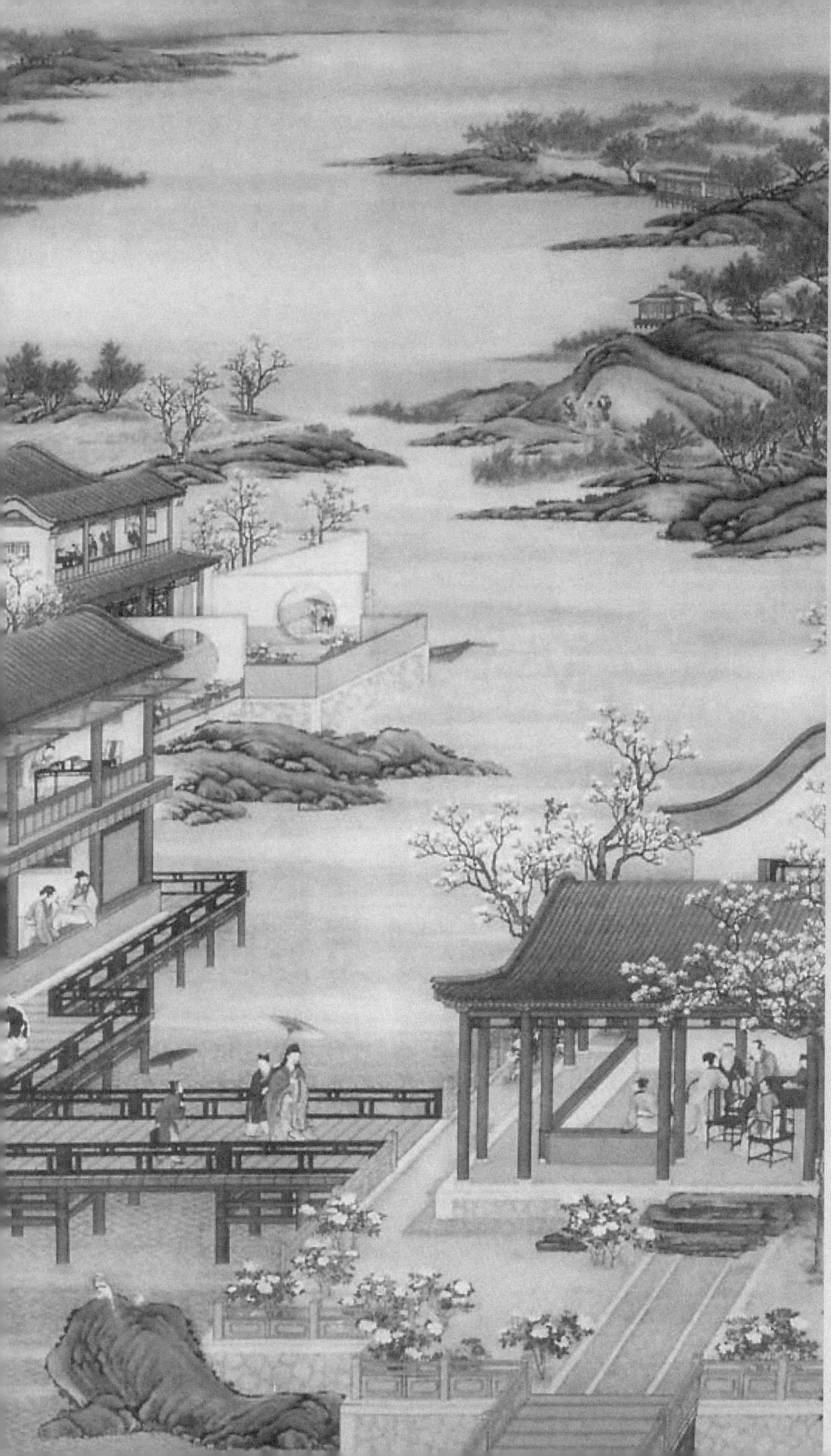

梅雨

梅实迎时雨，苍茫值晚春。愁深楚猿夜，梦断越鸡晨。
海雾连南极，江云暗北津。素衣今尽化，非为帝京尘。

——唐·柳宗元

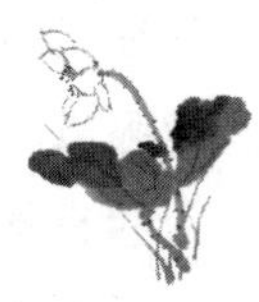

何晏好色服五石　谢朓和诗答参军

——谢朓《和纪参军服散得益诗》[①] 滤医

金液称九转，西山歌五色[②]。
炼质乃排云，濯景终不测[③]。
云英亦可饵，且驻羲和力[④]。
能令长卿卧，暂教遇真识[⑤]。

选自《先秦汉魏晋南北朝诗》第 1447 页

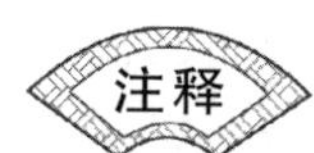

注释

①纪参军：生平待考。散：指五石散。服后宜吃冷食，故又名寒食散。五石指丹砂、雄黄、白矾、曾青、磁石。《世说新语·言语》："何平叔云：'服五石散，非唯治病，亦觉神明开朗'。"刘孝标注引秦丞祖寒食散论曰："寒食散之方，虽出汉代，而用之者盖寡，靡有传焉。魏尚书何晏首获神效，由是大行于世，服者相寻。"

②金液：古代方士炼的一种丹液。谓服之可以成仙，长生不老。李白《寄王屋山人孟大融》诗："所期就金液，飞步登云车。"九转：道家言金丹经九炼，服之成仙，曰九转。《抱朴子·金丹》："夫金丹之为物，烧之愈久，变化愈妙……一转之丹，服之三年得仙……九转之丹，服之三日得仙。"又，陶弘景真诰："仙道有九转神丹，服之化为白鹤。"西山：曹丕《折杨柳行》："西山一何高，高高殊无极。上有两仙童，不饮亦不食。与我一丸药，光耀有五色。"后因称仙药为"西山药"。谢朓用此典，借以指服散。

③炼质：道家语。谓服食还丹、金液二物，以修炼形体。《抱朴子·金丹》："夫丹之为物，烧之愈久，变化愈妙，黄金入火，百炼不消，埋之毕天不朽。服此二物，练人身体，故能令人不老不死。"乃：于是，这才。排云：排开云层，排云拨雾。多形容高。郭璞《游仙诗》："神仙排云出，但

见金银台。”谢朓此句，指排开云气而登仙。濯：美也。终：终于，终归。测：预料。

④云英：云母的一种。《抱朴子·仙药》：“云母有五种……五色并具而多青者名云英，宜以春服之。”白居易《早服云母散》诗：“晓服云英漱井华，寥然身若在烟霞。”驻：车马停止。羲和：古代神话中为太阳驾车的神。此句意谓，灵丹妙药之力，可以留住青春年华，驻颜益寿。这里借指服散的好处。

⑤长卿：司马相如字。暂教：暂，即也，便也。教，使也。真识：犹言至道。此指道家与方士合流后所倡服食求长生之道。

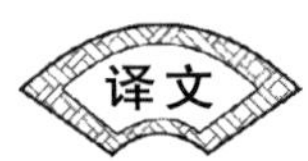

译文

道家称赞神妙的金液和九转还丹，曹丕歌咏西山灵药说光耀有五色。修炼形体才能排开云雾而登仙界，美妙的仙境景物变幻而终难预测。金液还丹亦可调和甘露一同服食，药验力强而且可以留住青春华年。能令患消渴病的司马相如从新振起，这便使人感触到了真正养生之道。

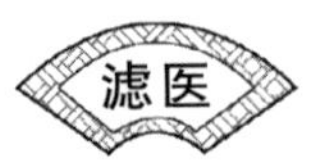

滤医

谢朓此诗言“纪参军服散得益”，参军，古代职官名，即参谋军务的简称。纪参军，生平待考。关于服寒食散（五石散）的问题，古书每有记载。如隋·巢元方《诸病源候论》卷六：“近世尚书何晏，耽声好色，始服此药，心加开朗，体力转强。京师翕然，传以相授，历岁之困，皆不终朝而愈。众人喜于近利，未睹后患。晏死之后，服者弥繁，于时不辍，余亦豫焉。或暴发不常，夭害年命。是以族弟长互，舌缩入喉；东海王良夫，痈疮陷背；陇西辛长绪，脊肉烂溃；蜀郡赵公烈，中表六丧。悉寒食散之所为也”。巢氏所谓“中表六丧”，中表，指与祖父、父亲的姐妹的子女的亲戚关系，或与祖母、母亲的兄弟姐妹的子女的亲戚关系。六丧，指因服寒食散而致六人死亡。巢氏还详细记述了服散后所引发的病症及其救治方法。可见寒食散，如用之不当，其毒副作用之大和危害性之强。

《史记·扁鹊仓公列传》：“中热不溲者，不可服五石。”道家炼丹亦用五石，《抱朴子·金丹》：“五石者，丹砂、雄黄、白矾、曾青、磁石也。”五石散，又名五石更生散，或简称“散”。相传其方始于汉代，盛行于魏晋。魏晋名士何晏、裴秀等都服散，竟成一时风气。古有服五石散后残废致死者。苏轼《东坡志林·司马迁二大罪》：“晏少而富贵，故服寒食散以济其欲，无足怪者。彼其所为，足以杀身灭族者日相继也，得死于寒食散，岂不幸哉！”鲁迅《而已集·魏晋风度及文章与药及酒之关系》：“五石散是一种毒药……大概是五样药：石钟乳、石硫磺、白石英、紫石英、赤石脂。”鲁迅先生说：“普通发冷，宜多穿衣，吃热的东西。但吃药后的发冷刚刚要相反；衣少，冷食，以冷水浇身。倘穿衣多而食热物，那就非死不可。因此，五石散一名寒食散。”参见《余嘉锡论学杂著·寒食散考》。

在中医古籍文献中有五石散的记载，其与鲁迅先生所说的“五石”相同，但与葛洪所说的“五石”有异。除了五石之外，还配有其他药物。选录于后，以供进一步深入研究和考证。

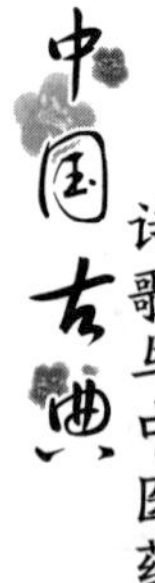

五石护命散(五石更生散、寒食散),见于《千金翼方·卷二十二》。组成:紫石英、白石英、石钟乳、石硫黄、赤石脂、海蛤、栝楼各二两半,干姜、白术各一两半,人参、桔梗、细辛各五分,防风、黑附子(炮,去皮)、桂心各三分。上药皆取真新好者,各异捣筛为散,重二两为一剂,一剂分三次服,以温醇酒送服。三次尽,以冷水洗手足,药力行者,便自脱衣,冷水极浴,药力尽行,周体凉了,心意开明,所患即愈。凡服此药,食皆须冷,惟酒令热。当饮醇酒,令体中熏熏不绝,若饮薄酒及白酒,令人变乱。久服则气力强壮,延年益寿。主治虚劳百病,羸瘦,咳逆短气,骨间有寒,四肢烦痛,或肠鸣,腹中绞痛,绕脐切痛,眼眩冒闷,恶寒风痹,饮食不消,呕逆,胸胁下满,气不得息,周体浮肿,痹重不得屈伸,唇口青,手足冷,齿牙痛;年老目暗,恶风,头着巾帽,厚衣对火,腰脊痛等症。

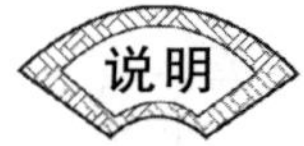

谢朓《和纪参军服散得益诗》,从这一诗题,可知纪参军服过五石散,并且服散得益,收效良好。至于五石散的功过、利害,古今学者亦有评论,此不赘述。另外,纪参军的生平事迹以及原诗内容还有待进一步查考。

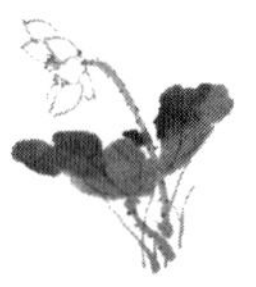

豆淋酒化服三丸　铁幞头上也出汗

——刘绘《咏萍诗》[①]滤医

可怜池内萍，葐蒀紫复青[②]。
巧随浪开合，能逐水低平[③]。
微根无所缀，细叶讵须茎[④]。
漂泊终难测，留连如有情[⑤]。

选自《先秦汉魏晋南北朝诗》第1469页

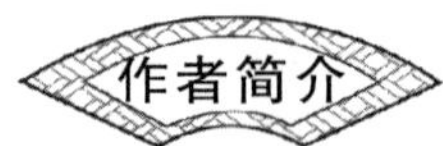

作者简介

刘绘（公元458－502年），南朝·齐，诗人。字士章，彭城（今江苏徐州）人。历仕宋、齐、梁三代，宋时曾为著作郎，齐明帝时任太子中庶子，梁时任大司马从事中郎。竟陵王鸡笼山（今南京鸡鸣山）开西邸，招致文学之士，绘为后进领袖。

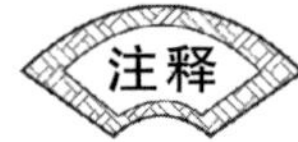

注释

①萍：即浮萍。可入药。

②怜：爱。葐蒀（fén yūn）：茂盛的样子。

③逐：《初学记》作“遂”。

④缀（zhuì）：连结。讵：难道，哪里。

⑤漂泊：随流漂荡或停泊。亦比喻行踪不定，居无定所或职业、生活不固定，东奔西走。留连：留恋不舍。

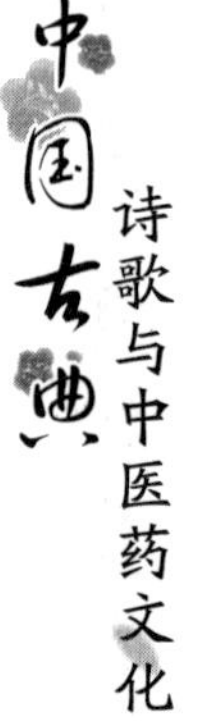

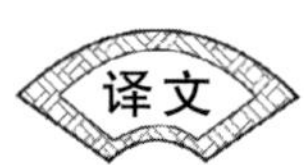

译文

真可爱的清水池内的浮萍，茂盛的样子色紫红又现青。灵巧地随着波浪一开一合，能随水势涨落而一低一平。它那微弱的须根无处连结，难道需要细叶支撑它的茎？或漂荡或停泊终于难预料，留恋不舍好像对人有感情。

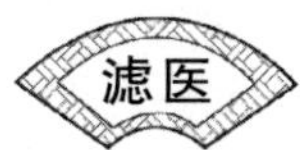

刘绘《咏萍诗》描述了“紫背浮萍”的生长特点。当今药用者，亦为浮萍科植物紫背浮萍或青萍的全草。此为多年生漂浮植物。叶状茎扁平，倒卵形或椭圆形，直径3～6毫米，长6～9毫米，先端圆，上面绿色，有光泽，下面紫红色，常3～4片相连，自中央下垂10余条纤维状须根，中心有显明的维管束一条，束端有根帽。花序由2个雄花及1个雌花组成，白色或淡绿色。花期夏季。生于湖沼、池塘或水田中。我国各地都有分布。青萍，形态与上述“紫萍”相似而较小，叶状茎倒卵形或矩圆形，长2～6毫米，两面均呈绿色或暗绿色。根单生下垂于水中，不具维管束，先端有钝头的根帽。花细小白色，花期4—6月。

《本草纲目·水萍》：“一种背面皆绿者。一种面青，背紫赤若血者，谓之紫萍，入药为良，七月采之。淮南万毕术云：‘老血化为紫萍。’恐自有此种，不尽然也。《小雅》：‘呦呦鹿鸣，食野之萍’者，乃蒿属。陆佃指为此萍，误矣。”

浮萍，性寒味辛。功能发汗，祛风，行水，清热，解毒。主治时行热病，斑疹不透，风热隐疹，皮肤瘙痒，水肿，癃闭，疮癣，丹毒，烫伤等病。浮萍，其性轻浮升散，善达肌表，用治麻疹隐隐不出，或疹出不透，发热无汗者，有良好的透疹作用，内服、外洗均可。内服可与牛蒡子、葛根、薄荷、银花、蝉蜕等同用，共奏辛凉泄热透疹之效。也可用于治疗风热疹块，皮肤瘙痒，常与荆芥、防风、生地、蝉衣、地肤子等同用，以祛皮肤之风热。还可治疗风热感冒，用一般辛凉解表药不能发汗者，可加用浮萍以发汗退热。风湿麻痹，湿热兼盛者，用之亦宜。此外，用于治疗目赤、口疮；煎水浴身，可治风疾恶疮、汗斑癜风；研末可敷粉刺面皯（脸上黑斑）；还可捣敷肿毒、丹毒、烫火伤。

古人认为浮萍“发汗胜于麻黄，下水捷于通草”，故其所治诸症皆为实证，若体虚而自汗者勿用。清代医家朱东樵《本草诗笺·水萍》：“祛风专药是浮萍，性出轻浮入肺经。汗发麻黄功更胜，水驱通草效尤灵。窍毛同利皮肤爽，疠癞均除手足宁。独忌素虚元与表，辛寒误用转伶仃。”伶仃，形容身体瘦弱。素体虚弱，元气不足，卫表空疏，腠理不密，忌用辛寒发汗的浮萍。

李时珍曰：“浮萍，其性轻浮，入肺经，达皮肤，所以能发扬邪汗也。世传宋时东京开河，掘得石碑，梵书大篆一诗，无能晓者。真人林灵素逐字辨译，乃是治中风方，名去风丹也。诗云：‘天生灵草无根干，不在山间不在岸。始因飞絮逐东风，泛梗青青飘水面。神仙一味去沉疴，采时须在七月半。选甚瘫风与大风，些小微风都不算。豆淋酒化服三丸，铁幞头上也出汗。’其法：以紫色浮萍晒干为细末，炼蜜和丸弹子大。每服一粒，以豆淋酒化下。治左瘫右痪，三十六种风，偏正头风，口眼㖞斜，大风癞风，一切无名风及脚气，并打扑伤折，及胎孕有伤。服过百粒，即为全人。此方，后人易名‘紫萍一粒丹’。”幞（fú）头：古代男子用的一种头巾。此句意谓，即使是铁打的男子汉，头上也会冒汗。此言浮萍发汗之功甚强。

豆淋酒：一是《产书》方。功用破血，祛风。治中风口㖞、阴毒腹痛、小便尿血、妇人产后一切中风诸病，及产后犹有瘀血水气者。黑豆五升。熬令烟尽，于瓷器内以酒一斗淬之，浸一昼夜，去豆。任量饮之。此酒能治污血，又可发表，故送药多用之。二是《证治准绳》方。功用治因金疮中风反强者。大豆六合，鸡矢白一合。炒令大豆焦黑，次入鸡矢白同炒，乘热倾于三升酒中，密盖良久，滤去滓。每服五合，如人行一里，更一服，汗出佳，未瘥即更作服之，汗出为度，服后宜食热生姜粥。

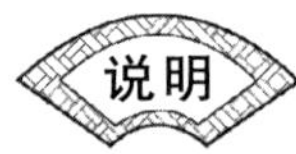

古人咏萍，颇多佳句，大都以之比喻漂泊不定的身世或变化无常的人世间。如杜甫诗："相看万里外，同是一浮萍。"文天祥诗："山河破碎风飘絮，身世浮沉雨打萍"，等等。刘绘《咏萍诗》形象生动地描写了浮萍的生长特点和形态。其结尾两句，"漂泊终难测，留连如有情。"更是将其拟人化。人生有如浮萍，寓意不言自明。表面上是写浮萍，实际上是写诗人自己对人生的感受。

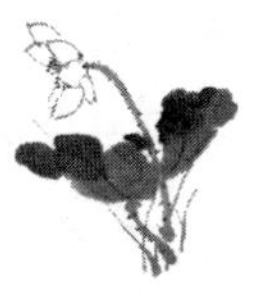

炼丹方验参同契　江淹诗赠殷长史

—— 江淹《赠炼丹法和殷长史诗》[①]滤医

琴高游会稽，灵变竟不还[②]。
不还有长意，长意希童颜[③]。
身识本烂熳，光曜不可攀[④]。
方验参同契，金灶炼神丹[⑤]。
顿舍心知爱，永却平生欢。
玉牒裁可卷，蕊珠不盈箪[⑥]。
譬如明月色，流彩映岁寒[⑦]。
一待黄冶就，清芬迟孤鸾[⑧]。

选自《先秦汉魏晋南北朝诗》第 1564 页

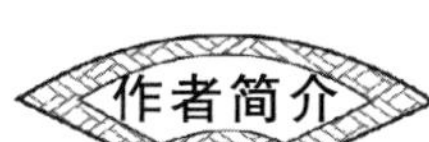

作者简介

江淹（公元 444—505 年），南朝・梁，诗人。字文通，济阳考城（今河南兰考）人。历任宋、齐、梁三代，助齐高帝萧道成成帝业，曾任中书侍郎、尚书左丞、秘书监等职。梁时官至金紫光禄大夫，封醴陵侯。少孤，家贫，好学。以文章名于世。写有《恨赋》《别赋》《丹砂可学赋》等。晚年养尊处优，才思减退，人谓“江郎才尽”。今存诗一百余首，其中多有文词清丽，对仗工整之作。明人辑有《江醴陵集》。

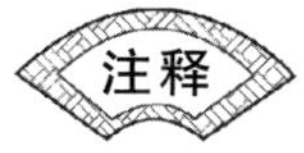

注释

①殷长史：生平待考。长史是官名。

②琴高：传说他在涿水乘鲤归仙。汉・刘向《列仙传》：“琴高，周末赵人，能鼓琴，为宋康王

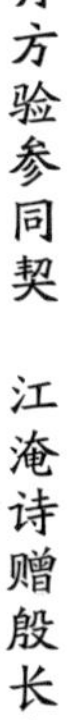

舍人，浮游冀州涿郡间。后与诸弟子期，入涿水取龙子，某日当返。至期，弟子候于水旁，琴高果乘鲤而出。留一月，复入水去。”

③长意：犹远思长想。童颜：面色红润如儿童的容颜。唐代孟浩然《清明日宴梅道士房》诗：“童颜若可驻，何惜醉流霞。”

④身识：佛教语。“六识”之一，由身体接触外界事物所获得的认识。佛教以身为触根，故称。烂熳：亦作“烂漫”，形容光彩四射。光曜：亦作“光耀”。对人仪容的敬称。

⑤参同契：为我国最早的炼丹书。《四库全书简明目录・子部・道家类》：“盖丹经以此为最古”。葛洪《神仙传》认为系汉・魏伯阳的著作。书中以《易经》的卦象术语讲述炼丹的方法。以坎、离、水、火、龙、虎、铅、汞为中心，并以阴阳五行、早晚时刻相配合。传说魏伯阳与弟子三人入山，作神丹，丹成，乃曰：“先宜与犬试之，若犬飞，然后人可服。”乃与犬食，犬即死。伯阳服丹，入口即死，弟子服之，亦死。余二弟子遂不服，乃共出山去。后，伯阳即起，将所服丹纳弟子及犬口中，皆起，遂皆仙去，乃作手书寄谢，二弟子乃始懊恨。

⑥玉牒、蕊珠：皆仙录也。《蕊珠经》，道教经籍名。唐代鲍溶《寄杨炼师》诗：“道士夜诵蕊珠经，白鹤下绕香烟听。”箪：古代的圆竹器。

⑦流彩：闪耀的色彩。

⑧《郊祀志》曰：“黄冶变化。”注：黄冶，仙药也。孤鸾：王母使者青鸾也。

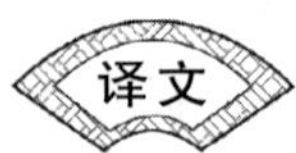

传说仙人琴高云游曾到过会稽，仙术灵验多变，竟然不见他回还。不见回还，他自然存有远思长想，希望长葆青春的容颜。亲身感识，其精神原本光彩四射，他仙风道骨，凡夫俗子不可仰攀。炼丹的方法可以验证于《参同契》，请您准备好炉灶，以便烧炼长生仙丹。须立刻舍弃以往情侣过分之爱，要永远去掉素来交好沉迷之欢。登载神仙姓名的名录才有一卷，仙人户籍《蕊珠经》还未装满一箧。粒粒仙丹譬如天空明亮的月色，如水流泻的光彩映照松柏岁寒。一旦炉中黄白的仙药冶炼成功，清美芬芳的药丸可以滞留仙人王母的青鸾。

滤医

江淹诗曰：“方验参同契，金灶炼神丹。”此句所谓《参同契》，即魏伯阳著的专讲炼丹方法的书。魏伯阳，东汉炼丹方士，生卒年待考。会稽上虞（今浙江）人。本高门之子，性好道术。其事迹正史未载。据晋代葛洪《神仙传》记载：“魏伯阳，上虞人。贯通诗律，文辞瞻博，修真养志。约《周易》作《参同契》。恒帝时以授同郡淳于叔通。”说他进山炼神丹，丹成服之仙去。五代彭晓在《周易参同契分章通真义序》中也说他：“世袭簪裾，惟公不仕，修真潜默，养志虚无，恬淡守素，唯道是从。不知师授谁氏，得古文《龙虎经》，尽获妙旨，乃约《周易》撰《参同契》三篇，密示青州徐从事，徐乃隐名而注之。恒帝时公复授与同郡淳于叔通，道行于世”。

《周易参同契》简称《参同契》，此为内、外丹专著，共三卷。此书将“大易”、“黄老”、“炉火”三者参合，而以《周易》作为主要说理工具。既论述外丹，又涉及内炼功夫。从内丹术角度来理解，此书以乾、坤两卦，喻为“鼎器”；以坎、离两卦，喻为“药物”；借爻象变化，喻为“火候”，来说明内丹修炼过程。但此书用词隐晦，譬喻甚多，故奥雅难通。宋代朱熹在《周易参同契考异》中说：“《参同契》文章极好，盖后汉之能文者为之。其用字皆根据古书，非今人所能解，以故皆为人妄解。”从唐代开始，此书为内丹派所重视，并尊为“万古丹经之王”。从明代中叶开始，杜一诚、杨慎等认为《周易参同契》中既有魏伯阳原著，又有青州从事徐景休隐名作注内容，又有淳于叔通传出时所增，因此重加编次，并定名为《古文周易参同契》。现存的注解本有彭晓的《周易参同契分章通真义》、朱熹的《周易参同契考异》、陈显微的《周易参同契解》、仇兆鳌的《周易参同契集注》、董德宁的《周易参同契正义》、朱元育的《周易参同契阐幽》等四十余家。

从此诗题目和内容来看，可知江淹很重视炼丹方法，并且还认真地研读过专讲炼丹法的书——《参同契》。炼丹，道家法术之一。源于古代方术，原指置朱砂于炉中炼制。后有内丹、外丹之分。以气功修炼人体精、气、神谓之内丹，以炉火烧炼药石谓之外丹。通过服用炼成的丹药和其他药物以求长生，这些药物统称外丹。进行气功练功活动，吐故纳新，为炼内丹。元代陈致虚《金丹大要》认为，内丹之道，即由神与气、精调炼而成，通过“怡神守形，养形炼精，积精化气，炼气合神，炼神返虚，金丹乃成”，并强调意念的作用，“所谓神与气精，迎送动止，凡百作为，皆主于意也……故求丹取铅，以意迎之；收火入鼎，以意送之；烹炼沐浴，以意守之；温养脱化，以意成之”。提出精、气、神为金丹之上药三品，此三物相感，顺则成人，逆则成丹。“人皆禀受先天真阳之气而生，年至十六，则阳气充盈”。后因酒色贪欲，邪气百病，使人精损神劳，真阳之气日趋衰竭，以致死亡。修道者必须逆转此趋势，采先天之真气，以补人身日益亏损之阳气，使之复为纯阳，这就是气功之道。如果要想丹成道就，必须性命双修。江淹诗曰：“顿舍心知爱，永却平生欢”。这两句诗劝告殷长史去掉酒色贪欲，不要沉迷于男欢女爱，这样才能聚精会神，专心炼丹修道养生。

细读此诗，可知江淹亦很重视道家的养生思想。其思想的宗旨之一，是追求长生不老，希望青春永驻，所谓“不还有长意，长意希童颜。”当然，不仅仅是道家，这也是古今人们的美好愿望。道家认为，通过养生、避世、清心、寡欲、炼丹、服食、吐纳、导引等方式，可以达到却病延年，青春永驻之目的。许多道士又是著名医药学家、养生家。正因如此，道家思想对中医养生学的形成与发展的影响是巨大的。甚至有人认为是道家开创了养生学。从秦王政开始，道家首先得到重视。许多信奉老庄思想的学者和方士，大力提倡导引、吐纳、炼丹、服石等养生方法。如汉初张良从赤松子游，“乃学辟谷、导引、轻身”。李少君、东方朔等人也宣讲“导气养性”之术。由于道士与方士是浑然一家，大多崇尚炼丹服石，疯狂地追求长生不老、得道成仙，所以道家又称“丹家”。到魏晋时期，炼丹服石以求“长生不老”之风盛行，一些“两栖”人物（指道家与医家合而兼之者）一方面为了迎合统治者与士大夫的需要，大讲炼丹服石；另一方面，又从防病强身，返老还童，益寿延年的实际出发，把老庄养生思想的合理部分加以整理提高。如嵇康著有《养生论》，重申了老庄学派的养生理论与方法。葛洪著有《抱朴子》，把炼丹服石之风推上高峰。葛洪崇尚“神仙道”，笃信炼制金丹，久服常饵，可与天地同寿。炼丹服石之风，也必然影响到一些诗人文士。从历代诗文中，我们可以发现许多有关歌咏炼丹服石、得道成仙的诗章。如江淹《赠炼丹法和殷长史诗》及《丹砂可学赋》等即是其代表作。

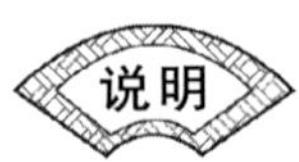

江淹在《赠炼丹法和殷长史诗》中，不仅劝说殷长史要认真学习道家的炼丹术，而且还希望他炼丹成功，早登仙借以填补空缺，这就是"玉牒裁可卷，蕊珠不盈箪"两句的言外之意。为了进一步鼓励殷长史炼丹修道，江淹在诗的结尾两句，对其美好的前景作了奇特的想象和假设，即"一待黄冶就，清芬迟孤鸾。"一旦长生仙丹冶炼成功，那粒粒清美芬芳的药丸可以吸引住仙人王母的使者——青鸾。心诚则灵，对方读了此诗，定会增强其信念。

细读此诗，可知江淹非常重视《周易参同契》这部丹书。此书是道教炼丹术的重要理论著作。凡是对道教有过研究的人，大多研读过这部丹书。如唐代诗人白居易曾广交有道高士、金丹炼师，其中有位名叫郭虚舟的道士就曾授予白居易炼丹经典《参同契》，指导他和元稹炼丹。这位长年与白鹤相伴的郭虚舟炼师也是《参同契》的信奉者，白居易有《寻郭道士不遇》诗一首："郡中乞假来相访，洞里朝元去不逢。看院只留双白鹤，入门唯见一青松。药炉有火丹应伏，云碓无人水自舂。欲问《参同契》中事，更期何日得从容？"

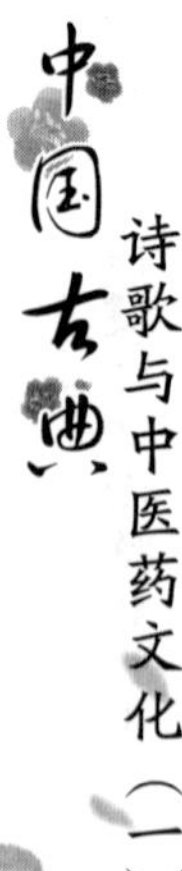

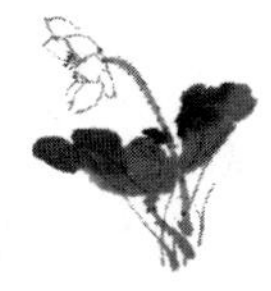

冀采石上菖蒲草　青春永驻颜不老

——江淹《采石上菖蒲诗》滤医

瑶琴久芜没，金镜废不看①。
不见空闺里，纵横愁思端②。
缓步遵汀渚，扬枻泛波澜③。
电至烟流绮，水绿桂涵丹④。
凭酒意未悦，半影方自叹⑤。
每为忧见及，杜若讵能宽⑥。
冀采石上草，得以驻余颜⑦。
赤鲤倘可乘，云雾不复还⑧。

选自《先秦汉魏晋南北朝诗》第1566页

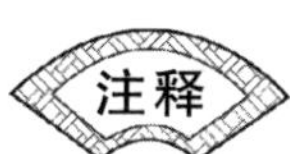

①瑶琴：用玉装饰的琴。芜没：谓掩没于荒草间。别本作“尘没”。金镜：铜镜。

②空闺：谓丈夫外出，妻子寂寞独居之处。端：头绪。

③遵：循，沿着。汀渚：水中小洲或水边平地。枻(yì)：桨。

④电：阴雨天气空中云层放电时发出的光，俗叫“闪”。烟：云烟、烟霞。绮：美丽，华丽。桂：木名。通称桂花，亦称金桂、丹桂，为珍贵的观赏树。

⑤凭酒：面对酒杯。悦：高兴，愉快。半影：指独自一人，孤影单身。

⑥及：涉及，牵扯。杜若：香草名。多年生草本，可入药。江淹《杜若颂》：“山中杜若，嘉尔翠质。不奇不俗，载华载实。”讵：一作“岂”。

⑦冀：希望。余：《文苑英华》作“衰”。古人认为，久服菖蒲，身轻不老。

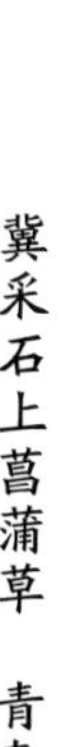

⑧赤鲤：红鲤鱼。传说周末赵人琴高乘鲤归仙。参见江淹《赠炼丹法和殷长史诗》注释。

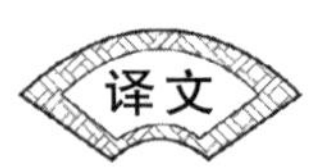

玉琴久久被埋没在尘灰之中，铜镜也被闲置一旁不曾照看。你难道未见那独守空房的人？纵横交织的愁思多得有万端。昔日夫妻散步沿着水边平地，一同扬起船桨，泛起层层波澜。电闪忽至，烟霞流动，格外美丽；湖水碧绿，桂花芬芳，霜叶含丹。而今面对酒杯，心中却感不快；单身孤影，以酒浇愁，正自长叹。每每被那些忧愁的事情牵累，即有芳草杜若，又岂能使胸怀一宽。希望采服山涧泉石上的菖蒲，得以永远留住我青春的容颜。如同琴高那样，或可乘鲤归仙；腾云驾雾，从此一去，不再回还。

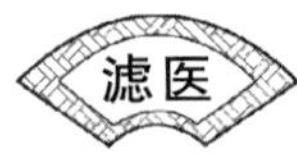

江淹《采石上菖蒲诗》曰："冀采石上草，得以驻余颜"。除了这首诗外，江淹还有《草木颂十五首》，其中有《石上菖蒲颂》："药实灵品，爰乃辅性。却疴卫福，蠲邪养正。缥色外妍，金光内映。草经所珍，仙图是咏"。可见他对石菖蒲的特点和功用是非常了解的，也是很喜爱这一药草的。

李时珍曰："菖蒲，乃蒲类之昌盛者，故曰菖蒲"。石菖蒲，始载于《神农本草经》，原名昌蒲，并列入上品。此为天南星科植物，多年生草本。生长于山涧泉流附近或泉流的水石间。其根、茎、叶、花均供药用。此草新旧相代，四时常青。《抱朴子》言，服食以一寸九节紫花者尤善。其气芳香，味苦，微辛。据《本草纲目》记载，《道藏经》有《菖蒲传》一卷，今略节其要云："菖蒲者，水草之精英，神仙之灵药也。其法采紧小似鱼鳞者一斤，以水及米泔浸各一宿，刮去皮切，曝干捣筛，以糯米粥和匀，更入熟蜜搜和，丸如梧子大，稀葛袋盛，置当风处令干。每旦酒、饮任下三十丸，临卧更服三十丸。服至一月，消食；二月，痰除；服至五年，骨髓充，颜色泽，白发黑，齿落更生……能治一切诸风，手足顽痹，瘫痪不遂，五劳七伤，填血补脑，坚骨髓，长精神，润五脏，裨六腑，开胃口，和血脉，益口齿，明耳目，泽皮肤。"

古人认为，久服石菖蒲，轻身延年不老，补五脏，通九窍，益心智。因此，有关古籍文献早就将其列为养生保健的重要药物之一。在先贤的诗文中也多有颂赞菖蒲的佳句。如明代李东阳《次李白洲留别韵》之一："家贫尚有千头桔，身健何须九节蒲。"九节蒲，菖蒲的一种。茎节密，每寸达九节以上，故名。《抱朴子·仙药》："菖蒲生须得石上，一寸九节以上，紫花者尤善也。"北魏·郦道元《水经注·伊水》："石上菖蒲，一寸九节；为药最妙，服久化仙。"苏轼诗曰："万寿菖蒲酒，千金琥珀杯。"菖蒲酒，用菖蒲浸制的药酒。旧俗端午节饮之，谓可去疾疫。宋代杨万里诗曰："藏却柿红缨扫子，菖蒲节里放风光。"菖蒲节，指端午节。由此可见古人对菖蒲的重视和喜爱程度。

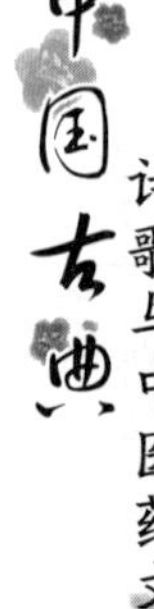

"服蒲化仙"这一神话传说虽不可信，但其治病功效已被医家肯定。中医认为，石菖蒲功能开窍豁痰，理气活血，散风祛湿。主治热病神昏，癫痫，痰厥，健忘，耳聋，目赤云翳，胸膈胀闷，胃痛，腹痛，噤口痢等症。临床治疗湿温病，湿热酿痰，蒙蔽清窍，症见身热、神志模糊或昏迷、时有谵语、舌苔黄腻等，多以本品化浊开窍。菖蒲的开窍作用，不仅适用于痰迷心窍，神志昏迷之症，而且可以疗健忘，明耳目，出音声。其治疗健忘，多配合远志、茯苓、人参或其他安神定志药。石菖蒲与熟地、黄柏为丸服用，治疗肾虚耳聋；菖蒲自然汁熬膏点眼，可治各种赤眼及云翳遮睛。菖蒲与腊梅花、桔梗、石斛等配合，可以治疗声音嘶哑而见喉炎或声带水肿。菖蒲气味芳香而善化湿浊，用以治疗湿阻脾胃，运化失常所致的胸脘胀闷、不思饮食、脘腹痛、肠鸣等症，具有醒脾化湿、开胃宽中之功，可与藿香、半夏、陈皮、厚朴同用。对于下痢噤口之症，菖蒲又能开胃口、进饮食，偏于脾虚者，可配石莲子，或加入参苓白术散中同用；偏于胸膈热闭者，可与川连、甘草、五谷虫同用。现代药理研究认为，石菖蒲具有祛痰、镇咳、平喘、利胆、平滑肌解痉、镇静及抗惊等作用。

说明

古迹遗址“菖蒲潭”，据明代姚可成《食物本草·卷二》：“菖蒲潭，在句容县茅山之阳。潭上多生九节菖蒲，服之可以长生。唐·王建诗：‘江城柳色海门烟，欲到茅山始下船。知道君家当瀑布，菖蒲潭在草堂前。’菖蒲泉水，味甘。主补心神，益精血，益智慧不忘，强健耐老，延年不饥。”王建此诗题名《送顾非熊秀才归丹阳》。丹阳，即丹阳郡，在今江苏。茅山在江苏省句容县东南，著名医家陶弘景曾在此山隐居修道。据王建此诗，可知顾秀才就住在菖蒲潭的附近。因此，具有方便条件，饮用能够去病延年的菖蒲潭水和采食潭上生长的九节菖蒲。诗中对好友的居住环境充满了羡慕之意。

石菖蒲历来是文人雅士所喜爱之物，植于石盂或瓦罐、瓷盆，注入清水，间以雨花石或有色碎石拌养，置于几案，赏其潇洒清雅之姿色。金·张建《菖蒲》诗：“石泉何清冷，中有九节蒲。蒲性本孤洁，不受滓秽污。”把菖蒲的清香、高洁、纯净融于人性化，表现了养花人的儒雅清高的品格，因此常伴案头，显得十分清雅。欣赏石菖蒲，主要是取其“色、香、姿、韵”四字，色，为叶翠绿，常年如春；香，为叶芳香清雅，揉叶香气更浓；姿，如儒雅高士，污泥不染；韵，为刚柔并存，能促人艰苦奋进。常置案头，辟恶除臭，因此，石菖蒲是防病治病、养生保健的良药。

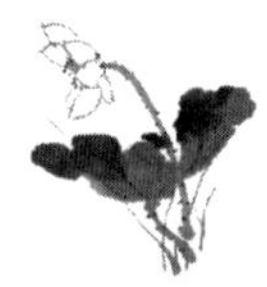

若得安期长寿术　不愁暮年逼眉梢

——江淹《郭弘农璞游仙》[①] 滤医

崦山多灵草，海滨饶奇石[②]。

偃蹇寻青云，隐沦驻精魄[③]。

道人读丹经，方士炼玉液[④]。

朱霞入窗牖，曜灵照空隙[⑤]。

傲睨摘木芝，凌波采水碧[⑥]。

眇然万里游，矫掌望烟客[⑦]。

永得安期术，岂愁蒙汜迫[⑧]。

选自《先秦汉魏晋南北朝诗》第1575页

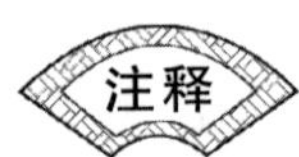

注释

①郭璞，曾被晋室追赠为弘农太守。他写有十四首《游仙诗》，歌咏游仙以见志趣，反映蔑视权贵，爱慕自由，向往隐逸，逃避现实斗争的思想。诗作形象生动，造语精圆，颇有文采。以上是江淹拟作，尽叙脱离尘俗，游心仙境之事，亦体现了古人追求长生不老的愿望。

②崦山：崦嵫山，在甘肃天水县西。古代神话说是日入之处。灵草：仙草。海滨：李善注："海滨，海中三山也。"即蓬莱三仙岛。奇石：何焯《义门读书记》："奇石如丹砂、空青、硫磺之属，可炼药者。"

③偃蹇：原意为高耸。此处谓攀延高处而飞升。寻：依附。青云：谓高空。隐沦：吕向曰："隐沦，谓绝迹也。"即遗弃世事之意。驻：保留住。精魄：魂魄。李善注引《抱朴子》曰："人无贤愚，皆知身之有魂魄。魂魄分去则人病，尽去则人死。"此句谓遗弃世事，保住魂魄不散不尽，则长生不死。

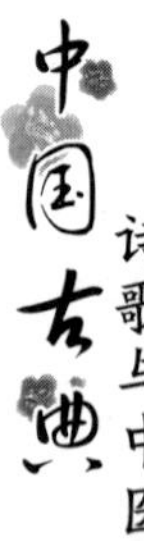

④道人：有道术之人。与下句方士意同。《丹经》：张铣曰："《丹经》，九转之法"，即谓九转金丹。道家谓烧炼金丹，以九转为贵。转，循环变化之意，如把丹砂烧成水银，将水银又炼成丹砂，烧炼时间愈久，则转数愈多，效能愈高。见《抱朴子·金丹》，故《丹经》为炼丹之书也。玉液：道家炼成的所谓仙液。唐·吕岩《忆江南》词之三："玉液初凝红粉见，乾坤覆载暗交加，龙虎变成砂。"

⑤朱霞：《十洲记》曰"朱霞九光"。窗牖：窗户。曜灵：太阳。隙：穴也。言所居之处高。

⑥傲睨：放纵狂诞之貌。木芝：即紫芝，又名灵芝。水碧：水晶，即水玉，亦为仙药。

⑦眇然：辽远。矫掌：举手也。烟客：传说神仙托身云烟，因称仙人为烟客。

⑧安期术：安期，传说中的古仙人。术，仙方也。此指安期生长寿之术。《列仙传》曰："安期先生，自言千岁"。濛汜：喻人之暮年。迫：逼近。

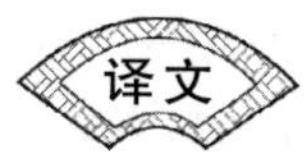

译文

崦嵫山上长满茂密的仙草，炼丹的奇石富藏在蓬莱三岛。攀岩登高，追寻青云，直上云霄，遗世独立，守住精魂，不死不老。得道之人将《丹经》仔细观瞧，方术之士将琼树蕊炼成不死之药。鲜红的霞光把窗棂映照，和煦的太阳把隐居的山洞照耀。任性放浪，随意摘取紫芝，脚踏波浪，采取水晶珍宝。辽阔万里，云游逍遥，远望之中，忽见仙人，向我把手招。若将安期生长寿之术永远学到，又怎会忧愁垂暮之年逼在眉梢。

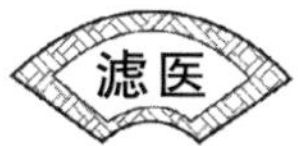

滤医

生命对每个人来说，都只有一次。延长寿命，并且在生命延续过程中健康、愉快，历来是人类永恒的向往和追求。人们谁不渴望长寿？谁不希望延年？探索和延缓衰老，寻求长生不老、返老还童的方法并非只是现代科学家的雄心壮志。早在几千年前，不仅是医家，还有哲人、方士等都曾作了很多努力，虽未能达到"尽终其天年"，"春秋皆度百岁"的理想长寿境界，但对于延缓衰老的进程，都起到了积极的作用。

江淹拟作的这首游仙诗，虽然尽叙脱离尘俗，游心仙境之事，但是，也反映了诗人追求长生不老的愿望。所谓"永得安期术，岂愁濛汜迫"。安期，亦称"安期生"、"安其生"。仙人名。秦、汉间齐人，一说琅琊阜乡人。传说他曾从河上丈人习黄帝、老子之说，卖药东海边。秦始皇东游，与语三日三夜，赐金璧数千万，皆置之阜乡亭而去，留书及赤玉舄一双为报，并说"后数年，求我于蓬莱山"。后，始皇遣使入海求之，未至蓬莱山，遇风波而返。后之方士、道家因谓其为居海上之神仙。唐代李白《寄王屋山人孟大融》诗："我昔东海上，劳山飡紫霞。亲见安期公，食枣大如瓜"。郭沫若《董老行》："延年自有安期枣"。安期枣，为传说中的仙果，食之可以益寿。

江淹此诗提出了一个重要的养生方法和原则，即"隐沦驻精魄"。意谓遗弃世事，保住魂魄。也就是说，不要被世俗杂事耗散和扰乱人的精神情志。只有精神情志稳定，藏守于内，人体脏腑功能才能协调平衡，从而正气充沛，身体健康。相反，若情志躁动不安，精神就会离散，从而有损健康，甚或导致夭亡。因此，古人重视"恬淡虚无"、"精神内守"，并提出"志闲而少欲，心安而不惧”的养生观点。当然，这里的“少欲”和“心安”是当时社会顺其自然的哲学思想在医学中的反映，但在养生保健方面具有十分重要的意义，所以被后世养生家接受和发展。“志闲少欲”，“心境安定”绝不是“消极隐世，虚无缥缈”，而是告诫人们要宁静淡泊，顺其自然，凡事要使之符合客观规律，以养护精神，不要患得患失，思想无穷，做到“嗜欲”不使太过，“淫邪”不能动心，保持心理乐观，精神愉快，心胸豁达，形神协调，精神内守。我们提倡的思想清静，主要是思想专一，排除私心杂念，不见异思迁，想入非非，而是要思想安定，专心致志从事各项工作与学习。由于当时社会政治、经济、文化、科技等条件的限制，人们的思想认识和观点常常带有片面性。因此，古人的养生观点和方法，有待今人继续发掘和提高。

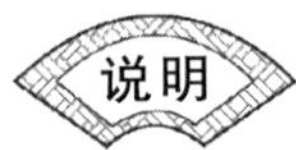

古人游仙诗，大多描写神仙世界的光怪陆离，仙山楼阁，虚无缥缈，变幻莫测。诗中往往寄托了诗人欲脱离尘俗，游心仙境，崇尚虚无的思想情操。江淹此诗，亦不例外。人世间最令人愁闷悲伤的，只有离别了。江淹生活的时代是一个动乱频仍、民生涂炭的时代。在这样一个时代里，社会的各阶层，特别是社会下层，被迫与自己的亲人、故土相离别，乃至流离失所的人是很多的。江淹的一些诗文，如《别赋》等，也充分反映了他意欲摆脱精神痛苦，求得身心自由的愿望。而神仙是最自由的，故有游仙之作。这些作品，其中每多涉及道家炼丹、服食、医药、保健、养生、延年等问题。因此，亦受到中医养生家及有关学者的重视。

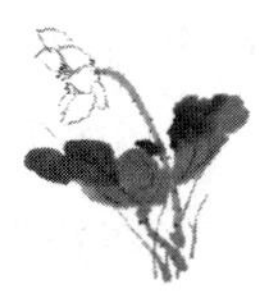

摄生贵在顺自然　此道只给智者言

——江淹《谢临川灵运游山》[①]滤医

江海经遭迴，山峤备盈缺[②]。
灵境信淹留，赏心非徒设[③]。
平明登云峰，杳与庐霍绝[④]。
碧障长周流，金潭恒澄澈[⑤]。
桐林带晨霞，石壁映初晰[⑥]。
乳窦既滴沥，丹井复寥泬[⑦]。
嵒崿转奇秀，岑崟还相蔽[⑧]。
赤玉隐瑶溪，云锦被沙汭[⑨]。
夜闻猩猩啼，朝见鼯鼠逝[⑩]。
南中气候暖，朱华凌白雪[⑪]。
幸游建德乡，观奇经禹穴[⑫]。
身名竟谁辩，图史终磨灭[⑬]。
且汎桂水潮，映月游海澨[⑭]。
摄生贵处顺，将为智者说[⑮]。

选自《先秦汉魏晋南北朝诗》第1577页

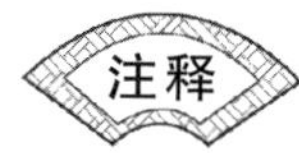

注释

①谢临川灵运游山：本诗为江淹拟作，由于拟得好，故前人评价颇高。尤其是结句“摄生贵处顺”，这一养生思想深合医理，因此，更值得赏析玩味。

②经：流经。遭迴：即遭回，意为徘徊，此指婉曲盘转貌。山峤：尖峭的高山。备盈缺：此谓

高山具备山峰与山谷。张铣曰:“盈亦山,缺谓谷”。

③灵境:美景。淹留:滞留、停留。赏心:心意欢乐。徒设:虚设。

④云峰:此指谢灵运所登之高山。杳:高远。庐霍:庐山与霍山,皆景致极美之名山。霍山在今山西霍县东南。绝:绝妙。

⑤碧障:“五臣”作嶂。碧嶂,出碧玉之山。周流:长远貌。金潭:底有金沙之潭。

⑥初晰:日出之光。

⑦乳窦:石钟乳丛生的洞穴。滴沥:石钟乳上之水滴下落。丹井:朱砂井。寥泬(xuè):深也。

⑧嵒崿(yán è):山崖。岑崟(yín):山峻险貌。蔽:相互遮挡。

⑨赤玉:红色的玉石。瑶溪:洁净的溪流。云锦:彩云。被:铺盖。沙汭(ruì):沙岸。

⑩鼯鼠:俗称飞鼠,形似蝙蝠。逝:飞过。

⑪南中:即南州,此处泛指南方。朱华:即朱花,红花也。此指木莲。凌白雪:受白雪犯凌。此句意谓木莲受雪侵而开花。木莲,其花又名木芙蓉花、拒霜花。为锦葵科植物。早晨开花时白色或粉红色,至下午变深红色。花冠大而美丽,花期 8—10 月。花入药,能清热,凉血,消肿,解毒。主治痈肿,疔疮,烫伤,肺热咳嗽,吐血,崩漏,白带等症。

⑫建德乡:即建德县。属今之浙江省。禹穴:传为夏禹之葬地,在浙江绍兴之会稽山。

⑬身名:地位名誉。竟谁辩:竟与谁辩说。图史:图册与史籍。

⑭汎:同泛,泛舟。桂水:即桂江。在广西,漓江入临桂县名桂江。海澨(shì):海滨。

⑮摄生:养生。处顺:顺乎自然而居处。

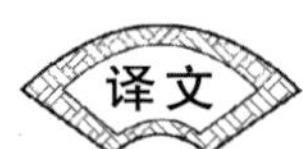

译文

江水流入大海,一路盘曲蜿蜒,巍峨的大山,具有深谷和尖峭的山巅。这美景让人停步流连。让人欢悦的美景,真不是虚设装点。高上云峰,在黎明时间;佳美的景致,可与庐、霍并妍。如碧玉之山,横亘连绵。含金沙之深潭,清澈常年。萦绕桐林,朝霞一片,照映石壁,旭日光艳。洞窟里的石钟乳,滴沥水溅。洞窟旁的朱砂井,难测深浅。转换山势,奇美的景致在山崖呈现。盘转遮挡,险峻的山峰错杂相连。洁净如玉的溪流,将红玉隐嵌。绚丽如锦的云彩,将沙岸罩严。深夜,听到猩猩啼叫声喧。清晨,看见鼯鼠飞舞盘旋。南方的气候,暖如春天。洁莹的白雪,催开红花朵朵的木莲。真有幸将建德乡游遍,观奇景,又经过禹穴山岩。名利之事,竟有谁能识辨。览奇记胜的图册史籍,终归磨灭不见。且泛舟,顺着桂水一线,皎月朗照,直游到大海之边。生活就得顺乎自然,这是养生的关键,这道理只能给智者陈言。

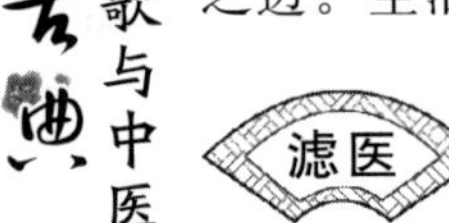

滤医

细读江淹此诗,我们可以悟出一条医理,就是经常登山临水,观景览胜,不仅可以培养高尚的情操,而且可以促进身心健康。所谓“景观疗法”便是利用自然景观调摄情志,防病治病,增强体质的方法。良好的自然景观具有景色秀丽、环境幽静、空气清新、气候宜人的特点,在养生保健、康复疗养中起有重要作用。景观的养生保健作用，在我国有其悠久的历史。唐代名医孙思邈在《千金翼方》中提出“山林深远，固是佳境，背山临水，气候高爽，土地良沃，泉水清美……若得左右映带岗阜形胜最为上地，地势好，亦居者安”。所以古代僧侣的庙宇、帝王的行宫、官宦的庄园都选建在优美的风景区，就是平民的住宅也讲究“风水”，这都反映了古人早已认识到优美的环境具有良好的养生保健作用。而现代学者对长寿人群的调查发现，长寿与居住地幽美的景色和环境有密切的关系。同时，适于景观疗法的地方，其他自然条件也很好，如气候、空气、阳光等，综合作用于人体，可调节大脑皮质活动和心理状态，从而提高机体的代谢功能、免疫功能和对环境的适应能力。以达到消除疲劳和紧张情绪，增强体质和提高工作效能的作用。景观疗法，利用优美的景观和奇特的景色，可使大脑皮质出现一个新的、外来的活动，即兴奋灶的转移，从而消除精神紧张和心理矛盾，使心情愉快，情绪稳定，精力充沛，食欲增加，睡眠改善，从而起到祛病强身的作用。观赏景观的过程，无论是步行、爬山、划船等都是一种良好的体育锻炼；兼有日光浴、空气浴等作用，加之花草树木对空气的净化和杀菌作用，对疾病的治疗、康复都有良好的效果，尤其是对由于体力、脑力过度紧张或心理矛盾而引起的一些身心疾病，如神经官能症、自主神经功能失调、溃疡病、更年期综合征等，其效果更为显著。景观疗法有很广的适应证，一般无特殊禁忌证。

我国有许多山水自然景观，其山色奇特，千姿百态；登山远眺，山峦起伏，江河如带，原野空阔。如巍巍的泰山景色，令人心怀开朗，有雄伟壮观之感；险峻的华山景色，悬崖峭壁，攀登险要，令人有神驰气壮之感；奇特的黄山景色，素以奇松、怪石、云海、温泉著称于世，给人以“铁骨丹心胆气豪，千秋万古仰高标”之感；秀丽的峨嵋景色，给人以拔地入云的俊秀感受；幽深的青城山景色，群山环拱，峦壑多姿，万籁俱寂，给人以“青城天下幽”之感。总之，通过游览欣赏山水自然景观，可使我们心情愉快，呼吸加深，肺活量增大，使心血管和神经功能得到锻炼，从而有益身心健康。

“摄生贵处顺”，处顺，顺应变化，顺从自然。江淹在诗的尾联提出的这一养生观点，也正合中医“天人相应”学说。这一学说是顺应自然养生方法的理论基础。在这一学说思想指导下，人体的一切生命活动都必须顺应自然，顺应四时阴阳消长、变化的客观规律。所谓“智者之养生也，必须四时而适寒暑，和喜怒而安居处”(《灵枢・本神》)。要求人们凡精神活动、起居作息、饮食五味等都要顺应四时的变化，进行适当的调节。一年四季，春夏属阳，秋冬属阴。人要顺应自然，春夏之时，应当保养阳气，即所谓“养生”、“养长”；秋冬之时，需要保养阴气，即所谓“养收”、“养藏”。这些养生方法，在《素问・四气调神大论》中有详细的论述。“摄生贵处顺”，顺，可以理解为顺应自然，也指人的境遇要顺心适意，心性开爽。这都是养生的关键。

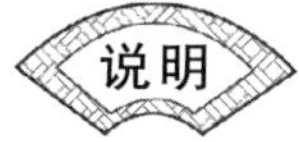

江淹《杂体诗・效嵇康〈言志〉》：“处顺故无累，养德乃入神。”进一步强调了“处顺”、“养德”在养生中的重要性。《庄子・大宗师》：“且夫得者时也；失者顺也。安时而处顺，哀乐不能入也。”其意思是说，所谓得生，不过是应时而至；所谓丧生，不过是顺化而去。安于适时而处于顺化，悲喜哀乐便都不能侵入内心。谢灵运《登石门最高顶》诗："居常以待终，处顺故安排。"意谓要以顺乎自然的生活态度，一直到生命终结，在生活中也要按照同样的生活态度处理世事，不矫作强求，这样就不会妄生忧乐而自扰。顺乎自然，一任生死，心态平和，随缘任化，不以己悲，不以物喜。顺应机缘，任其自然，这是老、庄养生观的核心，也对中医传统养生学有着深远的影响。"摄生贵处顺"，这句诗所包含的深奥医理，一般俗人是难以明白的，即使明白了其中的道理，也不能很好地去坚持实践。谁解其中味？因此，诗人只能"将为智者说"，也只有超尘脱俗的智者能够深入领会其中的意趣。

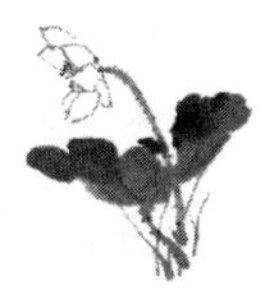

炼丹安炉对虚幌　弹琴养疾卧遥帷

——江淹《王征君微养疾》[①]滤医

窈蔼潇湘空，翠涧淡无滋[②]。

寂历百草晦，欻吸鹍鸡悲[③]。

清阴往来远，月华散前墀[④]。

炼药瞩虚幌，汎瑟卧遥帷[⑤]。

水碧验未黩，金膏灵讵缁[⑥]。

北渚有帝子，荡漾不可期[⑦]。

怅然山中暮，怀痾属此诗[⑧]。

选自《先秦汉魏晋南北朝诗》第 1579 页

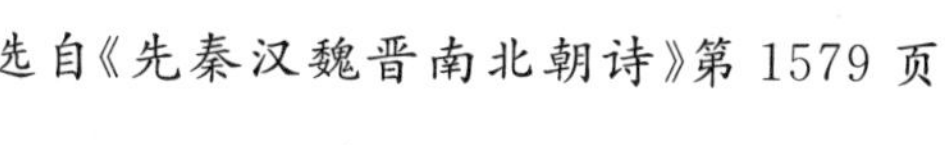

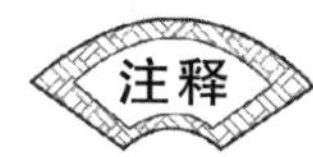

注释

①王微：南朝·宋，诗人，字景玄。临沂（今山东临沂）人。素无宦情，后托病隐居，屡征不就，故称“征君”。此诗为江淹拟作。诗中描写养病期间的起居生活与闲情雅趣。

②窈蔼：幽静、深远貌。潇湘：犹言清深之湘水。潇：清深貌。诗文中多称湘水为潇湘。湘水，即湘江。空：空阔。翠涧：翠绿的溪涧。无滋：无滋味。

③寂历：空旷。晦：败谢、凋零。欻（xū）吸：呼吸之间，用以形容迅疾。鹍鸡：鸟名。似鹤，黄白色。

④清阴：张铣曰“清阴，日也。”往来远：犹言日之出没离养疾的居处甚远。月华：月光。墀：庭前的台阶。

⑤炼药：炼丹。瞩：对着。虚幌：窗户。汎瑟：张铣曰“汎瑟，谓抚瑟也。”瑟，弹拨乐器。卧遥帷：养疾起卧于远山之居所。张铣曰“帷，谓山中。”

⑥水碧：玉之一种，系水晶一类的矿石，又名碧玉。验：与下句之“灵”皆为灵验之意。未黩：未可沾污。金膏：道教传说中的仙药。《穆天子传》卷一“黄金之膏”，即以黄金炼成之膏。讵：岂。缁：染黑。此亦为沾污之意。这两句意谓，灵验如水碧、金膏之仙药，岂可轻易受到沾污，亦即人世间实未可得此种仙药之意。

⑦北渚：北面的沙洲。帝子：娥皇、女英。此指仙女也。期：会合。此句谓仙女随水荡漾，没有办法与之相会。

⑧怀疴：抱病。属：连缀。属诗，即作诗。

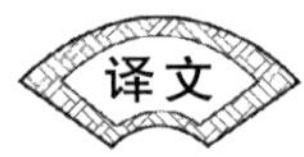

译文

这广阔的湘江，一派清幽；淡然无味的苍翠溪水，涓涓流走。空旷的山野，百草临秋凋残；倏然间，鹍鸡声声悲哀地啁啾。隔得很远，日出日落，仿佛在天的另一端；离得多近，月光泼洒在屋前的台阶上头。熬炼丹药，对着窗口；轻抚琴瑟，养病起居度过这山里的黑夜白昼。治病神效的水晶，不可让凡人沾上污垢；疗疾灵验的金膏，又岂是俗人可以消受。仙女降临，在北面的沙洲；随波荡漾，我无法与她们相会结友。怅然若失，这山里的迟暮时候；我且抱病将此诗写就。

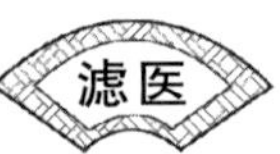

滤医

此诗描写了隐士王微在山中养病期间的生活起居与闲情雅趣。他远望湘水茫茫，近听溪流淙淙，白天对着窗口烧炼丹药，夜晚坐在阶前抚琴听曲。这都有助于陶冶性情，寄托精神，促进身心康复。他的疗养方法可谓特殊而有效。

南朝·宋·谢灵运写有一首《逸民赋》，大意是说：“明月下抚琴，和风中酌酒。驾清风而远行，攀高峰而拂白云，指寰宇以为期约，遥望天外，久立等待。”又说：“推及天地于一物，横放四海于寸心，超脱尘埃，澄清宇宙，恢宏正道，心胸是多么坦率而开朗啊！”所谓“逸民”，即有德而隐处不仕者，指遁世隐居的人。王微就是这样的人。

古代隐士都非常重视调达情志，颐养精神。他们的生活起居与闲情雅趣正合道家、医家养生之理。明代高濂结合自己的经验，对古代隐士的养颐方法进行总结，在《遵生八笺·起居安乐笺》中提出“十乐”法：“读义理书，学法贴字，澄心静坐，益友清谈，小酌半醺，浇花种竹，听琴玩鹤，焚香煎茶，登城观山，寓意弈棋。”这些颐养精神，舒畅情志的方法，都是古今文人雅士所喜爱的。可以根据具体情况和自己的爱好选用之。

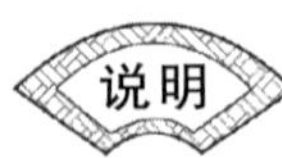

说明

纵观几千年来隐士们的所作所为，人们不难发现，他们不管是栖处岩壑，隐逸田园，还是漫游江湖，为僧为道，都是不愿做皇帝奴仆的人，都是渴望自由的人。他们在幽山深壑、湖畔溪侧居处，过着恬淡闲适的简陋生活；他们自食其力，逍遥自在地走着自己的人生之路。老莱子隐

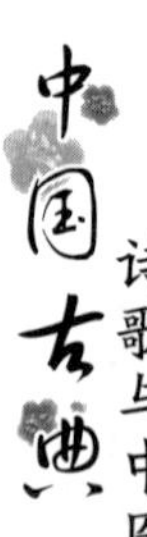

居在家，以著述为事；梁鸿隐居霸陵山中，以耕织为业；严光改名换姓，身披羊裘，垂钓泽中七里滩；宗炳、王微，皆拟迹巢由，放情林壑，与琴酒而俱适，纵烟霞而独往；韩康喜游山水，采集药草，给贫苦百姓治病……类似的例子，举不胜举。隐士们崇尚自然，蔑视权贵，徜徉高蹈，飘然出尘，获得个体精神的自由，确实是“逍遥于天地之间而心意自得”的人。他们“志闲而少欲，心安而不惧，形劳而不倦，气从以顺，各从其欲，皆得所愿。”他们“美其食，任其服，乐其俗，高下不相慕。”因此，也是精通养生之道的人。

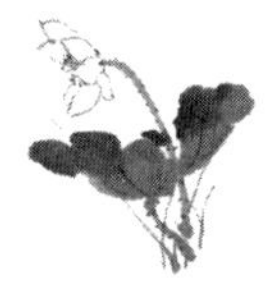

金芝九茎日间照　吴均缘涧采山麻

——吴均《采药大布山诗》[①]滤医

我本此山北，缘涧采山麻[②]。
九茎日间照，三叶长生花[③]。
可用蠲忧疾，聊持驻景斜[④]。
景斜不可驻，年来果如驱[⑤]。
安得昆仑山，偃蹇树三珠[⑥]。
三珠始结荄，绛叶凌朱台[⑦]。
玉壶白凤肺，金鼎青龙胎[⑧]。
韩众及王子，何代无仙才[⑨]。
安期倘欲顾，相见在蓬莱[⑩]。

选自《先秦汉魏晋南北朝诗》第1739页

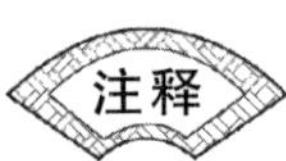

作者简介

吴均（公元469—520年），南朝·梁，文学家、史学家。字叔庠，吴兴故鄣（今浙江安吉西北）人。家世贫寒，好学而有才。历任主簿、国侍郎、奉朝请等职。今存诗一百四十余首。文亦见长，善于写景，清新秀拔。时人多所仿效，称为“吴均体”。明人辑有《吴朝请集》。

注释

①大布山：在福建松溪北，邻浙江之境。

②山麻：药名。又名山芝麻、田油麻。详见滤医。

③九茎：《汉书·宣帝纪》：“金芝九茎，产于函德殿铜池中。”后因以“九茎”指灵芝草。三

叶：指荠、葶苈、菥蓂。《吕氏春秋·任地》：“孟夏之昔，杀三叶而获大麦”。高诱注：“昔，终也。三叶，荠、葶苈、菥蓂也。是月之季枯死，大麦熟而可获。”长生花：药名。亦作“长命花”。北周·庾信《题结线袋子》诗：“一寸同心缕，千年长命花。”

④蠲：祛除。驻景：犹驻颜。留驻光泽的容颜。唐代李商隐《碧城》诗之三：“检与神方教驻景，收将凤纸写相思。”景斜：比喻垂老之年如太阳西斜，人生光辉即将消失。

⑤驱：快速行进。此句中指岁月过得快。

⑥安：怎么。昆仑山：在西藏、新疆、青海之间。海拔6000米左右，多雪峰、冰川。偃蹇：高耸貌。三珠：即“三珠树”。

⑦荄：草根。绛叶：即绛树。神话传说中的仙树。《淮南子》：“（昆仑山）上有木禾，其修五寻，珠树、玉树、璇树、不死树在其西，沙棠、琅玕在其东，绛树在其南，碧树、瑶树在其北。”凌：越过。

⑧玉壶：美玉制成的壶，可以盛物。白凤：传说中的神鸟。金鼎：炼丹用的炉灶。青龙：道教指炼丹之物丹砂汞之属。唐代吕岩《五言》之十四：“青龙精是汞，白虎水为铅。”胎：胚胎。

⑨韩众：古代传说中的仙人。《楚辞·远游》：“奇传说之讬辰星兮，羡韩众之得一。”王逸注：“众，一作‘终’。”洪兴祖补注引《列仙传》：“齐人韩终，为王采药，王不肯服，终自服之，遂得仙也。”王子：即王子乔，传说中的仙人名。仙才：道教谓成仙者的资质。何代：哪个朝代。

⑩安期：亦称“安期生”，仙人名。传说他曾从河上丈人习黄帝、老子之说，卖药东海边。秦始皇东游，与语三日夜，赐金璧数千万，皆置之阜乡亭而去。后始皇遣使入海求之，未至蓬莱山，遇风波而返。蓬莱：蓬莱山。古代传说中的神山名。相传为仙人所居之处。《山海经·海内北经》载：“蓬莱山在海中”，亦常泛指仙境。

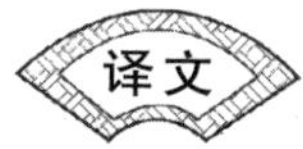

我本来就住在大布山的北面，顺着两山间的溪水采集山麻。有灵芝草沐浴着太阳的光辉，还有荠菜、葶苈、菥蓂与长生花。可用这些药草祛除忧伤病痛，姑且拿来留住我容颜的光华。老景如西斜的太阳不可留住，岁月过得快如同飞驶的车轴。怎么才能得到昆仑山的仙药？高耸的山峰上有仙树名三珠。那三珠树刚开始生长出根荄，其枝叶茂盛将伸过朱红高台。玉壶中盛有神鸟白凤的肺，丹炉里正烧炼着铅汞药材。《列仙传》中早有韩众与王子乔，谁又能说哪个朝代没有仙才。如果想要拜访那仙人安期生，即可相见在海中的仙山蓬莱。

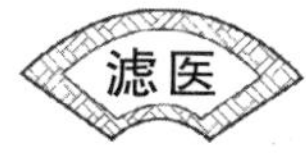

吴均此诗曰：“缘涧采山麻。”经过详细查考，名为“山麻”的植物有三种，现分述如下。

山芝麻，又名山麻、山野麻、田油麻。药中所用的“山芝麻”，其基原为梧桐科植物山芝麻的全株。原植物为小灌木，高约1米。叶互生，线状披针形，花序腋生，密生小花；花瓣5，淡紫色。蒴果卵状长圆形。花期6—7月。果期11—12月。生于荒山、丘陵、荒坡、路边。分布于福建、江西、广东、广西等地。6月前采其全株，切段，晒干。其味辛微苦而性凉。功用解表清热，消肿解毒。主治感冒发热，头痛，痄腮，麻疹，痢疾，肠炎，痈肿，疮毒，湿疹，痔疮等疾。内服煎汤，3～6钱（鲜者1～2两）。外用捣敷。治痢疾，鲜山芝麻一两。酌加水煎。日服二次。治风湿痛，山芝麻根二两，黄酒四两。酌加水煎服。治痈疽肿毒，鲜山芝麻叶。捣敷。治睾丸炎，鲜山芝麻八钱。酌加酒、水各半，炖服。治骨结核病，山芝麻根一两，和小雄鸡一只（去内脏杂物），酌加清水炖熟，分二、三次服用。以上诸方见《福建民间草药》。

水禾麻，又名山麻、大水麻、水苏麻。药中所用者为荨麻科植物大叶苧麻的根或全草。原植物为多年生草本。茎高1～1.5米，具白色短柔毛。叶对生，叶片近圆形，边缘疏生不整齐的粗锯齿，上部常有重锯齿；托叶披针形。花单姓，雌雄同株，穗状花序腋生。花细小，绿色。瘦果细小，长倒卵形，有白毛，多数聚集成球状。花期6月。果期9月。生长于沟边、山坡或林边。分布于福建、浙江、湖南、江西、四川、贵州、湖北、山东、江苏。全年可采。性温，味淡。功能祛风除湿，接骨，解表散寒。

苧麻，又名山麻。药中所用者为荨麻科植物苧麻的根。此为多年生草本，高达2米。茎直立，分枝，有柔毛。单叶互生，卵圆形，先端渐尖，边缘有锯齿，上面绿色，粗糙，下面密被白色棉毛。花单姓，雌雄同株，花小成束，为腋生的圆锥花序。瘦果细小，椭圆形，集合成小球状。花期5—6月。果熟期9—10月。野生于山坡、山沟、路旁等处。主产于江苏、山东、陕西等地。冬、春采挖，除去地上茎和泥土，晒干。味甘性寒。功能清热，止血，解毒，散瘀。主治热病，血淋，癃闭，吐血，下血，赤白带下，丹毒，痈肿，跌打损伤，蛇虫咬伤。内服煎汤，1.5～5钱；或捣汁服。外用捣敷或煎水洗。治习惯性流产，苧麻干根一两，莲子五钱，山药五钱，水煎服。治血热崩漏：苧麻干根一两，水煎服。（均见《福建中草药》）。治痈疽发背或乳房初起红肿，捣苧麻根敷之，数易。（见《梅师集验方》）。治跌打损伤：野苧麻根一两，捣碎，好酒煎服，尽量饮醉。（见《百草镜》）。治鸡、鱼骨骾，苧麻根捣汁，以匙挑灌之。（见《谈野翁试验方》）。

以上三种“山麻”，当是诗人吴均所采者。因为均可入药，所以不必拘泥于所采究属何种。

“九茎日间照”，九茎，指灵芝草，为多孔菌科植物紫芝或赤芝的全株。其味甘性平，具有补益强壮、抗衰老的作用。《神农本草经》：“主耳聋，利关节，保神，益精气，坚筋骨，好颜色。”吴均诗曰：“聊持驻景斜。”此指灵芝的延年益寿之功。

“三叶长生花”，三叶，即荠菜、葶苈、菥蓂。荠菜，又名护生草、净肠草、地地菜、上巳菜、香善菜。为十字花科植物，其带根的全草入药。生长于田野、路旁及庭院。全国均有分布。3—5月采收，洗净，晒干。味甘性平。功能和脾，利水，止血，明目。主治痢疾，水肿，淋病，吐血，便血，血崩，月经过多，目赤疼痛。以之做菜，亦为农家美味。

葶苈，药中所用者，为十字花科植物独行菜的种子（葶苈子）。历代本草所载葶苈子的原植物不止一种。其味辛苦而性寒。功能下气行水。主治肺热喘急，痰饮咳嗽，水肿胀满等症。

菥蓂，又名大荠，为十字花科植物。其全草入药。此为一年生草本，高20～40厘米，全体光滑无毛。茎直立，圆柱形，有分枝，表面粉绿色。单叶互生；叶片椭圆形、倒卵形，先端尖。总状花序腋生及顶生；花瓣4片，十字形排列，白色。短角果扁平，卵圆形。花期4—7月。果期5—8月。生于山坡、草地、路旁或田畔。我国大部分地区均有分布。5—6月间果实成熟时采收，晒干。味甘性平。功能和中益气，利肝明目。本植物的种子（菥蓂子），味辛，性微温。可治目赤肿痛流泪。《本草经》言其“主明目，目痛泪出，除痹，补五脏，益精光。”

长生花，又名千日红、百日红、蜻蜓红。为苋科植物千日红的花序或全草。一年生草本，花期7—10月。产于福建、江苏、四川、广西等地。味甘性平。功能清肝，散结，止咳，定喘。《福建民间草药》言其“祛风，镇肝，退热，明目”。主治头风，目痛，气喘咳嗽，痢疾，百日咳，小儿惊风，瘰疬，疮疡。

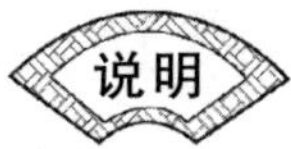

从这首《采药大布山诗》，可知吴均曾究本草之学，而且重视采药实践。实践出真知，真知又丰富了诗文创作的内容。此诗既有诗人浪漫主义创作手法的灵活运用，又有亲身采药经验的总结记录，为我们调查了解大布山地区药材资源提供了很好的历史资料。在古人采药诗中，这是一首很耐人寻味的佳作，值得反复阅读和鉴赏。

白云只可自怡悦　无法拿来赠与君

——陶弘景《诏问山中何所有赋诗以答》① 滤医

山中何所有？岭上多白云。
只可自怡悦，不堪持赠君②。

选自《先秦汉魏晋南北朝诗》第 1814 页

作者简介

陶弘景（公元 456—536 年），南朝・梁，诗人、医学家。字通明，自号华阳隐居，丹阳秣陵（今南京）人。宋末为诸王侍读。入齐为奉朝请，永明十年（公元 492）解职，隐居于句曲山（茅山）。梁武帝即位后，屡聘不出，但遇有大事，无不咨询，时称之“山中宰相”。卒年八十一，谥为“贞白先生”。陶氏幼年时读葛洪的《神仙传》，“便有养生之志”。好道术，爱山水，善琴棋，工草隶书法，精通医学，喜著述，长于骈文。

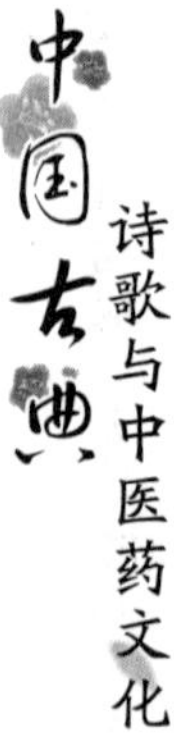

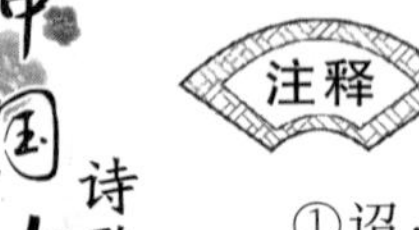

注释

①诏：诏书，皇帝的命令或文告。本诗为答齐高帝萧道成诏问而作。

②怡悦：取悦；喜悦。怡情悦性，使心情怡悦舒畅。君：指齐高帝。不堪：不能，不值得。

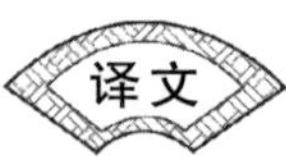

译文

您问我：隐居的山中有什么？回答说：山峰上有许多白云。只可以供自己取悦和欣赏，不值得将它拿来赠送给您。

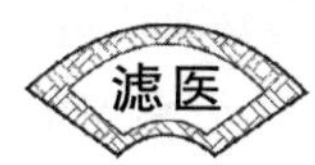

此诗作者陶弘景，性好道学，喜爱山水，淡于名利，勤于著述。他对于天文、历法、地理、博物、数学以及医学、本草、导引、养生，都很精通。他拒绝了梁武帝的聘任，隐居句曲山多年，自号华阳真人。他著作多达四十四种，共二百二十三卷。《本草经集注》和《名医别录》的编成，是对于本草学的整理和扩充。他又增补了葛洪的《肘后方》，并自编了《效验方》。对于炼丹，他在葛洪原有基础上又有进一步的发展。陶氏的学术成就得到后世学者的充分肯定和赞扬。周明道先生在《中国历代名医传咏》中有诗曰："华阳有隐者，隐居山之谷。目朗又眉疏，白皙颜如玉。万卷罗胸中，不厌百回读。岂独工文章，医学尤娴熟。不慕千驷荣，不受万钟禄。设馆句曲山，丹鼎修炼笃。《登真隐诀》篇，医家多折服。视之如神明，奉之为正鹄。"

陶氏撰《养性延命录》二卷。书中以道家观点介绍了养生诸般注意事项以及服气、疗病、导引、按摩等内容。强调精、气、神为人身三宝，它们相互依存，相互为用，一盛俱盛，一衰俱衰。如说："夫神者生之本，形者生之具也。神大用则竭，形大劳则毙。"提出行"十二少"、除"十二多"之说，来达到慎体劳、防心劳、戒房劳和勿过逸之目的，以获得养生的最佳效果。他说："少思、少念、少欲、少事、少语、少笑、少愁、少乐、少喜、少怒、少好、少恶。行此十二少，养生之都契也。多思则神殆，多念则志散，多欲则志损，多事则形疲，多语则气争，多笑则伤藏，多愁则心慑，多乐则意溢，多喜则忘错昏乱，多怒则百脉不定，多好则专迷不治，多恶则憔煎无欢。此十二多不除，丧生之本也。"

喜爱山水云霞自然景观，这也是陶氏重要的养生方法之一。他隐居在风景优美的茅山。茅山，原名句曲山。在江苏省西南部，地跨句容、金坛、溧水、溧阳等县境。句曲山是太湖水系和秦淮河水系的分水岭。南北走向。主要由石英砂岩组成。海拔200～300米，高峰有髻山(410米)、大茅峰(330米)等。道教称"第一福地第八洞天"。传说西汉茅盈、茅固、茅衷兄弟三人在此修道成仙，号"三茅真君"。因名三茅山，简称茅山，为道教茅山派发源地。名胜古迹有蓬壶、玉柱、华阳三洞和唐碑、元碣等。山上建有茶林场，所制"茅麓茶"驰名中外。山上产药甚多，如"茅苍术"，因产于江苏茅山而得名。《本草正》："苍术……然惟茅山者，其质坚小，其味甘醇，补益功多，大胜它术。"陶氏曾说，在田园陋巷隐居，在郊野优游漫步，坚守自己的志向，并不是藐视荣华，看轻习俗，自命清高，而是任凭性灵，顺其发展，拾柴汲水，切松煮术，欢乐有余，此外还有什么追求呢？

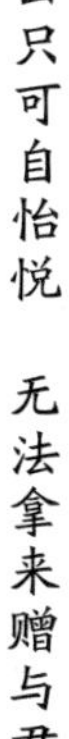

景观欣赏，属于养生保健自然因子疗法之一。人们通过感官对美景的客观领略，从而获得美的享受。大自然中，事物万象，千姿百态，五光十色，通过实地观光欣赏，从而在景观欣赏者的大脑里形成一种审美通感的直观表现，达到景观欣赏的最高境界，即审美意境。茅山风景优美，景点众多，"山中何所有？岭上多白云"，作者只选出最有特色的最能代表他内心世界和思想感情的景物——岭上白云，以风趣地回答对方的提问。并且说，岭上白云，只可供自己取悦和欣赏，不值得拿它送人。这种景物，也只有思想纯洁恬淡、悠闲自在的人才能领会其中的真意。通过此诗，可以看出作者对茅山"岭上白云"的欣赏达到的高度境界。养生家通过观赏自然风景，可使其心旷神怡，烦愁全消，从而有益身心健康。

茅山名胜古迹甚多，有蓬壶、玉柱、华阳三洞，是有名的洞天福地，是修性养生的最佳环境，可以充分利用岩洞疗法。所谓“岩洞疗法”，也是养生保健方法之一。它指利用自然环境中的天然洞穴，或掘地为窟、为屋的人工洞穴进行防病治病和养生保健的方法。这是一种传统的中医自然疗法。天然石洞、人工石窟或石屋，其环境安静，使人精神宁静，情绪稳定，心志怡悦，对神情损伤者十分有利。洞中多恒温，寒暑变化的影响较小，有利于正气虚弱、适应能力差的休养。患者或居住于洞窟中，或白天在其中休息，可根据病情配合气功、导引、按摩、音乐、文娱、香气等疗法以增强疗效。适应证为失眠、头痛、眩晕、病后体弱等。

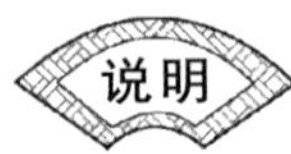

这首小诗是作者为回答齐高帝的诏问而作的。此诗言简意深，反映了作者高雅的超尘脱俗的情趣和爱好。唐代李延寿《南史》卷七十六《陶弘景传》：“特爱松风，庭院皆植松，每闻其响，欣然作乐。有时独游泉石，望见者以为仙人……弘景善辟谷导引之法，自隐处四十许年，年逾八十而有壮容。”陶氏喜好山水，每次经过山谷溪涧，一定在此坐卧吟咏，流连忘返。他对弟子说，我每每见到朱门大厦，虽说知道里面的豪华淫乐，却没有想进去的欲望；仰望高山，俯瞰大海，虽说知道难以涉足，但总想走进去。在永明年间为官，仕途一直坎坷，如果不是这样，怎能明白今天的这些道理？难道是自己有仙相，这也是缘分，使自己深得养生之术，而获得长寿的吧！

陶弘景《答谢中书书》曰：“山川之美，古来共谈。高峰入云，清流见底。两岸石壁，五色交辉。青林翠竹，四时具备。晓雾将歇，猿鸟乱鸣。夕阳欲颓，沉鳞竞跃。实是欲界之仙都。自康乐以来，未复有能与其奇者。”这封书信很像一首清新优美的山水诗。陶氏拿那些美不胜收的情景，娓娓向人述说，无不赏心悦目。作为一位著名的养生家、医学家，陶氏把心志寄托于松风水月、白云烟霞，把欢乐流连于草木鱼鸟、采药吟诗，其淡泊宁静的愿望就会实现。

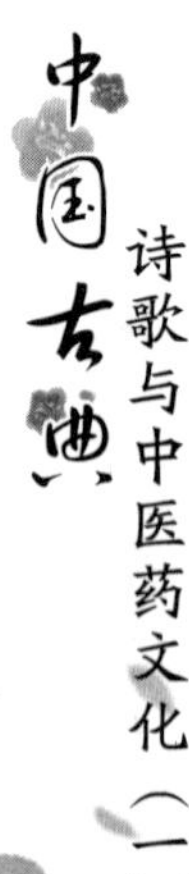

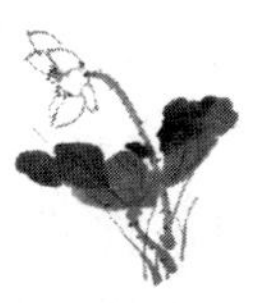

烛光映照合欢被　床前飘来苏合香

——萧纲《药名诗》滤医

朝风动春草，落日照横塘①。
重台荡子妾，黄昏独自伤②。
烛映合欢被，帷飘苏合香③。
石墨聊书赋，铅华试作妆④。
徒令惜萱草，蔓延满空房⑤。

选自《先秦汉魏晋南北朝诗》第1950页

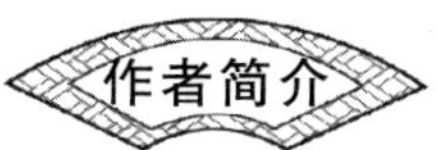

萧纲(公元503—551年)，字世缵。梁武帝萧衍第三子。南兰陵(今江苏常州西北)人。幼年聪敏，喜于题诗，自云“七岁有诗癖，长而不倦。”昭明太子死，中大通三年(公元531)立为太子。太清三年(公元549)即帝位，大宝二年(公元551)为侯景所杀。为太子时，居东宫，开文德省，置学士多人，聚其周围，与庾肩吾等人提倡“宫体诗”，内容多为描写宫廷生活。

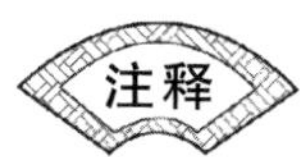

①春草：春天的草。亦指一种药草。《尔雅·释草》：“蒴，春草。”邢昺疏：“药草也……莽草一名蒴，一名春草。”一说“春草”为白薇的别名。横塘：泛指水塘。又为药名“横唐”的谐音。中药“天仙子”的原植物莨菪又名“横唐”。此药名见于《神农本草经》，在《别录》中称“行唐”。横塘一词，多见于古诗文中。如前蜀·牛峤《玉楼春》词：“春入横塘摇浅浪，花落小园空惆怅。”

②重台：一层一层的楼台。中药“蚤休”别名“重台”。《本草纲目·蚤休》：“重台，三层，因其叶状也。金线重楼，因其花状也。”荡子：指辞家远处、羁旅忘返的男子。古诗：“荡子行不归，

空床难独守。”妾：旧时男子在妻以外娶的女子。黄昏：日已落而天色尚未黑的时候。中药“王孙”别名“黄昏”。又名白功草、长孙、黄孙、蔓延、牡蒙。

③烛：蜡烛。合欢被：织有对称图案花纹的联幅被。象征男女欢爱。古诗“文采双鸳鸯，裁为合欢被。”合欢：植物名。落叶乔木，羽状复叶，小叶对生，夜间成对相合，故俗称“合欢花”、“夜合花”。夏季开花，淡红色。古人以之赠人，谓能去嫌合好。嵇康《养生论》：“合欢蠲忿，萱草忘忧。”帷：围在四周的帐幕。苏合香：金缕梅科乔木。树脂称“苏合香”，可提制苏合香油，用作香精中的定香剂，亦可入药。苏合香，常出现在古诗文中。如隋·江总《闺怨篇》：“池上鸳鸯不独宿，帐中苏合还空燃。”李白《捣衣篇》：“横垂宝幄同心结，半拂琼筵苏合香。”

④石墨：石砚中的墨水。墨，为松烟和入胶汁、香料等加工制成。可入药，以陈久者为佳。聊：姑且。赋：我国古代文学中的一种文体。书赋：作诗。铅华：亦作“铅花”。妇女化妆用的铅粉。妆：打扮，装饰。铅华，亦入药。又名铅丹、黄丹、丹粉、红丹、朱粉。为用铅加工制成的四氧化三铅。药材以色橙红，细腻光滑者为佳。性寒，味辛咸，有毒。

⑤徒：空，白白地。惜：爱惜。萱草：中药名。俗称金针菜、黄花菜。古人以为种植此草，可以使人忘忧，因称“忘忧草”。蔓延：如蔓草滋生，连绵不断。引申为延伸，扩展。又，中药“王孙”别名“蔓延”。

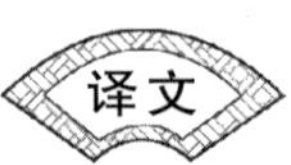

译文

早晨的微风摇曳着春天的小草，落日的余晖洒在那清清的水塘。空寂的楼台斜倚着荡子的小妾，一到傍晚她更加感到孤独悲伤。烛光映照着象征爱情的合欢被，床帐前飘来缕缕袭人的苏合香。为抒发思念之情姑且研墨作诗，为取悦夫君她用铅粉试着化妆。然而这一切显然都是徒劳无益，可惜忘忧的萱草蔓延长满空房。

滤医

萧纲此诗，句句含药名。因此称为《药名诗》。现依次分述如下。

春草，即白薇。为萝藦科植物。其根入药。其味苦咸，性寒。功能清热凉血。主治阴虚内热，风温灼热，肺热咳血，咳嗽，疟疾发热，产后虚烦血厥，热淋，血淋，风湿痛。现多用于急性热病中末期之灼热及衰弱病之消耗热，肺结核之骨蒸潮热等，有清凉性滋养之效。

横塘，即横唐(天仙子)。为茄科植物莨菪的种子。其种子含生物碱，主要为莨菪碱、阿托品等。味苦辛，性温，有大毒，内服宜慎。功能定痫，止痛。主治癫狂，风痫，风痹，喘咳，胃疼，久痢，久泻，脱肛，牙痛，痈肿、恶疮。《日华子本草》：“莨菪子有毒，甘草、升麻、犀角并能解之。”

黄昏，王孙的别名。此为百合科植物四叶王孙的根茎。多年生草本。根茎匍匐状，粗壮而长，有节。茎单一，直立，高约 30 厘米。通常 4 叶轮生于茎顶。花单生于叶轮之上，具长柄，外列花被 4 瓣，淡黄绿色。花期夏季。生于山地。白露至霜降间挖取根茎，洗净，晒干。味苦性平。主治痹证，四肢酸痛，赤白痢疾。《唐本草》：“主金疮，破血，生肌肉，止痛。”

合欢，落叶乔木，豆科植物，高达 10 米以上。树干灰黑色。2 回双数羽状复叶，互生，小叶

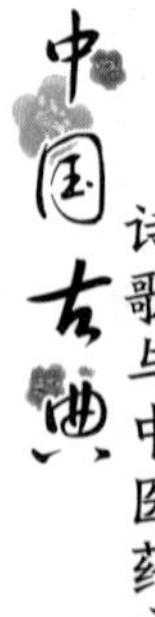

夜间闭合。头状花序生于枝端，总花梗被柔毛；花淡红色。荚果扁平，长 8～15 厘米，宽 1～2.5 厘米，通常不开裂。种子椭圆而扁，褐色。花期 6—8 月。果期 8—10 月。生长于山坡、路旁，常栽培于庭院。本植物的树皮、花或花蕾均供药用。合欢皮，性味甘平。功能解郁，和血，宁心，消痈肿。主治心神不安，忧郁失眠，肺痈，痈肿，瘰疬，筋骨折伤。《本草经》："主安五脏，和心志，令人欢乐无忧。"6 月花初开时采的花，商品称合欢花；花未开时采的花蕾，商品名合欢米。合欢花，性味甘平。功能解郁安神，和络止痛。主治肝郁胸闷，忧而不乐，健忘失眠，咽痛，痈肿，跌打损伤。治心肾不交失眠，以合欢花、官桂、黄连、夜交藤水煎服。风火眼疾，合欢花配鸡肝、羊肝或猪肝，蒸服。

苏合香，为金缕梅科植物苏合香树所分泌的树脂。性味辛温。功能通窍，辟秽，开郁，豁痰。主治卒然昏倒，痰壅气厥，惊痫，温疟，心腹猝痛，疥癣，冻疮。内服入丸剂。外用溶于酒精，涂敷。

墨，性味辛平。功能止血，消肿。治吐血，衄血，崩漏，血痢，痈肿发背。《开宝本草》："止血，生肌肤，合金疮。主产后血晕、崩中下血，醋磨服之。"内服磨汁，1～3 钱，或入丸散。外用磨汁涂。治鼻衄，出血多，眩冒欲死，可浓研香墨，点入鼻孔中。（见《梅师集验方》）。

铅华，又名铅丹。为用铅加工制成的四氧化三铅。将纯铅放在铁锅中加热，炒动，利用空气使之氧化，然后放在石臼中研成粉末。用水漂洗，将粗细粉末分开，漂出之细粉，再经氧化 24 小时，研成细粉，过筛即得。药材以色橙红，细腻光滑，无粗粒，见水不成疙瘩者为佳。其味辛咸，性寒，有毒。功能解毒，生肌，坠痰镇惊。治痈疽，溃疡，金疮出血，口疮，目翳，汤火灼伤，惊痫癫狂，疟疾，痢疾，吐逆反胃。《本草纲目》："能解热拔毒，长肉祛瘀，故治恶疮肿毒，及入膏药，为外科必用之物也。"外用研末撒、调敷；或熬膏。内服入丸、散。

说明

萧纲此作，妙用药名，构思精巧，独具匠心。春草在微风中轻柔地摆动着，落日的余晖洒在水塘上，闪烁着点点金光。这样的景色氛围，最易引动对爱人的缠绵情思。良辰美景，夫妻本应相聚相守，可帘幕中的荡子妇，此时此刻却只能在空寂的楼台上独自哀伤。尽管她仍不甘心地抱着一丝幻想，早早铺好了合欢被，点燃起苏合香，面对镜子一遍又一遍地试着化妆，企望打扮得更加美丽以取悦夫君，然而这一切显然都是徒劳，只有手中的诗赋和蔓延在窗台屋角的忘忧草，陪伴自己熬过漫漫长夜。诗人借助春草、横塘、重台、黄昏、合欢、苏合香、石墨、铅华、萱草蔓延数种药名的双关语意，通过景物的烘托映衬，把人物的心理活动刻画得十分细腻，使一个意态愁苦、深情缅邈的思妇形象呼之欲出。写药名诗，必须对药名有深入详细的了解。由此可知，萧纲不仅精通文学艺术，而且熟读本草，掌握了众多的药名，并能将其灵活地运用于诗文创作中。除药名诗外，古人写的药名书信也很耐人寻味，选录如下，以供欣赏。

"药名书信"寓深情。古时有一才女，出身草药世家。仲夏之夜，她思念远离家乡的丈夫，不禁仰天长叹：月圆人不圆，苦矣！于是提笔修书，倾吐衷肠。信云："槟榔一去，已过半夏，岂不当归耶？谁使君子，效寄生缠绕它枝，令故园芍药花无主矣。妾仰观天南星，下视忍冬藤，盼不见白芷书，茹不尽黄连苦！古诗云：‘豆蔻不消心上恨，丁香空结雨中愁。’奈何！奈何！”借咏药抒发了纯真的思夫之情。

丈夫见妻子用十二味药集成书信，妙趣天成，感叹不已。于是平日熟读医书的丈夫挑灯铺笺，也回了一封药名信。书曰：“红娘子一别，桂枝香已凋谢矣！几思菊花茂盛，欲归紫苑。奈何常山路远，滑石难行，姑待从容耳！卿勿使急性子，骂我曰苍耳子。明春红花开时，吾与马勃、杜仲结伴返乡。至时有金银花相赠也。”

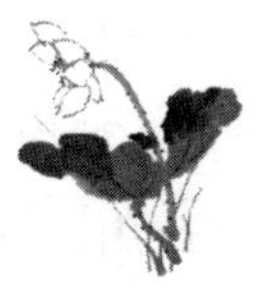

橘树浓荫映庭堂　枝叶经秋发芬芳

——萧纲《咏橘诗》滤医

葳蕤映庭树，枝叶凌秋芳①。
故条杂新实，金翠共含霜②。
攀枝折缥干，甘旨若琼浆③。
无瑕存雕饰，玉盘余自尝④。

选自《先秦汉魏晋南北朝诗》第1959页

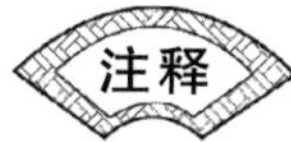

注释

①葳蕤：草木茂盛貌。

②金翠：金黄、翠绿之色。

③缥干：绿色的树干。甘旨：甜美。琼浆：仙人的饮料。意谓橘子的汁液甜美可口，如同传说中仙人饮用的琼浆玉液。白居易诗："珠颗形容随日长，琼浆气味得天成。"

④瑕：缺点，瑕疵。雕饰：雕琢文饰，使器物华美。玉盘：玉制的盘子。亦为盘的美称。清代朱鹤龄《和李梅公司马诗作》："玉盘擎出仙家果，先剖榴房摘子尝。"

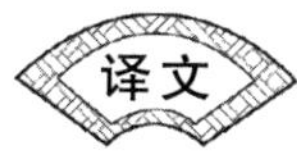

译文

橘树茂盛兮浓荫映满了庭堂，枝叶葱茏兮喜经秋越发芬芳。先发的枝条兮还杂生着新果，金黄而翠绿兮皆被带着寒霜。攀上高枝兮折下绿色的枝条，橘味甜美兮如仙家饮的琼浆。全无瑕疵兮原存天然的华美，装满玉盘兮请佳宾亲自品尝。

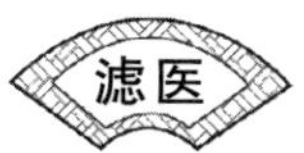

滤医

萧纲此诗，咏橘赞橘。"葳蕤映庭树，枝叶凌秋芳。"橘树确实很美，不仅可以美化居住环

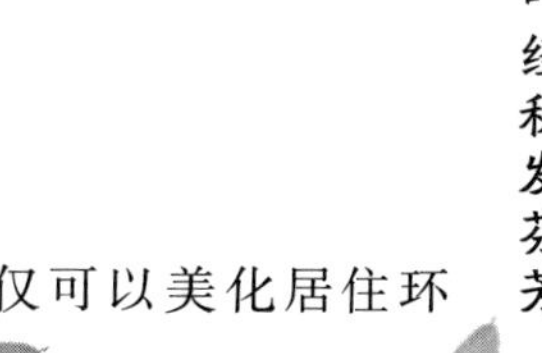

境，而且具有经济价值和医疗作用。中药所用的橘，为芸香科植物福橘或朱橘等多种橘类。福橘，又名绿橘、红橘、大红蜜橘。小乔木，叶互生，花期三月中旬，果熟期12月下旬。分布于安徽、浙江、江西、湖北、四川、福建等地。朱橘，又名赤蜜柑、朱砂橘、迟红。常绿乔木，高达5米，枝有刺或无刺，叶片椭圆形。花期4—5月，果熟期10月下旬。分布于陕西、安徽、江苏、浙江、湖北、湖南、江西等地。此外，尚有温州蜜橘、黄岩蜜橘、天台蜜橘、乳橘、甜橘等几种同属植物供药用。乳橘分布于江西、浙江；甜橘分布于广东。以上植物的成熟果实及未成熟果皮或幼小果实（青皮）、成熟果实的果皮（橘皮、橘红、橘白）、果皮内层的筋络（橘络）、种子（橘核）及根（橘根）、叶（橘叶）等亦供药用。

福橘含橙皮甙、柠檬酸及还原糖。温州蜜橘亦含橙皮甙，果皮中含量较多。果汁中含苹果酸、柠檬酸、葡萄糖、果糖、蔗糖、维生素C。果肉中含胡萝卜素、维生素B_1。果皮中色素及维生素C的含量较果肉为多。

橘的成熟果实，味甘酸性凉。功用开胃理气，止咳润肺，除烦醒酒。主治胸膈结气，呕逆，消渴。

橘叶，全年可采，以12月至翌年2月间采者为佳，采后阴干或晒干。其气香，味苦。功能疏肝，行气，化痰，消肿毒。主治胁痛，乳痈，肺痈咳嗽，胸膈痞满，疝气。

橘白，为橘类果皮的白色内层部分。选取新鲜的橘皮，用刀扦去外层红皮（即橘红）后，取内层的白皮，除去橘络，晒干或晾干。其气芳香，味微苦而甘。功用和胃，化浊腻。《本草便读》："其功固不如橘皮，而补脾胃药中用之，自无燥散之咎。"

橘皮，为多种橘类的果皮。10月以后采摘成熟果实，剥取果皮，阴干或晒干。其气芳香，味苦。以皮薄、片大、色红、油润、香气浓者为佳。功用理气调中，燥湿化痰。主治胸腹胀满，不思饮食，呕吐哕逆，咳嗽痰多。亦解鱼、蟹毒。

橘红，为橘类果皮的外层红色部分。取新鲜橘皮，用刀扦下外层果皮，晾干或晒干。其气芳香，味微苦。以片大、色红、油润者为佳。因炮制方法不同，有盐橘红与蜜橘红之分。盐橘红是取净橘红，用盐开水均匀喷洒，使其吸收，晾干。蜜橘红是将橘红置锅内，用文火炒至微黄色时，加入蜂蜜拌匀，再炒至略带焦黄色，取出，晾干。功能消痰理气，宽中散结。主治风寒咳嗽，喀痰，恶心，胸痛胀闷。《药品化义》："橘红，辛能横行散结，苦能直行下降，为利气要药。盖治痰须理气，气利痰自愈，故用入肺脾，主一切痰病，功居诸痰药之上。佐竹茹以疗热呃，助青皮以导滞气，同苍术、厚朴平胃中之实，合葱白、麻黄表寒湿之邪，消谷气，解酒毒，止呕吐，开胸膈痞塞，能推陈致新，皆辛散苦降之力也。"

橘饼，为福橘等的成熟果实，用蜜糖渍制而成，干之面上有白霜。功能宽中下气，醒酒消食，温肺散寒，化痰止嗽。主治食滞，气膈，咳嗽，泻痢。治痢，橘饼一两，圆眼肉五钱，冰糖五钱。水二碗，煎一碗，露一宿，温服。不露亦可。治伤食生冷瓜果，泄泻不休，橘饼一个（切薄片），放碗内，以沸汤泼，盖住，泡汁出，饮汤食饼，一饼可作数次服。

橘络，为橘类果皮内层的筋络。12月至次年1月间采集，将橘皮剥下，自皮内或橘瓤外表撕下白色筋络，晒干或微火烘干。比较完整而理顺成束者，称为"凤尾橘络"（又名"顺筋"）。多数断裂，散乱不整者，称为“金丝橘络”(又名“乱络”)。如系用刀自橘皮内铲下者，称为“铲络”。凤尾最佳，铲络最差。橘络气香，味甘苦，性平。功用通络，理气化痰。主治经络气滞，久咳胸痛，痰中带血，伤酒口渴。

橘核，为橘类的种子。一般多从食品加工厂收集，洗净，晒干或烘干。以色白、饱满、子粒均匀者为佳。盐橘核是取净橘核，用盐水拌匀，稍闷，放入锅内，文火炒至微黄色，并有香气为度，取出晒干，用时捣碎。功用理气止痛。主治疝气，睾丸肿痛，腰痛，膀胱气痛。治卵核肿胀，偏有大小，或坚硬如石，或引脐腹绞痛，甚则阴囊肿胀，方用橘核、海藻、昆布、海带、川楝子、桃仁各一两，厚朴、木通、枳实、延胡索、桂心、木香各半两。为细末，酒糊为丸如桐子大，每服七十丸，空腹盐汤服下。治腰痛，方用橘核、杜仲各二两。炒研末，每服二钱，用淡盐汤或酒送下。

橘根，橘类的根。9—10 月采收。功能顺气止痛，除寒祛湿。主治气痛，气胀，膀胱疝气。内服煎汤，3～5 钱。

关于橘，还有一个典故。相传苏仙公得道仙去之前，对母亲说：“明年天下疫疾，庭中井水，簷边橘树，可以代养。井水一升，橘叶一枚，可疗一人。”来年果有疾疫，远近悉求其母治疗。皆以得井水及橘叶而治愈(典出晋代葛洪《神仙传》)。后因以“橘井”为良药之典，“橘井泉香”、“妙手回春”皆是对名医的赞美之词。

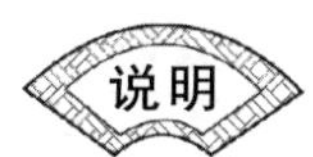

橘树一身都是宝，因其经济价值和药用价值都很高，所以古今人们都特别重视橘树的栽培。历代诗人咏橘的作品也非常多，如屈原的《橘颂》是其著名的咏物寄志诗。作者使用拟人化的手法，颂橘而寄志，开创了咏物诗体的先河。

《橘颂》曰：“后皇嘉树，橘来服兮。受命不迁，生南国兮。深固难徙，更一志兮。绿叶素荣，纷其可喜兮。曾枝剡棘，圆果抟兮。青黄杂糅，文章烂兮。精色内白，类任道兮。纷缊宜脩，姱而不丑兮！嗟尔幼志，有以异兮。独立不迁，岂不可喜兮！深固难徙，廓其无求兮。苏世独立，横而不流兮。闭心自慎，终不失过兮。秉德无私，参天地兮。愿岁并谢，与长友兮。淑丽不淫，耿其有理兮。年岁虽少，可师长兮。行比伯夷，置以为象兮。”

此颂大意是说，天地生成最美树，橘树适应水土生。禀受美质不变更，唯有南国生得盛。根子扎得深又深，锻炼意志更坚定。绿的叶子白的花，美好姿容爱煞人。层层的树枝尖尖的刺，圆圆的果实沉又沉。青色黄色错杂陈，色彩鲜艳够缤纷。外表黄来心洁白，像是志士和仁人。气味芬芳品质美，人人夸赞是上品！赞其年轻志向好，品质高尚实超群。禀性特出不改变，怎不叫人喜又惊！根子扎得深又深，胸怀豁达没私心。挺拔坚强立世上，不与流俗共浮沉。思想谨慎又小心，错误从来没有分。保持美德无偏私，可跟天地相比并。希望和你同生死，永久长期结友情。品行耿直风度美，美到好处不过分。可给我们当老师，虽然你的年纪轻。品德崇高像伯夷，作为榜样心钦敬。

在当时，楚国的江汉地区生长着许多橘树。橘树只能生长于南方，不能往北国移植。其“深固难徙”的地区特色，原是它的自然特性的表现。而在此诗中，屈原却抓住橘树的这一特色，把它拟人化，对它进行热烈地赞美与歌颂，这当然是屈原爱国思想的具体表现。《橘颂》一诗，体现了青年诗人对理想品德的向往与追求。橘树具有“受命不迁”、“深固难徙”的特点。在这个基础上，诗人把橘树理想化、人格化。于是，出现在此诗中的橘树，不再只是一种植物，而是一个理想化的人。在其身上具备了诗人当时认识到的所有美好的东西，其中包括高尚的品德、坚定的意志、不变的节操，等等。对这个理想化的人，诗人表示愿意“与长友”，认为“可师长”，显然，他是诗人所向往、所追求、所热爱、所钦敬的人。诗人塑造这样一个理想化的人，是为了“置以为象”，用以严格要求自己的。

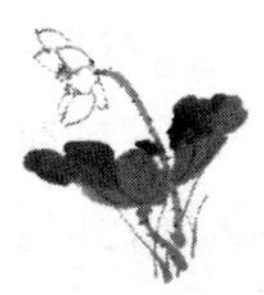

栀子素花偏可喜　树影婆娑照清池

——萧纲《咏栀子花诗》滤医

素花偏可喜，的的半临池[①]。
疑为霜裹叶，复类雪封枝[②]。
日斜光隐见，风还影合离[③]。

选自《先秦汉魏晋南北朝诗》第 1965 页

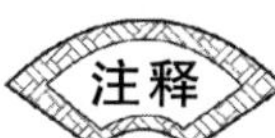

注释

①素花：白色的花。偏：偏向，偏于。引申为“特别”、“最”。的的：光亮、鲜明貌。

②类：类似，象。

③日斜：傍晚时太阳西斜。见（xiàn）：出现。合离：聚合与分离。指清风吹来，花影时隐时现，聚合无定。

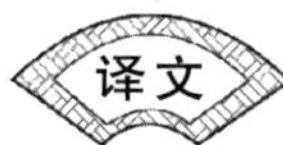

译文

洁白的栀子花特别使人欢喜，花朵光亮鲜明，树影映于清池。乍一看，还疑为寒霜包裹玉叶，又好像是片片冰雪封闭琼枝。太阳西斜，花光反照，时隐时现，清风吹来，花影摇动，忽聚忽离。

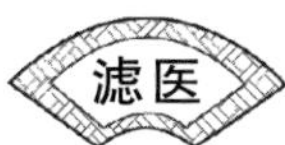

滤医

栀子春夏开白花，香气浓烈，可供观赏。花亦入药。功能清肺，凉血。主治肺热咳嗽、鼻衄。治伤风，肺有痰火，肺热咳嗽，以栀子花 3 朵，蜂蜜少许，同煎服。（见《滇南本草》）。治鼻血不止，以栀子花数片，焙干为末，吹鼻。此外，栀子花亦可食用。取花，用梅酱糖蜜制之，作羹果。或取花，用水漂洗，用面入糖、盐作糊，花拖面糊，油炸食之。（见《广群芳谱》）。食用其花，以清肺化痰。

本植物，夏秋结实，生青熟黄，可作黄色染料。果实入药，性寒味苦，为解热消炎剂。栀子根，清热凉血解毒，可治感冒高烧、黄疸型肝炎、吐血、鼻衄、菌痢、肾炎水肿、疮痈肿毒。治尿血淋痛，鲜栀子 30 克，冰糖 15 克，水煎服。治癃闭，栀子 7 枚，盐少许，独头蒜 1 枚，共捣烂，敷脐。治胃脘热痛：栀子 9 枚炒焦，水煎取汁，加入姜汁饮之。（见《丹溪心法》）。治外伤肿痛，栀子、面粉各适量，加醋同捣后，敷患处。小儿高热不退，诸药无效，以栀子 3 枚，研碎，加面粉，醋调后，敷内关，每日一换，至热退，一般 3 次。治疮疡肿痛，栀子 10 克，银花 15 克，蒲公英 10 克，水煎服；并取银花藤适量，捣烂，敷患处。

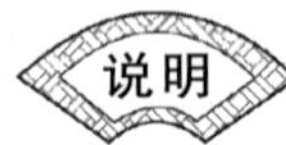

栀子，其叶碧绿，花香浓郁。全身皆是治病良药，保健养生不可少。观赏之花多重瓣，然不结果；野生之花为单瓣，其花异香，多结果。栀子花，又称玉荷花、白蟾花。6—7 月枝梢开花，芳香扑鼻。花冠肉质，呈高脚碟状，色洁白，大型重瓣。果实卵形，11 月成熟，橙黄色。栀子，树姿端雅，翠叶茂密，花色洁白，形如莲花，芳香馥郁，常作绿篱和林缘点缀。适于庭前、院隅、阶前、路旁、门边配植。园林中可大片群植于草坪边缘、亭阁周围及园路两侧。栀子对氯化氢抗性很强，对其他有毒气体也有一定抗性，是空气净化作用的好树种。宋代诗人梅尧臣曰：“举世多植梨，而我学种栀。”可见他是很喜爱栀子的。

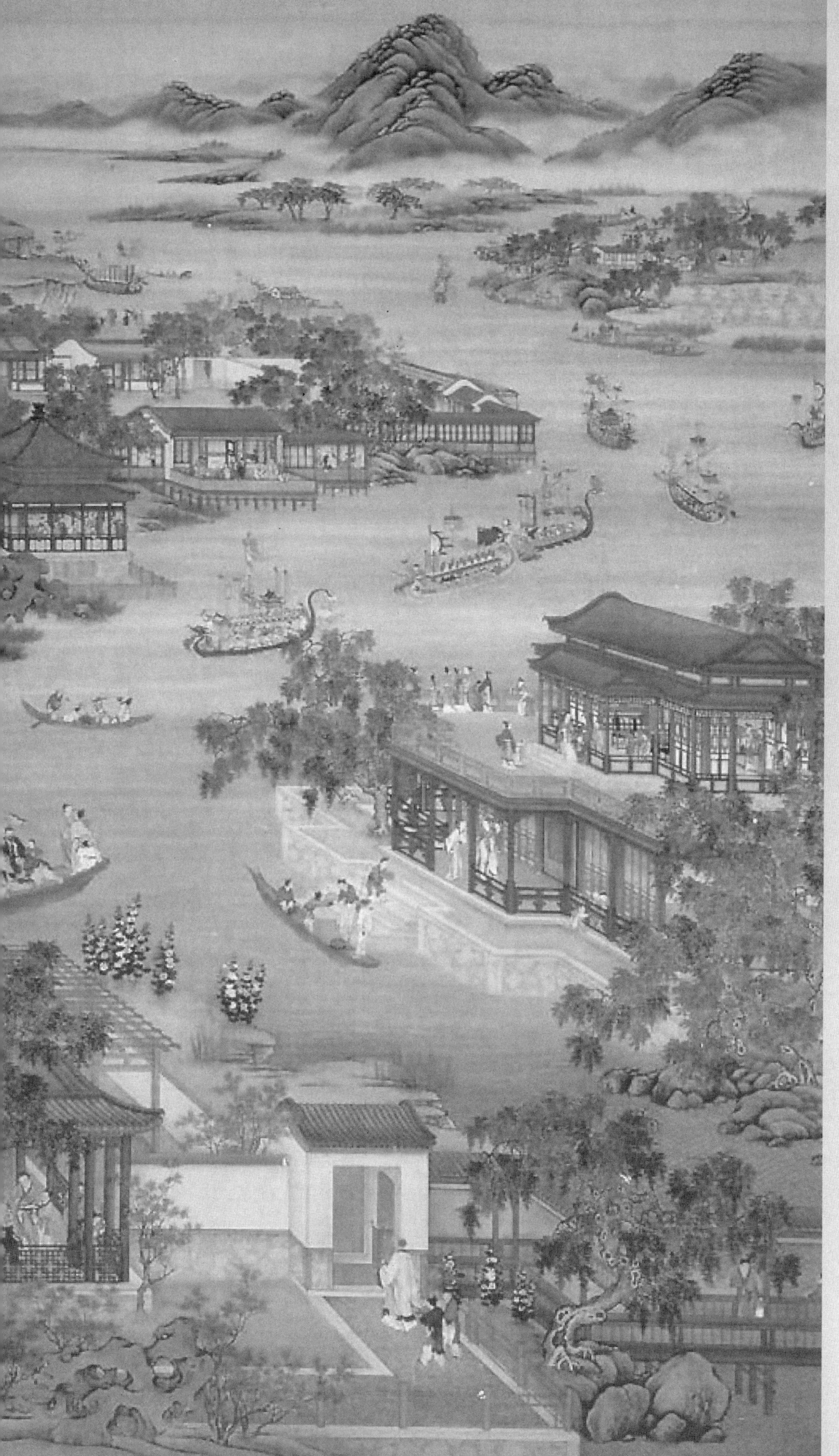

午日观竞渡

共骇群龙水上游，不知原是木兰舟。云旗猎猎翻青汉，雷鼓嘈嘈殷碧流。屈子冤魂终古在，楚乡遗俗至今留。江亭暇日堪高会，醉讽离骚不解愁。

——明·边贡

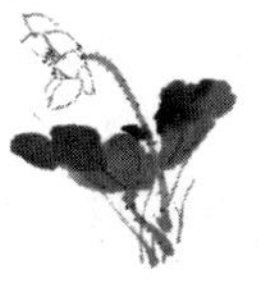

针灸穴名添诗趣 诗人巧思出佳作

——萧绎《针穴名诗》滤医

金推五百里，日晚唱归来①。
车转承光殿，步上通天台②。
钗临曲池影，扇拂玉堂梅③。
先取中庭入，罢逐步廊回④。
下关哪早闭，人迎已复开⑤。

选自《先秦汉魏晋南北朝诗》第2043页

作者简介

萧绎（公元508—554年），即梁元帝。字世诚，南兰陵（今江苏常州西北）人。梁武帝第七子。好学，博览群书，才思敏捷，长于诗赋。天监十三年（公元514年）封湘东王。后为荆州刺史，出镇江陵。曾平侯景之乱，于大宝三年十一月即帝位。不久，西魏伐梁，萧绎困于江陵，城破投降西魏，后被杀。著述很多，皆亡佚。明人辑有《梁元帝集》。

注释

①金推：据次联的"车转"，当指用金制饰物装饰的华丽的交通工具，即富贵、官宦人家乘坐的车。五百里：针灸学有"五里"穴，其中加一"百"字，这是写诗，言其行程很远，并非实指。此诗描写宫女、妃嫔出行，日晚归来，步入宫殿池台的情景。

②承光：汉有楼台，亦名承光。通天：台名。在今陕西淳化西北甘泉山故甘泉宫中。《汉书·武帝纪》："（元封）二年冬十月……作甘泉通天台。"颜师古注："通天台者，言此台高，上通于天。《汉旧仪》云：高三十丈，望见长安城。"《三辅黄图·台榭》引《汉武故事》："筑通天台于甘泉，去

地百余丈，望云雨悉在其下，见长安城。”

③钗：妇女的一种首饰。曲池：曲折回绕的水池。扇拂：摇动扇子，微风轻轻擦过。玉堂：玉饰的殿堂。亦为宫殿的美称。梅：梅花。

④中庭：庭院之中。罢：完毕。此句中指游赏完毕。逐：随。步廊：走廊。

⑤下关：下闩，闭门。人迎：里面的人出来迎接。已复开：大门又已敞开。此句与首联“日晚唱归来”相呼应。

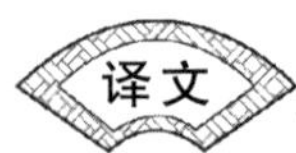

译文

妃嫔、宫女乘坐华丽的车子出行，行程远至百余里。傍晚，她们唱着歌儿高兴地归来。车轮轻快，眨眼时早已转过承光殿。步态潇洒，转瞬间就已登上通天台。头戴金钗，倩影映照于曲折的水池，手摇团扇，清风拂动玉堂前的梅花。首先取道中庭，款款而入，游赏完毕，正顺着长廊徐徐返回。远望宫殿的大门，怎么早已关闭？将近门前，欢迎的人又把宫门大开。

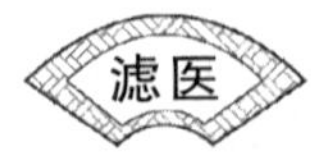

滤医

萧绎此诗，句句含有针灸穴名。依次为：五里、归来、承光、通天、曲池、玉堂、中庭、步廊、下关、人迎。现分述如下。

五里，针灸经穴名。位于大腿内侧的中央部，平髌骨中线直上 8.5 寸处。左右计二穴。《针灸真髓》云：“肝经的五里，在股内侧肝经的中央部，稍向上方处取穴……主治绿内障、白内障、黑内障、近视等眼病。”

归来，经穴名。属足阳明胃经。位于水道下 2 寸。《穴名选释》：“归来，本穴位在脐下四寸，中极旁开二寸。”《针灸甲乙经》：“主女子阴中寒。”《铜人腧穴针灸图经》：“治妇人血脏积冷。”本穴有调经种子的功能，妇女月经通调，则待夫君归来而可有子也。归来，犹如中药“当归”，皆妇科之良方。

承光，经穴名。足太阳膀胱经穴。首见于《甲乙经》。位于前正中线入发际 2.5 寸，再旁开 1.5 寸处。主治头面、五官及局部疾患，如头痛、眩晕、鼻塞、青盲、目视不明、目生白翳等。承光，承是接受、留下之意；光是阳光、光明之意，即承受阳气的穴位。《医经理解》：“言其高将及天，可承天光也。”

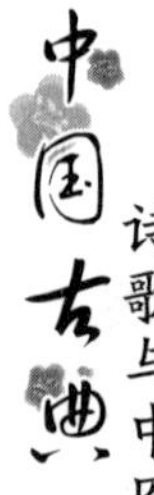

通天，足太阳膀胱经穴。首见于《甲乙经》。位于前正中线入发际 4 寸，再旁开 1.5 寸处。主治头面、口鼻等疾患。现多用以治疗鼻炎、高血压、面神经麻痹等。通天，通指通达，天指位高。本穴在承光后 1.5 寸。足太阳之脉上额交巅，脉气从此上交督脉之百会。百会位于巅顶，为一身最高之处，寓有天象。通天之意，指脉气经本穴通达天顶。

曲池，手阳明大肠经穴。首见于《灵枢・经脉》。位于肘横纹桡侧端陷中，屈肘拱手取之。本穴是临床常用的穴位。主治外感、头面、耳目、口齿、胸腹及本经脉所过部位的疾患，如伤寒余热不尽、热病、隐疹、头痛、眩晕、咳嗽、气喘、吐泻、痢疾、肠痈、便秘、消渴、水肿、癫狂、月经不调、乳少、半身不遂、肘臂疼痛等症。取名曲池者，手阳明脉流注至此穴时，似水注入池中；又取穴时，屈曲其肘而得，其穴处有凹陷，形似浅池，故名曲池。

玉堂，任脉穴。位于胸骨中线，平第三肋间隙处。仰卧取之。主治胸肺等疾患，如胸满不得息、胸膺骨痛、咳嗽气喘等。现又用以治疗胸膜炎，支气管炎，支气管哮喘，心绞痛，肋间神经痛等。此穴正居心位，心者君主之官，因古以玉堂作殿名，故喻本穴似君主之居处，而取名玉堂。

中庭，任脉穴。首见于《甲乙经》。位于胸骨中线，当胸骨体与剑突连接处的凹陷中，适与第五肋间隙相平。仰卧取之。主治心胸及脾胃疾患，如胸胁支满、心痛、噎塞、饮食不下、呕吐反胃等。现又用以治疗急、慢性胃炎，神经性呕吐，心绞痛等。取名中庭者，喻穴居心位，心居中而处尊，犹如至中之殿庭。

步廊，足少阴肾经穴。位于胸下部，在胸骨中线旁开 2 寸的第五肋间隙中。仰卧取之。主治胸腹等疾，如胸胁支满、咳逆呕吐、喘息、不嗜食等。现又用以治疗胸膜炎，肋间神经痛，支气管炎，胃炎，腹直肌痉挛等。《医经理解》："廊，堂下屋也。步廊，在神封下一寸六分陷中，夹中行二寸，言此已步于堂之廊庑也。"

下关，足阳明胃经穴。位于耳前方，颧弓之下，当颧弓与下颌切迹所形成的凹陷处。本穴主治面颊、口齿、耳颞等部疾患，如口眼㖞斜、牙车脱臼、牙痛、口噤、耳鸣、耳聋、耳痛、耳中流脓等。现又用以治疗面神经麻痹，三叉神经痛，下颌关节炎，咬肌痉挛，中耳炎，聋哑等。《腧穴命名汇解》："下关，因穴在下腭与上腭联合交关的下方。"

人迎，足阳明胃经穴。位于甲状软骨切迹旁开 1.5 寸，胸锁乳突肌的前缘，颈总动脉搏动处。主治胸肺、颈部等疾患。现又用以治疗高血压、低血压、支气管哮喘、颈部淋巴结核、甲状腺肿等。因正值切诊部位的人迎脉，故以为名。

说明

所谓"针穴名诗"，就是句中巧妙地嵌入针灸穴名的诗。为杂体诗之一。宋代严羽《沧浪诗话·诗体》："至于建除、字谜、人名、卦名、数名、药名、州名之诗，只成戏谑，不足法也。"梁元帝此作，可谓是最早的针穴名诗。此诗巧用穴名的双关语意，以刻画宫女、妃嫔出游，日晚归来，步入宫殿，经过池台的情景。其诗语语双关，妙趣横生，充分地反映出作者熟知针灸人体经穴的知识，以游戏笔墨驾驭诗歌语言的能力。

萧绎还有一首《药名诗》，现录于此，以供欣赏。其诗曰："胡王迎娉主，途经蒯北游。金钱买含笑，银缸影梳头。初控游龙马，仍移卷柏舟。中江离思切，蓬鬓不堪秋。况度菖蒲海，落月似悬钩。"诗写胡王迎聘，公主离宫远嫁的情景。诗人巧妙地将十一种药草名错落有致地交织在一起，使前后诗意连贯，句句形象鲜明生动。尾联状物抒情，令人想见塞外月夜，大漠冷落荒凉和旅途的艰辛劳顿。

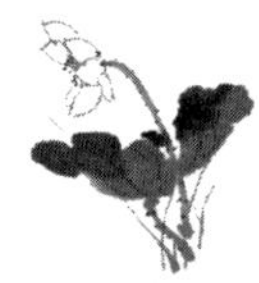

使臣马鞭聊写赋　庆功竹叶暂倾杯

——庾肩吾《奉和药名诗》[①]滤医

英王牧荆楚，听讼出重台[②]。
督邮称蝗去，亭长说鸟来[③]。
横塘朱鹭响，当道赤帷开[④]。
马鞭聊写赋，竹叶暂倾杯[⑤]。

选自《先秦汉魏晋南北朝诗》第 1995 页

作者简介

庾肩吾(？ —511 年)，南朝·梁，诗人。字子慎，南阳新野(今河南新野)人。曾为晋安王萧纲常侍。纲立为太子后，他为东宫通事舍人、太子中庶子。纲即帝位后，官至度支尚书，封武康县侯。与徐摛齐名，皆为宫体诗的代表作家，也同为萧纲所赏识。明人辑有《庾度支集》。

注释

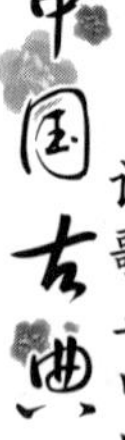

①简文、元帝皆有药名诗，庾肩吾此诗为奉和之作。

②英王：英明有为的君王。牧：统治、驾驭。荆楚：古荆州地区，在今湖北、湖南一带。听讼：听理诉讼；审案。重台：一层一层的楼台。

③督邮：官名。汉置，郡的重要属吏，代表太守督察县乡，宣达教令，兼司狱讼捕亡。唐以后废。蝗去：指蝗灾已过。亭长：战国时，国与国之间为防御敌人，在边境上设亭，置亭长。秦汉时在乡村每十里设一亭，置亭长，掌治安，捕盗贼，理民事，兼管停留旅客。

④横塘：泛指水塘。朱鹭：体形如鹤，而羽毛淡红，嘴与脚亦呈淡红色。赤帷：赤色帷帐。《后汉书·舆服志上》："大使者，立乘，驾驷，赤帷。"古代帝王特派的使节乘赤帷车，后以"赤帷"

表示委以重命。

⑤马鞭:策马的鞭子。竹叶:酒名。亦泛指美酒。

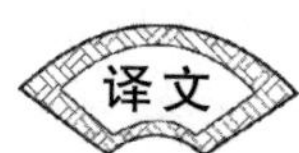

译文

英明有为的君王统辖着荆楚地区,听理诉讼,审问刑事,出入于层层楼台。督邮视察乡县,报告蝗灾已经消去;亭长驻守边防,据说吉祥之鸟飞来。游行于水塘的朱鹭,正发出声声鸣叫;大道上使者的车子,红色帷帐已敞开。马背上,我遂心吟出欢乐闲适的诗篇;庆太平,诸位斟满竹叶美酒一醉方休。

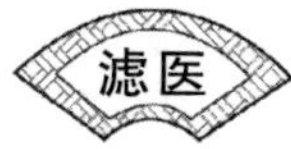

滤医

此诗句句含有药名,依次为牧荆、重台、督邮、亭长、横塘、当道、马鞭、竹叶。分述如下。

牧荆,牧与牡谐音。牧荆,即牡荆。《本草纲目》引苏恭曰:"牡荆作树,不为蔓生,故称为牡,非无实之谓也。蔓荆子大,牡荆子小,故呼小荆。"时珍曰:"古者刑杖以荆,故字从刑。其生成丛而疏爽,故又谓之楚。荆楚之地,因多产此而名也。"牡荆,为马鞭草科植物。落叶灌木或小乔木。高至5米,多分枝,有香味。新枝四方形,密被细毛。叶对生,间有三叶轮生;掌状5出复叶,枝端间有3出复叶;中间3小叶披针形,长6～10厘米,宽2～3厘米,边具粗锯齿;两面绿色。圆锥状花序顶生或侧生,长至30厘米,密被粉状细毛;花冠淡紫色,长约6毫米。花期7—8月。本植物的果实(牡荆子)、根、茎、叶、汁(牡荆沥)均供药用。

牡荆子,8—9月间当果实成熟时采收,晒干后,扬去灰屑杂质,藏干燥处。味辛微苦,性温。功能祛风化痰,下气止痛。主治咳嗽哮喘,中暑发痧,胃痛,疝气,妇女白带。内服煎汤,2～3钱;研末或浸酒。治寒咳、哮喘,牡荆子四两。炒黄研末,每次二至三钱,每日3次,开水送服。治中暑发痧,干牡荆果实五钱。水浓煎,或研末为丸,每次一钱,开水送服。治小肠疝气,牡荆子半斤(炒熟)。入酒一盏,煎一沸,热服。

牡荆叶,味辛苦,性平。功能祛风解表,除湿,杀虫,止痛。主治风寒感冒,痧气腹痛吐泻,痢疾,风湿痛,脚气,痈肿,足癣。内服煎汤,3～5钱(鲜者1～2两)。外用捣敷或煎水熏洗。治疗脚癣,取牡荆叶半斤,置面盆中,加开水以浸没药面为度,浸泡至水呈浅绿色时,加温水到半面盆,然后将两脚浸于药液中5～6分钟,擦干。每晚睡前1次,一般浸洗5～6次后即可痒止而愈。

牡荆沥,将新鲜荆木截成尺余长之小段,两端架于砖上,其下以火烧之,则茎汁从两端沥出,以器承取之。味甘性平。功能除风热,化痰涎,通经络,行气血。主治中风口噤,痰热惊痫,头晕目眩,喉痹,热痢,火眼。内服沸水冲,1～2两。

牡荆茎,又名牡荆条。味辛苦而性温。功能散风,除湿化痰,解肌发汗。内服治感冒,风湿,喉痹,牙痛;外用煎水洗,治皮肤病,消疮肿。

牡荆根,味苦辛而性温。主治感冒,头痛,疟疾,关节风湿痛。治疟疾,牡荆根一两,水煎。第一煎于疟疾发作前2小时加冰糖一两冲服,第二煎当茶饮。

督邮，指中药“鬼督邮”。徐长卿、银线草、天麻其别名均称“鬼督邮”。现将三者分述如下。

银线草，又名鬼督邮。为金粟兰科植物银线草的全草。原植物为多年生草本。茎直立，通常不分枝，高约30～40厘米，节明显，带紫色。茎顶4叶对生，卵形或椭圆形，长4～12厘米，宽2～6厘米，先端长尖，基部楔形，边有锯齿，叶面暗绿，背面淡绿。穗状花序顶生，单条；对生多数小花，花两性；花期春季。生于山林阴湿处。春夏间采收，洗净，阴干。味辛苦性温，有毒。功能杀虫，祛风寒，行血破瘀，止咳化痰，解毒。主治风寒咳嗽，妇女经闭，皮肤风痒，跌打外伤，痈肿疮疖。内服煎汤，0.5～1钱。外用捣敷。孕妇忌服。

徐长卿，又名鬼督邮。为萝藦科植物徐长卿的根及根茎或带根全草。多年生草本，高约65厘米。根茎短，须状根多数。茎细，刚直，节间长。叶对生，披针形至线形，长约5～14厘米，宽约2～8毫米。圆锥花序顶生于叶腋，花多数；花冠5深裂，广卵形，黄绿色；花期6—7月。蓇葖果角状。果期9—10月。野生于山坡或路旁。全国大部分地区均有分布。夏季采集，连根掘起，洗净，晒干。性温，味辛。功能镇痛止咳，利水消肿，活血解毒。主治胃痛，牙痛，风湿痛，经期腹痛，慢性气管炎，腹水，水肿，痢疾，肠炎，跌打损伤，湿疹，荨麻疹，皮肤瘙痒，毒蛇咬伤。内服煎汤，1～3钱。外用捣敷或煎水洗。

天麻，又名鬼督邮。为兰科植物。多年生寄生草本，高60～100厘米，全体不含叶绿素。块茎肥厚，肉质长圆形，长约10厘米，直径3～4.5厘米，有不甚明显的环节。茎直立，圆柱形，黄赤色。叶呈鳞片状，膜质，长1～2厘米。花序为穗状的总状花序，长10～30厘米，花黄赤色；花期6—7月。蒴果长圆形，长约15毫米。种子多而细小，粉末状。果期7—8月。生于林下阴湿、腐殖质较厚的地方。本植物的根茎（天麻）、茎叶、果实（天麻子）均供药用。天麻，味甘性平。功能息风，定惊。《本草经》：“久服益气力”。《日华子本草》：“助阳气，补五劳七伤，通血脉，开窍。”主治眩晕眼花，头风头痛，肢体麻木，半身不遂，语言蹇涩，小儿惊风。常与其他药物配伍应用。

亭长，又名“葛上亭长”。为芫菁科昆虫豆芫菁的全虫。《本草纲目·虫部·葛上亭长》引陶弘景曰：“此虫黑身赤头，如亭长之着玄衣赤帻，故名也”，可于葛花开时取之。成虫雌体长14.5～16.7毫米；雄体长11.7～14.2毫米。全体黑色，腹面较灰。头部赤褐色，被黄色短毛。复眼1对，肾脏形。触角侧扁，雄虫的触角中央膨大。口器咀嚼式。前胸较头部为狭。鞘翅细长，翅面密被黑色短毛。足3对，细长，有黄毛。成虫植食性，食大豆及其他豆类等植物。夏、秋捕捉，入沸水烫死，晒干。其含斑蝥素2%以上。入锅内和米同炒，至米焦黄时取出，除去翅及头、足。味辛，性微温，有毒。功用逐瘀破积。主治经闭，癥瘕，积聚，瘘肿。《本草纲目》：“通血闭、癥块，余功同斑蝥。”内服炒炙后煎汤，1～2枚；或入丸、散。有剧毒，内服宜慎；体虚及孕妇忌服。

马鞭草，为马鞭草科植物。其全草或带根全草入药。原植物为多年生草本，高达1米以上。茎直立，基部木质化，上部有分枝，四棱形，棱上疏生硬毛。叶对生；叶片倒卵形或长椭圆形，长3～5厘米，宽2～3厘米，羽状深裂，裂片上疏生粗锯齿，两面均有硬毛。穗状花序顶生或腋生，长16～30厘米；花小，紫蓝色；花冠唇形。花期6—8月。蒴果长方形，成熟时分裂为

4个小坚果。果期7—10月。生于河岸草地、荒地、路旁、田边、草坡等处。分布全国各地。7—10月时，采收，晒干。味苦性凉。功能清热解毒，活血散瘀，利水消肿。主治外感发热，湿热黄疸，水肿，痢疾，疟疾，白喉，喉痹，淋病，经闭，癥瘕，痈肿疮毒等症。内服煎汤，0.5～1两。外用捣敷或煎水洗。孕妇慎服。

淡竹叶，为禾本科植物，其全草入药。多年生草本，高40～100厘米。有稍木质化的根茎，须根中部膨大为纺锤形的块根。茎丛生，细长直立，中空，基部木质化。叶互生；叶片披针形，长5～20厘米，宽2～3.5厘米，先端渐尖。圆锥花序顶生，长10～30厘米。花期7—9月。野生于山坡林下及阴湿处。未开花时采收，切除须根，晒干。味甘淡，性寒。功能清心火，除烦热，利小便。主治热病口渴，心烦，小便赤涩，淋浊，口糜舌疮，牙龈肿痛。治尿血，淡竹叶、白茅根各五钱。水煎服，每日一剂。治热淋，淡竹叶五钱，灯芯草四钱，海金沙三钱。水煎服，每日一剂。

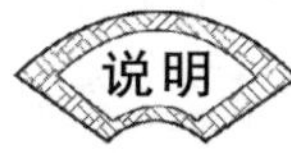

庾肩吾此诗，利用药名的双关语意，充分赞颂了英明君王的功德。诗中的“重台”，即中药“蚤休”的别名。“横塘”，是“横唐”的谐音，即中药“天仙子”。均参见萧纲《药名诗》。“当道”，是车前草的别名。《本草纲目》引陆机《诗疏》云：“此草好生道边及牛马跡中，故有车前、当道、马舄、牛遗之名。”参见《诗经·芣苢》。

庾肩吾不仅药名诗写得好，而且还重视服药养生法。古人认为，久服槐实，明目益气，补绝伤，凉大肠，润肝燥，头不白，延年。《本草纲目》：“《梁书》言，庾肩吾常服槐实，年七十余，发鬓皆黑，目看细字，亦其验也。”

庾肩吾与著名医家陶弘景交情甚好，还在书信中谈论苍术的养生效果，对苍术赞美之至。他写的答陶隐居《赉术煎启》云：“绿叶抽条，紫花标色。百邪外御，六腑内充。山精见书，华神在录。木荣火谢，尽采撷之难；启旦移申，穷淋漉之剂。”又《谢术蒸启》云：“味重金浆，芳逾玉液。足使坐致延生，伏深铭感。”古人所谓“必欲长生，常服山精。”山精，即苍术。《本草纲目》服术法：“乌髭发，驻颜色，壮筋骨，明耳目，除风气，润肌肤，久服令人轻健。”李时珍读了《庾肩吾集》，并引用其中有关资料来充分论证说明槐实和苍术具有很好的养生保健功效。由此可见，庾肩吾也是一位爱好医药的诗人。

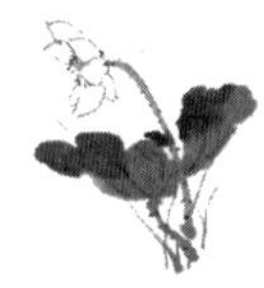

葛花满把能消酒　栀子同心好赠人

——刘令娴《摘同心栀子赠谢娘因附此诗》[①] 滤医

两叶虽为赠，交情永未因[②]。
同心何处恨？栀子最关人[③]。

选自《先秦汉魏晋南北朝诗》第 2132 页

作者简介

刘令娴(生卒年待考)，南朝·梁，女诗人。徐悱妻，刘孝绰第三妹，人呼刘三娘。徐悱卒，令娴为祭文，辞甚悲怆。《隋书·经籍志》著录《刘令娴集》三卷，已佚。《玉台新咏》载其诗作，凡十一首。

注释

①同心：指共一个中心或核心。唐代韩翃《送王少府归杭州》诗："葛花满把能消酒，栀子同心好赠人。"宋代梅尧臣《杨乐道留饮席上客置黄红丝头芍药》诗："万丝必同心，千叶必同萼。"谢娘：晋代王凝之妻谢道韫有文才，后人因称才女为"谢娘"。

②未因：犹未了因。佛教谓此生没有了却的因缘。

③何处恨：哪里会有什么怨恨呢？关：牵系。关人：犹关情，动心，牵动情怀。唐代陆龟蒙诗："酒香偏入梦，花落又关情。"

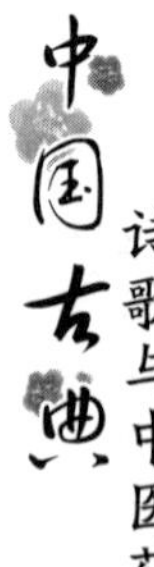

译文

两片栀子树叶虽为薄礼，摘来赠与君；但愿我们的交情永远不会中断，而且更加专深。同

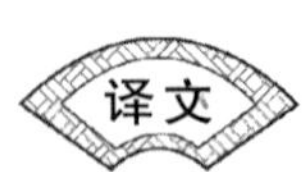

心的朋友哪里会有什么怨恨？栀子花洁白芳馨，又最能牵情动人。

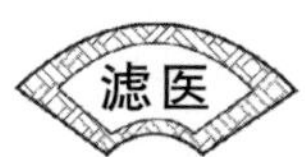

滤医

李时珍曰："卮，酒器也。卮子象之，故名。俗作栀。司马相如赋云：'鲜支黄砾。'注云：鲜支，即支子也。佛书称其花为薝卜，谢灵运谓之林兰，曾端伯呼为禅友。"《本草纲目》引苏颂曰："今南方及西蜀州郡皆有之。木高七、八尺。叶似李而厚硬，又似樗蒲子。二、三月生白花，花皆六出，甚芬香，俗说即西域薝卜也。"李时珍曰："卮子叶如兔耳，厚而深绿，春荣秋瘁。入夏开花，大如酒杯，白瓣黄蕊。随即结实，薄皮细子有须，霜后收之。蜀中有红卮子，花烂红色，其实染物则赭红色。"

栀子，为茜草科植物。其果实、根、叶、花均供药用，参见谢朓《咏墙北栀子诗》。现代药理研究认为，栀子生品抗炎作用最强，可以明显抑制毛细血管通透性。经不同炮制后，抗炎作用明显减弱，且随温度升高而抗炎活性逐渐降低。栀子煎剂口服，有持久性降压作用。经不同方法炮制后的栀子，其护肝作用均见降低，故认为治疗急性黄疸型肝炎以生品为佳。栀子还有利胆作用，在人做胆囊造影时，可见服用栀子煎剂后胆囊收缩明显。

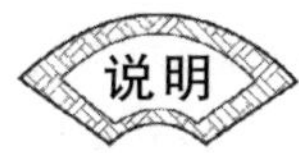

说明

在历代诗文中有许多咏物诗，其中不乏对栀子的描写。另外，医家对栀子的赞咏亦很多。如清代朱东樵《本草诗笺》："栀仁性体禀轻浮，客热无容心肺兜。五内气邪生善逐，三焦火郁炒能搜。懊憹代解虚烦闷，疮癞同除痛痒愁。寒苦但嫌多伐胃，虚寒血证慎毋投。"此诗总括了栀子的性味、功效和主治病症。尾联两句，还指出应用栀子时当注意的事项。

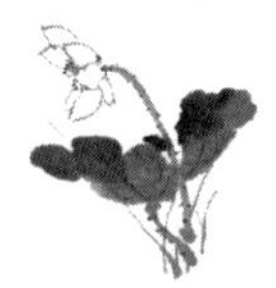

春风和暖花迎面　山路幽深云湿衣

——庾信《和宇文内史春日游山诗》[①] 滤医

游客值春辉，金鞍上翠微[②]。
风逆花迎面，山深云湿衣。
雁持一足倚，猿将两臂飞[③]。
戍楼侵岭路，山村落猎围[④]。
道士封君达，仙人丁令威[⑤]。
煮丹于此地，居然未肯归[⑥]。

选自《先秦汉魏晋南北朝诗》第 2355 页

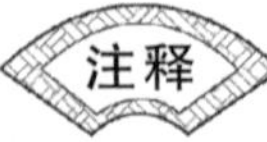

作者简介

庾信（公元 513—581 年），北周文学家。字子山，南阳新野（今河南新野）人。梁朝诗人庾肩吾之子。自幼聪明，博览群书。初仕梁，曾任御史中丞，后转右卫将军。与诗人徐陵齐名，为“宫体诗”重要作家，世称“徐庾体”。后出使西魏，值西魏灭梁，未能返国，被羁留。历仕西魏、北周，官至骠骑大将军、开府仪同三司，世称庾开府。诗文创作分南朝与北朝前后两个时期。前期多绮艳轻靡、空洞无物之作；后期多萧瑟苍凉、刚劲沉郁之章，很受杜甫的推崇，所谓“庾信文章老更成，凌云健笔意纵横”，今存诗文很多。明人辑有《庾开府集》，清人倪璠有《庾子山集注》。

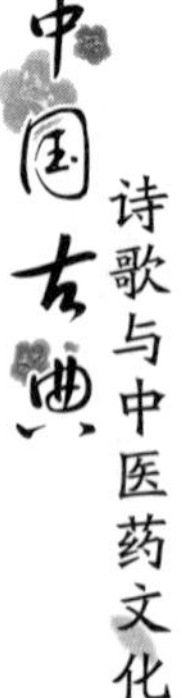

注释

①宇文内史：即宇文昶。因宇文昶有陪驾幸终南山诗，庾子山有陪驾幸终南山和宇文内史诗。

②游客：游人，游逛的人。值：正好碰上。春辉：春天阳光照耀。金鞍：金属制的马鞍，这里指饰有金鞍的马。翠微：指青翠掩映的山腰幽深处。亦泛指青山。亦可形容山光水色青翠缥缈。凡山，远望之则翠，近之则翠渐微。故曰翠微。此句言游客春日骑马上山游玩。

③倚(yǐ)：立。雁用一只脚站着。飞：此句指猿用两臂像飞似的到处跳。

④戍楼：古代边防军用以望远而筑的楼。侵：接近；临近。落：通“络”。指布置网络、圈套之类以捕捉猎物。猎围：设围作为打猎的场所。

⑤封君达：名衡，君达乃其字，三国·魏，陇西人，常骑一青牛采药山中，人莫知其名，称为青牛道士，见《神仙传》。丁令威：汉时辽东人，学道于灵虚山，后化鹤归辽，栖于华表之上，见《搜神后记》。

⑥煮丹：烧炼金丹。居然：竟然。表示出乎意料。言有人在山中修道学仙，不愿归家。

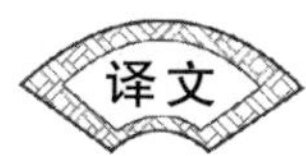

译文

游人正好迎着春天太阳的光辉；骑马登上青翠掩映的峰峦山隈。清风拂面，百花争艳，使人目不暇接；山林幽深，云雾弥漫，晶露润湿人衣。鸿雁群居水边，时用一只脚站着；猿猴用两臂攀援，来回跳跃如飞。军用戍楼建在临近山岭的路旁；山村到处都设有猎场以便打围。据说骑青牛采药的道士封君达，还有那学道化鹤的仙人丁令威。两人都曾经在名山中烧炼仙丹；他们也都有家，但竟然不愿回归。

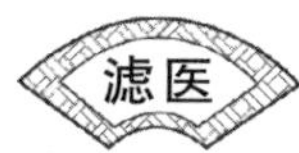

滤医

庾信此诗描写春日游山及途中所见景色，最后写还有人曾在山中修道炼丹，不愿归去。“风逆花迎面，山深云湿衣。”这是诗人春日游山时的亲身体会。你是否也有过这种惬意的感受和经历？阅读此诗，不仅可以分享诗人春日游山的乐趣，还可以从中悟出古人春季怡神养生的方法。

中医认为，春应于肝，肝属木，木主疏泄。意谓肝脏具有疏通气机、畅达气血运行的功能。肝之所以能主疏泄，是由于肝有主生发、喜条达的生理特性。古人将这种特性比喻为春天的树木条达舒畅，充满生机，有其生发伸展，不可压抑之特性，亦即顺其自然，遂其性能。因而肝的生理活动，既不可亢奋太过，又不能阻遏抑郁，必须保持一种舒展畅达的状态，即心旷神怡，气和血顺。因此，春季精神调养要应于万物蓬勃的生机。在精神修养上做到心胸开阔，情绪乐观。春日游山是一种有效的养生方法，可以调节人们的精神情绪并增强体质。春游对人们春季养生无疑是有帮助的。

古人非常重视春游养生法，并写有许多描述春游情景的诗词。如宋代程颢《春日偶成》：“云淡风轻近午天，傍花随柳过前川。时人不识余心乐，将谓偷闲学少年。”意思是说，天空飘着淡淡的白云，春风轻轻地拂过人面，时当近午，我漫步于野花之间，随着一行垂柳来到河边。当时的人不知我心里多么快乐，说我偷闲学那些到处游荡的少年。南宋著名教育家、哲学家，也是精通气功的养生家朱熹写有《春日》诗：“胜日寻芳泗水滨，无边光景一时新。等闲识得东风面，万紫千红总是春。”意思是说，在一个天气晴朗的好日子，我去泗水河边游春踏青。大自然无限的风光景物，焕然一新。东风荡漾，拂面而来，随处都能感受到春天的气息。百花开放，万紫千红，皆是春光点染而成的。程诗用朴素的手法，把柔和明丽的春光同作者自得其乐的心情融为一体，表现了一种闲适恬静的意境。朱诗也是写春游的，却写得意境开阔，生气蓬勃。诗人沐浴在万紫千红的大好春光里，在他的眼中，大自然处处饱含着无穷的生命力，呈现出一派欣欣向荣的景象。

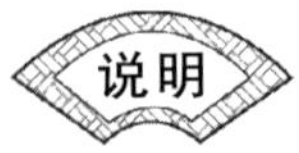

以上游春诗，相比而言，庾信《和宇文内史春日游山诗》亦同属上乘之作，但庾诗最后两联透露出了对仙道的向往和对春山幽境的留恋之情。总之，春游是一种深受古今人们喜爱的养生怡神方法。在春光明媚，风和日丽之时，应踏青问柳，登高赏花，游山戏水，行歌舞风，陶冶性情，以利肝木生发之气，此春季养生之道也。

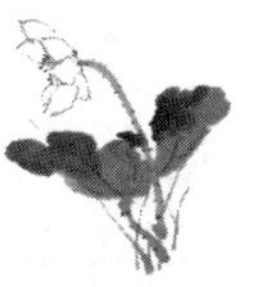

化痰止咳降肺气　金盘红杏胜琼瑛

——庾信《杏花》滤医

春色方盈野，枝枝绽翠英[①]。
依稀映村坞，烂漫开山城[②]。
好折待宾客，金盘衬红琼[③]。

选自《先秦汉魏晋南北朝诗》第 2399 页

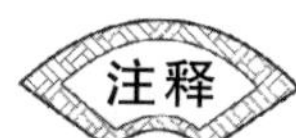

注释

①方：才。方盈野：才充满原野，言春天才来临。绽：凡开裂叫绽，这里指花叶舒开。翠：绿色，指叶。英：指花。

②依稀：隐约，不清晰。村坞：村落，村庄，多指山村。烂漫：花朵光彩四射。山城：多山的城邑。

③好（hào）：爱，喜欢。衬：搭配上别的东西。红琼：红色美玉。这里比喻红色的杏花。言金盘衬着红杏，更是美妙无比。杏花以红色为贵，古人写杏花常为红色，如“一枝红杏出墙来”。

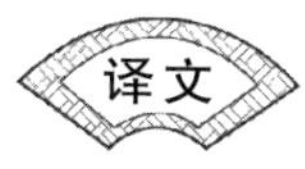

译文

春天的景色刚刚才充满原野，杏叶已经翠绿，枝枝绽开红花。树荫掩映，远处的山村隐约可见，光彩四射的粉红花朵开满山城。我爱折取杏花，以接待来访的宾客，金盘衬着红杏，其美妙更加胜过红色美玉。

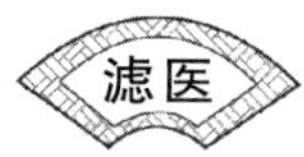

滤医

杏树，为蔷薇科植物。落叶乔木，树高大，高 4～9 米。先花后叶。叶卵圆形，边缘锯齿小。

开花繁茂，花期 3—4 月，长达二十多天，花色粉红或白色。果期 4—6 月。

杏果，金黄扁圆，肉质软橙黄，味酸甜，营养价值颇高，含糖量 15%～23%，此外，还含有柠檬酸、苹果酸、维生素、钙、磷等。可供生食，亦可制成杏干、杏脯等食品。

杏仁，即杏核中的仁。可食用，有特殊香味，亦可入药。杏仁是化痰止咳平喘药物，且具有润肠通便的作用。《本草纲目》载："杏仁，能散能降，故解肌、散风、降气、润燥、消积，治伤损药中用之。"临床一般多用苦杏仁，甜杏仁用得较少。苦杏仁捣膏调蜜是防治冬季皮肤皲裂的良方。捣碎调鸡蛋清，可除脸部雀斑赘疣，有助于美容。此外，杏仁还具有一定的抗衰老和抗癌作用。

杏仁膏(《圣济总录》)。杏仁 45 克，雄黄 30 克，瓜子 30 克，白芷 30 克，零陵香 15 克，白蜡 90 克，麻油 200 毫升。杏仁开水烫，去皮、尖。上药除麻油、白蜡外，并入乳钵中，研细。先纳药末和油入锅中，文火煎至油调成膏状时，再加入白蜡，继续加热搅匀，盛瓷器中即成。将此药膏在脸上搓揉后，扑美容粉。功能祛风解毒，润肤白面。主治面部黑斑，诸种疮毒皮肤病。

杏仁牙膏(《太平圣惠方》)。食盐 200 克，杏仁 50 克。先将食盐烧过。杏仁烫去皮、尖和双仁，和研成膏。当做牙膏，每天刷牙。功能变齿黑黄为洁白。主治黄黑牙。

杏花，性温，味苦，无毒。《别录》言其"主补不足，女子伤中，寒热痹，厥逆。"治妇人无子，杏花、桃花，阴干为末，和井华水服方寸匕，日三服。(见《卫生易简方》)。古方"杏桃花洗剂，杏花、桃花各 500 克，将二药合并，用河水(矿泉水更好)浸泡 7 日。备用。每日晨、晚两次，用此药液洗面三、七遍。功能去黑斑，除粉刺。主治青春籽及其所致的黑褐斑。(见《圣济总录》)。

此外，杏叶、杏枝、杏树皮、杏树根均可入药。

治疗杏仁中毒，取杏树皮二两，削去外面表皮，仅留中间纤维部分，加水 500 毫升，煮沸 20 分钟，过滤候温灌服。治疗 80 余例，均治愈。一般多在服后 2 小时即见症状好转，意识渐清，呼吸平稳，恶心呕吐及发绀现象逐渐消失；4 小时后可完全恢复正常。《本草纲目》："治食杏仁多，致迷乱将死，杏树根切碎，煎汤服，即解。"

说明

现代研究认为，杏树对环境中二氧化硫抗性中等，对氟化氢敏感，可作环境检测和空气净化之树木。

古今人们都喜欢种杏，相传三国·吴·董奉隐居庐山，为人治病不取钱，但使重病愈者植杏五株，轻者一株，积年蔚然成林。后因以"杏林"代指良医，并以"杏林春满"、"誉满杏林"等词语称颂医术高明。

与杏花有关的诗词佳句很多，如宋代词人宋祁，曾任工部尚书，所作《玉楼春》词，有"红杏枝头春意闹"之句，时人张先称之为"红杏枝头春意闹尚书"，后亦简作"红杏尚书"。又如"玉楼人醉杏花天"。杏花天，指杏花开放时节。"借问酒家何处有？牧童遥指杏花村。"后因以"杏花村"泛指卖酒处。"沾衣欲湿杏花雨，吹面不寒杨柳风。"杏花雨，谓清明时节所降之雨。时值杏花盛开，故称。“裙垂竹叶带，鬓湿杏花烟。”杏花烟，形容女子鬓发之美，如杏花含烟。辛弃疾词：“杏腮桃脸费铅华，终惯秋蟾影下。”杏腮桃脸形容女子白里透红的美丽容颜。此皆咏杏花之名句，录之以供鉴赏。

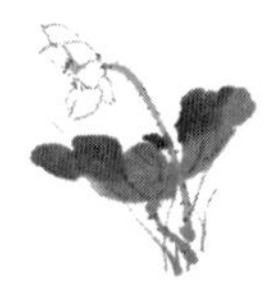

树姿苗条招人爱　红潮登颊醉槟榔

——庾信《忽见槟榔》滤医

绿房千子熟，紫穗百花开①。

莫言行万里，曾经相识来②。

选自《先秦汉魏晋南北朝诗》第 2408 页

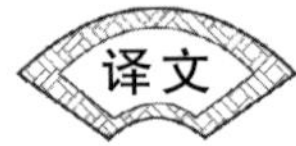

①绿房：花未开时，花苞为绿色，故称。槟榔树叶下系数房，房缀数十子，大如桃李，云千子者，极言其多。紫色的穗上，累累开着数百朵的花。

②莫言：不要说。

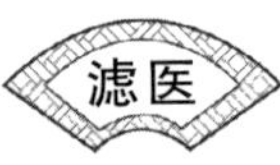

槟榔树紫色的穗上，累累开着数百朵的花；花开之后，结出许多果实，果实即将成熟。不要说槟榔万里迢迢来自遥远的地方，我从前在南方时，也曾经见到过槟榔。

滤医

晋·嵇含《南方草木状》："槟榔，树高十余丈，皮似青桐，节如桂竹，下本不大，上枝不小，调直亭亭，千万若一，森秀无柯。端顶有叶，叶似甘蕉，条派(脉)开破，仰望眇眇，如插丛蕉于竹杪；风至独动，似举羽扇之扫天。叶下系数房，房缀数十实，实大如桃李。天生棘重累其下，所以御卫其实也。"这是对槟榔树生长形态的详细描述。槟榔，为棕榈科常绿乔木，高 10～18 米，不分枝，叶脱落后形成明显的环纹。叶在顶端丛生；羽状复叶，长 1.3～2 米，光滑。花序着生于最下一叶的叶基部，有佛焰苞状大苞片，长倒卵形，长达40厘米，光滑，花序多分枝；花单性，雌雄同株。坚果卵圆形或长圆形，长5～6厘米，花萼和花瓣宿存，熟时红色。每年二次开花，花期3—8月，冬花不结果。果期12月至翌年2月。产于广西、云南、福建、台湾、广东等热带地区。本植物的果实（槟榔）、雄花蕾（槟榔花）、未成熟的果实（枣槟榔）、果皮（大腹皮）均供药用。冬、春果实成熟时采收。摘下果实，将果皮剥下，取其种子，晒干。以果大体重、坚实、不破裂者为佳。

槟榔，味苦辛，性温。功能消食，杀虫，破积，下气，行水。主治食滞，虫积，脘腹胀痛，泻痢后重，疟疾，水肿，脚气，痰癖，癥结。《千金方》记载，治寸白虫，槟榔二七枚。以水二升半，先煮其皮，取一升半，去滓，纳末（槟榔研末），频服暖卧，虫出。出不尽，更合服，取瘥止。宿勿食，服之。《圣惠方》记载，治诸虫在脏腑久不瘥者，槟榔半两（炮）为末。每服二钱，以葱蜜煎汤调服一钱。槟榔，消食作用亦强。《方脉正宗》记载，治食积满闷、痰涎呕吐者，槟榔、半夏、砂仁、萝卜子、麦芽、干姜、白术各二钱，水煎服。治脾胃两虚，水谷不能以时消化、腹中胀满而痛者，槟榔二两，白术三两，麦芽二两，砂仁一两，俱炒燥为末。每早服三钱，白汤调服。

槟榔花，夏季采集。晒干，去梗。药材为干燥的雄花蕾，粒大如米而瘦，表面土黄色至淡棕色。此为芳香健胃，清凉止渴药。槟榔花与猪肉煲汤，治疗咳嗽。

关于槟榔的功用，《本草纲目》载："按罗大经《鹤林玉露》云，岭南人以槟榔代茶御瘴，其功有四：一曰醒能使之醉，盖食之久，则熏然颊赤，若饮酒然，苏东坡所谓'红潮登颊醉槟榔'也。二曰醉能使之醒，盖酒后嚼之，则宽气下痰，余酲顿解，朱晦庵所谓'槟榔收得为祛痰'也。三曰饥能使之饱，四曰饱能使之饥。盖空腹食之，则充然气盛如饱，饱后食之，则饮食快然易消。"《本草汇言》："槟榔，主治诸气，祛瘴气、破滞气、开郁气、下痰气、去积气、解蛊气、消谷气、逐水气、散脚气、杀虫气、通上气、宽中气、泄下气之药也。"

现代药理研究发现，槟榔有驱虫作用，槟榔碱是有效的驱虫成分。对猪肉绦虫有较强的瘫痪作用，使全虫各部都瘫痪；对牛肉绦虫则仅能使头部和未成熟节片完全瘫痪，而对中段和后段的孕卵节片则影响不大。体外试验，其对鼠蛲虫也有麻痹作用。槟榔碱也可使蛔虫中毒，而对钩虫则无影响。平时嚼食槟榔者，食欲增进，肠寄生虫减少，并可治疗腹痛，口渴的感觉也少，这可能都与槟榔含有大量鞣质和槟榔碱有关。

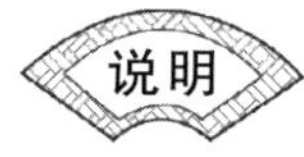

槟榔，不仅是深受人们欢迎的药材和佳果，而且其树姿苗条，招人喜爱。庾信此诗前两句，不是写当时所见的槟榔，而是写因见槟榔而想起过去在南方所见的槟榔树。此诗亦隐喻在北方看到南方物产，因而怀念家乡之意。

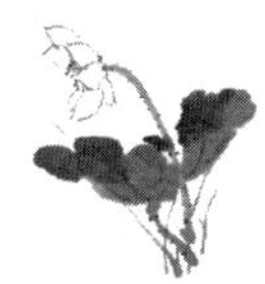

采药瀛洲卖市廛　不言二价颂声传

——刘删《采药游名山》①滤医

名山本郁盘，道士贵黄冠②。
独驭千年鹤，来寻五色丸③。
石床新溜乳，金灶欲成丹④。
定知无二价，非复在长安⑤。

选自《先秦汉魏晋南北朝诗》第2546页

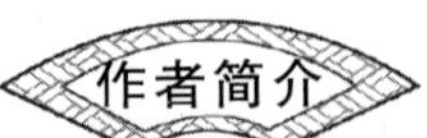

刘删，生卒年待考。曾任陈为长史。

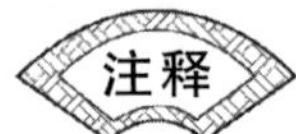

①郭璞《游仙诗》曰："采药游名山，将以救年颓。"

②郁盘：曲折幽深貌。黄冠：道士之冠。

③驭：泛指驾驭一切运行或飞行之物。千年：极言时间久远。鹤，为仙人之坐骑，传说成仙得道者多骑鹤。《淮南子·说林训》："鹤寿千岁，以极其游。"鹤的年寿长，世因用为祝寿之辞。五色丸：即五色药，长生不老之仙药。魏文帝《折杨柳行》："与我一丸药，光耀有五色。"此乃神话中的仙药，服后能生羽翼，轻举飞升。后人因用作咏升仙的典故。

④石床：钟乳水下滴而成的笋状凝积物。金灶：道士炼丹用的灶。

⑤无二价：即不二价。价一律，不卖两种价钱。《后汉书·韩康传》："（康）常采药名山，卖于长安市，口不二价，三十余年"，尾联即用此典。

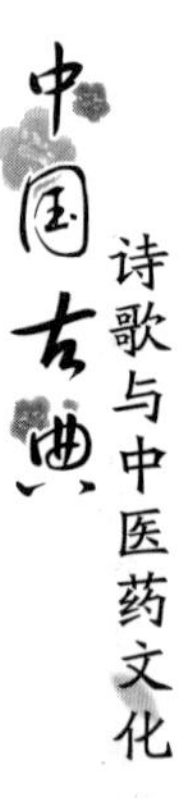

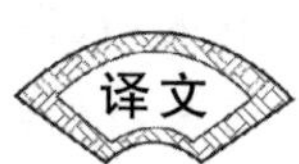

译文

名山幽境的道路本来就曲折盘旋，山中的道士更加珍视头上的黄冠。独自骑着寿长千年的仙鹤飞行，往来寻找使人长生不老的五色药丸。已见石床上新近凝积着石钟乳，再看炉灶中即将炼成长寿金丹。他们定知金丹是不能卖二价的，其活动也不像韩康那样曾经只在闹市长安。

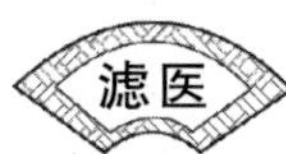

滤医

此诗尾联用了“韩康卖药，口不二价”之典。韩康，字伯修，东汉时期京兆霸陵人。他是有名的隐士，也是重要的医史人物。他出生于名门望族，家庭极其富有。但韩康对仕途则极其淡薄，看不惯官场上的尔虞我诈，一生不愿从政。

韩康喜游山水，精通医道，能够识别各类中草药。他常收集民间验方，结合自己的实践，给贫苦百姓免费治病，深受穷苦百姓的爱戴。为能采集到贵重药材，他常常翻山越岭，冒着危险，攀上悬崖峭壁。回到家里后，加工炮制采集的药物，然后拿到长安集市上去低价出卖。韩康既卖药草，又顺便传授和指点患者治病的方法。他卖药不是按质论价，而是只收少量的钱，以解决家中温饱。他卖药从不看买者的身份贵贱，一律公平交易。平民百姓和达官贵人在韩康眼里，都是一样的患者。韩康还特制了一种药方，专门卖给贫苦百姓，这种药方既便宜又有效，深受百姓喜爱。

有一天，一个年轻女子来到韩康的药摊前，要买几味中草药。韩康便按她的要求给她抓了药。该付钱的时候，那女子问了药价。韩康一一报价后，那女子说道：“先生，我没有带那么多钱，这药我不要了！”韩康微笑着问她：“小姐是给谁买药？”“我母亲病了！”小女孩说。韩康急忙喊住她：“小姑娘，这药，我不收钱了，难得你有一片孝心啊！”小女孩问：“先生莫非是韩伯修老神仙？”“正是在下！”韩康答道。小女孩闻言，急忙跪下，给他连叩了三个头，转身离去。韩康当天晚上回到家中，一直愁眉不展。他叹息着自言自语说：“我本想借卖药隐居在百姓之中，可是现在连一个小女孩都知道我的名字了，这能叫隐居吗？”几天之后，韩康便告别友人，带着全家进了霸陵深山。

后来，韩康居住在霸陵山中的茅屋被人发现了。人们一打听，方知是韩康的房子，于是，他们又将所见禀告了太守。太守早闻韩康美名，就马上禀报了朝廷，将他推荐给汉桓帝刘志。几天之后，刘志就命人写了诏书，派使者带上四十匹绢帛，外加璧玉等礼品，来到韩康的住处，向他宣读了桓帝的诏书。韩康接到诏书，不敢违抗，只好答应。他谢绝了朝廷派来接他的车马，坚持要自己乘坐牛拉的柴车前往京城。第二天一清早，当使者还没有起身的时候，韩康就坐着柴车动身了。韩康走到半路上，见一个亭长正带领一群农民在修路。还隐约听那亭长说：“当今皇上派使者前来接一个贤人进京，要路过这里。若车马难行，皇上怪罪下来，那就非同小可，大家要抓紧时间把路修好！”韩康坐着柴车正经过亭长身边。亭长也不认识韩康，他见韩康扎着头巾，坐在柴车上，就把他当做农家老翁。他见韩康拉车的牛又肥又高大，心想，何不借他的牛和车帮忙拉些土来填路？亭长走到韩康面前，提出要借牛拉土。韩康什么话也没有说，就将牛和车交给亭长，自己步行着走了。过了大约一个时辰，一个骑着高头大马的官员过来了，官员见到亭长，问道："你见过一个坐着柴车的老人吗？他往哪里去了？"亭长连忙将借牛拉土的情况向那官员作了汇报。那官员一听，大声斥责亭长道："你真是有眼无珠！连大名鼎鼎的贤士韩康都不认识！他是皇上钦点的名士，我们就是来接他进京的。你反倒夺了他的牛车去拉土！皇上若是怪罪下来，看你有几个脑袋！"亭长连连叩头请罪。使者不顾亭长的唠叨，扬鞭催马，追赶韩康去了。很快，使者就把韩康追上。使者请韩康坐上自己的官车。从霸陵到京城洛阳共有几天的路程。天渐渐地黑了，他们来到馆舍过夜。一天的车马劳顿，使者与随从吃过饭倒头便睡，很快就进入了梦乡。可是，韩康却没有睡着。他想，我今天本来是起早逃跑，谁知又落到使臣手里。如今他们皆已熟睡，我何不趁此良机连夜遁去？于是，他悄悄下床，隐身门边，轻轻抽开门闩，快步跨出门外，一个人影悄然消失在茫茫夜幕之中。第二天，使臣遍寻韩康不见，只好回京城交差去了。韩康自从逃跑之后，便改名换姓，一直隐居于深山老林中。从此以后，韩康再也没有出现过。他隐居于何处，何时去世，后人也无从查考。晋代学者皇甫谧所著《高士传》，南朝历史学家范晔所著《后汉书》，都曾为韩康作传，将其事迹传给后人。

韩康不慕名利，不愿为封建统治者效劳的高尚品德，曾受到史学家和广大人民的称颂。他关心百姓疾苦，深得当地群众的信任。他直率的本性，比汉时刘宠还要清廉(东汉会稽太守刘宠将要内迁为大臣，山阴县有五、六老叟，各赠百钱为他送行，刘只取每人一大钱。后因以"选一钱"或"取一钱"，比喻廉洁)。有诗曰："采药瀛洲卖市廛，不言二价颂声传。安车难聘逃名客，率性常辞赠一钱。瑞草香飘萝月梦，灵丹妙合玉池泉。丹芝觅得千峰上，更望前峰锁紫烟。"此诗充分赞扬了韩康这位名医、隐士的高尚品德。

说明

刘删《采药游名山》诗，首联写沿着郁盘的幽径进山采药，途中看见头戴黄冠的道士。以下各联写道士采药炼丹等活动。尾联把这些道士与韩康相比，说他们有着韩康那样真率、耿直的本性。他们得道成仙，驾鹤远游，来往于名山仙境，不像韩康那样曾经只在繁闹的长安市活动。"韩康卖药，口不二价"，刘删运用此典，大大丰富了此诗的意趣，因此，更耐人寻味。

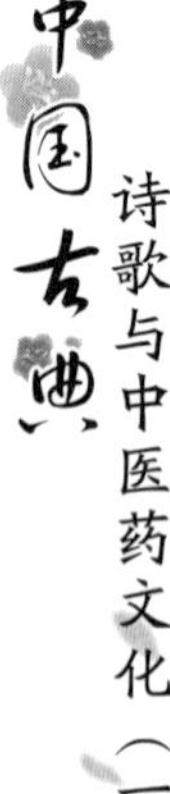

唐诗滤医

唐代是诗歌的黄金时代，是太阳般灿烂辉煌的时代；是一个令人自豪、值得我们引吭高歌的时代！如果说唐代是中华传统文化的高峰，那么唐诗就是这座高峰上令人叹为观止的顶点。唐诗以其昂扬激越的风骨、韵味深长的意境、和谐优美的声律与自然圆活的手法而赢得广大读者的喜爱。唐诗的内容和题材非常广泛，如描写山水风光、田园生活、边塞生活、政治理想、揭露社会矛盾、同情人民疾苦、蔑视封建礼教、追求个性自由、理想与现实的矛盾、怀才不遇的苦闷、战争动乱、怀古咏史、闺阁爱情，等等。除了以上这些，特别是唐诗中有关生老病死与医药、养生、保健等内容的描写，更值得我们医药工作者认真研读。李时珍的《本草纲目》就常常引用唐人诗句，别的不说，仅就杜甫的诗而言，《本草纲目》引用者达九次之多。由于《中国古典诗歌与中医药文化（一）》篇幅有限，故选诗截止中唐，共选唐诗九十七首，其余有关诗作将在本书续编中选录。

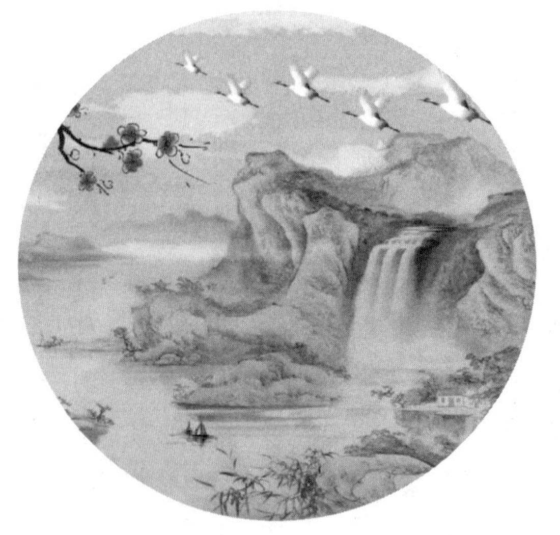

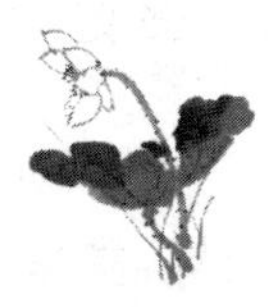

红绽樱桃含白雪　断肠声里唱阳关

——唐太宗《赋得樱桃》滤医

华林满芳景，洛阳遍阳春①。
朱颜含远日，翠色影长津②。
乔柯啭娇鸟，低枝映美人③。
昔作园中实，今来席上珍④。

选自《全唐诗》卷一

（中华书局 1960 年 4 月第 1 版，第 1 册，第 12 页）

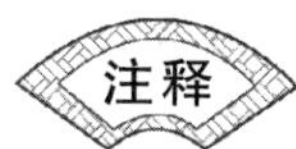

作者简介

唐太宗（公元 599—649 年），即李世民，唐代皇帝。李渊次子。公元 626—649 年在位。隋末随其父起兵反隋，李渊称帝时，封为秦王，任尚书令。武德九年（公元 626 年）发动玄武门之变，得为太子，继帝位。在位期间，较能任贤、纳谏。当时社会经济有所恢复，被史家誉为“贞观之治”。曾设置弘文馆，以吸引当时的文人学士。《全唐诗》卷一：“有唐三百年风雅之盛，帝实有以启之焉。”有集四十卷，诗一卷。

注释

①华林：华林园的省称。宫苑名。本东汉芳林园。故址在今河南洛阳东洛阳故城内。亦指繁茂的林园。芳景：美好的景色。阳春：温暖的春天。

②朱颜：红润美好的容颜。这里指樱桃。古人常以樱桃比喻女子小而红润的嘴。长津：长的河流。

③乔柯：高枝。

④席：宴席。指“樱桃宴”。科举时代庆贺新进士及第的宴席。始于唐代。在当时，新进士尤重樱桃宴。亦指文人雅会。

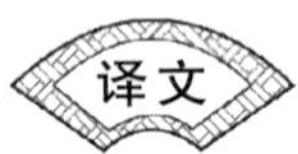

华林园里充满了美好的景色，洛阳城中到处都有温暖的芳春。红润的樱桃隐含着太阳的光辉，翠绿的荫影映照在长长的河津。高枝上传来清润宛转的鸟声，低荫下掩映着采摘樱桃的美人。昔日作为园林中的一般果实，而今摘来成为宴席上的佳珍。

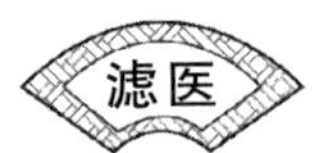

樱桃，又名朱樱、朱果、樱珠，果木名。为蔷薇科植物。落叶乔木。品种很多。产于我国各地，以江苏、安徽等省栽培较多。花白色而略带红晕，春日先叶开放。核果多为红色，味甜或带酸。《吕氏春秋》：“为莺鸟所含，故曰含桃。”李时珍《本草纲目》：“礼记仲春，天子以含桃荐宗庙即此。故王维诗云：‘才是寝园春荐后，非干御苑鸟衔残。’”又因其春初开白花，繁英如雪，故刘禹锡诗曰：“樱桃千万枝，照耀如雪天。”因其开花白而透红，故可比喻女子的容颜；因其结果小而红润，故可比喻少女的小嘴。如李商隐诗曰：“红绽樱桃含白雪，断肠声里唱《阳关》。”又如晏殊词曰：“风流妙舞，樱桃清唱，依约驻行云。”

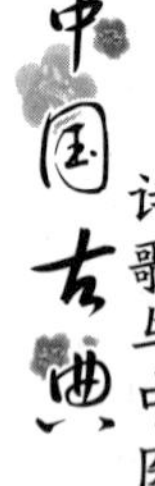

樱桃果实，味甘性温。《备急千金方》说：“樱桃甘平，涩，调中益气，可多食，令人好颜色。”由此可知，樱桃有美容作用。《滇南本草》：“治一切虚证，能大补元气，滋润皮肤；浸酒服之，治左瘫右痪，四肢不仁，风湿腰腿疼痛。”治烧伤，樱桃挤水，频涂患部，疼痛立止，并可防止起泡化脓。治汗斑（花斑癣），樱桃取汁涂患处，有效。

樱桃水，为其新鲜果实经加工取得之液汁。用鲜樱桃数斤，装入瓷坛内封固，埋入土中，约深1米许，经7～10天取出，坛中樱桃已自化为水，即将果核除去，留取清汁备用。治疹发不出，名曰闷疹，樱桃水一杯，略温灌下。治烧烫伤，樱桃水蘸棉花上，频涂患处，当时止痛。樱桃核，功能透疹解毒，治麻疹透发不畅。

樱桃叶，功能温胃健脾，止血解毒。主治胃寒食积，腹泻，吐血，疮毒。

樱桃根，功能调气活血。主治妇人气血不和，经闭诸症。

苏辙诗曰：“盘中宛转明珠滑，舌上逡巡绛雪消。”樱桃是深受人们喜爱的水果，不仅味美可口，而且营养丰富，医疗价值也颇高。在水果中，铁的含量一般都很少，而樱桃含铁量最高，每百克达5.9毫克，在水果中居于首位，比苹果、橘子、梨等高20～30倍；维生素A的含量也比苹果、橘子、葡萄高4～5倍。此外，含磷、钙及维生素B、维生素C也较丰富。

“昔作园中实，今来席上珍”。樱桃虽好，但其性热，故不能多吃。《日用本草》：“其性属火，能发虚热喘嗽之疾，小儿尤忌。”《本草纲目》引《儒门事亲》云：“舞水一富家有二子，好食紫樱，每日啖一、二升。半月后，长者发肺痿，幼者发肺痈，相继而死。”对此，李时珍慨叹道：“呜呼！百果之生，所以养人，非欲害人。富贵之家，纵其嗜欲，取死是何？天耶命耶？邵尧夫诗云：‘爽口物多终作疾’，真格言哉”。李时珍又引王维诗云：“饱食不须愁内热，大官还有蔗浆寒。”意谓如与寒凉性的果品同食，则可以解除樱桃的热性。蔗浆寒凉，既能养阴生津，又能治疗因过食樱桃而导致的内热，即所谓“上火”。李时珍读王维诗，并且从中悟出了重要的医理和吃樱桃的诀窍，诚为善读古诗者矣！

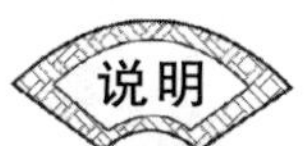

天宝十一载春，宫苑樱桃熟，唐玄宗会聚百官，诏令例赐樱桃。为此，王维写有《敕赐百官樱桃》诗：“芙蓉阙下会千官，紫禁朱樱出上蘭。才是寝园春荐后，非关御苑鸟衔残。归鞍竞带青丝笼，中使频倾赤玉盘。饱食不须愁内热，大官还有蔗浆寒。”此诗中的“芙蓉阙”，代指唐宫阙。芙蓉是美词，唐长安并无此阙(唐时有芙蓉园，为长安名园)。“紫禁”，内宫禁苑，天子所居处。“上蘭”长安西上林苑有上蘭观，植有樱桃。“寝园”，皇帝及后妃居处。“春荐”，指樱桃初熟，进献给皇帝、后妃。“鸟衔残”，莺鸟衔过之后的残余。樱桃熟时，莺鸟喜含食，故樱桃又名莺桃、含桃。以上两句说，樱桃初熟，经皇帝、后妃尝新后，便立即赐给百官品尝，莺鸟尚未来得及含衔。意谓樱桃十分新鲜，可见皇帝对百官特别地恩宠。“中使”，宫中宦官。前句说，从上蘭观采摘樱桃归来的马上都带着系青丝的篮子，后句说，主持分赐樱桃的中使频频倾倒玉盘。“青丝”、“赤玉”，修饰盛放樱桃的器具，言器具之美，并非实指。“内热”，樱桃性热，吃多了则体内增热，即俗语“上火”，故云。“大官”，即太官，宫廷内主膳食者。“蔗浆”，甘蔗汁，性寒，可以败火。这两句说，百官可以放心饱食，不必担心上火，因为宫内在赐食樱桃之后，还要赏赐蔗浆以败热降火。

王维此诗，称颂皇恩，多少也能反映天宝年间一片升平气象，不失其历史认识价值。而且更为重要的是诗中揭示了樱桃的药性和食用方法，因此，也受到李时珍等医家的重视。

还要说明的是，与王维相友善的唐代诗人崔兴宗写有《和王维敕赐百官樱桃》诗：“未央朝谒正逶迤，天上樱桃赐此时。朱实初传九华殿，繁花旧杂万年枝。全胜晏子江南橘，莫比潘家大谷梨。闻道令人好颜色，《神农本草》自应知”。《本草纲目》引《别录》：“(樱桃)调中，益脾气，令人好颜色。”《别录》将其列入上品，而著名的《神农本草经》却未收载。对此，崔诗尾联特别提出质疑。这说明崔兴宗当年写此诗时，还特别重视查阅有关本草典籍文献对樱桃的记载。虽然是小小的樱桃，但诗人笔下也不马虎，可见其诗文创作的严谨认真。

总之，唐太宗、王维及崔兴宗，三人有关樱桃的诗作同属珍品，耐人寻味。“饱食不须愁内热，大官还有蔗浆寒。”王维诗写得好，李时珍引得巧，医家论药，以诗为证，有理有据，诗中寓医，医中有诗，医文相映，实在是妙！

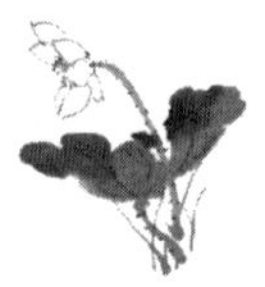

祛病除邪功效著　玄宗有句赞温泉
——唐玄宗《惟此温泉是称愈疾》[①] 滤医

桂殿与山连，蘭汤涌自然[②]。
阴崖含秀色，温谷吐潺湲[③]。
绩为蠲邪著，功因养正宣[④]。
愿言将亿兆，同此共昌延[⑤]。

选自《全唐诗》卷三（第1册，第30页）

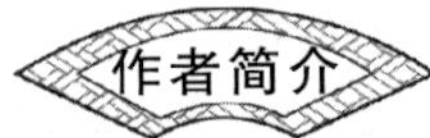

作者简介

唐玄宗（公元685—762年），即李隆基，一称唐明皇。唐代皇帝。公元712—756年在位。在位前期，社会经济继续有所发展，号为“开元之治”。后期任用李林甫、杨国忠等执政，官吏贪渎，政治腐败。又爱好声色，奢侈荒淫。“安史之乱”爆发后，玄宗逃往四川。至德二载末（公元758年初）回长安，后抑郁而死。有诗一卷。

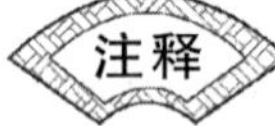

注释

①原题“惟此温泉，是称愈疾，岂予独受其福，思与兆人共之，乘暇巡游，乃言其志”。

②桂殿：对寺观殿宇的美称。蘭汤：熏香的浴水。此指温泉。

③阴崖：背阳的山崖。秀色：优美的景色。温谷：温泉。潺湲：流貌；不绝貌；流水声。

④绩：功绩。蠲邪：去除邪祟、病邪。养正：保养正气。宣：宣扬；彰明。

⑤将：共，与。亿兆：犹言万民、百姓。昌延：兴旺不衰。

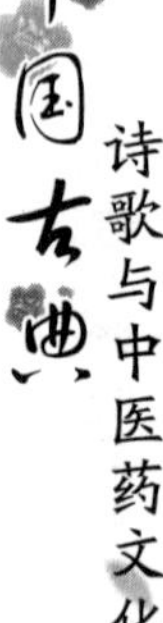

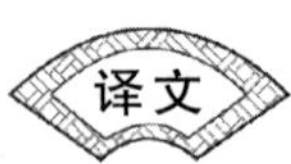

译文

寺观殿宇与起伏的山峦龙脉相连，温泉汩汩涌泄，这全都是由于自然。背阳的山崖韫含着优美秀丽景色，出谷的温泉喷流不绝，听其水声潺湲。温泉的功绩因能祛邪治病而更加卓著，温泉的药效因能保养正气而得以彰显。我常常希望与天下的万民共享此福，沐浴温泉，同登上寿，世世代代昌盛绵延。

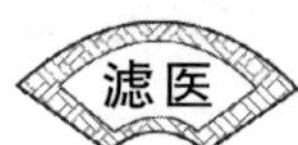

玄宗此诗，咏赞温泉，强调其医疗保健、治病养生的作用。所谓温泉，就是温度超过当地年平均气温的泉水。它因泉源靠近火山或泉中矿物放出热量而成。我国温泉颇多，在历代诗文中多有吟咏。如清代叶廷琯《鸥陂渔话·惠学士唐宫词》："清溪几曲流香满，正是温泉浴罢时。"清代吴伟业《赠辽左故人》诗："尽有温汤堪疗疾，恰逢灵药可延年。"最著名的是唐代白居易《长恨歌》中的几句："春寒赐浴华清池，温泉水滑洗凝脂。侍儿扶起娇无力，始是新承恩泽时。云鬓花颜金步摇，芙蓉帐暖度春宵。"这几句诗，主要是描写唐玄宗的爱妃杨玉环在沐浴温泉之后的姿态。华清池位于陕西省西安市东30公里的临潼区城南骊山北麓。唐玄宗每年冬季或初春驾此。"洗凝脂"、"娇无力"描写杨玉环皮肤的细腻白嫩和身体的柔软。"云鬓花颜"，是说她头饰华美，容貌如花。"赐浴"之后，杨贵妃由侍儿扶持，步入芙蓉绣帐，与明皇共度春宵。杨贵妃之所以容貌倾城倾国，勾魂迷人，除她"天生丽质"，原本姿色出众外，大概也与她经常沐浴温泉有关。这几句诗，其大意是说，春天有余寒，皇上赐她在华清池沐浴。温泉水滑爽，洗着她洁白柔嫩的皮肤。宫女扶起她柔软娇弱的身躯，这时只是她受到宠爱的"序幕"。她容貌美丽如花，头发飘逸似云，插着金步摇，在荷花帐里，陪伴唐明皇欢度春宵。

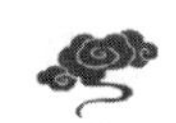

矿泉（温泉），是一种由地下深处自然（或人工钻孔）涌出于地表，具有一定温度和物理化学成分的泉水。它是疗养院、康复中心等医疗单位作为防治疾病、康复、保健的重要自然因子之一。由于矿泉绝大部分都有一定的温度，所以亦称为"温泉"。但因有一部分泉水温度不高，却含有一定医疗作用的矿物质成分，所以采用"矿泉"这个词其含义更为确切。它与普通地下水的主要区别：矿泉水温度多数较高；含有一定浓度的矿物质，每升水中含有固体成分在1克以上；含有一定量的气体，如二氧化碳、硫化氢、氡等；含有一定量的微量元素，如碘、溴、铁、氟等。有些地下水所含矿物质成分虽没有达到上述标准，但仍有治疗作用，所以亦称之矿泉或单纯温泉（淡泉）。总之，可以认为，温泉是按水的温度而分，即指具有一定温度的泉水；矿泉是按泉水的矿化度而分，指泉水中所含矿物质的多少而言，故温泉不一定皆是矿泉，反之，矿泉亦不皆是温泉。

矿泉的分类。李时珍《本草纲目》对我国各地多处矿泉作了记载和分类。他将当时的矿泉水分为硫黄泉、朱砂泉、雄黄泉、礜石泉、砒石泉等。《本草纲目·水部·温汤》引陈藏器曰："下有硫黄，即令水热，犹有硫黄臭。硫黄主诸疮，故水亦宜然"。李时珍曰："温泉有处甚多。按《胡仔渔隐丛话》云：汤泉多作硫黄气，浴之则袭人肌肤。惟新安、黄山是朱砂泉，春时水即微红色，可煮茗。长安骊山是礜石泉，不甚作气也。朱砂泉虽红而不热，当是雄黄尔。有砒石处亦有汤泉，浴之有毒"。引汪颖曰："庐山有温泉，方士往往教患疥癣、风癞、杨梅疮者，饱食入池，久浴得汗出乃止，旬日自愈也"。

矿泉浴，由于历来用于保健的泉水，其绝大部分都有一定的温度，故目前欧美及日本等许多国家都通称之为“温泉”。温泉是大自然所提供的能健身祛病的宝贵资源。我国温泉资源十分丰富，现已发现的就有3000多处，分布在全国各地。我国人民运用温泉摄生保健的历史是很久远的，两千多年前的《山海经》中就有温泉的记载。汉代张衡的《温泉赋》、北魏元苌的《温泉颂》、唐太宗的《温泉铭》等，都记述了温泉健身和治病的效能。

矿泉浴治病机理。矿泉浴之所以能够健身治病，取决于矿泉对人体的特异性作用和非特异性作用。所谓非特异性作用是指水和水温对人体的作用，又称矿泉的物理作用。矿泉水的温度，可以促使毛细血管扩张，加快血液循环，沐浴时，由于水的机械浮力与静压力作用，可以起到按摩、收敛、消肿、止痛之功效。所谓特异性作用，是指矿泉中特殊的化学成分对人体的作用，又称矿泉的化学作用或药理学作用。各种矿泉内部所含成分不同，其对人体的作用也各异。如硫化氢矿泉有兴奋作用；碳酸氢钠泉和硫酸钠泉，主要适用于消化系统疾病；矿泉中的氡能够刺激造血系统和卵细胞的发育成熟，还能降低血脂；矿泉水中的钾、钙能够增强心血管功能，调节神经细胞和内分泌腺的活动；矿泉中的镁，对神经系统有镇静作用；钠对肌肉收缩有着重要功效。近年研究证实，矿泉浴可以促进机体的免疫功能，有一定的延年益寿作用。这都充分证明了古代诗文对温泉医疗保健作用的描述和记载是有根据的。关于温泉的医疗作用机理还须继续深入研究。

“蘭汤涌自然”，“温谷吐潺湲”。唐玄宗这两句诗所描述的温泉，当属于自喷泉。所谓自喷泉，就是自然涌出而非人工开采的矿泉。涌出时如伴有大量气体，并随同气体一起向上喷出者称喷泉。如涌出时不伴有大量气体，水平比较紊乱者则称泡沸泉。如其涌出气体主要是由矿泉水的沸腾而发生的水蒸气者称沸腾泉。矿泉在激烈沸腾时，喷出的矿泉水大部分为蒸气状态时，对主要喷出的水蒸气孔则称为喷气孔。脉搏泉，系指不定期涌出，而在较短时间内涌出量又有较明显的变化。这种矿泉如涌出和停止较有规律时，称为间歇泉或断续泉。

古人赞咏温泉的诗文很多，如东汉科学家、文学家张衡《温泉赋》曰：“阳春之月，百草萋萋，余在远行，愿望有怀。遂适骊山，观温泉，浴神井。风中恋，壮厥类之独美，思在化之所原，览中域之珍怪，无斯水之神灵，控汤谷于瀛洲，濯日月乎中营，荫高山之北延，处幽屏以闲清。于是殊方交涉，骏奔来臻。士女晔其鳞萃，纷杂还其如烟”。张衡所观的温泉，即骊山温泉（临潼温泉）。

骊山温泉历史悠久，华清池是历代帝王的离宫，距今已有三千多年的历史。唐代李贺《堂堂》诗：“华清源中礜石汤，裴回百凤随君王”。李贺所说“礜石汤”，即指温泉。王琦汇解：“礜石性热，置水瓮中则水不冰，故骊山之温泉，古人以为下有礜石所致。”此泉是我国著名医疗矿泉之一，矿泉分布东西长20公里，南北宽约1公里，地下水流方向从西向东北，泉水从断裂层岩缝中涌出，水温42℃～51.2℃，涌出量每小时500吨，按我国医疗矿泉分类属氡泉。临潼矿泉可作浸浴与饮用治疗。浸浴对心血管病、高血压病、冠心病、早期动脉硬化、慢性风湿性和类风湿关节炎、慢性关节软组织损伤、神经衰弱、慢性呼吸系统疾病、皮肤病、慢性妇科病等均有良好的疗效。饮用时，对慢性消化道疾病等也有满意的效果。

说明

矿泉是国家的宝贵财富，是用于医疗保健的重要自然因子之一。保护国家矿泉资源是一项极为重要的工作。为保证医疗的需要，主管行政和卫生部门应密切配合，采取有效措施，以保护矿泉资源。我国国土辽阔，矿泉众多，做好矿泉资源的保护，其任务艰巨，责任重大。首先，要求水文地质部门对该地区矿泉的形成、理化特性、有效成分（如温度、pH 值、可溶性固体量、离子、气体及放射性气体、微量元素、涌出量）等，进行认真而科学地调查与分析，从而确定矿泉的适应证及提供防病治病所需矿泉供应能力的数据，依此作为规划和制订该地区发展疗养康复事业的依据。其次，要严格执行国家对矿泉资源保护的有关规定、法令，未经主管部门批准，不得自行开采。对已经开采利用的矿泉，各地区应建立相应机构，负责管理，合理利用。对泉源采用封闭式管理较为妥善，在泉源附近地区，绝不允许有污水、污物的潴留，更不得任其流入泉内。泉源附近地面，最好铺种草坪，花草树木。这样，既能美化环境，又能防止污染。严禁在泉源附近砍伐树木、修建房屋和建筑工厂等，以免影响泉源。对参与形成矿泉水源的上游地区，亦应采取适当的保护措施，以免污染泉源。对有矿泉资源的地区，有关部门应建立矿泉研究机构，定期进行水质分析，以观察矿泉的理化特性及动态变化。如发现异常，要及时进行调查和妥善处理，以保证矿泉的理化特性符合医疗的规定标准，矿泉资源得到很好保护，为矿泉治疗学的发展提供可靠而长远的保证。只有如此，才能实现诗人所说的“愿言将亿兆，同此共昌延”的美好愿望，使我国的矿泉资源源流不断，泽及万代，造福于广大人民。

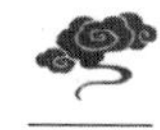

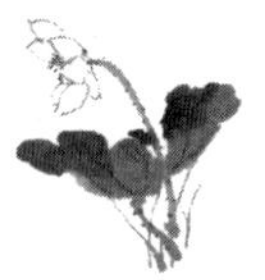

司马承祯上宝剑　剑术强身保龄长

——唐玄宗《答司马承祯上剑镜》[1]滤医

宝照含天地，神剑合阴阳[2]。

日月丽光景，星斗裁文章[3]。

写鉴表容质，佩服为身防[4]。

从兹一赏玩，永德保龄长[5]。

选自《全唐诗》卷三(第 1 册，第 33 页)

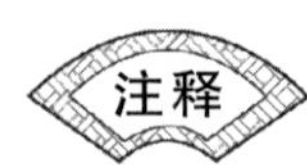

①司马承祯(公元 647—735 年)，唐代著名道士、养生家。字子微，法号“道隐”，自号“天台白云子”。河内温(今河南温县西)人。少好学，不求仕进。二十一岁时，从嵩山道士潘师正，受传符箓、辟谷、导引、服饵之术。遍游名山，后隐居于天台山玉霄峰。传弟子七十余人。其中李含光、薛季昌最有名。多次受武后、睿宗、玄宗召见。复奉诏于王屋山置台室以居。受玄宗命以篆、隶、楷三体写《老子》，刊正文句，以为真本。与当时文人雅士陈子昂、李白等十人交往甚密，时人称为“仙宗十友”。卒年八十九岁。追赠银青光禄大夫，谥“贞一先生”。他是著名的养生学家，曾吸收儒、释的正心和止观学说，阐发道教的修炼方术，其实质是守静去欲，物我两忘。对北宋周敦颐等人“主静说”形成有很大影响。撰有《天隐子》《坐忘论》《修真秘旨》《道体论》《上清含象剑鉴图》《服气精义论》《修真精义杂论》等十余种著作，均收入《道藏》。

②宝照：犹宝镜。镜子的美称。神剑：神奇的宝剑。合阴阳：剑法刚中寓柔，刚柔相济。

③丽：光华；光彩焕发。此句写镜，光明映日月而增丽。光景：光辉；光亮。镜在室中，光辉犹照于外。星斗：泛指天上的星星。亦喻超群的才华。此联一语双关，一写宝剑的光芒(剑气)，二喻对方的才气。

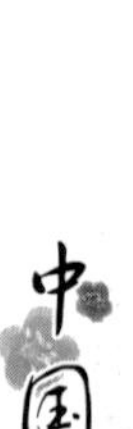

④写鉴：照镜。容质：容貌姿质。佩服：佩带；佩挂。

⑤德：通“得”。得到。龄：年龄。

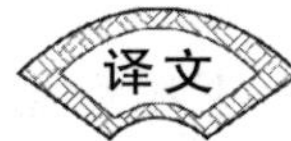

译文

宝镜可以容纳天地与万物，剑术神奇多变，套路符合阴阳。明镜高悬，如同日月焕发光彩，剑气凌云，可裁星斗联成文章。照镜能够表现人的容貌姿质，佩剑自卫护身，意外不测可防。你送给我的这两件宝物，从此一经玩赏，便可以使我永保康健，福寿绵长。

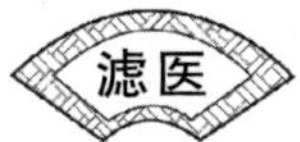

滤医

剑术是中国传统体育武术之一。因其轻快灵捷，自古以来为人们所喜爱，是练习最广的武术器械项目。剑的最早出现在殷商以前。春秋战国时，已有质量很好的铜锡合金剑，斗剑、佩剑之风也较盛行，剑术理论也相应得到发展。《庄子·说剑》：“昔赵文王喜剑(剑术)，剑士夹门而客三千余人，日夜相击于前。”由此可知，赵文王爱好剑术到了入迷的程度。战国后期，铁剑普遍出现。到了汉，“汉制，自天子至百官，无不佩剑”(《晋书》)，并有一套严格的佩剑制度，击剑更是朝野风行。隋唐时，剑形十分精致华丽，贵族、学士大多随身佩剑，对后世影响很大。宋代诗人陆游《醉歌》：“学剑四十年，虜血未染锷。”可知他苦练剑术是为了报国杀敌，但其壮志难酬，着实可叹。我国古代文人多有“论诗说剑”的尚剑遗风。

剑术的特点是轻快、敏捷、潇洒、飘逸、灵活多变。古代的剑术多从实战出发，要求动作快捷，直行直进，剑到之处，有劈头、断项、封喉、刺胸、斩腰、扫足等势。剑术经过继承发展，逐步形成具有独立体系的套路运动，其种类繁多，内容非常丰富，如太极剑、太乙剑、八仙剑、八卦剑、纯阳剑、达摩剑、清萍剑、青龙剑、飞虹剑、峨眉剑、少林剑、昆仑剑、武当剑、崑吾剑、三才剑、三合剑、七星剑、奇门十三剑、龙星剑、蟠龙剑、云龙剑、龙凤剑、螳螂剑、通臂剑、绨袍剑、穿林剑、奇行剑、金刚剑、连手剑、连环剑、白虹剑、醉剑等，都是各地广泛流行的剑术。这些剑术中，有单剑，有双剑；有用长穗的剑，有用短穗的剑；有单手运使的剑，有双手运使的剑；有正握走势的剑，有反握走势的剑。名目繁多，形式不一。但就其剑术体势和演练动作特点，大致可分工架剑、行剑、绵剑、醉剑四类，它们均为中国传统保健体育剑术。工架剑的动作特点是动静相兼，造型优美，形健骨遒，端庄势整，剑法准确，桩步稳健。如纯阳剑、达摩剑、太乙剑等属于这一类剑术。行剑的动作特点是气势连贯，步法轻快，剑神合一，纵横挥动，流畅无滞。其主要剑法有点、崩、撩、挂、劈、云、抹等，如八卦剑、穿林剑、奇行剑、武当剑等属于这一类剑术。绵剑的动作特点是柔和蕴藉，缓缓不断，自始至终，连绵相属。如太极剑、七星剑等属于这类剑术。绵剑尤宜于中老年人、慢性病患者和体弱者作为保健运动习练。醉剑的动作因形如醉酒而名。其动作特点是奔放如醉，乍徐还疾，忽往复收，潇洒流畅。

唐玄宗诗曰：“神剑合阴阳”，“佩服为身防”，“从兹一赏玩，永得保龄长”。剑术是一种很好的保健体育项目，如少林剑就具有自卫制敌、强身健体的功效。少林拳谱即有“老僧善剑，壮僧善拳”的记载。远在唐代，五祖弘忍禅师就创编了五堂剑术，宋代福居大和尚邀集全国十八家武林高手，在少林寺交流武技，丰富了少林剑术套路。明代行愿的双剑，清泰的梅花剑，祖双禅师的七星剑等都各有独到之处。清代又出现了清真、如秀的七星剑，寂然的龙泉剑，如静的八仙剑，寂勤的龙行剑，永祥的火龙剑等剑术套路。少林剑的基础功法有步法、腕法、身法、眼法、剑诀。基本技法有直刺、横刺、斜刺、挑剑、撩剑、抹剑、斩剑、上刺、下刺、反刺、上格、下压和挽花等。剑术特点是朴实无华，重在实战；刚中寓柔，刚柔相济；结构严谨，攻防兼备；招多变疾，进退一线。进退一线是少林剑术有别于其他剑术流派的主要标志。少林剑适宜于不同年龄、不同体质的疗养员选择不同的剑术套路习练。坚持剑术锻炼，对促进人体的血液循环和代谢，调节神经内分泌功能，强壮肌肉筋骨，和畅脏腑功能气机，提高人体抗病能力和延年益寿都有很好的作用。

司马承祯不仅精通剑术，而且对气功养生法也有深入的研究。“司马承祯导引存想”属于动静相兼功。此功法出自他著的《天隐子·后序》。做法：每日自夜半子时至日中午时，先平卧舒展四肢，次起身导引，喘息均定，乃先叩当门齿小鸣，后叩大齿大鸣，以两手摩面及眼，身觉暖畅，复端坐盘足，以舌搅华池，候津液而漱之，默计其数，数及三百而一咽之。咽时候呼定而咽，咽毕而吸。亦可子后午前食消腹空之时，频频漱咽，无论遍数，意尽则止。每至第五天（五日为一候）即入静室中，存想自身，从首至足，又自足至丹田，上脊膂，入于泥丸。意想其气如云，直贯泥丸，意想毕，复漱咽，再以两手掩两耳，轻敲脑后二十一下。伸两足，端足俯首，极力直颈，两手握固，闭息顷刻，候气盈面赤即止。复行七遍。使气从脊膂上达泥丸，久做则身体轻和，延年益寿。

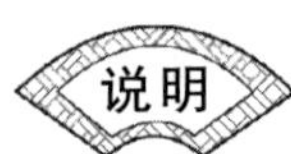

司马承祯是唐代著名的道士和养生家，曾多次应召入宫，为唐代帝王宣讲养生之道。其养生思想主张“收心”、“守静”，摒见闻，去知识，绝欲望，即“主静去欲”说。认为学道者达到“内不觉其一身，外不知乎宇宙，与道冥一，万虑皆无”，“彼我两忘，了无所照”的境界，即成为仙。武则天闻其名，召至京都，亲降手敕以赞美之。睿宗景云二年（公元 711 年），又召入宫，问以阴阳术数与理国之事，他回答理国应当以“无为”为本。甚合帝意，赐宝琴一张及霞纹帔而送之，公卿赠诗以送者百余人。玄宗开元九年（公元 721 年）召入京，留于内殿，亲受法箓（用以“驱鬼压邪”的丹书、符咒）。及还，赋诗以送之。十五年（公元 727 年）又召至京，命于王屋山自选形胜，特置阳台观以居之，并亲为之题额。

唐玄宗《王屋山送道士司马承祯还天台》诗：“紫府求贤士，清溪祖逸人。江湖与城阙，异迹且殊伦。闻有幽栖者，居然厌俗尘。林泉先得性，芝桂欲调神。地道逾稽岭，天台接海滨。音徽从此间，万古一芳春。”此诗大意是说，你是寻求紫府仙居的贤良之士，也是崇尚清溪洁流的品行高逸之人。隐居江湖与住在繁华的京城里，事迹特异，总是显得出类超群。我曾听说有些隐士住在幽僻处，久则，居然厌弃熙熙攘攘的俗尘。山林与泉石首先使人称心适意；希望采得灵芝松桂，长期服食，养好精神。你还山的道路，曲径通幽，不知不觉将要越过会稽岭；远望胜地天台山，山脉连接着海滨。从此一别，山水阻隔，音容难见；你进山修道摄生，能够永远留住青春。

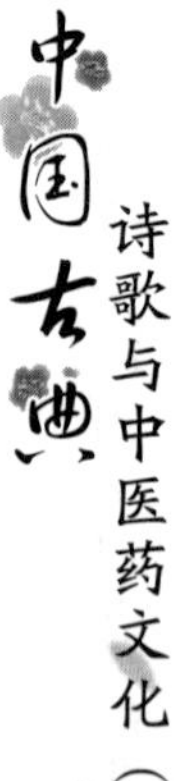

李峤《送司马承祯还山》诗："蓬阁桃源两地分，人间海上不相闻。一朝琴瑟悲黄鹤，何日山头望白云？"依依惜别，难分难舍，离情别绪，充满行间。所送的朋友非同一般，而是具有仙风道骨的高人隐士，一旦得道驾鹤归去，何日才能相见？此为送别诗中的佳作。

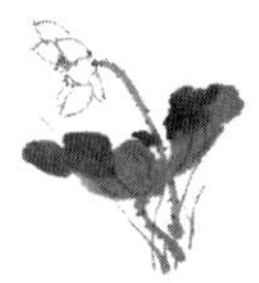

世南咏蝉吟佳句　东樵论药有好诗

——虞世南《蝉》[①] 滤医

垂緌饮清露，流响出疏桐[②]。

居高声自远，非是藉秋风[③]。

选自《全唐诗》卷三十六（第2册，第475页）

作者简介

虞世南（公元558—638年），字伯施，唐代越州余姚（今属浙江）人。先仕于南朝·陈，为建安王法曹参军。入隋为起居舍人。唐高祖时为太子中舍人。太宗即位，为著作郎，官终秘书监，晋爵为永兴县公。后致仕，八十一岁卒。其诗多为应制、咏物之作。有集已佚，《全唐诗》编其诗为一卷。

注释

①蝉：昆虫名，俗称知了。《荀子·大略》："饮而不食者，蝉也。"夏秋间由幼虫蜕化而成，吸树汁为生。雄的腹部有发声器，能连续发声。种类很多。《诗经》："五月鸣蜩。"《神农本草经》称之为"蚱蝉"。《本草纲目》："未得秋风则瘖不能鸣，谓之哑蝉，亦曰瘖蝉。"又说："小而色青赤者曰寒蝉，曰寒蜩，曰寒螀。"

②垂緌：长在口下的针喙，似缨饰的下垂物。孔颖达："蝉喙长在口下，似冠之緌也。"饮清露：古人认为，蝉以饮清露为生，别无所求。《本草纲目·虫部·蝉花》引陆云《寒蝉赋》曰："蝉有五德：头上有帻，文也；含气饮露，清也；黍稷不享，廉也；处不巢居，俭也；应候守常，信也。"此句喻蝉下垂在树枝上悠然自得的样子。流响：不停地鸣叫。疏桐：稀疏的梧桐树。

③藉：依赖，借助。

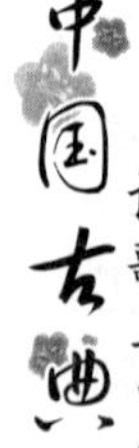

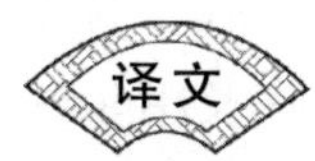

译文

蝉伏在下垂的树枝上，饮着清凉的露水。接连不断的叫声，从稀疏的梧桐树叶间传出。叫声传得很远，这是因为它身居高处的缘故，而并不是依靠秋风来为它助响传声啊！

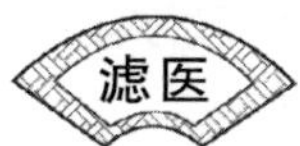

滤医

蚱蝉，为蝉科昆虫黑蚱的全虫。黑蚱，雄虫体长而宽大，长 4.4～4.8 厘米，翅展 12.5 厘米；雌虫稍短，黑色，有光泽。头部横宽，中央向下凹陷，颜面顶端及侧缘淡黄褐色。复眼 1 对，大而横宽，呈淡黄褐色；单眼 3 个，位于复眼中央，排列呈三角形。触角短小，位于复眼前方。前胸背板两侧边缘略扩大，中胸背板有 2 个隐约的中央线状淡赤褐色的锥形斑。翅 2 对，透明有反光，翅脉显明，前缘淡黄褐色。雄虫具鸣器，雌虫则无。足 3 对。腹部各节黑色，末端略尖，呈钝角。雄虫腹盖发达。雌虫腹盖不发达，产卵器显著。蚱蝉，生活史长，一个世代要经 12～13 年。幼虫进入土内，吸取树根汁液，经几次蜕皮羽化为成虫。成虫多栖于柳、杨、枫、梧桐及苹果、梨、桃、杏等阔叶树木上。全国大部地区均有分布。6—7 月间捕捉，捕得后蒸死，晒干入药。

蚱蝉，味咸甘而性寒。功用清热，息风，镇惊。主治小儿惊风，癫痫，夜啼。《别录》："主惊悸，妇人乳难，胞衣不出，又堕胎。"内服煎汤，1～3 个；或入丸、散。治小儿风热惊悸，蚱蝉半两(去翅、足，微炒)，茯神半两，龙齿三分(细研)，麦门冬半两，人参三分，钩藤三分，牛黄二钱(细研)，蛇蜕皮五寸(烧灰)，杏仁二分(去皮尖，炒微黄)。捣罗为散。每服半钱，量儿大小，加减服之。(《圣惠方》蚱蝉散)。治小儿初生百日内发痫，蚱蝉(煅)、赤芍药各三分，黄芩二分。为末。水一小盏，煎至五分，去滓服。(《普济方》蚱蝉散)。

蝉蜕，为蝉科昆虫黑蚱羽化后的蜕壳。夏、秋采集，除净泥土，晒干。全形似蝉而中空，易碎。以色黄、体轻、完整、无泥沙者为佳。味甘咸而性凉。功能散风，清热，宣肺，定痉。主治外感风热，咳嗽音哑，麻疹透发不畅，风疹瘙痒，小儿惊痫，目赤，翳障，疔疮肿毒，破伤风。内服煎汤，1～2 钱；或入丸、散。孕妇慎服。治咳嗽，肺气壅滞不宣，蝉壳、人参、五味子各一两，陈皮、炙甘草各半两。共为细末。每服半钱，生姜汤下，无时。(《小儿卫生总微论方》蝉壳汤)。治感冒、咳嗽失音，蝉衣一钱，牛蒡子三钱，甘草一钱，桔梗二钱，煎汤服。治风邪侵袭，皮肤瘙痒不已，蝉蜕、薄荷叶等分。为末。酒调一钱匕，日三服。治小儿阴肿，蝉蜕半两，煎水外洗；仍服五苓散，即肿消痛止。(见《世医得效方》)。治疗慢性荨麻疹，取蝉蜕洗净，晒干，炒焦，研末，过筛，炼蜜为丸，每丸重三钱；或取蝉蜕二份，刺蒺藜一份，蜂蜜适量，制成丸剂，每丸重三钱。每日服 2～3 次，每次 1 丸，温开水送下。治疗慢性荨麻疹 30 例，治愈 7 例，显效 15 例，好转 5 例。有效病例服药 2～3 天后即见症状改善，皮损逐渐消退；服药 5～7 天，症状和皮损可以完全消失或基本消失；继续服药 15～20 天，可以巩固疗效，防止复发。

《本草纲目》："蝉，主疗皆一切风热证，古人用身，后人用蜕。大抵治脏腑经络，当用蝉身；治皮肤疮疡风热，当用蝉蜕。"清代朱东樵《本草诗笺》蚱蝉："味出甘咸是蚱蝉，性寒靡毒禀于天。依枝鸣噪无争也，入药煎熬有取焉。难下胞衣催妇产，易与惊痫定儿眠。论功较蜕何曾

逊？寒热兼除去病癫。”又《蝉蜕》诗曰：“蜕留蝉去杳无踪，性味依然功不庸。翳膜专消眸炯烁（痘后目翳，炒研一钱，羊肝汤调服），疮疡善退体轻松。痒啼并止施功屡（治痘疮发痒及小儿夜啼），风热兼祛见效重。惟有气虚发痒痘，为汤为液慎休从（当慎用）。”以上是医家经验之谈，也是对此药功效的肯定。由此可见，蝉虽小虫，但妙用实多。

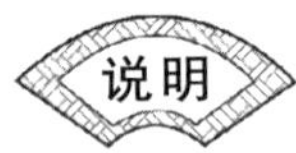
说明

虞世南此诗，从蝉的居高写起，讴歌了蝉的清高风雅和不同凡俗的品德。一、二句写景，三、四两句抒情。借颂蝉的“居高声自远”，暗喻自己是有才华的人。暗喻能够处于高位，是靠才能，而不是靠阿谀奉承。咏物诗贵在有寓意，作者以蝉寓人贵在清高，强调要注重个人品德修养。全诗形象完整丰满，韵味含蓄深长。

唐高宗仪凤三年（公元678年）秋，骆宾王在狱中写了一首《在狱咏蝉》。诗曰：“西陆蝉声唱，南冠客思深。不堪玄鬓影，来对白头吟。露重飞难进，风多响易沉。无人信高洁，谁为表予心！”大意是说，秋天来临，寒蝉不住地哀鸣；被囚禁的我，满怀着思乡的愁情。怎么禁得住双翼乌黑的蝉儿，来对我这白头之人悲切地歌吟！霜露浓重，它难以向前飞行；秋风凄紧，它的歌声也容易消沉。没有人相信我像蝉儿一样高洁，有谁能够为我表白这一片冰心！

高宗懦弱不能自掌政权，致使武后则天擅国。为此，宾王数次上书陈述天下大计，触怒武后，诬以法，逮捕入狱。蝉居高树，吸风饮露，被认为是高洁的象征。此诗以蝉自喻，为自己高洁而不能取信于人，抒发深沉的哀怨与感愤。“露重”、“风多”两词，形容恶势力对诗人的打击和迫害，语意极为沉痛。由于本诗比兴手法用得十分高明，所以，不断为后代诗词家模仿学习。

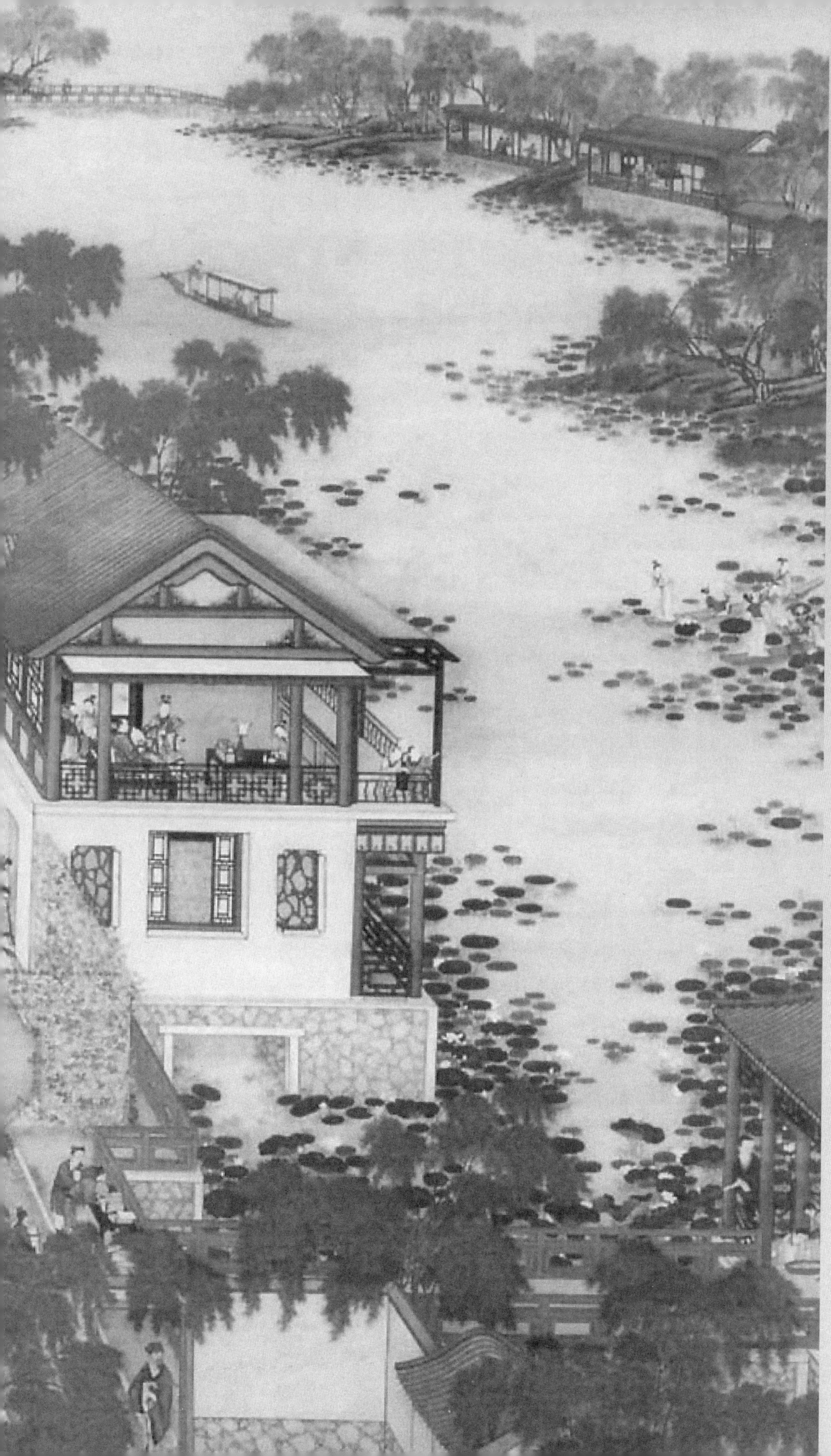

新荷

田田八九叶，散点绿池初。嫩碧才平水，圆阴已蔽鱼。
浮萍遮不合，弱荇绕犹疏。增在春波底，芳心卷未舒。

——唐·李群玉

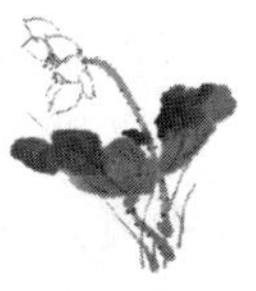

效法陶潜且归隐　王绩采药辅衰疾

——王绩《采药》滤医

野情贪药饵，郊居倦蓬荜①。
青龙护道符，白犬游仙术②。
腰镰戊己月，负锸庚辛日③。
时时断嶂遮，往往孤峰出④。
行披葛仙经，坐检神农帙⑤。
龟蛇采二苓，赤白寻双术⑥。
地冻根难尽，丛枯苗易失⑦。
苁蓉肉作名，薯蓣膏成质⑧。
家丰松叶酒，器贮参花蜜⑨。
且复归去来，刀圭辅衰疾⑩。

选自《全唐诗》卷三十七（第2册，第481页）

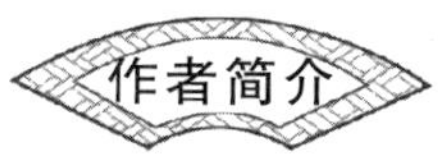

作者简介

王绩（公元585—644年），字无功。绛州龙门（今山西省稷山县）人。隋末，授秘书省正字。不乐在朝，求为六合县丞。嗜酒不任事，寻还乡里。归东皋著书，号东皋子。有《东皋子集》。

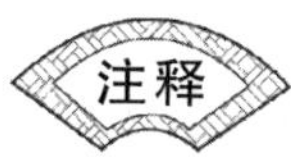

注释

①野情：不受世事人情拘束的闲散心情。贪：不知满足地追求。药饵：药物。郊居：居住在郊外。倦：懈怠。蓬荜：用荆条或竹子编成的篱笆或其他遮拦物，亦即蓬门荜户。

②青龙护道符：葛洪《神仙传》记载，吴人沈羲学道于蜀，被乘坐青龙白虎车的仙人迎接上

天。后因用作得道成仙的典故。此句用沈羲事，自述寻仙求道的愿望。白犬：《抱朴子·内篇·仙药》：“欲求芝草，入名山，必以三月九月，此山开出神药之月也……带灵宝符，牵白犬，抱白鸡，以白盐一斗，及开山符檄，著大石上，执吴唐草一把以入山，山神喜，必得芝也。”道家言，白犬为方士寻求仙药时所携之畜。后因用白犬作为咏道士求仙药的典故。

③镰、锸：均为入山采药时必备的工具。戊己：指一旬中的戊日和己日。《礼记·月令》：“（季夏之月）中央土，其曰戊己。”郑玄注：“戊之言茂也，己之言起也。日之行四时之间，从黄道，月为之佐。至此万物皆枝叶茂盛。其含秀者，抑屈而起，故因以为日名焉。”庚辛：十干记日，即一旬中的第七、八日。

④断嶂：陡峭孤立形似屏障的山峰。孤峰：孤立高耸的山峰。

⑤披：翻阅。葛仙经：指晋代葛洪的《神仙传》。检：检索，查阅。神农：指《神农本草经》，是我国第一部中药学经典医籍。帙：包书的套子。

⑥龟蛇：古人认为龟、蛇为长寿动物。这里指延年益寿。二苓：猪苓和茯苓。《本草纲目》引《本草经》曰：“（茯苓）久服，安魂养神，不饥延年。（猪苓）久服，轻身耐老。”都是道家服食养生的常用药物。双术：苍术、白术。苍术，又名赤术、茅术。《神农本草经》只有“术”的记载而无苍、白之分，至梁代陶弘景始有赤术与白术两名。据其“赤术叶细无桠，根小苦而多膏”的描述，则陶氏所谓之赤术，实为苍术。《本草纲目·术》引《本草经》曰：“作煎饵久服，轻身延年不饥。”李时珍曰：“异术言术者山之精也，服之令人长生辟谷，致神仙，故有山精、仙术之号。”

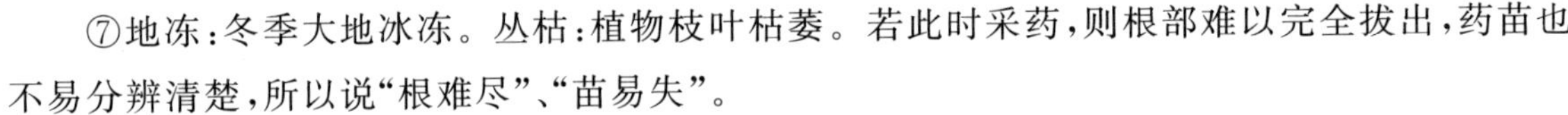

⑦地冻：冬季大地冰冻。丛枯：植物枝叶枯萎。若此时采药，则根部难以完全拔出，药苗也不易分辨清楚，所以说“根难尽”、“苗易失”。

⑧肉苁蓉：李时珍曰：“此物补而不峻，故有从容之号。从容，和缓之貌。”《本草纲目》引陶弘景曰：“生时似肉，以作羊肉羹，补虚乏极佳，亦可生啖”。薯蓣：又名山药。李时珍曰：“薯蓣入药，野生者为胜；若供馔，则家种者为良。”《本草经》言其“久服，耳目聪明，轻身，不饥，延年。”膏：很稠的、糊状的东西。质：本质、实体。

⑨松叶酒：酒名。用松叶酿成。北周·庾信《赠周处士》诗：“方欣松叶酒，自和《游仙》吟。”此药酒，见于唐代《千金方》，但庾信诗中早已言及之。据此可知，在北周或这之前，就已有“松叶酒”了。《本草纲目·木部·松》：“松叶酒，治十二风痹不能行……松叶六十斤，细锉，以水四石，煮取四斗九升；以米五斗，酿如常法。别煮松叶汁以渍米并馈饭，泥酿封头，七日发，澄饮之，取醉。得此酒力者甚众。”松叶，又名松毛，苦温无毒。《本草纲目》引《圣惠方》记载其服食法：松叶细切更研，每日食前以酒调下二钱，亦可煮汁作粥食。初服稍难，久则自便矣。令人不老，身生绿毛，轻身益气。久服不已，绝谷不饥不渴。参花蜜：用蜂蜜水浸渍人参花，经常服用，可以增进食欲，滋补身体，补脑益智，驻颜美容，益寿延年。

⑩归去来：辞赋篇名，晋代陶潜所作。《晋书·隐逸传·陶潜》：“执事者闻之，以为彭泽令……郡遣督邮至县，吏白：‘应束带见之。’潜叹曰：‘吾不能为五斗米折腰，拳拳事乡里小人也！’义熙二年解印去县，乃赋《归去来》”，后用为归隐之典。这篇辞赋是陶渊明终生归隐不仕的宣言。王绩崇尚陶氏的人品气节，因此，诗中引用了“归去来”之典。刀圭：量药之器具。这里借

指药物。辅：辅助。辅衰疾：补益强壮衰弱的身躯。

译文

我闲散的心情，贪求药物，偏爱服食。居住郊外，虽蓬门荜户，也懒得收拾。希望乘坐仙人的青龙车，身戴灵宝符。学习游仙术，手牵白犬，进山采灵药。腰里带把镰刀，肩上扛着铁锹，时间选在季夏之月，又恰逢庚辛之日。山峦陡峭，形似屏障，时时遮住了望眼；翠峰孤立，高耸入云，往往呈现在目前。出行采药，也不忘披阅葛洪的《神仙传》；坐地休息，也常常打开《神农本草经》的卷帙。希望能像龟蛇一样长寿，而去采挖二苓，寻找双术，鉴别品种，颜色有白有赤。冬季冰封地冻时，则根茎难以全部掘出。北风凛冽，百草枯萎，药苗不易辨识(所以，采药不能选在此时)。苁蓉和缓，性能不峻，生时似肉，因此以肉作名。薯蓣做膏，久服延年，夸其优良品质。家藏丰富，常有祛风通痹的松叶酒，瓶瓶罐罐，装满养颜美容的参花蜜。我姑且再归隐山林，效法陶潜不为五斗米折腰，补益我这衰弱的身躯，就凭借采来的这些药物了。

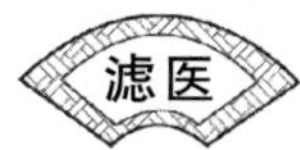

滤医

王绩这首《采药》诗，其中写有二苓(茯苓、猪苓)、双术(苍术、白术)、苁蓉、薯蓣、松叶酒、参花蜜。由此可见，诗人的药物知识还是相当丰富的。“行披葛仙经，坐检神农帙”，可见他非常重视阅读医药、养生、神仙、道教等方面的古籍。他善于总结经验，重视采药实践，认为“地冻根难尽，丛枯苗易失”，因此，不宜在大地冰冻，枝叶枯萎时进山采药。“腰镰戊己月，负锸庚辛日”，所谓“戊己月”，即季夏之月，亦即农历六月。他认为这是采药的好时期。《礼记·月令》：“(季夏之月)中央土，其曰戊己。”郑玄解释说：“戊之言茂也，己之言起也。日之行四时之间，从黄道，月为之佐。至此万物皆枝叶茂盛。”这当然有利于辨认药苗，是适宜采药的月份。原来，王绩对采药时间的选择是有道理和根据的。季夏之月，庚辛之日，他腰里带着镰刀，肩上扛着铁锹，高兴地出发了。“时时断嶂遮，往往孤峰出”，他不怕辛苦，披荆斩棘，翻山越岭，战胜了重重困难，终于采得许多珍贵的药草。他不虚此行，收获满药笼，喜悦在胸中。

另外，从首联“野情贪药饵，郊居倦蓬荜”之句，可知王绩是一位重视服药养生且不受世事人情拘束的闲散自由之人。从次联“青龙护道符，白犬游仙术”之句，可知他早有寻仙求道的愿望。他性情耿直，厌烦官场腐败之风，故不乐在朝，遂生隐居之心。从尾联“且复归去来”之句，可知他非常推崇陶渊明的品格，并效法其行为，从此终生不仕。

这里需要补充阐述的，是关于采药季节时间的问题。因为，王绩是在写诗，诗的篇幅有限，对此问题的论述和认识虽然有其正确的一面，但是也有不全面之处，故需再加补充说明如下。

中药大都是生药，而且多数是植物性生药。植物在生长和发育的各时期中，由于所含有效成分的量各不相同，其药性的强弱也往往有很大的差异。因此，生药的采集，应该在其含有效成分最多的时候进行。唐代孙思邈《千金翼方》说：“夫药采取，不知时节，不以阴干曝干，虽有药名，终无药实，故不依时采取，与朽木不殊，虚费人工，卒无裨益。”同时由于药用部分不同，采集的时间也就有不同。陶弘景说：“其根物多以二月八月采者，谓春初津润始萌，未充枝叶，势力淳浓故也。至秋枝叶干枯，津润归流于下。今即事验之，春宁宜早，秋宁宜晚。华实茎叶，乃各随其成熟尔。”除根以外，其他部分采的时间，以陈嘉谟《本草蒙筌》谈得较为具体，他说：“茎叶花实，四季随宜，采未老枝茎，汁正充溢；摘将开花蕊，气尚包藏；实收已熟，味纯；叶采新生，力倍。入药诚妙，治病方灵。其诸玉石禽兽虫鱼，或取无时，或收按节，亦有深义，非为虚文，并各遵依，勿恣孟浪。”

关于采药时间问题，北宋杰出的科学家沈括《梦溪笔谈》有更加精辟的见解。他说：“古法采药，多在二月、八月，此殊未当。但二月草已芽，八月苗未枯，采掇者易辨识耳，在药则未为良时。大率用根者，若有宿根，须乘无茎叶时采，则津泽皆归其根。欲验之，但取芦菔、地黄辈观；无苗时采，则实而沉；有苗时采，则虚而浮。其无宿根者，即候苗成而未有花时采，则根生已足而又未衰。如今之紫草，未花时采，则根色鲜泽；花过而采，则根色暗恶，此其效也。用叶者，取叶初长足时；用芽者，自从本说；用花者，取花初敷时；用实者，成实时采。皆不可限以时月。缘土气有早晚，天时有愆伏。如平地三月花者，深山中则四月花。白乐天《游大林寺》诗云：‘人间四月芳菲尽，山寺桃花始盛开。’盖常理也。此地势高下之不同也。如筀竹笋有二月生者，有三、四月生者；有五月方生者，谓之晚筀。稻有七月熟者，有八、九月熟者；有十月熟者，谓之晚稻。一物同一畦之间，自有早晚。此物性之不同也。岭峤微草，凌冬不凋；并汾乔木，望秋先陨。诸越则桃李冬实，朔漠则桃李夏荣。此地气之不同也。一亩之稼，则粪溉者先芽；一丘之禾，则后种者晚实。此人力之不同也。岂可一切拘以定月哉？”沈括指出采药不能拘限一定的时间，应根据药用部分和地理、气候等条件的不同而灵活掌握。反对专在二、八月采药的旧法，有着朴素的辩证法思想。

现代对中药的采收时节与陈氏、沈氏所云基本一致，而且还要详尽得多，大体说来如下。皮的采集，通常是在四五月间。这时候植物浆液较多，效力充足，而且也容易剥离。叶的采集，大多是在花将开放或正盛开的时候。因为这时植物已经完全长成，叶子也最健壮。花的采集，一般是在未完全开放或刚盛开的时候进行，以免花瓣脱落。全草的采集，通常在开花的时候进行。采集方法，是从靠近地面的茎部割下或连根拔起。果实、种子的采集，通常在完全成熟的时候进行。如同一果序的果实成熟期相仿，可以割取整个果序扎成小束，悬挂在干燥的室内，以待果实全部成熟，然后进行脱粒。如同一果序的果实不在同一时期成熟，则只好分别摘取。有的果实成熟后很快就脱落（如茴香）；有的果实到了成熟期即裂开而散失种子（如豆蔻）；这些种子，最好在开始成熟时就采集。还有多汁的果实（浆果）容易损坏，应在清晨或傍晚进行采集。根和根茎的采集，通常是在秋季植物地上部分开始枯萎以后和早春植物开始生长以前采集。这时植物的精华蕴蓄于根部或茎部，所含的有效成分最多，药力较足。

王绩说自己“野情贪药饵”，由此可知他喜好服食养生。“苁蓉肉作名，薯蓣膏成质。”他所采所贮的这些药物，既可供药用，也能作食疗。中医认为，肉苁蓉味甘咸而性温。功能补肾益精，润燥滑肠。《药性论》：“益髓，悦颜色，延年，壮阳，大补虚。”主治男子阳痿，腰膝冷痛，血枯便秘等症。苁蓉羊肉粥，方用肉苁蓉 15 克，精羊肉 100 克，粳米 100 克，生姜 3 片，葱白 2 茎，细盐少许。将肉苁蓉、羊肉洗净切碎，先煎肉苁蓉去渣取汁，入羊肉末、净粳米一同熬煮。煮沸熟透后，再加入细盐、生姜、葱白，共煮1～2沸，即可。供晚餐食用。功可补肾助阳，健脾养胃，润肠通便。主治肾阳虚衰，阳痿，遗精，腰膝冷痛，小便频数，夜间多尿，遗尿，劳倦内伤，恶寒怕冷，脾胃虚寒，老人阳虚便秘。薯蓣粥，方用山药粉50克，乳酪、白糖适量。取山药粉煮三沸后即离火，调入乳酪、白糖，即可食用。每日一剂。功可补脾胃，长肌肉。主治脾胃虚弱，食少，体瘦。山药粥，方用山药、大枣、薏米、莲子、粳米、白糖等各适量。将山药、大枣、粳米、薏米淘洗净，莲子去皮、去心，然后一同放入锅中，加水，用武火煮沸，改用文火炖煨，至米烂熟，加白糖。既可补益脾胃，也可补肾。山药炖羊肚，方用山药200克，羊肚300克，生姜、葱、食盐、味精、绍酒各适量。将羊肚洗净，切成长3厘米、宽2厘米的块，山药洗净，切成厚1厘米的片。将羊肚、山药、生姜、葱、食盐、绍酒放入锅中，加水适量。置武火上烧沸后，改用文火炖熬至羊肚熟烂即成。食用时，加入味精适量。功可补脾胃，滋肺肾。主治脾胃虚弱，胃痛，消渴，多尿等症。

苁蓉、薯蓣，或作药用，或作食疗，均常用之。《神农本草经》将其列入上品。诗人王绩“坐检神农帙”，熟读《本草经》，对于这些药物的性能，他当然会记在心上，写入诗中。

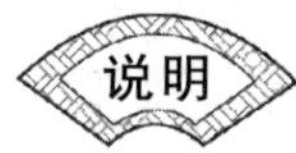

说明

此诗为王绩弃官还乡归隐后的作品。诗写得朴素自然，洗齐梁华靡浮艳之旧习，在唐初诗坛上独树一帜。此诗描写了诗人携镰负锹、翻山越岭采药的辛苦和喜悦。其采药人，形象鲜明，跃然纸上。诗的特点是在质朴的语言中，蕴含着丰富隽永的诗情。诗中还采用了多种修辞方法，如对仗、互备、用典、借代等，使全诗显得神韵俊迈，富有创意。

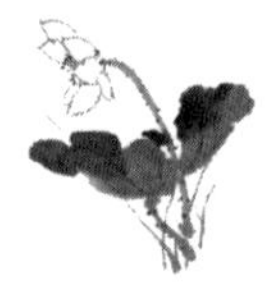

知己相逢宁可醉　不学方士炼丹砂

——王绩《赠学仙者》滤医

采药层城远，寻师海路赊①。
玉壶横日月，金阙断烟霞②。
仙人何处在，道士未还家③。
谁知彭泽意，更觅步兵那④。
春酿煎松叶，秋杯浸菊花⑤。
相逢宁可醉，定不学丹砂⑥。

选自《全唐诗》卷三十七(第2册，第483页)

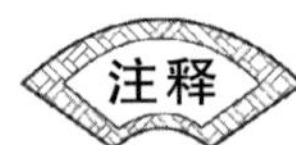

注释

①层城：古代神话中昆仑山上的高城。北魏·郦道元《水经注·河水一》：“昆仑之山三级：下曰樊桐，一名板桐；二曰玄圃，一名阆风；上曰层城，一名天庭，是为太帝之居。”后泛指仙乡。海路：海上行程。赊：长，远。

②玉壶：东汉·费长房欲求仙，见市中有老翁悬一壶卖药，市毕即跳入壶中。费便拜叩，随老翁入壶。但见玉堂富丽，酒食俱备。后知老翁乃神仙。事见《后汉书·方术传下·费长房》。后遂用以指仙境。又据传说，仙人施存有一壶，中有天地日月，自号“壶天”，人称“壶公”。金阙：道家谓天上有黄金阙，为仙人或天帝所居。烟霞：烟雾；云霞。断：断绝。

③仙人：神话传说中长生不老、有种种神通的人。《云笈七签》卷十七：“长生不死，延数万岁，名编仙箓，故曰仙人。”道士：炼丹服药、修道求仙之士。

④彭泽：县名。汉代始设，在今江西省北部。晋代陶潜曾为彭泽令，因以“彭泽”借指陶潜。唐代刘知几《史通·称谓》：“有匹夫而不名者，若步兵、彭泽之类是也。”步兵：三国·魏·阮籍

的别称。此人及陶彭泽(渊明)均爱饮酒。那:语气词,用在句末,表感叹。

⑤春酿:春季酿酒。这里指春酒。冬酿春熟之酒,或春酿秋冬始熟之酒。松叶酒:酒名。参见王绩《采药》诗注释。秋杯浸菊花:指饮菊花酒。

⑥丹砂:亦称朱砂,为炼丹的主要药物。

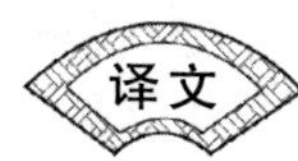

译文

您为学仙采药而去遥远的层城仙境,海路行程漫漫,为寻师而走遍天涯。虽传说费长房壶中有日月仙境,但宫廷中已无方士炼丹的烟霞。长生不老的仙人而今又在何处?炼丹求仙的道士至今也未还家。谁知陶彭泽隐居不仕的深意呢?更何况阮籍长醉不醒的苦衷啊!春日里酿酒,我常加入煎煮的松叶;秋月下举杯,我爱浸泡采摘的菊花。知己相逢时,我宁可醉得迷迷糊糊,也坚定不学那方士年年烧炼丹砂。

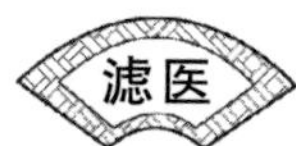

滤医

在保健养生方面,王绩不相信方士服丹的邪说,但平时总爱与知己朋友吟诗作赋,为助诗兴,也常常一醉方休。“春酿煎松叶,秋杯浸菊花。”可知他爱喝松叶酒、菊花酒。有关松叶酒,这已在王绩《采药》诗:“家丰松叶酒”的注释中述及。这里只谈菊花与菊花酒。

菊花,又称甘菊花、九月菊、黄花、秋英、秋菊、家菊、药菊。为菊科菊属,多年生草本植物。高 50~140 厘米。茎基部略微木质化,多分枝,茎叶具有灰色短柔毛。单叶互生,叶片卵形,先端钝,基部近心形,边缘通常羽状深裂,有缺刻与锯齿。头状花序,顶生或腋生。花有黄、白等色。花期 9—11 月。果熟期 10—12 月。霜降前花正盛开时采收。

菊花,花色艳丽,花姿优美,疏密有致,株形匀整,富有神韵。又大多能够耐寒傲霜,花瓣虽枯,仍不凋落,具有坚贞的品格。因此,先贤有诗赞曰:“宁肯枝头抱恨死,何曾吹落北风中”。历代诗人大都喜爱菊花,陶渊明的“采菊东篱下,悠然见南山”已成为千古绝唱。陆游诗曰:“菊花如端人,独立凌冰霜。高情守幽贞,大节凛介刚。乃知渊明意,不为泛酒觞。折嗅三叹息,岁晚弥芬芳。”菊花如端庄正直之士,因此备受人们欢迎。

药用“四大名菊”,即安徽滁县的滁菊,安徽歙县的贡菊,安徽亳县的亳菊,浙江嘉兴的杭菊。李时珍曰:“苗可蔬,叶可啜,花可饵,根实可药,囊之可枕,酿之可饮。”菊花用途极广,能供人们食用、饮用、酒用、药用。中医经验认为,黄菊花清热力强,白菊花平肝明目力盛。菊叶为疔毒专药,可以内服、外敷。

古人养生保健药方中常用菊花。如菊花延龄膏,见《清宫慈禧御用方》。鲜菊花瓣不拘多少。用水熬透,去渣再熬成浓汁,少兑炼蜜收膏。每日 3 次,每次 10 克。可清肝明目,延年益寿。菊花粥,见《老老恒言》,菊花 10~15 克,粳米 50~100 克。采得菊花,拣择去蒂令洁净,烘干或蒸后晒干,或将菊花置通风处阴干,干后磨粉。另以粳米煮粥,粥成调入菊花末,再稍煮 1~2 沸,即成。供早点、晚餐服食,夏季食用更佳。功能清热平肝,降血压。主治肝火头痛,肝阳上亢,眩晕目暗,风热目赤,冠心病,高血压。菊楂决明饮,方用菊花 3 克,生山楂片、草决明各 15 克。将菊花、山楂片、草决明同放入杯中，用开水冲泡，加盖闷半小时。代茶频饮。功效、主治同上方，宜于高血压兼有冠心病者。

关于菊花酒，在中医古籍文献中多有记载，这里选录三方，均见于《太平圣惠方》。

①菊花 300 克，五加皮 300 克，甘草 150 克，生地黄 600 克，秦艽 150 克，枸杞根 300 克，白术 300 克。上药轧碎，以水 180 千克，煮取汁 60 千克，再用糯米 60 千克，淘净，蒸熟，加曲与药汁相和拌匀，入缸密封 21 日。日服不拘时，随量饮之，不得过醉。主治虚损不足，八风十二痹。

②菊花 3000 克，生地黄 3000 克，枸杞根 3000 克。上药轧碎，以水 60 千克，煮取汁 30 千克，糯米 30 千克，淘净，蒸熟，加曲，与药汁相和拌匀，入缸密封，候熟去糟渣，澄清。日服 3 次，每次温饮 1 杯。功能补精髓，壮筋骨，延年益寿。

③甘菊花 200 克。将菊花搓成末，用糯米 7 千克，淘净，蒸熟和菊花末搅匀，加曲酿酒，酒熟压去渣，过滤。日服 3 次，每次温饮 1 小杯。主治中风头眩。

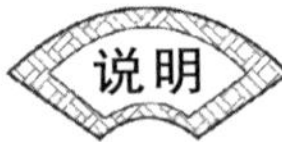

王绩此诗题为《赠学仙者》。这个学仙者的真实姓名和生平虽无从查考，但从此诗的描写，我们可以大体推知，他也是一位文人学士。他也许是因为报国无门，才转而隐居山林，学仙修道。中国历代的文人学士，他们的人生道路不外是“出处”或“仕隐”两途。“出”是指追求仕宦，也即“仕”；“处”是指退处山林、隐居求志，也即“隐”。由于社会、家庭、学识、信仰等原因，有的终生不仕；有的先仕后隐，有的先隐后仕；还有的时仕时隐，时隐时仕。他们在抛却仕宦，隐逸山林的时候，大都是为逃避现实，不恋荣华富贵。他们不管是栖处岩壑、隐逸田园，还是漫游江湖，为僧为道，采药炼丹，修仙养性，都是不愿做皇帝奴仆的人，都是渴望自由的人。他们在幽谷深山、湖畔溪侧居处，过着岩居穴处的简陋生活；他们自食其力，逍遥自在地走着自己的人生之路。但也不否定其中有一部分人，想通过隐居，走“终南捷径”以便步入官场之目的。

终南山位于西安市南，是秦岭主峰之一。山中有南山湫、金华洞、玉泉洞、日月岩等名胜古迹，为游览胜地。古代高人名士在终南山中隐居修道者甚多。因地近帝都长安，唐代文人为了沽名钓誉，以隐居终南山为手段，以达到邀取功名利禄之目的。史书上记载，唐人卢藏用想入朝做官，就隐居终南山，希望引起皇帝注意，召他去做官。后来，他果然以名士被召得官，位居要职。时有道士司马承祯也被玄宗皇帝召见，司马承祯见玄宗后即拟归山，卢藏用指着终南山说：“此中大有嘉处。”司马承祯一语道破说：“以仆视之，仕宦之捷径耳。”后用“终南捷径”比喻以退为进，营求名利的最近便的途径。（见《新唐书·卢藏用传》《大唐新语》）。

王绩诗曰：“金阙断烟霞”。意思是说，皇帝居住的宫廷中已经很久没有道士炼丹了。皇帝已不相信隐居修道的人，因此，“终南捷径”也是行不通的。总之，王绩《赠学仙者》，此诗言外之意是说，长生不老的仙人不可期，出仕的终南捷径已断绝；陶潜隐居的深意，你又不知；阮籍的苦衷，你更难理解。因此，你还不如像我这样，既不去学仙修道，也不去媚上求官，只爱整天醉得迷迷糊糊，图个痛快淋漓，悠闲自在。

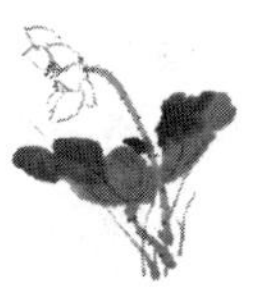

饥食始曝松皮脯　渴饮新添杜若浆

——王绩《食后》滤医

田家无所有，晚食遂为常[①]。
菜剪三秋绿，飧炊百日黄[②]。
胡麻山麨样，楚豆野麋方[③]。
始暴松皮脯，新添杜若浆[④]。
葛花消酒毒，萸蒂发羹香[⑤]。
鼓腹聊乘兴，宁知逢世昌[⑥]。

选自《全唐诗》卷三十七（第 2 册，第 485 页）

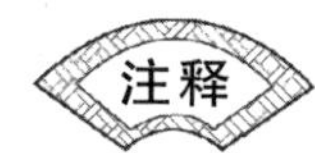

注释

①田家：农家。

②三秋：指秋季。七月称孟秋，八月称仲秋，九月称季秋，合称三秋。飧：晚饭。百日黄：一种早熟的稻。从插秧到收割稻子，只要一百天。

③胡麻：即芝麻。葛洪《抱朴子・仙药》："巨胜一名胡麻，饵服之不老，耐风湿，补衰老也。"王维《送孙秀才》诗："山中无鲁酒，松下饭胡麻。"麨：米、麦等炒熟后磨粉制成的干粮。楚豆：牡荆果实。一般供药用，亦可食用。野麋：獐。

④暴（pù）：晒。这个意义后来写作"曝"。松皮：松树皮。古时经过制作，可以为菜，亦可入药。松皮脯：用松皮里层含脂部分作香料晒制的肉干。杜若：香草名。多年生草本植物，可入药。浆：古代一种带酸味的饮料。

⑤葛花：中药名。为豆科植物葛的花。立秋后，当花未全放时采收，去掉梗叶，晒干入药。酒毒：酒醉。萸蒂：茱萸花的蒂。芸香科植物吴茱萸有浓烈的香气。其根、叶及未成熟的果实

均供药用。羹:用肉类或蔬菜等制成的带浓汁的食物,今多指煮成的浓汁或糊状食品。此句中指菜汤。

⑥鼓腹:鼓起肚子,谓饱食。《庄子·马蹄》:“夫赫胥氏之时,民居不知所为,行不知所之,含哺而熙,鼓腹而游。”意思是说,在那赫胥氏(传说中的上古时代的帝王)时代,人们待在家里不知道有什么事可做,走在路上不知有什么地方可去,嬉戏时口里还含着食物,游荡时肚子总是圆鼓鼓的,袒胸挺腹而行。“鼓腹含和”比喻吃饱肚子,和乐相处。形容太平欢乐。聊:姑且,暂且。乘兴:趁一时高兴,兴会所至。宁:犹言岂不,难道不。昌:昌盛。世昌:太平盛世。

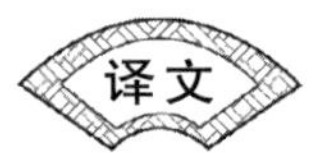

译文

山野农家没有什么多余的贮藏,晚间饮食,粗茶淡饭,也习以为常。剪摘的野菜还带着三秋的嫩绿,炊煮的晚饭是百日早熟的稻粱。胡麻、米、麦炒熟磨粉,可随时填腹。楚豆是野獐爱吃的,我也用来充肠。刚晒好的肉干,以松皮脂作香料;新做成的饮料,加杜若以助芬芳。醉酒时,可采甘凉的葛花解酒毒;煮羹时,加入茱萸花蒂以发羹香。吃饱肚子,袒胸挺腹,嬉戏游荡,趁一时高兴。难道不知,这是恰逢盛世,才得如愿以偿。

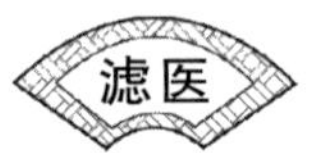

滤医

王绩此诗言及胡麻、楚豆、松皮、杜若、葛花等几种药物,现分述如下。

胡麻,李时珍曰:“胡麻,取油以白者为胜。服食以黑者为良,胡地者尤妙。取其黑色入通于肾,而能润燥也……刘、阮入天台,遇仙女,食胡麻饭。亦以胡麻同米做饭为仙家食品焉尔。”胡麻仁,又名芝麻、脂麻。为一年生草本植物脂麻果实的种子。有黑、白两种,入药多用黑芝麻。其味甘性平。功能滋养肝肾,润燥滑肠。《神农本草经》:“主伤中虚羸,补五内,益气力,长肌肉,填髓脑。久服,轻身不老。”《别录》:“坚筋骨,明耳目,耐饥渴,延年。”《千金方》用胡麻九蒸九晒,研末,枣膏为丸服之,可滋阴补血,乌须黑发,美容驻颜。《养生食谱》黑芝麻粥,黑芝麻50克,黑豆50克,大米100克,白糖适量。将黑芝麻、黑豆与大米淘洗干净,同入砂锅中,加水适量,文火熬煮,至米熟为度,调以白糖,即可食用。每晚临睡前服食一小碗。功能补肝养血,润肠通便。主治眩晕耳鸣,双目干涩,须发早白,属于肝肾精血不足。老年习惯性便秘者,服之,疗效显著。

楚豆,又名牡荆子、小荊实、牡荆实、荆条果。可参见庚肩吾《奉和药名诗》。

松皮,又名松木皮、赤松皮、赤龙鳞、赤龙皮。为松科植物马尾松或其同属植物的树皮。功能祛风除湿,祛瘀敛疮。主治风湿骨痛,跌打损伤,肠风下血,久痢;痈疡久不收口,金疮,烫火伤。内服煎汤,3~5钱;或研末。外用研末调敷或煎水洗。治肠风下血过多,松木皮(先刮去粗浮者,取贴木嫩皮)锉细,焙令半干,再入铫子内,慢火炒干,为细末。每服一钱,入腊茶一钱,白汤点服,食前。(《杨氏家藏方》松皮散)。治久痢,赤松皮(去上苍皮)切一斗为散,面粥和一升服之,日三,瘥即止。(《千金方》)。治金疮,古松皮,煅存性,研末搽之,最止痛。(《永类钤方》)。治皮肤瘙痒症、漆疮、湿疹,松树皮煎汤熏洗。(《浙江民间常用草药》)。

杜若，香草名。多年生草本，高一二尺。叶广披针形，味辛香。夏日开白花。果实蓝黑色。《楚辞·九歌·湘君》："采芳洲兮杜若，将以遗兮下女。"《本草纲目》引陶弘景曰："今处处有之。叶似姜而有纹理，根似高良姜而细，味辛香。又绝似旋覆根，殆欲相乱，叶小异尔。《楚辞》云：'山中人兮芳杜若'是矣。"李时珍曰："杜若，人无识者，今楚地山中时有之。山人亦呼为良姜，根似姜，味亦辛。甄权注豆蔻所谓獠子姜，苏颂图经外类所谓山姜，皆此物也。或又以大者为良姜，细者为杜若。唐时峡州贡之。"凡采得根，以刀刮去黄赤皮，细锉，用三重绢袋阴干。临用时，以蜜浸一夜，漉出用。性温，味辛，无毒。功能温中散寒，止痛行气。主治胸胁胀痛，腹痛，胃中逆冷。除口臭气。

葛花，味甘性凉。功能解酒醒脾。主治酒醉，发热烦渴，不思饮食，呕逆吐酸等症。治饮酒太过，呕吐痰逆，心神烦乱，胸膈痞塞，手足战摇，饮食减少，小便不利，葛花、青皮、木香、陈皮、人参、猪苓、茯苓、神曲、泽泻、生姜、白术、白豆蔻仁、砂仁。葛花一两为主药，其余诸药二至三钱（或临时拟定用量）。共为细末，和匀，每服三钱，白开水调下，但得微汗，酒病去矣。（《脾胃论》葛花解醒汤）。治饮酒积热，毒伤脾胃，呕血吐血，发热烦渴，小便赤少，葛花一两，黄连一钱，滑石一两，甘草五钱。为细末，水和为丸，每服一钱，温开水送下。（《滇南本草》葛花清热丸）。

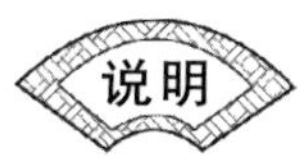

王绩《食后》诗，主要从饮食方面描述了诗人隐居后简朴而快乐的农家生活。此诗言及胡麻、楚豆、松皮、杜若、葛花、荚蒂。这些药名入诗，不仅丰富了作品表达的内容意义，而且也体现了诗人熟读本草，具有一定的药学知识和素养。诗的尾联引用《庄子》"鼓腹"之典，这更耐人深思。

王绩《醉后》诗曰："阮籍醒时少，陶潜醉日多。百年何足度？乘兴且长歌。"又《过酒家》诗曰："此日长昏饮，非关养性灵。眼看人尽醉，何忍独为醒。"一读到这些诗句，我们就会知道王绩也是一个嗜酒如狂的人。知己相聚时，他也常常举杯，纵酒高歌，放浪形骸；或感慨生命短暂，或讽刺举世混浊，但愿长醉不醒。酒的魔力可以使诗人的情绪起伏而多变，使诗人的心态复杂而幽微。酒是诗人心灵的催化剂、还原剂、麻醉剂。"但愿长醉不愿醒"，须知这是写诗。在现实生活中，醉酒的人，根据轻重程度不同，仍然需要及时治疗。王绩《食后》诗曰："葛花消酒毒"，可见诗人已经具有治疗酒病的经验和方法。诗中有医，王绩此诗是也。

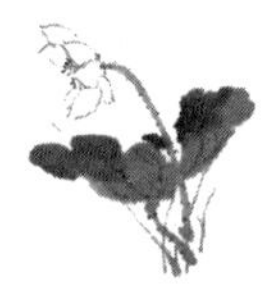

回生扁鹊功成日　尝药神农定品年

——宋之问《药》滤医

有卉秘神仙，君臣有礼焉①。
忻当苦口喻，不畏入肠偏②。
扁鹊功成日，神农定品年③。
丹成如可待，鸡犬自闻天④。

选自《全唐诗》卷五十二（第2册，第643页）

作者简介

宋之问（公元656—712年），字延清，唐代汾州（今山西汾阳）人。上元时进士，官至考功员外郎。因与沈佺期善写应制诗而得武则天赏识。后被贬为泷州参军，起为越州长史。到睿宗时被贬钦州。玄宗即位后，被赐死。他对唐时绝句、律诗形成，曾起过一定的积极作用。明人辑有《宋之问集》。

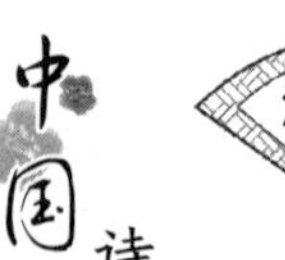

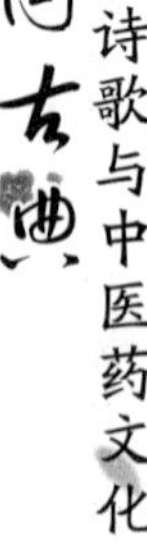

注释

①卉：草的总称。秘：不公开的，如秘方。神仙：神话传说中的人物。有超人的能力，可以超脱尘世，长生不老。君臣：中医方剂理论，根据药物作用的主次关系，将药区分为“君、臣、佐、使”四类。礼：我国古代社会的等级制度，以及与此相适应的一整套礼节仪式。这里指药方配伍的原则和法度。

②忻：同“欣”。快乐，喜悦。苦口喻：《韩非子·外储说左上》载：“夫良药苦于口，而智者劝而饮之，知其入而已己疾也；忠言拂于耳，而明王听之，知其可以致功也。”这一比喻，后人将其凝练为“良药苦口利于病，忠言逆耳利于行。”偏：指药物的偏性，如有的药偏热，有的药偏寒。

利用药物的偏性以调整人体阴阳的失衡，从而达到治疗疾病之目的。

③扁鹊：战国时期杰出医家，约生活于公元前 5 世纪左右。本名秦越人，渤海鄚郡（今河北任丘）人。总结当时诊断疾病的望、闻、问、切等方法，出色地应用于临床实践。尤精于脉诊，被推崇为我国脉学的倡导者，司马迁《扁鹊传》记述了其生平事迹和医学成就。神农：传说中古代人物，与燧人、伏羲合称“三皇”。旧说神农是农业与医药的创始人。古书中关于神农创医药的传说很多。据《淮南子·修务训》记载：“神农尝百草之滋味，水泉之甘苦，令民知所避就，一日而遇七十毒。”后世神农尝百草而始有医药的传说，多源于此。《神农本草经》是我国最早的一部药物学专著，简称《本草经》或《本经》。约成书于秦汉时期（一说战国时期），书中总结了古代劳动人民在长期医疗实践中药物学的成就。收载药物 365 种，并确定类别，分为上、中、下三品。其中上品、中品各 120 种，下品 125 种。在药物理论方面，书中提出了药有君臣佐使，阴阳配合，七情合和，四气五味等药学理论。并介绍了药物的别名、性味、生长环境及功用、主治等。本书具有较高的医史文献价值和科学意义，但其内容也夹杂了一些道家的记述，如所谓“轻身延年”、“不老神仙”之类。现存最早的辑本是明代卢复辑本。而流传较广的为清代孙星衍等氏辑本、清代顾观光辑本及日本学者森立之辑本（后三种辑本，新中国成立后均予重印）。

④丹：道家炼制的所谓长生不老药。葛洪《抱朴子·金丹》载：“九转之丹，服之，三日得仙。”鸡犬句：此句用“一人得道，鸡犬升天”之典。

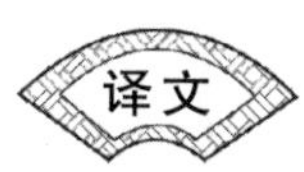

译文

百草中秘藏有灵验的药物，服之能够延年不老如同神仙。药物分为君臣佐使，相互配伍应用，其法度亦甚严谨。喜其已有良药苦口利于病的比喻，更不怕服入胃肠后，药性有寒热之偏。能够起死回生的扁鹊功成名就之时，神农确定药物的品类、品尝百草之滋味，这一传说已有若干年。使人成仙的九转仙丹，如可期待炼成，鸡犬舔吃了，自然也会飞上青天。

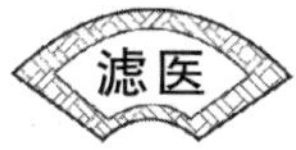

滤医

宋之问《药》诗曰：“君臣有礼焉”的意思是强调中药方剂的组成具有一定的规律性，就是“君、臣、佐、使”的配合，这是方剂组成的基本原则。君药是针对病因或主症而起主要治疗作用的药物。臣药是协助主药以加强治疗作用的药物。佐药是治疗兼证或次要症候的药物；或是制约主药毒性、烈性的药物；或是起反佐作用的药物。使药即引经药（指能引导诸药的药力达到病变部位或某一经脉的药物）；或调和药性的药物。药物按照一定的组方原则组成方剂，其目的首先在于增强或综合药物的作用，以提高原有疗效；其次，随症合药，全面兼顾，以扩大治疗范围，并适应病情的需要；同时，还可以监制药物的偏性、烈性或毒性，以消除对人体的不利因素，且用药安全而有效，可以放心服用。宋之问《药》诗：“不畏入肠偏”也含此意也。

综上所述，决定方剂中药物的君、臣、佐、使，主要是根据药物在方中所起作用的主次来区别。如《伤寒论》之麻黄汤，此方是由麻黄、桂枝、杏仁、甘草四药组成，主治外感风寒表实证。其中，麻黄发汗解表，宣肺平喘为君药；桂枝协助麻黄发汗解表为臣药；杏仁协助麻黄宣肺平喘为佐药；甘草调和药性为使药。此外，尚有根据药量轻重、药力大小来区分的，如李东垣在《脾胃论》中说："君药分量最多，臣药次之，使药又次之，不可令臣过于君，君臣有序，相与宣摄，则可以御邪除病矣。"李东垣所谓"君臣有序"与宋之问所谓"君臣有礼焉"，其观点、认识都是一致的。何况宋之问也是一位兼通医药的诗人，为了诗文创作的需要，他也常常查阅有关医药古籍文献，特别是《神农本草经》。

宋之问《药》诗曰："神农定品年"，是关于中药分类的学术问题。中药的来源广阔，种类繁多，为了便于学习、应用和整理研究，将众多的药物按照一定的系统，进行恰当的归纳分类，这是一项非常必要和学术性较强的工作。这一工作大约开始于《神农本草经》编撰与成书的时代。中药分类的方法，随着医药学的发展而不断改进。《神农本草经》把药物划分为上、中、下三品。列入上品药的标准是："无毒，多服久服不伤人"，可以"轻身益气，不老延年"；列入中品药的标准是：或无毒，或有毒，用于"遏病，补虚羸"；列入下品药的标准是："多毒，不可久服"，专用于"除寒热邪气，破积聚，愈疾"。这是最早按药物功能分类的方法，为后世中药分类法打下了良好的基础，使中药分类逐渐趋于科学、严谨、实用。在药物分类方面，《神农本草经》的编撰者们（原书托名"神农"，作者真实姓名无考，当是集体编撰而成）做了开创性的工作，因此，其功绩是应该肯定的。诗中"神农定品年"即含有赞扬和肯定之意。

梁代陶弘景所撰《本草经集注》，在《神农本草经》基础上增药一倍，将药物分为玉石、草本、虫兽、果、菜、米食等类。每一类再分为上、中、下三品。这种方法虽然也比较简单，但较三品分类是一大进步，为后世本草按药物自然属性分类奠定了基础。此后唐代的《新修本草》，宋代的《开宝本草》《嘉祐本草》《经史证类备急本草》，乃至明代的《本草品汇精要》等，在将近千年的历史中，所有主要本草著作，基本上都是沿用陶氏的分类方法。到了明代，李时珍编著《本草纲目》时，分类方法有了重大的发展。他把药物分为水、火、土、金石、草、谷、菜、果、木、服器、虫、鳞、介、禽、兽、人等 16 部，再把各部药物分成 62 类。如金石部分为金类、玉类、石类、卤石类；草部分为山草、芳草、隰草、毒草、蔓草、水草、石草、苔类、杂草；禽部分为水禽、原禽、林禽、山禽，等等。李时珍的分类方法，不仅更趋细致，而且归类安排，也更为科学。以草部药物为例，主要是按植物的生长环境和形态特征等进行分类的，其中有不少药物的排列，同现代植物分类学的归类排列，基本相似。

现代中药学所采用的药物分类法，主要有如下三种。

①按中药的主要功能分类。由于绝大部分中药都具有多种功能，故一般按最主要的功能归类，以反映该药作用的特点，便于临床掌握运用。这种分类方法，通常分为解表、清热、温中祛寒、泻下、理气、活血祛瘀、消导、补益、祛风湿、利水湿……某些大类还可以分成若干小类，如清热药再分为清热泻火药、清热凉血药、清热燥湿药、清热解毒药；补益药再分为补气药、补血药、补阴药、补阳药等。

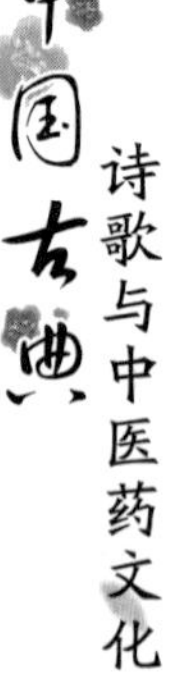

②按自然属性和亲缘关系分类。即将药物区分为植物、动物和矿物等类。植物和动物类药物，根据其亲缘关系分类排列，也就是按植物、动物的科属归类。植物药如黄连、白头翁属毛茛科，当归、柴胡属伞形科，大黄、何首乌属蓼科；动物药如羚羊角的原动物羚羊，牛黄的原动物黄牛，均归属哺乳动物牛科；蛤蚧、守宫属爬行动物壁虎科；斑蝥、芫青属昆虫类芫青科等。矿

物类药物则根据矿物中所含主要的或含量最多的某种化合物分类，如朱砂、轻粉属汞化合物类，磁石、赭石属铁化合物类，雄黄、砒石属砷化合物类，胆矾、铜绿属铜化合物类。

③按药用部分分类。主要用于植物类药物，如大蓟、小蓟、蒲公英、益母草等属全草类，人参、大黄、龙胆草、川芎等属根及根茎类，木通、鸡血藤、通草等属茎木类，桑白皮、牡丹皮、杜仲、黄柏等属皮类，侧柏叶、大青叶等属叶类，辛夷、金银花、菊花等属花类，五味子、木瓜、杏仁、砂仁等属果实种子类，等等。

不同的分类方法，各有不同的特点，采用何种分类方法为宜，取决于不同的目的和要求，亦取决于人们对中药分类的科学认识。例如，按中药主要功能分类，是在中医理论指导下进行的，同中医辨证施治的原则有着密切联系。因此，这种分类法对学习、研究中药学和中医临床辨证用药，能起到执简驭繁的作用。按自然属性和“亲缘关系”分类，则有利于对药物来源及其品种的鉴定。由于同一科属的药物（主要是植物、动物类药物），其形态、内部构造、化学成分及医疗作用，往往有相近之处，故通过“亲缘关系”这一线索，也便于调查研究，从而发现和扩大新的药源。按药用部分分类，是便于研究药材的外形和显微特征，以利于对品种异同、质量优劣的比较鉴别；且因同一植物的不同入药部分，采收、加工、贮藏等方法亦各有不同，故按药用部分分类，也有利于对这些问题的研究和处理，以保证药材的质量。此外，还有按药物化学成分分类的。采用这种分类法，有利于研究药物的有效成分及其化学鉴定。

总之，从“神农定品年”开始，到当今医药科学飞速发展的时代，人们总结、积累了丰富的中药知识和经验，从而产生了上述各种分类方法。药物学的发展，除了历代医药家的努力探索外，也与当初中药学的开创者“神农尝百草，一日而遇七十毒”的艰辛是分不开的。

宋之问《药》诗，我们不管他有什么寓意，单就诗中涉及的有关医药问题来加以分析研究，也是很有意义的。此诗紧扣主题“药”，并强调了“神农定品年”等中药学发展史问题。尾联引用与药有关的典故“淮南王炼丹”，“一人得道，鸡犬升天”本来是赞扬丹药之灵验，但后来却以之比喻一个人做官得势，和他有点关系的人都跟着沾光，从而使之变为贬义词了。

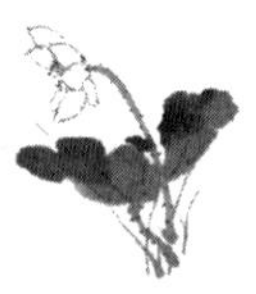

菱影摇动江浦月　清香引来棹歌风

——李峤《菱》滤医

钜野韶光暮，东平春溜通[1]。
影摇江浦月，香引棹歌风[2]。
日色翻池上，潭花发镜中。
五湖多赏乐，千里望难穷[3]。

选自《全唐诗》卷六十(第 3 册，第 716 页)

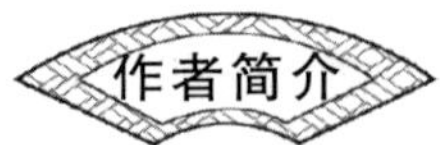

作者简介

李峤(公元 644—713 年)，唐代赞皇(今河北赞皇县)人，字巨山。麟德元年进士，历仕高宗、武后、中宗、玄宗四朝，官至中书令。善诗文，与同乡苏味道齐名，合称“苏李”。又与苏味道、崔融、杜审言合称“文章四友”。现存《李峤集》，为明人所辑。新、旧唐书有传。

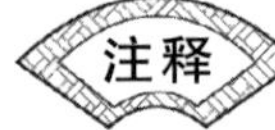

注释

①钜野：古湖泽名。在今山东省巨野县北五里。韶光：美好的时光，常指春光。东平：地名。在今山东省。春溜：指春水。

②江浦：江滨。棹歌：行船时所唱之歌。

③五湖：江南五大湖的总称，即洞庭、青草、鄱阳、彭蠡、太湖。赏乐：美好的景色使人心情愉快。

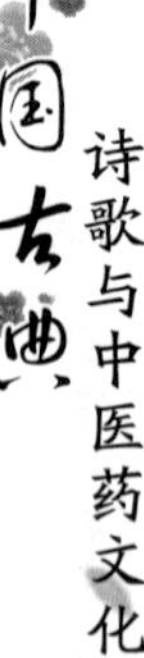

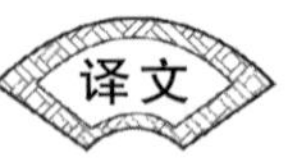

译文

钜野美好的时光是一年的春末；东平春雨足，湖泽水满，河渠畅通。明月映照江滨，月光下可见菱的清影摇曳；春风送来菱的清香，引得船夫放声高歌。日光洒向池面，水波荡漾，翠绿的菱叶翻动；潭水清澈明亮，洁白的菱花如出于镜中。五湖秀丽的景色，总使人赏心悦目；举头遥望，辽阔千里，更是无尽无穷。

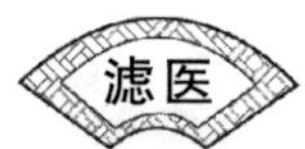

李峤此诗，对菱赞美有加。从菱影、菱香、菱叶、菱花几个方面进行了生动地描述，从而展现了"菱"的风姿。《本草纲目》："芰、菱，有湖泊处则有之。菱落泥中，最易生发，有野菱、家菱。其实有数种，或三角、四角，或两角、无角。野菱自生湖中，叶实俱小，其角硬直刺人，其色嫩青老黑；家菱种于陂塘，叶实俱大，角软而脆，亦有两角弯卷如弓形者，其色有青有红有紫，老则壳黑而硬。夏月以粪水浇其叶，则实更肥美。"菱，为菱科植物，一年生水生草本植物。水上叶菱形，叶柄上有浮囊，花白色。花期6—7月。果期9—10月。果实有硬壳，一般有角，俗称菱角。各地多有种植。

菱的果肉入药。其味甘性凉。生食清暑解热，除烦止渴，解酒毒；熟食益气健脾。《滇南本草》："治一切腰腿筋骨疼痛，周身四肢不仁，风湿入窍之症。"其果肉捣汁澄出的淀粉(菱粉)，可以补脾胃，强腰膝，益气力，行水，祛暑，解毒。

本植物的叶(菱叶)，《滇南本草》："晒干为末，搽小儿走马牙疳。"《中国药植图鉴》："治小儿头疮。"

本植物的果皮(菱壳)，主治泄泻，脱肛，痔疮，疔肿，黄水疮，天泡疮。内服煎汤。外用烧存性研末调敷或煎水洗。治头面黄水疮，隔年老菱壳，烧存性，麻油调敷。

本植物的茎(菱茎)，夏季开花时采收。治胃溃疡及多发性疣赘。内服煎汤，鲜者1～1.5两。外用捣烂敷擦。

本植物的果柄(菱蒂)，《纲目拾遗》："治疣子，用鲜水菱蒂搽一、二次，即自落。"临床报道：治疗皮肤疣，取鲜菱蒂在患部不断擦拭，每次约2分钟，每天6～8次。治疗青年扁平疣56例，全部治愈；寻常疣18例，17例治愈，1例无效；尖锐湿疣3例，2例治愈，1例无效；传染性软疣5例，4例治愈(有1例复发)，1例无效。有效病例一般在15天左右皮损完全脱落。

现代药理研究认为，在以艾氏腹水癌作体内抗癌的筛选试验中，发现菱种子的醇浸水液具有抗癌作用。

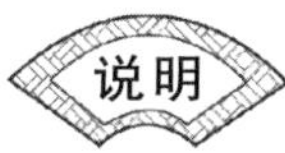

李峤写有很多单字题目的五言律诗，如《菱》《桂》《风》《云》《烟》《雾》等。还写有许多赠同僚好友的诗，大多写得感情真挚动人。"平生何以乐，斗酒夜相逢。曲中惊别绪，醉里失愁容。星月悬秋汉，风霜入曙钟。明日临沟水，青山几万重。"这是他写给骆宾王的诗。那时，李峤还是个小官，送骆宾王离开长安。此诗字里行间，既有失去朋友的借酒浇愁，也夹杂着对好友未来前程的无限担忧。曲中、醉里、别绪、愁容，星月、风霜、秋汉、曙钟，凄清而淡远，沧桑而伤情，能够看出李峤是动了真感情的。这也是一首平仄与对仗均很工整的标准五律。

李峤的代表作《汾阴行》颇为时人推崇，末四句云："山川满目泪沾衣，富贵荣华能几时？不见即今汾水上，唯有年年秋雁飞。"唐玄宗听梨园子弟歌此，一再赞叹："峤，真才子也。"

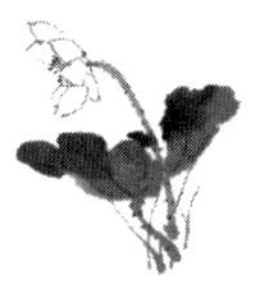

桂枝常得无限月　花香当满自然秋

——李峤《桂》[1]滤医

未植蟾宫里，宁移玉殿幽[2]。
枝生无限月，花满自然秋。
侠客条为马，仙人叶作舟[3]。
愿君期道术，攀折可淹留[4]。

选自《全唐诗》卷六十(第3册，第717页)

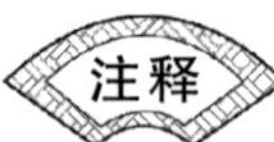

①桂：有数种，均为药用植物。肉桂，为樟科植物，常绿乔木，树皮含挥发油，极香，可作香料或入药。桂花，亦称金桂、丹桂，为珍贵的观赏树，木犀科，常绿灌木或小乔木，秋季开花，黄色或白色，极芳香，可提取芳香油或用作食品、糖果的香料。月桂，为樟科植物，常绿小乔木，叶清香。神话传说，月中有树曰桂，因以桂代指月亮。

②蟾宫：月宫。神话传说，月里有蟾蜍和丹桂。唐以来称科举及第为蟾宫折桂。宋代张齐贤诗："好去蟾宫是归路，明年应折桂枝香。"玉殿：传说中天界神仙的宫殿。

③侠客：旧称急人之难，出言必信，抑强扶弱，见义勇为的豪侠之士。桂条：古代名马。梅尧臣《送刘成伯还都》诗："既吹莲叶舟，更逐桂条马。"仙人：神话传说中，长生不老，有种种神通的人。

④道术：道教的法术；方术。淹留：逗留。

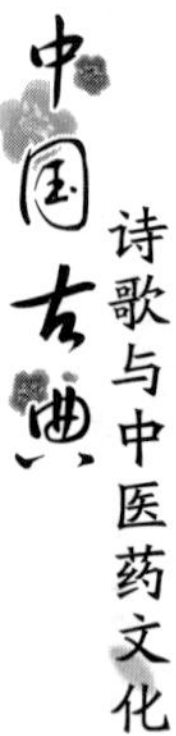

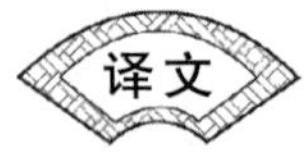

不能栽进月宫里的人间桂树，岂能向往移植到广寒的幽僻之地。其枝叶永远生长在无限

的月光中，芳花满树，香气浓郁，自然是处在美好的金秋。挺剑行侠的义士骑上桂条名马，神通广大的仙人摘片桂叶作舟。但愿您也能够得到道家登仙的法术，飞升月宫，攀折桂枝，则仙界可逗留。

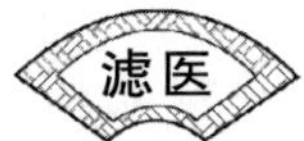

滤医

历代诗人咏桂的名句很多，如“涧暗泉偏冷，岩深桂绝香”，“绿桂为佳客，红蕉当美人”，此均指木犀科的丹桂而言。“桂子月中落，天香云外飘”。此指中秋前后，桂花绽放，散发浓香。桂子，即桂花。毛泽东主席诗词：“问讯吴刚何所有？吴刚捧出桂花酒。”此即用桂花浸制的酒，也指美酒。唐代诗人张乔《月中桂》：“与月转鸿濛，扶疏万古同。根非生下土，叶不坠秋风。每以圆时足，还随缺处空。影高群木外，香满一轮中。未种丹霄日，应虚白兔宫。何当因羽化，细得问玄功。”此言桂在月中，非凡树能比也。

中药“肉桂”为樟科植物，其干皮及枝皮入药。原植物为常绿乔木，高 12～17 米。树皮灰褐色，芳香，幼枝略呈四棱形。叶互生，长椭圆形至近披针形，上面绿色，有光泽，下面灰绿色，被细柔毛。圆锥花序腋生或近顶生；花小，黄绿色。花期 5—7 月。分布于福建、广东、广西、云南等地。本植物的嫩枝（桂枝）、幼嫩果实（桂丁）亦供药用。

中医认为，肉桂药材以皮细肉厚，断面紫红色，油性大，香气浓，味甜微辛，嚼之无渣者为佳。肉桂，辛甘性热。功能补元阳，暖脾胃，除积冷，通血脉。主治命门火衰，肢冷脉微，亡阳虚脱，腹痛泄泻，寒疝奔豚，腰膝冷痛，经闭癥瘕，阴疽流注，虚阳浮越，上热下寒。内服煎汤，0.5～1.5 钱；或入丸、散。阴虚火旺者忌服，孕妇慎服。

肉桂临床应用于治疗阳虚里寒证，常与附子同用。若肾阳不足，命门火衰而见畏寒肢冷、精神不振、腰膝酸软、阳痿、尿频、气短、喘促、水肿、小便不利，以及虚阳上浮、上热下寒、面赤足冷、“火不归原”者，须配补肾培元之品，如《金匮要略》肾气丸、《景岳全书》右归饮，均以肉桂、附子配滋补肾阴的熟地、山药、山萸肉等，以温养肾火，鼓舞生发之气。若脾肾阳虚而见食少便溏、完谷不化者，则与人参、白术、肉豆蔻等同用。肉桂之补火助阳，更能温养气血，振奋机体抗病能力，如在峻补气血药中，用为佐使，可以促使阳生阴长而加强补气养血的效果，如十全大补汤、人参养荣汤，方中所用肉桂，即是此意。

肉桂辛热，能消沉寒，又通血脉，适用于虚寒性的胃痛、腹痛及妇人血寒经痛等症。《肘后方》治心腹胀痛，《千金方》治中恶心痛，《圣惠方》治寒疝腹痛，都单用肉桂一味。虚寒甚者，尚可与其他温中散寒止痛药合用，以增强效果。如参附温心汤，即以肉桂与附子、干姜、人参等药配伍，以治心寒暴痛之证。用于妇人血寒经痛，常与当归、艾叶同用。

桂枝，为樟科植物肉桂的嫩枝。春、夏两季剪下嫩枝，除去叶片，切成 30～60 厘米长，扎成把，或切成斜薄片，晒干备用。味辛甘，性温，有特异香气。功能发汗解肌，温经通阳。色赤入营，能透达营卫，以解散肌腠风寒，适用于感冒风寒，表虚有汗的证候，如《伤寒论》桂枝汤，用桂枝配伍芍药、生姜、甘草、大枣，主治感冒，头痛发热，汗出恶风等症。其辛散温通，能祛风湿，通经络，故可用于风湿痹痛，肩臂肢节酸痛等症，如桂枝附子汤，即用桂枝配伍附子、生姜、甘草、大枣，主治风湿相搏，身体疼痛，不能自转侧等症。另能通阳化气，用于水湿内停，由于阳气不行而致的痰饮或蓄水等症，如苓桂术甘汤，即以桂枝配伍茯苓、白术、甘草，用于治疗脾阳不运，以致水气停蓄于肺而成痰饮者。又如五苓散，即以桂枝配伍茯苓、白术、猪苓、泽泻，用于治疗膀胱气化不行，小便不利，而成膀胱蓄水者。

此外，可借桂枝温通作用，以通经活血，用于治疗寒证经闭，如《金匮要略》桂枝茯苓丸，即以桂枝配伍茯苓、丹皮、桃仁、芍药而成。温经汤，即用桂枝配伍吴茱萸、当归、芍药等，用于散寒逐瘀，温经通闭等。

禁忌：温热病及阴虚阳盛之证、出血症等忌用。因为桂枝辛温助热，愈致伤阴动血。孕妇慎用，因为胎前多热，用之恐有堕胎之虞。若不属热者，不在此例。

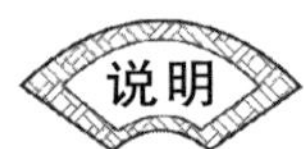

在古典诗词中，桂树常常与月亮有关，称作“月桂”。月桂之说，自汉晋以来流传已久，演至唐人小说，又出现吴刚伐桂之论。于是，桂树竟成了仙树。

李峤的《桂》诗，本是一首写人间桂树的诗，但是他却把天上的桂树作为参照。“未植蟾宫里，宁移玉殿幽”全句说，不能栽进月宫里的人间桂树，向往移植到广寒的幽僻之地。“蟾宫”、“玉殿”，都是传说中的月宫。诗人通过空间形态的联想，把天上与人间统一起来，让人间平凡的事物得以飞升，从而显现他不同平俗的审美情趣。

作者把自我的情思和桂的物态进行巧妙地合成，勾勒了桂枝夜挂月，广阔无垠，悠远幽淡的美，写芳花满秋凉，岁月如梭，深邃洁雅的意境。《桂》诗的后半部分虚拟出挺剑行侠的义士，把桂枝作为骏马驰骋天下；羽化登仙的道者，用小小的桂叶做成舟楫飘零渡海。桂树的神异色彩被深化。最后，他再度对桂树的这种神异性进行拓展，并迎合时人崇尚方术的心理，幻化桂树成为通向月宫仙乡的阶梯，表达了李峤追求自我超脱，希冀高贵而宁静的愿望。诗的意境被迅速点化、升腾，产生了仙俗融通的效应。

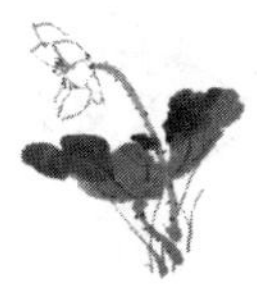

有意郎君多采撷　原来此物最相思

——王维《相思》滤医

红豆生南国，春来发几枝[①]。
愿君多采撷，此物最相思[②]。

选自《全唐诗》卷一百二十八（第4册，第1305页）

作者简介

王维（公元701—761年），字摩诘，太原祁（今山西祁县）人。早年的作品表现了对权贵的不满和积极进取的精神。中年之后，为逃避统治集团内部的斗争，过着亦官亦隐的悠闲生活。安禄山攻下长安，他苟安求全；长安收复后，降为太子中允。这时更笃志奉佛，唯以禅诵为事。后官至尚书右丞。后期写了大量山水田园诗。他艺术上的成就很广泛，音乐、绘画、书法等各方面造诣都很深。有《王右丞集》。

从王维的诗章中也可看出，他与道人、炼师来往密切，这对他清修静养的养生观很有影响，“愿奉无为化，斋心学自然”（《奉和圣制庆玄元皇帝玉像之作应制》），“悲哉世上人，甘此膻腥食”（《赠李颀》），就强调了养生要淡泊无为，道法自然和素食薄味。他的《林园即事寄舍弟紞》记叙了地方病，“地多齐后疟，人带荆州瘿”。此外，王维诗中还写到了炼丹和服食。

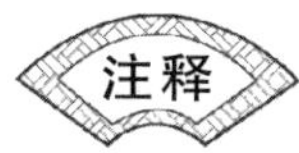

注释

①红豆：又名相思子、相思豆、鸳鸯豆、郎君豆。始载于《新修本草》。李时珍曰：“按《古今诗话》云：‘相思子圆而红。故老言：昔有人殁于边，其妻思之，哭于树下而卒，’因以名之。”丈夫为戍边而死，其妻痛哭而死于树下。后人把此树叫做“相思树”，其子即相思豆。李时珍对于相思子的考证，可谓有理有据，对我们鉴赏此诗很有参考意义。这一故事情节原本就生动感人，

同时也说明了“相思豆”药名的来历。南国：泛指我国南方。曹植诗：“南国有佳人，容华若桃李。”发几枝：新添的枝条。

②撷：摘取。

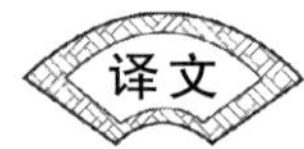

译文

红豆生长在南国，不知春来又生出多少新枝？我劝你多多地采摘，它最能表示无限的相思。

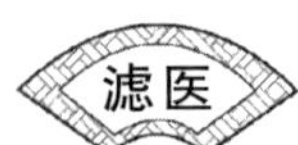

滤医

红豆，为豆科植物相思子的种子。产于广东、广西、云南、福建、台湾等地。原植物为缠绕藤本，茎细长，稍木质化。双数羽状复叶，互生，长 4～11 厘米；小叶 8～20 对，具短柄；小叶片长圆形至长圆状倒卵形，长 5～20 毫米，宽 3～8 毫米。总状花序腋生；花小，排列紧密，淡紫色；花萼黄绿色；花冠蝶形。荚果黄绿色，革质，长方形，扁平或膨胀，长 2～4.5 厘米，宽 1.2～1.4 厘米。种子 1～6 粒，椭圆形，基部靠近种脐部分黑色，上部朱红色，有光泽。花期 3—5 月。果期 5—6 月。生长于丘陵地或山间、路旁灌丛中，常栽培于村边。夏、秋季分批采摘其成熟果荚，晒干，打出种子，除净杂质后再晒干。干燥种子呈椭圆形，少数近于球形。以个大、红头、黑底、色艳、粒圆、饱满者为佳。

红豆，味苦性平，有大毒。功能消肿，杀虫。用于治疗痈肿、疥癣、湿疹，研粉茶油调涂；流行性腮腺炎，研粉鸡子清调敷。本品多作外用药，不宜内服，以防误服中毒。

相思子毒蛋白毒性很大，0.5 毫克即可使人死亡。中毒症状有腹泻、呕吐、尿闭、幻视、溶血、虚脱等，半粒种子咬碎吞下即可使人中毒。《南方主要有毒植物》：“相思豆，叶、根、种子有毒，以种子最毒。中毒症状表现为食欲不振，恶心，呕吐，腹痛，腹泻，呼吸困难，皮肤青紫，循环系统衰竭和少尿，最后出现溶血现象，尿血，逐渐呈现呼吸性窒息而死亡。解救方法：催吐或洗胃，然后导泻，并注射生理盐水或 5% 葡萄糖盐水；防止血红素或其产物在肾中沉淀，可每日服小苏打 5～15 克；如溶血严重并有呼吸窒息现象时，要给氧，小量输血及使用中枢兴奋剂，行人工呼吸。”

说明

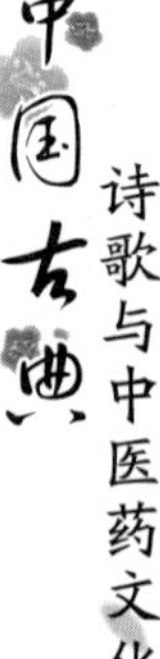

红豆，一名相思子。传说一位女子在树下盼望丈夫，泪落染树，结出红子，因称此树为相思树。文学作品中常用红豆以象征爱情或相思。古代表达爱情的诗很多，王维此诗即是其中最有名的一首。诗人借用红豆的别名“相思子”，以一位姑娘的口气直率地表达了自己对爱人的深厚情谊。这首诗虽是直接咏物，但却大有因物寄寓相思之意。先以“红豆生南国，春来发几枝”起句，然后，第三句承上转下，第四句“此物最相思”，结出相思的正意，点明了诗的主题。这样写来，起到了余音绕梁，意味隽永的效果。全诗字句自然流畅，朗朗上口，表达的爱情深沉而不轻浮，感情真挚而不陋俗，故深受历代文人好评，一直流传至今。

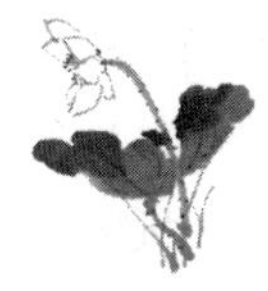

遥知兄弟登高处　遍插茱萸少一人

——王维《九月九日忆山东兄弟》[①]滤医

独在异乡为异客，每逢佳节倍思亲[②]。

遥知兄弟登高处，遍插茱萸少一人[③]。

选自《全唐诗》卷一百二十八(第4册，第1306页)

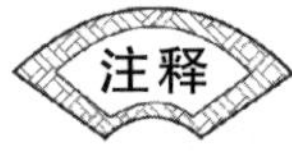

注释

①九月九日：古时为重阳佳节，民间习俗要头插茱萸，喝黄酒或菊花酒，以辟恶气。山东：泛指函谷关以东一带地方，非专指今山东省。

②为异客：作他乡的客人。倍：格外。亲：父母，这里泛指亲人。

③登高：指农历九月初九日登高的风俗。南朝·梁·吴均《续齐谐记·九日登高》："汝南桓景随费长房游学累年。长房谓曰：'九月九日，汝家中当有灾，宜急去，令家人各作绛囊盛茱萸以系臂，登高饮菊花酒，此祸可除。'景如言，齐家登山。夕还，见鸡犬牛羊一时暴死。长房闻之曰：'此可代也。'今世人九日登高饮酒，妇人带茱萸囊，盖始于此。"古人认为插茱萸或佩戴茱萸囊能避灾疫，祛除邪气，有预防疾病的作用。

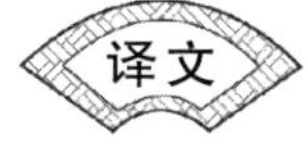

译文

我独自在异乡作客，每逢佳节，格外地思念亲人。遥想兄弟们此日登高，采摘茱萸佩带时，会感叹少我一人。

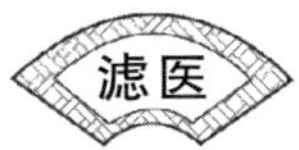

滤医

茱萸，有山茱萸和吴茱萸之分，两者科属不同，性味、功效迥异。笔者认为，王维此诗所说“茱萸”，当是吴茱萸。吴茱萸，又名气辣子、曲药子、茶辣。中医所用者，为芸香科植物吴茱萸的近成熟果实。原植物为灌木或小乔木，高 2.5～8 米。羽状复叶对生；叶长椭圆形或卵状椭圆形，长 5～14 厘米，宽 2～6 厘米，上面疏生毛，下面密被白色长柔毛，有透明腺点。花单性异株，密集成顶生的圆锥花序。蓇葖果紫红色，有粗大腺点，每果含种子 1 粒。花期 6—8 月，果期 9—10 月。生于温暖地带，山地、路旁或疏林下。分布于广东、广西、贵州、云南、四川、陕西、湖南、湖北、福建、浙江、江西等地。8—11 月果实尚未开裂时，剪下果枝，晒干或低温干燥，除去枝、叶、果梗等。原药用，或盐水炒用，或甘草水漂淡用(漂淡者，名淡吴萸)。味辛辣而苦，性大热，气芳香浓郁。有小毒。功能温中散寒止痛，理气降逆止呕。

中医认为，吴茱萸辛温，疏肝暖脾，善解厥阴之滞，消阴寒之气，故可用于胃痛、腹痛、疝痛及脚气疼痛等症，皆取其温散开郁之功。如经验方治冷气腹痛，以吴茱萸同香油和酒煎服；《和剂局方》夺命散，主治小肠疝气，偏坠掣痛，以吴茱萸同醋、酒、童便等制过，配伍泽泻而成；《医宗金鉴》金茱丸，治小儿冷疝气痛，则用吴茱萸与金铃子配伍。如属于热证者，亦可与寒凉药合用，如朱丹溪方左金丸，治肝火腹痛、胁痛，即以本品佐黄连。对于脚气疼痛症而应用吴茱萸者，如《千金方》吴萸汤，治脚气入腹疼痛、目闷腹胀者，即以本品配伍木瓜用之。如中医辨证认为，属厥气上逆，木郁土中，肝胃失调，呕吐吞酸，本品能疏肝理气，和中止呕。如吴茱萸汤治呕而胸满者，及厥阴病干呕、吐涎沫、头痛者，即系以吴茱萸配伍生姜、人参、大枣组成；《圣惠方》治食已吞酸、胃气虚冷者，本品与炮姜同为末服，更增温中健胃之效。吴茱萸气芳香浓郁，味辛辣而苦。煎服，1.5～6 克。需滚汤泡去苦汁用。止呕，黄连水炒；治疝，盐水炒。本品性偏燥烈，易损气动火，目昏发疮，故阴虚火旺者不宜服。孕妇慎用。

治疗高血压病，将吴茱萸研末，每次取 0.6～1 两，用醋调敷两足心(最好睡前调敷，用布包裹)。一般敷 12～24 小时后血压即开始下降，自觉症状减轻。轻症敷 1 次，重症敷 2～3 次即显示降压效果。治疗黄水疮，将吴茱萸研粉用凡士林调制成 10% 软膏，局部涂擦，每日 1～2 次。擦药前先用温水洗净患处。治疗 12 例，一般 4～6 次即愈。治疗口腔溃疡，将吴茱萸捣碎，过筛，取细末加适量好醋调成糊状，涂在纱布上，敷于双侧涌泉穴，24 小时后取下。1 岁以下用 0.5～2 钱，1～5 岁用 2～3 钱，6～15 岁用 3～4 钱，15 岁以上用 4～5 钱。治疗 256 例，有 247 例治愈。一般敷药一次即有效。

说明

王维写此诗时，时年十七岁。他善用形象思维，把寄居他乡，思念亲人的心情，真实地描写了出来。首句托出主题，由一“独”字写起，连用两个“异”字，写出“异乡”、“异客”的凄苦。别人在热热闹闹地过节，而我却更加感到寂寞凄凉。二句用一“倍”字，进而托出佳节思亲的急切之情。三句承上转下，专忆此时此刻诸兄弟在登高。最后，用反意作合。既不直说我忆兄弟，也不直讲兄弟忆我，而只说遍插茱萸少我一人。在他们插上茱萸之时，一定会为少我一人不能团聚而十分遗憾。此时，他们定会加倍地想我，并为我挂牵。不说自己想念家乡的兄弟，反说家乡兄弟在想念自己。实际上，说的还是我忆兄弟。这正是“倍思亲”感情的进一步深化。古人所谓"茱萸节"、"茱萸会"，均指重阳节而言。王维用此典，也给这首诗增添了更加深刻的内含。此诗，语言质朴，用意婉转。起承转合，自然流畅，感情至深，形象生动，故千百年来，广为传诵，赞为名作。

洪迈《容斋随笔》卷四谈到诗中用"茱萸"一词。刘梦得说："诗里使用茱萸一词的，共有三人。杜甫说'醉把茱萸仔细看'，王维说'遍插茱萸少一人'，朱放说'学他年少插茱萸'，三位的写法，以杜甫的为最好。"我看唐人七言诗，用"茱萸"一词的，还有十多家，现摘录如下：王昌龄"茱萸插鬓花宜寿"，戴叔伦"插鬓茱萸来未尽"，卢纶"茱萸一朵映华簪"，权德舆"酒泛茱萸晚易醺"，白居易"舞鬟摆落茱萸房"，"茱萸色浅未经霜"，杨衡"强插茱萸随众人"，张谔"茱萸凡作几年新"，耿湋"发稀哪敢插茱萸"，刘商"邮筒不解献茱萸"，崔橹"茱萸冷吹溪口香"，周贺"茱萸城里一尊前"，比起杜甫的诗句，的确是不能相提并论的。洪迈认为以上各句，以杜甫的为最好。亦可见唐人对茱萸之喜爱。

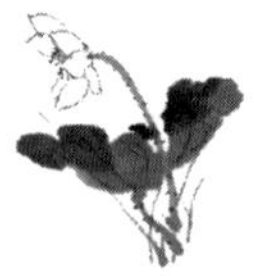

益肾补肝是名药　茱萸红果发清香

——王维《山茱萸》[①] 滤医

朱实山下开，清香寒更发[②]。

幸与丛桂花，窗前向秋月[③]。

选自《全唐诗》卷一百二十八（第4册，第1304页）

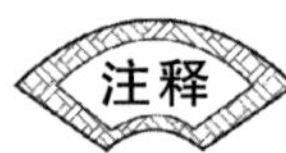

注释

①山茱萸：为山茱萸科植物。落叶小乔木或灌木。高4～7米。叶狭卵形，对生。花小，黄色，先叶开花。花期5—6月。核果椭圆形，熟时红色。果期8—10月。生于阴湿沟畔、溪旁或向阳山坡灌丛中。产于浙江、河南、安徽、陕西、山东、四川、山西等地。园林中多有栽培，可供观赏。其果肉入药。

②朱实：红色的果实。

③丛：众多。桂花：树名。即木犀，也指其所开的花。秋月：秋夜的月亮。

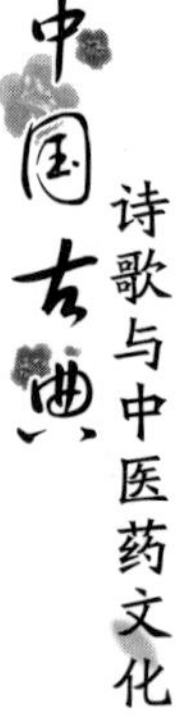

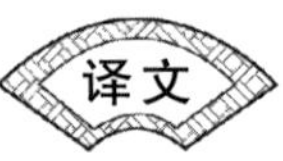

译文

朱红色的果实，挂满山下茱萸树的枝头；秋风散发出茱萸清淡的香味，清香更加撩人。又有幸与众多的桂花一同迎来美好的金秋；我站在窗前，面向秋夜的月亮，并欣赏着这些花果。

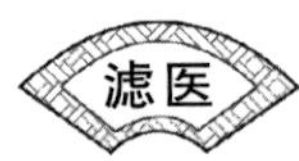

滤医

山茱萸的果肉入药。商品药材为已除去种子的扁长椭圆形果实，上端有去核的破口，皮肉紫红色，表面多皱缩，有光泽，质柔润。嗅之有香甜气。一般以肉厚、色紫红、油润、无核、无果柄、味酸涩者为佳。9—10 月采集成熟果实，去尽果柄，蒸透去核，晒干。因须去核用，故又有山萸肉、枣皮等名称。

山萸肉，性微温，味酸涩。功能补益肝肾，涩精止汗，固脱。《神农本草经》："久服轻身"，《别录》："强阴益精，安五脏，通九窍，止小便利。久服，明目强力长年。"《药性本草》："疗耳鸣，补肾气，兴阳道，坚阴茎，添精髓，止老人尿不节。"《医学衷中参西录》："山萸肉，味酸性温，大能收敛元气，振作精神，固涩滑脱，因得木气最厚，收涩之中兼具条畅之性，故又通利九窍，流通血脉，治肝虚自汗，肝虚胁疼腰痛，肝虚内风萌动。"有关山萸肉的临证应用，古今医家积累了丰富的经验。傅青主加减四物汤，以山茱萸与熟地、当归、白芍等同用，治肝肾亏虚的月经过多或漏下不止，取其补益肝肾及固涩作用。治大汗亡阳虚脱，山萸肉与人参、附子、龙骨、牡蛎等药同用，取其敛汗固脱之功。山萸丸，见《圣济总录》。山萸肉、仙灵脾、菟丝子各 50 克，车前子(酒浸一宿焙干)150 克。以上诸药，共捣研为细末，炼蜜和丸，如梧桐子大小。饭前服之，每次服 15 丸，温酒或盐汤送下。功能补丹田，悦颜色，长肌肤，促饮食。主治腰膝酸痛，劳伤过度，下元虚损，阳痿精冷。山萸肉粥，山萸肉 15～20 克，粳米 100 克，白糖适量。山萸肉洗净，与淘净的粳米一同如常法煮粥。早、晚佐餐食用。功能补益肝肾，涩精缩尿。主治肝肾不足，头晕目眩，耳鸣，腰膝酸软，遗精遗尿，小便频数，虚汗，妇女带下等症。

现代药理研究发现，山茱萸的果实含山茱萸甙、皂甙、鞣质、维生素 A 样物质等成分。试验证实，山茱萸能抗菌、降压、增加白细胞。山茱萸提取物具有改善糖尿病的作用。

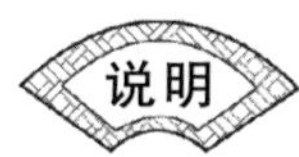

说明

《本草纲目》："(寇宗奭曰)山茱萸与吴茱萸甚不相类，治疗大不同，未审何缘命此名也?"古人诗文中有时只写"茱萸"，究属何种茱萸？有必要考证清楚。王维《山茱萸》诗："朱实山下开"。成熟的山茱萸果实是红色的，诗题也已写明山茱萸，这是毫无疑问的。其《九月九日忆山东兄弟》："遍插茱萸少一人"。从两种茱萸的性味、功效来看，此句指的是芸香科"吴茱萸"。因为，吴茱萸香气辛烈，具有浓郁的气味，插在头上，或做成装有吴茱萸的香囊戴在身上，可以起到"芳香避秽，祛邪防病"的作用。唐代郭元振《子夜四时歌》："辟恶茱萸囊，延年菊花酒。"即是有力的佐证。

《花镜》写茱萸："随处皆生，木高丈余，皮青绿色。叶似椿而阔厚，色青紫。茎间有刺，三月开红紫细花。其实结于枝梢，累累成簇而无核。嫩时微黄，至熟则深紫，味辛辣如椒。井侧河边，宜种此树，叶落其中，人饮是水，永无瘟疫。"《荆楚岁时记》："九月九日宴会，未知起于何代。然自汉至宋未改，今北人亦重此节。佩茱萸，食蓬饵，饮菊花酒，云令人长寿。"以上描述，均指吴茱萸。

以前，有人认为"遍插茱萸少一人"中的茱萸是山茱萸，实为张冠李戴。山茱萸虽为传统中药，有滋补肝肾的功效，六味地黄丸中便有一味是山茱萸，但它闻起来没有气味，显然起不到驱邪辟秽的作用。而芸香科植物吴茱萸的干燥未成熟果实，其性温热，味辛苦，气味浓郁，有散寒辟秽、止痛、燥湿、疏肝下气、温中降逆、止呕之功。

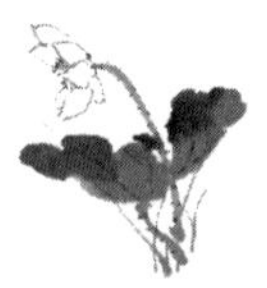

百合功堪止涕泪　诗人欲纵望乡目

——王维《百合》[①]滤医

冥搜到百合，真使当重肉[②]。
软温甚鸱蹲，莹净岂鸿鹄[③]？
食之当有助，盖昔先所服[④]。
诗肠贮微甘，茗碗争余馥[⑤]。
果堪止泪无？欲纵望乡目[⑥]。

选自《本草纲目》菜部第二十七卷（人民卫生出版社，1982年11月第1版，校点本，下册1680页）。此诗，李时珍只引用了首联和尾联。中三联据《渊鉴类函·药部一》补全

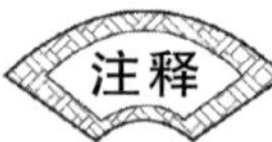

注释

①百合：多年生草本植物。花供观赏，地下鳞茎供食用，亦可入药。李时珍曰："百合，一茎直上，四向生叶，叶似短竹叶，不似柳叶。五、六月茎端开大白花，长五寸，六出，红蕊四垂向下，色亦不红。红者叶似柳，乃山丹也。"又曰："百合之根，以众瓣合成也。或云专治百合病，故名，亦通。其根如大蒜，其味如山薯，故俗称蒜脑薯。"

②冥搜：尽力寻找，搜集。重肉：百合鳞茎球形，由鳞片抱合而成，以鳞片肉质肥厚者为上品、真品。

③鸱蹲：如鸱鸟之蹲。鸿鹄：即天鹅。比喻其色泽洁白。前四句写其采集和鉴别方法。

④古人食之，以救饥荒。百合新者，可蒸可煮，和肉更佳；干者作粉食，最益人。这两句说明百合的食用价值。

⑤诗肠：诗思，诗情。馥：香气。这两句写百合的性味，写得新颖独特，富有创意，给人以美感。

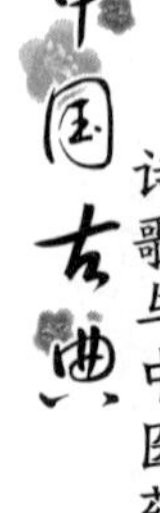

⑥止泪：李时珍认为，王维此诗“盖取本草百合止涕泪之说”。纵目：放眼远望。望乡目：李时珍所引为“望江目”，江，当为“乡”，今据《渊鉴类函》改之。

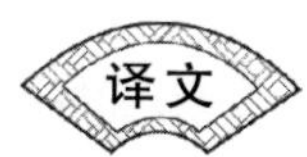

译文

我尽力搜集采挖到了百合，真品百合，鳞片肉质肥厚。其形状柔软叠曲，看上去像是蹲坐的鸱鸟，其色泽洁白莹净，即使天鹅也无可伦比。百合蒸熟食用，有助于补益身体，古人早就食用了。百合引发了我写诗的情思，诗思中也仿佛蕴藏着轻微的甘甜，茶碗中也散发着缕缕的芳香。百合果真可以止泪吗？那我就取其止泪之功以便纵目遥望故乡吧！

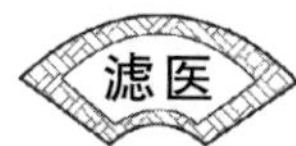

滤医

百合，为百合科多年生草本植物。茎高30～100厘米；叶为平行脉之单叶，广卵形、椭圆形、披针形等均有；有的上部叶腋有珠芽，互生或轮生；夏日茎顶开花，花形美大，有一朵或数朵，喇叭形，有香味，花被6片，排列为两层，长10～15厘米，多为白色或红、黄色，雄蕊6枚。百合在庭院中多群植于树下，林缘坡地，以添自然景色。因其花大美观而香，亦可盆栽，摆于阳台。百合花艳丽多彩，紫红黄白交映，花茎亭亭玉立，风姿绰约可爱。

百合花含芳香油，可以提制芳香浸膏；鳞茎含有大量淀粉、蛋白质和脂肪等，可供食用、药用。药用百合，有家种与野生之分，家种的鳞片阔而薄，味不甚苦；野生的鳞片小而厚，味较苦。另常用蜜百合，其炮制方法为取净百合，加炼熟的蜂蜜（百合100斤，用蜂蜜6斤4两）与开水适量，拌匀，稍闷，置锅内用文火炒至黄色不黏手为度，取出，放凉。

百合，味甘性平。功能补中益气，润肺止咳，清心安神。常用于治疗肺结核咳嗽，痰中带血，神经衰弱，心烦不安等症。可谓观赏、食疗、药用之上品。

百合，《神农本草经》载：“主邪气腹胀、心痛。利大小便，补中益气。”《别录》：“止涕泪。”清代黄宫绣《本草求真》：“功有利于肺心，而能敛气养心，安神定魄。”百合甘平，润肺止咳，常用于肺燥肺热咳嗽。《圣惠方》以新百合，用蜜和蒸软，时含一片，咽津。古方百花膏，以百合配款冬花，同熬成膏服用，主治火咳痰血。百合清心安神，用于热病后期，余热未清，神思恍惚，莫名所苦的百合病，如《金匮要略》百合知母汤、百合地黄汤。治肺痨久咳，百合30克，粳米100克，加水熬粥，入冰糖调服。治慢性气管炎，鲜百合300克，炙百部200克，天门冬100克，均洗净装入罐内，冷水浸泡半小时，用文火煎两次，合并滤液，加蜂蜜500克，以武火蒸如膏状，每次1匙，日服2次。治热病虚损，百合100克，青梅30个，加水蒸透后，再添冰糖150克，白糖100克，桂花少许，搅匀即可食用，每次1匙，日服2～3次。百合固金丸，由百合、当归、川贝母、甘草、生地黄、熟地黄、麦冬、玄参、桔梗、白芍药组成，具有养阴清热、润肺止咳的作用，主治肺肾阴虚，虚火上炎而致久咳气喘，咽干舌燥，痰中带血，午后潮热，舌红少苔等症。现代常用于肺结核、气管炎、支气管扩张、咽炎等属肺肾阴虚者。百合粥，用鲜百合30～60克，粳米50克，冰糖适量。将粳米淘洗干净，常法煮粥。粥熟前加入百合再煮，至药、米熟烂。干百合可与米同煮。每日早餐调入冰糖顿服，可润肺止咳，清心安神。主治肺阴不足，痨嗽咳血，气喘，乏力，脾气虚弱，食欲不振，虚弱烦躁。百合杏仁粥，用鲜百合50克（干品30克），杏仁10克，粳米50克，白蜜适量。将鲜百合洗净，杏仁去皮打碎，与粳米同煮成粥，调入白蜜温食。每日一次。养阴清热润燥，适用于秋凉燥咳，如支气管炎、肺结核、百日咳、感冒等燥咳患者。

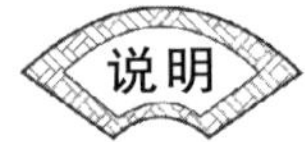

王维《百合》诗："果堪止泪无，欲纵望乡目。"百合止泪之功，载于陶弘景《名医别录》。肺肝有热，眼病多泪，方中加入百合，因其能清肺肝热也。王维熟读本草，亦知药性，故诗中所言，原本有据。此诗简明扼要地介绍了百合的采集、鉴别、性味和功效，并巧妙地抒发了诗人的思乡之情。此诗对偶工整，比喻奇特，富有情趣。使读者在欣赏诗作的同时，也学到了有关药物知识，表现了王维较高的创作技巧。

百合药用、食疗俱佳。其花是幸福友好的象征。因此，古今诗人大都喜爱百合。陆游《窗前作小土山艺兰及玉簪最后得香百合并种之戏作》诗："芳兰移取遍中林，余地何妨种玉簪。更乞两丛香百合，老翁七十尚童心。"由此可见，老诗人移栽百合时欢乐的心情。艾青《写在彩色纸条上的诗》："你的鼻子像百合，你的嘴唇像花瓣。"这种奇思妙喻，真令人称绝。谈到百合，还有一段传说，据《集异记》载，兖州徂徕山寺中有位书生，一日忽遇一白衣少女，年方十五六岁，姿容绝伦。二人相聚，情意缱绻，临走时以白玉指环相赠，接着出寺门而去。书生隐身相送，约行百余步而忽然不见，书生寻至其处，见有一株百合正盛开白花，方悟少女乃百合花所变。这个故事虽然神奇，但可借以表达爱花之心。

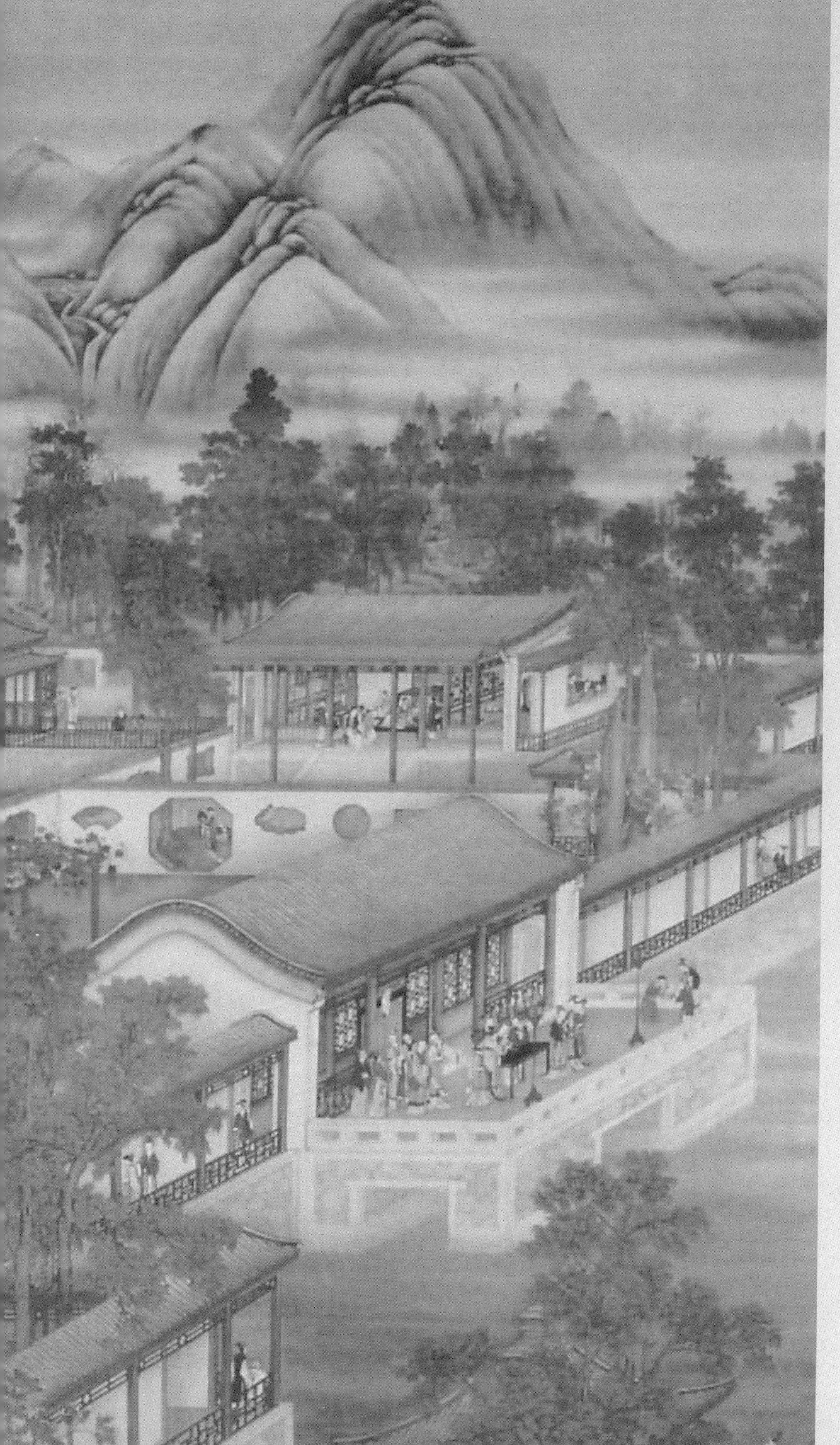

七夕

络角星河菡萏天，一家欢笑设红筵。应倾谢女珠玑箧，尽写檀郎锦绣篇。香帐簇成排窈窕，金针穿罢拜婵娟。铜壶漏报天将晓，惆怅佳期又一年。

——唐·罗隐

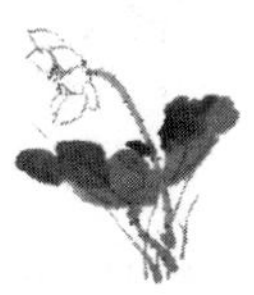

百花仙醖能留客　一饭胡麻度几春

——王昌龄《题朱炼师山房》[①]滤医

叩齿焚香出世尘，斋坛鸣磬步虚人[②]。

百花仙醖能留客，一饭胡麻度几春[③]。

选自《全唐诗》卷一百四十三(第4册，第1451页)

作者简介

王昌龄(公元698—756年)，字少伯，唐代京兆长安(今陕西西安)人。开元年间中进士，曾任汜水尉、江宁丞等职。安史之乱时，被刺史闾丘晓所杀。他擅长七言绝句，一些写边塞、宫怨、闺怨、送别的诗歌，多为人所称道。《全唐诗》收编其诗四卷，明人辑有《王昌龄集》。

注释

①炼师：古时以某些道士懂得养生、炼丹之法，尊称为炼师。

②叩齿：牙齿上下相碰击。古代的一种养生方法。宋代周密《癸辛杂识前集·胎息》："每日以子时后，披衣坐，面东或南，盘足坐，叩齿三十六通。"叩齿，又为道家所行的祝告仪式之一。叩左齿为鸣天鼓，叩右齿为击天磬，驱祟降妖用之。当门上下八齿相叩，为鸣法鼓，通真、朝奏用之。宋代无名氏《灯下闲谈·坠井得道》："道士乃临槛秉简，叩齿焚香。"斋坛：道士诵经礼神的场所。磬：和尚或道士敲的铜铁铸的钵状物。步虚：道士唱经礼赞。亦指道家传说中神仙的凌空步行。《汉武帝内传》："可以步虚，可以隐形。长生久视，还白留青。"步虚人：指道士。

③仙醖：仙人酿的酒，比喻美酒。胡麻：即芝麻。晋代葛洪《抱朴子·仙药》："巨胜，一名胡麻，饵服之不老，耐风湿，补衰老也。"唐代王维《送孙秀才》诗："山中无鲁酒，松下饭胡麻。"胡麻饭：以胡麻为主要原料炊成的饭。相传东汉永平年间，剡县人刘晨、阮肇入天台山采药，遇二女

子邀至家，食以胡麻饭。留半年，迨还乡，子孙已历七世。见《太平广记》卷 6131《神仙记》。后因以“胡麻饭”表示仙人的食物。

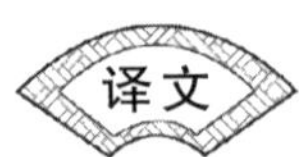

朱炼师叩齿焚香，炼丹修道，行为脱俗超尘；坐坛敲磬，凌空步行，是一位长生不老的高人。他用百花酿成的美酒，能够留住宾客；吃一顿他炊的胡麻饭，即可益寿延年度过几百年。

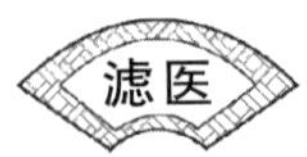

王昌龄此诗提到“叩齿”，这是古人养生保健方法之一。北齐·颜之推《颜氏家训·养生》：“吾尝患齿，摇动欲落，饮食热冷，皆苦疼痛。见《抱朴子》有‘牢齿之法，早朝叩齿三百下为良’，行之数日，即便平愈。”晋代葛洪最早提出“叩齿”保健法。《圣济总录》云：“牙齿者，骨之所终，髓之所养……叩令牙齿坚牢，齿槽固密，诸疾不生。”口微闭，上、下牙齿有节奏地相互叩击 30 次。能预防牙疾，坚固牙齿。清晨醒来，全身肌肉仍处于松弛状态，牙齿也是如此。所以，一般人在清晨总觉得牙齿较为松动。如果这时进行叩齿，既巩固了牙根和牙周组织，又兴奋了牙神经、血管和牙髓细胞，对牙齿的健康有很大好处。叩齿方法，可在晨起后，按磨牙、尖牙、切牙，依次各叩数十遍，再用舌舔牙周三、五圈即可，能够收到强健牙齿的良好效果。

宋代王暐《道山清话》：“人之叩齿，将以收召神观，辟除外邪，其说出于道家者流，故修养之人多叩齿。”叩齿是道家养生保健方法之一。唐代诗人白居易亦常采用此法，他写的《晚起闲行》诗曰：“皤然一老子，拥裘仍隐几。坐稳夜忘眠，卧安朝不起。起来无可做，闭目时叩齿。”其意思是说，我这个须发已经全白的老头子，用皮衣拥护下体，仍然靠着案几。身子一坐稳，夜晚竟然忘了睡觉；睡得安宁了，第二天又懒得早起。即使起来了，也没有什么事可做；只好又闭上双眼，时时叩击牙齿。《增补遵生八笺》载有“叩齿牙无疾诀”，其诀曰：“热极风生牙不宁，侵晨叩漱自惺惺。若教运用常无隔，还许他年老复钉。”意思是说，热极生风，牙齿松动不稳；从拂晓睡醒时，即开始叩齿，漱口咽津；若能长期运用此法，从不间断；即使到了老年，牙齿也仍然牢固，坚硬如钉。

诗中：“一饭胡麻度几春”，胡麻的药物作用可参见王绩《食后》。

关于胡麻的服食方法，古人早有记述。葛洪《抱朴子》服芝麻法：“上党胡麻三斗，淘净，甑蒸令气遍，日干，以水淘去沫，再蒸。如此九度，以汤脱去皮，簸净。炒香为末，白蜜或枣膏丸弹子大，每温酒化下一丸，日三服。忌鱼、狗肉、生莱菔。至百日，能除一切痼疾；一年，身面光泽，不饥；二年，白发返黑；三年，齿落更生；四年，水火不能害；五年，行及奔马；久服，长生。”此外，宋代诗人苏轼爱好服食养生，曾写有《服胡麻赋》，其中描述了服食胡麻的好处，可供参考。

胡麻为延年益寿之佳品。据药理研究证明，胡麻仁含有较丰富的维生素 E、亚油酸等成分，对于延缓衰老、保健均有一定的作用。胡麻煮粥为饭，经常食用，确有良好的保健效果。

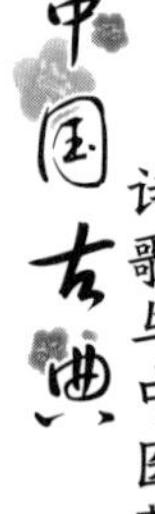

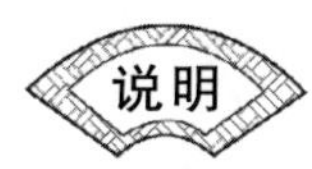

说明

据晋代葛洪《神仙传》记载："鲁女生者，长乐人也。服胡麻、饵术，绝谷八十余年，甚少壮，一日行三百余里，走逐獐鹿。乡里传世见之。二百余年，入华山中去。时故人与女生别后五十年，入华山庙，逢女生，乘白鹿，从后玉女数十人也。"其意思是说，鲁女生是长乐人，长期修炼道术。八十多年间，她只偶尔吃一些胡麻和术，从来不吃粮食，可是看上去却非常健壮。她一日能行三百多里路。她的奔跑速度非常快，能够毫不费力地追上獐和鹿。家乡里有好几代人都见过她。在她二百多岁时，鲁女生辞别亲人到华山中修道去了。五十多年后，她的故友曾在华山的道庙里见到过她。此时的鲁女生骑着一匹白鹿，后面跟着几十位年轻的女郎，已成仙人了。

鲁女生长年服食胡麻，修炼道术，终于成仙。这虽是道家编造的美好的神话故事，但也说明，古代道家早已把胡麻作为服食养生的主要药物之一，也说明了胡麻具有良好的抗衰老作用。王昌龄"一饭胡麻度几春"，这是对胡麻延年益寿之功的咏赞。长年服食胡麻的朱炼师读了此诗，一定会高兴之至，飘飘然飞身欲仙矣。

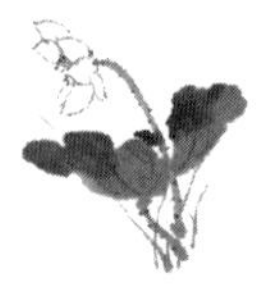

黄精九蒸换凡骨　仙经早著上世言

——韦应物《饵黄精》滤医

灵药出西山，服食采其根①。
九蒸换凡骨，经著上世言②。
候火起中夜，馨香满南轩③。
斋居感众灵，药术启妙门④。
自怀物外心，岂与俗士论⑤。
终期脱印绶，永与天壤存⑥。

选自《全唐诗》卷一百九十三(第6册，第1990页)

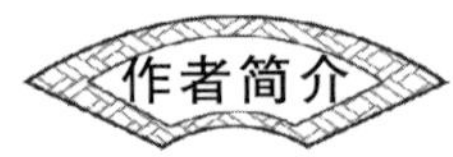

作者简介

韦应物(公元737—790年?)，京兆长安(今陕西西安)人。少年时狂放不羁。后来发奋读书，应举中进士，历任滁州、江州、苏州刺史，也称“韦苏州”。他的诗以描写景物和隐逸生活著称。有《韦苏州集》。

韦应物存诗663首，其中涉及医药的诗有13首。其《种药》诗曰：“好读神农书，多识药草名。”可见他有志于药学，以种药为乐事；《对萱草》诗还讲到萱草的功用，诗曰：“何人树萱草，对此郡斋幽。本是忘忧物，今夕重生忧。丛疏露始滴，芳余蝶尚留。还思杜陵圃，离披风雨秋”。《清明日忆诸弟》：“冷食方多病，开襟一忻然。终令思故郡，烟火满晴川。杏粥犹堪食，榆羹已稍煎。唯恨乖亲燕，坐度此芳年。”不仅写到了用于食疗的杏粥、榆羹，还说明冷食容易导致疾病。这些都是来源于生活的实践经验。如古代为纪念介子推的“寒食节”(在清明前两天)，要人们禁烟火，冷食一天，就是一种不好的习俗，难怪渐渐被人们遗忘了。

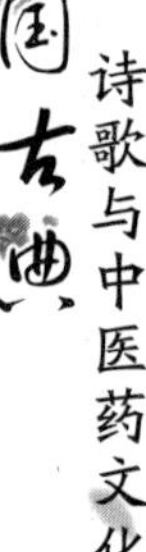

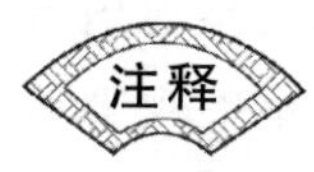

①西山：指西山药，是传说中的能使人长生不老的仙药。见曹丕《折杨柳行》注释。南朝·梁·沈约《宿东园》："若蒙西山药，颓龄倘能度。"服食：服用药物或丹药。道家养生术之一。嵇康《养生论》："呼吸吐纳，服食养身。"

②九蒸：九蒸九晒，古人炮制黄精的一种方法。现代炮制"酒黄精"，将黄精洗净，用酒拌匀，装入容器内，密闭，坐水锅中，隔水炖到酒吸尽，取出，切段，晾干（每黄精100斤，用黄酒50斤）。凡骨：凡人或指凡人的躯体、气质。陆游《登上清小阁》诗："欲求灵药换凡骨，先挽天河洗俗情。"经著句：《本草纲目》引《神仙芝草经》云："黄精宽中益气，使五脏调良，肌肉充盛，骨髓坚强，气力增倍，多年不老，颜色鲜明，发白更黑，齿落更生。"上世：先代。

③候火：蒸煮药物时火力的强弱和时间的长短，即"火候"。中夜：半夜。馨香：散播很远的香气。轩：窗户。

④斋居：家居、闲居。亦指斋戒别居。众灵：诸神。药术：犹方术。指道家采药炼丹及养生之术。妙门：佛教、道教指领悟精微教理的门径。语出《老子》："玄之又玄，众妙之门。"

⑤物外：世外。谓超脱于尘世之外。元代萨都剌诗："自爱烟霞居物外，岂知名姓落人间。"俗士：未出家的世俗之士。

⑥终：终于，终归。印绶：印信和系印信的丝带，佩带在身上。借指官爵。脱印绶：指辞官归隐。天壤：天地。

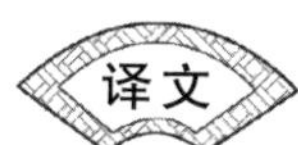

灵验的药物出自那高高的西山，服食黄精时，需要采掘它的灵根。九蒸九晒，按法炮制，服后可去凡骨，《神仙芝草经》已记录先辈的名言。时当半夜，蒸药的炉火如同袅袅升起的烟霞，药物的香气散播得很远，已经充满南面的小轩。斋戒别居的诚心感动诸位神灵，道家养生的方术开启悟理的智慧之门。胸中自然怀有超凡脱俗的冰心，怎能与那些世俗之人一起理论？终于要脱下朝服，辞官归隐山林，我将永远与天地大自然合一而共存。

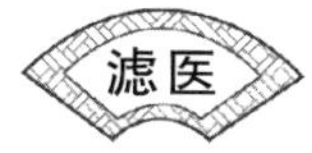

黄精，李时珍曰："黄精为服食要药，故《别录》列于草部之首，仙家以为芝草之类，以其得坤土之精粹，故谓之黄精。"又名龙衔、太阳草、兔竹、鹿竹、黄芝、笔管菜、鸡头参、黄鸡菜。为百合科植物，其根茎入药。原植物为多年生草本。根茎横走，肥大肉质，黄白色，略呈扁圆柱形。茎直立，圆柱形，单一，高50～80厘米，光滑无毛。叶无柄，通常4～5枚轮生；叶片线状披针形至线形，长7～11厘米，宽5～12毫米，先端渐尖并卷曲，上面绿色，下面淡绿色。花腋生，下垂。浆果球形，成熟时黑色。花期5—6月。果期6—7月。生于荒山坡及山地杂木林或灌木丛的边缘。分布于黑龙江、吉林、辽宁、河北、山东、江苏、河南、山西、陕西、内蒙古等地。

黄精，春、秋采收，以秋采者质佳。挖取根茎，除去地上部分及须根，洗去泥土，置蒸笼内蒸至呈现油润时，取出晒干或烘干。或置水中煮沸后，捞出晒干或烘干。干燥根茎，呈不规则的圆锥状，形似鸡头（习称"鸡头黄精"），或呈结节块状似姜形（习称"姜形黄精"）。味微甜而有黏性。以块大、色黄、断面透明、质润泽者，习称"冰糖渣"，此为佳品。

黄精，味甘性平。功能补中益气，润心肺，强筋骨。主治虚损寒热，肺痨咳血，病后体虚食少，筋骨软弱，风湿疼痛，风癞癣疾。晋代张华《博物志卷五·方士》："太阳之草，名曰黄精，饵而食之，可以长生。"说明黄精具有延年益寿、抗衰老的作用。宋代王怀隐《太平圣惠方》载有服黄精法，即用黄精根茎，不限多少，细锉，用流水去掉苦汁，九蒸九曝食之。明代冯时可《雨航杂录·卷下》："黄精为药上品，服者得仙，自古志之，乃富贵人服者多不验。盖黄精，色黄味甘，土气之精，野处辟谷者服之，补脾益气，即不得仙，亦可延年。若富贵者，思虑揉杂，五脏皆火，兼以膏粱助邪益秽，乃复加之甘温之药，是犹燃燎而济之风也，其伤愈甚，安得有验？余在锡穴（在今陕西白河县东）值岁大饥，教穷民蒸曝餐之，皆得度岁。盖是物于藿食之肠尤宜耳。"

清代黄宫绣《本草求真》："黄精，书极称羡，谓其气平味甘，能补中益五脏，补脾胃，润心肺，填精髓，助筋骨，除风湿，下三虫，且得坤土之精粹，久服不饥，其言极是。"黄精，甘平滋腻，补中益气而润肺，多用于脾胃虚弱少食，肺阴虚而燥咳，病后虚羸及体倦乏力等症。如《奇效良方》补虚益精气，即以黄精同枸杞子为末，蜜丸服用。对于体弱或病后虚损者，可与党参、黄芪等同用。《本草正义》："黄精，不载于本经，今产于徽州，徽人常以为馈赠之品，蒸之极熟，随时可食，味甘而厚腻，颇类熟地……补血补阴而养脾胃，是其专长。但腻滞之物，有湿痰者弗服，而胃纳不旺者，亦必避之。"

以黄精为主药的方剂很多，选录如下。

①黄精丸，见于《圣济总录》。黄精 5000 克（蒸烂熟），天冬（蒸烂熟）、白蜜各 1500 克。上药三味，同捣为丸如梧桐子大。每日 2 次，每次 10 克。功能补精髓，益阳气。主治精髓不足，气阴两虚，眩晕气短，神疲乏力。

②黄精冰雪丸，见《太平圣惠方》。生黄精 6000 克，生地黄 2500 克，白蜜 2800 克。将二黄捣烂取汁，其汁与白蜜相合于铜锅内，搅匀，慢火煎之，令调为丸如核桃大。每次服一丸，以温酒研丸服之，每日 3 次。功能补益肝肾，乌须黑发，美容驻颜。主治肝肾阴虚，精血不足，须发早白等症。

③黄精膏，见《太平圣惠方》。黄精 1000 克。加水煎 3 次，浓缩煎液，再入干姜末 90 克，桂心末 30 克，微火煎收膏。每日 2 次，每次 20 克，温酒或开水送服。功能益脾胃，润心肺，壮筋骨。使五脏调和，肌肉充盛，骨髓坚强。

④黄精酒，见《本草纲目》。黄精、苍术各 2000 克，枸杞根（地骨皮）、侧柏叶各 2500 克，天门冬 1500 克，曲 5000 克，糯米 50 千克。将黄精等药水煮，取汁 50 千克，和曲、糯米，如常法酿酒。或将黄精等药各取 1/10 量，浸泡在 5 千克白酒中，封固，经常振摇，7 天后即成。佐餐饮用，每次 10 毫升。功能健脾益肾。主治脾虚湿滞，阴虚血燥，症见形盛、面肢虚浮、肌肤干燥发痒、烦躁不眠、发枯早白。

⑤黄精炖猪瘦肉，为民间食疗方。黄精 50 克，猪瘦肉 200 克。葱、生姜、食盐、料酒、味精各适量。将黄精、猪瘦肉洗净，分别切成长 3 厘米、宽 1.5 厘米的块。将黄精和猪瘦肉块放入砂锅中，加水适量，放入葱、生姜、食盐、料酒，隔水炖熟。食用时，加味精少许，吃肉喝汤。功能养脾阴，益心肺。适用于阴虚体质的平时调养，以及心脾阴血不足所致的食少、身体枯瘦、失眠等症。常食之，可健壮。

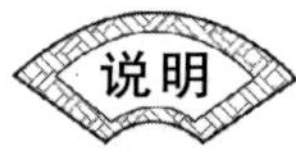

服食黄精，传奇颇多。葛洪《神仙传》："尹轨者，字公度，太原人也。博学五经，尤明天文理气，河洛谶纬，无不精微。晚乃奉道，常服黄精，日三合，年数百岁，而颜色美少。"《稽神录》："临川有士人唐遇，虐待婢女。婢逃入深山中，饥饿难忍，拔一种草根，食之，颇甘美，久食不饥。一夜宿树下，听见风声，疑有虎来，急腾身而上树梢。从此夜宿树上，日行山中，常吃此草，亦无所苦。后其家人采樵所见，近之则腾身上树。归告主人，或曰：婢岂有仙骨，必食异草，可备肉食，婢忽见肉，大吃一顿，家人伏草中齐出，婢欲腾空而不灵，遂被捉。问其如何充饥，指山中一种草，拔数茎而归，识者辨认，乃黄精也。"

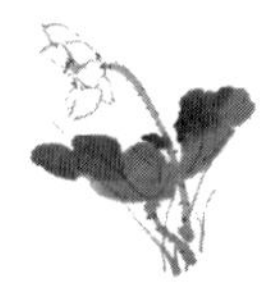

紫荆含芳独暮春　观花忽忆故园人

——韦应物《见紫荆花》滤医

杂英纷已积，含芳独暮春①。

还如故园树，忽忆故园人②。

选自《全唐诗》卷一百九十三（第6册，第1993页）

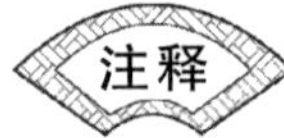

注释

①杂英：犹杂花。纷已积：纷纷坠落，落花满地。暮春：春末，农历三月。

②故园：旧家园；故乡。

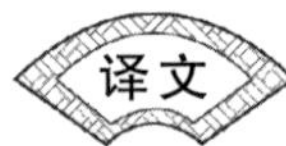

译文

杂花已纷纷坠落堆积满地，唯独紫荆花含苞待放在暮春。这紫荆树还如同故乡的树，观赏着它，使我忽然想起故乡的亲人。

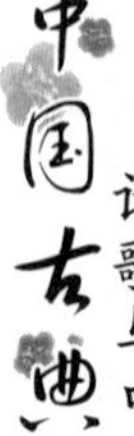

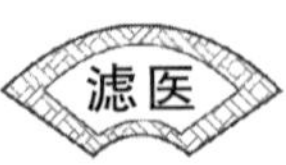

滤医

紫荆树为豆科植物，又名满条红。落叶乔木或小灌木，高达15米。小枝无毛，有多数皮孔。单叶互生，叶片近圆形，基部深心形，先端渐尖，无毛，全缘。花先叶开放，4～10朵簇生于老枝上，花萼钟状，花冠蝶形，紫红色，花瓣5枚，大小不一；荚果扁带形，紫红色。花期4月。生于山野或栽培于庭园。全国大部分地区有分布。于花期采花，晒干用。

紫荆花，味苦性平。功能清热凉血，祛风解毒。风湿性筋骨关节疼痛，紫荆花50克，白酒500毫升，浸泡7日，每次10毫升，日服2次。鼻中疳疮，紫荆花适量，研为细末，撒敷患处。

疮疖肿毒，紫荆花适量，研为细末，每次 6 克，开水送服。生漆过敏，紫荆花 9 克，加瘦猪肉炖熟，食肉喝汤。

紫荆木，味苦性平。功能活血，通淋。主治妇女痛经，瘀血腹痛，淋病。煎服 10～20 克。孕妇忌服。

紫荆皮(本植物的树皮)，7—8 月采收，刷去泥沙，晒干。烧酒炒过用。味苦性平。功能活血通经，消肿解毒。主治风寒湿痹，妇女经闭，瘀血疼痛，喉痹，痈肿，癣疥，跌打损伤，蛇虫咬伤。孕妇忌服。鹤膝风挛，紫荆皮 15 克，木瓜 15 克，加黄酒煎服。产后小便不利，紫荆皮 15 克，加水与黄酒各半煎服。亦可研末，水丸，治疗妇女血寒腹痛。痔疮肿痛，紫荆皮 15 克。水煎，食前服。伤眼青肿，紫荆皮适量。小便浸七日，晒干，研末，用生地黄汁、姜汁调敷，不肿者用葱汁。

说明

紫荆，枝叶繁茂，叶形美丽，花先叶开放，状如蝴蝶，红满枝头，颇具风韵，栽培观赏，令人开怀。它不仅是一种观赏植物，而且也可入药。因此，受到古今人们的重视。古有“兄弟和睦，紫荆复荣”的传说。据南朝·梁·吴均《续齐谐记·紫荆树》载：田真兄弟三人析产(分家)，堂前有紫荆树一株，议破为三，荆忽枯死。真谓诸弟：“树本同株，闻将分斫，所以憔悴，是人不如木也。”因悲不自胜，兄弟相感，不复分产，树亦复荣。此紫荆树又花繁叶茂，似乎此树也有灵性，喜欢和睦的家庭。后因用“紫荆”为有关兄弟之典故。

诗圣杜甫《得舍弟消息》诗：“风吹紫荆树，色与春庭暮。花落辞故枝，风回返无处。骨肉恩书重，漂泊难相遇。犹有泪成河，经天复东注。”此诗当作于乾元元年(公元 758 年)暮春，时杜甫在左拾遗任上。杜甫有弟四人，皆在战乱中离散，思念中忽得来信，喜而复悲，作诗遣怀。此诗大意是说，风吹紫荆，落花纷纷，把残败的春色给了暮春时节的庭院。紫荆花离开故枝随风飘走，飘走的落花啊再也难以回返。我那亲如骨肉的弟弟们在战乱中离散，漂泊四方难以相会。今日盼来了远方来信，这信是何等珍贵！年老的我只有如河的泪水，这泪河越过漫漫长空，又向弟弟所在的东方流去。

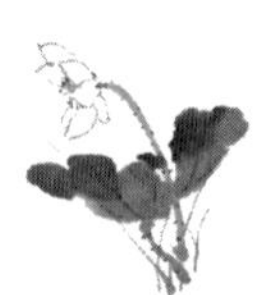

诗人好读神农书　博物多识药草名

——韦应物《种药》滤医

好读神农书，多识药草名[①]。
持缣购山客，移莳罗众英[②]。
不改幽涧色，宛如此地生[③]。
汲井既蒙泽，插楥亦扶倾[④]。
阴颖夕房敛，阳条夏花明[⑤]。
悦玩从兹始，日夕绕庭行[⑥]。
州民自寡讼，养闲非政成[⑦]。

选自《全唐诗》卷一百九十三（第6册，第1993页）

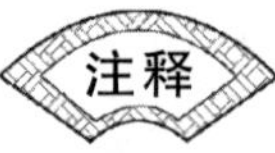

注释

①神农书：《神农本草经》，为我国最早的中药学经典医籍。载药365种。

②缣：细绢。移莳：移栽。众英：众花。罗：罗列，排列。

③幽涧：幽深的山沟。此句是说，移栽后的药苗长势仍好，原先生长在山沟时的翠绿未变。

④楥：栅栏；篱笆。一说篱笆的支柱。

⑤颖：花穗。房：花的子房。亦指花朵、花果。阳条：向阳的枝条。

⑥悦玩：赏玩。

⑦寡讼：所辖地区，州民和乐，没有纷争。养闲：在闲静中养生。

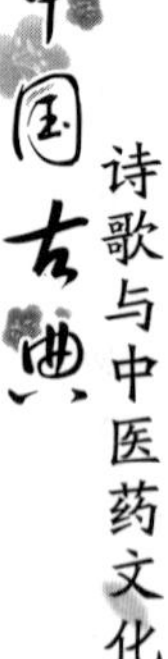

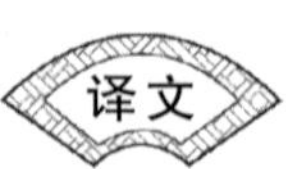

译文

为了种药养花，我爱读《神农本草经》；丰富药物知识，能够辨认药草并且知道许多药名。

我用细绢从山民那里购买药苗；一行一行移栽，整齐地排列百草众英。移栽后的药苗，不改当初生长在幽涧时的翠绿颜色；长势仍好，如同是在此地出生的。汲取井水浇灌，花草已经受到润泽；我还插上篱笆支柱，保护扶持幼苗以防斜倾。朝阴的花朵一到傍晚，就渐渐收敛；向阳的枝条一逢春夏，则花开鲜明。在园中赏玩药草，乐事从现在开始；早晨或傍晚，都要围绕庭园步行。所辖的地区，人民和乐，没有纷争；在闲静中养生，非政通人和则不成。

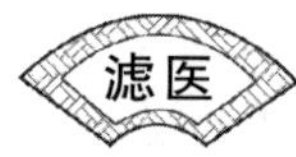

唐代山水田园诗人韦应物喜爱种药养花。这是一种高雅而有益的活动，是一种有效的养生怡神方法。这首《种药》诗，虽未写明具体所种的什么药，但大多数植物既供观赏，亦供药用，可谓一举两得。韦应物的药苗来源，或是自己采挖，或是好友赠送，或是从山民那里购买。他将这些药苗移栽在自己开辟的药园里，并且汲井浇水，插楥养护，早晚视察。由于"好读神农书"，他药物知识丰富，精通中药栽培技术，又善于管理药园，因此，他种的药物"不改幽涧色，宛如此地生"，其长势喜人。"阴颖夕房敛，阳条夏花明"，这也是他长期种药，实地观察到的现象，可谓经验之谈。

我国花卉植物种类很多，凡是具有一定观赏价值或药用价值的花草均可选用。其中又可分为观花植物、观叶植物和观果植物三大类。观花植物有月季、牡丹、山茶花、梅花、兰蕙、菊花、杜鹃花、水仙、茉莉、桂花、鸡冠花、蔷薇、玫瑰等，一般花朵硕大，色泽鲜艳，花形奇异或具芳香等特点。观叶植物，主要观赏其叶片或枝茎，如龟背竹、苏铁、仙人掌、佛肚竹、蒲葵、芭蕉、蓬莱蕉、五色苋等。观果植物有朝天椒、南天竹、佛手、石榴、金橘、代代橘等，一般具有果实美观，经久不落等特点。另有一些植物，如五针松、罗汉松、爬地柏、福建茶等，适合于制作盆景，称为观景植物。

在住房周围或庭院里种药养花，不仅可以美化生活环境，供休息时欣赏，调养精神，陶冶情操，消除疲劳，增添乐趣，还可清洁空气。据实验证明，树木花草具有很强的吸附粉尘和解毒的能力，有些还能过滤和吸收放射性物质，因而可以减少气管炎、尘肺、矽肺及其他疾患的发病率。

种药养花，对老年人来说尤有益处。老年人离退休后，常常产生不同程度的忧郁和寂寞，有"夕阳迟暮"之感。种药养花活动能够激励其对生活的热爱和对未来的向往，增加生活情趣，焕发青春活力。种药养花又是一种强度适中的体力劳动，在美的享受中又能活动筋骨，调畅气血，有益于身体健康。因此，古今人们，大多喜爱种药养花。韦应物《种药》诗曰："悦玩从兹始，日夕绕庭行。"可知他早已陶醉在花草之中了。宋代诗人陆游晚年喜好种药养花，他在诗中写道："芳兰移取遍中林，余地何妨种玉簪。更乞两丛香百合，老翁七十尚童心。"这是对老年种药养花乐趣的真实写照。

种药养花是一种技术性比较强的活动，因此，要种好花草，得其真趣，不仅要有爱花怜草之心，还应讲求科学的方法。这就要求种花草者必须具备有关知识，勤奋学习和研究，要像诗人韦应物那样"好读神农书"。要在各种花卉、药草的不同习性基础上，掌握好水土条件，浇水、施肥、剪枝、修园、插篱笆、护药苗，并把握好温度、湿度、阳光照射等各个环节，才能收到满意的效果。“汲井既蒙泽，插楥亦扶倾”，“悦玩从兹始，日夕绕庭行”，从这些诗句即可看出，诗人对药园的管理是非常细心而认真的。因为，其措施切实可行，方法合理得当，才使移栽的花草、药苗成活率高。来日万紫千红，春色满园，其乐也融融。

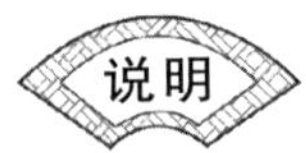

说明

韦应物《种药》诗的尾联提到“养闲”，闲，就是安静、悠闲。《庄子・大宗师》曰：“其心闲而无事”。这里指没有私心杂念，则心神安静，志意悠闲。明代养生学家高濂《遵生八笺・燕闲清赏笺》对“闲”字有精辟的解释，他说：“心无驰猎之劳，身无牵臂之役，避俗逃名，顺时安处，世称曰闲。而闲者，非徒尸居肉食，无所事事之谓。俾闲而博弈樗蒲，又岂君子之所贵哉？孰知闲可以养性，可以悦心，可以怡生安寿，斯得其闲矣。”意思是说，内心没有焦虑之苦，身体没有疲累之事，逃离俗世，避免虚名，顺应时事而泰然处之，这就是世人所说的“闲”。但是，闲不仅仅是行尸走肉、饱食终日而无所事事。如果有空闲就去掷骰子赌博，这难道是有道德修养的人所看重的吗？谁了解了“闲”可以修身养性，可以赏心悦目，可以使人身心安泰，这才算是真正掌握了“闲”的真谛。韦应物喜爱山水田园，又爱种药养花，隐居生活使他“心安而不惧，志闲而少欲”，也算是深得养生家“闲”字的真谛。“身多疾病思田里，邑有流亡愧俸钱。”韦应物曾是朝廷高官，对管辖地区的人民疾苦深感不安。但因自己体衰多病，早就打算辞去官职，退隐田园。“州民自寡讼，养闲非政成”。现在能够隐居养闲，终于实现了当年的愿望。同时，诗人也深刻地认识到这种“养闲”只有在政通人和、社会安定的大环境中才能实现。

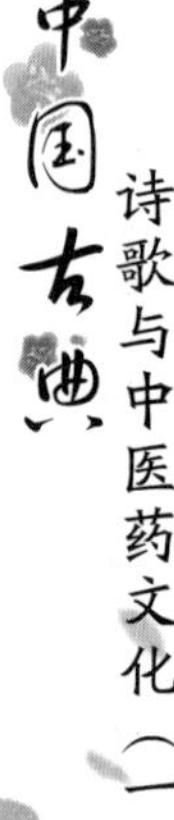

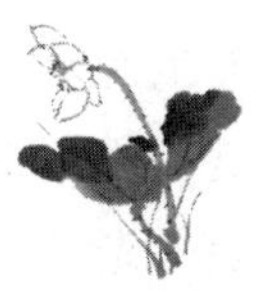

百岁老翁不种田　惟知曝背乐残年

——李颀《野老曝背》[1]滤医

百岁老翁不种田，惟知曝背乐残年[2]。

有时扪虱独搔首，目送归鸿篱下眠[3]。

选自《全唐诗》卷一百三十四（第4册，第1367页）

作者简介

李颀（生卒年待考），东川（今四川雅安一带）人。开元二十三年中进士，任新乡县尉，因久未升迁，就辞官归隐。他的作品大都是古诗，七古尤为擅长，风格豪放。《全唐诗》将他的作品编为三卷。

注释

①野老：村野老人。曝背：以背向日取暖。唐代刘长卿诗："渐老知身累，初寒曝背眠。"曝背、负暄，均指背对日光而坐，晒太阳取暖。

②残年：一生将尽的年月。多指人的晚年。

③归鸿：归雁。

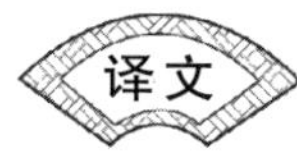

译文

百岁高龄的老翁已不能耕地种田，只知道在太阳下晒背取暖以娱乐晚年。有时候捉摸身上的虱子，独自搔几下头，有时候身子斜靠着篱笆，目送着归雁，无忧无虑，不知不觉地就进入了梦乡。

滤医

李颀此诗揭示了一位乡村百岁老人的长寿之道，就是性情乐观，无忧无虑，经常曝背采阳。养生医籍《老老恒言》曰："清晨略进饮食后，如值日晴风定，就南窗下，背日光而坐，《列子》所谓负日之暄也。脊梁得有微暖，能使遍体和畅。日为太阳之精，其光壮人阳气，极为补益。过午，阴气渐长，日光减暖，久坐非宜。"《列子》所谓"负日之暄"，就是把脊背对着日光以接受温暖，亦即"采阳"。这段话指出了老年人多晒太阳的好处和注意事项。"负暄曝背"是日常起居养生的重要方法之一。"给我光明暖我身，不分秋夏与冬春"。说明了阳光对于温暖人们的身心，增进健康和延年益寿的重要性。适度的太阳光照，不但能够杀灭细菌，健美肌肤，温煦周身，促进血液循环，增强代谢机能，而且能在很大程度上促进心理的健康。一个人如果长期生活在暗无天日的环境中，就会使精神抑郁不欢，甚至难以生存下去；如果常常接触阳光，则有和畅身心的作用，给人一种愉悦感。在诗人的笔下，阳光被描绘成希望、快乐、上进、幸福的象征，这是颇有道理的。

对于老年人来说，经常有意识地晒太阳，对于养生保健，延年益寿，无疑是相当重要的。晒太阳的时间和方法，一般选在风和日丽的天气，早晨饭后进行。此时，人体阳气渐渐发动，而太阳热度也由低到高，正好与人体内部的机能变化同步，因此是采纳阳光的最好时机。如果到了正午十二时以后，日光渐渐减暖，阳消阴长，此时久坐则有损阳气，故非所宜。至于方法，最好是背对日光而坐，如同李颀此诗描写的百岁老翁那样。因为人体的督脉行走于脊背正中，它总统一身的阳经，所以，背日而照，可以直接借助日光以补益督脉之阳气。督脉受益，则惠及全身，会对各个器官产生良好的影响，尤其对脑、髓、肾精、肾阳亏虚者，其补阳之效非常明显。

《黄帝内经》中有"无厌于日"、"必待日光"的养生思想。"万物生长靠太阳"，"日光不常照，医生就来到"。这些话都生动地说明阳光与健康的密切关系，阳光是人类得以生存的重要自然因素之一。大量资料表明，从事田园农业劳动的人，以及居住在山区、乡村的人，其长寿者较多。而他们有一个共同的条件，就是阳光充足。此诗中曝背的百岁老翁就是有力的说明。唐代杜甫《忆幼子》诗"忆渠悉只睡，炙背俯晴轩"。宋代周密《齐东野语・曝日》："晁端仁尝得冷疾，无药可治，惟日中炙背乃愈。"炙背，即晒背。由此可知，负暄曝背，这种养生治病的方法，不仅山村野老喜欢用之，而且像杜甫这样的诗圣文人亦喜用之。晁端仁晒背治愈沉寒痼疾的案例更是值得重视。

《淮南子》说："火气之精者为日。"太阳乃是万物生长的动力源泉。这种源泉，取之不尽，用之不竭，乃是大自然赐予人类的无尽宝藏。善于养生者，都知道如何充分加以利用。阳光对于生命，如同水对于生命一样重要，不可一日或缺。因此，一个人要保持健康的体魄，就应该经常接触阳光。目前，世界上广泛流行日光浴，这是对长年身处都市高楼大厦，日渐远离阳光的生活环境的一种补偿。在春暖花开、惠风和畅的季节，人们纷纷走出狭小阴暗的房间，沐浴在融融丽日之中，身心是何等舒适！而在万物萧疏，寒风瑟瑟的秋冬季节，如逢风定日丽之时，到房外去晒晒太阳，则更是妙不可言。

所谓“日光浴”，就是一种利用太阳辐射能量锻炼身体，促进新陈代谢，增强抵抗力，防止疾病，保持身体健康，或促进病后机体康复的方法。在进行日光浴时，日光和空气同时作用于机体，但日光起主导作用。本法对机体的作用取决于太阳辐射强度，日光被机体吸收的程度以及它的生物学反映。本法可在河岸、旷地、凉台、山区、海滨浴场以及特别建筑的日光浴场中进行。有全身照射和局部照射两种方法。日光照射应从小剂量开始逐渐增加，以不出汗为度。如皮肤呈现红肿，则为灼伤特征，应中止治疗。每次浴前应在遮阴处做空气浴5～6分钟。治疗时，头部须遮挡，同时可以戴护眼镜。不得在空腹、饭后立即进行日光浴，治疗时不能睡眠。浴后在遮阴处休息5～10分钟，然后做水浴。主要适应证：体质虚弱、营养不良、贫血、痛风、神经官能症、神经炎、神经痛、心脏病心功能代偿期、高血压病、糖尿病、肥胖病、佝偻病、骨关节结核、关节与肌肉疼痛、外伤性肌炎、外伤性骨髓炎、骨折、外伤后遗症、手术后恢复期、湿疹、汗腺炎、足癣、慢性盆腔炎等。禁忌证：浸润性肺结核、动脉硬化、胸膜炎、结核性腹膜炎、心脏病失代偿期、心动过速、甲状腺功能亢进、出血倾向、疾病的急性期、发热、月经期等。

日光是地球光线和热能的主要来源。它既给万物以生命，也给人类以健康。人类利用日光防病治病有着悠久的历史，所以至今仍为疗养保健学中重要的自然因子之一。日光，可以分为“可见光”与“不可见光”两部分。不可见光，又可分为“紫外线”和“红外线”，均具有不同的特性。

日可见光，日光中波长范围在380～760纳米之间，是人眼所能感受到的光，称为可见光，日可见光根据波长不同，可分为赤、橙、黄、绿、青、蓝、紫七种。日可见光的光色纯正，亮度高，颜色的传递没有失真。树叶所以是绿色的，是因为它只反射日可见光中绿色光，而把其他六种光色全部吸收了。光色和颜色都与人的生活和心理活动有关，人眼所以能够辨别五颜六色，是依靠视网膜锥体细胞的感光功能。不同波长的日可见光射入眼内，可以产生不同的光色觉效应，使得人类充分感受到五光十色、绚丽多彩的大自然美丽风光，这在养生保健中具有重要的应用价值。

日红外线，日光中波长长于760纳米的部分称红外线。红外线占太阳辐射总能量的43%，红外线是人眼看不见的一种辐射线。由于红外线的波长较长，穿透力强，热效应大，机体组织吸收后转变为热量，可以加强组织内各种物理化学过程，促进代谢过程，增强了机体抗感染的能力。日红外线能使局部及皮下组织血管扩张，增加局部血液循环，又有利于代谢产物清除。

日紫外线，日光波长短于380纳米的部分称为紫外线。紫外线占太阳辐射总能量的7%。日光紫外线波长短，穿透力弱，但它射到物体上可以产生光化学反应和光电反应。日紫外线波长不同，生物效应也不同，主要是杀菌能力强，用于消毒；能改善钙磷代谢，增加血液中的血管扩张物质，提高机体的免疫功能，调节体内的糖、脂肪、蛋白质的代谢，分解致癌物质。

“百岁老翁不种田，惟知曝背乐残年。”李颀此诗给我们记述了百岁老人利用“日光浴”成功进行医疗保健的典型事例。在古籍文献中多有“负暄曝背”（日光浴）这一养生方法的记载。当今对日光浴也非常重视，但其医理还须进一步深入研究。

说明

《列子·杨朱》:“宋国有田夫,常衣缊黂(用乱麻作絮的冬衣),仅以过冬。暨春东作(在田里劳动),自曝于日,不知天下之有广厦奥室,绵纩(丝棉衣服)狐貉(指狐、貉的毛皮制成的衣服)。顾谓其妻曰:‘负日之暄,人莫知者,以献吾君,将有重赏。’”这好像是个寓言。笑过之后,有点酸苦的味道。冬寒而无衣,与腹饥而无食,其滋味同样是不好受的。在旧社会里,且不说宋国田夫这样的劳动人民,就是一些大名鼎鼎的诗人,也常常是烂麻破絮,难当风寒,靠负日之暄(晒太阳取暖)来度过严冬的。

唐代诗人杜甫一生,不仅有时挨饿,而且常常受冻。这种情况,在逃难的时刻尤甚。其《逃难》:“五十白头翁,南北逃世难。疏布缠枯骨,奔走苦不暖。”“不暖”,也就只好“负暄”了。他的《西阁曝日》诗描写自己在西阁墙根晒太阳的情景,并触景兴感,援古自慰。诗曰:“凛冽倦玄冬,负暄嗜飞阁。羲和流德泽,颛顼愧倚薄。毛发俱自和,肌肤潜沃若。太阳信深仁,衰气欻有托。欹倾烦注眼,容易收病脚……”其大意是说,凛冽的寒冬令我厌倦,我在墙根晒太阳,贪婪地倚着如飞的西阁。羲和驾着日车向我流注不尽的恩泽,颛顼自愧力薄而收敛了严冬的威力(颛顼,古帝名,五帝之一,冬季的主宰者。此指冬季。《月令》:“孟冬之月,其帝颛顼。”)毛发都晒得热乎乎的,肌肤里像有温汤潜流不息。伟大的太阳啊,您真是仁爱无边,使我这衰弱的老头儿忽然有了依托。我斜着身子烦劳您向我倾注温暖的日光,于是我的病脚便非常容易地自由伸缩。

杜甫似乎没有什么奢望,能在太阳底下晒一晒,“毛发俱自和,肌肤潜沃若”,就美好得不得了。杜甫负暄,和一般人没有两样,总喜欢找个墙根。“杖藜寻巷晚,炙背近墙暄。”如觉一个人寂寞,亦可找三五老友,边晒边聊。杜甫在家国多难、黑白颠倒的年月,说话无人听,有力无处使,心里非常苦闷。于是,有时贴墙一晒,装起糊涂来:“曲直吾不知,负暄候樵牧。”(《写怀二首》)。这两句是说,我一向拙于奔走钻营,我只知道一边晒太阳一边等着牧童、樵夫结伴归来。这两句乃达观任适之辞,亦见其愤世嫉俗之情。

唐代诗人白居易《负冬日》:“杲杲冬日出,照我屋南隅。负暄闭目坐,和气生肌肤。初似饮醇醪,又如蛰者苏。外融百骸畅,中适一念无。旷然忘所在,心与虚空俱。”通过叙述冬天晒太阳的身心感受,写出了“负暄闭目坐”对于老年人养生的良好作用。诗中说,明亮的冬日出来,照在我屋子的南边一角。我背向太阳闭目而坐。和煦的阳气从我的肌肤里焕发出来。负暄的感觉,起初好似饮了美酒佳酿,继而又好像冬眠复苏一样,生机盎然。我的周身都浸透着阳光,百骸筋骨遍觉舒畅无比,内心世界也得到调适。心旷神怡,没有了一切杂念。忘记了自己所在何地,整个身心与大自然融为一体了。白居易对养生之学深有造诣,尤其注意日常起居的调摄将养。他认为,养生的要旨,在于从容安泰。有些人外有饥寒相迫,内有念虑煎熬,前者是“心了事未了”,后者是“事了心未了”,而他则是事与心俱了,悠然自在,所以能在杲杲冬日之中,充分享受“负暄”之乐。正如他在《和微之自劝》诗中所称:“稀稀疏疏绕篱行,窄窄狭狭向阳屋。屋中有一曝背翁,委置形骸如土木。”这种安泰的身心状态,加上负暄曝背等起居调养的益处,使他安度美好的晚年,直到七十五岁高龄而终。今天的老年人,也应该借鉴白居易的做法,经常曝背采阳,充分体会“和气生肌肤”,快然如“饮醇醪”的美妙境界。

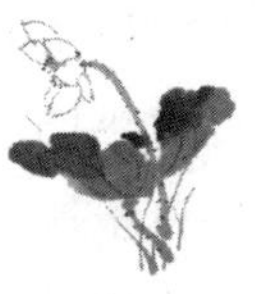

夫君好比女萝草　而妾恰如菟丝花

——李白《古意》[1]滤医

君为女萝草，妾作菟丝花[2]。
轻条不自引，为逐春风斜。
百丈托远松，缠绵成一家。
谁言会面易，各在青山崖。
女萝发馨香，菟丝断人肠[3]。
枝枝相纠结，叶叶竞飘扬[4]。
出子不知根，因谁共芬芳[5]？
中巢双翡翠，上宿紫鸳鸯[6]。
若识二草心，海潮亦可量。

选自《全唐诗》卷一百六十七（第5册，第1728页）

作者简介

李白（公元701—762年），字太白，祖籍陇西成纪，先世因故被流放西域，五岁随父迁居绵州（今四川绵阳彰明县青莲乡），自号青莲居士。幼年时博览群书，二十岁开始在蜀中漫游。四十二岁时被唐玄宗召见，命为供奉翰林。李白是我国历史上的伟大诗人。他的诗作富有积极的浪漫主义色彩，而且创造性地运用一切浪漫主义手法，使内容与形式得到和谐与统一。杜甫曾称赞李白"笔落惊风雨，诗成泣鬼神"，有《李太白集》。

诗人青少年时期生活的环境，是在一个道教活动非常活跃的地方，"家本紫云山，道风未沦落"（《题嵩山逸人元丹丘山居》）和"十五游神仙，仙游未曾歇"（《感兴八首》之五）就是自白。李白出蜀，仗剑远游，与道家思想的影响也不无关系。他在《秋下荆门》中说："此行不为鲈鱼脍，自爱名山入剡中”，还有在《庐山谣寄卢侍御虚舟》中说的“五岳寻仙不辞远，一生好入名山游”，为求仙学道而漫游名山大川。因此，可以说李白的养生思想是建立在道学基础上的。在他现存的930首诗作中，涉及养生内容的诗有57首，而且都深深地打上了道学的烙印。李白养生重视以下几个方面的修炼。一是精神修炼，道教通过对世界的生成、社会的发展、人与社会和自然界的关系等的观察，形成了“清净无为”、“离境坐忘”的精神修炼观。“我家仙公爱清真，才雄草圣凌古人，欲卧鸣皋绝世尘。鸣皋微茫在何处？五崖峡水横樵路”（《鸣皋歌奉饯从翁清归五崖山居》）；“自矜林湍好，不羡朝市乐”（《题嵩山逸人元丹丘山居》），置身山水，远离红尘，来清养静修“恬淡”之心。二是呼吸修炼，《大鹏赋》中说“参玄根以比寿，饮元气以充肠”，这是指练守丹田气功法；“始闻炼气餐金液”（《凤笙篇》），似指调息吐纳功法；李白在《赠嵩山焦炼师》诗序中写到，焦炼师“常胎息绝谷”，他这次慕名求访，结果未遇。后来，李白对这门呼吸修炼的“绝学”学到与否，惜无从查考。三是形体修炼，李白的形体修炼主要是习武舞剑，登山涉水。《天台晓望》诗中写道：“攀条摘朱实，服药炼金骨。”四是外丹修炼，“天地为橐龠，周流行太易。造化合元符，交媾腾精魄。自然成妙用，孰知其指的”（《草创大还赠柳官迪》），诗中描写了李白炼大还丹的情形，他炼丹服食，十分认真，并多次在诗中提到炼丹的事，如说“尚恐丹液迟，志愿不及申”。直到他流放夜郎的途中，忆秋浦旧游，还写到“三载夜郎还，于兹炼金骨”，念念不忘秋浦这个炼丹的好地方。李白的炼丹思想，对其妻女也有影响，“拙妻好乘鸾，娇女爱飞鹤。提携访神仙，从此炼金药”。炼丹服食，祈求飞升，这些就是李白的局限性了。

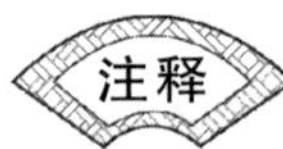

注释

①古意：犹拟古、仿古。讽咏前代故事以寄意的诗题。古诗十九首《冉冉孤生竹》：“与君为新婚，菟丝附女萝”。

②女萝、菟丝：植物名，均可入药。

③此言女萝因攀附高松而得意，菟丝因委草地而断肠。

④此二句言女萝得意的样子。

⑤此二句言菟丝被弃，无物可攀而怨嗟。

⑥翡翠：鸟名。紫鸳鸯：即鸳鸯，因色紫，故称紫鸳鸯。

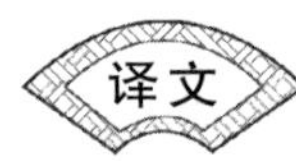

译文

夫君好比是女萝草，而妾好比是菟丝花。二者之柔条皆不能自立，总是随着春风而寻找依托之物。二者皆得依附于百丈之高松，才能缠绵而成一家。谁说见面会合容易呢，各在山之一崖啊。如今，女萝因得依附松树而发出馨香，而菟丝却因找不到依托之物而断肠枯萎。女萝与松树枝枝相纠结，叶叶随风飘扬；而菟丝虽生子却无根又无依托，能跟谁共发芬芳呢？松树之上，中间结有一双翡翠的爱巢，顶上又有紫鸳鸯双宿双飞，多么令人羡慕。女萝和菟丝能够结合在一起是多么之不易啊，夫君若是能够识得二草之心，为妾就是将以斗来量取海潮也在所不惜。

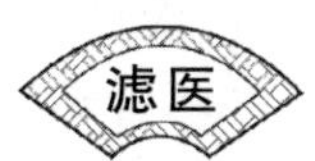

李白此诗所谓“女萝”,为松萝科植物。长松萝、破茎松萝的丝状体可入药。长松萝,全体成丝状,长可达100厘米左右。基部着生于树皮上,下垂。不分歧,密生细小而短的侧枝,长约1厘米左右。全体灰绿色,外皮部质粗松,中心质坚密。子器稀少,皿状,生于枝的先端。破茎松萝,又名节松萝、云雾草。长约30厘米,呈二歧分枝,愈分愈细密,枝表面有明显的环状裂口。生于阴湿的林中,附生在针叶树上。全国各地均有分布。春、秋采收,晒干入药。

松萝,性平,味苦甘。功能清肝,化痰,止血,解毒。主治头痛,目赤,咳嗽痰多,疟疾,瘰疬,白带,崩漏,外伤出血,痈肿,毒蛇咬伤。内服煎汤,2～3钱。外用煎水洗或研末调敷。治角膜云翳,天蓬草五钱。水煎、外洗及内服各半。治刀伤、外伤出血,天蓬草适量。捣烂,敷伤处。治白带,天蓬草四两。烧灰,甜酒冲服。治痈肿、无名肿毒,天蓬草三钱,楤木根皮五钱,细辛二钱。共研细粉,水或酒调敷。

现代药理研究认为,松萝有抗菌作用。松萝属等许多地衣类都含有抗菌物质,其中松萝酸之抗菌作用尤为突出。其抗菌谱主要为革兰氏阳性细菌及结核杆菌。在试管中,松萝酸对肺炎球菌、溶血性链球菌、白喉杆菌、结核杆菌都有很强的抑菌作用,抑菌浓度为1～5微克/毫升,至50微克/毫升可完全抑制细菌的生长。在体外试验中,松萝酸对人型结核杆菌有显著的抑制作用,20～50微克/毫升可获得完全抑制。在体内试验中(对豚鼠的试验性结核的治疗),一般认为口服或腹腔注射有较好的疗效,能限制结核病变的发展;也有人报告单用松萝酸,对豚鼠试验性结核并无影响,但可增强链霉素的作用。在试管中,它与链霉素或异烟肼也有轻度的协同作用。对松萝酸的抑菌作用原理,曾进行过不少研究,有人认为它能抑制蛋白质的合成,也有人认为它与氧化磷酸化的斥联有关。松萝酸对原虫、阴道滴虫也有抑制作用。

菟丝,为旋花科植物,一年生寄生草本。花白色。花期7—9月。生长于田边、荒地及灌木丛间。寄生于其他植物之上。全国大部分地区有分布。其全草入药,性平,味甘苦。功能清热,凉血,利水,解毒。治吐血,衄血,便血,血崩,淋浊,带下,痢疾,黄疸,痈疽,疔疮,热毒痱疹。

菟丝子,即本植物的成熟种子。性平,味辛甘。功能:补肝肾,益精髓。多用于治疗肝肾不足之阳痿,小便频数,遗精,肾虚腰痛,及目暗、目眩等症。与补脾药配伍,有止泻之效,可治脾肾虚弱的便溏。如《沈氏尊生书》菟丝子丸(菟丝子、山药、茯苓、枸杞、莲子),为培补肾气,兼能益脾的方剂。《本草经》记载菟丝子“主续绝伤,补不足,益气力,肥健”。《药品化义》:“菟丝子蔓延草上,无根假气而生,凝仲春正阳之气,方始结实,禀气中和,性味甘平。取子主于降,用之入肾,善补而不峻,益阴而固阳……又因味甘,甘能助脾,疗脾虚久泻,饮食不化,四肢困倦。脾气渐旺,则卫气自冲,肌肉得养矣”。

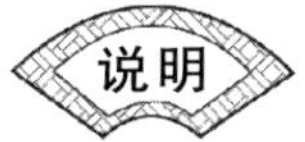

李白此诗以“君为女萝草,妾作菟丝花”作比,言夫因攀附权贵而春风得意,妇则被弃不得共享荣华,幽怨之意溢于言表。此诗虽托为弃妇之词,其实或为讽喻故人而作。

古人吟咏菟丝、女萝的诗颇多，如谢朓《菟丝》诗曰："轻丝既难理，细缕竟无织。烂漫已万条，连绵复一色。安根不可知，萦心终不测。"刘删《赋松上轻萝》诗曰："叶绕千年盖（千年古松，树叶密集，形如伞盖），条依百尺枝。属与松风动，时将薜影垂（薜荔，常绿藤本，蔓生，叶椭圆，花极小，果实富胶汁，可制凉粉，有解暑作用）。学带非难结，为衣或易披。山河若近远，独自楚人知。"《楚辞·九歌·山鬼》："若有人兮山之阿，被薜荔兮带女萝。"吴筠诗："绿竹可充食，女萝可代裙。"

按：古人有将菟丝、女萝误为一物者，对此，李时珍考证甚详。《本草纲目》："按毛苌《诗》注云：'女萝，菟丝也'。《吴普本草》：菟丝一名松萝。陶弘景谓：茑是桑上寄生，松萝是松上寄生。陆佃《埤雅》言：茑是松柏上寄生，女萝是松上浮蔓。又言：在木为女萝，在草为菟丝。郑樵《通志》言：寄生有两种，大曰茑，小曰女萝。陆机《诗疏》言：菟丝蔓生草上，黄赤如金，非松萝也；松萝蔓延松上，生枝正青，与菟丝殊异。罗愿《尔雅翼》云：女萝色青而细长，无杂蔓。故《离骚》云：'被薜荔兮带女萝，'谓青长如带也。据此诸说，则女萝之为松上蔓，当以二陆、罗氏之说为的。其曰菟丝者，误矣。"

"君为女萝草，妾作菟丝花"，"若识二草心，海潮亦可量"。由此可见，诗仙李白也没有将菟丝、女萝误为一物。为了诗文创作的需要，也许李白曾对女萝、菟丝进行了认真详细地观察和鉴别，所以才能描写得生动而准确，形象而逼真。"百丈托远松"，这是指"女萝"亦即中药"松萝"而言，因其附生在松树上，故名。"出子不知根"，这是指"菟丝"而言。菟丝虽然也开花结子，但其自身无根。菟丝具有攀援缠绕的特点，寄生在别的草木上，若是没有了依附的对象，它就无法生存。李白抓住这一特点，取类比象，以之比喻被夫君抛弃的无依无靠的"弃妇"，其比喻可谓贴切自然。

女萝和菟丝，前者为松萝科植物，后者为旋花科植物，并且功效、主治亦不相同。对于医家、植物学家来说，必须辨明，不可混淆。

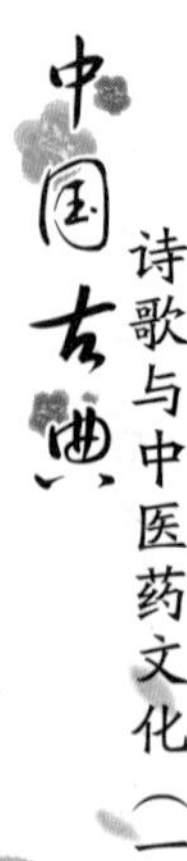

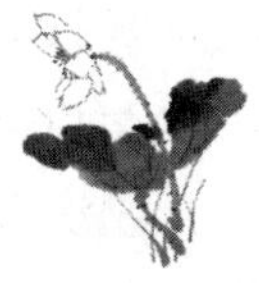

名花倾国两相欢　长得君王带笑看

——李白《清平调词三首》① 滤医

云想衣裳花想容，春风拂槛露华浓②；
若非群玉山头见，会向瑶台月下逢③。
一枝红艳露凝香，云雨巫山枉断肠④；
借问汉宫谁得似？可怜飞燕倚新妆⑤。
名花倾国两相欢，长得君王带笑看⑥；
解释春风无限恨，沉香亭北倚阑干⑦。

选自《全唐诗》卷一百六十四(第 5 册，第 1703 页)

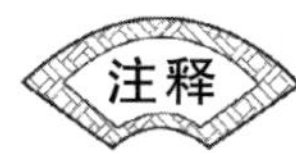

①清平调：是古代乐曲宫调中的一种调名。此诗作于天宝二载(公元 743)春于长安，李白任翰林供奉时。

②云想、花想：此句中指，唐玄宗对杨贵妃衣服和美容的想象。谓贵妃之美，连天上之彩云也想变作她的衣裳，牡丹花也想变作她的容颜。亦可解释为，想，想其相似也。言其衣裳如云，容貌似花也。亦即唐玄宗觉得杨贵妃身上的衣裳就像天上的彩云一样漂亮，容貌就像牡丹花一样美丽。拂：拂拭；掠过。槛：(指兴庆宫沉香亭的)栏杆。露华：露珠。浓：形容沾有露水的牡丹花的浓艳。此句意谓，春风掠过沉香亭的栏杆，那沾有露水的牡丹花在春风中显得格外鲜艳。

③若非：如果不是。群玉山：仙山名。神话中女神西王母所居之地。会：当；应。瑶台：西王母的宫殿。这两句意谓，像杨贵妃这样的美貌，如果不是在群玉山头才能看见，也应当是在瑶台月下才能相逢。亦即杨之美貌，只有在神仙世界才能看见，非人间所能见到。

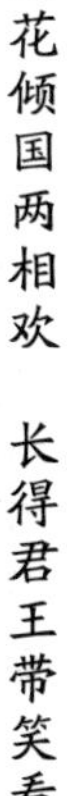

④一枝红艳：此句意谓，那一枝牡丹花鲜红而又艳丽，正吐着浓郁的芳香。云雨巫山：这是用宋玉《高唐赋》里的一个典故，据说楚怀王游于高唐，曾梦见一神女，自称巫山之女，来与楚王幽会，楚王非常高兴，但她临去时对楚王说，她朝为行云，暮为行雨，朝朝暮暮在阳台之下。也就是飘忽不定，无法找到的意思。结果使楚王非常失望。枉：枉然；徒然。此句意谓，楚王与巫山神女相会，神女虽美，但她朝云暮雨，飘忽不定，徒然使楚王惆怅而已。

⑤汉宫：这里泛指唐以前皇宫里的美女。可怜：犹可爱、可喜之意。飞燕：赵飞燕，是汉成帝的皇后，以美著称。倚：穿着，依凭。这两句说，借问汉宫谁能与杨贵妃相比呢？只有那可爱的赵飞燕刚刚梳妆打扮完后那种娇懒的神情姿态可以相比。如果把"倚新妆"解释为依靠新妆，说赵飞燕只有依靠新妆才可与杨贵妃相比，此说亦通。

⑥名花：指牡丹花。倾国：绝世之美人。此指杨贵妃。长：即时常，常常的意思。君王：指唐玄宗。看：读 kān，平声。这两句说，牡丹花和杨贵妃两下相伴都不寂寞，显得很欢乐的样子，因此也常常得到唐玄宗的欢喜和宠爱。

⑦解释：解散、消解之意。沉香亭：用沉香木造的亭子，在唐兴庆宫内。《唐两京城坊考》卷一（兴庆宫）"宫之正门西向，曰兴庆门。其内兴庆殿，殿后为龙池。池之西为交泰殿，殿西北为沉香亭。"阑干：即栏杆。这两句是倒装句，其意思是说，望着沉香亭北的牡丹花和杨贵妃斜倚栏杆的那种娇懒美丽的姿容，纵然有无限的春愁春恨，也都可以消除了。

译文

彩云想变作贵妃的衣裳，牡丹花想变为贵妃的容貌，贵妃之美，如沉香亭畔春风拂煦下的带露的牡丹花。若不是群玉仙山上才能见到的西王母，定是只有在瑶台月下才能遇到的仙女。美丽得像一枝凝香带露的红牡丹，那朝为行云暮为行雨的巫山神女与之相比也只能是枉断肝肠。就是那汉宫中的赵飞燕，也只有凭借新妆才勉强可以与之相比。牡丹花和美人相与为欢，长使得君王带笑而看。沉香亭北倚栏销魂之时，君王的无限春愁都随春风一扫而光。

滤医

牡丹是著名的观赏植物，也是药用植物。李白《清平调词三首》，以牡丹花比喻杨贵妃之美貌。此诗是后世广为传诵的名篇。牡丹，为多年生毛茛科植物。其根茎肥厚，枝短而粗壮；叶互生，通常为 2 回 3 出复叶，有长柄，小叶卵形或广卵形，顶生小叶片通常为 3 裂，上面深绿色，无毛，下面略带白色；花单生于枝端，大形，萼片 5 枚，覆瓦状排列，花瓣 5 片或多数，一般栽培品种多为重瓣，变异很大，通常为倒卵形，玫瑰色红、紫、白色均有；果实为 2～5 个蓇葖的聚生果。花期 5—7 月。生于向阳及土壤肥沃的地方，常栽培于庭院。全国各地均有栽培。与花期采收花，阴干或烘干备用。

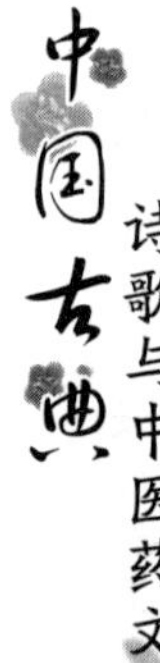

牡丹皮，为本植物的干燥根皮。李时珍谓本品根上生苗，开花色丹为上，故名牡丹。干燥品以外观香灰色、肉厚、切口粉白者为上，外表黑色而皮燥肉薄者为次品。均具有辛香的特异气味。秋、冬两季采掘后，用木质榔头轻敲，使皮与木心部分离，抽去木心，晒干。亦有剖去外层栓皮者，称粉丹皮。《本草纲目》曰："牡丹惟取红、白单瓣者入药，其千叶异品，皆人工所致，气味不纯，不可用。"

牡丹皮，性微寒，味辛苦。功能清热凉血，活血化瘀。用于热入血分，夜热早凉，吐血，衄血，发斑，舌绛赤，以及阴虚发热证。如《温病条辨》青蒿鳖甲汤（青蒿、鳖甲、知母、丹皮、花粉、桑叶）治暮热早凉等症。丹皮活血化瘀，用于血滞经闭，瘀血积聚作痛，创伤跌损，瘀血阻滞疼痛等症。可配伍干漆、虻虫、川芎、牛膝、莪术、当归、桂枝等药。治荨麻疹，丹皮可配伍赤芍、蝉衣、浮萍等，取其凉血清热作用。治肠痈，可配伍大黄等，如大黄牡丹汤，取其泻热消瘀之功。治高血压，牡丹皮30～45克，水煎成120～150毫升，每日3次分服。初服量用15～18克。治过敏性鼻炎，10%牡丹皮煎剂，每晚服50毫升，10日为一疗程。

现代研究发现，牡丹根含牡丹酚、牡丹酚甙等。药理实验发现，牡丹酚有降压、镇静、镇痛、催眠、抗菌等作用。

牡丹花，性平，味苦。功能调经，活血。治疗妇女月经不调，经行腹痛。月经不调，牡丹花6克，红花6克，水煎服，或加粳米适量熬粥食。亦用于经行腹痛属血瘀者。身体衰弱，牡丹花20克，白酒250毫升，浸泡7日，滤取清液，随量饮；或将牡丹花适量，如法酿制成酒，久服有轻身健步、明目醒脑的作用，亦为高级滋补饮料。熏衣香身，牡丹花50克，甘松5克，零陵香5克，共研细末，装入纱布袋，贮于衣兜，或于浴后加滑石粉扑身。

说明

《清平调词三首》是李白在长安供奉翰林时奉唐玄宗的诏令而写的。当时，唐玄宗正与杨贵妃在兴庆宫沉香亭前赏看牡丹花，李白就眼前所见之事，以牡丹花比喻杨贵妃的美丽。前人评说《清平调词三首》"婉丽精切"，"三章合花与人言之，风流旖旎，绝世丰神。"足见此诗艺术成就之高。

牡丹为我国特产之花卉，春末夏初，绿叶鲜嫩，花开顶端，姹紫嫣红，千姿百媚，非常艳美，故素有"国色天香"、"花中之王"的美称。牡丹，最早载于《神农本草经》。至隋唐时才成为一种名贵的观赏植物。唐时禁中称之为木芍药。牡丹，在唐代盛于长安，宋代盛于洛阳，明代盛于亳州（安徽），清代盛于曹州（今山东菏泽），故有"洛阳牡丹为天下冠"，"曹州牡丹甲于海内"，"牡丹之乡"之说。其花瓣分单瓣、重瓣、千瓣三大类；其色根据深浅分黑、白、红、黄、粉、蓝、紫、绿八大色；目前品种已达300余种，最有名为"姚黄、魏紫"等。

牡丹花美丽绝伦，雍容华贵，婀娜多姿，冠压群芳。唐代刘禹锡有诗曰："庭前芍药妖无格，池上芙蕖净少情。唯有牡丹真国色，花开时节动京城。"意思是说，庭院前的芍药花虽然艳丽，但缺少独特的格调；池塘里的荷花虽也纯净，但缺少了一些情韵。只有牡丹花香色不凡，冠绝一国；花儿在开放的时节，美丽的花容惊动了满京城的人们。牡丹花使人们赏心悦目，牡丹皮是治病疗疾的有效药物。由于诗仙李白《清平调词三首》对牡丹的赞美，更使佳人（杨贵妃）与花王（牡丹花）名扬后世。

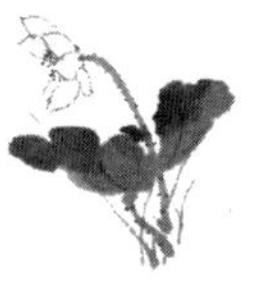

自古养生在少欲　闲适恬淡自延年

——李白《山中问答》① 滤医

问余何意栖碧山，笑而不答心自闲②。

桃花流水窅然去，别有天地非人间③。

选自《全唐诗》卷一百七十八(第 5 册，第 1813 页)

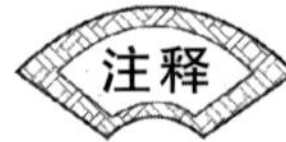

注释

①诗题一作《山中答俗人》。

②余：我，指作者。何意：一作“何事”。栖：居住。碧山：在今湖北省安陆市境，作者曾在那里读过书。

③窅(yǎo)然：深远的样子。晋代陶潜《桃花源记》载：东晋时，武陵有一渔人在溪中捕鱼。忽逢桃花林，林尽处有山，山有小口。从山口进去，遇一与外界隔绝的桃花源。里边的人过着安居乐业的生活。此句暗用其典。

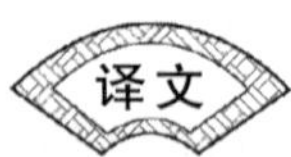

译文

有人问我为什么隐居于碧山？我只是微笑而不直接回答，心境清静，自在悠闲。此处桃花盛开，流水杳然远去，别有一番天地，岂是人间！

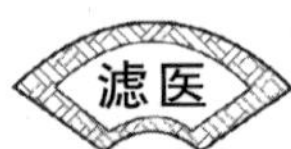

滤医

李白曾在碧山隐居读书。此诗就是描写他当时的生活情景。诗以问答形式抒发作者隐居生活的自在天然情趣。诗境似近而实远，诗情似淡而实浓。笑而不答，足见其心意之闲；桃花盛开，流水远去，足见其环境之幽。全诗自然流畅，与作者隐居时那种怡然自乐的舒适心情十分协调。前人评论此诗后两句，认为它“淡而愈浓，近而愈远，可为智者道，难与俗人言也。”此诗更深层的含义是什么呢？养生家认为就是“闲适恬淡，清静养神”。

历代养生家都十分重视养神，有“太上养神，其次养形”之说。《素问·病机气宜保命集》指出：“神太用则劳，其藏在心，静以养之。”所谓“静以养之”，主要是指静神不思、养而不用，即使用神，也要防止用神太过。《素问·痹论》中说：“静则神藏，躁则消亡。”安静则精神内藏，躁动则易于耗散。静则神不过用，身心的清静闲适有助于神气的潜藏内守。反之，神气的过用与躁动往往容易耗伤，会使身心健康受损。李白此诗写出了恬静闲适的心境，深寓养生之秘诀。李白此诗揭示了一条重要的医理，即以清静闲适为大法，以养神保健为目的。只有清静闲适，精神才可内守。清静养神主要体现在以下两个方面。

第一，以清静为本，祛除杂念，用神而不躁动。此即所谓“恬淡虚无”之态，真气即可绵绵而生。中医认为，万事万物传于心，心神日理万机，常处于躁动而难宁静的状态，如果心神过度浮躁，神不内守，动而不定，必然扰乱脏腑，耗气伤精，这样则易招致疾病，甚至促人衰老、减短寿命，所以必须以清静闲适为本，静而养神。李白此诗突出了恬淡闲适的意境，这正是养生家所要求达到的精神境界。《素问·上古天真论》强调：“恬淡虚无，真气从之；精神内守，病安从来？”所谓“恬淡虚无”，即指心神清静，心静而不躁，志闲而少欲，神安而不乱，则精神自可内守，精气自然充足，邪气不能侵犯，疾病自然不能萌生。要达到“恬淡虚无”及李白所谓“心自闲”的境界，使真正心神宁静，就必须祛除杂念，调畅情志。这样才可使心神静养，精神内守，脏腑旺盛，病无所生。

欣赏李白此诗，可知他曾隐居碧山，生活安乐，环境幽美，志意悠闲。“桃花流水，别有天地，”表达了诗人美好的理想。而在现实社会中，真正的“世外桃源”是没有的。当然，社会安定，人民和乐，生态平衡，环境幽静，则有利于身心健康，延年益寿。但是，养生者必须从自我做起。因为，内因是变化的根据，首先要调整好自己的思想情绪。怎样才能做到这一点呢？《素问·阴阳应象大论》说：“是以圣人为无为之事，乐恬淡之能，从欲快志于虚无之守，故寿命无穷，与天地终，此圣人之治身也”。意思是说，所以明达事理的人，不做勉强的事情，不胡思乱想，有乐观愉快的志趣，常使心旷神怡，保持着宁静的生活，故其寿命无穷，能尽享天年，这是圣人保养身体的方法。所谓思想上清静无为，并不是要饱食终日，无所用心，做一个无志向、无抱负的庸人，而是要树雄心，立大志，排除杂念，驱除烦恼，更有利于学习和工作。清静养神，就应该做到恬淡闲适、少思寡欲。私心、嗜欲出于心，私心太重，嗜欲不止，就会扰动心神，破坏心神的清静。所以，《内经》指出养生者要“志闲而少欲”。诗仙李白的“心自闲”深合《内经》养生之理。

养生者要减少私欲，首先应该放弃对名利的追逐及对物质享受的过分追求。医圣张仲景在《伤寒论·自序》中批评道：“但竞逐荣势，企踵权豪，孜孜汲汲，惟名利是务，崇饰其末，忽弃其本，华其外而悴其内，皮之不存，毛将安附焉。”意思是说，只是极力追求荣华权势，仰慕权贵豪门，千方百计、迫不及待地只去谋求名利，崇尚并装扮那些末节性的事物，轻视甚至抛弃那根本的东西。虽使他们外表光彩，却毁坏了身体。皮肤如果不存在了，毛发将附着在什么地方呢？告诫人们，醉心于名利，身心衰惫了，要名利还有什么用呢？竞逐荣势，企踵权豪，就会劳伤心神，使身体早衰。因此，必须以理收心，明确私心嗜欲对人体的危害。《太上老君养生诀》说："善摄生者，要先除六害，然后可以保性命延驻百年。"具体地说，即"一者薄名利，二者禁声色，三者廉货财，四者损滋味，五者除佞妄，六者去妒忌"。六害不除，万事纠心，神岂能静。

第二，恬淡闲适，少思少虑，用神有度。清静养神，强调一个静字，但并非绝对的神静而不用。实际上，要做到绝对的"静思而无想"，不仅不必要，而且不可能。人属万物之灵，是有思维的。用进废退，这是自然界的普遍规律。倘若绝对地静神不用，则心神必然衰退，只有在用神之中，心神才能生机勃勃。故心不可不思，神不可不用，但不可过思过用。过思则伤心，过用则损神，易致心血亏损，精气衰竭。古人认为，精如油，神如火；火太旺则油易干，神过用则精易竭。所以，神不可不用，神又不可过用。清静养神，适度用神，贵在一个度字。"桃花流水窅然去，别有天地非人间"，李白隐居于碧山，其幽静的自然环境正合他恬静的心境。恬静的心境有利于修养精神，增进智慧。他又用自己超常的精神智慧从事诗文创作，从而为后世留下了许多名篇佳作。"问余何意栖碧山，笑而不答心自闲"，他善于调适心境，懂得清静养神和适度用神的道理。这些养生奥理，"俗人"是不能理解的。对他们说了，也是白说。因此，诗仙只好笑而不答。

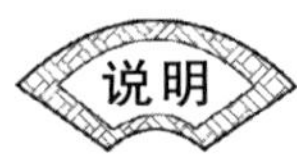

这首诗的诗题一作《山中答俗人》，那么"问"的主语即所谓"俗人"。诗以提问的形式领起，首句点题，突出题旨，唤起注意。当人们正要倾听答案时，诗人笔锋却故意一晃，"笑而不答"。"笑"字值得玩味，它不仅表现出诗人喜悦而矜持的神态，营造了轻松愉快的气氛；而且这"笑而不答"，还带有几分神秘的色彩，制造悬念，以诱发人们思索的兴味。"心自闲"三个字，既是山居心境的写照，更表明这"何意栖碧山"的问题，对于诗人来说，既不觉得新鲜，也不感到困惑，只不过是"悠然心会，妙处难与君说"罢了。第二句接得迷离，妙在不答，使诗增添了变幻曲折，自有摇曳生姿、引人入胜的魅力。

第二联写"碧山"之景，其实也就是"何意栖碧山"的答案。这种不答而答、似断实连的结构，加深了诗的韵味。诗虽写桃花随着溪水，窅然远逝的景色，却无一点"流水落花春去也"的惆怅情调，而是把它当做令人神往的美来渲染、赞叹。何以见得？因为上面写的"笑而不答"的神态，以及末句的议论都流露出这种感情。桃花盛开，固然是美的，而桃花衰败随流水远去，这也是美的。它们都是依照自然的法则，在荣盛和消逝之中显示出不同的美。这不同的美却具有共同之点——即"天然"二字。这种美学观点反映了诗人热爱自由、天真开朗的性格。"碧山"之中，这种不汲汲于荣，不寂寂于逝，充满着天然、宁静之美的"天地"，实非钩心斗角、争权夺利的"人间"所能比！那么"人间"究竟怎样呢？这一回诗人真的不说了。然而只要稍稍了解一下当时黑暗的现实和李白的不幸遭遇，诗人"栖碧山"、爱"碧山"便不难理解了。诗中用一"闲"字，就是要暗示出"碧山"之美，并以此与"人间"形成鲜明的对比。

总之，此诗抒写了李白隐居碧山，超脱现实的闲适心情。有了恬静闲适的心情，才能创作出充满闲适之意的诗篇。也只有心中恬淡宁静的人，才能体会到大自然的真趣，才能领悟到养生的妙理。

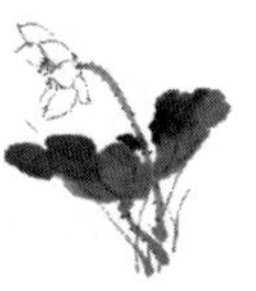

兰陵美酒郁金香　玉碗盛来琥珀光

——李白《客中作》[①]滤医

兰陵美酒郁金香，玉碗盛来琥珀光[②]。
但使主人能醉客，不知何处是他乡。

选自《全唐诗》卷一百八十一（第6册，第1842页）

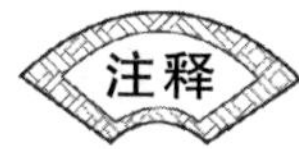

注释

①此诗为李白于开元二十八年（公元740年）移居东鲁时所作。

②兰陵：故址在今山东枣庄市南。郁金香：一种香草。古人用以浸酒，浸后，酒带金黄色。《本草纲目》引杨孚《南州异物志》云："郁金香出罽宾国（唐代西域国名），人种之，先以供佛，数日萎，然后取之，色正黄，与芙蓉花裹嫩莲者相似，可以香酒。"琥珀：一种树脂化石，呈黄色或赤褐色，色泽晶莹，可供药用。这里以琥珀的光泽比喻美酒的光色。兰陵酒：李时珍《本草纲目·谷部·酒》："东阳酒即金华酒，古兰陵也，李太白诗所谓'兰陵美酒郁金香'即此，常饮、入药俱良。"

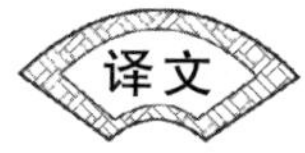

译文

兰陵美酒散发着郁金香的芬芳，用玉碗盛来闪动着琥珀般的清光。只要主人您能使我陶醉在这美酒之中，我恐怕错把兰陵当做了故乡。

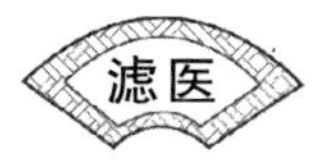

滤医

李白此诗以郁金香比喻酒的香气，以琥珀的光泽形容酒的透明，由此可见兰陵酒之美。

酒，可以行药势，通血脉，舒筋骨，御风寒，厚肠胃，益脾气，润皮肤，消忧愁，宣言畅意。兰陵酒是我国名酒之一。明代医学泰斗李时珍，一生呕心沥血，全部精力投入到医药研究上。他遍游民间，采访秘方。当他游历兰陵时，闻到酒香弥漫，见到酒旗飞舞，禁不住小饮几盏后，立觉口中生香，暖流入肚，筋血活舒。于是，在他的药学巨著《本草纲目》中，对兰陵美酒进行了详细考证，写下了科学鉴赏评论。他引汪颖曰："入药用东阳酒（即兰陵酒）最佳，其酒自古擅名。……清香远达，色复金黄，饮之至醉，不头痛，不口干，不作泻。其水秤之，重于它水，邻邑所造俱不然，皆水土之美也。"李时珍曰："东阳酒即金华酒，古兰陵也，李太白诗所谓'兰陵美酒郁金香'即此，常饮、入药俱良"。

兰陵酒的故乡在临沂市苍山县境内的兰陵镇。它南接徐州，西邻枣庄，北望蒙山，东濒黄海，处在连接江南、中原的交通咽喉之地。鲁南平原上土沃粮丰，地下高含锶型优质矿泉水，形成了得天独厚的资源优势；三千年传统工艺与现代高新技术相融会构成了企业雄厚的技术优势和品牌优势。据史料记载：兰陵美酒始酿于商代，古卜辞中的"鬯其酒"记载，便是兰陵美酒的最早见证，迄今已有三千多年的历史。战国时期，这里为楚国重邑，曾对中国思想变革产生巨大影响的一代圣哲荀子，在这里两任兰陵令，为兰陵酒业的发展奠定了历史文化基础。两汉时期，兰陵美酒已成贡品。1995 年秋，在江苏省徐州市狮子山楚王墓的发掘过程中，一个令世界酿酒业和考古界震惊的重大发现公之于世，即兰陵美酒在沉埋 2148 年后被发掘出土，重新面世，经专家鉴定，这是目前世界上出土年代最久，保存最完好，直接印有贡酒名称的酒品，成为中国 1995 年度十大考古发现之首。楚王陵以石成墓，兰陵美酒置于墓室庖橱间，陶制球形坛内。泥封上印有"兰陵贡酒"、"兰陵丞印"、"兰陵之印"戳记，保存完整无缺。打开封泥后，一股浓郁的酒香溢出，令现场考古专家惊叹不已。经国内外考古专家鉴定，与今日兰陵美酒同为一宗，印证了兰陵美酒三千年的酿造历史。北魏时期，农学家贾思勰对兰陵美酒生产工艺进行科学分析，加工整理，并载入世界第一部农业科学经典《齐民要术》之中，使这一宝贵的历史文化遗产得以保留至今。唐代开元盛世，歌舞升平，农业的进步促进了兰陵酒业飞速发展，除贡奉皇宫外，还通过京杭大运河，远销江宁、钱塘等地。唐代诗人李白开元二十八年五月来山东游历，经下邳过兰陵，闻酒香弥漫，见酒旗飞舞，于是痛饮神往已久的兰陵美酒，触发灵感，写下了"兰陵美酒郁金香，玉碗盛来琥珀光。但使主人能醉客，不知何处是他乡"的千古绝句。李白号称"诗仙"、"酒仙"，斗酒诗百篇，唯对兰陵美酒从色、香、味、情进行了综合鉴赏，描绘出兰陵美酒风格独特、色泽殊美、味压群芳的独特个性。北宋著名书画家米芾饮兰陵美酒后，挥毫泼墨，写下了："阳羡春茶瑶草碧，兰陵美酒郁金香"的诗句。目前，这一巨联真迹仍完好存于湖北襄樊的米公祠内。由此可见，北宋年间，兰陵美酒与阳羡春茶驰名于大江南北，被颂为宋代的两大名产。明代医学泰斗李时珍，饮兰陵美酒后，从医学的角度给予高度赞赏。清代诗坛盟主王渔洋在《寄任同年》一诗中写道："阳羡六斑茶，兰陵十千酒。古来佳丽区，遥当五湖口……"这里不仅赞美了兰陵美酒的名贵，而且赞美了兰陵自古以来就是一个美丽富饶的地区。新中国成立后，在兰陵古镇东醴源私人酒店基础上，联合八家私人酒店和三十余家私人作坊组建了山东兰陵美酒厂。党和政府对兰陵酒业的发展都给予了极大的关注和支持。1954 年，国务院总理周恩来率团参加日内瓦国际和平会议，把兰陵美酒作为“国酒”带到宴会上招待与会各国首脑，再次提高了这一传统名酒的国际声誉。1957 年，全国人民代表大会常务委员会委员长朱德召见城市服务部部长杨一辰时说：“你们山东出一种名酒，叫兰陵美酒。兰陵美酒是李白喝过的，他喝了酒还作了诗。兰陵酒还用原来的陶瓷瓶，把李白的诗句写在上面，加上中外文说明，就可以大量出口”。朱德委员长的这一指示，对改进兰陵酒的包装装潢，增加出口创汇能力起了很大的推动作用。

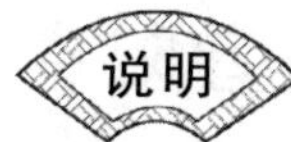

抒写离别之悲、他乡作客之愁，是古代诗歌创作中一个很普遍的主题。然而这首诗虽题为《客中作》，抒写的却是作者的另一种感受。前两句，兰陵点出作客之地，但把它和美酒联系起来，便一扫令人沮丧的外乡异地凄楚情绪，而带有一种使人迷恋的感情色彩了。著名的兰陵美酒，是用郁金香加工浸制，带有醇浓的香味，又是盛在晶莹润泽的玉碗里，看去犹如琥珀般的光艳。诗人面对美酒，愉悦兴奋之情自可想见了。后二句，可以说既在人意中，又出人意料。说在人意中，因为它符合前面描写和感情发展的自然趋向；说出人意料，是因为《客中作》这样一个似乎是暗示要写客愁的题目，在李白笔下，完全是另一种表现。这样，诗就显得特别耐人寻味。诗人并非没有意识到是在他乡，当然也并非丝毫不想念故乡。但是，这些都在兰陵美酒面前被冲淡了。一种流连忘返的情绪，甚至乐于在客中，乐于在朋友面前尽情欢醉的情绪完全支配了他。由身在客中，发展到乐而不觉其为他乡，正是此诗不同于一般羁旅之作的地方。

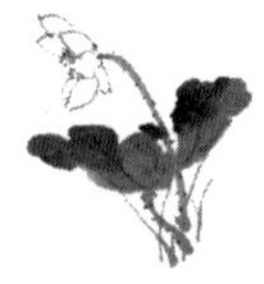

紫藤攀援挂云木　繁英婉垂宜阳春

——李白《紫藤树》[①]滤医

紫藤挂云木，花蔓宜阳春[②]。
密叶隐歌鸟，香风留美人。

选自《全唐诗》卷一百八十三（第6册，第1869页）

注释

①紫藤树：又名招豆藤（《本草拾遗》）、朱藤（《梦溪笔谈》）、小黄藤（《植物名实图考》）、紫藤。茎缠绕于其他植物或树上。

②云木：高耸入云的树木。

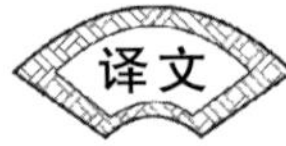

译文

紫藤缠挂在高大的树上，花蔓在春天里多么美丽。小鸟在密叶里欢唱，美人留恋它的香气。

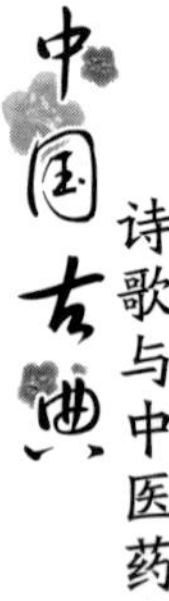

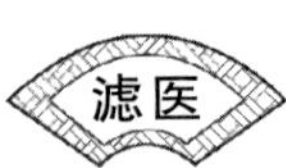

滤医

紫藤，为豆科植物，落叶攀援灌木。茎木质而大，组织较疏松，干皮灰白，奇数羽状复叶；互生，小叶3～13枚，卵状长椭圆形或卵状披针形，先端突尖，基部广楔形，长5～8厘米，全缘，幼时密生短茸毛，后脱落。4月开花，总状花序侧生，倒垂，花序长短不一，长15～30厘米；花梗柔弱有毛；萼钟状，5齿裂，密被细毛；花冠蝶形，蓝紫色，旗瓣大，外翻；雄蕊2体；花柱内弯，柱头顶生。荚果长而扁平，长10～20厘米，密生绒毛。种子扁圆形，1～3粒。花期3—4月。果期 9—10 月。多栽培于庭院。其枝叶茂密，花大而美，颇有芳香，为优良的棚架材料，浓叶满架，繁英婉垂，休憩其下，倍觉清凉舒适。如植于水滨、池畔、台坡之地，使依它树繁生，也极幽美。

紫藤的茎叶入药。茎叶味甘，性微温，有小毒，常用以逐水。本植物的根（紫藤根）性温，味甘，全年可采，能治关节炎。《浙江民间草药》："紫藤根带有补性"，"作补剂，每用一、二两，同猪肉、鸡肉煮食。"本植物的种子（紫藤子），于冬季果实成熟时采收，晒干，除去果壳。紫藤子，味甘，性微温，有小毒。功能杀虫，解毒，止痛。泡酒服，可治筋骨疼痛。本品有毒，内服须炒透。治食物中毒、腹痛、吐泻，并治蛲虫病，紫藤子炒熟一两，鱼腥草五钱。水煎（须煎透），早、晚各服一次。（《浙江天目山药植志》）。

说明

李白此诗，似以紫藤自喻，借紫藤挂于云木，写自己理想抱负将得以实现，并希望自己能荫庇万物，给人们带来欢乐。

李白此诗，专咏"紫藤"。除此之外，古人咏藤，作品颇多。如梁简文帝《咏藤诗》曰："纤条寄乔木，弱影掣风斜。标春抽晓翠，出雾挂悬花。"意思是说，纤细的枝条缠绕于高大的乔木，柔弱的枝影随着清风摇曳牵拉。萌发翠绿的嫩芽，透露春的信息，晨雾中映现出朵朵悬挂着的花。又如民歌："入山看见藤缠树，出山看见树缠藤。树死藤生缠到死，树生藤死死也缠。"四句就"藤缠树"反复申说，设喻新奇，语语动人，含蓄有味地表达了忠于爱情，至死不渝的情感。

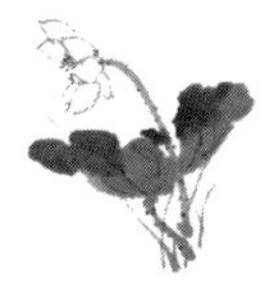

山人归去掇仙草　紫花菖蒲益寿星

——李白《送杨山人归嵩山》[1]滤医

我有万古宅，嵩阳玉女峰[2]。
长留一片月，挂在东溪松。
尔去掇仙草，菖蒲花紫茸[3]。
岁晚或相访，青天骑白龙[4]。

选自《全唐诗》卷一百七十六（第5册，第1802页）

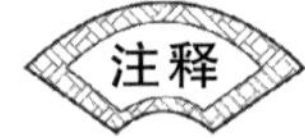

注释

①杨山人：名字、生平待考。山人：这里指仙家、道士之流。

②玉女峰：嵩山支脉太室山二十四峰之一，因峰北有石如女，故名。

③掇（duō）：拾取。引申为“采集”。仙草：传说中的一种灵异的草。服之可以长生不老或起死回生。菖蒲：中药名。紫茸：即紫花。这两句，一作“君行到此峰，餐霞驻衰容。”

④青天骑白龙：用东汉瞿武故事。据《广博物志》载，瞿武七岁便不再吃粮食，专服黄精、紫芝、菖蒲等药，入峨眉山修道，由天竺真人授以仙诀，乘白龙而去。

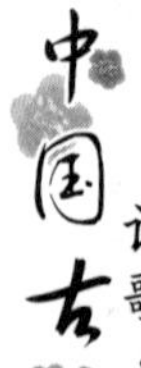

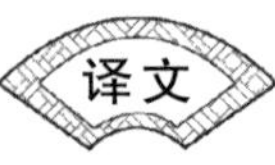

译文

我有万古不坏的仙宅，那就是嵩山之阳的玉女峰。那挂在东溪松间的一轮明月，一直留在我的心中。杨先生您又要去哪里采集仙草，去服食紫花的菖蒲以保持青春的面容。年底时，我将到嵩山之阳拜访您，那时，您可能正在青天上乘着白龙来相迎。

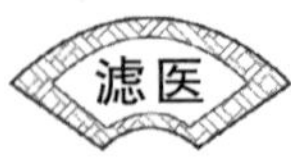

滤医

石菖蒲，四五月时开黄绿色的花，与水仙、兰花、菊花有“草四雅”之称，不仅是极具观赏价值的植物，而且是历代医家喜用的药物。历代诗人不乏赞美石菖蒲延年益寿之功的诗句，如李白诗云："我来采菖蒲，服食可延年"。

菖蒲是水边最早发芽的草本植物，严冬刚过，它就挺出黄绿色的嫩芽来。只要几个好天，叶色转青，叶片也齐齐地长了起来。《吕氏春秋》任地篇中记："冬至后五旬七日，菖始生。菖者，百草之先生者也。"原来，菖蒲所以得此名，是与它冬尽后最早觉醒分不开的。

菖蒲叶如长剑，根如白玉，立足石隙，清静高雅，因此自古以来就得诗人的咏赞。宋朝许棐诗赞曰"一碧生涯水石滨，柔风细雨瘦精神。前身恐是巢由辈，怕着人间半点尘。"菖蒲高雅淡泊的品格可见一斑。王安石也有一首诗写到菖蒲，以为它与神物为伴。"野人往往见神物，鳞甲漠漠云随行。我来立久无所得，空数石上菖蒲生"。

菖蒲是辟邪防疫的灵草。端午这天，扎一把菖蒲和艾叶，悬挂在门环上。从外观上，那菖蒲叶就像几把青锋长剑。祛邪避疫，替人消灾除病。那三四尺长、两指宽的叶片不肥不瘦。中有一条脊线，真像一把宝剑。难怪明代才子解缙有诗吟菖蒲："三尺青青古太阿，舞风斩碎一川波。长桥有影蛟龙惧，流水无声昼夜磨。"事实上，长绿青雅的菖蒲，其根、花确是一味中药，有开窍、祛痰、散风的功能。端午喝浸泡菖蒲的酒，可避疫气。夏夜用风干的菖蒲、艾叶熏蚊子，既能驱蚊，又不伤人。

菖蒲还是古人眼中延年益寿的神草。传说汉武帝在嵩山时，见一老者，仙风道骨，气度不凡。仔细询问，方知他吃菖蒲后，长生不老。这一传说引起不少人兴趣。李白有诗咏"嵩山采菖蒲者"。陆游也有诗曰："古涧生菖蒲，根瘦节蹙密。仙人教我服，刀匕蠲百疾。阳狂华阴市，颜朱发如漆。岁久功当成，寿与天地毕。"

菖蒲，为天南星科植物。其根茎入药。药用品分为石菖蒲、九节菖蒲、鲜石菖蒲三种。石菖蒲，其干燥根茎具棕褐色外观，多节，节处多凸起，扁圆柱形，质脆，折断面浅棕色或白色，中心微红，气辛香。九节菖蒲，按古代文献所载，实系石菖蒲，但市用品多为毛茛科植物"阿尔泰银莲花"的根茎。呈纺锤形，细小，表皮黄白色，有横向突起的鳞叶痕，交互排列如节状，质脆，断面白色。主产于山西、河南、内蒙古等地。鲜石菖蒲，叶丛生，狭长而细，根茎上之节明显有残留鳞片，有分根，根短小，呈纺锤形。我国大部分地区都有出产，生于水边石上。每多栽于盆中，以供观赏。四时均可收用。

石菖蒲，性温，味辛。功能芳香开窍，和中辟浊，理气活血，散风祛湿。用以治疗湿浊蒙蔽清窍以及热入心包所致的神志昏乱，也用于治疗耳聋、健忘等症。如《医学心悟》安神定志丸，主治惊恐而成的癫疾及神志痴呆症，即以石菖蒲同远志、茯苓、茯神、龙齿、人参等药组成。用于治疗胸腹胀闷、湿滞气塞诸症，可单用，亦可配伍吴茱萸、香附等药。用治噤口痢，石菖蒲同茯苓、石莲子、人参等配伍，有开胃进食之效。

《神农本草经》："（石菖蒲）主风寒湿痹，咳逆上气，开心孔，补五脏，通九窍，明耳目，出音声，主耳聋痈疮，温肠胃，止小便利。久服轻身，不忘，不迷惑，延年。"晋代葛洪《抱朴子·仙药》："韩终服菖蒲十三年，身生毛，日视书万言，皆诵之。冬袒不寒。又，菖蒲须得生石上，一寸九节，紫花者尤善也。"李白诗曰："尔去掇仙草，菖蒲花紫茸"，即指紫花菖蒲而言。《千金要方》

载有菖蒲服食法，甲子日，取菖蒲一寸九节者，阴干百日，为末。每酒服方寸匕，日三服。久服耳目聪明，益智不忘。

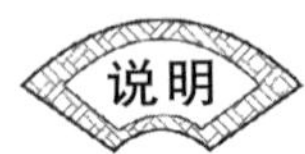

说明

李白此诗，大约作于天宝初年。从诗中可以看出他对杨山人的一片深情和对仙道隐逸生活的向往。仙家服食的药物很多，在李白诗中曾经多次言及菖蒲，可见他对菖蒲的性能和生长特点是相当熟悉的。

李白《嵩山采菖蒲者》："神仙多古貌，双耳下垂肩。嵩岳逢汉武，疑是九嶷仙。我来采菖蒲，服食可延年。言终忽不见，灭影入云烟。喻帝竟莫悟，终归茂陵田。"李白此诗作于开元二十二年（公元734年）。诗中隐括武帝遇仙服食菖蒲以求长生的事。叹惜武帝妄求神仙，终不觉悟。此诗大意是说，神仙多呈远古的相貌，双耳下垂能至肩。在嵩山遇到汉武帝，武帝疑心他是九嶷山的神仙。他告诉武帝：我来采摘菖蒲草，食之不辍，能长生不老。话刚说完，人已不见，身影消失在茫茫云烟。本是暗示点化汉武帝，可他不是仙才，竟然不能觉悟，最终归宿便在茂陵这块墓田。

据晋代葛洪《神仙传·王兴》记载，王兴是阳城（故城在今河南省登封县东南）人，常居一谷中，本是一名凡民，目不识丁，无学道之意。汉武帝元封二年（公元前109年），武帝登嵩山，来到一个名叫大愚石室的洞穴。他在嵩山建立一座道宫，使董仲舒、东方朔斋戒沐浴，静意思念神仙。一夜，汉武帝忽然见到一位仙人，身高三丈，大耳垂肩。汉武帝恭敬地问他是哪里人？神仙说："我是九嶷山的仙人，我听说中岳嵩山的石头上长出了菖蒲，一寸之内有九个节，服之可以成仙，我到这里采石菖蒲来了。"说罢忽然不见了。汉武帝回头对各位侍臣和王兴说："他不是学道服食菖蒲的人，他是嵩山之神，说这些话是在点化我，教我长生不老之法。"于是遍采山上石菖蒲服食。三年过去了，汉武帝性好热食，所以服了菖蒲以后，浑身发热，烦闷不快，就不敢继续服了。当时侍从官员多皆服食菖蒲，但都不能长期坚持。唯独王兴听说仙人教使武帝常服菖蒲，于是长期坚持服食不止，果然得获长生。据说到魏武帝曹操时代，王兴还活着，邻里老幼都说见过王兴，王兴长得像五十岁左右的人，身体健康，日行三百里，后来，不知他到哪里去了。

关于服食菖蒲，有人还排列了一个《修仙时间表》：十天，可以消食；两个月，不得冷疾；三个月，百病痊愈；四年，精神有余；五年，骨髓充满；六年，面色光泽；七年，白发变黑；八年，长出新牙；九年，皮肤细腻；十年，面若桃花；十一年，骨头变轻；十二年，长生不老。

总之，服食菖蒲成仙之说，这是道家编造的美好的神话故事，此虽不可信，但菖蒲入药，可以开窍豁痰，行气化湿，其医疗作用已被医家肯定。《吕氏春秋》："冬至后，菖始生，百草之先生者。"古人认为"感百阴之气为菖蒲，一寸九节者良。"清代叶志诜《神农本草经赞·菖蒲》："一阳来复，菖本先萌。百阴感气，九节敷荣。饗宜菹醢（zū hǎi，切碎），候纪催耕。灵台清畅，悦耳流声。"《神农本草经》："（菖蒲）开心孔，补五脏，通九窍，明耳目，出声音。久服轻身，不忘不迷惑，延年。"由此可见，菖蒲之功，早已载于典籍。

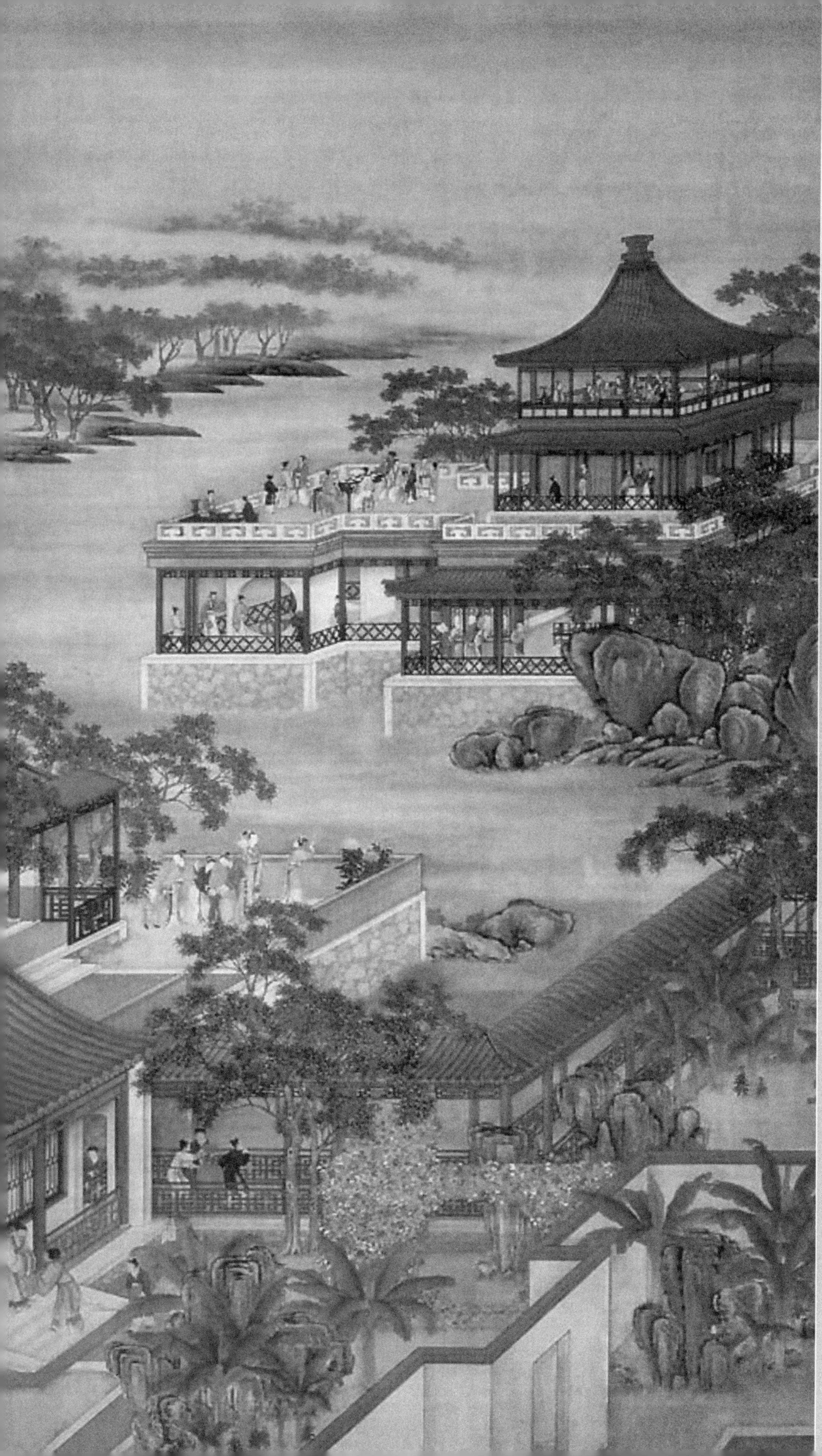

中秋待月

转缺霜输上转迟，好风偏似送佳期。帘斜树隔情无限，烛暗香残坐不辞。最爱笙调闻北里，渐看星潆失南箕。何人为校清凉力，欲减初圆及午时。

——唐·陆龟蒙

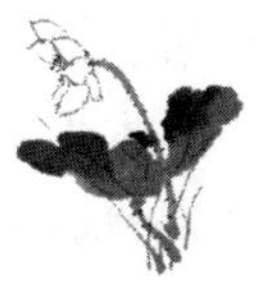

异地客心自酸楚　何况面对木瓜山

——李白《望木瓜山》[①]滤医

早起见日出，暮见归鸟还。

客心自酸楚，况对木瓜山[②]。

选自《全唐诗》卷一百八十(第 6 册，第 1839 页)

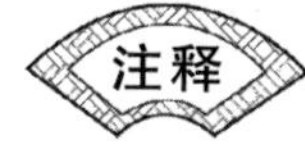

注释

①木瓜山：山名。王琦注："《一统志》：木瓜山在常德府城东七里。李白谪夜郎过此有诗云云。又《江南通志》：木瓜山，在池州府青阳木瓜铺……二处皆太白常游之地，未知孰是？"木瓜：落叶灌木或小乔木，叶长椭圆形，春末夏初开花，花红色或白色。果实长椭圆形，色黄气香，味酸涩，经蒸煮或蜜渍后供食用，可入药。

②这两句，写客居他乡，内心本自已经酸楚，再看到木瓜山，想起酸涩的木瓜，心中就更酸了。客心：旅人之情，游子之思。

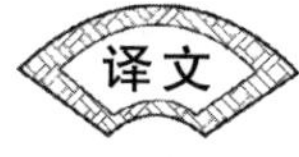

译文

早晨起来看见太阳升起，傍晚时分看见归鸟还巢。身在异乡，内心本已酸楚，何况还面对着木瓜山。

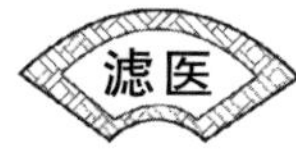

滤医

木瓜，为蔷薇科落叶灌木木瓜的成熟果实。干燥果实为椭圆形，长约 2～3 寸，皮紫红色或深褐色，并有不规则的深皱纹，底部下陷有果柄痕。剖开，边缘向内卷曲，果肉红棕色，瓜瓤呈棕红或棕黄色，隔瓤与肉相连，瓤内子仁形似橘子核稍大而扁。以安徽宣城产者著名，其他如山东、江苏、浙江、湖南、湖北等省亦产。7—8月果实成熟时采收。采后纵切两片，置于草地上仰晒，以晒至颜色转红、干燥为度；如遇阴雨天，可用微火烘干，以防生霉变坏。入药生用，或炒用。

木瓜，味酸性温。功能舒筋活络，平肝和胃，化湿止痛。常用于治疗湿痹，脚气，水肿，霍乱吐泻，痢疾腹痛，转筋诸症。如《本事方》以木瓜配伍乳香、没药，蒸熟研膏，入生地黄汁，酒送服，用治项强筋急，不能转侧之症；《圣惠方》单用木瓜酒煮或煎汤频服，治霍乱转筋；《直指方》木瓜汤，以木瓜配伍吴茱萸、茴香、生姜、紫苏等药，主治吐泻不已，转筋胸闷之症。《饮膳正要》木瓜汤，用木瓜4个，白沙蜜1000克。先将木瓜蒸熟去皮，研烂如泥。另将白沙蜜炼净。再将二者调和均匀，放瓷器中盛贮备用。每日晨起空腹，用沸水冲服1～2汤匙。功能通痹止痛。主治湿热阻滞经脉之筋骨、肌肉痹痛。《世医得效方》木瓜茱萸汤，木瓜、槟榔各60克，炒吴茱萸30克。共为粗末，每服12克，水煎服。治脚气入腹，困闷欲死，腹胀喘急。经验方，木瓜120克，牛膝60克，桑寄生60克，以大曲酒500毫升浸泡备用。每次饮15毫升，每日2次。主治风湿筋骨疼痛。驰名中外的“虎骨木瓜酒”，就是利用木瓜“祛湿痹，强筋骨”的功效，以中国木瓜为主药，配以虎骨、川芎、牛膝等十几味中药浸制而成的药酒。

木瓜，又名“铁脚梨”。《清异录》载：“木瓜性益下部，若脚膝筋骨有疾者，中用焉，故方家号为铁脚梨。”宣木瓜最为驰名，其果大肉厚，香气浓郁，入药治病，每奏奇效。现代药理研究发现，宣木瓜含有苹果酸、酒石酸、维生素、黄酮类等成分；所含酵素，能消化蛋白质，可以助消化，利吸收，对消化不良和胃病患者有益；此外，还可治疗风湿性关节炎、乙肝等。有人评曰：“木瓜乃入肝益筋之品，养血卫脚之味。”下面介绍木瓜的几种吃法。

①木瓜牛奶：木瓜150克，牛奶200毫升(约1大杯)，香草冰淇淋(1小盒)，糖1小匙(可加可不加)。木瓜去皮、切块，放入果汁机中，加入200毫升鲜奶，糖、冰淇淋适量，用中速搅拌几分钟即可。由新鲜木瓜、鲜奶制成，绝对新鲜香浓，当场饮用。若需外带，置放不超过30分钟(冬天)和20分钟(夏天)，以保最佳风味。鲜奶中的钙质，木瓜中的维生素C，都是人体中所需的营养成分，适合天天饮用。新鲜木瓜冬天时会略带苦味，是正常现象，可安心食用。功能润肤养颜。

②木瓜果盘：把八成以上熟木瓜切开数瓣，去皮，刮瓤，切成鲜果盘。口感软滑、多汁，又香又甜。如果一次吃不完，剩下的部分最好不要去皮、刮瓤，可用保鲜纸包上放入冰箱冷藏，几天内尽快吃完。不要冷冻保存，以免口感不好。部分经过冬寒的木瓜可能会略带苦味，是正常现象，可安心食用。

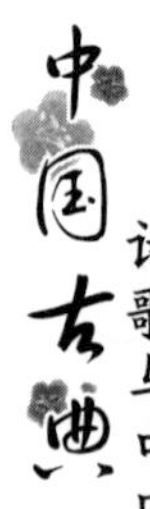

③木瓜牛奶椰子汁：木瓜1/2个，鲜奶250毫升，蜂蜜1大匙，椰子汁50毫升，碎冰块1/2杯。木瓜去皮对剖、去籽、切块，将所有材料放入果汁机搅拌约30秒，即可倒出饮用。木瓜牛奶椰子汁含有丰富的维生素C、胡萝卜素，能有效消除疲劳，对消化不良者也颇有助益。

④木瓜鲜奶露：木瓜600克，鲜奶1杯，椰汁半杯，糖200克，玉米粉3汤匙。木瓜去核、去皮、切粒。用两杯清水加糖煮滚，然后放入木瓜粒，再加入鲜奶、椰汁，用慢火煮滚。用小半杯

水匀开玉米粉，逐步加入奶露中，煮至成稠状即可。常食用木瓜制作的食品可使皮肤光滑。

⑤木瓜橘子汁：木瓜1个，橘子130克，柠檬50克。先将木瓜削皮去籽，洗净后切碎，捣烂取汁备用。再将橘子和柠檬切开，挤出汁液与木瓜汁混合，搅匀即成。饮用本品能使肌肤光滑，还有助于消化，润肠，是老幼皆宜的饮品。

⑥木瓜蜂蜜糖水：木瓜1个，蜂蜜适量，水适量。用水洗净木瓜，刨去皮，去瓤，切片。将木瓜放入煲中，加适量水。煲滚后改用中火煲30分钟。放入蜂蜜调味。搅匀糖水，即可饮用。木瓜味甘，性平。功能助消化，健脾胃，润肺止咳，消暑解渴。蜂蜜甘而平和，能补中，能解毒，能润燥。合而用之，舒筋去湿，滋润五脏，对十二指肠溃疡、咳嗽、吐泻亦具食疗作用。

⑦银耳炖木瓜：银耳15克，木瓜(中等大，最好是自然熏熟)1个，杏仁12克，冰糖适量。将银耳用清水浸透发开，洗净；木瓜削皮去籽，切成小块；杏仁去衣，洗净，连同银耳、冰糖一起放入炖煲内，加适量开水炖煮20分钟后即可食用。功能滋润养颜。经常食用能养阴润肺，使皮肤得到滋润，防止皱纹过早出现，保持皮肤细嫩，延缓衰老。尚可治疗燥热咳嗽、干咳无痰、痰中带血等症。

⑧木瓜烧带鱼：鲜带鱼350克，生木瓜400克，葱段、姜片、醋、精盐、酱油、黄酒、味精各适量。将带鱼去鳃、内脏，洗净，切成3厘米长的段；生木瓜洗净，削去瓜皮，除去瓜核，切成3厘米长的块。砂锅置火上，加入适量清水、带鱼、木瓜块、葱段、姜片、醋、精盐、酱油、黄酒，烧至熟时，放入味精即成。味鲜，鱼嫩，清香爽口。此菜具有养阴、补虚、通乳的作用。适于产后乳汁缺乏者食用。

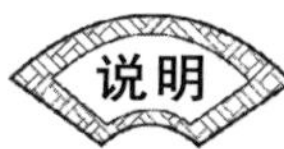

天宝后期，李白游览池州，在青阳(今安徽青阳县)望木瓜山而作此诗。诗中借用木瓜以描写诗人客居的酸楚之感。

木瓜为我国特产，其栽培历史，按《诗经·卫风》："投我以木瓜，报之以琼琚"的记载，可知起码始于周代以前。亦可知古人还把木瓜作为男女思恋爱慕的象征。木瓜，以安徽宣城所产者久有盛名。据《图经本草》记载："宣人种莳木瓜遍满山谷。始实成则纸花粘于上，夜露日烘，渐变红色，花纹如生。本州以充土贡，故有宣城花木瓜之称。"南宋诗人杨万里有诗赞之曰："天下宣州花木瓜，日华沾露绣成花。何须堠子强呈界(堠子，古时筑在路旁用以分界或记里数的土坛。每五里筑单堠，十里筑双堠)，句有琼琚先报衙(琼琚，精美的玉佩。报衙，旧时官吏升堂治事时，官衙鸣鼓以告众，谓'报衙'。大意是说，作为进贡佳品的宣木瓜，首先要上交官府)。"木瓜果实似小瓜，椭圆形，或大小如梨，但形状略长，蒂间有鼻似乳突。果皮光亮，成熟时皮色由青转红，色彩如绣，故名绣瓜。有香气，可供观赏，食之宜人。宋代诗人陆游《或遗木瓜有双实者香甚戏作》诗："宣城绣瓜有奇香，偶得并蒂置枕旁。六根互用亦何常，我以鼻嗅代舌尝。"可见，自古以来，宣木瓜就被人们所称道。它以花姿妩媚，果味鲜香，药效显著而为历代诗人、医家所赞美。

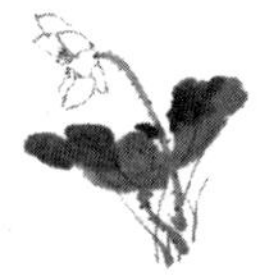

美人为政本忘机　服药求仙事不违

——李白《题雍丘崔明府丹灶》[①] 滤医

美人为政本忘机，服药求仙事不违[②]。

叶县已泥丹灶毕，瀛州当伴赤松归[③]。

先师有诀神将助，大圣无心火自飞[④]。

九转但能生羽翼，双凫忽去定何依[⑤]？

选自《全唐诗》卷一百八十三（第6册，第1869页）

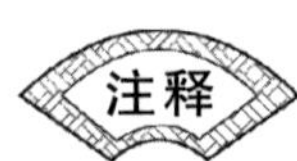

注释

①雍丘：在今河南。丹灶：炼丹用的炉灶。

②美人：此指品德美好的人。忘机：消除机巧之心。常用于指甘于淡泊，与世无争。

③叶县：今河南叶县。瀛州：传说中的仙山。《史记·秦始皇本纪》："齐人徐市等上书，言海中有三神山，名蓬莱、方丈、瀛州。仙人居之。"赤松：赤松子，传说中的仙人。

④神将助：葛洪《抱朴子》："古之道士合作神药，必入名山，山神必助之为福，药必成。"

⑤九转：九转丹。道教谓经过九次提炼，服之能成仙的丹药。《抱朴子》："九转之丹，服之，三月得仙。"双凫：《后汉书·方术传》载，王乔为叶县令时，每朔望朝觐时乘双凫飞来。后以"双凫"用为地方官的典实。此诗中指崔明府。

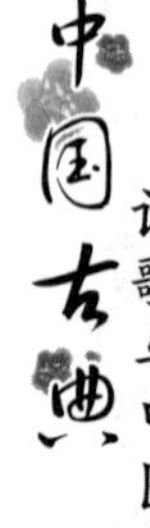

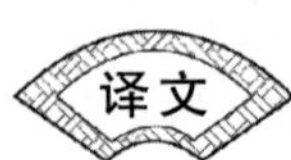

译文

有德能者为政本无机心，服药求仙亦并行不悖。叶县的丹灶已经泥好，该在瀛州与赤松子结伴而归。先师有诀，神仙必将相助，圣人无心任炉火自飞。服下九转丹能生翅成仙，崔明府乘凫忽去将依何地？

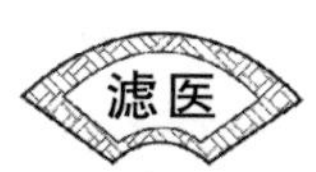

李白此诗写雍丘崔明府丹灶，内容涉及服食炼丹，长生不老，羽化登仙之事。除此诗之外，《宛陵郡志备要》载有李白写的《炼丹井》一诗，其诗曰："闻说神仙晋葛洪，炼丹曾此占云峰。庭前废井今犹在，不见长松见短松。"

炼丹服食，源于道家。道家"重人贵生"，认为人们应当积极主动地生活，重视身体，热爱生命。道家不向往来世天国的永生，而是直接追求现世人间的长存。服食炼丹，养生长寿，这既是先秦道家思想的实践，也是后世道教徒的宗教行为。道家希望通过养生，因修得道，"深根固柢，长生久视"，达到"肌肤如冰雪，绰约如处子。不食五谷，吸风饮露，乘云气，御飞龙，而游乎四海之外"(《庄子》之《逍遥游》和《齐物论》)，与天地永存的境界。

李白是一位虔诚的道教徒。他的一些诗作充满了道家服食养生、炼丹求仙的思想。如他的《早望海霞边》："四明三千里，朝起赤城霞。日出红光散，分辉照雪崖。一餐咽琼液，五内发金沙。举手何所待，青龙白虎车。"诗中所谓"琼液"，即玉液，道家的一种仙药，传说饮之可以长生、得仙。五内，即五脏。金沙，亦作"金砂"。古时道家以金石炼成的丹药。《参同契》卷上："金砂入五内，雾散若风雨。"李白《代寿山答孟少府移文书》："饵之以金砂，既而童颜益春，真气愈茂。"青龙白虎车，此为仙人所乘之车。《太平广记》卷五引《神仙传》，记载沈羲升天时，有仙人来迎，其度世君司马生乘青龙车，送迎使者徐福乘白虎车。四明山，在浙江省宁波市西南。自天台山发脉，绵亘于奉化、慈溪、余姚、上虞、嵊县等县境。道家以为第九洞天，又名丹山赤水洞天。凡二百八十二峰。相传群峰之中，上有方石，四面如窗，中通日月星辰之光，故称四明山。此诗大意是说，四明山绵延三千里，早晨升起赤城的霞光。日出时分，红光四射，光辉直照青山雪崖。我以饮咽琼浆玉液作饭食，仙药的药力自我的体内往外散发。挥手向天遥望，为了等待什么，是等待迎我升天的青龙白虎车。诗仙李白登览四明山，遥望海上朝霞。诗由眼前奇异幻景而生发一片幻想，充满了仙游之趣味。诗人的仙风道骨亦由这类诗作表现出来。

在道家"重人贵生"哲学思想的指引下，养生家不断探索，努力发掘，形成了"守一、存思、导引、吐纳、胎息、服食、内丹、房中、起居"等独特的养生理论与方法。服食金丹乃是其中的一个方面。李白诗："闻说神仙晋葛洪，炼丹曾此占云峰。"魏晋时期的葛洪作为神仙道教的主要人物之一，主张修炼成仙、长生不老、羽化飞升，达到道家修行的最高境界，必须服用药饵，从而助长了服食之风。他将药分为三品，上品即为金玉矿物类，包括贵重的金银珠玉等及炼丹之法。葛洪之所以认为金丹为"仙道之极"，乃由五谷之养人，草木之愈疾而联想类推的结果。五谷、草木均为易朽之物，"烧之即烬"，尚且能够活人延年，而金丹等"上品之神药，其益人岂不万倍于五谷耶?"他在《抱朴子·内篇·金丹》中说："夫金丹之为物，烧之愈久，变化愈妙，黄金入火，百炼不消，埋之毕天不朽。服此二药，炼人身体，故能令人不老不死。此盖假求外物以自坚固。"在这一思想的指导下，葛洪对炼丹进行了探索，炼出了大量汞制剂的丹药。葛洪笃信服食金丹，可与天地同寿，著有《抱朴子》内、外篇，把服饵丹石之风推上高峰，在书中又广泛地论述了道家的各种养生理论与方法，使正统的道家养生术得以系统地发展。如果把老子、庄子称为道家养生派的奠基人，葛洪则当然是其代表人物了，《抱朴子》也当然是其代表作。作为道教徒的李白是相当推崇葛洪的，并且对道教亦早有兴趣和研究。

服丹之风盛于唐代。一般认为，唐代诸帝服食丹药的主要原因是迷信道教神仙之说，妄图祈求长生不死。但这一观点很难以解释唐代诸帝明知神仙虚妄，却不吸取先辈教训，前赴后继地沉湎于金丹服饵之术的现象。除上述原因外，唐代诸帝的身体因素以及唐帝家族中每多"风疾"，这也是导致唐帝迷恋金丹术的一个重要原因。唐代诸帝大都自幼生长在深宫，其锦衣玉食，体质本弱，及至登基，更少约束，内宠成群，不离左右，加之复杂的政事、恶劣的情绪和不良的生活方式，使其体质愈虚，极易产生疾病。据记载，唐高祖、唐太宗、唐高宗祖孙三代，唐顺宗与唐穆宗、宣宗祖孙，唐穆宗与文宗父子，均患了一种很复杂的疾病，常常表现为头痛、眩晕、抽搐、痉挛、肢体颤抖、麻木、蠕动、口眼歪斜、言语不利、步履不稳，甚至突然昏厥、不省人事、半身不遂等症状。这些与西医所说的与遗传有关的心脑血管疾病、高血压、中风等的临床表现相似，当与家族遗传有关，且死亡率极高。从诸帝所患"风疾"来看，服用金石矿物类炼制的丹药，的确会有一定的疗效。如朱砂可以镇心安神，治疗心神不宁、心悸、惊风、癫痫、卒昏抽搐；白矾可治风痰所致之昏厥、癫痫、发狂；磁石可以镇惊安神，平肝潜阳，明目聪耳，治疗惊悸、癫痫、肝阳上亢之头痛目眩、急躁易怒；铜青可以利风痰，明目；紫石英可以镇心安神等。

古代帝王服食的丹药，多经方士长时间的火冶、水溶，势必会使一些药物产生巨大的毒性（如砒石，《雷公炮炙论》有"火煅从巳至申……入瓶再煅"的制法，砒石经火升华为砒霜，毒性更甚，内服极为有害），服之过量，致"头痛欲裂"、"腰痛欲折"、"腹胀欲决"、"心痛如刺"、"百节酸痛"、"温温欲吐"、"口舌与牙根糜烂"。其毒副作用之大，不仅不能延年益寿，反而促其早死。据文献记载，因服食金丹而死的唐朝皇帝自太宗以下至少就有六人。上行下效，不仅帝王将相迷恋服食丹药，就连有些文人墨客也误入歧途。据唐代著名诗人白居易描述："退之（韩愈）服硫磺，一病讫不痊……杜子（杜牧）得丹诀，终日断腥膻。崔君（崔立）夸药力，终日不衣绵。或疾或暴夭，悉不过中年。"（《白氏长庆集》）。唐代服食丹药之风盛行，随之而来的中毒致死现象日趋严重，所以人们对炼丹术产生怀疑，甚至极力反对。后来，此风逐渐衰退下来，终未能成为我国养生学的主流。如白居易《不如来饮酒七首》之五："莫学长生去，仙方误杀君。那将薤上露，拟待鹤边云。矻矻（qià，勤劳不懈貌）皆烧药，累累尽作坟。不如来饮酒，闲坐醉醺醺。"

道家、方士炼丹服食，虽然没有达到"长生久视"之目的，但从客观上看，他们是现代实验化学的先驱。用汞、硫化汞、铅、矾、砷等及化合物如胆石、硝石、石膏、赤石脂、矾石、磁石、云母、卤盐等作为炼丹的原料，从而积累了丰富的化学知识。炼丹术最大的贡献即是为医学宝库创制了一大批外治化学药物。中医外科常用的提脓祛腐的主药升丹即是由炼丹的丹药演化而来的。实践证明，丹药能加速坏死组织脱落，促进肉芽组织新生。如红升丹、九一丹、八二丹、七三丹、五五丹、九黄丹等，仍在中医外科临床使用，是公认有效的丹药。当今学者们认为，对金丹和炼丹术，不应简单地否定与排斥，应在继承的基础上加以发展；主张应用现代科学理论指导，借鉴炼丹术的工艺，来完善并加强金丹的研究工作，摒弃前人对服食金丹的迷信与盲目追随；总结古代医家运用金丹治疗外科疮疡及皮肤病方面的经验，结合当前使用金丹的研究进展

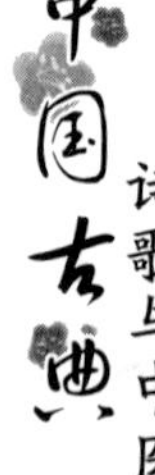

情况，则金丹的药用价值必定会有其永恒的现实意义。

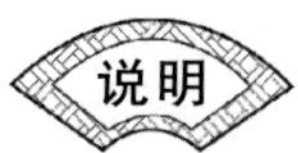

服食金丹在春秋战国时期就已形成并流传，在魏晋和唐代二度掀起服食的高潮，这是我国古代独特而有趣的一个现象。同时，炼制金丹给中国化学史和医药史也添上了浓墨重彩的一笔。随着炼丹服食之风气的盛行，在历代文人笔下也产生了许多有关炼丹服食的诗作，如李白《题雍丘崔明府丹灶》。此诗是李白天宝四载（公元 745 年）游梁宋期间所作。此时，李白对道教兴趣正浓，故诗中表现了他对服药求仙的向往。同时，诗人还认为从政与成仙并非不可调和，表现了与众不同的情趣。

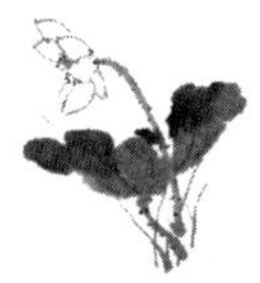

如何荒野青草里　亦有似我白头翁

——李白《见野草中有名白头翁者》滤医

醉入田家去，行歌荒野中。

如何青草里，亦有白头翁[①]？

折取对明镜，宛将衰鬓同。

微芳似相诮，留恨向东风[②]。

选自《全唐诗》卷一百八十三（第6册，第1870页）

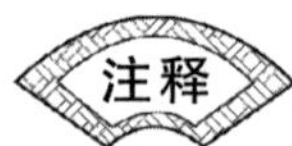

①白头翁：药草名。又名奈何草。

②微芳：细微的芳气。这里指白头翁。此草近根处有白茸，状似白头老翁，故名。《太平御览》卷九九零引《本草经》："白头翁，一名野丈人，一名胡王使者，味苦温，无毒。"宋代王安石《与同官会饮于城南因成一篇追寄》诗："赤车使者白头翁，当归入见天门东。"李时珍曰："丈人、胡使、奈何，皆状老翁之意。"

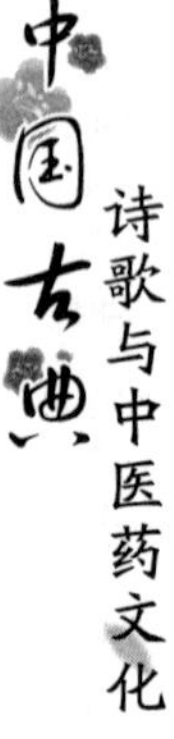

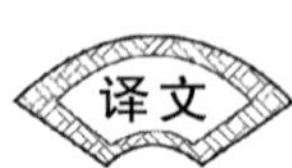

到农家去，我喝得大醉，归来时在田野里边歌边行。为何青青的草丛中，也有草名叫"白头翁"？折取回来对着镜子一照，真跟我的衰发相同。白头翁似在笑我，把它的遗憾留给了东风。

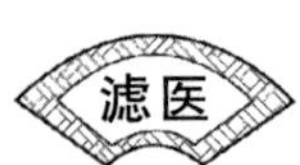

白头翁，为毛茛科植物。多年生草本，高10～40厘米，全株密被白色长柔毛。主根较肥

大。叶根出，丛生，花期时较小，果期后增大；叶柄长，基部较宽或成鞘状；3 出复叶，小叶再分裂，裂片倒卵形或矩圆形，先端有 1～3 个不规则浅裂，上面绿色，疏被白色柔毛，下面淡绿色，密被白色长柔毛。花先叶开放，单一，顶生；花茎根出，高 10 余厘米；花直径 3～4 厘米，花被 6，排列为内外 2 轮，紫色，瓣状，卵状长圆形或圆形，长 3～3.5 厘米，宽约 1.2～1.5 厘米，外被白色柔毛。瘦果多数，密集成头状，花柱宿存，长羽毛状。花期 3—5 月。果期 5—6 月。生于山野、荒坡及田野间。其根入药。春季开花前采挖，除掉地上茎，保留根头部白色茸毛，去净泥土，晒干备用。

白头翁，味苦性寒。归大肠、肝、胃经。功能清热解毒，祛湿杀虫，凉血。主治热毒血痢、阴道滴虫病，痈疖，瘰疬，鼻衄，痔疮出血等症。白头翁为治疗痢疾的要药，在《伤寒论》白头翁汤中配黄连、黄柏、秦皮，主治热痢下重，即以之为君药，清解大肠湿热蕴毒。临床证实，白头翁治疗细菌性痢疾、阿米巴痢疾及阿米巴肝脓肿，都有良效。对重症菌痢或慢性阿米巴痢疾，在内服的同时，尚可用其煎液作保留灌肠。治疗阴道滴虫瘙痒，可与苦参同用，煎汤冲洗，能清热祛湿杀虫。白头翁具有解毒散热之功，可用于瘰疬患者。如《本草汇言》用白头翁配当归尾、丹皮、半夏，为末调服，治疗瘰疬，身发寒热。白头翁内服结合外敷，可治痈疖；研末冲服，可治腮腺炎；捣敷治小儿秃疮。白头翁具有一定的凉血作用，故可治疗鼻衄、痔疮出血。白头翁为常用之药，煎服，10～15 克，大剂量可用 30 克。

实验研究发现，新鲜白头翁根含毛茛甙，干后即酶解成为原白头翁素。白头翁煎剂及毛茛甙在体外和体内都能抑制溶组织阿米巴原虫的生长。流浸膏在试管内可杀死阴道滴虫。原白头翁素在试管内对葡萄球菌、链球菌、大肠杆菌、痢疾杆菌、白喉杆菌、结核杆菌等具有较强的抑制作用。原白头翁素具有刺激性，为糜烂性毒剂，接触过久，可使皮肤发泡，黏膜充血。鲜草局部敷药，对皮肤、黏膜也有刺激性，可致发红、起泡，民间用作发泡疗法。

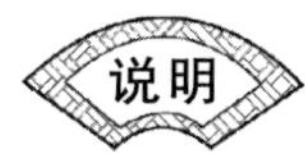

此诗当为李白晚年之作。诗以野草中的白头翁起兴，抒发自己晚年的失意情怀。《唐宋诗醇》卷八称此诗“结意刻深，确有风致”，对其评价颇高。

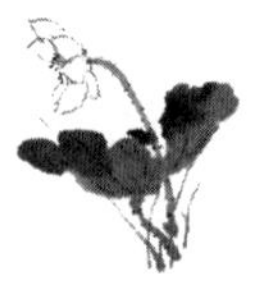

频做还家万里梦　总怜为客五更愁

—— 张谓《同王征君湘中有怀》[①]滤医

八月洞庭秋，潇湘水北流[②]。

还家万里梦，为客五更愁[③]。

不用开书帙，偏宜上酒楼[④]。

故人京洛满，何日复同游[⑤]？

选自《全唐诗》卷一百九十七（第6册，第2019页）

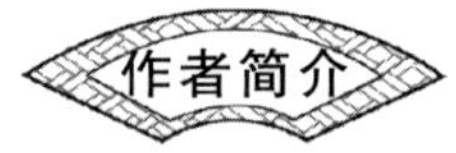

张谓，字正言，河内（今河南省泌阳县）人。天宝二年（公元743年）进士，乾元元年（公元758年）为尚书郎，出使夏口，曾与李白有过交往。大历二、三年（公元767、768年）为潭州刺史，后为礼部侍郎。张谓到过边地，因谋化有方，立过战功。他的诗语意精深，格律严密。

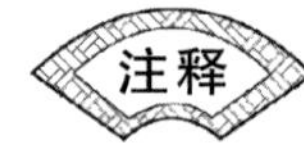

①同：和。征君：是皇帝召见过的人。王征君：其名不详。他作过一首《洞庭有怀》的诗，张谓依原题和了这一首。湘中：异本作“洞庭”。有怀：有感。

②潇湘：湘江与潇水的并称。多借指今湖南地区。洞庭湖：在湖南省北部、长江南岸。

③为客：离家远游称为在外作客。五更：古时分一宿为五更。五更是天将亮时。

④书帙：装古书用的套子。偏宜：只适宜。这两句是说，乡思难禁，拿出书本也看不下去，只想到酒楼饮酒浇愁，借以排遣心中的愁闷。

⑤故人：老朋友。京洛：唐时长安为西京，洛阳为东京，“京洛”指长安和洛阳。满：布满。

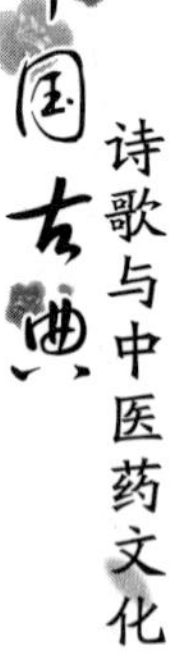

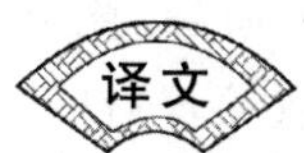

译文

八月洞庭湖呈现一派秋色，潇水和湘水缓缓北流入洞庭。不能回家乡，只能在万里之外做返家之梦；离家远游之客五更梦醒，更加寂寞忧愁。不用打开书套，只想登上酒楼。我的朋友都在长安和洛阳，什么时候能和他们一起畅游？

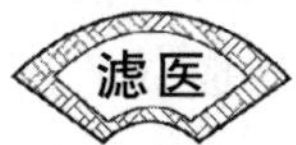

滤医

“还家万里梦，为客五更愁。”梦是睡眠时局部大脑皮质还没有完全停止活动而引起的脑中的表象活动，或这种表象活动所形成的幻象。《墨子·经上》：“梦，卧而以为然也。”汉代王充《论衡·死伪》：“且梦，象也。”李白《古风五十九首》之九：“庄周梦胡蝶，蝴蝶为庄周。”明代李开先《喻意》：“梦中有客惠佳酒，呼奴抱去热来尝。忽听鸡声惊梦觉，鼻内犹闻酒气香。”梦发生在睡眠过程中，这几乎是人人都知道的一条生活经验。因此，弗洛伊德曾经指出：“一切梦的共同特征，第一就是睡眠。”对于梦的这一特征，我国古代很早就有所认识。在甲骨文中，梦的字形，像人依床而睡，又以手指目，表示睡眠中目有所见。卧的原意是休息，由于睡眠是休息的重要方式，所以卧又常指睡眠。例如《灵枢·大惑论》在阐述多寐病机时云：“阳气尽则卧，阴气尽则寤。”卧、寤对举，即是以卧为睡眠。墨子认为，梦是人在睡眠中以为自己看见了什么，以为发生了某些事情，是在睡眠过程中的一种现象。其后的荀子也明确指出：“心卧则梦。”心，是人体形体活动和精神意识活动的最高统帅。《荀子·解蔽》云：“心者，形之君也，神明之主也。”心卧，在这里也就是指睡眠。荀子认为，人睡眠后就会做梦，指出了睡眠是做梦的先决条件。对于梦的这一特征，慧影的论述更为清楚。他在《智论疏》中云：“凡论梦法，睡眠时始梦，不眠不梦。”说明了梦与睡眠不可分割的联系。

梦发生在睡眠过程中，这种认识也为现代研究所证明。现代对睡眠与梦的研究发现，睡眠实际上包括两种状态。一种为非眼球快速运动的睡眠，在这个阶段中，没有眼球快速运动；另一种状态称为眼球快速运动睡眠，在这个阶段中，一个显著特点是睡眠中出现眼球快速运动。在睡眠过程中，这两种状态交替发生，呈现周期性变化。当睡眠进入眼快速运动睡眠阶段时，睡眠者往往正在做梦。到目前为止，大多数睡眠实验室报告，从眼快动睡眠中唤醒后，对梦的回忆率为90%～95%，有个别报告低于这个数字，但最低也有74%。因此，眼快动睡眠又称为有梦睡眠，而非眼快动睡眠被称为无梦睡眠。有梦睡眠与无梦睡眠，共同构成了整个睡眠过程。因此，梦完全有赖于这个睡眠过程，是发生在睡眠过程中的一种特殊现象。

中医学则强调，梦属于神魂变化在睡眠中的一种表现，是发生在睡眠中，与睡眠密不可分的。中医学认为，人的精神意识思维活动依赖于形体，强调形体是第一性的，精神是第二性的，所谓“形者神之质”，“无形则神无以生。”因此，神、魂、魄、意、志等精神活动不但需要健全机体的存在，而且需要后天五脏精气的不断供养。气形盛，神、魂、魄、意、志才强；气形衰，神、魂、魄、意、志则弱。精神对形体的这种依赖，还体现在人的感知有赖于形之所触、目之所及；体现在夜之所梦，有赖于日之所见、所闻。《杂病广要》云：“所谓昼之所思，夜之所梦，神魂依形而至，形体未到之处，梦亦罕能到也。”尽管人们的梦象千奇百怪，变幻无常，犹如从天而降，凭空而现，但如果认真而仔细地进行分析，则不难发现，其中的素材无不与自己的经历有关，与自己的肉体及其感官同外界事物的接触、感知有关。梦正是在这种感知的基础上，通过不自主地加工而炮制出来的产品。文学家常将这种产品作为创作的素材，进一步加工成优美的作品。“昼有所思，夜梦其事”，“日有所思，夜有所梦”，这是人所共知的现象。“昼想”是“夜梦”的重要原因。唐代诗人张谓的“还家万里梦”，也是因昼想而致。宋代诗人黄庭坚云：“病人多梦医，囚人多梦赦。如何春来梦，合眼在乡社（乡里、故乡）。”这些诗句反映了我国古代对积想成梦的认识。因思而梦，其梦象常与所思内容有关。渴人梦饮，饥人梦餐，病人梦医，游子梦归，所梦不同，正与各自所思有异相关。甚至所思而不能遂心的问题，会在梦中得到暂时满意的解决。

梦境的离奇也是千姿百态的。《庄子·齐物论》云：“昔者庄周梦为蝴蝶，栩栩然蝴蝶也，自喻适志与，不知周也。俄然觉，则蘧蘧然周也。不知周之梦为蝴蝶与？蝴蝶之梦为周与？周与蝴蝶，则必有分矣。此之谓物化。”其意思是说，夜来庄周梦见自己变成了蝴蝶，翩翩飞舞的一只蝴蝶，自比舒适得意，已不知自己是庄周。忽然醒了过来，便是悠然自得地躺着的庄周。不知到底是庄周梦见自己变成了蝴蝶呢？还是蝴蝶梦见自己变成了庄周？那么，庄周与蝴蝶一定是有区分的了，这就叫做万物的相互为变。梦蝶本为《庄子》中的一则寓言，后多用梦蝶比喻生命变幻无常。

唐代胡曾《咏史诗·渭滨》：“岸草青青渭水流，子牙曾此独垂钓。当时未入飞熊兆，几向斜阳叹白头。”西伯侯（周文王）夜里梦见飞熊一只，来至殿下，周公解梦谓必得贤人。后果然得到贤人姜尚。当时姜尚正在渭水之滨垂钓。文王请姜尚乘车同归，拜为师。后用其谋伐殷。此即周文王梦飞熊而遇姜尚，后人以此比喻君主得贤臣的征兆。今人称隐士见用，多曰“渭水飞熊”。

传说丁固梦见松生于腹上。解梦者曰：“拆字是十八公”。后来十八年，果为三公。三公，古代中央三种最高官衔的合称。周代以太师、太傅、太保为三公。西汉以丞相（大司徒）、太尉（大司马）、御史大夫（大司空）为三公。占梦者认为此梦主贵，当得高官。

据说江淹少时，梦人授五色笔，从此文思大进，写出了许多美文；晚年又梦一个自称郭璞的人，索还其笔，自后作诗，再无佳句，人称“江郎才尽”。后来称文人才思日进为“梦笔”。

宋玉《高唐赋序》：昔怀王游高唐，怠而昼寝，梦见一妇人，曰：“妾，巫山之女也，为高唐之客。闻君游高唐，愿荐枕席。”王因幸之。妇人临别时曰：“妾在巫山之阳，高丘之阻，旦为朝云，暮为行雨，朝朝暮暮，阳台之下。”后因以此梦比喻男女幽会。

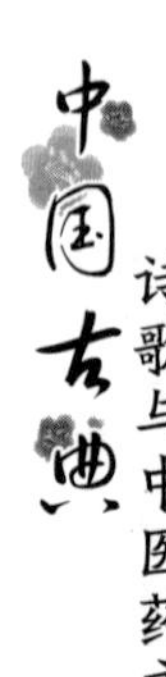

黄粱梦，又称邯郸梦，见于唐朝沈既济的《枕中记》。此梦说的是有一青年卢生，旅途中经过邯郸，住在一家客店里。道人吕翁也住在这家客店里。卢生在同吕翁谈话之间，连连怨叹自己穷困的境遇。道士借给他一个枕头，要他枕着睡觉。这时店主人正在煮黄粱（小米）饭，离开饭时间还早，卢生就枕着这个枕头，先睡一会，没想到一睡下去，立刻做起梦来。在梦里，他娶了清河崔府里一位高贵而美丽的小姐，生活阔绰，十分体面。第二年，又考中“进士”，后来步步高升，做官一直做到“节度使”、“御史大夫”，后来还当了十年“宰相”，又受封为“赵国公”。五个儿子，都和名门望族对了亲，而且也都做了官；十几个孙子，个个聪明出众。卢生在梦中享受了一生荣华富贵，一觉醒来，店主人的小米饭还没做熟呢。后以此梦比喻虚幻，一场空。

这些千姿百态的离奇梦境就像幼儿作画，时而妙手偶得，稚趣迭出，令人惊叹赞奇；时而胡拼乱凑，无知妄作，叫人啼笑皆非。呈现了在清醒状态下较难产生的荒诞组合和浪漫色彩。在这些梦里，时空的限制消失了，逻辑的习惯禁条解除了，一种漫无目的、不由自主的想象任意地、无限地组接，造成了梦的神秘离奇、荒诞不经和扑朔迷离的特色。

诗曰："夜有纷纷梦，神魂预吉凶。庄周虚幻蝶，姜尚兆飞熊。丁固松生贵，江淹得笔聪。黄粱巫峡事，非此莫能穷。"古代占梦家的释梦方法，虽源于解梦活动，但立足于对梦的迷信，从根本上脱离了梦本身的客观实际，因此，在释梦过程中，常常牵强附会，有不少破绽。但其方法又是占梦者在长期的占梦活动中总结出来的。占梦者为了使占而有验，必然注意收集被占者的情况，分析其心理状态，以及梦象与现实的关系。所以，这些方法又在一定程度上反映了梦与现实的几种对应关系，尽管有些并没有内在联系，但了解一些古人占梦方法，则对提高释梦技巧也许有所帮助。

中医学家对梦及梦诊早有研究。所谓梦诊，就是通过对梦的辨析，分析人的心理状态和致梦缘由，认识人体内部病变的一种诊断方法。中医学认为，梦是睡眠中心神活动的表现，梦象的各种材料来源，与躯体内外所受的刺激密切相关。各种邪气的侵袭，情志的变化，以及躯体内部的生理、病理变化，都可能引起做梦，并参与梦境制作。梦诊一词，虽首见于隋代杨上善的《黄帝内经太素》，但有关梦诊的内容，早在《内经》中就有非常详细的记载。在临床工作中，如果能将梦诊与其他诊法结合起来运用，则对于提高中医诊断水平，分析患者的心理变化，无疑具有重要意义。唐代著名医学家孙思邈在《备急千金要方》卷一《诊候》中节引了《灵枢》有关"淫邪发梦"的论述后，明确指出："善诊候者，亦可深思此意，乃尽善尽美矣。"因此，我们应当重视有关梦的各种文献记载，并结合医学、心理学等学科的研究成果，深入揭示梦的奥妙，促进中医梦诊的发展与提高，以造福人类。

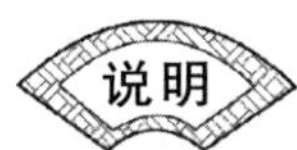

此诗是张谓与王征君泛舟洞庭湖而作。诗中主要描述了他久出未归的乡愁。前两句写洞庭潇湘秋景，秋日潇湘北流，而诗人却羁留南方，所以他见景更加生愁。中间四句写他乡思难禁，无可奈何的心情。夜里梦归，五更生愁；白日无心看书，只想上楼饮酒。末二句写他急欲见到京洛亲友的愿望，这也是致梦的主要原因。虽是和诗，却写得明畅直率，朴素自然。"还家万里梦，为客五更愁"，这是诗中的名句，写梦的佳作，亦是画龙点睛之笔。

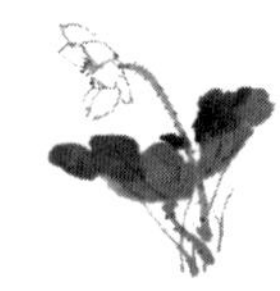

见君欢喜胜服药　一席清话病能除

——岑参《虢州卧疾喜刘判官相过水亭》[1]滤医

卧疾尝宴起，朝来头未梳[2]。
见君胜服药，清话病能除[3]。
低柳共系马，小池堪钓鱼。
观棋不觉暝，月出水亭初[4]。

选自《全唐诗》卷二百（第6册，第2087页）

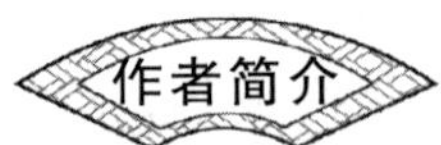

作者简介

岑参（公元715—770年），江陵（今湖北江陵）人，先世居南阳。少孤贫，笃学，登天宝三载进士第。天宝年间，在安西节度使高仙芝幕掌书记，还任过安西北庭节度使封常清的判官。晚年为嘉州刺史。岑参是唐代著名的边塞诗人。其诗以浪漫主义艺术手法，生动地描绘了祖国边疆雄伟壮丽的山川和风光。有《岑嘉州诗集》。

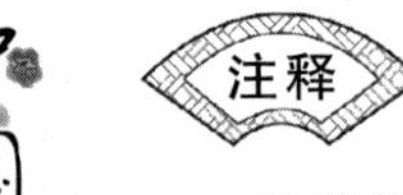

注释

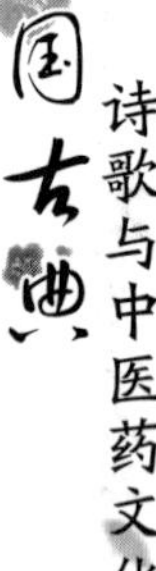

①虢州：隋开皇三年（公元583年）置，治所在卢氏县（今河南卢氏县）。大业初废。唐武德元年（公元618年）复置，贞观八年（公元634年）移治弘农县（今河南灵宝县）。判官：官名。隋代始置。唐代凡临时派出处理特殊事务的官，大臣皆可从中级官员中提选，奏请充任判官，以掌文书事务。刘判官，本名不详。

②卧疾：因病卧床。宴起：晚起，迟起。

③君：指刘判官。清话：高雅不俗的言谈。

④暝：日落，天黑。水亭：水边小亭，供休息用的建筑物，有顶无墙，多建筑在路旁或花

园里。

译文

我因病卧床，曾经起来得很晚；早晨连头发也未及梳理。一见到您，我心里就顿生欢喜，胜过服用良药；您高雅的言谈能使我的病完全消除。低矮的柳树，我们一同来拴马；清洁的小池，可以一起去钓鱼。观人弈棋，不知不觉已经日落；月光初照水边小亭，更增加了我们心中的欢愉。

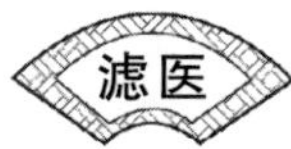

诗曰："卧疾尝宴起"，岑参虢州卧疾，究是何疾？诗中没有说明，也不必说明。重要的是"见君胜服药，清话病能除"两句。究竟刘判官对岑参具体说了些什么事？我们也无从知晓。但从此诗的内容，可知刘的一席清话，使诗人的疾病大为减轻，其语言的医疗效果胜过服用良药。可见诗人的这位好友言谈不俗，还很懂得语言的心理效应。

所谓"语言心理效应"，就是人类语言中的词作为自然刺激物，作用于机体所产生的心理过程的变化。"良言一句三冬暖，恶语伤人六月寒。"语言的善恶，其效果截然不同。语言能致病又能治病。良好的语言可以产生积极的作用，能使人增强信心，受到鼓舞，获得心理满足，从而影响到生理活动，对身心健康有益。不良的语言可以产生消极作用，能破坏正常的心理、生理状态，甚至可以造成疾病或致人死亡。讲究语言艺术不仅是医生文明服务问题，也是影响服务对象（患者）身心健康的重要方面。为发挥语言的心理效应，医务人员或其他行业的工作人员都要讲究语言艺术，提倡用文明、美好、高雅的语言，安慰性语言，鼓励性语言，劝说性语言，指定性语言和积极暗示性语言。要防止伤害性语言，如直接刺激性语言，消极暗示性语言及在病员面前窃窃私语等。

岑参此诗后四句，写了诗人的兴趣爱好，如钓鱼、观棋等。对于患者来说，这是"情趣易性疗法"。此法是指培养和发展患者的多种情趣爱好和文娱活动以陶冶情操，调养身心，同时加以诱导，用来治疗和预防疾病的方法。《内经》的"移精变气"也属于本法范围。王冰注："移，为移易；变，为改变。皆使邪不伤正，精神复强而内守也。"广泛的兴趣爱好，可以充实生活，增加心理宣泄和保持人体阴阳平衡，从而避免陷入强烈或持久的情感波动状态，因而有益于身心健康。如《理瀹骈文》曰："七情之病也，看花解闷，听曲消愁，有胜于服药者矣。"情趣易性疗法内容涉及甚广，诸如读书、习字、静坐、交游、栽花、赏月、吟诗、听琴、养鸟、登山、弈棋、钓鱼、益友清谈，等等。这些兴趣爱好，都有一定的养生和治疗作用。

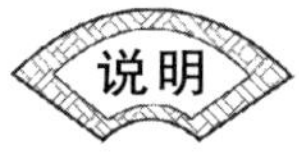

心理养生保健中有"移神法"，即转移注意力。心身疾病病理过程中，一些影响疾病的境遇或情感因素常常成为影响患者心身机能的相对稳定的刺激灶，反复作用于心身机能，使之日趋

紊乱。而机能紊乱又强化着这类刺激作用，以致形成恶性循环，使疾病迁延难愈。对此，可以借助转移注意力的方法，有意识地转移患者的病理性注意中心，移神于其他事物，如诗人岑参说的“小池堪钓鱼”，“观棋不觉暝”。这样则可使其不良情绪得到缓解，减弱对原有事物的情绪执著；或对其他事物产生新的积极情绪，从而起到一定的治疗作用。这一方法适应范围较广，凡患者过分关注自己的病痛，以致这一心理活动有碍于疾病治疗和康复时都可选用。

“见君胜服药，清话病能除”。在好友刘判官的清话良言开导下，再佐以钓鱼、观棋等“移神法”，使岑参的病大大减轻直至痊愈。由此可见语言的心理效应和移神法的奇妙功用。岑参此诗，富含医理，值得玩味。

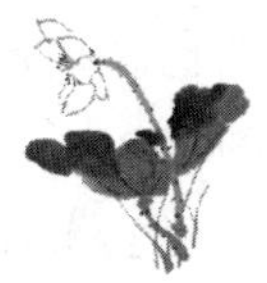

只为木香能除疾　它便诚心向药王

——岑参《临洮龙兴寺玄上人院同咏青木香丛》[①] 滤医

移根自远方，种得在僧房[②]。

六月花新吐，三春叶已长。

抽茎高锡杖，引影到绳床[③]。

只为能除疾，倾心向药王[④]。

选自《全唐诗》卷二百(第 6 册，第 2092 页)

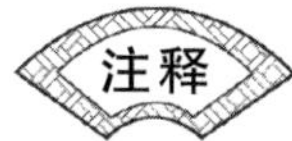

①临洮：在甘肃省。上人：对和尚的尊称。青木香：又名广木香。中药名。

②僧房：僧人居住的房舍。张籍《逢贾岛》诗："僧房逢着款冬花，出寺吟行日已斜。"

③抽茎：植物长出主干。锡杖：僧人所持的禅杖。引影：影子延续扩展。绳床：一种可以折叠的轻便坐具。以板为之，并用绳穿织而成。又称胡床、交床。

④倾心：一些植物(此诗中指移植的青木香)，特别是葵藿之类植物，其本性倾向于太阳。比喻忠贞不贰，诚心诚意。药王：指佛教中的药王菩萨。《正法华经·药王菩萨品》："是药王品，威德所立，所流布处，若有疾病，闻是经法，病则消除，无有众患。"

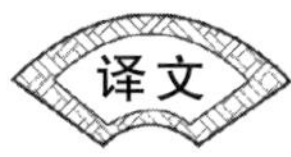

被移植的青木香根来自很远的地方，栽种在玄上人院的僧房之旁。六月间紫色的花儿刚刚开放，暮春时绿色的叶片已经长长。抽出粗壮的高茎超过了禅杖，延伸浓密的荫影快到了绳床。只是因为木香能够祛除疾病，它便诚心诚意地倾向于药王。

滤医

木香，始载于《神农本草经》，又名蜜香（李时珍曰："木香，草类也。本名蜜香，因其香气如蜜也。"）、青木香、五木香、南木香、广木香。药用木香，为菊科植物云木香、越西木香、川木香等的根。

云木香，原植物为多年生高大草本。主根粗壮，圆柱形，外表褐色；支根稀疏。根生叶三角状卵形或长三角形，长30～100厘米，宽15～30厘米，叶缘呈不规则浅裂或波状，疏生短刺，上面深绿色，被短毛，下面淡绿带褐色，被短毛，脉上尤著；叶柄长为叶片的1.5～2倍。花茎高30～200厘米，有细棱，被短毛；头状花序，单一，顶生及腋生，或数个丛生于顶端；总花梗短或无；总苞片约10层，三角披针形，长9～25毫米；花全为管状花，暗紫色；雄蕊5；花药联合，上端稍分离，有5尖齿；子房下位，花柱外露，柱头2裂；花托有长硬毛。瘦果线形，长6毫米，有棱。花期7—9月。果期8—10月。生长于较高的山地。原产印度（即此诗所咏的青木香）。我国云南、广西、四川均有栽培。

越西木香，多年生草本。根粗壮。茎高约7厘米。茎生叶倒卵形或长椭圆状披针形，长13～30厘米，宽5～12厘米，边缘有波状细齿。头状花序多数，约8个，集生。总苞倒卵形，长25～30毫米，5～6层；花多数，较总苞略长，花冠约长26毫米。未熟的瘦果光滑，有棱。生于山坡林缘草地。分布于四川西南部。

川木香，多年生草本，根粗壮而直。茎极短。叶根生，卵形或长椭圆状披针形，具长叶柄，5～7对羽状分裂，裂片常为卵状披针形，具细齿；叶柄部分与花序梗黏合。头状花序6～8个，集生于枝顶；总苞钟状，苞片4层，披针形，绿色带紫；花全部管状，紫色，花冠约长30毫米，管部长约20毫米。冠毛棕黄色。瘦果四棱形，疏被长柔毛。花期夏、秋。生于山坡草地。分布于四川西部及西藏等地。

以上三种木香，其根入药，以气芳香浓烈者为佳。据岑参此诗"抽茎高锡杖，引影到绳床"等句的描述，当属于上述的第一种。因为云木香属于多年生高大草本，叶片亦较大，可以遮阳，故易形成葱翠的荫影。云木香原产于印度，所以，岑参诗首联说："移根自远方，种得在僧房。"

木香，性温，味辛苦。功能行气止痛，温中和胃。《神农本草经》："主邪气，辟毒疫。"《北史·樊子盖传》："（大业）五年，车驾西巡，将入吐谷浑。子盖以彼多瘴气，献青木香，以御雾露。"木香长于行肠胃滞气，故凡消化不良、食欲减退、腹满胀痛等症，用之皆有良效。如治疗一切走注，气痛不和，可单用广木香，以温水磨浓汁，入药酒调服；《证治准绳》匀气散，用于消化不良之症，即以木香、青皮、山楂等药组成。木香用于痢疾、泄泻。如香连丸由木香、黄连组成，可治湿热下痢，腹痛，里急后重。若用于止泻，当煨熟用。木香，生用专行气滞，煨用可实肠止泻。

说明

木香原产于印度，经广州进口，故习称"广木香"，国内主产于云南省，又称"云木香"。川木香主产于四川省。岑参此诗所谓"青木香"即是从印度引进的菊科植物木香。移栽于龙兴寺玄上人院的一丛木香，其长势茂盛，浓荫密布，又生长在药王菩萨塑像的附近，所以此诗尾联说“只为能除疾，倾心向药王。”从岑参此诗，可知唐时曾经从印度引进木香这一药用植物，并且移栽成功，扎根中土。此诗咏赞木香，是因为木香治病除疾，活人甚众，功效卓著。至今，木香仍是常用的药物。

此外，主产于浙江、江苏、安徽、河南等省的马兜铃科植物马兜铃的根，又名青木香，始载于《新修本草》，原名“土青木香”。本品与上述木香有别，是不同科的植物，临床应用时宜加注意，不可混淆。

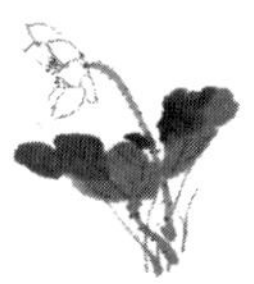

已期北阙颜弥驻　又颂南山寿更长

——梁锽《省试方士进恒春草》[①] 滤医

东吴有灵草，生彼剡溪旁[②]。
既乱莓苔色，仍连菡萏香[③]。
掇之称远士，持以奉明王[④]。
北阙颜弥驻，南山寿更长[⑤]。
金膏徒骋妙，石髓莫矜良[⑥]。
倘使沾涓滴，还游不死方[⑦]。

选自《全唐诗》卷二百二(第 6 册，第 2115 页)

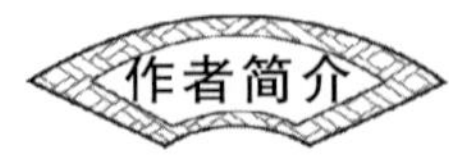

作者简介

梁锽，生卒不详。唐代天宝时人。官执戟(宫廷侍卫官，因值勤时手持戟，故名)。《全唐诗》载其诗作十五首。

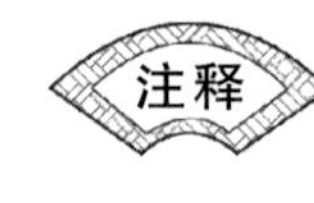

注释

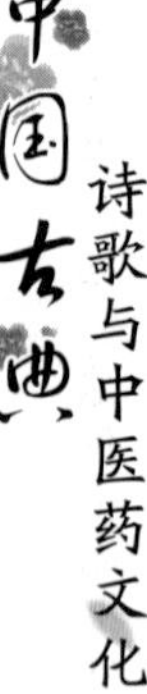

①省试：唐时由尚书省礼部主持举行的考试。又称礼部试，后称会试。方士：方术之士。古代自称能够访仙炼丹以求长生不老的人。恒春：神话传说中的一种长青仙树。晋代王嘉《拾遗记・方丈山》："台左右种恒春之树，叶如莲花，芬芳如桂，花随四时之色。昭王之末，仙人贡焉，列国咸贺。王曰：'寡人得恒春矣，何忧太清不至。'"太清，仙境也。

②剡溪：水名。曹娥江的上游。在浙江嵊县南。

③莓苔：青苔。菡萏：荷花。

④掇：拾取，采取。远士：远方来人，此句中指方士。奉：两手捧着。引申为进献，送上。明

王：圣明的君主。

⑤北阙：古代宫殿北面的门楼，是臣子等候朝见或上书奏事之处。后用为宫禁或朝廷的别称。此句中指代君王。弥：长，久。

⑥金膏：道教传说中的仙药。徒：空。骋：施展。石髓：即石钟乳。古人用于服食。也可入药。《本草经》："石钟乳，味甘温。主治咳逆上气，明目益精，安五脏。"莫：不要，不能。矜：夸耀。

⑦不死方：即不死乡。指仙境。唐代祝元膺《寄道友》诗："两颔凝清露，玉炉焚天香。为我延岁华，得入不死乡。"

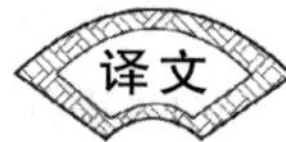

东吴有一种灵验的瑞草，传说它生长在剡溪之旁。其色与青苔混杂而无人能够分辨，其气还同菡萏而更加清香。方士采之称为延年仙药，把它捧来献给英明的君王。从此能使君王青春永驻，寿比南山，福泽流长。纵有金膏也难与它比妙，即使石髓也不能夸优良。如果能让唇舌沾上点滴，则可身轻如羽，仙境任飞翔。

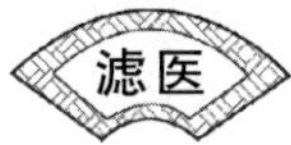

梁锽此诗，内容涉及神仙方士，服食药物，延年益寿，长生不老等问题。据《新唐书·方技传》载，姜抚，宋州人。自言通仙人不死术，隐居不仕。开元末，因访隐民，召至东都，因言服长春藤，使白发还黑，则长生可致。终南山有旱藕，饵之延年，帝遣使至大湖，多取以赐朝中老臣，云云。长春藤究属何物？有待考证。据古籍文献记载，有四季开花的长春树。南朝·梁·任昉《述异记》卷下："燕昭王种长春树，叶如莲花，树身似桂树，花随四时之色。春生碧花，春尽则落；夏生红花，夏末则凋；秋生白花，秋残则萎；冬生紫花，遇雪则谢。故号为长春树。"梁锽此诗又言及方士进献"恒春草"，此草究为何物？亦当存疑待考。下面谈谈方士医学的有关问题。

方士，即方术之士。古代自称能够访仙炼丹以求长生不老的人。《史记·封禅书》："驺衍以阴阳主运显于诸侯，而燕齐海上之方士传其术不能通，然则怪迂阿谀苟合之徒自此兴，不能胜数也。"鲁迅《汉文学史纲要》第三篇："察周季之思潮，略有四派……四曰燕齐派，则多作空疏迂怪之谈，齐之驺衍、驺奭、田骈、接子等，皆其卓者，亦秦汉方士所从出也。"后亦泛指从事医、卜、星、相类职业的人。《素问·至真要大论》："余锡以方士，而方士用之尚未能十全。"《素问》此句所谓方士，即指医生。

古代方士大都通晓医学。春秋战国时，燕齐一带的方士将神仙学说、方技（医药）、术数与驺衍的阴阳五行说融为一体，从而形成了"方仙道"，并盛行于世，至秦汉时趋于成熟。"方仙道"以长生不死、得道成仙为其宗旨。所谓"方"指能够使人不死的药方，"仙"乃指长生不死的神仙。伴随着方仙道而产生的方士医学，它的出现是秦汉时期医学发展的一大特点。所以《内经》把医生称方士。

方仙道及方士医学的出现，这绝非偶然，而是有其逻辑和历史的必然性。从根本上分析，

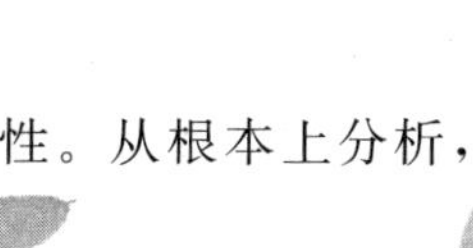

这是“不死”观念和长生信仰推动的结果。长生信仰由来已久，随着医药科学的进步，至迟在春秋战国时，人们便萌生了“长生”与“不死”的观念。此乃古人在经验知识的基础上经过逻辑推理而得出来的。因为在古人看来，服用药物既然可以治病，可以预防疾病，可以使人不病，那就可以延年，甚至长生不死。长生是人们的美好愿望。伴随着这种愿望，这时也出现了许多关于长生的神话传说，而且这种“长生说”往往把长生的愿望寄托在仙药和神仙身上，希冀通过服食仙药而能成为逍遥自在、长生不死、轻举飞升、遨游于仙境的神仙。“北阙颜弥驻，南山寿更长”。“倘使沾涓滴，还游不死方”。梁锽《省试方士进恒春草》诗所描述的正是长生不死的美好愿望。还有，我国流传甚广的神话故事，如“嫦娥奔月”就是一例。《山海经》载有巫彭等十巫，“皆操不死之药”；书中还有“不死之国”、“不死山”、“不死树”、“不死民”的生动描述。这种对仙境的向往和寻求，使得春秋战国时期神仙说大兴，从而出现了许多以求仙、成仙为目的的各种方术，继而形成以求仙成仙为目标、修习各种方术的方士集团——方仙道。

方仙道的方士受神仙信仰的支配，以“长生成仙为务”，故对医学颇为重视，所谓“医道通仙道”，“仙道通医道”，方士兼医是方仙道的一大特征。所以，可以将这一时期方士出身的医家称为“方士医”，以区别于秦汉时期的官医和一般民医。方士医学是秦汉医学发展中的一支不可忽视的力量和组成部分，它与中国传统医学互为融通，以至于历史上人们常常把医道同于仙道。学者们有“援医入道”、“援仙入医”的说法。明代医家龚廷贤在《万病回春·医家病家通病》中曾指出：“医道，古称仙道也，原为活人。今世之医，多不知此义。”而在古代文献中也把医术称为方技，医家传记也入方技传。汉代文献学家刘向、刘歆父子编撰的文献分类法《七略》，其中就设有《方技略》。在《方技略》中，又细分为医经、经方、神仙和房中四种。这些都与秦汉方士医学的异常活跃和影响有着密切关系。

方仙道的方术大致分为行气、药饵、宝精这三大派别，而古代的养生术也由此划分为导引行气、服饵炼养以及房中养生这三大不同流派。为了服食养生，就得千方百计寻找药物，辨识药草，研究药理。如梁锽《省试方士进恒春草》诗所言：“东吴有灵草，生彼剡溪旁。既乱莓苔色，仍连菡萏香”。方士医学曾经促进了本草学和制药学的发展。方士在长生不死的神仙信仰驱使下，积极不懈地寻找各种能够延年益寿的天然草木类药物、矿物药及动物药，并且在屡屡寻求仙药未果的情况下，至迟在秦始皇时代，方士们就已萌生了人工炼制仙药的思想。这实际上是中国医学史上化学制药的先声，意义非同小可。方士所积极从事的原始炼丹术，扩大了药物的来源与品种，促进了秦汉时期药物学的发展。许多方士都熟谙本草药性，方士医学对本草学的影响及贡献，可以从现存我国第一部系统的本草学著作《神农本草经》中窥见一斑。《神农本草经》原书于唐代后期就已失传。现存辑本，是后人从《太平御览》《证类本草》及《本草纲目》等书中辑录的。《神农本草经》总结了秦汉以来包括方士医学在内的药物学基础知识，经过众医之手，加工整理，至迟在东汉时就已成书。从现存辑本的内容上分析研究，即可发现《神农本草经》明显带有方士医学特征。《神农本草经》记载植物、动物、矿物药共计 365 种。在药物分类上，首次提出了上、中、下三品分类法。这是我国传统医学最早的药物分类法。这种分类法显然是受到方士服食成仙思想的影响。此法是以各种药物的药性是否有助于养性延命和轻身

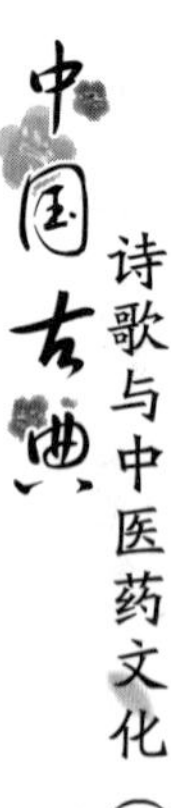

不老作为划分标准。正如葛洪在《抱朴子·内篇》中引《神农四经》所概括的："上药令人身安命延，升为天神……中药养性，下药治病。"例如，《神农本草经》将"丹砂"列为上品药的首位，称"丹砂，味甘，微寒，主身体五脏百病，养精神，安魂魄，益气明目，杀精魅邪恶鬼，久服通神不老；能化为汞，生山谷。"同样，方士常用的太乙余粮也是上品药，"太一(乙)余粮，味甘平，主咳逆上气、癥瘕、血闭、漏下，除邪气，久服耐寒暑，不饥，轻身，飞行千里，神仙。"上品药一般是无毒或毒性较小的，多属补养类药物，可久服，能"延命"，甚至"致仙"。又如草木药杜仲也列为上品，称"杜仲，味辛平，主腰脊痛，补中益气，坚筋骨，强志，除阴下痒湿，小便余沥，久服轻身耐老。一名思仙，生山谷。"中品药一般是补养而兼有攻邪治病作用的药物，在《神农本草经》中，雄黄被列为中品之首，云："雄黄……炼食之，轻身神仙。"下品药一般有毒，多用于攻治众病。总之，方士医学及其医学思想曾对中国传统医药学产生过深刻的影响。在有关古籍文献中，我们常常可以看到方士医学、道家思想等向中医学领域渗透的印迹。

方士、道士服食炼丹，追求长生不老。他们也迷惑了许多封建统治者，如秦始皇、汉武帝等有名的历史人物都曾相信有使人长生不死的仙药。还有像李白这样著名的诗人也曾相信服食炼丹，并时时想着将有仙人来召唤自己。通过修炼及服食而成仙的思想，在李白等人的诗中常有闪现。

有生必有死，这是不以人的意志为转移的客观规律。从进化论的观点出发，如果任何一种生物个体寿命无限延长，那对该种生物的生存是不利的。生物在长期进化过程中，都会获得一种遗传特性。这种特性规定出一种极限，一旦达到这种极限，生物就停止生长，并衰老死亡，从而把个体的寿命限制在一定的范围内。恩格斯认为："生命首先就在于：生命在每一瞬间是它自身，但却又是别的什么。所以，生命也是存在于物体和过程本身中的不断自行产生和自行解决的矛盾，这一矛盾一停止，生命亦即停止，于是死就来到。"

几千年来，人类为了达到长寿的目的，曾进行了艰苦的探索，甚至付出了高昂的代价。如我国古代帝王千方百计寻求所谓"仙丹"、"灵草"、"不死方"，东晋时更是服"五石散"盛行，结果是求寿不成，反损健康，甚至伤害了生命。用唯物主义的观点来看，欲长生不老是不可能的，但在现有寿命基础上延长则是完全可以的。当前，中外许多专家、学者正潜心于防老抗衰的研究，并提出了一些延缓衰老的措施与方法。现分述如下。

①维持下丘脑的功能。在科学界占上风的一种观点认为，导致人体自然死亡的基本原因是由于人体"生物钟"节律的丧失，而生物钟隐藏在人的大脑皮层下部位，医学上称之为下丘脑。在正常情况下，来自人体内部的所有信息都会转变为神经信号和内分泌的激素信号，并统统交由下丘脑处理。随着年龄的增大，下丘脑的活动逐渐出现障碍，功能受到抑制。最新研究证明，之所以如此，是与下丘脑中一种特殊物质"多巴胺"的含量下降有关。如果在食物中添加这种物质，可使动物寿命增加10%。但对人的应用效果，尚待进一步研究。

②抑制垂体分泌"衰老激素"。有一美国学者认为，随着年龄增长，垂体会不听下丘脑指挥而分泌出一种特别的"衰老激素"。如果提炼出这种"衰老激素"的纯净物并由此研制出"抗衰老素"，即可使人类的寿命达到400岁。目前，科学家普遍寄希望于维生素E。因为它能防止

机体中的所谓“游离基反应”，从而抑制机体分子的衰老进程。实践证明，维生素 E 能使动物的寿命增加 30%。

③维持体内正常的免疫功能。人体的免疫系统不仅能够抵御病毒和细菌的入侵，而且担负着识别和排斥机体中各种不速之客的职能。但在人体的衰老过程中，免疫功能不但下降，还会发生所谓的自体免疫反应，此时淋巴细胞不仅会进攻体内的异物，而且还会错误地吞噬自体细胞。科学家们正欲借助于免疫工程方面的外科改造来延缓衰老。日本科学家已成功地给老年老鼠移植了具有免疫性的胸腺和骨髓，从而使之“年轻化”。实践证明，这种方法可使动物的寿命增加 1/3，同时也提高了机体的抗病毒能力。

④置换衰老器官。人体功能器官的移植在当今已相当普遍。苏联天体物理学家伊·斯·什克洛夫斯基在其著作《宇宙·生命·智慧》一书中表达了这样的设想：人应当培养出有生命的有机器官，以便在必要时顶替人体的缺损器官。相信随着科学的发展，这一设想很可能变为现实。

⑤维持细胞膜的功能良好。过去，人们只知道细胞内容物的重要，对于细胞的内外结构，则是少有认识。近年来，科学家通过对细胞的深入研究，得出了只要细胞膜的功能良好，就可以使细胞不易老化，只要人体细胞活跃，人就会青春长驻的结论。细胞外膜，其结构独特而精密，外面的养分可以渗进去，而细胞内的脂肪则不会渗漏出来。在适当温度下，细胞膜内的脂肪呈液体状态，一旦渗出来后，就会形成硬粒。因此，不使脂肪变成硬粒，便是长寿措施之一。我们知道，生命延续需要氧化作用，氧“燃烧”细胞内的脂肪，发出热能，这就能生长和修补组织。但这个过程中会有副产品不断释放出来，进入细胞内部，使内部污染。为了不使细胞受到污染，目前已发现的方法是使细胞吸入维生素 E、维生素 C 和一种胡萝卜素，因为它们能够迅速溶于脂肪，可以减少细胞内部污染，起着保护与防病作用。

⑥激素调节法。1889 年在国际医学界曾发生了这样一起奇闻：法国内分泌学家布罗恩·赛卡尔在对动物进行长达二十多年的试验后，声称人的精液具有延年益寿的作用。时隔不久，奥地利著名老年学家施泰纳赫在一些老年动物身上做睾丸移植，获得了返老还童的效果。法国外科医生沃罗诺夫将山羊、绵羊和黑猩猩的输精管移植到老年人身上而使衰老症状消失，一些退化了的功能得以恢复。但同类试验也有不同结果，问题就在于衡量标准不统一。实际上，上述试验均非成功之举，因为食欲或性欲的短暂激发也会带来记忆和其他心理功能的衰竭，而且很快就会恢复到原先的衰老过程。尽管如此，这些试验却极大地推动了对衰老机制的研究，并使科学家对激素延寿法产生了浓厚兴趣。最新研究成果表明，肾上腺素及女性激素有利于延长寿命，而甲状腺素和男性激素只能使寿命缩短。因此，全面综合地调节各种激素比例大有可为。另外，加拿大著名学者塞利耶还指出，性生活在衰老机制中占有相当比重。性激素的过度消耗会导致衰老速度的加快，要想长寿就不能纵欲过度。中医所谓“善养生者，必宝其精”。然而有节制的性生活不仅不会促进衰老，反而有益健康。例如，用活了 600 天的老鼠做试验，控制交配的一组平均活了 1100 天，任其交配的一组则活得短。可见，科学合理地安排自己的性生活是事关延年益寿的大问题。

⑦遗传工程法。自细胞学家海费利克发现人体细胞的分裂极限以后，从延长细胞个体寿命来促使人类益寿延年的研究，吸引了众多的专家学者。措施之一，是通过药物来延长细胞的寿命；措施之二，是通过遗传工程的方法改变衰老信息。细胞老年学的研究揭示，控制细胞分裂寿命的奥秘是细胞核内的DNA，而遗传基因是衰老的关键。通过遗传工程技术修补发生差错的基因，或者导入新的人工合成的年轻基因去更换老化的基因，或者切除衰老基因，恢复那些抑制基因的作用，从而复壮衰老的机体，返老还童，延年益寿。

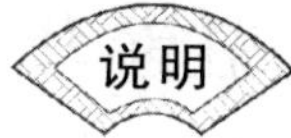

梁锽《省试方士进恒春草》诗曰："北阙颜弥驻，南山寿更长。""倘使沾涓滴，还游不死方。"几千年来，上至帝王，下至民众，青春永驻，延年益寿无不成为人们追求的目标。常言道"人生七十古来稀"，如果按照科学推测，人类的寿命完全可以达到100～120岁，但真正达到自然寿终者并不多见，人们往往因病而夭亡。这就提醒我们，防病健身，延年益寿的问题，应该被重新重视起来。中医养生学正为我们在这方面提供了理论和方法的具体指导。事实证明，通过正确适当的养生保健途径以达到健康长寿之目的，这是完全可能的。

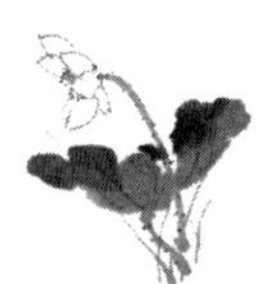

蒙赠诃黎祛老疾　深愿永远驻韶华

——包佶《抱疾谢李吏部赠诃黎勒叶》[①] 滤医

一叶生西徼，赍来上海査[②]。
岁时经水府，根本别天涯[③]。
方士真难见，商胡辄自夸[④]。
比香同异域，看色胜仙家[⑤]。
茗饮暂调气，梧丸喜伐邪[⑥]。
幸蒙祛老疾，深愿驻韶华[⑦]。

选自《全唐诗》卷二百五（第6册，第2140页）

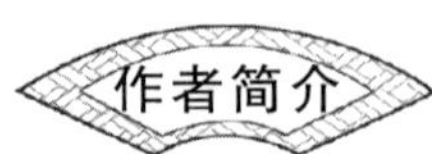

作者简介

包佶（生卒年不详），字幼正。天宝六年及进士第。累官谏议大夫。有诗一卷。

注释

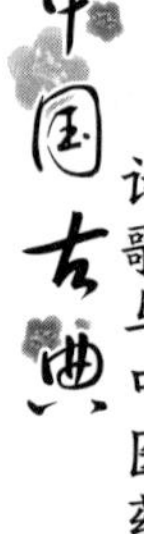

①抱疾：有病在身；患病。吏部：旧官制六部之一。李吏部（本名不详）：为作者的好友，当在吏部任职。诃黎勒叶：即诃子叶，可入药。

②徼（jiào）：边界。西徼：指印度。赍（jī）：把东西送给别人。海査：用竹木编制的渡海的筏。

③岁时：岁月；时间。水府：神话传说中水神或龙王所住的地方。根本：植物的根干。天涯：犹天边。指极远的地方。

④方士：古代自称能访仙炼丹以求长生不老的人。商胡：古称至中国经商的胡人。杜甫诗："商胡离别下扬州，忆上西陵故驿楼。"辄：总是。

⑤比香：此句指用鼻子闻一闻诃黎勒叶的香味。异域：他乡；外地；外国。看色：观看叶子色泽。胜仙家：指胜过仙家的仙草。

⑥茗饮：当茶饮用。调气：调理气机。《本草纲目》："（诃黎勒叶）下气消痰，止渴及泻痢，煎饮服。"《本草纲目》引《岭南异物志》云："（诃黎勒）广州法性寺有四、五十株，子极小而味不涩，……每岁州贡，只以此寺者。寺有古井，木根蘸水，水味不咸。每子熟时，有佳客至，则院僧煎汤以延之。其法用新摘诃子五枚，甘草一寸，破之，汲井水同煎，色若新茶……南海风俗尚贵此汤，然煎之不必尽如昔时之法也。诃子未熟时，风飘堕者，谓之随风子，曝干收之，益小者佳，彼人尤珍贵之。"梧丸：为丸如梧桐子大小。伐邪：攻除病邪。

⑦幸：敬词。表示对方（李吏部）这样做是使自己感到幸运。蒙：敬词，承蒙。老疾：久治不愈之疾。驻：留住。韶华：美好的年华。

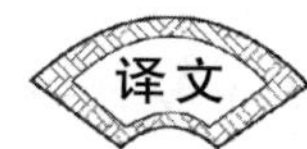

译文

您赠给我的诃黎勒叶原本产在印度，在运来的途中被装上渡海的竹筏。久经岁月才通过了龙王居住的水府，它的根干从此离别了海角天涯。就连古代方士也很难见到如此珍贵的良药，而当今经商贩药的胡人却总是据奇自夸。它的香气依旧仍同外国印度出产的一样，再看看它光净的叶色胜过了神草仙葩。当茶饮用，便可止渴化痰又调气；丸如梧子，喜其攻邪治病效更佳。我真是幸运，承蒙您赠药，祛除了多年顽疾；写此诗以表答谢，但愿我们永远留住美好的年华！

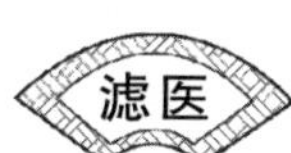

滤医

诃子，又名诃黎勒、诃黎、随风子，为使君子科植物诃子的果实。原植物为大乔木，高达20～30米。叶互生或近对生，卵形或椭圆形，长7～25厘米，宽3～15厘米，先端短尖，基部钝或圆，全缘，两面均秃净。穗状花序生于枝顶或叶腋，花两性，黄色；萼杯状，长约3毫米，先端5裂，裂片三角形，先端尖锐，内面被毛；花瓣缺；雄蕊10，着生于萼管上，花药黄色，心脏形；子房下位，1室，胚珠2枚，花柱长突出。核果倒卵形或椭圆形，长2.5～4.5厘米，幼时绿色，熟时黄褐色，表面光滑，干时有5棱。种子1颗。花期6—8月。果期8—10月。多栽培于路旁或村落附近。原产印度、缅甸等处。我国西藏、云南、广东、广西等地均有分布。本植物的叶（诃子叶）功同诃黎；幼果（藏青果）、果核（诃子核）亦供药用。

诃子，于冬季采收成熟果实，晒干或用沸水烫5分钟，取出，晒干。本品味苦酸涩，性平。功能敛肺，利咽，涩肠止泻。主治久咳失音、久泻久痢等症。本品酸收苦泄，既能敛肺气，又能泄肺火，诸凡痰火郁肺，咳嗽不已，或久咳肺虚失音而不能言语者，均可单用、生用诃子口含；或与宣肺利咽药桔梗、甘草同用，如《宣明论方》诃子汤。后世治疗失音声哑诸方，每在本方的基础上加味，如增以清热化痰之玄参、麦冬、贝母、瓜蒌，即为《经验方》铁笛丸；或益以清热解毒消肿之硼砂、青黛、冰片，蜜丸噙化，乃是《医学统旨》之清音丸。前者适用于阴虚肺热而致的失音，后者适用于咽喉肿痛者。如久嗽不止，复感外邪引起的咽痛失音，则需配伍宣散风热之薄荷、蝉衣、牛蒡子等药。用治久咳,气短声哑而肺气日以耗散者,应与补气敛肺的人参、五味子同用。治疗咳血症,可与其他止血药同用。本品味苦酸涩,又能敛涩大肠,适用于久泻、久痢而正虚邪衰之证,可单用,如《金匮要略》的诃黎勒散,即此一味,主治大便随矢气而出的腹泻。一般多根据病情予以适当配伍,治疗久泻夹有湿热者,可以配伍黄连、木香、甘草,如《保命集》诃子散;虚寒泄泻则可配伍干姜、罂粟壳、橘皮,如《兰室秘藏》诃子皮散;至于泻痢日久,正气大伤,滑脱不禁,甚至脱肛,又应与党参、白术、肉豆蔻等补虚温中止泻药同用,如《和剂局方》真人养脏汤。《日华子本草》谓其治"肠风下血",故治疗便血或血痢诸方每加用诃子。此外,亦有借其酸收作用而用于肝脾不足之涕泪频出、口涎不收,以及肝肾亏虚之崩漏、带下、遗精、尿频等症。清肺利咽多生用,涩肠止泻宜煨用。煎服,3～10克。咳嗽、泻痢初期,肺与大肠有实热者,均当忌用。

诃子的幼果(藏青果),其性微寒,功用与诃子基本相同,长于清热利咽,临床多用于咽痒喉痛,声音嘶哑。多含咽其汁。诃子核,唐代诗人刘禹锡《传信方》:"取其核入白蜜研注目中,治风赤涩痛。"《本草纲目·诃黎勒·发明》引唐代刘禹锡《传信方》云:"予曾苦赤白下痢,诸药服遍,久不瘥,转为白脓。令狐将军传此方:用诃黎勒三枚,两炮一生,并取皮末之,以沸浆水一合服之。若只水痢,加一钱匕甘草末;若微有脓血,加二匕;血多,加三匕。"又《图经本草》长服方:诃黎勒、陈橘皮、厚朴各三两,捣筛,蜜丸大如梧子。每服二三十丸,白汤下。主治气痢水泻。

李时珍曰:"诃子,同乌梅、五倍子用,则收敛;同橘皮、厚朴用,则下气;同人参用,则能补肺治咳嗽。东垣云:'嗽药不用者',非矣,但咳嗽未久者不可骤用尔。嵇含《草木状》言作饮久服,令髭发白者变黑,亦取其涩也。"

现代药理研究认为,诃子果实含鞣质,鞣质有收敛、止泻的作用。有报告指出,除含鞣质外,还含有致泻成分,故先致泻而后收敛。诃子素对平滑肌有罂粟碱样解痉作用,可松弛肠管。体外试验,水煎剂在试管中对痢疾杆菌、伤寒杆菌、绿脓杆菌、金黄色葡萄球菌等均有抑制作用,尤以诃子壳为佳。对细菌性痢疾亦有效。

说明

包佶此诗,是为答谢李吏部赠送诃黎勒叶而作。诗中描述了诃黎勒叶的原产地及运来中土的经过,并说明其茗饮、调气、伐邪及祛老疾的作用。细读此诗,可知诗人所得到的诃黎勒叶,其来之不易,其药之珍贵。用其叶作茶饮,可以调气,制成梧丸,善于攻邪。更值得庆幸的是,诗人用它祛除了长期难以治愈的"老疾",并对生活增强了信心,很希望留住韶华,永葆青春。诗的结句表达了诗人内心的喜悦,对战胜疾病充满着信心和希望。诗人通过赞美诃黎勒叶的珍贵和奇效,巧妙地表达了对李吏部的谢意。作者采用正面叙述与侧面描写相结合的方法,突出了诗的主题。其落笔清远,含蓄蕴藉,具有较强的艺术感染力。因此,可谓是答谢诗中的上乘之作。

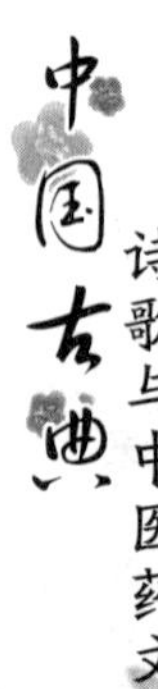

清代医家朱东樵《本草诗笺·诃黎勒》:"诃子温良兼苦涩,降而能敛是其情。固脾止泻咸需熟(用水泡,面包煨熟去核),治嗽清金悉用生。专化痰涎平喘气,善宁滑泄杜遗精。只愁久痢并虚热,下迫炎升未可行。"朱诗概括说明了诃黎勒的性味、功效、主治及宜忌。此亦为医家经验之谈,故一并录之。

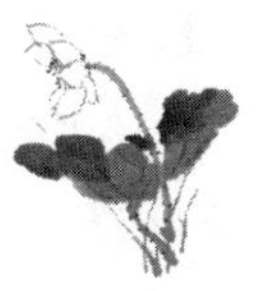

近患风痹题所怀　唯借南荣暂负暄

——包佶《近获风痹之疾题寄所怀》[1]滤医

病夫将已矣，无可答君恩[2]。
衾枕同羁客，图书委外孙[3]。
久来从吏道，常欲奉空门[4]。
疾走机先息，倚行力渐烦[5]。
无医能却老，有变是游魂[6]。
鸟宿还依伴，蓬飘莫问根[7]。
寓形齐指马，观境制心猿[8]。
唯借南荣地，清晨暂负暄[9]。

选自《全唐诗》卷二百五（第6册，第2142页）

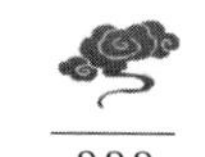

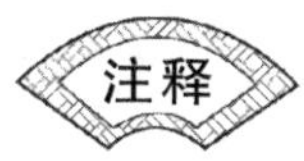

注释

①风痹：中医病名。又称“行痹”。

②已矣：完了；逝去。无：没有什么（东西）。君恩：君王的恩德。

③衾枕：被子和枕头。泛指卧具。羁客：旅客；旅人。指漂泊不定、羁旅病困、奔走风尘的人。委：托付，委托。外孙：女儿的儿女。

④吏道：为政之道。奉：遵奉。空门：泛指佛法。大乘以观空为入门，故称。

⑤疾走：快步行走。机：气机。此句指呼吸喘气，气息欲断。倚：倚靠（拐杖等物的支持）。

⑥却老：谓避免衰老。变：变化幻灭。游魂：游散的精气。古人认为，人和其他动物的生命是由精气凝聚而成的。精气游散，则趋于死亡。

⑦蓬飘：如蓬草飘飞，没有定所。

⑧寓形：寄托其形体。白居易诗："人生百岁内，天地暂寓形。"指马：战国时名家公孙龙提出"物莫非指，而指非指"、"白马非马"等命题，讨论名与实之间的关系。境：佛教指成为心意对象之世界。如尘境；色境；法境等。心猿：佛教语。喻攀缘外境，浮躁不安之心有如猿猴。语本《维摩经·香积佛品》："以难化之人，心如猿猴，故以若干种法，制御其心，乃可调伏。"

⑨南荣：房屋的南檐。荣，屋檐两头翘起的部分。负暄：冬天在日光下曝晒取暖。《列子·杨朱》载，昔日宋国有一田夫，常穿粗布单衣，仅以过冬。及到春耕，自曝于日，不知天下之有广厦暖室，棉纩狐貉(棉衣皮裘)。回家对妻说："负日之暄，人莫知者。以献吾君，将有重赏。"后遂以"负暄"为向君王敬献忠心的典实。包佶引用此典结句，呼应了首联"无可答君恩"。

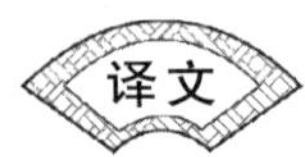

译文

我患了风痹顽疾，将要告别人世；今生惭愧的，是没有什么东西拿来报答皇恩。一生奔走风尘，被枕随同我这漂泊的旅客；家中有些图书，现在也只好托付给外孙。长期以来，我虽说是致力于为政之道；但是，心里却常常想着将来要皈依佛门。行走稍快，即感到气喘而气息欲断；即使扶着拐杖，也无力直起腰身。世上没有神医能够使人避免衰老；我的体内只有变化离散的游魂。归鸟栖宿时，还能互相依偎着伴儿；而我却如飘飞的蓬草，没有定根。人生暂住天地间，应当顺其自然，不分彼此；静观尘境，可以抑制浮躁不安之心。我唯有借助房屋南檐下的闲地，暂时让这衰躯承受着朝阳的温馨。

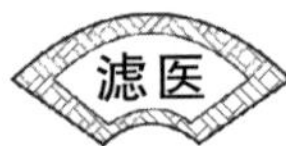

滤医

包佶此诗所说的"风痹"，又称"行痹"。行痹，是指因外感风寒湿邪，并以风邪为主，侵袭肢节经络所引起的一种痹证。其临床特点为肢体、关节疼痛，游走不定，常发于膝、踝、腕等关节，伴有关节屈伸不利等症状。风痹(行痹)是古病名，当今中医仍沿用之。《素问·痹论》云："风、寒、湿三气杂至，合而为痹也。其风气胜者为行痹；寒气胜者为痛痹；湿气胜者为着痹也。"由此可知，风痹是以风邪偏盛而言，行痹是以症状特点而言。其发病原因，主要由于素体虚弱，腠理不密，营卫不固，外受风寒湿邪，特别是风邪偏胜留滞不去，致气血运行不畅，肢体疼痛，或关节屈伸不利。其治疗方法，宜祛风通络，佐以散寒利湿，常用《医学心悟》之蠲痹汤治之。其方组成药物有羌活、独活、桂心、秦艽、当归、川芎、炙甘草、海风藤、桑枝、木香、乳香。

风痹初起，伴恶寒发热等表证时，治当散表利痹，可用《宣明论方》之防风汤。其药物有防风、当归、茯苓、杏仁、黄芩、秦艽、葛根、麻黄、肉桂、生姜、甘草、大枣。先贤治疗风痹常用《和剂局方》之乌药顺气散，其药物有麻黄、陈皮、乌药、川芎、白芷、白僵蚕、枳壳、桔梗、干姜、甘草、大枣。若风痹兼火者，则用《素问病机气宜保命集》之大秦艽汤，其药物有秦艽、石膏、甘草、川芎、当归、独活、芍药、羌活、防风、黄芩、白芷、白术、生地、熟地、茯苓、细辛。《类证治裁·痹症》谓："遍身走注不定，上半身甚者，乌药顺气散；下半身甚者，虎骨散加減。"虎骨散见于《济生方》，其药物有虎骨、甘草、全蝎、麝香、天麻、防风、川牛膝、白僵蚕、乳香、当归、桂心、白花蛇。若风痹反复发作，邪气日盛，正气日衰，身体瘦弱，关节肿大或变形，疼痛剧烈，或发热不解，小便短黄，舌苔白腻或黄腻。风寒湿邪外袭，日久化热伤阴，治宜祛风除湿，温经宣痹，滋阴清热。可用《金匮要略》桂枝芍药知母汤，其药物有桂枝、芍药、炙甘草、麻黄、白术、知母、防风、炮附子、生姜。若邪热甚者，去附子、生姜，倍芍药、知母，加忍冬藤、黄柏、桑皮。

寒痹（痛痹），是指因感受风寒湿邪，并以寒邪偏胜所引起的肢体、关节疼痛，屈伸不利的一种痹证。其临床特点为痛势较剧，痛如锥刺，痛有定处，遇寒更甚，得热则轻，局部皮肤不红，触之不热，舌苔薄白，脉弦紧。治宜散寒止痛，祛风除湿。方用乌头汤。此方见于《金匮要略》，其药物有麻黄、芍药、黄芪、炙甘草、川乌。方中川乌大辛大热，配麻黄以散寒止痛，黄芪、芍药以益气固表，养血祛风；加蜂蜜能解乌头之毒（乌头有毒，用量宜轻，不宜久服）。若疼痛以肩肘为主者，加羌活、姜黄以祛风通痹止痛；疼痛以膝关节为主者，加牛膝、木瓜以通经活络，祛湿止痛；疼痛以腰背为主者，加杜仲、桑寄生、狗脊以强腰壮筋，祛风止痛。如日久不愈，气血两虚者，可用独活寄生汤。此方见于《千金要方》，其组成有独活、桑寄生、秦艽、防风、细辛、当归、川芎、地黄、杜仲、牛膝、人参、茯苓、炙甘草、桂心。先贤对痛痹的治疗有不少经验之谈，如《医宗必读·痹》："治痛痹者，散寒为主，疏风燥湿，仍不可缺，大抵参以补火之剂，非大辛大温，不能释其凝寒之害也。"又说："骨痹即寒痹、痛痹也，痛苦切心，四肢挛急，关节浮肿，五积散主之。"五积散见于《和剂局方》，其组成有当归、肉桂、白芍、半夏、橘皮、枳壳、麻黄、苍术、干姜、桔梗、厚朴、生姜、白芷、川芎、甘草、茯苓。

湿痹（着痹），是指外感风寒湿邪，并以湿邪为主所引起的一种痹证。临床特点为肢体关节疼痛，痛有定处，麻木不仁，重着不移，屈伸不利，天阴即发，舌体胖，苔白腻，脉濡缓。湿痹之因，或身居卑湿，湿气袭人；或冲风冒雨，湿留肌肉，内传经脉；或雨湿之年，起居不慎；或素体虚弱，外感风寒湿邪，而以湿邪偏胜所致。治宜健脾燥湿，佐以祛风散寒。方用《类证治裁》薏苡仁汤，其组成有薏苡仁、川芎、当归、麻黄、桂枝、羌活、独活、防风、川乌、苍术、甘草、生姜。若着痹肌肤麻木不仁，可加海桐皮、豨莶草；手足麻木者，可加桑枝。若着痹初起，伴有恶风、发热、汗出等表证者，治宜辛温散寒，祛风利湿，方用桂枝附子汤，其药物有桂枝、白术、炮附子、炙甘草、生姜、大枣。若无汗而表实者，方用麻黄加术汤，其药物有麻黄、桂枝、甘草、杏仁、白术。若疼痛明显者，用蠲痹汤治之。若久病气血虚者，用三痹汤加减治之。三痹汤组成有熟地、白芍、当归、川芎、人参、黄芪、茯苓、甘草、防风、独活、杜仲、牛膝、桂心、细辛、秦艽、生姜。若湿痹日久不愈，瘀血阻滞，疼痛固定，触之更痛者，治宜活血祛瘀，通络止痛，方用《医林改错》身痛逐瘀汤，其方药物有川芎、桃仁、红花、当归、五灵脂、没药、香附、牛膝、地龙、秦艽、羌活、甘草，水煎服。

痹证，包括现代医学的风湿热、风湿关节炎、类风湿性关节炎、坐骨神经痛、腰肌劳损等疾病。《类证治裁·痹症》指出："治法总以补助真元，宣通脉络，使气血流畅，则痹自已。"

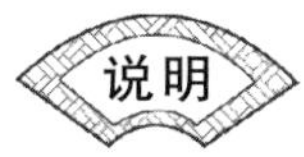

此诗作者包佶"久来从吏道"，"蓬飘莫问根"。因为长期奔走风尘，漂泊不定，或冲寒冒雨，或露卧当风，或素体虚弱，这都容易感受风寒湿邪而患"风痹之疾"。"疾走机先息，倚行力渐烦”，“病夫将已矣，无可答君恩”。诗人病情如此严重，但仍不忘报答君恩，其忠君之心，由此可见。诗人晚年，回忆往事，看破红尘，又因为风痹等疾的折磨，从而使他力不从心，情绪消沉，厌恶仕途，而有“常欲奉空门”的想法。“唯借南荣地，清晨暂负暄”。他想找到一块清净之地，以便负暄采阳，使气血流畅，身心舒适，也能缓解一下“风痹”所致的筋骨疼痛。诗人的这一措施有助于疾病的治疗和身心的康复。

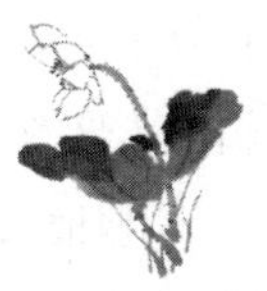

斑竹万点湘妃泪　逐客三年贾谊心

——李嘉祐《裴侍御见赠斑竹杖》[①] 滤医

骚人夸竹杖，赠我意何深[②]。
万点湘妃泪，三年贾谊心[③]。
愿持终白首，谁道贵黄金。
他日归愚谷，偏宜绿绮琴[④]。

选自《全唐诗》卷二百六（第6册，第2147页）

作者简介

李嘉祐（生卒年不详），唐代诗人。字从一，赵州（今河北赵县）人。天宝七年（公元748年）进士，授秘书正字，曾任江阴令、袁州刺史等，世称李袁州。因事受过贬谪。工诗，绮丽婉靡，有齐梁风。《全唐诗》录其诗作一百三十多首，编为二卷。

注释

①侍御：职官名。唐代称殿中侍御史、监察御史为侍御。裴侍御，本名不详。见赠：赠送给我。斑竹：一种茎上有紫褐色斑点的竹子，也叫湘妃竹。晋代张华《博物志》卷八："尧之二女，舜之二妃，曰湘夫人，帝崩，二妃啼，以泪挥竹，竹尽斑。"舜有二妃，名叫娥皇、女英。舜帝死了，娥皇、女英两姊妹去哭他，眼泪洒在竹上成为了湘妃竹。李贺《帝子歌》："九节菖蒲石上死，湘神弹琴迎帝子。"相传二妃没于湘水，随为湘水之神。古诗中的湘神、湘夫人、湘君、湘妃、湘娥，均指此典。斑竹，可制手杖等生活用品。杜甫有："徐步携斑杖，看山仰白头"之诗句。

②骚人：诗人，文人。此句中指裴侍御。

③贾谊（公元前200—公元前168年）：西汉政论家、文学家。洛阳（今河南洛阳东）人。时

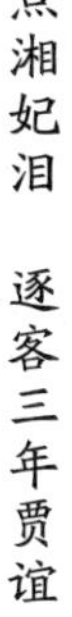

称贾生。少时即有博学能文之誉，文帝召他为博士。不久即迁太中大夫，好议国事，被人排挤，贬为长沙王太傅。他曾多次上疏，批评时政。建议削弱诸侯王势力，巩固中央集权；主张重农抑商；并力主抗击匈奴的攻掠。在贬为长沙王太傅渡湘水时，作赋以吊屈原，“亦以自谕”。在长沙三年，又作《鹏鸟赋》，自伤不遇。所著政论有《陈政事疏》《过秦论》等，为西汉鸿文。今人辑有《贾谊集》。

④他日：将来的某一天或某一时期。愚谷：愚公谷的省称。在山东省淄博市西。此句中指隐居之地。偏宜：最宜；特别合适。绿绮琴：古琴名。传说汉代司马相如作《玉如意赋》，梁王悦之，赐以绿绮琴。后即用以指琴。

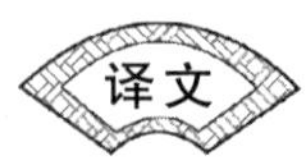

诗人裴侍御极力夸赞用斑竹制成的手杖；把手杖赠给我，他爱我的情谊是多么深啊！这根竹杖上斑痕万点，似乎还沾有湘妃的泪水；贾谊被贬到长沙三年，在渡湘水时，他作赋吊屈原，赋成挥泪，更加伤心。我希望拄着这根手杖，以扶助衰躯，直到白首；谁又能说竹杖不珍贵呢？如论其价钱，它却胜过了黄金。将来的某一日，我打算要归隐愚谷时，最宜一起随身携带的东西，就是这根斑竹杖和那张绿绮琴。

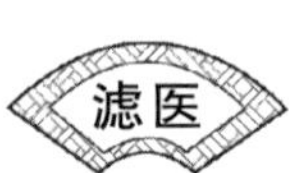

药用斑竹，为禾本科植物。又名刚竹、桂竹、花壳竹。秆高 8～22 米，直径 3.5～7 厘米；节间鲜绿色，圆筒形，在具芽的一侧有狭长的纵沟，秆环及箨环均甚隆起，两者相距 3 毫米；秆箨长 20～30 厘米，宽 10～20 厘米，硬纸质兼革质，背部较平滑，疏生黄色小刺毛，具大小不等之淡墨色斑点，箨耳不发达，箨舌短，长不及 3 毫米；箨叶作长三角形或带状。主枝三棱形或为四方形，实心或仅有小如针孔之中空。最后小枝单生，顶端具叶 3～6 枚；叶鞘棕黄色，叶片长椭圆状披针形，大都长 5～20 厘米，宽 10～25 毫米，先端渐尖，基部楔形，上面灰绿色，下面淡绿色。小穗丛一至数个，腋生或顶生于小枝上，通常每一小穗丛基部托以 4～10 枚佛焰苞；小穗含花 2～5 朵，狭披针形，长 2.5～3 厘米；颖 1 或 2 枚，或缺如；外稃披针形，多脉；内稃狭披针形，先端 2 裂，鳞被 3 枚，矩形；雄蕊 3；子房近于三角锥形，花柱细长，柱头 3 裂，稀疏羽毛状。笋期 4—7 月。栽培于庭园或野生山间。分布于长江流域以南各地及四川、山东、河南、广西等地。

本植物的根茎及根（斑竹根）入药。9—10 月挖根及根茎，晒干备用。其味淡微苦，性寒，无毒。功能祛风除湿，止咳平喘。主治气喘痰咳，四肢筋骨顽痹疼痛。治咳嗽气喘，斑竹根配麻黄根、金竹叶，炖肉服。

斑竹花治猩红热，用斑竹花二两，水煎服。斑竹壳，清血热，透斑疹。内服煎汤（去毛），2～3 钱；或烧灰冲服。

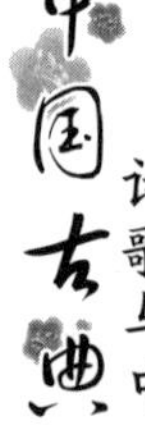

说明

竹之品种颇多，斑竹乃是其一。斑竹，亦称“湘妃竹”，其秆皮具有紫褐色或淡褐色的斑点，栽培以供观赏。毛泽东主席有“斑竹一枝千滴泪”的诗句。湖南湘江一带特产一种斑竹，上有天然的紫褐色斑点如血泪痕，相传是娥皇、女英恸哭帝舜，泪水洒在竹子上染成的。唐人《斑竹》诗曰：“殷痕苦雨洗不落，犹带湘娥泪血腥。”所以又称湘妃竹。此竹是爱情的象征，痛苦的标志，思念的信物，因此，备受人们喜爱。

从李嘉祐《裴侍御见赠斑竹杖》诗，可知李、裴二人都非常喜爱斑竹，而且更加珍视用斑竹制成的手杖。故有：“愿持终白首，谁道贵黄金”之句。特别是“万点湘妃泪，三年贾谊心”，这两句不仅对仗工整，句法灵活，而且“湘妃泪”、“贾谊心”两个典故的妙用，使此诗的意义更加深刻而丰富，也预示了诗人自己的命运，如同贾谊一样怀才不遇，总有一天，也会被贬。到自己年老体衰，“他日归愚谷”之时，在归隐的崎岖山路上，能够支撑残躯的斑竹杖将大有用处。“骚人夸竹杖，赠我意何深。”裴、李二位诗人交谊之深，于此可见矣。

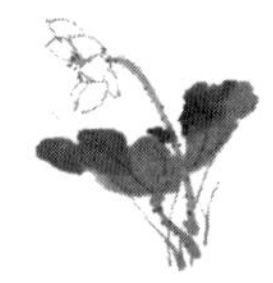

南风不用蒲葵扇　纱帽闲眠对水鸥

——李嘉祐《寄王舍人竹楼》[1]滤医

傲吏身闲笑五侯，西江取竹起高楼[2]。

南风不用蒲葵扇，纱帽闲眠对水鸥[3]。

选自《全唐诗》卷二百七（第6册，第2168页）

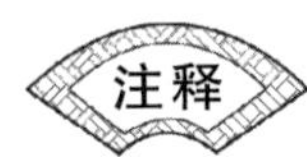

①舍人：官名。隋唐有起居舍人，掌修记言之史；通事舍人，掌朝见引纳。王舍人，作者的好友，本名不详，此以官名代人名。竹楼：用竹子建造的楼房。

②傲吏：不为礼法所屈的官吏。战国时庄子曾在蒙（今河南省商丘县东北）地做过漆园小吏。楚威王欲拜他为相，庄子拒不接受，说："我宁愿在污泥沟中求得快乐，也不愿受国君的束缚。"表现出一种傲世精神。后人把庄子称为漆园傲吏。此诗中"傲吏"指王舍人。身闲：闲散，无事可做。笑：取笑，有看不起的意思。五侯：公、侯、伯、子、男五等诸侯。在此句中泛指位高势重的权贵豪门。西江：唐人多称长江中下游为西江。起高楼：修建竹楼。

③蒲葵扇：用蒲葵叶制成的扇。俗称蒲扇。纱帽：纱制官帽。闲眠：指心中无事，睡得安逸。"纱帽闲眠"代指人正闲眠。水鸥：即鸥。水鸟名，羽毛多为白色，生活在湖海上，捕食鱼、螺等。鸥鸟浮游水上，象征着自由生活。

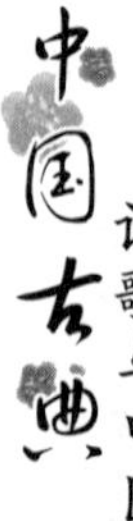

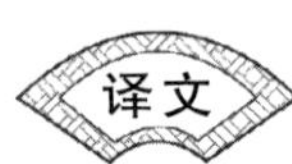

简傲清闲的小官员——王舍人，不羡慕五侯的尊贵，在西江边修建了竹楼，安居于竹楼水阁之上。凉风习习，即使在暑热的天气里，也用不着摇动蒲葵扇，且可把纱帽搁在一边，与江边

的水鸥相对，安闲地睡去。

滤医

蒲葵，《广州植物志》称扇叶葵，《陆川本草》称葵扇木。其叶、种子或根入药。蒲葵，为棕榈科植物，大乔木，高可达20米。干有密接环纹。叶大，阔肾状扇形，直径达1米以上，深裂至中部以下而为多数2裂的裂片，裂片披针形，先端下垂；叶柄长，平凸状，下部有逆刺2列。圆锥花序，疏散而广岐，生于叶腋内；佛焰苞棕色，筒状，革质，2裂；花小，淡绿色，无柄，长约2毫米；萼与花冠分裂几至基部；雄蕊6，花丝合生成一环；子房上位，3心皮。核果椭圆形或矩圆形，状如橄榄，长约1.8厘米，熟时黑色。花期春、夏。栽于庭园或宅旁。分布于我国南部。

蒲葵种子，含酚类、还原糖、鞣质及甘油三酯。现代药理研究认为，其种子可以抗癌。经验方治疗各种癌症，葵树子(干品)1两。水煎1～2小时服。或与瘦猪肉炖服。

叶柄，于新瓦上煅灰冲服，或炒香煎水饮，能治血崩。内服煎汤，2～3钱。外用煅存性研末撒，能止血，治外伤出血。

蒲扇，李时珍曰："烧灰，酒服一钱，止盗汗及妇人血崩，月水不断。"《本草纲目·蒲扇》引陈藏器曰："败蒲扇灰和粉，粉身止汗，弥败者佳。"

鸥，《诗经》曰鹥，《说文》曰水鸮，《南越志》曰江鸥、海鸥。《本草纲目》："鸥者，浮水上，轻漾如沤也。鹥者，鸣声也；鸮者，形似也。""鸥生南方江海湖溪间，形色如白鸽及小白鸡，长喙长脚，群飞耀日，三月生卵。""在海者名海鸥，在江者名江鸥，江夏人讹为江鹅也。海中一种随潮往来，谓之信凫。"

鸥科动物，常见的有红嘴鸥、银鸥、燕鸥等。红嘴鸥，又名笑鸥、钓鱼郎。红嘴鸥，体长40厘米。嘴赤红色，先端黑色。虹膜暗褐色。头和颈全部为朱古力褐色，后缘转为黑褐色；眼周有白色羽圈；下背、肩、腰及两翅的内侧覆羽和次级飞羽均为珠灰色，飞羽先端近白；上背、外侧大覆羽和初级覆羽均为白色。第1枚初级飞羽白色，内外翈边缘及先端黑色；第2～5枚飞羽的黑色外缘逐渐减小，内翈渐转为深灰色，内缘及羽端仍为黑色；第6枚飞羽深灰色，仍具黑色内缘，羽端白色；其余初级飞羽均为纯灰色；体上余羽纯白。脚和趾赤红色，冬时转为橙黄色；爪黑色。栖息于海岸或内陆河流、湖泊和池沼等处。繁殖在我国东北，越冬时几遍全国，沿海各省尤为常见。

鸥科动物多种鸥类的肉，均可入药。《医学入门》："甘，无毒。""主燥渴狂邪，五味淹炙食之。"鸥肉，归肺、胃经。功能润燥止渴。主治肺胃阴虚，津伤燥渴。90～150克，煮食。

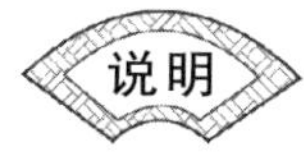

说明

这首诗写王舍人的闲逸情趣，表现出他对荣华富贵的轻视。诗的第一句就点明了题意，下三句具体描写他"身闲笑五侯"的一个场面：诗人说他身闲无事，就在西江边盖起了竹楼。在竹楼水阁上，凉风习习，哪里用得着蒲葵扇。他把纱帽放在茶几上，面对着水上浮鸥，无忧无虑地睡着了。《素问·上古天真论》曰："恬淡虚无，真气从之，精神内守，病安从来。是以志闲而少欲，心安而不惧，形劳而不倦，气从以顺，各从其欲，皆得所愿。故美其食，任其服，乐其俗，高下不相慕，其民故曰朴。”李嘉祐和王舍人是否读过这段精辟文字，可以暂且不论，而这首充满恬淡闲适情趣的诗所揭示的养生方法，却是深合《素问》上述养生医理的。从此诗中，亦可看出老庄养生思想对作者的影响。因此，更值得仔细玩味。

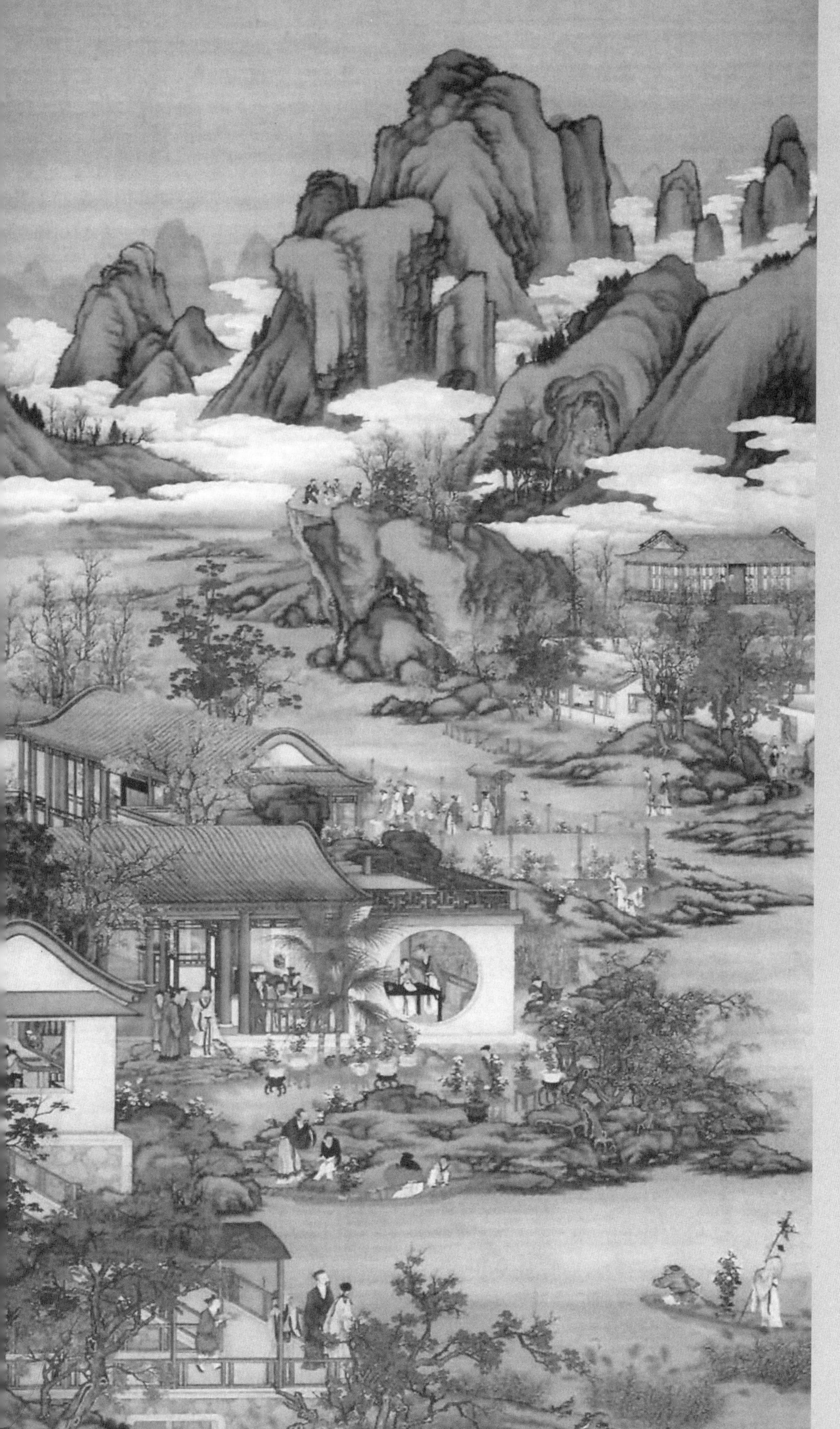

菊

秋满篱根始见花，却从冷淡遇繁华。
西风门径含香在，除却陶家到我家。
——明·沈周

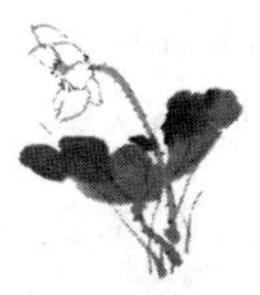

水面芙蓉秋已衰　拒霜倒是著花时

——李嘉祐《秋朝木芙蓉》[①]滤医

水面芙蓉秋已衰，繁条倒是著花时[②]。

平明露滴垂红脸，似有朝愁暮落悲[③]。

选自《全唐诗》卷二百七（第6册，第2168页）

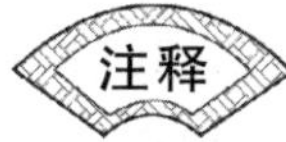

注释

①木芙蓉：落叶灌木。秋季开白花或淡红色花。栽培供观赏，插条即活。俗称芙蓉或芙蓉花。生于陆地，故又称木莲，或称地芙蓉，以别于（长于水中的）荷花之称芙蓉。花、叶、根皆入药。

②水面芙蓉：即荷花。这是夏天开放之花，所以说到秋已衰。

③平明：犹黎明。天刚亮的时候。

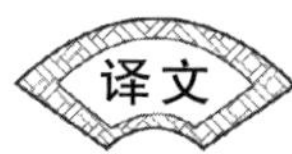

译文

水面芙蓉未及到秋即早已凋谢，而木芙蓉枝繁叶茂正是开花之时。早晨带露低垂的木芙蓉花如同美人红色的脸颊，她心中好像有朝愁暮落的伤悲。

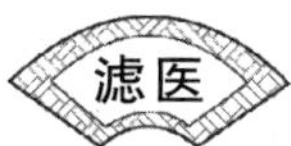

滤医

木芙蓉，又称芙蓉花、拒霜花。王安石《拒霜花》诗说："落尽群芳独自芳，红英浑欲拒严霜。"说的就是木芙蓉。此为锦葵科落叶大灌木或小乔木。高达2～5米。叶片大，单叶互生，掌形状，有5～7裂，裂片三角形，先端尖，边缘有锯齿，两面均有毛；叶柄长圆筒形，长可达20

厘米。花生于叶腋或枝顶，花大型，径达10厘米以下，花色一天多变，清晨白色或粉红色，至黄昏变为深红色，花多为重瓣，间或有单瓣，颇为美丽，9—10月开放。木芙蓉对二氧化硫、氯化氢和硝酸烟雾等具有较好的抗性，有利于空气净化。其于秋季开花，是著名的绿化观赏花木。园林中，木芙蓉多植于池畔、水滨、庭园，与垂柳等为伴，落花流水，相映成趣。本植物的花、叶、根均入药。

木芙蓉叶，味微辛、微苦，性微寒。功能清热解毒，消肿排脓，散瘀止痛。主治疮疡肿毒，腮腺炎，带状疱疹，烧烫伤，目赤肿痛，跌打损伤等症。主要用于阳证痈肿，对其初起者有消散止痛之效；脓已成者用之，可使脓聚而溃；已溃破者用之，则可促使脓液排出，利于收敛。可单用研末，以蜂蜜或凡士林调敷；如与大黄、白芷、五倍子等同用，或将鲜叶捣烂取汁，调上述诸药外敷，则疗效更著。若阴疽日久化热，肉腐成脓者，也可用本品治疗。治疗痄腮，可与夏枯草同研，用鸡子清调敷。治疗带状疱疹，用鲜叶捣烂外敷，或用干叶研末调敷。治疗烧烫伤，与桑叶或侧柏叶同研，用蜂蜜或麻油调搽。治疗目赤肿痛，将其捣烂贴于太阳穴。对于跌打损伤、瘀血肿痛、青紫不退者，用之，亦能消肿止痛，可配皂角末外敷。

木芙蓉花，亦供药用。其功效与叶相同而略逊，花、叶可同时使用。内服可治肺热久咳及肺痈咳血，有清肺凉血之功，单味或配鱼腥草同煎服，也可以研末蘸百合食之；若与莲房炭等分为末，米饮调服，可治月经过多。临床报道，用芙蓉花制成20%软膏外敷，治疗疖肿、蜂窝组织炎等，具有消炎、消肿、拔脓、止痛的作用。据300余例观察，一般上药1次后，疼痛即见减轻；经3～7次便能收到有脓拔脓，无脓消肿的效果。

木芙蓉根，治疗痈肿，秃疮，臁疮，咳嗽气喘，妇女白带。《岭南采药录》："治乳痈，好酒煎服，即内消。"外用捣敷或研末调敷。内服煎汤，鲜者30～60克。

《本草纲目·木芙蓉·发明》："芙蓉花并叶，气平而不寒不热，味微辛而性滑涎粘，其治痈肿之功，殊有神效。近时疡医秘其名为清凉膏、清露散、铁箍散，皆此物也。其方治一切痈疽发背，乳痈恶疮，不拘已成未成，已穿未穿。并用芙蓉叶，或根皮，或花，或生研，或干研末，以蜜调涂于肿处四围，中间留头，干则频换。初起者，即觉清凉，痛止肿消。已成者，即脓聚毒出。已穿者，即脓出易敛。妙不可言。或加生赤小豆末，尤妙。"

实验研究发现，木芙蓉叶含黄酮甙、酚类、氨基酸、鞣质、还原糖，花含黄酮甙等。叶、花煎剂在体外具有抑制金黄色葡萄球菌、伤寒杆菌等的作用。

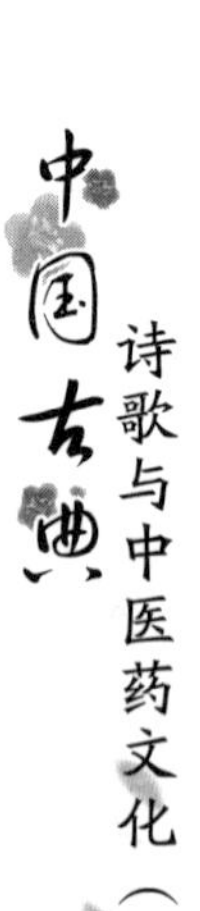

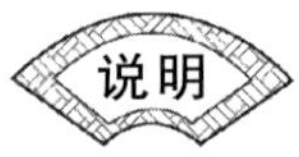

唐代韩愈《木芙蓉》诗："艳色宁相妒？嘉名偶自同。采江官渡晚，搴木古祠空。"朱熹考异："此诗言荷花与木芙蓉生不同处，而色皆美，名又同，故以采江、搴木二事相对，言其生处。"荷花为睡莲科，木芙蓉为锦葵科。虽然均称芙蓉，但非同科植物。李时珍曰："（木芙蓉）此花艳如荷花，故有芙蓉、木莲之名。八、九月始开，故名拒霜……苏东坡诗云：'唤作拒霜犹未称，看来却是最宜霜。'苏颂《图经本草》有地芙蓉，云出鼎州，九月采叶，治疮肿，盖即此物也。"又曰："川、广有添色拒霜花，初开白色，次日稍红，又明日则深红，先后相间如数色。霜时采花，霜后采叶，阴干入药。”

唐代李嘉祐《秋朝木芙蓉》描写秋天早晨带露的木芙蓉。其首句写水面芙蓉（莲花）不耐寒霜，望秋先谢，不如木芙蓉耐寒拒霜，偏在寒秋盛开。最后两句，以拟人化的手法，把木芙蓉写得有情有色，像是一位羞得满脸通红的少女。在诗人眼中，她像是满怀愁情的红粉佳人。

宋代沈晦《小重山》词：“湖上秋来莲荡空。年华都付与，木芙蓉。”可见词人非常喜爱此花。宋代晏殊《少年游》词：“重阳过后，西风渐紧，庭树叶纷纷。朱阑向晓，芙蓉妖艳，特地斗芳新。霜前月下，斜红淡蕊，明媚欲回春。莫将琼萼等闲分。留赠意中人。”此词亦咏木芙蓉，也是很受读者欢迎的佳作。秋风萧瑟，落叶纷纷，而芙蓉花却独自开得分外艳丽。这不畏严霜的木芙蓉象征着爱情的坚贞、高洁，因此，词人要特地把它留赠给自己的意中人。“重阳过后”三句为景语，写重阳过后，自然景物的变化。西风凄紧，树叶飘零，渲染出清秋萧索的气氛。紧接“朱阑”三句，作者在凄清的背景下，反出一艳笔：在这秋日的清晨，芙蓉（秋天开白、黄或淡红色花）簇集枝梢，淡雅美丽。这里使用对比、反衬手法，突出清秋开放的木芙蓉之可贵。“霜前月下”三句，着意刻画的是：在清霜中，在明月下，那微斜的红花、淡黄的小蕊，是多么鲜明美丽，真的要叫春天回转了。“霜前月下”，泛写芙蓉开放的环境，从另一角度补充“朱阑向晓”句意：“斜红淡蕊”，具体刻画出芙蓉的“妖艳”；“明媚欲回春”，是芙蓉所引起的词人内心的强烈感受，它似乎能把萧瑟的秋季化作美好的春天。结拍二句，承上抒怀：不要把这美玉般的花儿随便地摘下来，还是留着它赠送给意中人吧！因花及人，因人惜花，惜花亦惜人，此句为点睛之笔。这首咏物词，在咏木芙蓉的同时，自有词人的感情在。词人要把这凌霜耐冷、独傲秋庭的花儿送给意中人，实际上寄托着作者对坚贞高洁之品德的肯定与赞赏。

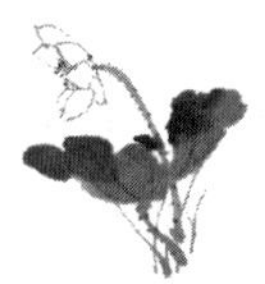

尚书省里秘仙踪　高堂屋顶露瓦松

——李晔《尚书都堂瓦松》[1]滤医

华省秘仙踪，高堂露瓦松[2]。
叶因春后长，花为雨来浓。
影混鸳鸯色，光含翡翠容[3]。
天然斯所寄，地势太无从[4]。
接栋临双阙，连甍近九重[5]。
宁知深涧底，霜雪岁兼封[6]。

选自《全唐诗》卷二百十五(第6册，第2250页)

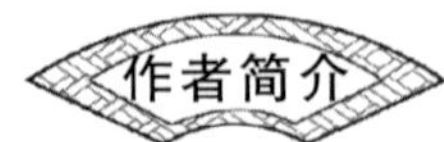

作者简介

李晔(生卒年不详)，宗室子。官弘农太守、宗正卿。《全唐诗》录其诗作一首。

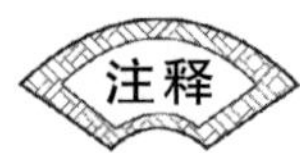

注释

①尚书都堂：官署名，即尚书省。为中央执行政务的总机构。唐代曾改称文昌台、都台、中台，旋复旧称。尚书省与中书省、门下省合称三省。长官为尚书令，其副职为左右仆射。因尚书在皇帝左右办事，掌管文书奏章，其地位重要，职权益重。

②华省：清贵者的官署。这里指尚书省。秘：难以测知的，难以见到的。仙踪：古人比喻升迁入朝为登仙，因借称应召赴京者的行踪。

③鸳鸯：指鸳鸯瓦。指成对的瓦。白居易《长恨歌》："鸳鸯瓦冷霜华重，翡翠衾寒谁与共？"翡翠：即硬玉。色彩鲜艳的天然矿石，主要用作装饰品和工艺美术品。

④天然：自然生成的。斯：此。指示代词。指瓦松。所寄：寄居，依附，生存的地方。地势：

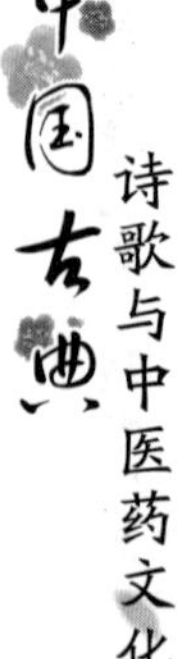

土地山川的形势。这里指瓦松生长的地方(尚书省复杂的环境)。无从:找不到门径或头绪。

⑤接栋:房屋连着房屋。临:挨着,靠近。双阙:古代宫殿前两边高台上的楼观。借指京都。连甍:形容房屋连延成片。甍(méng):屋脊。连甍接栋,谓房屋连片。九重:天子之居有门九重。指皇宫。

⑥宁:岂不,难道不。涧:夹在两山间的水沟。兼:同时。封:封闭。这里指冰冻。

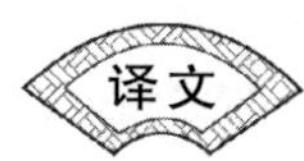

译文

尚书省里不见入朝官员的行踪,高堂屋顶之上露出株株瓦松。其叶子经春之后长得更加茂盛,其花儿因有雨水而开得又密又浓。它的叶影与鸳鸯瓦的色泽混杂,它的花光映含翡翠一样的玉容。古老的房上是它天然生存之地,这复杂的地势环境使它太无法适从。只能长在房屋连片而又靠近京都之处——临近天子居住的有九重门的皇宫。它难道不知那些生长在山涧的青松,年年都要经受霜雪,处于地冻冰封。

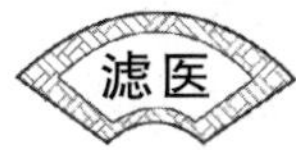

滤医

瓦松,又名昨叶荷草、向天草、瓦花、石莲花、瓦塔、屋松、瓦玉。《唐本草》有记载,言其"主口中干痛,水谷血痢,止血。"当今药用者,为景天科植物瓦松或晚红瓦松等的全草。

瓦松(又名流苏瓦松),多年生肉质草本,高 10~40 厘米。茎略斜伸,全体粉绿色。基部叶成紧密的莲座状,线形至倒披针形,长 2~3 厘米,绿色带紫,或具白粉,边缘呈流苏状的软骨片和 1 针状尖刺。茎上叶线形至倒卵形,长尖。花梗分枝,侧生于茎上,密被线形或为长倒披针形苞叶,花成顶生肥大穗状的圆锥花序,幼嫩植株上则排列疏散,呈伞房状圆锥花序;花萼与花瓣通常均为 5 片,罕为 4 片;萼片卵圆形或长圆形,基部稍合生;花瓣淡红色,膜质,长卵状披针形或长椭圆形;雄蕊 10,几与花瓣等长;雌蕊为离生的 5 心皮组成,花柱与雄蕊等长;蓇葖果。花期 7—9 月。果期 8—10 月。生于屋顶、墙头及石上。全国各地均有分布。

晚红瓦松,多年生肉质草本,高 10~20 厘米。茎光滑无毛,全株被白粉及棕红色腺点,基部尤多。叶卵状披针形,或长圆状卵形,先端锐尖,微弯,有小尖头突出,全缘或具微细的波状齿。花序间叶状苞片卵状披针形或镰刀形;花密集成窄长圆锥状总状花序;花淡红色或白色;萼片 5,披针形,长约为花瓣的一半;花瓣 5,线状披针形或卵状披针形,基部相连;雄蕊 10,5 枚较长,伸出花冠外,另 5 枚较短,生于花冠内;心皮 5,花柱与短雄蕊等长。花期 8~9 月。果期 9~11 月。生于屋顶或岩石上。分布于辽宁、江苏、浙江等地。

以上瓦松,于夏、秋采收,将全株连根拔起,除去根及杂质,晒干。

瓦松,味酸性凉。功能止血,敛疮,清热,解毒。主治肠风便血,吐血,咳血,衄血,溃疡,湿疹,疮毒,热淋等症。治疗热毒、酒积所致的肠风血痢,可用瓦松捣汁和酒煎白芍、炮姜服。治疗便血,可配槐花、地榆、丹皮。治疗肺热咳嗽、咳血,可与仙鹤草、藕节等药同用;瓦松单味捣汁,加砂糖服,亦治鼻衄。瓦松,可用以止血,也可取其行血之功,用于治疗妇女月经不调。瓦松能解毒敛疮,多外用,如治水火烫伤,可与生柏叶研末,麻油调涂;瓦松捣汁外涂,能治蝎螫伤痛;疮疡溃烂,久不收敛,则将其焙干研末撒;瓦松煎水外洗,或研末用油调搽,可治湿疹,能止痒止痛;加食盐少许捣烂敷治痈肿疔疮。瓦松配白矾煎水漱口能治牙龈肿痛;捣汁服可治口腔糜烂。本品亦能清热利湿,用于治疗膀胱热结引起的热淋、砂淋,可煎水内服或熏洗少腹部。用治急性肝炎,不论有无黄疸,均可与麦芽、垂柳嫩枝等配用。煎服,15～30克。脾胃虚弱者忌用。

《本草汇言》曰:“昨叶荷草(瓦松),凉血、行血之药也。《唐本草》治胃热,酒积,烟火、金石丹毒成血痢肠风者,服之即止,此凉血而止血也。又,女子内热血干,经络不行,服之即通,此又凉血而行血也。然气寒性利,通行之用居多,如血热气实,酒食味厚之人,间有用之取效。如老弱胃虚乏力之人,不可泛施。”

说明

唐代李晔《尚书都堂瓦松》,此诗首联破题,点明写的是尚书省高堂屋顶的瓦松。第二、三两联紧承首联,并从叶、花、影、光几个方面对其加以赞美,说它“影混鸳鸯色,光含翡翠容。”第四、五两联,诗人笔锋一转,对其生长的特殊环境进行了描述,说它“接栋临双阙,连甍近九重。”即接近引人注目的天子居住的皇宫。最后,以“宁知深涧底,霜雪岁兼封”结束全诗。这样收尾,耐人寻味,使人由尚书省高堂瓦松联想到了霜雪覆盖的深涧青松。纵观全诗,主题突出,对句工整,诗意盎然,深谙起、承、转、合之法,堪称咏物佳作。

瓦松,叶厚,细长而尖,多数重叠,生屋瓦上,望之如松,故名。唐代崔融《瓦松赋》序:“瓦松者,产于屋霤(屋檐)之上,千株万茎,开花吐叶,高不及尺,下才如寸。”宋代陆游《山寺》诗:“林深栗鼠健,屋老瓦松长。”瓦松长在没有丝毫泥土的屋顶瓦片上,经受日晒霜冻,却能茁壮成长,疾风刮不走,暴雨冲不走。青松素来以生命力顽强著称,无论在多么贫瘠的土地上,它都能傲然挺立,可与瓦松相比,还是稍逊一筹。况且,瓦松入药,其治病的功效也早已载入医籍。因此,学者有诗赞曰:“瓦缝立身何畏艰?弱躯也敢傲霜寒。莫嫌不敌青松伟,风格从严无二般。”又赞曰:“琼枝浑似不经风,赤胆何妨济世穷。利斧骄阳双洗礼,一株灵药荐神农。”

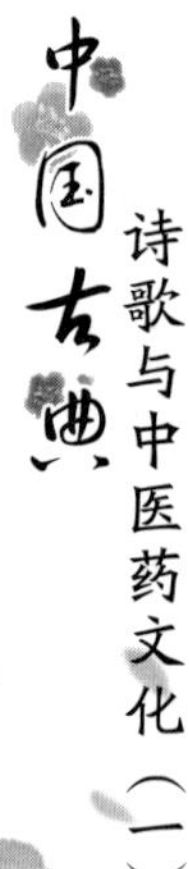

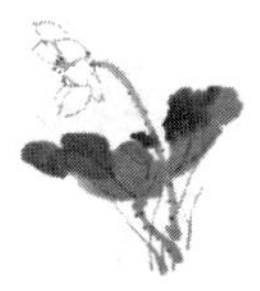

秋来相顾尚飘蓬　未就丹砂愧葛洪

——杜甫《赠李白》滤医

秋来相顾尚飘蓬，未就丹砂愧葛洪[①]。
痛饮狂歌空度日，飞扬跋扈为谁雄[②]。

选自《全唐诗》卷二百二十四(第 7 册，第 2392 页)

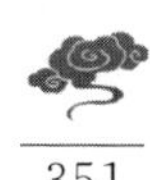

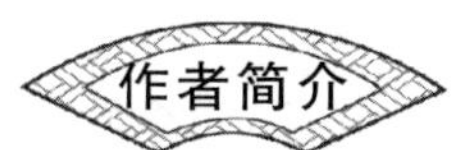

杜甫(公元 712—770 年)，字子美，唐代巩(今河南巩县)人。他出身于官僚家庭，是杜审言的孙子。因居长安城东南的少陵，自称“少陵野老”，世称“杜少陵”。早年仕途的失意和生活的贫困，使他对社会有了清醒的认识，并从思想感情上接近了人民。他博览群书，二十四岁时，曾到洛阳赶考，但没考中。遇上安禄山反叛，逃难到陕西、四川。以后，依靠严武等人之助，在成都营建草堂，过了两年多比较安定的生活。蜀中军阀混战，他离开四川，漂流到湖北、湖南。广德二年回成都，严武表为节度参谋、检校工部员外郎，所以，又称“杜工部”。他与李白齐名，并称“李杜”。杜诗在思想性、艺术性上，都有很高的成就，对后来诗人起了深远影响，他被后人尊奉为“诗圣”。其有《杜工部集》。

杜甫具有强烈的济世活人、忧国爱民之心。他后半生百病缠身，自然促使他因病知医；又因生计拮据，曾一度采药深山，卖药都市，换粮糊口，也就促使他识药。《杜臆》曾评曰：“公常多病，所至必种药，故有‘种药扶衰病’之句。”“山家药正锄”，写诗人在药田里辛勤劳作。“常苦沙崩损药栏”，写诗人对药圃倾注了大量心血和厚爱。尽管如此爱药惜药，但如邻人有病需药则热情相送，故有“药许邻人斫”之句。这充分体现了诗人种药济世救人的思想。他经历了种药、采药、卖药的生涯，经常身在药圃，手检方书，学用结合。所谓“药饵扶吾随所之”和“囊中药未陈”，这是说他用药次数之频和用量之多；“傍架齐书帙，看题检药囊”，这是写他重视寻求理论和实践的统一。正因为诗人善于学习并亲自实践，从而掌握了丰富的中医药知识。关于药物的生、长、采、种及其功用等，在他的许多诗中都有记述。他现存的 1439 首诗中，涉及医药的诗章有 80 余首。通过有关诗作，我们即可窥看他的中医药情结和一些独特的见解。

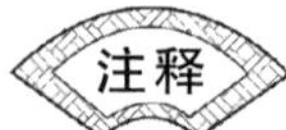

注释

①葛洪：晋代道教理论家、医家、炼丹术家，曾在罗浮山炼丹，积年而卒。

②唐史称李白喜击剑，好任侠，曾手刃数人。

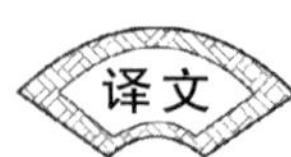

译文

秋来相遇，看你仍像蓬草一样随风飘零。你喜好炼丹，却没炼成，实在感愧于先师葛洪。你尽情地饮酒，狂放地歌唱，一天天虚度时光；飞扬跋扈，笑傲王侯，到底为什么如此逞雄？

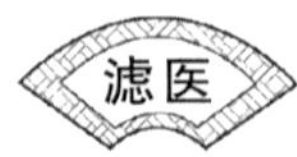

滤医

此诗当作于天宝四载（公元 745 年）秋天。诗中叹息诗友李白失意浪游，并对其任性行为进行规劝。杜甫说李白喜好炼丹，却没炼成，有愧于先师葛洪。李白是一个道教徒，对神仙、道教有着浓厚的兴趣，对葛洪等炼丹术家亦很仰慕。为了很好地理解李白的一些涉及神仙、道教、炼丹方面的诗作和杜甫此诗，现就葛洪其人及其学术思想简述如下。

葛洪（公元 284—364 年），东晋道士和道教理论家、医学家、炼丹术家。字稚川，号抱朴子。丹阳句容（今属江苏）人。好炼丹、导养、神仙之法，闻交趾出丹砂，求为勾漏令（勾漏，为交趾郡的属县，在今越南之北境）。携子侄至广州，止于罗浮山炼丹。在山积年而卒。所著《抱朴子》，内篇言“神仙方药、鬼怪变化、养生延年、禳邪却祸之事”；外篇言“人间得失，世事臧否”。其思想基本上是以神仙养生为内，儒术应世为外。将道教的神仙信仰系统化、理论化，并和儒家的纲常名教结合起来，宣扬道教徒要以儒家的忠孝仁信为本，否则，虽勤于修习，也不能成仙，对道教的理论有一定发展。对魏晋以来的玄学清谈风气表示不满，主张立言必须有助于教化，同时提倡文章与德行并重。对化学、医学的发展有一定贡献。《抱朴子·内篇》具体记载了炼丹的方法，集魏晋时代炼丹术之大成，是研究中国古代炼丹史的重要著作。葛洪著有《金匮药方》一百卷，后节略为三卷，称《肘后备急方》，内容包括各科医学，其中有对天花、恙虫病等的记载是世界最早的。还著有《神仙传》等。

《晋书·葛洪传》：“史臣曰：稚川束发从师，老而忘倦。紬奇册府，总百代之遗编；纪化仙都，穷九丹之秘术。谢浮荣而捐杂艺，贱尺宝而贵分阴，游德栖真，超然事外。全生之道，其最优乎！赞曰：稚川优洽，贫而乐道。载范斯文，永传洪藻。”这段话的意思是说，编写史书的大臣说：稚川（葛洪的字）童年时就从师学道，至老年而忘倦不止。到藏书的册府（相当于今天的图书馆）中探索奇书的义理，汇总百代遗留的典籍；在仙人居住的地方研究炼丹，彻底掌握炼就九丹的秘术。拒绝世间虚浮的荣利，并且抛弃了不纯的技艺，轻贱一尺的宝玉而珍惜一分的光阴，追求高尚的道德，保护生命的根本，摄养元神，离世脱俗于人事之外。保全生命的方法，大概这是最好的。赞颂说：稚川学问广博，安贫乐道。在这篇传记中记下他的模范事迹，使这些文辞永远流传于史册。

葛洪作为晋代神仙道教的主要人物，主张修炼成仙必须服用药饵。他将药分为三品，上品为金石矿物类，包括贵重的金银珠玉等及炼丹之法。葛洪之所以认为金丹为“仙道之极”，乃由五谷之养人、草木之愈疾而联想类推的结果。五谷、草木均为易朽之物，“烧之即烬”，尚且能够活人延年，而金丹等“上品之神药，其益人岂不万倍于五谷耶?”他在《抱朴子·内篇·金丹》中说：“夫金丹之为物，烧之愈久，变化愈妙，黄金入火，百炼不消，埋之毕天不朽。服此二药，炼人身体，故能令人不老不死。此盖假求外物以自坚固。”在这一思想的指导下，葛洪对炼丹进行了探索，炼出了大量汞制剂的丹药，完成了许多的化学反应及实验。他在《抱朴子·金丹》中说：“丹砂烧之成水银，积变又还成丹砂”，即硫化汞受热后分解出水银，水银和硫不断加热又变成硫化汞。又如“取雄黄、雌黄烧下，其中铜铸以为器覆之……百日此器皆生赤乳，长数分”，即指三硫化二砷与二硫化二砷加热都能升华，得到的“赤乳”即升华后的结晶体。道家服食金丹，虽然没有达到长生永固的初衷，但从客观上看，他们是现代实验化学的先驱。用汞、硫化汞、铅、矾、砷等及化合物如胆石、硝石、石膏、赤石脂、矾石、磁石、云母、卤盐等作为炼丹的原料，积累了丰富的化学知识。

关于炼丹，葛洪在其著作中详细地论述了整个过程中的物质分解、化合、置换等反应，为化学史上最早的文献记载。英国学者李约瑟称葛洪是“最伟大的博物学家和炼金术士”。诗仙李白《炼丹井》诗曰：“闻说神仙晋葛洪，炼丹曾此占云峰。”诗圣杜甫《赠李白》诗又说：“未就丹砂愧葛洪。”可见葛洪这位炼丹大师在诗人眼中的崇高地位。

关于神仙，属道教学说，葛洪宣扬神仙是存在的，《抱朴子·内篇》集中反映了他的“仙可学致”的仙道思想。他的这一思想影响了后世(也包括诗仙李白在内)的许多人。葛洪作为养生学家，他春秋八十，可称高寿，其所宣扬的养生理论与方法，应验于自身，足见其可信可行，很有价值。但是，作为神仙术的倡导者，他只活了80岁，距道家所追求的“长生不死”的目标甚远。尽管在《晋书·葛洪传》中有：“视其颜色如生，体亦柔软，举尸入棺，甚轻，如空衣，世以为尸解得仙云”的记载，可以看出他长期炼内丹的成就非同一般，但这都不能证明他已修成仙道，度世而去。看来，在修炼仙道上，他本人也未取得成功，但他在倡导养生延年上，却为后世树立了榜样。

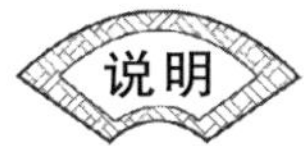

说明

杜甫的这首《赠李白》，是在他与李白交往的早期写就的。短短二十八个字，写尽了李白的精神、神态、性格和嗜好，是一幅形神兼备的“诗仙”李白的生动画像。

李白尚远游，一生如“飘蓬”，云游四海，浪迹天涯。“五岳寻仙不辞远，一生好入名山游”，他的足迹遍及黄河中下游和长江流域的各个地区。李白是扶风而起的大鹏，只有“明月出天山，苍茫云海间。长风几万里，吹度玉门关”的激荡风云中，他才能扶摇直上，振翼搏击，俯瞰寰海，傲视苍穹。李白是心怀天下的布衣卿相，面对着“黄河之水天上来，奔流到海不复回”的波翻浪涌，他慨叹人生苦短：“高堂明镜悲白发，朝如青丝暮成雪”。他更渴望建功立业：“申管晏之谈，谋帝王之术，奋其智能，愿为辅弼，使寰区大定，海县清一”。经历过朝廷的放逐、理想的破灭，他仍然坚定地自信：“天生我才必有用，千金散尽还复来”。李白是高蹈飘逸的山中隐士，他陶醉于“兰生谷底人不锄，云在高山自卷舒”的意境中，完全忘记了尘世的喧嚣，宦海的嚷扰。尽管怀才不遇，尽管大志难伸，尽管登上龙廷又“放还”民间，都不能改变李白飘逸潇洒浪漫自由的天性。李白是大自然的朋友，在落寞寂寥之时，他抱膝独坐，凝神远望：“众鸟高飞尽，孤云独去闲。相看两不厌，只有敬亭山”。高高在上的皇帝可以放逐他，趋炎附势的宠臣可以排挤他，但山川日月永远与他为伴，飞鸟闲云永远以他为友，任何时候，他都可以在大自然中找到自己的知音和伴侣。

李白迷丹砂，他曾经虔诚地求仙访道、采药炼丹。他幻想着神仙金丹能使自己长生不老，羽化成仙。为了实现这个梦想，他可以摈绝尘念，虔心炼丹，“弃剑学丹砂，临炉双玉童”——携玉童临炉而立，只期待着能炼出使他能返老还童的灵丹妙药。“仙人有待乘黄鹤，海客无心随白鸥”，只要一剂仙丹出炉，他便可以驾鹤升仙，随鸥临海，去天上宫阙、海中仙山任意遨游了。然而李白上当了，神仙道箓、灵丹妙药都未能改变李白“斯人独憔悴”，“衔哀流夜郎”的悲惨命运。精神麻醉、水银中毒极大地损害了他的健康。所以杜甫取笑李白“未就丹砂愧葛洪”——在求仙炼丹方面未有所成，一定会愧对精于提炼“神仙丹药”的大师葛洪。李白本人在即将离世的当年，也已经“了然识所在”——破除了对求道炼丹的迷信，只可惜已岁暮向晚，无法疗救他沉疴多病的躯体了。

李白嗜酒，“百年三万六千日，一日须倾三百杯”。一人独饮，他会“花间一壶酒，独酌无相亲。举杯邀明月，对影成三人”；与朋友对面，他要“两人对酌山花开，一杯一杯复一杯”，“欢言得所憩，美酒聊共挥”；他甚至可以与酿酒的老叟成为莫逆之交，老叟死了，他作《哭宣城善酿纪叟》以祭“纪叟黄泉下，还应酿老春。夜台无李白，沽酒与谁人？”并担心自己不在的情况下，老叟又能把酒卖给谁呢。作为诗人，李白是以酒研墨的，无论走到哪里，他都会留下与酒有关的兴酣之作：“兰陵美酒郁金香，玉碗盛来琥珀光”，“且就洞庭赊月色，将船买酒白云边”。在豪饮的同时，他也升腾着自己的诗兴与豪情——“李白斗酒诗百篇，长安市上酒家眠。天子呼来不上船，自称臣是酒中仙。”（杜甫《饮中八仙歌》）；放纵着自己的桀骜与狂放——“黄金白璧买歌笑，一醉累月轻王侯。”壶中洞天，酒是我友；黄金白璧，皆为粪土；天子王侯，视如草芥！既然皇帝老儿不用管晏屈贾之才，既然“匡扶社稷”的壮志难伸，我只有“痛饮狂歌空度日”，举杯月下，醉倒松间，“唯愿长醉不复醒！”岂管它功名权位、富贵荣华？

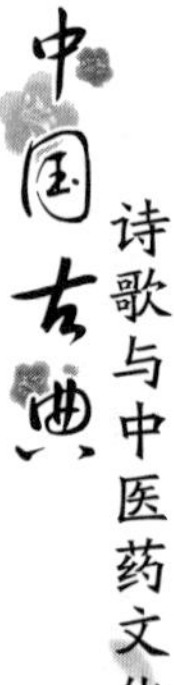

李白轻尧舜，笑孔丘，长揖天子，平交诸侯，“我本楚狂人，凤歌笑孔丘”，“戏万乘若僚友，视俦列如草芥”（苏轼《李太白碑阴记》）。他自视甚高：“才力犹可倚，不惭世上雄”，乐观坚定地认为总有一天自己能施展抱负。天宝元年，李白 42 岁，唐玄宗下诏征聘其入朝。志得意满的李白高唱着“仰天大笑出门去，我等岂是蓬蒿人”，昂首挺胸来到长安，受到唐玄宗“降辇步迎”的接待，成为皇帝的嘉宾。他自以为从此要官列卿相，在政治上有一番作为了。岂知唐玄宗看重的是他的锦绣诗文而不是他的政治才干，让他供奉翰林，任务是陪伴皇上吟诗作赋，游宴消遣。在宫中，他只不过是皇帝生日蛋糕上嵌放的一颗红樱桃——只图悦目而不求实用。这种悲屈的“词臣”的地位，岂是“一醉累月轻王侯”，“天子呼来不上船”的“狂客”、“谪仙”所能接受的？只十几个月的时间，李白便受不住羁束和冷落，由心底发出了“安能摧眉折腰事权贵，使我不得开心颜”的呼号。而他的桀骜不驯、自傲狂放、诗酒豪纵、裘马逸风，更令公侯侧目，阉宦忌惮，玄宗皇帝也说他“固穷相”，将他“赐金放还”。李白由朝廷回到民间，虽然是遭放逐而返，依旧是傲气冲天：“昔在长安眠花柳，五侯七贵同杯酒。气岸遥凌豪士前，风流肯落他人后”。他在精神上永远是凌驾于人前，不落人后的。李白从青年时期就壮志凌云，以大鹏自比：“大鹏一日同风起，扶摇直上九万里”。直到临终，他在绝笔诗中依然以“大鹏飞兮振八裔，中天摧兮力不济”自况。李白一生如大鹏翱空，声震八方，俯视群小。他抱负远大，才气非凡，任侠仗剑，嗜酒好诗，飘逸狂放，仙风道骨，永远不与世俗同流合污，一生不受权势礼法约束。“飞扬跋扈为谁雄”——杜甫以十分欣赏的目光与李白举酒相顾，眼中的李白神采飞扬，狂傲不羁，真堪称人间狂客，天上谪仙，酒中豪杰，诗坛巅峰！当世之雄，舍你而谁？

李白一辈子恃才傲物，志在天下，但终究官场失意，大志难抒，没有实现封侯拜相建功立业的梦想。倒是酒酣兴至醉里梦中抒发豪情逸志、愤懑牢骚的信手之笔成了千古传诵的诗篇，由此造就了他矗立中国诗坛万年不朽的灿烂金身。杜甫的这首《赠李白》，可以说是写尽李白一生风貌的传神之笔。

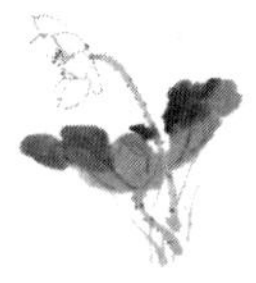

难道没有青精饭　使我充饥颜色好

——杜甫《赠李白》滤医

二年客东都，所历厌机巧①。
野人对腥膻，蔬食常不饱②。
岂无青精饭，使我颜色好③？
苦乏大药资，山林迹如扫④。
李侯金闺彦，脱身事幽讨⑤。
亦有梁宋游，方期拾瑶草⑥。

选自《全唐诗》卷二百十六（第7册，第2252页）

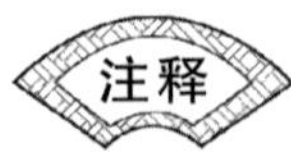

注释

①东都：洛阳。机巧：投机取巧的人。

②野人：士人自谦之称。此句中，杜甫自称也。腥膻：腥，指鱼类；膻，指牛羊肉类。

③青精饭：陶隐居《登真隐诀》称，用南烛草木的叶子，杂茎皮煮后取汁，浸米蒸饭，饭呈青色，食之可以长寿。青精饭，即立夏吃的乌米饭。相传首为道家太极真人所制，服之益颜色，坚筋骨，延年。后佛教徒亦多于阴历四月八日造此饭以供佛。宋代林洪《山家清供》卷上："青精饭，首以此重谷也。按《本草》：南烛木，今名黑饭草，又名旱莲草，即青精也。采枝、叶，捣叶，浸上白好粳米，不拘多少，候一、二时，蒸饭。曝干，坚而碧色，收贮。如用时，先用滚水，量以米数，煮一滚，即成饭矣……久服，延年益颜。"

④大药：道家的金丹。唐代白居易《浩歌行》："既无长绳系白日，又无大药驻朱颜。"

⑤李侯：李白。侯，尊称。金闺：金马门，是学士待诏之处。李白曾任翰林学士。彦：有才华的人。脱身：指李白离开朝廷，过自由的生活。

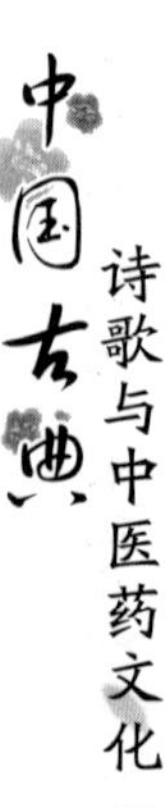

⑥梁宋：今开封一带。瑶草：传说中的香草。汉代东方朔《与友人书》："相期拾瑶草，吞日月之光华，共轻举耳。"瑶草奇花，指仙境中的花草。

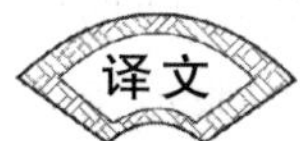

译文

我在洛阳居住的两年间，对所遇到的投机取巧之徒十分讨厌。眼瞅富贵人家大鱼大肉地吃着，我这个在野之人却连粗饭都经常吃不饱。难道就没有使我容颜美好的青精饭吗？只是苦于缺乏炼丹的资财，所以终究没能走入山林。李侯是金马门的才子，如今也离开宫廷要到山林去采药和访道。我也想去梁宋一游，正好与你同行，希望能够拾到仙境中的瑶草。

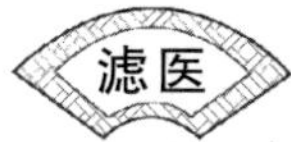

滤医

此诗所谓"青精饭"，又名乌饭。本为道家的一种食物，后来佛教也用它供佛。青精，植物名。一名南烛，又称墨饭草、乌饭草、乌米饭树、南天烛、牛筋、杨桐。其别名甚多。李时珍曰："南烛诸名，多不可解。"引陈藏器曰："取汁渍米作乌饭，食之，健如牛筋，故曰牛筋。"青精(南烛)是道家制作青精饭的原料之一。

青精饭原为民间食品，唐代即有。江苏宜兴、溧阳、金坛和皖南一带农村每逢农历四月初八，多有人家用乌饭树叶煮乌米饭，已成习俗。

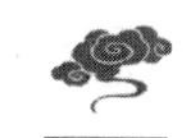

青精饭古今的制法也不一。明代青精饭的做法是先将米蒸熟、晒干，再浸乌饭树叶汁，复蒸复晒9次，所谓"九蒸九曝"，成品米粒坚硬，可久贮远携，用沸水泡食。现代江南青精饭是当天做、当天吃，不"九蒸九曝"。做法：初夏采乌饭树叶洗净，舂烂加少许浸泡，待米呈墨绿色捞出略晾；再将青汁入锅煮沸，投米下锅煮饭，熟后饭色青绿，气味清香。

《新安志》"南烛"条载："丛生春晚，苗叶红赤，照耀山谷。道家用以馏饭，故又谓之青精饭。"南烛即乌饭树，属杜鹃花科常绿灌木，叶草质，椭圆状卵形，新叶鲜红，老叶深绿；总状花序腋生，花冠白色；浆果球形，成熟时紫黑色，初夏徽州人采摘乌饭树嫩叶(也可用茎、果)，洗净后捣烂放入锅中，加入适量的水和少量的明矾，稍加热，滤出汁液。将糯米洗净浸泡于该汁液中着色，约经半天取出，煮成熟饭，乌亮喷香。有的在饭内添加少许火腿片，其味更佳。

杜甫经历了青年时代的浪漫生活后暂居东都洛阳，饱见了贵族官僚的腐朽。当他遇见飘洒出尘的李白，更感到尘俗的可厌、可恶，于是他一肚子的怨愤倾泻而出："二年客东都，所历厌机巧。野人对膻腥，蔬食每不饱。岂无青精饭，使我颜色好。苦无大药资，山林迹如扫。""青精饭"，一个多么美丽的名字，令人想起青碧晶莹的宝石、青绿光洁的翡翠，与"膻腥"形成鲜明的对比。"青精饭"是什么呢？原来早期道教讲究清心寡欲，饮食上主张少食荤腥，多食素。"青精饭"本是他们发明的一种保健食品，后又加了许多药料，变成富于滋补营养价值的食疗食品，久服可使人容颜焕发、延年益寿。做一次"青精饭"可以吃很久，但需要较多米才能做一次。生活已逐渐艰窘的杜甫感到很难筹措，于是向同道的李白诉说。后来"青精饭"被更多的隐士甚至信仰佛教的居士所接受，成为"清供类"(指隐士逸人的粗茶淡饭)食品，南宋林洪《山家清供》第一款就是"青精饭"。四月初八为浴佛节，南方亦有以"青精饭"为应节食品的。清代顾禄《清嘉录》云："四月八日，市肆煮青精饭为糕式，居人买以供佛，名曰阿弥饭，亦名乌米糕。"直至现在，它仍是江浙一带有名的糕团。

乌饭树的果实可以入药，药名称"南烛子"。其味酸甘，性平，无毒。功能益肾固精，强筋明目。李时珍曰："强筋骨，益气力，固精驻颜。"主治久泄梦遗，久痢久泻，赤白带下。内服煎汤，2～4 钱；或入丸剂。添精益髓，舒筋明目：南烛子（生者）两斤，白果（去壳）四两，山药末一斤，茯苓四两，芡实半斤，同捣为饼，火焙干为末；入枸杞子一斤，熟地一斤，山茱萸一斤，桑叶末一斤（嫩桑为妙），巨胜子半斤。共为末，蜜为丸。每日早晨老酒送下五钱。

乌饭树叶亦供药用，药名称"南烛叶"，8—9 月采收，拣净小枝及杂质，晒干。贮藏于干燥处。性平，味酸涩。功能益精气，强筋骨，明目，止泄。《本草纲目》引陈藏器曰："止泄，除睡，强筋，益气力。久服，轻身长年，令人不饥，变白却老。"内服煎汤，2～3 钱；熬膏或入丸、散。《本草新编》方，助阳补阴，发白变黑：春间采南烛嫩叶，约二十斤。用蒸笼在饭锅蒸之，蒸熟晒干为末（阴干者无用），大约一斤南烛叶末，加入桑叶一斤，熟地二斤，山茱萸一斤，白果一斤，花椒三两，白术二斤；为末，蜜丸。白滚水送下一两，每日早晨服之。

《本草经疏》："南烛……入心凉血，入脾益气，入肾添精，其云轻身长年，令人不饥者，非虚语矣。凡变白之药，多是气味苦寒，有妨脾胃，惟南烛气味和平，兼能益脾，为修真家所须。子（南烛子），味甘酸。其功效尤胜枝叶。真变白，驻颜，轻身却老之良药也。牧童食之，辄止饥渴，亦一验矣。""孙思邈《千金》月令方：南烛煎：益髭发及容颜，兼补暖。三月三日采叶并蕊子，入大净瓶中，以童子小便浸满瓶，固济其口，置闲处，经一周年取开。每用一匙，温酒调服，极有效验。同旱莲草、没食子、地黄、桑椹、枸杞、山茱萸、何首乌、白蒺藜，为乌须发之圣药。"

综上所述，南烛具有抗老驻颜之功。道家的青精饭，用南烛叶煮后取汁，浸米蒸饭，食之，可以长寿，却老驻颜。因此，精通医药的诗圣杜甫说："岂无青精饭，使我颜色好。"由此可知，青精饭具有保健、美容的作用。

说明

写这首诗的时候，正是杜甫穷困潦倒之时，没有好吃的东西，甚至有时连果腹都成了问题。视眼前而不能得，只能想象过去经历过的美食，聊作精神安慰，发发牢骚罢了。

要说杜甫也是见识过极品美食的人物，否则也不会说出"青精饭"这道著名的饭食来。杜甫的祖父做过武则天的膳食总管，伺候皇上胃口的官员家属，怎么也可以沾点则天武后的光么！杜甫受家庭影响，也是个会吃的人，只是后来颠沛流离，囊中羞涩，吃不到了，才向李白发牢骚的（这首诗是杜甫写给李白的）。"朱门酒肉臭，路有冻死骨"，实在是杜甫的真实经历，前后两重天的感觉，在杜甫的人生经历中有着完全的体验。

唐代张贲诗曰："谁屑琼瑶事青饭，旧传名品出华阳。应宜仙子胡麻拌，因送刘郎与阮郎。"陶弘景自号"华阳隐居"，旧传青精饭出自陶氏。胡麻饭与青精饭同为仙人的食物。在唐朝时很流行，后世的人们倒也没有给予足够的重视。

儒道互补，形成中国传统文化的一个显著的特点。儒家讲入世，说的是经世致用的学问，积极面对人生；道家讲出世，讲的是修身养性的学问，气功、房中术多是道家研究的对象。食补也是道家养生学中重要的内容。这青精饭就是其中的一种。只不过现在很少有人吃过了，也不知味道怎样，效果如何。

杜甫此诗当作于天宝三载（公元744年），时杜甫在洛阳。这年，李白被玄宗放还，离开长安，东游洛阳，与杜甫相会。诗中揭露了人世间贫富不均，表达了对腐败的上层社会的憎恶，透露出归隐山林，采药访道的心愿。

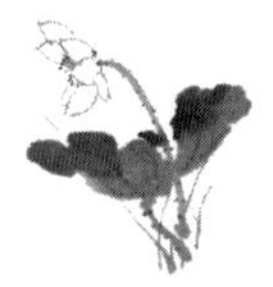

庭前甘菊移时晚　青蕊重阳不堪摘

——杜甫《叹庭前甘菊花》[1]滤医

庭前甘菊移时晚，青蕊重阳不堪摘[2]。
明日萧条醉尽醒，残花烂漫开何益[3]？
篱边野外多众芳，采撷细琐升中堂。
念兹空长大枝叶，结根失所缠风霜[4]。

选自《全唐诗》卷二百十六(第7册，第2256页)

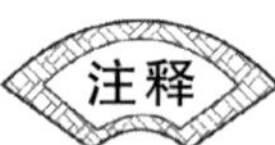

注释

①甘菊：菊花有甘、苦之别，均可入药。甘菊，又名真菊、金蕊、甜菊花。陶弘景曰："菊有两种：一种茎紫，气香而味甘，叶可作羹食者为真；一种青茎而大，作蒿艾气，味苦不堪食者，名苦薏，非真。其花正相似，唯以甘、苦别之尔。"

②重阳：节日名。古以九为阳数之极。九月九日故称"重九"或"重阳"。旧俗重阳节登高，饮菊花酒。青蕊：绿色的花苞、苞片。含苞未放。

③烂漫：在此句中是"散乱"之意。因为前面说的是"残花"，所以不是色泽绚丽、草木茂盛之意。

④失所：谓不得其应处之所。此指庭前甘菊长在不适宜的地方以致风霜摧残，亦暗喻诗人自己境遇恶劣。

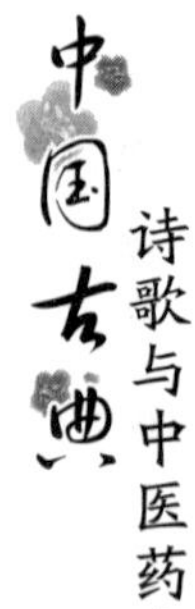

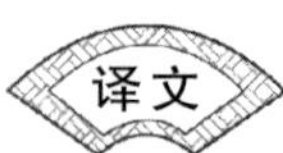

译文

庭前的甘菊移栽时晚，到重阳节才初绽青蕊，不能够摘来观赏。等到明天秋景萧条，醉人皆醒，再散乱地开出几朵残花又有什么用？篱笆外野地里杂花开了不少，人们把这些琐屑的花儿摘来摆上中堂。可惜你这甘菊白长了一身大枝叶，只因错扎根位，方才遭受风霜。

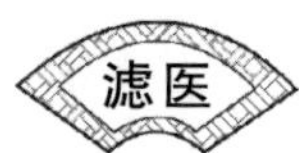

菊花，始载于《神农本草经》。药用部分为菊科植物菊的头状花序。药材有亳菊、滁菊、贡菊、杭白菊、杭黄菊等。

菊花，味甘苦，性凉。归肺、肝经。功能疏风清热，平肝明目，解毒消肿。主治外感风温初起，风热头痛，眩晕，目赤，疔疮肿毒等症。风温初起，见头痛、发热、咳嗽等症者，常配桑叶、薄荷等药，共奏疏风解表之功效，如《温病条辨》桑菊饮。用于风火上攻的偏正头痛、头风等症，能散风火、清头目，亦可以菊花配川芎、蔓荆子、石膏等。菊花又长于平肝息风，常用于肝阳上亢，肝风上扰的头目胀痛、眩晕等症，一般与白蒺藜、石决明、钩藤、夏枯草等同用。用于肝肾阴虚，肝阳上亢，而见眩晕目花、头重足软或目睛干涩疼痛等症者，常于六味地黄丸中加菊花、枸杞子，此即"杞菊地黄丸"，可以滋养肝肾，清降肝阳。用于血虚不能养肝而见头晕眼花者，常于四物汤中加配菊花等，以益血清肝。菊花善清肝经风热，有明目之效，所以又是眼科常用之药。如治疗目赤肿痛，无论时行热毒、风热或肝火引起的，都可佐用菊花。属于热毒者，多配黄连、大黄等；属于风热者，多配白蒺藜、防风之类；属于肝火者，多配决明子、地黄、栀子。治疗肝热目涩昏暗，视物不明，常与密蒙花同用。治疗眼丹赤肿痒痛，《疡医大全》用酒炒甘菊花，隔纸热熨。治疗病后生翳，可用白菊花、蝉蜕等分为散，入蜜少许，煎服。菊花能清热解毒，用于疔疮痈肿等症，多与紫花地丁、蒲公英等配伍，或单用鲜品捣汁冲服并外敷。

《楚辞》曰："朝饮木蘭之坠露兮，夕餐秋菊之落英。"《神农本草经》谓菊花"久服利血气，轻身耐老延年。"古人有菊花服食法，用以防病抗老。如《太清灵宝方》用白菊花、茯苓为末，日服三次，主治头眩，久服，令人好颜色，不老。《本草汇言》引杨氏方，用白菊花同枸杞子等分为末，久服，可以防止目疾和中风。

菊花的根（白菊花根）、嫩茎叶（菊花苗）、叶（菊花叶）均供药用。《本草正》："白菊花根，善利水，捣汁和酒服之，大治癃闭。"治疗疔疮，鲜菊花叶适量捣敷，根、茎煎水服。菊花苗，《金匮玉函方》称之为"玉英"，初夏采，阴干，性凉，味甘、微苦。功能清肝明目。《遵生八笺》载有菊苗粥，即甘菊新长嫩头丛生叶，摘取洗净，细切，入盐，同米煮粥，食之。菊花叶，《食疗本草》："作羹，主头风，目眩，泪出，去烦热，利五脏。"主治疔毒及一切无名肿毒，白菊花叶连根，捶取自然汁一茶盅，滚酒调服；用酒煮服亦可，生用更妙。病重宜多服。渣敷患处，留头不敷，盖被睡卧出汗。

《风俗通》曰："南阳郦县有甘谷，谷水甘美。云其山上大有菊，水从山上流下，得其滋液。谷中有三十余家不复穿井，悉饮此水，上寿百二、三，中寿百余，下寿七、八十者。菊花轻身益气故也。司空王畅，太尉刘宽，太尉袁隗为南阳太守，闻有此事，令郦县月送水二十斛，用之饮食。诸公多患风眩，皆得瘳。"（见《艺文类聚》卷八十一）。

近代报道，菊花能改善高血压病症状，有一定的降压作用；对冠心病心绞痛，亦有较好的疗效。菊花有黄、白两种，性能略有偏异，黄菊味偏于苦，以疏风清热之功见长；白菊味偏于甘，以平肝益阴之功为胜。临床宜根据病情需要而选择应用。

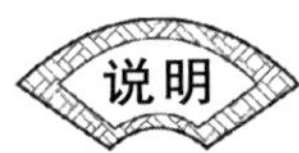

杜甫《叹庭前甘菊花》诗作于天宝十三载(公元754年)重阳节,时杜甫居长安下杜城。诗借庭前菊花开晚,慨叹自己晚犹不遇,而以野外众芳喻小人得宠。

郑思肖《寒菊》诗:“花开不并百花丛,独立疏篱趣味浓。宁可枝头抱恨死,何曾吹堕北风中。”宋代陆游诗曰:“菊花如端人(正直的人),独立凌冰霜。高情守幽贞,大节凛介刚。乃知渊明意,不为泛酒觞。折嗅三叹息,岁晚弥芬芳。”在诗人眼中,菊花如端人正士;在医家眼中,菊花是上品良药。人们喜爱菊花,不仅爱其五彩缤纷,馨香沁脾,凌风傲霜,品性坚贞,格调高雅,而且更爱药中“四大名菊(滁菊、贡菊、亳菊、杭菊)”。菊花生于春,长于夏,秀于秋,历三时之气,得天地之清,独禀金精,专制风木,故为祛风清热,平肝明目之要药。又,苗可蔬,叶可啜,花可饵,囊之可枕,酿之可饮。菊之妙用,可谓多矣。

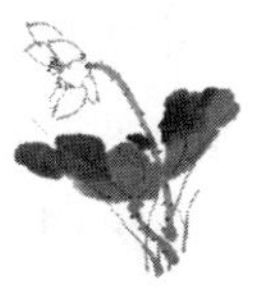

雨中百草秋烂死　阶下决明颜色鲜

——杜甫《秋雨叹》[①]滤医

雨中百草秋烂死，阶下决明颜色鲜[②]。
著叶满枝翠羽盖，开花无数黄金钱。
凉风萧萧吹汝急，恐汝后时难独立。
堂上书生空白头，临风三嗅馨香泣。

选自《全唐诗》卷二百十六(第7册，第2256页)

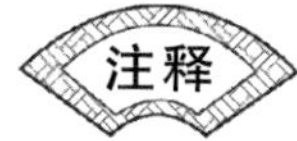

①秋雨叹，共三首，这是其一。这组诗当作于天宝十三载(公元754年)秋，时杜甫居下杜城。史载，天宝十三载秋，霖雨六十余日。诗写雨中感慨，忧己忧民，叹惋至深。

②决明：一年生草本植物，夏秋开花，花黄色。果实称"决明子"，可入药，功能清肝明目。

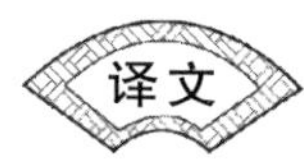

秋雨连绵，百草烂死，台阶下的决明却颜色正鲜。满枝的叶子像翠羽伞盖，无数的花朵像黄金钱。萧萧的凉风急迫地吹着你，恐怕你日后难以自立。堂上一介书生的我徒然满头白发，风前频嗅你的馨香，为你伤心落泪。

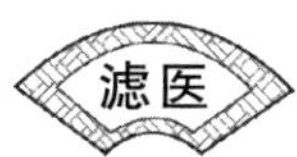

决明的种子称决明子，又名草决明、羊明、马蹄决明、还瞳子、假绿豆、千里光。决明，为豆科植物，一年生草本，高约1米。茎直立，上部多分枝，偶数羽状复叶。夏秋开花，花瓣5，倒卵形或椭圆形，花黄色，花期6—8月。荚呈长角状，略有四棱。种子多数，菱形，灰绿色，有光亮。果期9—10月。原产热带美洲，我国各地皆有栽培，或野生于山坡、河边。其花、嫩苗、嫩叶、嫩果可食。其叶做菜食，利五脏明目。宋代苏辙《蜀人旧食决明花耳，颍州夏秋少菜，崇宁老僧教人并食其叶，有乡人西归，使为父老言之，戏作》："秋蔬旧采决明花，三嗅馨香每叹嗟。西寺衲僧并食叶，因君说与故人家。"

决明子，性凉，味苦甘，入肝、肾经。可代茶或入药。功能清肝，明目，利水，通便。主治风热赤眼，青盲，雀目，高血压，肝炎，肝硬化腹水，习惯性便秘。《神农本草经》将其列入上品，言其"久服益精光，轻身。"《本草求真》曰："决明子，除风散热。凡人目泪不收，眼痛不止，多属风热内淫，以致血不上行，治当即为驱逐；按此苦能泄热，咸能软坚，甘能补血，力薄气浮，又能升散风邪，故为治目收泪止痛要药。并可作枕以治头风。但此服之太过，搜风至甚，反招风害，故必合以蒺藜、甘菊、枸杞、生地、女贞实、槐实、谷精草相为补助，则功更胜。谓之决明，即是此意。"

决明子是中医常用的药物之一，其治头风、目疾的神奇功效，诗人常有吟咏，医书多有记载。如宋代黄庭坚《种决明》曰："后皇富嘉种，决明注方术。耘锄一席地，时至观茂密。缥叶资芼羹，湘花马蹄实。霜丛风雨余，筛簸场功毕。枕囊代曲肱，甘寝嗅芬苾。老眼愿力余，读书真成癖。"明代吴宽《决明》："黄花隐绿叶，雨过仍离披。不为杜老叹，未是凉风时。服食治目眚（眼睛生翳），吾将采掇之。不须更买药，园丁是医师。"又《次韵济之谢送决明》："畦间香雾正氤氲，童子清晨荷锸勤。不惜离披垂翠羽，端愁摇动落黄云。药名早得宣公注，书带休从郑老分。病目向来俱有赖，凉风吹汝莫纷纷。"

在中医古籍文献中载有许多以决明子为主药的医方，现选录如下。

①治失明（目中无他病，无所见，如绢中视）：马蹄决明二升，捣筛，以粥饮服方寸匕。忌鱼、蒜、猪肉、辛菜。（《僧深集方》决明散）。

②治目赤肿痛：决明子炒研，茶调，敷两太阳穴，干则易之。亦治头风热痛。（《摘元方》）。

③治雀目：决明子二两，地肤子一两。上药，捣细罗为散。每于食后，以清粥饮调下一钱。（《圣惠方》）。

④治眼补肝，除暗明目：决明子一升，蔓荆子一升（用好酒五升，煮酒尽，曝干）。上药，捣细罗为散，每服，以温水调下二钱，食后及临卧服。（《圣惠方》决明子散）。

⑤治急性结膜炎：决明子、菊花各三钱，蔓荆子、木贼各二钱，水煎服。

⑥治高血压：决明子五钱，炒黄，水煎代茶饮。

⑦治小儿疳积：草决明子三钱，研末，鸡肝一具，捣烂，白酒少许，调和成饼，蒸熟服。

⑧治眼见黑花不散：决明子、菊花各一两，防风、车前子、川芎、细辛、栀子仁、蔓荆子、玄参、茯苓、山药各半两，生地黄七钱半。共为细末，炼蜜为丸，如梧桐子大，每服二十丸，食后煎桑枝汤送下，日三次。（《证治准绳·类方》决明丸）。

现代药理研究认为，决明子能降血压、抗菌。其种子的醇提取物对葡萄球菌、白喉杆菌及伤寒、副伤寒、大肠杆菌等均有抑制作用。

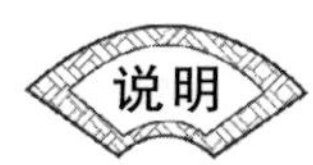

说明

杜甫此诗描写秋日风雨中被吹打的一丛决明。决明是一种药用植物，羽状复叶，秋日开黄花。此诗开端“雨中百草秋烂死”，不仅写出了秋日风雨中百卉的凋落凄凉，而且“烂死”两个字所表现的摧伤惨痛，可谓使人触目惊心。“烂死”二字不仅与下一句决明的“颜色鲜”形成强烈对比，使人更觉百草都已“烂死”之后的决明之独能依旧“颜色鲜”的弥足珍贵，而且另一方面，“烂死”二字所表现出来的无情摧毁力之强大，也预示了决明恐难逃此摧毁之大劫的可哀可虑。在这种哀伤忧虑的反衬下，杜甫却于次二句用了“翠羽盖”、“黄金钱”，把决明的鲜茂美好着意描写了一番。说它所附着的满枝绿叶，宛如以翠羽为饰的伞盖，而其盛开的黄色花朵则更如无数光彩夺目的金钱。“满枝”、“无数”写出了决明何等丰盛充盈，而“翠羽”、“黄金”表现了决明何等鲜丽珍贵。然后笔锋一转，接以“凉风萧萧吹汝急，恐汝后时难独立”二句，再回到开端的风雨中来，而且接连用了两个极亲切的“汝”字来呼唤这一丛决明，又于上一句用了一个“吹”字，把萧萧风雨完全加在如此亲切的“汝”字之上，这是何等可痛心的事情。因此，下一句用了一个“恐”字加在“汝”字之上，表现了一份极深沉的忧虑。在百草都已烂死的整个大环境中，又有哪一个是能够独自站立支持得长久的呢？所以说“恐汝后时难独立”，这七字中含有无限忧虑及关爱之情。全诗至此，都以描写一丛风雨中的决明为主。结尾两句，杜甫却忽然介入了人物，写“堂上书生空白头，临风三嗅馨香泣”的叹息。于是，堂上书生遂与阶下决明蓦然交感，神光闪烁，风致环生，这真是二句神来之笔。堂上是徒然空空白首而无所成就的一位书生，阶下是惨遭风雨吹袭，恐终不免于烂死之下场的一丛决明。书生对自己之老大无成既深怀自伤，对阶下决明之相视而不能相救，则更加有莫可如何之痛。所以，下面才有临风三嗅其馨香而终于泣下的哀叹。“馨香”二字，包容和暗示了决明可珍惜的全部资质之美好，以如此美好之资质，而且如此坚毅地挺立秀出于风雨摧残之下，却终不免要遭到与百草同样烂死的命运，此所以三嗅其馨香而终然泣下者也。“三”字，不必作数目之确指，不过为加甚之辞而已。“三嗅”之者，爱之深而痛之切也。用笔如此，自然会使人感到这一丛决明似乎已不仅只是一丛无知觉无感情的草木，而当是一种人物的情操品格之象喻，暗喻一种情操与人格的持守，而不仅只是写实而已。这正是杜甫写实而能使现实意象化的一种特色。至于从阶下决明转到堂上书生，以一句突然宕开，又以“三嗅馨香”一句立即拍转，再回到决明来，而且尾联的“堂上”二字又遥遥与首联的“阶下”二字相对，凡此起承转合、首尾呼应之法，都可以看出诗圣杜甫在章法方面的兼长并美之妙。

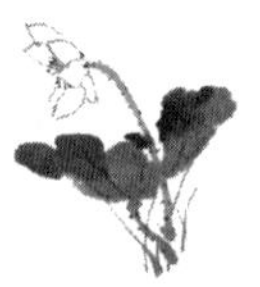

口脂面药随恩泽　翠管银罂下九霄

——杜甫《腊日》[①]滤医

腊日常年暖尚遥，今年腊日冻全消。
侵凌雪色还萱草，漏泄春光有柳条[②]。
纵酒欲谋良夜醉，归家初散紫宸朝[③]。
口脂面药随恩泽，翠管银罂下九霄[④]。

选自《全唐诗》卷二百二十五（第7册，第2409页）

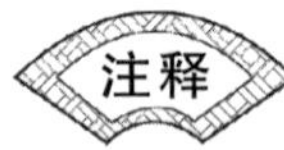

注释

①腊日：农历十二月初八称为"腊日"，也叫"腊八节"。

②侵凌：侵犯欺凌。

③紫宸：宫殿名，皇帝接见群臣的内朝正殿，在大明宫内。

④口脂：古代用以防止寒冬口唇开裂的唇膏。《景龙文馆记》：皇帝于腊日召见近臣，晚自北门入于内殿，赐食，并赠口脂腊脂。唐代刘禹锡《代谢历日面脂口脂表》："中使霍子璘至，奉宣圣旨……兼赐臣墨诏及贞元十七年新历一轴，腊日面脂、口脂、红雪、紫雪并金花银合二。"面药：预防面部皮肤因寒冻而皲裂的药膏。唐代邵说《谢赐新历日及口脂面药等表》："伏奉某月日墨诏，赐臣新历日一通，并口脂、面药、红雪、紫雪等。"口脂面药，实即涂在口唇和脸上的御寒护肤药，即防冻膏之类。翠管银罂：用以盛"口脂面药"的容器。九霄：喻皇帝居处。

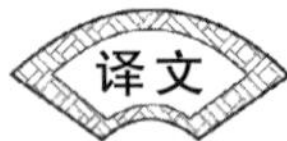

译文

往年的腊日距离春暖还很遥远，今年的腊日竟然冰冻全消。侵凌雪色的还是那先绿的萱草，泄漏春光的是那嫩黄的柳条。在这美好的夜晚，我和同僚尽情饮酒谋求一醉；黎明时在紫宸殿刚刚朝罢天子，才兴冲冲地回往家中。口脂面药伴随皇帝的恩泽，手持翠管银罂走出龙庭。

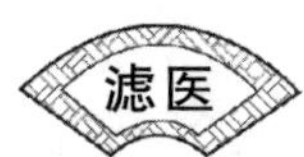

杜甫此诗言及皇帝于腊日给群臣赏赐能够防冻护肤的口脂面药。据唐代诗人刘禹锡、邵说的谢表记载，除口脂、面药外，还有红雪、紫雪等珍贵高级的护肤用品。唐代诗人王建《宫词》之六七："黄金盒里盛红雪，重结香罗四出花。一一傍边书敕字，中官送与大臣家。"（敕字，皇帝写的文字。中官，即宦官。刘禹锡谢表所言"中使"，即宫中派出的使者。亦多指宦官）。翠管，即碧玉镂雕的管状盛器。银罂，银质的贮器。由杜甫此诗，可知当时不仅非常重视此类药物的研制，而且连贮存这些药物的容器也很考究。

由杜甫此诗，我们可以看到中国古代传统的美容护肤品曾经有着辉煌的一页。这些药品与现代各种精制的护肤化妆品相比，确实有些差距，但是，它却有现代护肤化妆品不具备的很多优点。其一，多为植物类制剂，它没有现代化学制剂所含有毒成分对人体皮肤产生不良反应的弊端；其二，它容治疗、保养、化妆于一体，较之现代有些单一化妆品优越得多；其三，它有数千百年的用药经验，并为历代医家和用户所证实，其疗效卓著；其四，它具有现代某些护肤美容化妆品的雏形，有的制剂直到现代仍然不失为一种较好的形式。所以，充分地认识一下我们祖先遗留下来的护肤美容化妆品，对我们现代护肤美容制剂的研究也会有所帮助和启发。以下谈谈古代的面脂、面药、面膜。

由杜甫《腊日》诗，我们可以看出唐人非常重视护肤、美容。皇帝于腊日把"口脂面药"赐给亲近的大臣，这已形成一种惯例。受到赏赐的大臣也自然感到无上光荣，皇恩浩荡。为此，有些大臣专门上了谢表，或以诗的形式表达受赏后的愉快心情。

唐人重视护肤美容方药的研制，这从唐代名医孙思邈的《千金要方》《千金翼方》及王焘《外台秘要》等大型方书中可以得到证实。如《千金要方》卷六专门讨论美容问题，其"面药"专论便有 81 首方。《千金翼方》美容专论集中在卷五，载有 77 首方。《外台秘要》将美容方剂分为 34 类，有化妆品、洗面剂、澡豆、口脂、手膏等，计有近 300 首方。唐代使用频率较高的药物有白芷、麝香、川芎、细辛、猪脂、零陵香、防风、丁香、沉香、藿香、甘松香、茯苓、白附子、白术、杏仁、桃仁、土瓜根、当归、木兰皮、藁木、冬瓜仁等。宋代大型方书《太平圣惠方》《圣济总录》也载有宋代以前的护肤美容方剂，如《太平圣惠方》载有 300 余首方。以下选方，可供参考。

面脂方（见《千金翼方》）：防风、川芎、白芷、白僵蚕、藁本、葳蕤、茯苓、白蔹、细辛、土瓜根、瓜蒌仁、桃仁（去皮尖）、蜀水花、青木香、当归、辛夷各 45 克，鹅脂 500 克，羊肾脂 500 克，猪脂 1000 克。将上药细切，细白布包裹，用酒 1000 毫升浸渍一昼夜，纳脂中，急火煎之，三上三下，然后用缓火煎一夜，药成去渣，以寒水石粉 15 克纳脂中，以柳木搅匀，贮器中。夜晚涂面，晨洗去。功效为润肤去皱。

洁白莹润方（见《圣济总录》）：杏仁 30 克，天花粉 30 克，红枣 10 枚，猪胰子 1 具。将上药捣如泥，入酒 50 毫升，入净瓶贮存。每晨洗后抹之。功效为润肤去皱，令面光泽。

香药澡豆方（见《太平圣惠方》）：大豆 1000 克，赤小豆 800 克，苜蓿 150 克，零陵香 150 克，冬瓜仁1200克，丁香60克，麝香15克(研细)，茅香60克，猪胰5具(细切)。以上药捣细，罗为散，与猪胰相合，捣令匀，常洗手、面。功效为润肤泽面。

红光面脂(见《太平圣惠方》)：杜衡、杜若、藁本、细辛、生白附子、木兰皮、当归、白术、独活、白茯苓、葳蕤、白芷、天雄、玉屑(细研)、橘子仁各50克，牛髓1升，防风50克，藿香、丁香、菟丝子(捣烂)、零陵香、甘松香、木香各100克，汉防己、商陆、栀子花、冬瓜仁、蘼芜各150克，麝香15克(研细)，白鹅脂、羊髓、白犬脂1升。细锉，先以水浸脂髓，逐日换水，经7日，以酒10升，脂髓消尽，并以香药于瓷器中浸，密封一宿后，在银锅中煎三上三下，以水气尽，去滓，反复研待凝即止。每夜涂面，旦洗去。功效为润泽肌肤。

面脂，其产生最迟不过秦汉之际，我国第一部药物专著《神农本草经》记载："白芷……长肌肤，润泽，可作面脂。"关于面脂面药，《本草纲目》中有许多记载。现据1982年11月第1版(人民卫生出版社出版)校点本摘录如下。286页："李花、梨花、木瓜花、杏花、樱桃花并入面脂，去黑皯皱皮，好颜色。"287页："轻粉入面脂。""蜀水花和猪脂，涂鼻面酒皻皯黑曾，入面脂。""犬胰并脂，羊脂、脑，牛脂、脑及髓，熊脂、脑，麋髓、脑并入面脂，去皯黑曾，灭痕，悦色。"288页："冬青子及木皮灰入面脂。"841页："(蘼芜花)入面脂用。"844页："(蒿本根)可作沐药、面脂。"895页："(茉莉花)蒸油取液，作面脂，头泽长发，润燥香肌。"1259页："面上粉刺，黑牵牛末对入面脂药中，日日洗之。"1613页："(芜菁子)为油入面膏，去黑皯、皱纹。"1615页："面黡痣点，蔓菁子研末，入面脂中，夜夜涂之。亦去面皱。"1667页："(落葵子)悦泽人面，可作面脂。取子蒸过，烈日中曝干，挼去皮，取仁细研，和白蜜涂面，鲜华立见。"1699页："白瓜子(冬瓜仁)可作面脂。"953页："(茺蔚子)入面药，令人光泽，治粉刺。"1085页："(水英)蜀人采其花合面药。"1297页："(白蔹根)面药方多用之。"1826页："(没离梨)并宜入面药。"2088页："(栀子花)悦颜色，《千金翼》面膏用之。"2547页：引陈藏器曰："甲煎，以诸药及美果花，烧灰和蜡制成，(可作)口脂。"李时珍曰："甲煎，以甲香同沉麝、诸药花物制成，可作口脂。唐李义山诗所谓'沉香甲煎为廷燎'者，即此。"

面脂常以猪、马、犬、羊、牛、熊、鹿等的脂肪、脑、髓等作为基质，其中以猪脂来源广，价廉而普遍采用。但要求在腊月取上好猪脂熬炼备用。该制剂在唐朝十分盛行并常成为礼品而互相馈赠。

膏类、膏剂是一种很古老的制剂，沿用至今仍然受到人们的欢迎。用于美容、护肤的膏类很多，有头膏、面膏、手膏、唇膏等。其制作方法为：药浸于麻油后慢火煎黄，入黄蜡再熬，过滤去渣，或直接将药粉同捣为膏，或以药末以蛋清、蜜等调匀为膏。杨贵妃如何使"后宫佳丽三千人，三千宠爱在一身"，又如何能使"回眸一笑百媚生，六宫粉黛无颜色"，得以艳冠群芳，长伴君侧？这除了她"天生丽质"外，也与她的面膜及面膏美容剂不无关系。

杨太真(杨贵妃)面膜：取珍珠、白玉、人参适量，研磨为粉，佐以上等藕粉调和作为面膜剂涂于面部，半小时后洗去，能祛斑增白，收缩毛孔，去皱除纹，光泽皮肤。杨太真红玉膏：取杏仁、滑石、轻粉各等分，制为细末，蒸过，放入龙脑、麝香各少许，用鸡子清调匀。每日晨起后洗面敷脸，能够令面色红润，润滑悦泽。用后颜面色泽如红玉，故名为"杨太真红玉膏。"据说杨贵妃所用的美容面膜、面膏秘方,传到清朝时,慈禧太后也曾沿用过。

面膜,这是现代流行的一种面部美容护肤的方法。其实在古代这种方法便已经开始使用。在我国唐代,人们已用猪蹄、鸡蛋、中药等调配或直接用于涂面护肤,只是当时未叫面膜罢了。现代美容面膜是用高分子材料、抗老剂、名贵中草药、富有营养的食物等原料制成的。当面膜涂于面部后,水分蒸发使之收紧皮肤,刺激面部血液循环,去掉面膜时,可将毛孔中吸附于薄膜的污秽、面部表皮脱落的细胞等一并清除。从而一方面使面部清洁,另一方面使皮肤滋润柔嫩,皱纹减少。从形态上来看,面膜有膏状、胶状、粉状、拉皮状等多种。使用面膜应先用温水将脸洗净擦干,再用热毛巾稍微敷敷面部皮肤,使毛孔张开。再将面膜剂均匀薄薄地涂于脸部,15～20 分钟后将干燥所成膜揭下,或用水直接洗去。当前,市场上出售各种面膜,但利用家中现有的新鲜水果、蔬菜、蛋、奶等,亲自动手制作面膜,效果也相当好。下面介绍几种,以供选用。

蛋清面膜:这种面膜可以清除皮肤浅显的小细纹,并能防止面部皮肤松弛、衰老,还可以清除污浊。它是取鸡蛋清调成白泡状,直接涂在面部。常用于多脂皮肤,对油性皮肤,可每个鸡蛋清加 10 滴酒精或一食匙柠檬汁调匀后涂于面部。

蛋黄面膜:此面膜能滋润皮肤,防止面部皮肤的细裂纹及皮肤衰老。取鸡蛋黄 1 个,蜂蜜半汤匙,橄榄油 1 汤匙,柠檬汁 3～4 滴,混匀后涂面。适应于干性皮肤。

糯米面膜:糯米能滋润皮肤。此面膜能细嫩皮肤,消减细纹,并能清洁面部。取糯米、蜂蜜、甘油等量混合,加入 3 倍水,调成糊状,将面膜涂敷于面部。

猪蹄面膜:猪蹄能滋养肌肤,光泽面部,故此面膜能营养面部皮肤,使之滑润光泽并有消除皱纹的作用。取猪蹄 1 个,煨煮烂后除骨,然后小火熬成胶状。用于涂抹面部。对于属阴液不足所致的皮肤衰老多皱尤为适宜。

羊髓蛋清面膜:此面膜能滋润皮肤,美容驻颜,消减皱纹。取羊胫骨髓 60 克,朱砂 15 克,鸡蛋清 2 个。先将前两味放入乳钵内研极细匀,再以蛋清调匀,将药涂于面部。

杏仁蛋清面膜:此面膜具有祛风邪、润肌肤、减皱纹的作用,可用于面部黑斑。将杏仁适量热水泡去皮尖,捣泥,和以鸡蛋清 1 个调匀,涂于面部。《太平圣惠方》中记载:杏仁可治皯黑曾,使皮肤变白,并有“变白方”,用杏仁 37 克、云母粉 37 克。杏仁汤浸去皮尖,上药研细,入银器中,用黄牛乳拌,略蒸过备用。夜间睡时涂面,晨起以清水洗净。《千金要方》认为杏仁能治“面上皯疱”,用“杏仁去皮,捣和鸡子白,夜涂之,旦以暖酒洗去。”可以收到润泽面容、退祛黑斑的功效。《日华子本草》赞杏仁“养心肺,解热毒,润皮肤。”古人认为,杏仁能使人增白嫩肤,悦泽不老。另外,杏仁有甜、苦之分,就皮肤美容而言,润肤泽面,嫩皮增白多用甜杏仁;杀虫治疥多用苦杏仁。又《太平圣惠方》用“栝蒌仁二两,杏仁一两浸泡去皮,与栝蒌仁同研如膏,以蜜调令稀稠所得。”每夜涂手,令手光泽,冬不皲裂。亦可涂面及口唇,取其滋润皮肤,使皮肤得到营养,在寒冷干燥的气候中不至于发生粗皴。

柠檬面膜:此面膜能够滋肤增白,除皱消纹。取新鲜柠檬汁 50 毫升,精细面粉 2～4 匙,加 100 毫升水,调匀成膏,涂敷于面部。

香蕉面膜：此面膜含有丰富的营养物质，能润泽皮肤，适宜于干性及过敏性皮肤。常取香蕉捣烂成泥糊状，直接涂敷于面部。

中药面膜：将富含浆汁或新鲜的药材，或干药末，加以赋形剂或成浓药汁，调涂于面部。由于每种中药的性味功用有差异，故有增白、润肤、除皱、退斑、驻颜、清疮等不同功效。应在医生的指导下选择适宜的中药面膜。

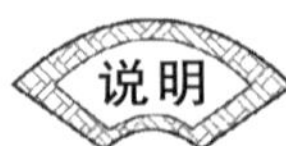

杜甫此诗当作于至德二载（公元757年）十二月，时杜甫在长安任左拾遗。诗写春光早至，寓升平之赞及朝官蒙恩之事。此诗对我们研究唐代护肤美容来说是极好的参考史料，因此，值得反复阅读和欣赏。

对于此诗的注释，还有一段诗话亦很重要，不可忽视。《升菴诗话》卷一《口脂》："杜子美《腊日》诗：'口脂面药随恩泽，翠管银罂下九霄。'唐制腊日宣赐脂药。李峤有《赐口脂表》云：'青牛帐里，未辍炉香；朱鸟窗前，新调铅粉。揉之以辛夷甲煎，燃之以桂火兰苏。'令狐楚表云：'雪散凝红紫之名，香膏蕴兰蕙之气。合自金鼎，贮于雕奁。'刘禹锡有《代谢赐表》云：'宣奉圣旨，赐臣腊日口脂面脂，紫雪红雪，雕奁既开，珍药斯见，膏凝雪莹，合液腾芳。'可补杜诗注之遗。"（见丁福保辑《历代诗话续编》第648页）。

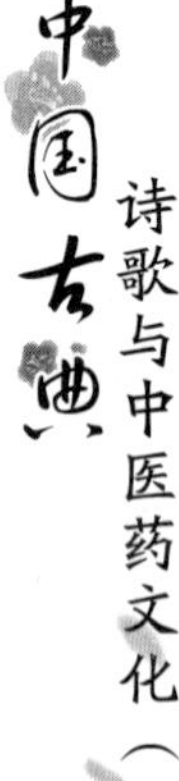

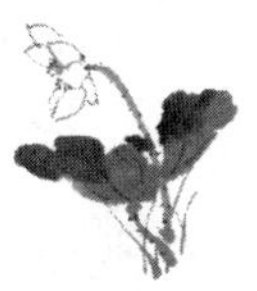

常愁夜来皆是蝎　况乃秋后转多蝇

——杜甫《早秋酷热堆案相仍》滤医

七月六日苦炎蒸，对食暂餐还不能①。
常愁夜来皆是蝎，况乃秋后转多蝇②。
束带发狂欲大叫，簿书何急来相仍。
南望青松架短壑，安得赤脚踏层冰。

选自《全唐诗》卷二百二十五(第7册，第2415页)

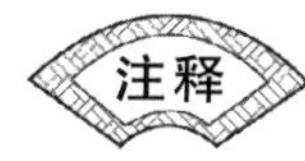

注释

①七月六日：此年立秋为六月二十四日。标明月日，盖强调立秋已过天仍酷热。

②蝎：又名虿(chài)。蝎类的一种。长尾曰虿，短尾曰蝎。又名主簿虫。《本草纲目·蝎》引段成式《酉阳杂俎》云：“江南旧无蝎。开元初有主簿，以竹筒盛过江，至今往往有之，故俗称为主簿虫。”(主簿，官名。主管文书，办理事务)。蝎可入药，有全用者，谓之全蝎；有用尾者，谓之蝎稍，其力尤紧。

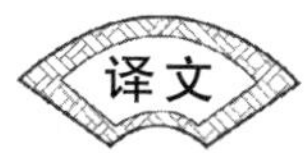

译文

七月六日这天热得真要命，对着饭食小吃几口都不能。常常发愁夜间蝎子爬满地，何况秋后反倒增添这么多苍蝇！天气虽热，上班也要束紧衣带，心情狂躁得真想大叫它几声。公文一件接一件，手忙脚乱难消停。望着南山沟里横卧的青松，心想那儿一定有凉风。唉！如何才能赤脚踏厚冰！

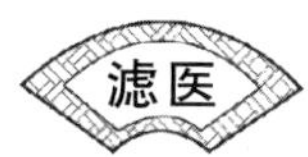

滤医

时值早秋，天气酷热，白日公务缠身，夜晚蝎蝇骚扰，使杜甫坐卧不安，心情烦躁，叫苦不迭。特别是"常愁夜来皆是蝎",如被蝎子螫伤,则疼痛难忍。方言有"蝎子妈",比喻最恶毒,惹不得的人。宋代邵雍《感事吟》:"蛇头蝎尾不相同,毒杀人多始有功。"蛇之毒在牙咬,蝎之毒在尾刺。蝎子之毒,人人皆知。然而,蝎子亦可入药治病,取其"以毒攻毒",功效卓著。

中医所用的全蝎,为钳蝎科动物钳蝎的干燥全虫。原动物,体长约6厘米,分为头胸部及腹部。头胸部较短,7节,分节不明显,背面覆有头胸甲,前端两侧各有1团单眼,头胸甲背部中央处,另有1对,如复眼。头部有附肢两对,1对为钳角,甚小;1对为强大的脚须,形如蟹螯。胸部有步足4对,每足分为7节,末端各有钩爪2枚。腹部甚长,分前腹及后腹两部,前腹部宽广,共有7节,第1节腹面有一生殖厣,内有生殖孔;第2节腹面有1对栉板,上有齿16~25个;第3~6节的腹面,各有肺书孔1对。后腹部细长,分为5节和1节尾刺,后腹部各节皆有颗粒排列而成的纵棱数条。尾刺呈钩状,上屈,内有毒腺。毒钩用来御敌或捕食。

蝎为卵胎生。多穴居,喜栖于石隙或枯叶下,昼伏夜出,捕食昆虫及蜘蛛等动物。全国各地都有分布,以长江以北地区为多。野生蝎由仲春至初秋捕捉。清明至谷雨前后捕捉者,称为"春蝎",此时未食泥土,品质较佳;夏季产量较多,称为"伏蝎",因已食泥土,品质较次。饲养蝎,隔年收捕一次,一般在秋季晚上,用灯光诱捕,待蝎子出洞后,用竹筷挟入光滑的瓷盆内,或在洞口用盆承受,倒入缸内。捕得后,先浸入清水中,待其吐出泥土,然后捞出,置沸水锅中,加少量食盐,煮沸后,清水漂过,晾干。

全蝎,味辛、咸,性平,有毒。功能祛风止痉,通络止痛,攻毒散结。主治小儿惊风发搐,大人中风,半身不遂,口眼歪斜,语言蹇涩,手足抽搐,风湿痹痛,偏正头风,疮疡肿毒及瘰疬结核等症。全蝎为祛风止痉要药,各种动风抽搐之症,均可应用。临床常配蜈蚣同用,名"止痉散",止痉的效果更佳。如高热动风,小儿急惊,亦可配以羚羊角、钩藤、黄连、僵蚕等以清热息风定惊;若小儿脾虚慢惊,则须配以党参、白术、天麻之类,健脾补虚为主,兼用本品以祛风止痉。中风,手足挛急,抽搐者,则配羚羊角、钩藤、石决明等以平肝息风;口眼歪斜者,则可与白附子、僵蚕等祛风化痰药同用,如《杨氏家藏方》牵正散;癫痫,则宜配矾水炒郁金、菖蒲、远志等化痰开窍之品;破伤风,则与南星、防风、蝉蜕等配用,方如"五虎追风散"。全蝎,味辛走窜,善走经络,能引风药达于病所,具有较好的通络止痛作用,故《玉楸药解》谓其能"穿筋透骨,逐湿除风"。用于风湿痹痛,痛剧而呈游走性,顽固难愈者,常与白花蛇、地龙、防风等配用。如治偏正头风,则可配川芎、白芷以止头痛。全蝎又能解毒散结。如治疮疡肿毒,《澹寮方》以麻油煎全蝎、山栀,加黄蜡制膏外敷。如治瘰疬、结核,全蝎可配炮山甲、胡桃仁、红枣等制丸内服。《经验良方》记载:以全蝎配蜈蚣研末酒下,可治蛇咬伤。现代报道,用活蝎入食油中浸泡,取油外搽,可治烧伤;取全蝎以香油炸黄内服,可治流行性腮腺炎。此外,全蝎还有祛风止痒的作用,《开宝本草》谓:"疗诸风瘾疹。"《本草汇言》有以全蝎配甘草为末,温酒调服,治遍身风癞,皮肤如鳞甲云斑及风癣诸症。煎服,2~5克;研末服,0.5~1克。又先贤认为,入药用蝎尾更佳。全蝎性烈有毒,用量不宜过大,用于实证为主,若血虚生风者,则宜慎用。

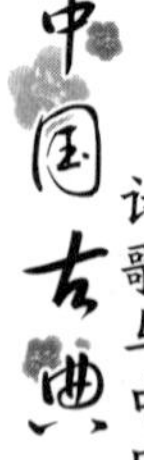

实验研究发现,全蝎含蝎毒、三甲胺、牛磺酸、软脂酸、硬脂酸、胆甾醇、卵磷脂及铵盐等。全蝎粉对动物有一定的抗惊厥作用,但较蜈蚣弱。全蝎浸剂及煎剂口服可引起动物血压明显而持久的降低。对清醒动物有镇静作用，但并不使动物入眠。蝎毒能引起动物的呼吸麻痹，兔中毒症状为瞳孔缩小、流涎、强直性惊厥、血压上升、呼吸停止。蝎毒无溶血及凝血作用，加热至 100℃，经 30 分钟，蝎毒即被破坏。

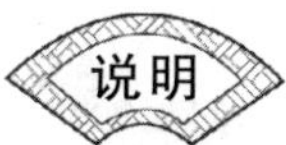

杜甫此诗当作于乾元元年(公元 758 年)秋，当时杜甫在华州司功参军。“堆案相仍”，意谓案牍成堆，连绵不断，处理不完。诗写早秋酷热，蝎、蝇多扰，公务缠身的烦躁心情。“常愁夜来皆是蝎”，可见杜甫居处蝎子很多。蝎性昼伏夜出，挥动双螯，翘起尾刺，捕食昆虫，或穿过墙缝，或爬上床帐，或藏入案牍，一不留神，即被螫伤，这确实是件令人烦恼的事。杜甫终于痛苦得难以忍受，遂写此诗，聊以发泄。为了预防或治疗蝎子螫伤，人们总结出了许多经验与方法，介绍如下。

蝎尾末端有锐利的弯钩与毒腺相通。毒腺含有酸性毒液。被蝎子螫伤后，毒素则可侵入人体而引起局部与全身症状。儿童被螫后，严重者可致呼吸、循环衰竭而死亡。被螫部位灼痛剧烈，甚至痛引全身，或仅有痒痛；局部红肿、水泡；重者有流涎、恶心、呕吐、嗜睡、寒战、高热等症，为风火毒所致。内治法宜清热解毒，佐以活血祛风，可以煎服五味消毒饮、黄连解毒汤，选加当归、赤芍、荆芥、白芷等。外治法尽可能拔出刺针，并在伤口用火罐吸出毒液，再用石灰水擦洗；亦可用紫金锭或明矾研末以米醋调敷，或用雄黄、枯矾各等分研细末，以茶水调敷伤口；红肿甚者，可用金黄散、南通蛇药片(研末)水调外涂。《本草纲目 · 蝎》引陶隐居《集验方》言：“蝎有雄雌。雄者螫人，痛在一处，用井泥敷之；雌者，痛牵诸处，用瓦屋沟下泥敷之。”《本草备要》曰：“人被蝎螫者，涂蜗牛即解。”这些治疗方法皆可酌情选用。

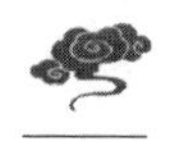

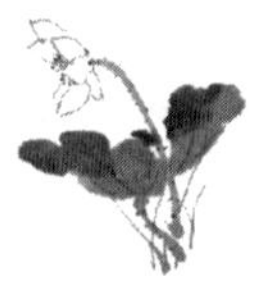

呈诗寄语杨员外　冬雪山寒少茯苓

——杜甫《戏呈杨四员外绾》[①]滤医

寄语杨员外，山寒少茯苓[②]。
归来稍暄暖，当为斸青冥[③]。
翻动龙蛇窟，封题鸟兽形[④]。
兼将老藤杖，扶汝醉初醒。

选自《全唐诗》卷二百二十五（第7册，第2415页）

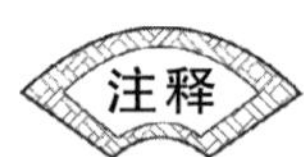

注释

①原题“路逢襄阳杨少府入城，戏呈杨四员外绾。”襄阳，在今湖北。唐代因县令称明府，县尉为县令之佐，遂称为“少府”，后世亦沿用。“少府”系指县尉之职。

②员外：即员外郎。唐在六部下设各司，担任司的副职者称员外郎，都是中央官吏中的要职。杨绾曾任司勋员外郎。司勋，即主管功赏事务。杜甫曾任检校工部员外郎。茯苓：中药名。

③斸（zhú）：掘。青冥：松林郁茂的样子。

④封题：把物品封装妥善后，在封口处题签。鸟兽形：陶隐居《别录》载：茯苓，形如鸟兽龟鳖者良。《本草纲目·茯苓·集解》引苏恭曰：“第一出华山，形极粗大。雍州南山亦有，不如华山。”引韩保升曰：“所在大松处皆有，惟华山最多。生枯松树下，形块无定，以似龟、鸟形者为佳。”

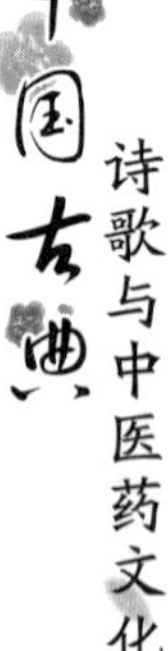

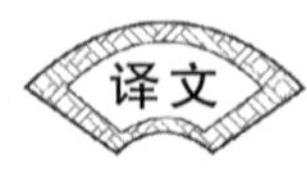

译文

传语杨员外得知，现在山中寒冷，茯苓稀少。待到春来，天气稍暖，我自当为你去青松林中奋力挖掘。翻动幽深的龙蛇窟穴，选择形如鸟兽的良品，封好、题签后给你寄去。还要赠你一根老藤杖，供你酒后初醒时拄着散步。

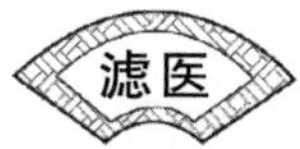

滤医

茯苓，又名茯菟、茯灵、伏苓、松腴、不死面、云苓、茯兔、松木薯、松苓。生在深山幽谷大松下。《本草纲目·茯苓·释名》引寇宗奭曰："多年樵斫之松根之气味，抑郁未绝，精英未沦。其精气盛者，发泄于外，结为茯苓。"李时珍曰："茯苓，《史记·龟策传》作伏灵。盖松之神灵之气，伏结而成，故谓之伏灵、伏神也。《仙经》言伏灵大如拳者，佩之，令百鬼消灭，则神灵之气，亦可征矣。俗作苓者，传写之讹尔。"《淮南子》云："千年之松，下有茯苓，上有菟丝。"李时珍认为："下有茯苓，则上有灵气如丝之状，山人亦时见之，非菟丝子之菟丝也。"这都是指天然野生的茯苓与松树的关联现象。凡根下结苓的松树，叶必萎黄，或发红色，此即松之精气收聚凝结为苓，山人望而知为有苓，这是多年积累的采药经验。

茯苓，为多孔菌科植物茯苓的干燥菌核。原植物多为不规则的块状，球形、扁形、长圆形或长椭圆形等，大小不一，小者如拳，大者直径达20～30厘米，或更大。《滇海虞衡志》："茯苓，天下无不推云南，曰云苓。先入林，不知何处有茯苓也。用铁条斸之，斸之而得，乃掘而出。往往有一枚重二、三十斤者，亦不之异，惟以轻重为准。已变尽者为茯苓，变而有木心存者为茯神。往时林密茯苓多，常得大茯苓，近来林稀茯苓少，间或得大者，不过重三、四斤至七、八斤，未有重至二、三十斤者。"茯苓，表皮淡灰棕色或黑褐色，呈瘤状皱缩，内部白色稍带粉红，由无数菌丝组成。寄生于松科植物赤松或马尾松等树根上，深入地下20～30厘米。本菌核的外皮部(茯苓皮)、近外皮部的淡红色部分(赤茯苓)、菌核中间抱有松根(即茯神木)的白色部分(茯神)亦供药用。

野生茯苓，一般在七月至次年三月间到马尾松林中采取。因天寒地冻时不容易采挖，所以，杜甫诗曰："归来稍暄暖，当为斸青冥。"生有茯苓的地面，一般具有以下特征：①松林中树桩周围地面有裂隙，敲之发出空响。杜甫所谓："翻动龙蛇窟"，当是指这种地面裂隙。②松树附近地面有白色菌丝(呈粉白膜或粉白灰状)。③树桩头烂后，有黑红色的横线裂口。④小雨后树桩周围干燥得快，或有不长草的地方。栽培的茯苓，一般在接种后第二、三年采收，以立秋后采收的质量最好，过早则影响质量和产量。

华山，在陕西省东部。属秦岭东段。因远望像花，故名华山。主峰太华山，古称"西岳"，在华阴县南，海拔2083米。莲花(西峰)、落雁(南峰)、朝阳(东峰)、玉女(中峰)、云台(北峰)五峰耸立，南峰最高，俊秀奇险。沿途山路崎岖，上接蓝天，下临绝壑。层峦叠嶂，彩翠云涛，景色极为壮观。为全国重点风景名胜区。当地人称"华山无闲草"。宋代鲁交《游华山张超谷》曰："有苗皆是药，无石不生云。"华山中草药特别多，茯苓是其名药之一。宋代陆游《感赵宗印事》曰："我梦游太华，云开千仞青。擗山泻黄河，万古仰巨灵……将军散发去，短剑斸茯苓。定知三峰上，烂醉今未醒。"诗写赵宗印兵败，离开戎马生活，披发隐居华山，采药修道。唐代薛能《华岳》诗："混石猜良玉，寻苗得茯苓。"华山顶峰五粒松下多产茯苓。唐代吴融《病中宜茯苓寄李谏议》曰："千年茯菟带龙鳞，太华峰头得最珍。金鼎晓煎云漾粉，玉瓯寒贮露含津。南宫已借征诗客，内署今还讬谏臣。飞檄愈风知妙手，也须分药救漳滨。"综上所述，华山茯苓，乃药中珍品，诗人多有赞咏。

茯苓，味甘淡，性平。《神农本草经》将其列入上品，言其主治"胸胁逆气，忧恚惊邪恐悸，心下结痛，寒热烦满咳逆，口焦舌干，利小便。久服，安魂养神，不饥延年。一名茯菟，生山谷。"茯苓，功能利水渗湿，健脾和中，宁心安神。主治小便不利，水肿，痰饮咳嗽，胸胁逆满短气，惊悸眩晕，健忘失眠，烦渴呕逆，食少脘闷，便溏泄泻，遗精，淋浊，带下等症。茯苓药性缓和，利而不峻，补而不滞。对于脾胃不和，水湿不化的症候，多适用之。先贤认为，茯苓得人参、白术、橘皮、山药、扁豆、芍药、甘草，为补脾胃之上药；得二术、泽泻、车前、白芍、橘皮、木瓜、猪苓，为治水肿之要剂。茯苓与补气药同用则健脾，与利水药同用则渗湿，灵活配伍，可补可泄。如湿温病、黄疸及下焦湿热蕴结的小便黄赤、热淋等，均可作为佐使药应用。煎服，9～15 克。阴虚而无湿热，肾虚而小便自利或虚寒滑精者，均不宜用。

茯苓也是道家用于服食养生的重要药物之一。南朝齐梁时期，道教思想家、医学家陶弘景辞官归隐时，梁武帝即令"所在州县，每月赐给茯苓五斤，白蜜二升，以供服饵。"可见茯苓是养生延年益寿之珍品。唐代贾岛《赠牛山人》诗曰："二十年中饵茯苓，致书半是老君经。"又《赠丘先生》诗曰："常言吃药全胜饭，华岳松边采茯神。"宋代苏辙写有《服茯苓赋》。《东坡杂记》有服茯苓法："削去皮，斫为方寸块，纳石器中，清水煮以酥软解散为度，入细布袋中，以冷水揉搜，如作葛粉状，澄取粉，而筋脉留袋中，弃去不用。用其粉，以蜜和如湿香状，蒸过食之尤佳。"苏东坡介绍的服食法，可谓经验之谈，不可忽视。宋代黄庭坚《鹧鸪天》："汤泛冰瓯一坐春，长松林下得灵根，吉祥老子亲拈出，个个教成百岁人。灯焰焰，酒醺醺，壑源曾未破醒魂。与君更把长生碗，略为清歌驻白云。"宋时僧人"吉祥长老"设长松汤（即茯苓制成的饮料），招待客人，黄庭坚为作此词。明代焦竑《焦氏笔乘·续集》卷六记载，吴兴莫君陈，著书名《月河所闻》，载王驸马师约，年四十九，髭发白，医教之服茯苓，每日二两，以代晚食。其法将茯苓捣碎，蜜水洒过，小甑微蒸令润。匙抄，时以少汤咽之，每次不过半盏。服已二年，极康强，善饮酒。杨次公服二十年，每日服一弹丸。茯苓华山为上，久服之，颜色悦泽，能灭瘢痕。《本草纲目·茯苓·附方》载有"服茯苓法"，用华山茯苓，削如枣大方块，安新瓮内，好酒浸之，纸封三重，百日乃开，其色当如饴糖。可日食一块，至百日肌体润泽，一年可夜视物，延年耐老，面若童颜。

茯苓，还可以制成食品，如茯苓粉、茯苓粥、茯苓糕、茯苓饼、茯苓酒等。在文学名著《红楼梦》第六十回"玫瑰露引出茯苓霜"中，有这么一段描述：广东的官儿来拜贾家，送上茯苓霜两小篓子作礼物，并说这茯苓霜"怪俊，雪白的。说拿人奶和了，每日早起吃一盅，最补人的。没人奶就用牛奶；再不得就是滚白水也好。"

宋代文学家苏东坡爱做"茯苓饼"，即"以九蒸胡麻，用去皮茯苓，少入白蜜，为饼食之，日久，气力不衰，百病自去，此乃长生要诀。"直到清代，慈禧太后为了保健养生，延年益寿，常命御膳房做茯苓饼，并以此赏赐大臣。由于茯苓饼越做越精细，终于成了清朝末期的宫廷名点。后来，茯苓饼又传到民间 。北京城里做出的茯苓饼，白可凌雪，薄如绵纸，中夹蜜饯、松果仁，不仅是清香可口的美味，而且还是却病延年的佳肴，成为北京的有名特产，是人们馈赠老人、亲友的佳品。如果家庭中自己制作茯苓饼，也简便易行，只需选用七成粳米，三成白糯米，再加二三成茯苓、芡实、莲子肉、山药，共碾成粉末，加水适量，拌匀做饼，蒸熟即可，当做早点食用。

杜甫此诗当作于乾元元年（公元 758 年）冬，当时，杜甫在华州任上。杨绾，字公权，华阴人。肃宗即位后，杨绾曾任起居舍人、知制诰，历任司勋员外郎、职方郎中。杜诗题下原注："甫赴华州日，许寄员外茯苓。"杜甫去年离京时，曾答应为杨绾挖掘华山茯苓，因为时值冬季，冰雪封山，气候寒冷，此举未果。今逢杨少府回京入城，便写诗代简，解释原因，并表示一定兑现。可见杜甫心肠厚朴，言而有信，亦可见华山茯苓之珍贵也。

白香山《送阿龟归华》诗曰："草堂归意背烟萝，黄绶垂腰不奈何。因汝华阳求药物，碧松根下茯苓多。"可见乐天也很喜爱华山老松根下生长的茯苓。然而，还有一件令人永远难忘的事情，就是唐代著名文学家柳宗元被骗的事。有一次，柳宗元因病求医，医生告诉他宜吃茯神（其傍松根而生者称为茯苓，抱松根而生者谓之茯神），由于上了卖假药的当，买到的"茯神"全是有毒的野芋，服用后，反使病情加重。为此，柳宗元十分气愤，联想到社会上类似卖假药骗取钱财的情况还很多，于是写了著名的《辨茯神文并序》，发出由衷的感叹："呜呼！物固多伪兮，知者盖寡。考之不良兮，求福得祸。书而为词兮，愿寤来者。"他希望使后来的人觉醒，购买茯神、茯苓时，一定要辨别真伪，以免再次上当受骗。

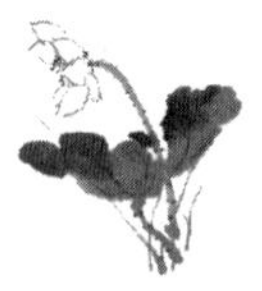

诗圣衰年关膈冷 薤性温暖祛病忧

——杜甫《秋日阮隐居致薤三十束》[①] 滤医

隐者柴门内，畦蔬绕舍秋。
盈筐承露薤，不待致书求[②]。
束比青刍色，圆齐玉箸头[③]。
衰年关鬲冷，味暖并无忧[④]。

选自《全唐诗》卷二百二十五(第 7 册，第 2426 页)

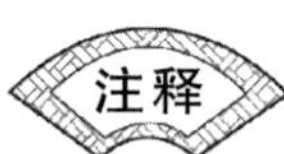

注释

①阮隐居：名昉，秦州人。

②薤：多年生草本植物。地下有圆锥形鳞茎，叶丛生，细长中空，断面为三角形，伞形花序，花紫色。新鲜鳞茎可作蔬菜，干燥鳞茎可入药。此植物的鳞茎，又名藠头、野蒜、小独蒜、小蒜、薤白头。

③青刍：新鲜的草。玉箸：玉制的筷子。

④关鬲：即关膈。鬲，李时珍引此诗作“膈”。指胸腹之间。《本草纲目・薤・发明》引陶弘景曰：“薤性温补，仙方及服食家皆须之。”味暖：薤白头，性温，味辛，能理气宽胸，暖胃祛寒，通阳散结。善治胸腹气滞寒凝，痞满疼痛之疾。杜甫年老体衰，常有关膈寒疾，故宜食薤。先贤认为，薤作羹食，利病人。煮食，耐寒，调中补不足，止久痢冷泻，肥健人。温补，助阳道。

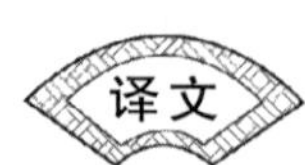

译文

阮隐居的柴门里面，成畦的秋蔬绕舍而栽。您不等我写信求索，就把带露的藠头整筐地送来。一束束的藠秧绿得像刚割的青草，圆滚滚的藠头齐刷刷有如玉箸头那样晶莹洁白。我年老体衰，胸腹寒疾，吃这种温性蔬菜，胸腹皆可通泰无忧。

滤医

杜甫《秋日阮隐居致薤三十束》诗曰："衰年关鬲冷，味暖并无忧。"薤能作菜，亦可入药，能理气宽胸，暖胃祛寒。因此，深知药性的诗圣杜甫非常喜爱薤这种药物。他特意写成此诗，一是对送薤的阮隐居表示感谢；二是记述了得薤后的喜悦心情。从此以后，他不再担忧自己多年的"关膈冷"无药可治了。

李时珍曰："薤八月栽根，正月分莳，宜肥壤。数枝一本，则茂而根大。叶状似韭。韭叶中实而扁，有剑脊。薤叶中空，似细葱叶而有棱，气亦如葱。二月开细花，紫白色。根如小蒜，一本数颗，相依而生。五月叶青则掘之，否则肉不满也。其根煮食、芼酒、糟藏、醋浸皆宜。故《内则》云：切葱、薤实诸醯以柔之。白乐天诗云：'酥暖薤白酒，'谓以酥炒薤白投酒中也。"

中医所用的薤白，为百合科植物小根蒜或薤的鳞茎。小根蒜，又名藠子。多年生草本，高达 70 厘米。鳞茎近球形，外被白色膜质鳞皮。叶基生；叶片线形，长 20～40 厘米，宽 3～4 毫米，先端渐尖，基部鞘状，抱茎。花茎由叶丛中抽出，单一，直立，平滑无毛；伞形花序，密而多花，近球形，顶生；花梗细，长约 2 厘米；花被 6，长圆状披针形，淡紫粉红色或淡紫色；雄蕊 6，长于花被，花丝细长；雌蕊 1，子房上位，3 室，有 3 棱，花柱线形，细长。果为蒴果。花期 6—8 月。果期 7—9 月。生于耕地杂草中及山地较干燥处。薤，与上述近似。鳞茎长椭圆形，长 3～4 厘米。叶片 2～4 片，半圆柱状线形，中空。伞形花序疏松；花被片圆形或长圆形。生于山地阴湿处。全国大部分地区均有分布。

以上植物的叶(薤叶)亦供药用。采集此药，北方多在春季，南方多在夏秋间采收。连根挖起，除去茎叶及须根，洗净，用沸水煮透，晒干或烘干。以个大、质坚、饱满、黄白色、半透明、不带花茎者为佳。

薤白，味辛苦，性温。功能通阳散结，理气宽胸。主治胸痹心痛彻背，胸脘痞闷，咳喘痰多，脘腹疼痛，泻痢后重等症。用于胸痹，痰浊壅滞，胸阳不振，症见心痛彻背者。张仲景《金匮要略》栝蒌薤白白酒汤、栝蒌薤白半夏汤、枳实薤白桂枝汤，均以薤白、栝蒌为主药。现代用治冠心病心绞痛均有较好疗效。临床应用时，常配丹参、五灵脂等活血之品，以共奏通阳散寒，化痰化瘀，止痛之功。薤白温通散结，善行气滞，故凡寒凝气结所致的胸脘心腹疼痛，下焦气滞引起的泻痢下重，均可用之。如《本草汇言》薤白汤，以薤白配香附、川芎、白芷、干姜等治一切腹痛，并说无论湿、痰、食、寒、虚、实所致，都可用此方加减治之。《肘后方》治奔豚气痛，即用薤白捣汁饮服；《伤寒论》治泄痢下重，于四逆散中加薤白，以泄气滞；《本草拾遗》治赤白下痢，用薤白配黄柏，既可清热燥湿，更能行气化滞，为标本兼治之法。《本草求真》："薤，味辛则散，散则能使在上寒滞立消；味苦则降，降则能使在下寒滞立下；气温则散，散则能使在中寒滞立除；体滑则通，通则能使久痼寒滞立解……实通气、滑窍、助阳佳品也。"

曾经有人寄诗给杜甫，诗曰："几道泉浇圃，交横落慢坡。葳蕤秋叶少，隐映野云多。隔沼连香芰，通枝带女萝。甚闻霜薤白，重惠意如何？"此诗描写杜甫药圃中的景物，借以引出霜薤而欲索取之，用之治病。细读此诗，可知杜甫也曾种薤。元代农学家王祯曾说："薤，生则气辛，熟则甘美，种之不蠹，食之有益，故学道人资之，老人宜之。"薤白是味良药，医圣张仲景治疗胸痹，药方中每每用之。诗圣杜甫不仅种薤，而且以薤为蔬菜，作为食饵疗法，来治疗他的慢性病"衰年关膈冷"，这些充分说明，薤是一种药食兼备的佳品。《食医心鉴》载有"薤白粥"，用薤白10～15克(鲜品30～45克)，粳米100克。将薤白、粳米分别淘洗干净，一同煮粥。供早点、晚餐，温热服食。可以行气，宽胸，暖胃，止痛。治疗胸痹，胸闷，冠心病心绞痛，老年人慢性肠炎，菌痢。这是很好的食疗方，可供选用。

实验研究发现，薤白含蒜氨酸、甲基蒜氨酸及大蒜糖。煎剂在试管中能抑制痢疾杆菌、金黄色葡萄球菌的生长。

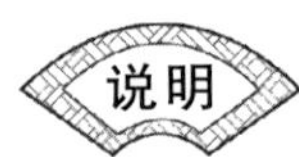

杜甫此诗当作于乾元二年(公元759年)秋，当时，杜甫在秦州。阮昉赠薤，杜甫以诗答谢，"盈筐承露薤，不待致书求"，感激之情，溢于言表。

薤是药食两用之品，《神农本草经》早有记载，言其有"轻身不饥耐老"之功。薤性温补，可宋代苏颂独言其"冷补"。后人在争议孰是孰非时，主温补的一派就常引用杜甫此诗最后两句来作为依据，以进行有力地辩白。如李时珍曰："薤，味辛气温。诸家言其温补，而苏颂《图经》独谓其冷补。按杜甫薤诗云：'束比青刍色，圆齐玉箸头。衰年关膈冷，味暖并无忧'。亦言其温补，与经文相合。则冷补之说，盖不然也。"

杜甫因为长期多病和生活所迫，曾经种药、采药、卖药，也研读过本草古籍，从而积累了丰富的药物知识。他在诗文创作中，常常以药为题，信手拈来，即成佳句。杜子美此诗写得好，李时珍论药引得巧。引诗论药，诗中寓医，杜诗之妙，于此可见矣。

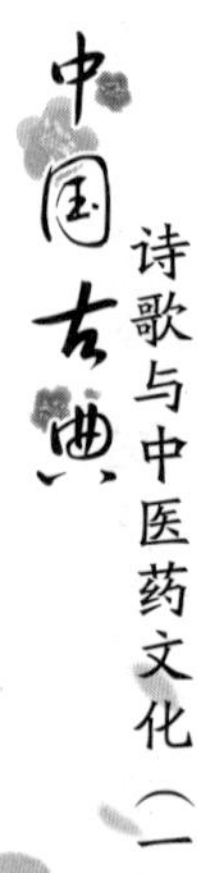

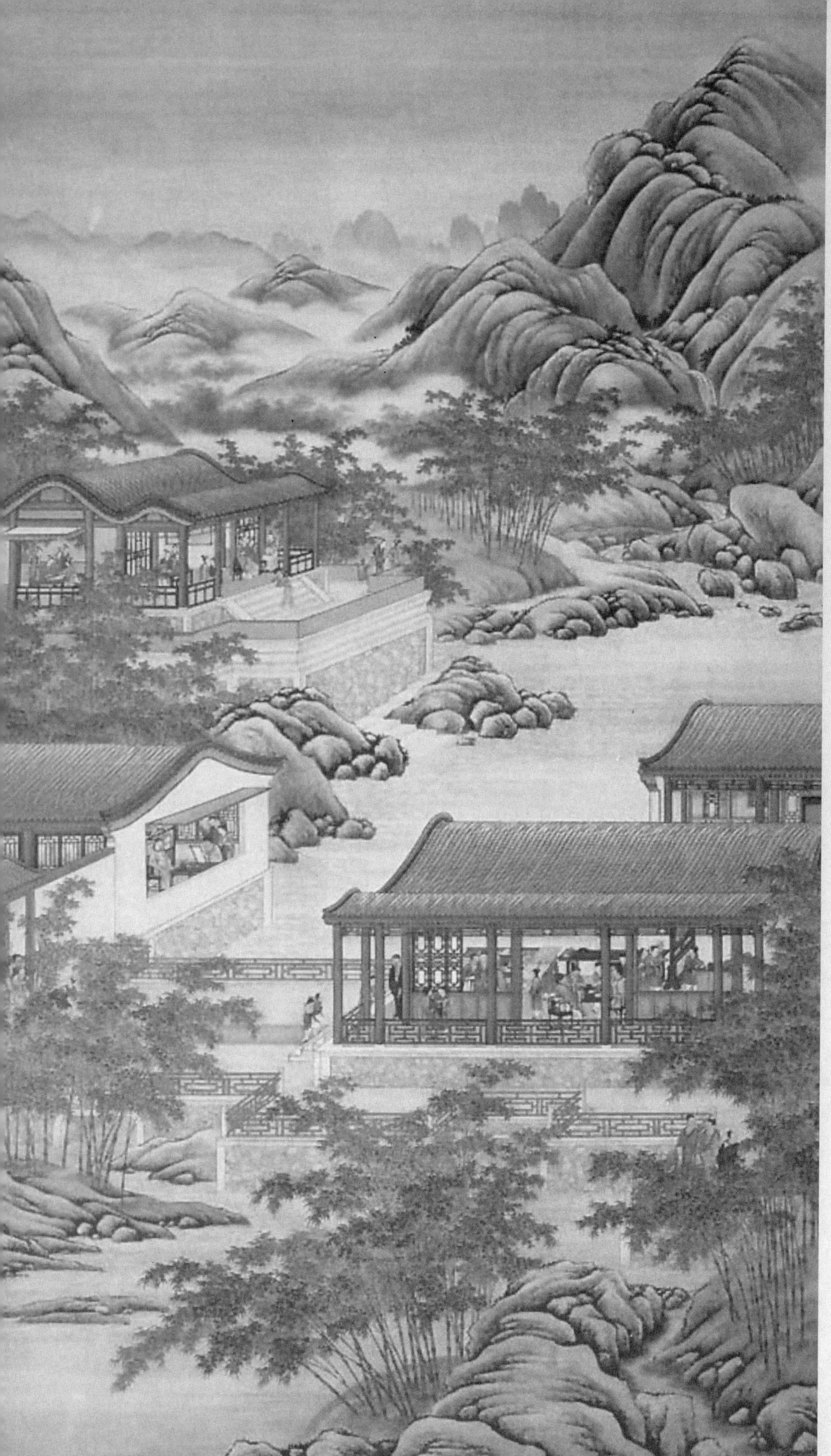

闲吟初冬

一架琴书一笔床，杜门荏苒送年光 囊空尽可偿诗债，脚倦犹能入醉乡。
既老菊花偏耐久，未开梅蕊已先香 眼边管领闲风景，不识人间更有忙。

——宋·真山民

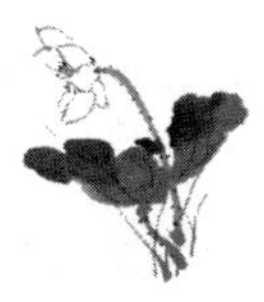

扫除白发黄精在　君看他时冰雪容

——杜甫《丈人山》[①]滤医

自为青城客,不唾青城地[②]。
为爱丈人山,丹梯近幽意[③]。
丈人祠西佳气浓,缘云拟住最高峰。
扫除白发黄精在,君看他时冰雪容[④]。

选自《全唐诗》卷二百十九(第 7 册,第 2307 页)

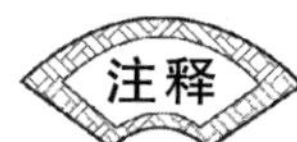

注释

①丈人山:即青城山。山在四川灌县西南三十里,奇峰古木,风景清幽。传说黄帝封此山为五岳丈人,故称。另据《青城山记》载,宁封先生栖于北岩之上,黄帝筑坛,拜为五岳丈人,晋代置观。

②不唾:不吐唾沫,意为不鄙弃。

③丹梯:谓山高峰入云霞处。亦指寻仙访道之路。幽意:幽闲的情趣。

④黄精:多年生草本,其根状茎入药,道家服食之,认为可以令人长寿,白发变黑。冰雪容:指仙人纯净的肌肤,洁白的面容。

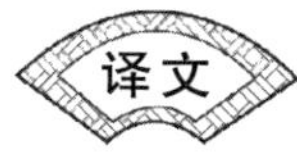

译文

我自从作了青城之客,就特别尊重青城之地。因为喜爱丈人山,便攀上陡峭的山路以贴近幽意。丈人祠的西边佳气颇浓,我想沿着云路攀登而上,住在最高峰。这里出产的黄精,(长期服食)可以令人白发变黑,返老还童,请您试看,几年之后,我将再现冰雪样的姿容。

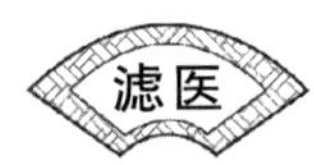

黄精，属道家服食之品，古人将其列入“芝草之类”。《神仙芝草经》记述“黄精，宽中益气，使五脏调良，肌肉充盛，骨髓坚强，气力增倍，多年不老，颜色鲜明，发白更黑，齿落更生。”古人认为，本品得坤土之气，获天地之精，故名黄精。张华《博物志》载：“黄帝问天姥曰：天地所生，岂有食之令人不死者乎？天姥曰：太阳之草，名曰黄精，饵而食之，可以长生。”道家认为，黄精是一味神奇的延年益寿之品，单服，九蒸九曝，食之，驻颜断谷，甚至有“久服成仙”之说。如《神仙传》记载：“尹轨学道，常服黄精，年数百岁，后到太和山中。王烈常服黄精，年三百三十八岁，犹有少容，登山历险，步行如飞。”

北京名医蒲辅周先生曾介绍一平补之方，名为“黄精丹”，即黄精、当归两味药组成。据蒲老经验，久服黄精丹，有促进脑功能恢复的作用。有人曾对广西都安、巴马等县的292例百岁老人进行调查，发现他们都居住在高山上，因条件的许可，经常服食黄精。“扫除白发黄精在，君看他时冰雪容。”无论是诗圣杜甫的赞咏，或古籍文献的记载，或今人所作的调研，大都认为黄精确有延年益寿、驻颜美容之功。

黄精，为百合科植物，其根茎入药。于春、秋采收，以秋采者质佳。挖取根茎，除去须根，洗去泥土，置蒸笼内，蒸至呈现油润时，取出晒干或烘干。或置水中煮沸后，捞出晒干或烘干。酒黄精，取拣净的黄精，洗净，用酒拌匀，装入容器内，密闭，坐水锅中，隔水炖到酒吸尽，取出，切段，晾干。每黄精100斤，用黄酒50斤。《食疗本草》：“蒸之若生，则刺人咽喉。”《本草图经》：“今通八月采，山中人九蒸九曝，作果卖，甚甘美，而黄黑色。”

黄精，功能补脾益气，润肺生津，补肾填精。主治脾胃虚弱、肺虚咳嗽、病后精血不足等症。临床用于面色萎黄，少气无力，饮食减少，精神疲倦之属于脾胃虚弱者，可配党参、山药同用；如属气血两虚者，可与当归同用，皆取本品补脾益气之功。但黄精之补脾，与甘温健运药不同，主要在于甘润滋阴，适宜于脾胃气阴不足的患者，所以《本草便读》称之为“补养脾阴之正品。”如肝肾精血不足，头晕眼花，须发早白，腰膝酸软，亦多用之，如《奇效良方》枸杞丸，即用黄精配枸杞子以补虚益精。肺虚咳嗽或咳嗽少痰，可配白及、百部、麦冬、沙参之类。据报道，黄精浸膏治疗肺结核有效。又治疗消渴病，可与黄芪、山药、天花粉同用。

现代实验研究发现，黄精根茎含菸酸、黏液质、醌类、淀粉和糖分。近年来，有关专家对黄精延缓衰老作用进行了药理研究，认为黄精延缓衰老的作用是通过多种途径实现的，可能与其增强和调节机体免疫功能、激活内源性防御自由基损伤的物质和抑制氧自由基等方面有关。黄精能显著消除衰老动物体内自由基的增加，增强体内保护因素。通过多种途径拮抗致老因素对机体的损伤，这些作用整体协调起来，可以降低机体生理衰老，从而达到抗衰延年的作用。专家认为，黄精的抗老延年作用与其多种活性成分有密切关系，因此，进一步研究其活性成分对黄精作为保健品的开发推广十分必要。专家还发现，黄精的复方制剂对老化指标有改善作用。

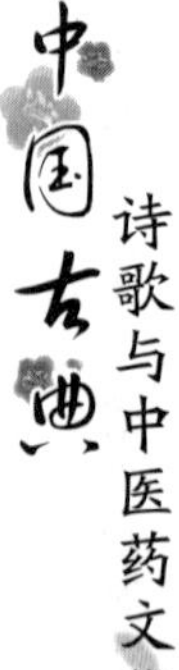

说明

中医专家认为，黄精能润肺滋阴，补中益气，益肾填精。《别录》将其列入上品，言其“久服，轻身延年不饥。”单用即有抗衰延年的作用。诗圣杜甫说：“扫除白发黄精在，君看他时冰雪容”。清代医家朱东樵《黄精》诗曰：“黄精茎紫吐黄花，其叶猗猗（美盛的样子）竹不差（叶似竹叶）。主补一身充骨髓，兼调五脏长精华。”黄精是一味传统的且可以久服的具有延年益寿功效的药物。

杜甫此诗当作于上元二年（公元761年）秋，当时，杜甫在青城（四川灌县）。诗中表达对仙道的向往，亦盛赞了中药“黄精”神奇的功效。杜甫酷爱种药，他在秦州（唐时属陇右道，今甘肃天水）时，见到太平寺泉水下流，就联想到此处如开辟一块药圃，一定很美，随即赋诗曰：“何当宅下流，余润通药圃。三春湿黄精，一食生毛羽。”意思是说，如何才能筑宅于其下，让此泉的余泽流进我的药圃？三春佳季滋润黄精生长发育，一经服食便可羽化成仙呢！此诗题名《太平寺泉眼》，以上所引，为其最后四句。诗写泉水明净甜美，引润黄精，而一服可成仙。表示要在此卜居种药，服食修炼，以成正果。

明代王磐《黄精》诗曰：“神州黄精，济我空氓（穷困的百姓）。代粮辟谷，且使长生。胡不食之，羽化身轻。受兹饥馁，苦志劳形。”诗人对饥民们以黄精充饥，从内心发出悲叹和质问：既然黄精可以使人辟谷成仙，何不食用它，羽化登仙，也可免去在人间忍受饥寒之苦。王磐鄙视功名，终生不应举，不做官。其诗反映当时社会现实，诗人同情人民疾苦。这首《黄精》诗即是其佳作之一。故一并录之，以供欣赏。

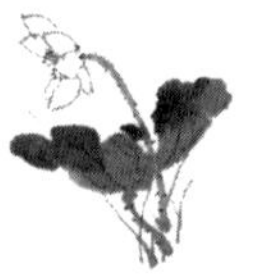

寸心恰似丁香结　看看瘦尽胸前雪

——杜甫《江头五咏·丁香》[①]滤医

丁香体柔弱，乱结枝犹垫[②]。
细叶带浮毛，疏花披素艳。
深栽小斋后，庶使幽人占[③]。
晚堕兰麝中，休怀粉身念[④]。

选自《全唐诗》卷二百二十七(第7册,第2453页)

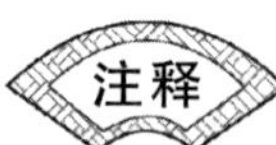

①此诗当作于宝应元年(公元762年)春。江头：即草堂附近的浣花溪边。

②丁香：常绿乔木，夏季开花，花淡紫色，有香气。丁香结，即丁香的花蕾，可入药。垫：下垂。

③幽人：幽隐之人；隐士。

④兰麝：兰与麝香，皆为名贵的香料。麝香亦为名贵的中药。粉身：牺牲性命。

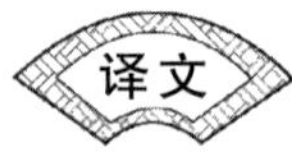

丁香树体态柔弱，枝条纷乱交缠犹自下垂。细小的叶子上带着浮毛，稀疏的花朵素净而美丽。它深栽于僻静的小斋之后，希望能让幽人占有。假如晚节堕入兰麝一类的香料中，也休怀粉身求荣的念头。

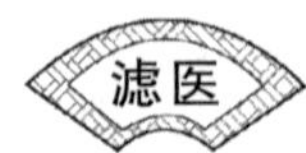

唐代尹鹗《拨棹子》词：“寸心恰似丁香结，看看瘦尽胸前雪。”古诗中常以“丁香结”比喻愁

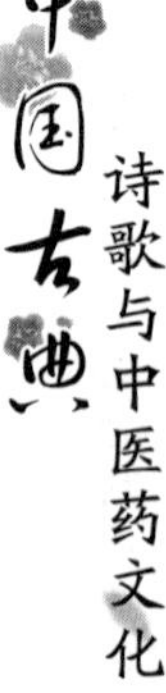

绪之郁结难解。唐代李商隐《代赠二首》:“楼上黄昏欲望休,玉梯横绝月如钩。芭蕉不展丁香结,同向春风各自愁。”前两句写女子欲见情人而不得的无奈。第三句以芭蕉喻情人,以丁香喻自己,芭蕉不展,丁香结而未开,都源于不得与对方相见。“同向春风各自愁”则道出了心中的感情。唐宋诗人常以丁香含苞不放,比喻愁思郁结,用来表现夫妻或情人之间的离情别绪没有一个结果。丁香花又名“百结”,呈十字结状。仿佛是一个结,系住人的愁思而不得脱。这里是以其来比喻“心结”、“愁结”。同是以丁香比喻愁结的,还有贺铸“深恩纵似丁香结,难展芭蕉一寸心”。陆龟蒙“殷勤解却丁香结,纵放繁枝散诞春”,等等。“丁香空结雨中愁”,在细雨迷蒙中,着了水滴的丁香格外妩媚,如同印象派的画,线条模糊了。让人觉得,丁香确实该和微雨连在一起。虽然早就欣赏过丁香,却一直不解古人何以发明了丁香结的说法。某年一次春雨,我久立窗前,望着斜伸过来的丁香枝条上一柄花蕾。小小的花苞圆圆的,鼓鼓的,恰如衣襟上的盘花扣。我才恍然,果然是丁香结!

丁香,又名丁子香、雄丁香、公丁香。为桃金娘科植物丁香的花蕾。其原植物为常绿乔木,高达10米。叶对生;叶柄明显;叶片长方卵形或长方倒卵形,长5～10厘米,宽2.5～5厘米,先端渐尖或急尖,基部狭窄常下展成柄,全缘。花芳香,成顶生聚伞圆锥花序,花径约6毫米;花萼肥厚,绿色后转紫色,长管状,先端4裂,裂片三角形;花冠白色,稍带淡紫,短管状,4裂;雄蕊多数,花药纵裂;子房下位,与萼管合生,花柱粗厚,柱头不明显。浆果红棕色,长方椭圆形,长1～1.5厘米,直径5～8毫米,先端宿存萼片。种子长方形。分布于马来群岛及非洲,我国广东、广西等地有栽培。本植物的树根(丁香根)、树皮(丁香树皮)、树枝(丁香枝)、果实(母丁香)、花蕾蒸馏所得的挥发油(丁香油)亦供药用。

丁香,通常在9月至次年3月间,花蕾由青转为鲜红色时采收。采下后除去花梗,晒干。以个大、粗壮、鲜紫棕色、香气浓烈、油多者为佳。

丁香,味辛性温。功能温中降逆,散寒止痛,暖肾壮阳。主治呃逆,呕吐,泄泻,脘腹冷痛,疝气,阳痿等症。因感受寒邪或饮食生冷,寒滞于中,胃肠被遏,气逆不降,而致胃寒呃逆者,可用丁香配伍高良姜、柿蒂,以温中散寒;如年老体弱及脾胃虚寒而呃逆屡发者,则加人参或党参。《医学入门》丁半汤以丁香配半夏、生姜,治疗脾虚中寒,停痰留饮之呕吐,吐出清水痰涎。《证治准绳·女科》以丁香配人参、藿香煎服,可治妊娠恶阻。若寒湿伤中,清气不升,浊气不降以致上吐下泻、脘腹绞痛者,丁香配姜汁、肉豆蔻、半夏等温化寒湿之品;因食鱼蟹腥物中毒而腹痛吐泻者,可用丁香研末,生姜煎汤送服;若久痢虚滑,脾胃虚寒,则用丁香配白术、茯苓、扁豆、诃子肉等健脾涩肠之品,炒研为末,米饮调服。治疗疝气,因于寒者,丁香常与吴茱萸、川楝子、木香等配用;《兰室秘藏》延胡丁香丸,则配用延胡索、羌活、当归、茴香、肉桂等治疗疝气脐下急痛。治疗肾虚阳痿,丁香与附子、肉桂、巴戟肉等温肾壮阳药同用;肾虚而腰膝酸冷,萎弱无力,可与狗脊、黄芪、当归等同用。此外,丁香的酒精浸液或煎液,还可涂治皮肤瘙痒及癣症。

母丁香,又名鸡舌香。为丁香的成熟果实,亦可入药。其性味、功用、主治与丁香近似而力稍逊。古代尚书上殿奏事对答,欲使口气芬芳,故常含鸡舌香。如《初学记》卷一引汉·应劭《汉官仪》:“尚书郎含鸡舌香伏奏事,黄门郎对揖跪受,故称尚书郎怀香握兰,趋走丹墀。”唐代刘禹锡诗："新恩共理犬牙地，昨日同含鸡舌香。"意思是说，蒙受皇恩，得以共同治理犬牙交错之地，昨日曾一起口含鸡舌香上朝奏事。《本草图经》："(鸡舌香)疗口臭最良。"如口臭者，用丁香1～2个，时时含之，疗效亦佳。

丁香油，为丁香花蕾蒸馏所得的挥发油，亦供药用。其气味香烈，温散降逆之力较丁香为胜。涂擦脘腹及脐部，可治胃痛、呃逆；小棉球蘸嵌蛀牙孔内，能止龋齿作痛。

实验研究发现，丁香油对致病性真菌有抑制作用；对金黄色葡萄球菌、肺炎球菌、痢疾杆菌、大肠杆菌、变形杆菌及结核杆菌等均有抑菌作用。丁香油能驱蛔虫，但一次服用，不能全部驱除，水或醇提取物也有效，但效果较差。丁香为芳香健胃剂，可以缓解腹部气胀，增强消化能力，减轻恶心呕吐。

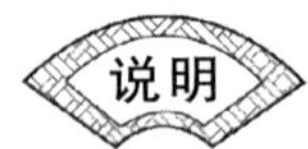

杜甫所咏的丁香，其树体态柔弱，枝条交结下垂，细细的叶片带着一层浮毛，稀疏的花朵披着喜人的素色俏装。诗人赞美丁香的细小、柔弱，却能在素净中显出光彩，独守晚节。"艳"字似与素色矛盾，其实，唯其用"艳"，方显出这凌冬不凋的素淡之花的幽香可赞，远胜浓艳的群花。诗圣来到清幽的小斋之后，悠闲地看着丁香树那青翠欲滴的绿叶，那淡红或淡紫的花朵，芳香浓郁，沁人心脾，使他倍感大自然赋予的温馨。身立丁香树前，心在芬芳之中，于是，一切名利之念全消，诸般烦恼之事尽去，这无疑有利于养生保健，不仅独保晚节而已矣。

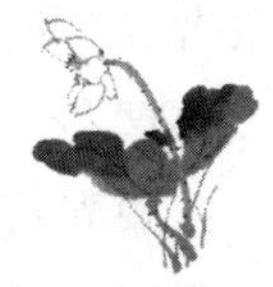

春来百草竞开花　美色取胜是丽春

——杜甫《江头五咏·丽春》[①]滤医

百草竞春华，丽春应最胜[②]。
少须颜色好，多漫枝条剩。
纷纷桃李姿，处处总能移。
如何此贵重？却怕有人知。

《全唐诗》未收此诗，今据别本补选

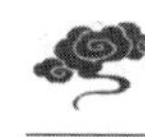

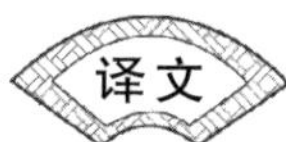

注释

①丽春：即丽春花，又名赛牡丹、锦被花、虞美人、百般娇、蝴蝶满园春。其花或全草入药。《广群芳谱·花谱二五·丽春》："丽春，罂粟别种也。丛生柔干，多叶有刺，根苗止一类而具数色……颇堪娱目，草花中妙品也。"

②竞春华：竞相在春天开花。华，开花。

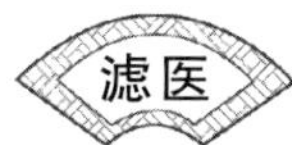

译文

百草竞相在春天开花，大概要属丽春花最美。它开花少的时候能以美色取胜，开花多的时候枝条都显得不够用。看那众多的桃花李花，移栽到哪里都能含笑弄姿。为什么你却移则枯槁？啊，如此自贵是因为害怕人知。

滤医

丽春，为罂粟科植物。《本草纲目·罂子粟》："罂粟，秋种冬生，嫩苗作蔬食甚佳。叶如白苣，三、四月抽薹结青苞，花开则苞脱。花凡四瓣，大如仰盏，罂在花中，须蕊裹之。花开三日即谢，而罂在茎头，长一、二寸，大如马兜铃，上有盖，下有蒂，宛然如酒罂。中有白米极细，可煮粥和饭食。水研滤浆，同绿豆粉作腐食尤佳。亦可取油。其壳入药甚多，而本草不载，乃知古人不用之也。江东人呼千叶者为丽春花。或谓是罂粟别种，盖亦不然。其花变态，本自不常。有白者、红者、紫者、粉红者、杏黄者、半红者、半紫者、半白者。艳丽可爱，故曰丽春，又曰赛牡丹，曰锦被花。详见《游默斋花谱》”。

丽春花，为二年生草本，茎高 30～90 厘米，全株密生粗毛。茎直立，疏分枝。叶互生，羽状中裂或全裂，少有全缘，裂片线状披针形，锐尖头，有齿牙边缘。花直径 5 厘米以上，生于枝的顶端，未开放时花蕾下垂；萼片 2，外面生粗毛，绿色白边，成椭圆形船状，花开时即脱落；花瓣 4 枚，略呈圆形，有光泽，长 3～4 厘米，全缘，时有圆齿或深切裂，花色有赭红、深紫、猩红等，少有白色或淡红色，边缘时有深色斑点，相对的两瓣较其他两瓣稍大；雄蕊多数；中央为雌蕊，子房倒卵形，长约 1.3 厘米，柱头呈放射状，被覆在子房顶部。蒴果长约 1 厘米以上。花期 5 月。原产于欧洲，我国各地有栽培。于 4—6 月，花开时采收，晒干用。果实(丽春花果实)及全草亦入药。本品与罂粟花非同属，应予区别。

现代研究发现，丽春花含花色素，如矢车菊素的甙和袂康蹄纹天竺甙、袂康酸；全草含丽春花定碱、原阿片碱、异丽春花定碱等多种生物碱；种子还含多糖类。药理实验认为，其多糖类有抗肿瘤作用，在动物的体内试验中，对吉田肉瘤、艾氏腹水癌也有作用，并能延长动物寿命。蒴果的乳汁为麻醉药及轻镇静药。

丽春花，性温，味甘，无毒，有止泻功效。治疗痢疾，泄泻。果实能收敛，止泻，镇痛，镇咳。治疗痢疾，丽春花 1.5 克或全草 9 克，水煎，加糖调服。治疗咳嗽，丽春花 4 克或果实 12 克，研为细末，分 2 次，开水冲服。治疗泄泻，丽春花果实 6 克，赤石脂 9 克，水煎服。适于久泻不止者，有收敛止泻的作用。

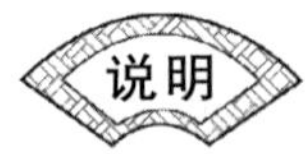

丽春花，风姿娉婷，红紫辉映，形如蛱蝶，艳似美女，故有“蝴蝶满园春”、“虞美人”之称。宋代词人辛弃疾《浪淘沙・赋虞美人花》云：“不肯过江东，玉帐匆匆。只今草木忆英雄，唱着《虞兮》当日曲，便舞春风。儿女此情同，往事朦胧。湘娥竹上泪痕浓，舜目重瞳，堪痛恨、羽又重瞳。”词中以丽春花比喻项羽宠妃虞姬，借以歌颂其英武气节和悲壮恋情。据说当年楚汉相争，西楚霸王项羽被围困于垓下，四面楚歌，大势已去，与爱妾虞姬面临着生离死别，深情地虞姬选择自刎了结，就在她沃血染地、香消玉殒之处，长出一株楚楚动人、姣美异常的丽春花，犹如美人的化身，因此将它命名为“虞美人”。

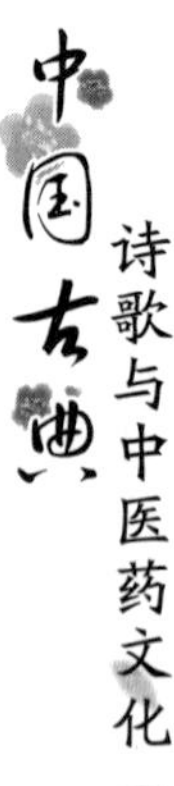

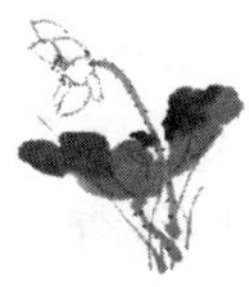

若将栀子比众木　佳处人间诚未多

——杜甫《江头五咏·栀子》滤医

栀子比众木，人间诚未多①。
于身色有用，与道气相和②。
红取风霜实，青看雨露柯③。
无情移得汝，贵在映江波。

选自《全唐诗》卷二百二十七（第 7 册，第 2453 页）

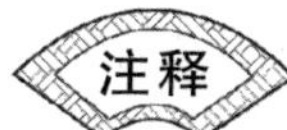

注释

①栀子：为茜草科植物，常绿灌木。花大，白色，有香气。果实可以作黄色染料，也可入药。
②气相和：《神农本草经》记载，栀子作药，可治“五内邪气、胃中热气。”
③柯：草木的枝茎。

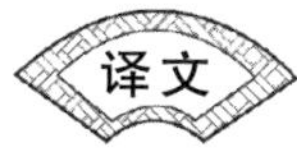

译文

栀子树比起众多的花木，它的佳处实为人间罕有。它的黄色可以用作染料，它的果实可以用作医药。果实经霜变红，任人摘取；枝柯雨中翠青，供人欣赏。我无心把你移入庭院，因为你的花枝映照江波，乃是人间最美的景色。

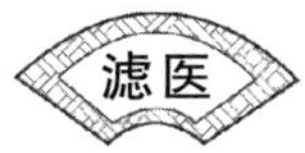

滤医

杜甫此诗盛赞栀子，比起众多的花木，它的好处实为人间罕有。因此，古今人们都非常喜爱栀子，吟咏它的诗作也很多，如“孤姿妍外净，幽馥暑中寒。”这是宋代杨万里《栀子花》诗的前两句。宋代朱淑贞诗曰："一根曾寄小峰峦，薝蔔（佛书称栀子花为薝蔔）香清水影寒。玉质自然无暑意，更宜移就月中看。"栀子开花，正值炎夏。它绽玉喷雪，幽芳四溢，带给人们几多清凉，几多惬意。

栀子，6—7月枝梢开花，芳香扑鼻，花冠肉质，呈高脚碟状，色洁白，大型重瓣。果实卵形，具5～6纵棱和宿存萼片，11月成熟，橙黄色。栀子，树姿端雅，翠叶茂密，花色洁白，形如莲花，芳香馥郁，常作绿篱和林缘点缀。适于庭前、院隅、阶前、路旁、门边配植。园林中可以大片群植于草坪边缘、亭阁周围及园路两侧。栀子对氯化氢抗性很强，对其他有毒气体也有一定抗性，是净化空气的好植物。

先贤认为，栀子感天之清气，得地之苦味。气薄而味厚，气浮而味沉，阳中阴也。入手太阴、手少阴、足阳明经。少阴为君主之官，邪热客之，则五脏皆失所主，清少阴之热，则五内邪气自去，胃中热气亦除，此即杜诗所谓"与道气相和"也。栀子主治疮疡者，即诸痛痒疮，皆属心火之谓。疗目赤热痛及心胸大小肠热、心中烦闷者，因其能除心肺二经之火也。栀子味苦性寒，泻一切有余之火，故能主治如上诸症。

汉代医圣张仲景治疗伤寒，汗吐下后，虚烦不眠，心中懊憹者，有栀子豉汤，即用栀子十四枚，香豉四合，水煎服。治伤寒湿热发黄，腹胀，用茵陈蒿汤，即栀子十四枚，茵陈六两，大黄三两，用水一斗，先煮茵陈，减六升，纳二味，煮取三升。分三服，小便当利，尿如皂角汁状，正赤，一宿腹减，黄从小便出也。同甘草、黄柏，为栀子柏皮汤，亦治身热发黄。同厚朴、枳实，为栀子厚朴汤，治疗伤寒下后，心烦，腹满，卧起不安者。以上皆仲景用栀子之经验方法。仲景所用栀子，均为生品，功在清热泻火。朱丹溪治疗胃脘灼痛，用炒焦山栀七至九枚，水煎服，另加生姜汁，饮之，立止。李中梓认为，栀子"皮走肌肤之热，仁去心胸之热"。《得配本草》指出"上焦、中焦连壳，下焦去壳；泻火生用，止血炒黑；内热用仁，表热用皮。"还有医家主张"治淋证则用童便炒，退虚热则用盐水炒，去心胃火痛则用姜汁炒。"可见栀子之用，生、炒有别，皮、仁功异，一物多用，屡获良效。在民间，还流传着一种"吊筋药"，即用生栀子研末，与面粉、白酒和匀调敷，治疗跌打损伤，青紫肿痛，有活血舒筋、消肿止痛之效。据清宫医案史料记载，光绪就曾以"山栀子一两，用白面、烧酒和匀，作饼贴上"治疗伤痛。此法亦适用于四肢挫伤疼痛，效果尤捷。软组织损伤，亦可用栀子仁10克，生大黄10克，共研细末，用食醋调敷患处，具有消肿止痛的作用。

陈长明先生《迎仙客》词曰："栀子房，老经霜，曾染汉宫衣服黄；游园的道花香，行医的称药良；治黄疸青伤，久著在方书上。"栀子冬夏常青，花朵雪白，美洁如玉，馥馨袭人。无论从观赏价值，还是医疗作用而论，都是非常受人重视和喜爱的花卉和药材。

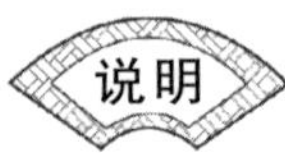

杜甫的《江头五咏》，今选其中的三首。先贤注曰："《丁香》，立晚节也。《丽春》，守坚操也。《栀子》，适幽性也……此虽咏物，实自咏耳。"此注可谓言约旨远，深得杜诗之趣矣。

历代文人雅士咏栀子的诗作颇多，唐代刘禹锡《和令狐相公咏栀子花》曰："蜀国花已尽，越

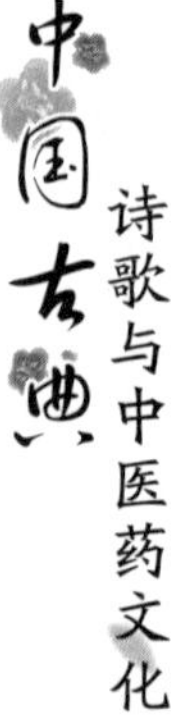

桃(栀子,别名越桃、木丹、野桂花、白蟾花)今已开。色疑琼树倚,香似玉京(道家称天帝所居之处,亦泛指仙都)来。且赏同心处,哪忧别叶催。佳人如拟咏,何必待寒梅。”明代陈淳诗曰:“竹篱新结度浓香,香处盈盈雪色妆。知是异方天竺种(传说栀子花,其种子来自天竺,与佛有关,故又称禅客、禅友),能来诗社搅新肠。”明代沈石田诗曰:“雪魄冰花凉气清,曲阑深处艳精神。一钩新月风牵影,暗送娇香入画庭。”以上诗作,皆充分展现了栀子花的色香与风姿。花诚可爱,诗亦耐读。

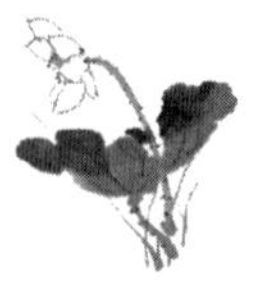

西蜀樱桃也自红　野人相赠满筠笼

——杜甫《野人送朱樱》滤医

西蜀樱桃也自红，野人相赠满筠笼①。
数回细写愁仍破，万颗匀圆讶许同②。
忆昨赐沾门下省，退朝擎出大明宫③。
金盘玉箸无消息，此日尝新任转蓬④。

选自《全唐诗》卷二百二十六(第7册，第2447页)

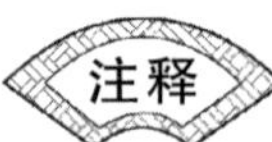

注释

①樱桃：又名朱樱、朱果、樱珠、含桃。为蔷薇科植物樱桃的果实。性温，味甘，能生津止渴，益气，祛风湿。本植物的根、枝、叶、果核等亦供药用。

②写：读 xiè，倾倒。此句中指“移置”，从一个竹笼倒入另一个竹笼。

③唐代李绰《岁时记》：“四月一日，内园荐樱桃寝庙(古代宗庙的正殿称庙，后殿称寝，合称寝庙)。荐讫，颁赐各有差。”门下省：在宣政殿东，杜甫当年任左拾遗，属门下省。大明宫：在禁苑之东，会朝所经之地。

④金盘玉箸：荐庙时所用的器具。转蓬：随风飘转的蓬草，用以比喻到处漂泊的人。

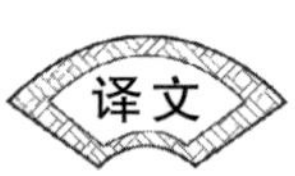

译文

西蜀的樱桃原来也是这般鲜红啊，乡野之人送我满满一竹笼。熟得很透啊，几番细心地移放却还是把它弄破了，令人惊讶的是上万颗樱桃竟然如此圆得匀称而相同。回想当年在门下省供职时，曾经蒙受皇帝恩赐的樱桃，退朝时双手把它擎出大明宫。唉！金盘玉箸早已相隔遥远，今日尝新之时，我已漂泊天涯如同转蓬。

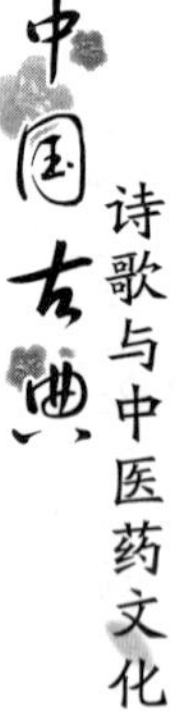

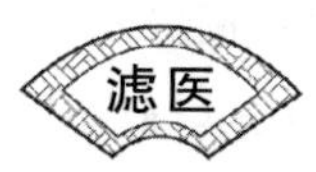

我国樱桃栽培已有两千多年的历史，《礼记》曰：“仲夏之月，以含桃（樱桃）先荐寝庙。”《说文》曰：“莺桃，莺鸟所含食，故又曰含桃。”《神农本草经》称之为“朱樱”。杜甫写有《野人送朱樱》诗。李时珍也说：“其颗如璎珠，故谓之樱。”中国樱桃，历史悠久，分布极广。各个地区皆有栽培，而以江苏、浙江、安徽、江西等省产量及品种较多。其中最有名的，当首推安徽太和县的大樱桃，其皮紫色红，浆满汁多，味道甜美，曾是清代的贡品。此外，南京玄武湖附近的樱桃也颇享盛名，著称的有短把、长把、青叶等品种，尤以短把者更为脍炙人口。山东烟台地区栽培的大樱桃已有一百多年的历史，最初是由一位华侨从国外引入的。由于品质好、适应性较强，目前北京、河北、东北等地也有栽培，主要品种有大紫、水晶、鸡心等。

樱桃，陆佃《埤雅》记载说：“生时青，及熟，色鲜莹，深红者，紫色皮内有细黄点者为紫樱，味最珍重；又有正黄明者，谓之蜡樱；小而红者谓之樱珠，味皆不及。极大者有若弹丸，核细而肉厚，尤难得。”可见古今产地和品种是不大相同的。“樱桃好吃树难栽，不下苦功花不开”，这话也说得极为中肯。樱桃，不仅幼苗需要精心培植，就是长大以后，尤其开花结果之时，稍一疏忽，就有前功尽弃的可能。白居易《吴樱桃》诗就曲折地道出其中的奥秘：“含桃最说出东吴，香色鲜秾气味殊。洽恰举头千万颗，婆娑拂面两三株。鸟偷飞处衔将火，人摘争时踏破珠。可惜风吹兼雨打，明朝后日即应无。”

樱桃的特点是小、圆、红、甜。在水果中，樱桃的果型可算是最娇小的了。《埤雅》说：“其颗大者如弹丸，小者如珠玑。”《西京杂记》则形容它“圆如珊瑚”。唐代杜牧《和裴杰秀才新樱桃》诗中也有“圆疑窃龙颔（骊龙的下巴，传说其下有珍贵的宝珠，又称龙珠），色已夺鸡冠”的描写。《东观汉记》有一则关于樱桃“红”的故事：汉明帝于初夏月夜宴待群臣，适逢某大臣进献新熟的樱桃，明帝命赐群臣品尝。侍者用赤瑛盘子端上，月光下看去，盘子与樱桃一色，故群臣皆大笑，以为是空盘。樱桃不仅红艳而且晶莹，故潘岳《朱实赋》中有“焕若隋珠，皎如列星”的句子。惟其如此，才能生出汉明帝请群臣吃樱桃的雅趣。后人以“樱桃小口”形容美人的嘴，可谓比喻贴切，吃透了樱桃小、圆、红、甜的特点。否则，这一词语是发明不出来的。

樱桃除鲜食外，据《本草纲目》介绍：“盐藏、蜜煎皆可，或同蜜捣作糕食。唐人以酪荐食之。”樱桃还可以加工成樱桃罐头、樱桃酱、樱桃汁、樱桃酒、樱桃脯等，其中有些历来是出口的高档产品。近世以来，国内外各种高级宴会的名菜佳肴，大都以樱桃作为点缀，往往使菜品增色添辉，大有画龙点睛之妙。樱桃质弱性娇，极不易贮藏。民间常以高浓度糖浆将樱桃腌渍起来，制成糖浆樱桃。选新鲜饱满、成熟适度、无破损、无病害的樱桃，将其洗净，放入锅中，加少量水煮透，捞出后控水冷却，挤去核。每一斤去核樱桃加白砂糖1.2斤，再入锅，以文火加热至沸，便可取出盛贮，随时取用，抹面包、馒头食之，甜美可口，营养丰富，增加食欲，有助消化。亦可加水冲稀，配制成樱桃饮料。炎夏之日，冰镇樱桃汁，甜酸爽口，消暑解烦，堪称妙品。将此糖浆樱桃和凉白开水按1∶3的比例兑匀，再加入65°左右的适量白酒，可以配制成樱桃酒。这种酒醇香酸甜，风味独特，并不亚于葡萄美酒。

樱桃不仅味美可口，而且营养丰富，医疗价值也颇高。在水果中，铁的含量一般都很少，而樱桃含铁量最高者每百克达5.9毫克，在水果中居于首位，比苹果、橘子、梨等高20～30倍；维生素A的含量也比苹果、橘子、葡萄高4～5倍。此外，含磷、钙及维生素B、维生素C也较丰富。

樱桃，在古代医籍文献中也有很多记载。唐代名医孙思邈《千金翼方·果部》："樱桃，味甘。主调中，益脾气，令人好颜色，美志。"由此可知，樱桃的主要功用是调和中焦，补益脾气，使人肤色娇美，心情舒畅。《滇南本草》也有樱桃"治一切虚证，能大补元气，滋润皮肤；浸酒服之，治左瘫右痪，四肢不仁，风湿腰腿疼痛"的记载。樱桃，性微温，味甘酸，能益脾胃，滋肝肾，涩精止泻。如脾胃虚弱，少食腹泻，或脾胃阴伤，口舌干燥；肝肾不足，腰膝酸软，四肢无力，或遗精；血虚头晕，心悸，面色不华等，可以用作食疗。生食，煎汤，浸酒，或蜜渍服用。血虚头晕、心悸，龙眼肉10克(或鲜龙眼15克)，枸杞子10克，加水适量，煮至充分膨胀后，放入鲜樱桃30克，煮沸，加白糖调味服食。

民间单方，预防麻疹，将樱桃装入酒坛内，封闭不使泄气，埋入泥地下，隔年取出，已化为汁。当麻疹流行时，给小儿饮其汁，即可预防感染。如麻疹不出或出不透，可用樱桃核9克，加少量糖，水煎服。烧伤，用樱桃挤水，频涂患部，疼痛立止，并可防止起泡化脓。汗斑(花斑癣)，以樱桃取汁，涂于患处，有效。

樱桃虽好，却不能多吃，热病患者更不宜食用，因为樱桃性热之故。据《本草衍义补遗》说："旧有热病及喘嗽者，得之立病，且有死者也。"李时珍曾举《儒门事亲》所记多吃樱桃发病的事例："一富家有二子，好食朱樱，每日啖一、二升。半月后，长者发肺痿，幼者发肺痈，相继而死。"对此，李时珍慨叹道："呜呼！百果之生，所以养人，非欲害人。富贵之家，纵其嗜欲，取死是何……邵尧夫诗云：'爽口物多终作疾'，真格言哉！"

说明

杜甫《野人送朱樱》诗，当作于上元、宝应年间，诗写见樱桃而忆朝赐，抒发今昔之感。细读此诗，可知当时四川所产樱桃之美，亦可知杜甫与当地山民关系之密切。以细腻独特的感受来表现和揭示事物的特性，这是杜甫诗歌创作常用的手法。如此诗云："数回细写愁仍破，万颗匀圆讶许同。"细写，小心倾倒。如此小心侍候，还要"愁仍破"，这篮樱桃的细皮嫩肉便如在眼前了。而一个"讶"字，又将樱桃的匀圆衬得无与伦比。于是，樱桃的特点，就不是荔枝、杨桃什么的可混同了。这就是杜诗善于状物，惟妙惟肖，"肖物精微"之处。先贤评论认为，此诗如禅家所谓"信手拈来，头头是道"者。直书目前所见，文词转折而含蓄，又平易而易知，得人心所同然，但他人艰难不能发耳。至于后四句，其感兴皆出于自然，故终篇遒丽。

韩愈《和水部张员外宣政衙赐百官樱桃诗》："汉家旧种明光殿，炎帝还书《本草经》。岂似满朝承雨露，共看传赐出青冥。香随翠笼擎初到，色映银盘写未停。食罢自知无所报，空然惭汗仰皇扃。"韩愈此作，盖学老杜前诗，故一并录之，以供玩味。

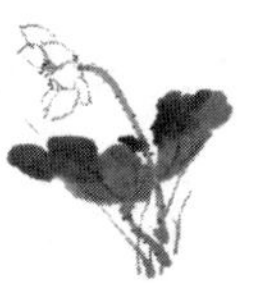

生理只凭黄阁老　衰颜欲付紫金丹

——杜甫《寄严郑公》[1]滤医

常苦沙崩损药栏，也从江槛落风湍。
新松恨不高千尺，恶竹应须斩万竿。
生理只凭黄阁老，衰颜欲付紫金丹[2]。
三年奔走空皮骨，信有人间行路难[3]。

选自《全唐诗》卷二百二十八(第7册，第2477页)

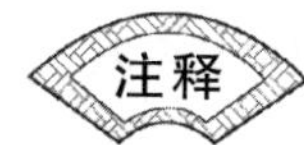

注释

①原题为“将赴成都草堂途中有作先寄严郑公五首。”这组诗当作于广德二年(公元764年)二月。严郑公，即严武，以广德元年封郑国公，故称。此时严武已到成都，几次写信邀杜甫前往。杜甫于返蜀途中写出这组七律以致意。以上所选为其中的第四首。

②黄阁老：指严武。严武此时以黄门侍郎为成都尹。唐时中书省和门下省官员相互称呼“阁老”，黄门侍郎属门下省。紫金丹：古代方士所谓服之可以长生的丹药。仇兆鳌注引《云笈七签》：“合丹法：火至七十日，药成，五色飞华，紫云乱映，名曰紫金，其盖上紫霜，名曰神丹。”

③三年：从公元762年7月杜甫与严武在绵州分手到此时，约为三年。

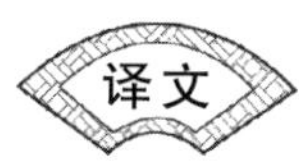

译文

经常苦恼于沙岸崩塌损坏药栏，因此我也曾在江边树起木栅以抵御风浪的摧残。新栽的小松树恨不得它们能够长高千尺，那些到处疯长得丑竹子应该砍掉一万竿。今后一家人的生活可就全靠您这黄阁老了，至于我这衰颜则想托付给那能使人返老还童的紫金丹。三年来辗转奔走，空剩下这副皮包骨，方才真正相信人间行路之艰难。

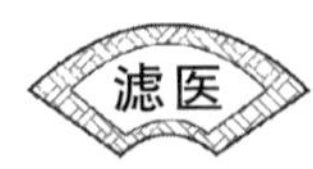

杜甫说："衰颜欲付紫金丹"。金丹，道家用以养生的药物，在《抱朴子·内篇》有详细的论述。古代道士选用各种金石炼药，认为服后可以驻颜不老，长生不死，羽化登仙。这种炼出的丹药称为金丹。早在春秋战国时就出现了不少搞炼丹工作的方士。在《史记》中，曾列举了北方燕国的宋无忌、正伯乔、充尚、羡门子高等方士，说他们都能炼黄金及长生不死药。后来，经过了秦朝和两汉方士的不断努力，炼丹术更加发展，并广泛传播。但那时的炼丹目的是建筑在"点石成金"和"长生不死"两个方面的，是为个人谋利益的行为。

炼丹存在着两大派系：一派是"人为万物之灵"，只要把自家的精、气、神加以锻炼，就可以达到"长生不死"的境地，把这叫做炼内丹；一派是以为"黄金入火则百炼不消，入土埋之则毕天不朽，"是物质界中最宝贵的东西，因此，他们把《神农本草经》上品药中的"丹砂"用来炼制黄金，说黄金炼成既可以作"长生不死药"，又可以利用它来再制作多量的黄金，他们把这叫做炼外丹。因此，后来的炼丹家由于目的和要求的不同，遂又形成了炼丹和炼金两大派系。

唐代以前的统治者都迷信丹药，以求长生，结果不但没有一人得到长生，中毒而死者不乏其人。这种社会风气，尤以唐代的统治者为甚。据史料记载，宪宗、武宗、敬宗、宣宗等皇帝，都是因服仙丹致死的；太宗、玄宗虽然未服丹药，但也曾找过炼丹家为他们合过还丹，炼过黄金。当时的李抱真，曾服丹药至两万粒之多，结果终于死亡。当时说他是得了"尸解"，实际上是中毒死亡，不是尸解成仙。一些文人、知识分子为了求得精神上的超脱，也往往希望得到道家的所谓"长生仙丹"。如李白说："一餐咽琼液，五内发金沙"，"美人为政本忘机，服药求仙事不违。"杜甫说："苦乏大药资，山林迹如扫"，"远惭勾漏令，不得问丹砂"，"衰颜欲付紫金丹"。杜甫由于生活贫困，苦于缺乏炼丹的资财，所以终究没能走入山林。他深深感愧于晋代勾漏县令——炼丹家葛洪，未能像葛洪那样酷爱炼丹工作。由此可见，炼丹求仙活动对诗人影响之深。当初，道家"炼丹却老"的幻想行为，不是为广大人民服务的。直至晋代葛洪、梁代陶弘景、唐代孙思邈时，才把炼丹活动逐步转向医药方面来，以之为人民治疗疾病。

"服药求长生，反为药所误。不如饮美酒，被服纨与素。"意思是说，与其付出庞大的代价来搞这不可捉摸的服药求仙的荒唐事，不如把这笔浪费的资财拿来吃好、穿好还实惠得多。在一定条件下，坏的东西可以引出好的结果。历代方士虽然未能达到他们的炼丹、成仙幻想，却为现代化学打下了初步基础，并给后世医药家提供了丹药的炼制法则。炼丹家为现代化学开辟了光明的道路，因为他们在炼丹炉里、实验室中运用了自然界的很多矿物，通过长期的不断烧炼与实验，明确了许多物质的性能和变化，故可利用这些天然财富为广大人民服务。他们虽然没有炼成令人长生不死的仙药，却成功地炼出了为人治病的医药，如将水银、硫黄、砒石等炼成药物，用于医疗，这就是他们的成就。当今，医用丹药，在中医外科仍占有极为重要的一环。许多慢性顽症，用丹药得以治愈。"红升白降，外科家当"，可见其重要性。炼丹术对于现代化学来说，确有它的一定功绩，因为炼丹家在炼丹过程中创造的浸取、蒸馏、蒸发、烧灼、升华、结晶、水浴、沙浴等操作法则，都给现代化学奠定了基础，建立起初步规模，故可以说，炼丹术就是化学的萌芽。

杜甫说："衰颜欲付紫金丹。"经查考发现，在古籍文献中，以"紫金丹"命名的药方颇多。如《云笈七签》卷六十五载："作金液还丹之道，其方用大铜筒开孔广三寸半，令筒厚四分，高九寸。二枚，其以一枚为盖，盖高五寸也。治熟礜石一斤，铅丹半斤。夫礜石先火烧二十度，捣万杵，又铁器中猛火九日九夜，复万杵，下细簁，调之以淳苦酒，和之如泥，塗铜筒里，令上下俱厚四分，是第一塗也。修之法，即复当以雄黄、雌黄之精，以淳醯和，复塗两筒，重令厚半分，此第二塗也。第三次霜雪也，其上筒盖亦如下筒法塗之。纳霜雪不满寸半已，药纳霜雪中，以上筒盖之。再用代赭、瓦屑，如前以塗其会，牢塗之，无令泄，泄则华烁飞去矣。复塗之。宜于阴熇洁处，令其大干。置于芦苇火、马通火中央，作铁竖安之，筒令去地高三寸。糠火亦佳也，火前后左右去筒皆三寸，不可不审详精占也。如是，后至十日，更近左右前后各二寸，如是，二十日，复便近火，去筒一寸，如是，至三十日左右，前后五十日，名曰黄金。黄金者，中神药可以成黄金也。如是，又火二十日，合七十日，药成，名曰赤金。所谓赤金者，此中神药可成赤金。名曰金液还丹，即欲作黄金，取还丹一铢，置一斤铅中，即成真金矣。亦可先纳铅于器中，光火为水，及纳刀圭赤药于其器中，临而观之，五色飞华，紫云乱映，蓊郁玄黄，若仰看景云之集也，名曰紫金，道之妙矣。其盖上紫霜，名曰神丹。服食以龙膏泽和之，令如大豆大，平日以井华水服之，日一丸，七十日，六丁六甲诸神仙玉女皆来朝之，侍左右前后。"《太清金液神丹阴君歌》曰："金液还丹仙华流，高飞翱翔登天丘。黄赤之物成须臾，当得雄雌纷乱殊。可以腾变致行厨，灵人玉女我为夫。出入无间天同符，其精凝霜善沉浮，汝其震惊必来游。"(参见《道藏》本《云笈七签》)。

紫金丹，即上述的"金液还丹"。其炼制方法相当复杂。清代仇兆鳌注释杜诗"衰颜欲付紫金丹"时，亦曾引用《云笈七签》对紫金丹的记载，但是，仇注过于简略，现补充如上，以供参考。至于《阴君歌》对紫金丹神秘化的描述，读者自然不会相信。服丹求仙，羽化飞升，云游仙境，玉女来朝，侍候左右，这本是道家浪漫的幻想。作为诗歌欣赏，亦可一读，故一并录之。

说明

当须知道，成都乱起，杜甫曾经一度离开成都草堂，避难于梓州、阆州等地。广德二年(公元764年)正月，杜甫携家由梓州赴阆州。二月，听说严武再度任成都尹兼剑南节度使，同时，严武也来信相邀，诗人于是决定重返成都。于阆州返成都途中作诗五首，此为其中第四首。诗题中的"严郑公"，即严武，广德元年严武被封为郑国公。

杜甫此诗，首四句是设想回成都后整理草堂之事，但却给人以启迪世事的联想。"多病所须惟药物"，"种药扶衰病"。杜甫为了治病，因此喜爱种药，所居之处开有药圃。自从离开草堂，时刻都在挂念他辛辛苦苦开出的药圃，常常焦虑沙岸崩塌，损坏药栏，现在恐怕连同江槛一起落到湍急的水流中去了。这虽是遥想离开成都之后，草堂环境的自然遭遇，但他不也是对风风雨雨的社会现状的焦虑吗？想当年，诗人离开草堂时，自己亲手培植的四株小松，当时才"大抵三尺强"(《四松》)，诗人是很喜爱它的，恨不得它能够迅速长成千尺高树；那到处侵蔓的恶竹，有万竿亦须芟除！诗人喜爱新松，这是因为它俊秀挺拔，不随时态而变；诗人痛恨恶竹，是因恶竹随乱而生。此二句“兼寓扶善疾恶之意”。乱世之岁，匡时济世之才难为世用，而各种丑恶势力竞相充分表演，诗人怎能不感慨万分！这两句，深深交织着诗人对世事的爱憎。

诗的后四句落到“赠严郑公”的主题上。生理，即生计。金丹，烧炼的丹药。这两句说，自己的生计全凭严武照顾，衰老的身体也可托付给益寿延年的“紫金丹”了。这里意在强调生活有了依靠，疗养有了条件，显示了诗人对朋友的真诚信赖和欢乐之情。最后两句，忽又从瞻望未来转到回顾过去，似有痛定思痛意。诗人自宝应元年（公元 762 年）七月与严武分别，至广德二年（公元 764 年）返草堂，前后三年。这三年，兵祸不断，避乱他乡，漂泊不定，人瘦得只剩皮包骨头了。过去常读古乐府诗《行路难》，今身经其事，方知世路艰辛，人生坎坷，真是“行路难”啊！“行路难”三字，语意双关。一个“信”字，包含着诗人历经艰难困苦后的无限感慨。

全诗描写了诗人重返草堂的欢乐和对美好生活的憧憬。真情真语，情致圆足，辞采稳称，兴寄委婉。欢欣和感慨相融，瞻望与回顾同叙，更加显出了此诗思想情感的深厚。由于杜甫“读书破万卷”，知识面广，对医药也有深入研究，因此，他能“下笔如有神”，巧妙地将一些医药词语用于诗文创作中，从而使诗的意义更加丰富而深刻。如此诗“生理只凭黄阁老，衰颜欲付紫金丹”。如果没有一定的医药知识，则很难构思出这样对偶工整而优美的诗句。李时珍曾研读过《杜子美集》，在《本草纲目》中还多次引用杜诗。这充分说明杜甫的一些诗作富含医理，诗中有医，值得玩味。

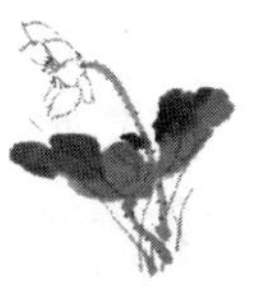

药条药甲润青青　色过棕亭入草亭

——杜甫《绝句》[①]滤医

药条药甲润青青，色过棕亭入草亭[②]。

苗满空山惭取誉，根居隙地怯成形[③]。

选自《全唐诗》卷二百二十八（第7册，第2487页）

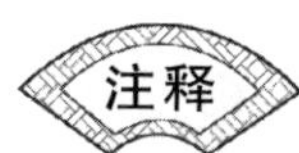

注释

①此诗当作于广德二年（公元764年）夏，当时，杜甫居成都草堂。诗写草堂夏景和隐居种药的情趣。

②条：枝条。甲：初生的小叶。棕：棕树。亭：有顶无墙，供休息用的建筑物，多建筑在路旁或花园里。棕亭：周围长有棕榈树的小亭。此句言药圃之大。

③隙地：干裂的土地。成形：指药材之根长成的特异形状，如人参成人形，茯苓成兽形，枸杞根成犬形，等等。

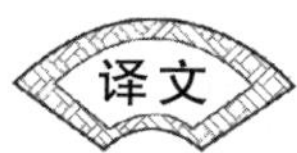

译文

药草的枝叶长得郁郁青青，青青的颜色越过棕亭蔓入草亭。“苗满空山”的美誉我愧不敢当，只怕它们根居干裂的土中成不了特异的形状。

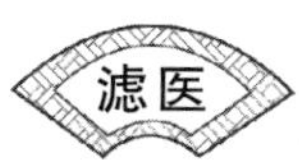

滤医

诗圣杜甫喜爱种药养花，这一爱好，不仅可以陶冶情操，修养身心，而且收获的药物可以用来治病。“多病所需惟药物”，这也是他喜爱种药的主要原因。为了种植药材，管理药圃，诗人整日锄草浇水，翻地施肥，树栏插篱，精心养护。此外，杜甫还很重视学习中药的栽培技术和方法，读过许多本草医著，对某些中药的生长特点和根茎形态有充分了解。他担心一些药物扎根干裂的土中，影响其生长发育，成不了所要求的特殊形状。他勤于管理药圃，因而，药苗长势喜人。别人称赞他“苗满空山”，他却谦虚地说“惭取誉”，意思是说，这种美誉我愧不敢当。

某些药物在一定的环境、土壤、气候等的自然条件下，其地下根茎部分会长成特异的形态。这种情况，在古代本草著作中常有记述。如人参，《本草纲目》：“人参年深，浸渐长者，根如人形，有神（治病有神奇的功效）。”引《广五行记》云：“隋文帝时，上党有人宅后，每夜闻人呼声，求之不得。去宅一里许，见人参枝叶异常，掘之入地五尺，得人参，一如人体，四肢毕备，呼声遂绝。”又如，兰科植物手掌参的块茎4～6裂，肥厚似手掌。生于高山草地或林缘潮湿肥沃处。

茯苓，《本草纲目》引陶弘景曰：“外皮黑而细皱，内坚白，形如鸟、兽、龟、鳖者良。”又引《龟策传》云：“状如飞鸟之形。”黄连，李时珍曰：“大抵有两种：一种根粗无毛有珠，如鹰鸡爪形而坚实，色深黄；一种无珠多毛而中虚，黄色稍淡。各有所宜。”狗脊，李时珍引苏恭曰：“此药苗似贯众，根长多岐，状如狗之脊骨，而肉作青绿色，故以名之。”李时珍曰：“狗脊有两种：一种根黑色，如狗脊骨；一种有金黄毛，如狗形，皆可入药。”枸杞根，古代道书谓“千载枸杞，其形如犬”。李时珍引刘禹锡《枸杞井》诗云：“僧房药树依寒井，井有清泉药有灵。翠黛叶生笼石甃，殷红子熟照铜瓶。枝繁本是仙人杖，根老能成瑞犬形。上品功能甘露味，还知一勺可延龄。”引《续仙传》云：“朱孺子见溪侧二花犬，逐入于枸杞丛下。掘之得根，形如二犬。烹而食之，忽觉身轻。”又引周密《浩然斋意抄》云：“宋徽宗时，顺州筑城，得枸杞于土中，其形如獒状，驰献阙下，乃仙家所谓千岁枸杞，其形如犬者。”

一些药物的根茎确有其独特的生长形态，如上所述，人参成人形，茯苓成兽形，枸杞成犬形，黄连成鹰鸡爪形，手掌参成手掌形等。“根居隙地怯成形”，杜甫此诗，言之有据，这从上述所引古籍文献记载，即可得到很好的证明。此句中的“怯”字，写出了诗人的“顾虑”，他只怕栽种的某些药物，其根处于干裂的土中，影响生长发育，成不了所需要的形状。杜甫熟读本草，真可谓是种药的行家。

种药养花是一种情趣高雅而有益身心健康的活动。一些药用植物，除了药用价值外，同时也有观赏价值。如月季、牡丹、芍药、山茶花、栀子花、梅花、荷花、兰蕙、菊花、杜鹃花、水仙、茉莉、桂花、鸡冠花、蔷薇、玫瑰、丽春花、丁香等，一般花色鲜艳，花形奇异，或具芳香等特点。因此，既可观花怡情，亦可入药治病，可谓一举两得。种药养花可以美化生活环境，供休息时欣赏，调剂精神，陶冶情操，消除疲劳，增添乐趣，还可清洁空气。根据实验证明，花草树木具有很强的吸附粉尘和解毒的能力，有些还能过滤和吸收放射性物质，因而可以减少气管炎、尘肺、矽肺及其他疾患的发病率。种药养花对老年人来说尤有益处。年老退休后，常常产生不同程度的忧郁和寂寞，有“夕阳迟暮”之感。种药养花活动能够激励对生活的热爱和对未来的向往，增加生活情趣，焕发青春活力。同时，种药养花对老年人来说又是一种强度适中的体力劳动，可以在美的享受中活动筋骨，调畅气血，有益于身体健康。种药养花是一种技术性比较强的活动，因此，要像诗圣杜甫那样种好药，养好花，吟诗抒情，得其真趣，不仅要有爱花之心，还应讲求科学的种植方法。要在各种药草、花卉的不同习性基础上，掌握好土质、浇水、施肥、除草、剪枝、温度、湿度、阳光照射等各个环节，才能收到满意的效果，才能见到“药条药甲润青青，色过棕亭入草亭”的喜人情景。

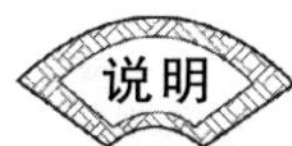

杜甫从三十五岁到达长安时起，直到五十九岁死于湘江上游的一条木船上为止，二十余年间，一直没有离开过穷困和疾病，也就一直没有离开过药物。他曾说“多病所需惟药物，微躯此外更何求?”由于生活所迫，医疗所需，杜甫曾经从事种药、采药、卖药等活动，在他定居的地方也种些药材，有时还给人家看病取药。如果没有一定的药学基础，他是很难从事医药行业的。可以说，杜甫是因久病而成良医。

杜甫在长安时期，有一位十分要好的朋友，名叫郑虔，字弱齐。此人多才多艺，尤精书画，好读医书，对药学也很精通，曾经著有《胡本草》七卷(此书已佚。胡中，泛指我国北方少数民族以及西域地区)。李时珍称此书所收“皆胡中药物”。郑虔当时为“广文馆博士”，是无实权的“冷官”，和杜甫一样过着“饭不足”的穷困生活。他跟杜甫相处时间很长，来往很密切，两人常在一起饮酒论文，也常在一起研究药物。杜甫写有《陪郑广文游何将军山林十首》，其中就有一首说到两人共同鉴别一种来自月支的药用植物的情形。其诗曰：“万里戎王子，何年别月支?异花来绝域，滋蔓匝清池。汉使徒空到，神农竟不知。露翻兼雨打，开拆渐离披。”戎王子，药名。仇兆鳌注：“《本草》：日华子云：独活，一名戎王使者。戎王子，当是其类。”戎王子，即独活，也称胡王使者，产自月支国。汉使，指张骞，曾奉汉武帝之命出使月支。此诗意思是说，万里而来的戎王子啊，你是哪年离开了故土月支? 奇异的花儿来自极远的地域，滋生的枝蔓匝绕着清池。当年汉使张骞算是白走一趟，他并没有把你带回，而我们的祖先神农氏虽然尝遍百草，也不曾记下你的名字。只可惜在露浸雨打之下，你的花瓣已渐渐凋敝。

总之，杜甫一生与药有缘，他所患的疾病及他从事的有关医药活动，在其诗文中有很多描述，由于篇幅所限，这里不便一一列举。

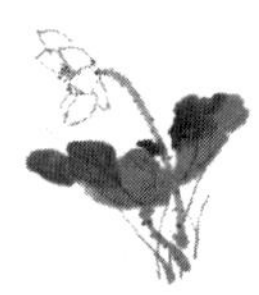

诗谢省郎忧病士　寄来书信与柴胡

——杜甫《寄韦有夏郎中》[①]滤医

省郎忧病士，书信有柴胡[②]。
饮子频通汗，怀君想报珠[③]。
亲知天畔少，药饵峡中无[④]。
归楫生衣卧，春鸥洗翅呼[⑤]。
犹闻上急水，早作取平途[⑥]。
万里皇华使，为僚记腐儒[⑦]。

选自《全唐诗》卷二百三十一(第 7 册，第 2542 页)

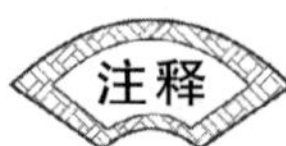

注释

①此诗当作于大历元年(公元 766 年)，当时杜甫寓居夔州西阁。郎中，尚书省官员，是尚书、侍郎之下的高级官员。杜甫此时身为检校工部员外郎，与韦有夏同属尚书省官员。韦氏给杜甫寄来能够治疗疟疾的柴胡，杜以此诗致谢。

②省郎：指韦有夏。病士：杜甫自指。

③饮子：指饮服的中药汤剂。仇兆鳌注："古人称汤药为饮子。孙真人有甘露饮子"。通汗：指服药后，汗孔开泄而出汗，借此可以退热。报珠：相传隋侯见大蛇伤断，为敷药救治，后蛇衔明月珠相报。见《淮南子·览冥训》高诱注。后用为报恩之典。

④峡中无：峡中民俗信祷祠而不服药，故药味缺乏。

⑤归楫：归舟。楫：划船的用具。这里借指船。

⑥平途：坦途。

⑦皇华使：指韦有夏。《诗经·皇皇者华》咏使臣出使。"皇皇者华"，即灿烂的花，意谓使

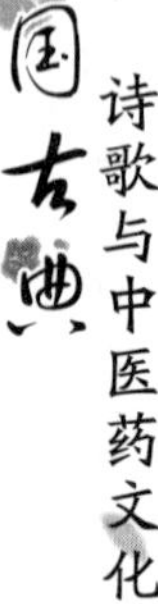

臣出使，远而有光华。

译文

省郎担心我的病情，寄来书信和柴胡。饮服汤剂之后频频发汗，感怀君恩，常想报珠。我身在天边，亲友稀少，峡中的药饵很难寻找。我的归舟久卧江边已经生了苔藓，洗翅的春鸥也在呼唤我上路。我似乎听到了你的船正在逆着急水而上，祝福你早日踏上坦途。万里征行的皇华使者啊，作为同僚，你还如此记挂着我这腐儒。

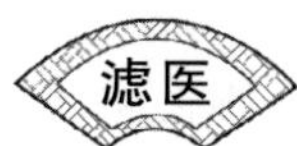

滤医

柴胡，为伞形科植物。有北柴胡、狭叶柴胡。北柴胡，又名竹叶柴胡、铁苗柴胡。狭叶柴胡，又名红柴胡、细叶柴胡。均为多年生草本。其根入药。柴胡，味苦，性微寒。功能透表退热，疏肝解郁，升举阳气。主治外感热病，寒热往来，疟疾，胸胁胀痛等症。用于风寒表证，每与羌活、防风等辛温解表药配伍，如《证因脉治》之柴胡羌活汤。若外感温邪，表证未解，里有郁热者，则可与葛根、黄芩、知母等解肌清热药同用，如《医学心悟》之柴葛解肌汤。柴胡是治伤寒少阳病的主要药物。《伤寒论》治少阳病邪在半表半里，寒热往来，胸胁苦满的主方小柴胡汤，即用柴胡透达半表之邪，配黄芩清泄半里之热，二者相须为用，使表解里和而寒热得止。柴胡不独用于少阳病，如妇女经期感冒，热入血室及疟疾等见有上述症状者，都可随宜应用。如妇女热病，经水适来，热入血室，里有瘀热者，可与凉血活血之生地、桃仁、丹皮同用。疟疾寒热往来，发作有时，可在截疟药中加入柴胡，如《济生方》之清脾饮，即柴胡、黄芩与草果、厚朴等配用；《丹溪心法》之截疟方，亦用柴胡配常山、槟榔、草果、知母等。临床实践证明，柴胡注射液用于普通感冒、流行性感冒、肺炎、疟疾等，都有较好的退热效果。

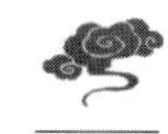

柴胡，除治外感发热外，还可用于内伤引起的劳热。如《脾胃论》之升阳散火汤，用柴胡配人参、炙甘草、升麻、葛根、防风等，能升发清阳，宣散郁热，以治胃虚过食生冷，抑遏阳气，郁而生火，而见发热倦怠等症。若用于血虚、阴虚之劳热，宜与补血、养阴清热药配伍，则不致有伤阴之弊，且能共同发挥其清解阴分虚热的作用，方如《卫生宝鉴》之秦艽鳖甲散，即柴胡与当归、鳖甲、知母、地骨皮、秦艽等配伍。

柴胡，疏肝解郁也是其主要功能之一。如肝气郁结而致胸胁胀满、脘腹疼痛等症，可用柴胡配香附、枳壳、当归、白芍、延胡索等，方如《局方》逍遥散，《景岳全书》柴胡疏肝散等。如肝郁化火，胁痛而见烦热、口干者，可配黄芩、丹皮、山栀以泄热清肝。如肝气郁结，气滞血瘀者，可以柴胡配活血通络祛瘀药，如《医学发明》之复元活血汤，即柴胡配当归、红花、桃仁等，以治胁下痛久，络脉瘀滞之证。现亦用于治疗肝炎、胆囊炎之肝区疼痛和肋间神经痛。在妇科疾病中，肝郁气滞血瘀证尤为多见，常表现为月经不调，经期紊乱，以及行经过程中见精神抑郁、烦躁不安、乳房胀痛、小腹不舒等症，柴胡除配理气药外，又须配当归、川芎、芍药等活血调经之品。

柴胡，能升举阳气，可以用于治疗中气不足，脾气不升，清阳下陷所引起的病症。如子宫脱垂、腰腹坠胀及久泻脱肛等症，柴胡常配升麻、黄芪、人参、白术等补气健脾药，方如补中益气汤。柴胡能散风热，清肝胆，故可用于治疗风热及肝胆火旺所致的目疾，如《东医宝鉴》以柴胡与连翘、赤芍、龙胆等配伍，主治肝火所致之目赤肿痛。又，柴胡配连翘、龙胆、昆布、三棱等清肝、解毒、软坚、散结药，可治瘰疬、痰核等病，以发挥其散火解郁的作用。总之，柴胡入药时，应随症所宜，做不同的炮制。如肝郁者，可醋炒用；阴虚者，鳖血拌炒用。下元亏损，虚火内盛，肝阳上亢或虚阳上越者，慎用。

杜甫《寄韦有夏郎中》诗说："省郎忧病士，书信有柴胡。"此诗虽未说明自己患的什么病，但从"药饵峡中无"，此处穷乡僻壤，缺医少药，诗人需要柴胡来看，杜甫当是老病"疟疾"复发。这个推断，还可以从有关杜诗中找到充分的证据。现列举如下，以为佐证。

杜甫《哭台州郑司户苏少监》诗曰："疟病餐巴水，疮痍老蜀都。"意思是说，我身患疟疾奔波于巴地，艰难困苦垂老于蜀都。《病后过王倚饮赠歌》曰："疟疠三秋孰可忍？寒热百日相交战。"意谓害了一秋的疟疾，此苦谁能忍受？百日之中，忽冷忽热，像是进行拉锯战。《寄薛三郎中》曰："峡中一卧病，疟疠终冬春。"意思是说，我卧病在荒寂少人的峡中，从春到冬常年有疟疾相侵。《寄彭州高三十五使君适，虢州岑二十七长史参三十韵》曰："三年犹疟疾，一鬼不消亡。"一鬼指疟鬼。即疟邪作祟，缠身不去。又曰："隔日搜脂髓，增寒抱雪霜。"疟疾发作，具有周期性，或隔一日，或隔二日。症状是发冷发热，寒热往来，头痛口渴，全身无力。以上四句，意思是说，我三年之中，疟疾未愈，疟鬼作祟，不肯消亡。每隔一日便搜刮一次脂髓，五内增寒如同怀抱雪霜。

综上所述，杜甫曾经长期受疟鬼折磨，发病时，寒栗鼓颌，腰脊俱痛，寒热往来。此为疟邪侵入少阳经。治宜和解少阳，截疟祛邪。中医常用小柴胡汤加减以治之。柴胡是此方主药，患疟的杜甫正急需之。"亲知天畔少，药饵峡中无。"就在这缺医少药、孤立无援的困境中，他突然收到了好友韦有夏寄来的柴胡。这真是救命之药，当即水煎服之。况且服用柴胡汤后，频频出汗，汗出热退，病逝转轻，逐渐向愈。对此，杜甫当然满怀感激之情，特写此诗，以表答谢，故有"饮子频通汗，怀君想抱珠"之佳句。

中医治疟，药方众多，除小柴胡汤外，还有截疟七宝饮、截疟常山饮等。小柴胡汤出自汉代医圣张仲景《伤寒论》，由柴胡、黄芩、人参、半夏、甘草、生姜、大枣组成。截疟七宝饮出自《张氏医通》，由厚朴、常山、槟榔、陈皮、青皮、草果、炙甘草、生姜组成。截疟常山饮出自《丹溪心法》，由常山、穿山甲、草果、知母、槟榔、乌梅、炙甘草组成。实践证明，这些药方确有良效。其在剂型上，也都是采用"饮子"。古人称汤药为饮子，杜甫所谓"饮子频通汗"是也。汤剂是治疗疟疾时常用的剂型。汤剂的特点是吸收快，易发挥疗效，而且便于加减使用，能够灵活地照顾到各种病症的特殊性。《医宗必读》指出治疟者，"散而越之，邪去则安"，"无汗，欲其有汗，散邪为急。"由此看来，杜甫采用以柴胡为主药的汤剂——饮子，这是深合"散邪为急"这一治则的。

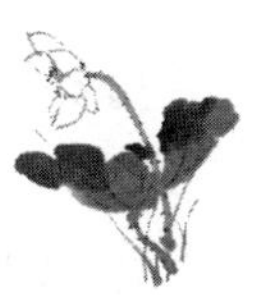

年老体衰怯行迈　愈风疗痹有乌鸡

——杜甫《催宗文树鸡栅》[①]滤医

吾衰怯行迈，旅次展崩迫[②]。
愈风传乌鸡，秋卵方漫吃[③]。
自春生成者，随母向百翮[④]。
驱趁制不禁，喧呼山腰宅[⑤]。
踏藉盘案翻，终日憎赤帻[⑥]。
课奴杀青竹，塞蹊使之隔[⑦]。
墙东有隙地，可以树高栅。
织笼曹其内，令入不得掷。
稀间可突过，觜距还污席[⑧]。
避热时来归，问儿所为迹。
我宽蝼蚁遭，彼免狐貉厄。
应宜各长幼，自此均勍敌[⑨]。
笼栅念有修，近身见损益。
明明领处分，一一当剖析。
不昧风雨晨，乱离减忧戚。
其流则凡鸟，其气心匪石。
倚赖穷岁宴，拨烦及冰释[⑩]。
未似尸乡翁，拘留盖阡陌[⑪]。

选自《全唐诗》卷二百二十一(第7册，第2343页)

注释

①宗文：杜甫之长子。鸡栅：鸡圈，养鸡的栅栏。

②行迈：行走不止，远行。旅次：旅人暂居的地方。崩迫：奔忙。仇兆鳌注："展崩迫，言迫促少休。"

③乌鸡：即乌骨鸡。仇兆鳌注："《本草》：乌雌鸡，治风湿麻痹。"

④百翮：百翼。五十只鸡。仇兆鳌注："百翮，连母五十头。"

⑤山腰宅：即杜甫所寓居的"西阁"。

⑥赤帻：《搜神记》载，安阳城南亭西舍，有一只老雄鸡化为人，头戴赤帻(红色头巾)。后因以借指雄鸡。

⑦杀青竹：古人用火烤竹，去其水分，可使坚固耐久。

⑧觜：鸡嘴。距：鸡爪。

⑨勍敌：强敌。

⑩及冰释：意谓来年冰消时，即将离开夔州，沿江东下。

⑪尸乡翁：《列仙传》载，祝鸡翁，居尸乡北山下，养鸡百余年，鸡至千只，皆立名字，欲引呼名，皆依呼而至。后升吴山，莫知所在。

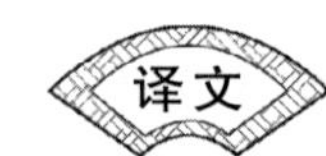

译文

我因身体衰弱而不敢继续赶路，旅居夔州也是每日奔忙难得休息。传闻乌鸡肉能够治愈风痹，到了秋天还有很多的鸡蛋可吃。为此在春季孵出了一大群，到现在连母带雏将近五十只。不料它们满院乱跑禁止不住，喧叫之声充满了山腰的宅室，踏上了桌子，蹬翻了盘子，使我终日对它们憎恨不已。你要督促仆人炙烤青竹，截出一段小路把鸡隔离，东墙根那里有一片空地，可以立起个高高的鸡栅。编织竹笼让鸡群处于其内，使它们不能腾跳而出。如果栅栏编得稀疏，它们可能会钻出来，肮脏的嘴爪还会沾污坐席。等我从别处避热归来，我要检查你的工作成绩。我们这样做，则可以免除蝼蚁被鸡啄食，群鸡也可免于狐貉的侵袭。应该让它们都能由小长到大，从此以后不再受敌。你要把修建笼栅之事挂在心上，干得好坏，立马就能见到损益。你应清楚地领悟我的吩咐，对此中道理要一一加以剖析。有鸡报晓可使我们不昧于风雨之晨，可以减少乱离岁月的忧戚。它们固然属于凡鸟之流，但气性坚定，司晨守期。倚赖它们则可使我们度过冬季，可以解除烦闷直到来年冰消启程时。我虽养鸡，却不如尸乡翁那样驯鸡有术，只能把它们拘禁在田园笼栅里。

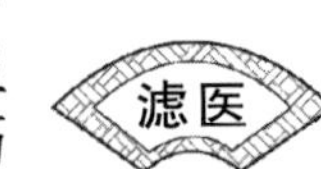

滤医

杜甫诗曰："愈风传乌鸡，秋卵方漫吃。"宋代陆游《赠鸡》诗曰："青铜三百买乌鸡，辟地墙东为择栖。更聘一雌全物性，莫辞风雨五更啼。"由此可知，这两位老诗人都很喜欢乌鸡。鸡能报晓司晨，且气性坚定，按时守期。《诗经》：“风雨如晦，鸡鸣不已。”又说：“风雨凄凄，鸡鸣喈喈”。后人以之比喻在恶劣环境中而不改变气节操守。《韩诗外传》卷二：“君独不见鸡乎？头戴冠者文也，足傅距者武也，敌在前敢斗者勇也，见食相呼者仁也，守夜不失时者信也。”古人认为鸡有“文、武、勇、仁、信”这五种美好的德性。唐代李频《府试风雨闻鸡》诗：“不为风雨变，鸡德一何贞。在暗长先觉，临晨即自鸣。阴霾方见信，顷刻讵移声。向晦如相警，知时似独清。萧萧和断漏，喔喔报重城。欲识诗人兴，中含君子情。”以上所引诗文，皆是对鸡的赞美。还有“鸡窗”一典，把鸡说得更加神奇，说鸡可以与人交谈，增强人的语言智巧。《艺文类聚》引刘义庆《幽明录》：“晋兖州刺史沛国宋处宗尝买得一长鸣鸡，爱养甚至，恒笼著窗间。鸡遂作人语，与处宗谈论，极有言智，终日不辍。处宗因此言巧大进。”后人以“鸡窗”指书斋。唐代罗隐《题袁溪张逸人所居》诗：“鸡窗夜静开书卷，鱼槛春深展钓丝。”鸡，不仅平民百姓养之，据文献记载，唐代宫庭亦养之，当时，把养鸡之所称为“鸡坊”。《太平广记》卷四八五引唐陈鸿《东城老父传》：“玄宗在藩邸时，乐民间清明节斗鸡戏。及即位，治鸡坊于两宫间，索长安雄鸡，金毫铁距，高冠昂尾千数，养于鸡坊。选六军小儿五百人，使驯扰教饲。上之好之，民风尤甚。”

乌鸡，又名乌骨鸡、药鸡、绒毛鸡、黑脚鸡、丛冠鸡、穿裤鸡、竹丝鸡。为家鸡的一个品种，为雉科动物，全国各地均有饲养。其肉或除去内脏的全体供药用。乌鸡，躯体短矮而小。头小，颈短，具肉冠，耳叶绿色，略呈紫蓝。遍体羽毛白色，除两翅羽毛外，全呈绒丝状；头上有一撮细毛突起，下颌上连两颊面生有较多的细短毛。皮、肉、骨、嘴均乌色。翅较短，而主翼羽的羽毛呈分裂状，致飞翔力特别强。毛脚，五爪。跖毛多而密。《本草纲目·鸡》：“乌骨鸡，有白毛乌骨者，黑毛乌骨者，斑毛乌骨者，有骨肉俱乌者，肉白骨乌者；但观鸡舌黑者，则肉骨俱乌，入药更良。”

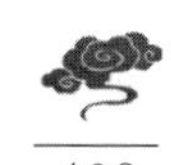

乌骨鸡，味甘，性平。归肝、肾、脾经。功能养阴，补血，健脾。主治风寒湿痹，虚劳羸弱，骨蒸潮热，消渴，脾虚滑泄，下痢噤口，遗精，白浊，妇女月经不调，崩漏，带下等症。临床上用于治疗阴虚火旺，潮热，盗汗，咳血等症，常与人参、熟地、当归、知母、黄柏等补气、养阴、降火之品同用，如《杏苑生春》乌骨鸡丸。如治脾虚滑泄，则用乌骨鸡合温脾止泻之豆蔻、草果煮食。治肾虚遗精白浊，则同温涩之白果、莲肉、胡椒等煮食。又如《普济方》乌鸡煎，用乌骨鸡同茴香、良姜、陈皮、花椒等煮食，以治噤口痢因用涩药太过，胃伤恶食，四肢不温者，可收健脾补虚，温中开胃之效。乌骨鸡能补肝肾，养阴血，调冲任。古方治妇女虚劳羸瘦，月经不调，崩漏，带下，不孕等症，常以乌骨鸡为主药，与其他益气补血养阴药同用。内热者佐以清虚火之药；阳虚者兼以补阳气之品；气血流行不畅者，助之以活血理气之味。如乌鸡白凤丸，即以乌鸡与人参、黄芪、当归、熟地、鹿角胶、鹿茸、丹参、香附等配伍，为妇科补虚、调经之著名成药。总之，乌鸡以补益肝脾肾三脏，治疗虚损为主。《本草经疏》：“乌骨鸡，补血益阴，则虚劳羸弱可除；阴回热去，则津液自生，渴自止矣。阴平阳秘，表里固密，邪恶之气不得入，心腹和而痛自止。益阴，则冲、任、带三脉俱旺，故能除崩中、带下、一切虚损诸疾也。”

乌骨鸡，补肝肾，清虚热，益脾胃。烹调为菜肴食用，或作丸、散、酒剂亦可。经验方选录如下。

①乌骨鸡一只，白果、莲子、糯米各 15 克，胡椒 3 克，一同装入鸡腹，扎定煮熟，空腹时服食。可治脾虚或脾肾两虚，遗精，白浊，妇女白带。

②乌骨鸡一只(约 1000 克左右)，肉豆蔻 15 克，草果 6 克，炒焦，装入鸡腹，扎定煮熟，喝汤食肉。可治脾胃虚寒，脘腹冷痛，肠滑腹泻。

③乌鸡肉 100 克，淮山 50 克，冬虫夏草 10 克，同煮汤食用，可治虚劳。

④乌骨鸡一只，宰杀时从肛门开口取出内脏，洗净，将熟地、白芍、当归、知母、地骨皮各 10 克塞入鸡腹内，缝合切口，加适量食盐、水。蒸熟食用。可治气血虚弱引起的潮热，盗汗，月经不调等症。

⑤乌骨鸡一只，宰杀时从肛门开口取出内脏，将莲子肉、糯米各 25 克，胡椒粉 3 克，塞入鸡腹内，缝合切口，煮熟，空腹服食。适用于肾虚所致的赤白带下，遗精，白浊。

⑥乌骨鸡一只，宰杀时从肛门处开口取出内脏，将党参 30 克，茯苓、白术各 15 克，蔻仁、生姜各 10 克，砂仁 3 克，塞于鸡腹内，缝合切口，煮熟后去药食用。有健脾止泻作用，适用于脾虚泄泻。

⑦乌鸡肉 150 克，丝瓜 100 克，鸡内金 10 克，同煮汤，加适量食盐调味食用。适用于血虚经闭。

⑧乌鸡肉 250～500 克切块，黄芪 30～50 克，食盐、水适量同蒸熟食用。有养阴益气、补脾生血的作用。适用于精神疲倦，血虚头晕，气虚脱肛，以及妇女月经不调，白带过多，子宫脱垂等症。

⑨秋末冬初的肺肾双补食疗方——板栗炖乌骨鸡。鲜板栗 10 枚，乌骨母鸡一只。鲜板栗去壳取栗仁备用，乌骨鸡去毛，去除内脏，洗净晾干。将乌骨鸡、板栗仁同入砂罐中，加清水没过鸡与栗，放一块生姜入水中，加盖，文火焖 2 小时。起锅加少量食盐，最好不要放味精，即可食用。乌骨鸡甘平，入肺、肾，滋阴益气，能双补肺肾。板栗，补肾强筋。两种食物同用，可收肺肾双补之效。

乌鸡，是药食两用佳品，是一种优良的烹饪原料，肉质细嫩，味道鲜美，可以烹制出色、香、味各异，风味别具的多种菜肴。下面介绍几种，以供品味。

乌鸡白凤汤　主料：乌鸡(宰杀干净)。辅料：枸杞。调料：葱、姜、鸡精、盐、醋。做法：将乌鸡放入压力锅内，锅里加入葱、姜、盐、枸杞、鸡精、醋、适量清水，保压时间 15 分钟，出锅后撒入少许香菜即可食用。特点：鲜香味美，营养丰富，老少皆宜。

乌鸡天麻汤　主料：乌鸡(宰杀干净)。辅料：天麻。调料：姜、盐。特点：乌鸡天麻汤极具营养价值，是民间滋补“秘方”。天麻，可治疗头晕目眩、中风偏瘫，又滋补，又治病，两全其美。

五彩乌鸡丝　原料：乌鸡脯肉 200 克，青椒、胡萝卜、白萝卜各一根，鸡蛋一只。做法：鸡肉切丝(顺纹切)，青椒和红、白萝卜分别切丝。鸡丝加入精盐、鸡蛋、料酒、湿淀粉上浆，入油锅中滑散断生。炒锅上火，淋少许油，加入姜丝稍煸，青椒丝、萝卜丝炒制，加盐、味精，放少量水，勾芡，上明油，倒入鸡丝翻勺即成。

五味乌鸡补血汤　原料：乌鸡一只，当归、熟地、白芍、知母、地骨皮各 15 克，葱、姜、盐、味精适量。做法：乌鸡洗净，五味药材洗净切片，并用单层纱布裹好备用。将药物塞入鸡腹、扎紧，置于锅内，加水1500毫升，上笼旺火蒸2小时。取出药物，加调味品，复蒸10分钟即成。

乌鸡对老年人的虚损性疾病有很好的补虚作用。乌鸡虽是补益佳品，但多食能生痰助火，生热动风，故体肥及邪气亢盛，邪毒未清和患严重皮肤疾病者宜少食或忌食，患严重外感疾患时也不宜食用，同时还应忌食辛辣油腻及烟酒等。

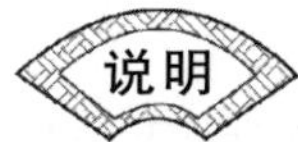

杜甫《催宗文树鸡栅》诗当作于大历元年（公元766年）夏，当时杜甫寓居西阁。听说乌肉母鸡能治疗风湿麻痹症，杜甫就养了许多只。然而鸡多生乱，急需管理，故催长子宗文带领仆人修建鸡舍。诗写小事，但可见作者日常生活之仔细、心地之仁慈，亦可知乌鸡愈风之说，并非虚语。杜甫《缚鸡行》曰："小奴缚鸡向市卖，鸡被缚急相喧争。家中厌鸡食虫蚁，不知鸡卖还遭烹。虫鸡于人何厚薄，吾叱奴人解其缚。鸡虫得失无了时，注目寒江倚山阁。""鸡虫得失"，后人改变其原意，用以比喻无关紧要的细微得失。

宋代陆游《迁鸡栅歌》曰："乌鸡买来逾岁年，庭中赤帻何昂然。吾孙初生畏晨唱，家人共议欲汝捐。乌穷必啄奴岂惮，鸡卖将烹吾所怜。贵人贱畜虽古训，物理宁不思两全。旧栖况亦苦沮洳，新栅幸可图守坚。东园稍去房奥远，挟雌将雏从此迁。竹箪朝暮有余粒，瓦缶亦自盛清泉。喈喈风雨守汝职，膈膊勿恤惊吾眠。"陆游此作，学习杜诗，亦诙谐幽默，情趣盎然，故选录于此，以便欣赏。

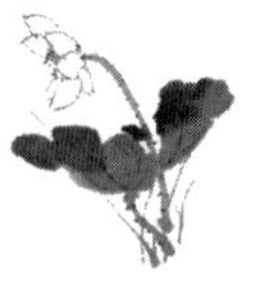

不知眼睛何时暗　耳从前月已发聋

——杜甫《耳聋》[1]滤医

生年鹖冠子，叹世鹿皮翁[2]。
眼复几时暗？耳从前月聋。
猿鸣秋泪缺，雀噪晚愁空。
黄落惊山树，呼儿问朔风。

选自《全唐诗》卷二百三十(第7册，第2526页)

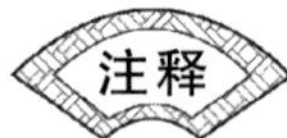

注释

①此诗当是大历二年(公元767年)秋在夔州所作。这年深秋，杜甫患耳聋，痛苦异常，遂作此诗，以苦笑显其内心至痛。

②鹖冠子：周代楚国隐士，常居深山，以鹖鸟羽为冠，故号鹖冠子。这里用以自比。鹿皮翁：刘向《列仙传》记载，鹿皮翁，淄川人，衣鹿皮，居岑山上，食芝草，饮神泉。这里以遁世的鹿皮翁自喻。

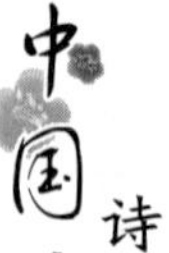

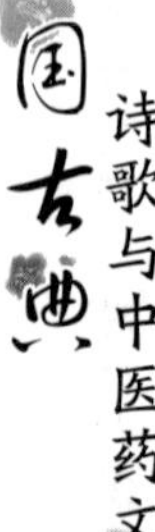

译文

我就像以鹖羽为冠隐居深山的鹖冠子，又像感时叹世、幽居林泉的鹿皮翁。我本想付世间万事于不闻不见，但不知眼睛何时昏瞎，耳朵倒是从前月起已经失灵。听不见猿鸣深秋，就不至于淌落悲秋之泪；听不见鸟雀噪晚，愁苦便为之一空。惊看那漫山遍野的枯黄的树叶，叫儿子过来，问他是不是起了北风。

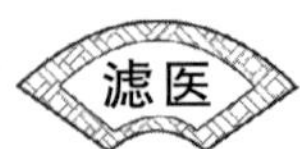

滤医

杜甫《独坐二首》其二："晒药安垂老，应门试小童。亦知行不逮，苦恨耳朵聋。"意思是说，试着叫小童看守门院，靠药物来安养我的残年。我也知道自己老得走不动路了，甚恨耳朵聋得什么也听不见。又，《复阴》诗曰："君不见夔子之国杜陵翁，牙齿半落左耳聋"（夔子之国，代指夔州。当时杜甫客居夔州）。意谓君不见夔州城里我这个杜陵老翁，牙齿已多半掉光，左耳全聋。阅读这些诗句，可知杜甫患有老年性耳聋，而且相当严重。所谓"猿鸣秋泪缺，雀噪晚愁空。"这只不过是诗人风趣地自我安慰之词，其内心的愁苦是可想而知的。

耳聋，即听觉系统的传音、感音功能异常所致听觉障碍或听力减退。一般称轻者为"重听"，指能听到对方提高的讲话声；重者为耳聋，听不清或听不到外界声音。因耳病变部位及性质不同，致聋的程度有所差异。中医将耳聋分为暴聋和渐聋。前者多实，起病急；后者多虚，起病缓。渐聋，发病缓慢，逐渐加重，为历时较长的一类耳聋，相当于进行性耳聋。历代医家所说的"劳聋"、"虚聋"，因其发病也多较缓慢，故属渐聋的范畴。这种耳聋日久不愈者，又称为"久聋"。杜甫所患，当属渐聋，亦即虚证耳聋。渐聋的病因病机亦较复杂，分述如下。禀赋不足，耳窍发育不良。母体虚弱，多患疾病，或误用药物，影响胎儿耳窍发育，或分娩时儿头受压，耳窍损伤，或小儿患病，或误用药物，也可直接损害耳窍发育，致其早期出现耳聋，并逐渐加重，形成渐聋之症。老年体弱，肾气衰退，耳窍失用，导致渐聋。《素问·阴阳应象大论》说："年五十，体重，耳目不聪明矣。"杜甫《耳聋》诗作于大历二年（公元767年）秋，当时诗人已55岁。《古今医统·耳证门》说："老人耳听渐重，亦是气虚"。指出人到一定岁数之后，随着年龄增长，脏腑功能日益减退，阴阳气血日趋衰弱，耳的营养供应不足，耳窍功能衰退，以至失用，导致渐聋，亦称为"老年性耳聋"。劳伤过度，病后失调，耳窍失养，可致渐聋。杜甫一生，38岁前，时逢开元盛世，家庭富裕。他刻苦读书，踌躇满志，漫游中原，身体原本健康。但他在这以后的人生旅途中，生活境遇发生了根本逆转。他胸怀大志，却屡试不第，使仕途不顺。在45～48岁期间遭受安史之乱，又颠沛流离，身陷囹圄。生活困窘，经常受冻挨饿。最后漂泊西南，寓居成都，生活上也只是暂时得到稳定。据杜诗中的描述，他曾患过消渴（糖尿病）、疟疾、肺病、偏枯、风痹等急、慢性病。由于多种病魔的长期折磨，使他身体抵抗力每况愈下。"三年奔走空皮骨，信有人间行路难。"劳伤过度，病后失调，使他原本健康的身体最终变成瘦弱而多病的衰躯，这都是导致他耳聋诸病的原因。

渐聋，根据病因及症状不同，临床可按肝肾阴虚、肾阳亏耗、肺脾气虚、心脾血虚等类型辨证论治。

肝肾阴虚　患者双耳听力减退，日渐加重，并见耳鸣不止，耳鸣声细，兼有头晕目眩，健忘失眠，多梦不宁，咽干口燥，腰膝酸软，五心烦热，舌红少津，脉细数等症。治宜滋补肝肾、降火聪耳为主，佐以通窍。用耳聋左慈丸（熟地、山药、山萸肉、丹皮、泽泻、茯苓、五味子、磁石）酌加枸杞子、菊花、石菖蒲、远志等；若虚火较盛，加知母、黄柏；若心悸失眠，加牡蛎、龙骨。

肾阳虚耗　耳聋逐渐加重，耳鸣声微，兼见目眩，腰膝酸软，肢冷畏寒，面色晄白，精神不振，尿多清长，舌淡苔白，脉沉细无力等症。老年性耳聋多属此型。治宜温肾益气、扶阳聪耳为主，佐以活血通窍。用右归丸（熟地、山药、山茱萸、枸杞、杜仲、肉桂、制附子、菟丝子、鹿角胶、当归）酌加丹参、石菖蒲等。对于肾虚耳聋，亦可用鹿肾一对，去脂膜，切片，以豆汁、粳米适量煮粥食，亦可作羹。

肺脾气虚　耳鸣重听，兼见少气嗌干，乏力，四肢懒倦，食欲不振，腹胀便溏，或有咳嗽痰稀，面色㿠白，舌淡苔白，脉细弱等症。治宜补益肺脾，益气聪耳。用补中益气汤（黄芪、炙甘草、人参、当归、陈皮、升麻、柴胡、白术）、益气聪明汤（蔓荆子、黄芪、党参、黄柏、白芍、炙甘草、升麻、葛根）加减，可重用葛根，以升发清气。

心脾血虚　耳聋耳鸣，兼见心神恍惚，惊悸虚烦，健忘，失眠多梦，饮食减少，腹胀便溏，倦怠乏力，面色萎黄，舌淡苔白，脉细弱等症。治宜补益心脾，养血聪耳。用归脾汤（白术、茯苓、黄芪、炙甘草、龙眼肉、酸枣仁、人参、木香、当归、远志）加减。

渐聋的针灸疗法：可以针刺耳门、听宫、听会、翳风、中渚、外关、三阴交、至阴、肾俞、关元、足三里、中脘、脾俞等穴。每次2～3穴。中弱刺激，虚寒者兼用艾灸。或用耳针，取内耳、肝、肾、肾上腺等穴，中等刺激，每次1～2穴，每天一次，10次为一疗程，或用电针、埋针。

渐聋以虚证为多。亦有因误用药物，或较长时间内使用对耳有毒害作用的药物。西药，常见的如链霉素、新霉素、卡那霉素、庆大霉素、心得平、奎宁等，引起的听力损害，其起病有急缓不同，症状有轻重差异，但多呈双侧耳鸣，重听，脑鸣，头昏，行走不稳，记忆力减退。除按上述辨证论治外，还可适当配合行气活血通窍之法，如用通窍活血汤（赤芍、川芎、桃仁、红花、老葱、鲜姜、红枣、麝香）、通气散（柴胡、香附、川芎）等。

老年聋是发生在老年人的与年龄有关而无其他原因的进行性感音神经性耳聋，属生理现象。老年聋发生年龄与发展速度因人而异，有人在青年时开始出现，有人虽已高龄，但耳目甚聪。一般认为，40岁以后即可出现无任何原因的进行性听力下降，其进展速度取决于许多因素，尤其是环境因素。据调查同年龄组男女相比有明显差异，男性听力损失较多。同样年龄，住在城市的人与住在寂静、偏僻乡村的人相比，城市居民听力减退较多。老年聋的发病机理，有人认为首先是基底转螺旋节的萎缩，其次是动脉硬化引起耳蜗上皮退行性变。老年聋的表现为听不清电话声、门铃声、手表声及鸟叫声，甚至无法参加集体谈话。由于糖尿病、老年性血管改变等内源性损伤及环境中慢性噪声的外源性损伤，病理性老年聋较生理性老年聋发病为早，发展亦快。老年聋系听觉细胞及其神经系老年性的不可逆的退行性变化，迄今尚无有效疗法。但平时注意增强体质锻炼，避免外界环境噪音刺激，慎重使用有损害听力的药物和防止血管疾病的加重，或可延缓其发展。若耳聋发展到一定程度，可佩戴适当的助听器，以补偿听力的损失。

郑海若先生七十岁时，戏作《耳聋诗十二韵》以自祝寿，曰："耳聋何足病，却称作家公（谚曰：不痴不聋，作不得家公。家公，多指丈夫，一家之主人公也）。多笑人情恰，忘言客意通。入门惟索笔，对面或书空。霹雳威全减，洪钟技亦穷。君兆前月始，人到暮年同（杜甫诗：耳从前月聋）。多难逢斯世，无闻羡此翁。桃源今世代，谷口旧家风。觅句诚无扰，持筹恐未聪。行年将耄耋，天性只孩童。酿酒年年绿，看花处处红。悬弧佳节后，采菊寿筵中（古代风俗尚武，家中生男，则于门左挂弓一张，后因称生男为悬弧。此句中指练武、尚武）。预效冈陵祝，裁诗致鄙衷。”老来耳聋，听不到霹雳洪钟，闲言是非之语则更难入耳，如此，倒也耳根清净，实属堪羡。诗人老怀童趣，习文尚武，人情融洽，且通养生之道，自当躯如松柏，寿比冈陵矣。

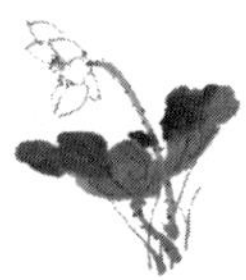

爽口滑忆雕胡饭　扑鼻香闻锦带羹

——杜甫《江阁卧病走笔寄呈崔卢两侍御》[①]滤医

客子庖厨薄，江楼枕席清。
衰年病只瘦，长夏想为情。
滑忆雕胡饭，香闻锦带羹[②]。
溜匙兼暖腹，谁欲致杯罂[③]？

选自《全唐诗》卷二百三十三(第7册，第2570页)

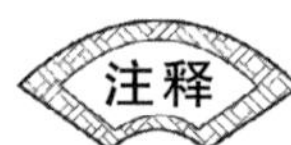

注释

①此诗是杜甫于大历四年(公元769年)初秋在潭州(今长沙市)呈寄友人之作。当时杜甫卧病临江楼，因为饮食不丰，故见菰熟莼鲜，便想去崔、卢那里喝几杯，于是以诗代简，表现了诗人幽默风趣的性格特征。崔：指崔涣。卢：指卢十四弟，杜甫祖母卢氏娘家人。

②雕胡：菰米。可食，做饭香而软；入药，解烦热，调肠胃。锦带：莼菜。可做羹汤。其性凉，味甘，亦可入药。功能清热，利水，消肿，解毒。治热痢，黄疸，痈肿，疔疮。

③杯罂：盛酒的陶制容器。这里代指酒。

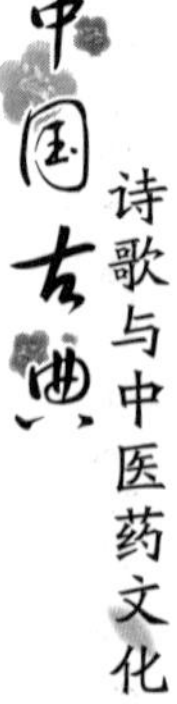

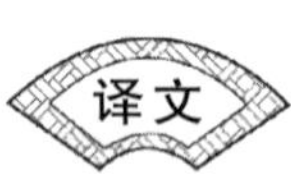

译文

客居在外，饮食不丰，卧病江楼，倍感枕席凄清。衰老多病的我呀依然消瘦，值此长夏之际感念崔卢多情。多想饱餐一顿香软可口的菰米饭，扑鼻而来的莼菜汤的味道又香又浓。羹汤溜匙，酒可暖腹，有谁打算给我送酒？以慰旅情。

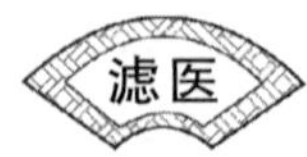

滤医

雕胡，即菰米，亦即茭白的子实，煮熟为雕胡饭。杜甫有“为我炊雕胡”，“波飘菰米沉云黑”,“秋菰成黑米”等诗句。唐代王维《登楼歌》:“琥珀酒兮雕胡饭,君不御兮日将晚。”在历代诗文中多有“菰米”或“雕胡饭”的赞咏。《本草纲目·谷部·菰米》引苏颂曰:“菰生水中,叶如蒲苇。其苗有茎梗者,谓之菰蒋草。至秋结实,乃雕胡米也。古人以为美馔。今饥岁,人犹采以当粮。”李时珍曰:“其米甚白而滑腻,做饭香脆。杜甫诗‘波漂菰米沉云黑’者,即此。”

关于茭白,南朝有位名叫沈约的浙江诗人写过这么一首生动形象的《咏菰诗》:“结根布洲渚,垂叶满皋泽。匹彼露葵羹,可以留上客。”大家可以猜到,沈约所咏之菰,正是今天我国余姚河姆渡镇名扬天下的特产——茭白。这首古诗不愧是中国茭白第一诗,从茭白的栽培环境、生长形态,写到了茭白的美味口感和食用价值,成为中国茭白史上最为动人的抒情吟唱。

茭白是我国特有的水生蔬菜。世界上把茭白作为蔬菜栽培的只有我国和越南。史书记载,唐代以前的南方人,已经开始在浅水边采集野生菰,烹饭煮粥。长期以来,茭白一直被当做粮食作物栽培,它的种子叫菰米或雕胡,是“六谷”(稌、黍、稷、粱、麦、菰)之一。

陆游是笔者很喜欢的一个诗人。笔者查全宋诗,发现陆游就留下过很多写茭白的诗句。“店家菰饭香初熟,市担莼丝滑欲流”,“散花洲上青山横,野鱼可脍菰可烹。”据《本草纲目》记载,茭白具有“解烦热,调肠胃”的药效,还有解毒利尿之功能。怪不得陆游这么喜欢写茭白,大概他也喜欢吃茭白吧!

俗话说,民以食为天。在不同的地方,茭白也称茭笋、茭瓜。它含有 1.4% 的蛋白质、0.3%的脂肪、3.5%的糖类以及维生素 B 族、维生素 C 等营养物质。茭白在未老熟前,有机氮素以氨基酸状态存在,不仅味道鲜美,而且营养价值颇高。古往今来,在中国的南方家园,茭白、莼菜和鲈鱼也素来是文人们颇为推崇的三道美食。茭白之纯白,莼菜之鲜绿,鲈鱼之肥嫩,加上黄酒之香飘,成了农家乐的佐餐首选。茭白味道鲜美,有一定营养价值。读者朋友也许尝过笋干、萝卜干,对于茭白干还是比较陌生的吧。其实,这茭白干的味儿还真不赖,在河姆渡镇家家户户都有一道“秘制土菜”,叫做茭白干烤肉,那味道香喷喷的,绝不亚于四明山上的笋干烤肉。夹起筷子一尝,就再也忘不了茭白干的美妙了。

茭白,属禾本科,原植物(菰)是多年生水生草本植物。具根茎,须根粗壮;秆直立,高 90~180 厘米,基部节上具不定根。叶鞘肥厚,长于节间;叶略呈三角形,叶片扁平,线状披针形,下面光滑,上面粗糙。圆锥花序,分枝多数簇生。颖果圆柱形。花期秋季。生长于湖沼水内。分布我国南北各地。菰的花茎经茭白黑粉的刺激而形成的纺锤形肥大的菌瘿(即茭白)供药用。本植物的根茎及根(菰根)、果实(菰米)亦供药用。

茭白,味甘性寒。功能解热毒,除烦渴,利二便。主治烦热,消渴,黄疸,痢疾,目赤等症。《湖南药物志》载,催乳,茭白五钱至一两,通草三钱。猪脚煮食。

菰米,于 9—10 月,果实成熟后采取,搓去外皮,扬净,晒干。以籽粒饱满,无蛀者为佳。含蛋白质、脂肪油、碳水化合物、灰分等。性凉,味甘。功能止渴,解烦热,调肠胃。治胃肠病、心脏病等,或作利尿剂。

菰根,性寒,味甘。治消渴,烫火伤。除胸中烦,解酒,消食。《肘后方》治烫火所灼未成疮者,菰将根洗去土,烧灰,鸡子黄和涂之。《湖南药物志》治暑热腹痛:鲜菰根二至三两。水煎服。

莼菜，杜甫曰："香闻锦带羹"。锦带，即莼菜。又名屏风（见《楚辞》）、凫葵、水葵、露葵、丝莼。莼（蓴），为睡莲科植物，多年生草本。根茎横行泥中。茎细，长达 1 米以上，沉浸水中。叶互生，有细长叶柄；叶片浮出水面，卵形至椭圆形盾状，全缘，上面绿色，下面带紫色，叶脉放射状，上半部脉有毛，茎及叶被有琼脂样的黏质，可以做汤吃。开暗红色的小花，花期 6—8 月。生水中。分布于江苏、浙江等地。5—7 月采。其茎叶入药。

莼菜，性寒，味甘。功能清热，利水，消肿，解毒。主治热痢，黄疸，痈肿，疔疮。陶弘景曰："补，下气，杂鲤鱼做羹，亦逐水。"《唐本草》："久食，大宜人。合鲋鱼（即鲫鱼）为清羹食之，主胃气弱，不下食者至效，又宜老人。"莼菜和鲫鱼做羹，食之，可下气止呕。如治一切痈疽，可将莼菜捣烂敷之。《本草汇言》："莼菜，凉胃，疗疽，散热痹之药也。此草性冷而滑，和姜醋做羹食，大清胃火，消酒积，止暑热成痢。但不宜多食久食，恐发冷气，困脾胃，亦能损人。"

唐代张志和《渔父歌》："松江蟹舍主人欢，菰饭莼羹亦供餐。"莼羹，即莼菜做的羹。说到莼羹，还有一个典故，即西晋张翰在齐王冏的幕下，因秋风起而思食江东莼羹，因而辞职离开了齐王，遂有"莼羹鲈脍"一词。《晋书·文苑传·张翰》："翰因见秋风起，乃思吴中菰菜、蓴羹、鲈鱼脍。曰：'人生贵得适志，何能羁宦数千里以要名爵乎！'遂命驾而归。"后因以"蓴羹鲈脍"用为思乡辞官的典故。如宋代辛弃疾词："纸帐梅花归梦觉，蓴羹鲈脍秋风起。问人生得意几何时？吾归矣！"

关于莼菜，《晋书》中有一句名句。《晋书》记陆机入洛见王济："济指羊酪谓机曰：'吴中何以敌此？'机云：'千里莼羹，未下盐豉'。"后人因此考莼菜出江苏溧阳千里湖。《名胜志》："溧阳有莼湖，即陆机所谓'千里莼羹，未下盐豉'者，又名'千里'。"后人也因此而认为莼羹应该淡煮，不应下盐和其他调料。杨万里因此有诗："一杯浓煮宜醒酒，千里何须下盐豉。可是士衡杀风景，却将膻腻比清纤。"然而，陆游却对此持截然相反的看法，他则认为："莼菜最宜盐豉。所谓'未下'者，言下盐豉则非羊酪可取，盖盛言莼羹之美耳。"他的意思，所谓"未下"，是指莼羹不加盐豉，就能与羊酪比美，加上盐豉，绝非羊酪可比。他也有诗："姜宜山茗留闲啜，豉下湖莼喜共烹。"

古人咏莼诗亦多，有方岳《莼羹》："烟雨中间几白鸥，藕花菱叶小亭幽。紫莼共煮香涎滑，吐出新诗字字秋。"有沈明臣《西湖采莼曲》："西湖莼菜胜东吴，三月春波绿满湖。新样越罗裁窄袖，著来人说似罗敷。"著名者，有司马光："莼羹紫丝滑，鲈脍雪花肥。"有杜子美："君思千里莼"，"丝繁煮细莼"。有辛弃疾："谁怜故山归梦，千里莼羹滑。"有贺知章："镜湖莼菜乱如丝。"有陈继儒："莼丝翠滴莼冰紫。"

其实，金齑玉脍是鲈鱼与莼羹的组合，并非一道菜。莼菜做羹滴翠冰紫，配以雪白的鲈脍，再配以各种色彩的作料，鲈脍莼羹便成了典型的文人菜。历代文人中最善食鲈脍莼羹者，据说是梅尧臣。秋后，梅家庭院中天天养有鲈鱼，鲈脍莼羹是他招待文友的拿手菜。梅尧臣做鲈脍，需配以橘、橙与熟栗黄，取其金黄之色，更突出"金齑"。

古人告知，到了冬天，无莼羹可映衬之时，鸡汤汆鲈鱼，亦鲜美无穷，鲈鱼依然可斫为丝，鸡汤金黄，鲈鱼雪白，投以新嫩的菠菜，可久煮不老，越煮越嫩。

说明

《本草纲目·莼》："蓴字本作莼，从纯。纯乃丝名，其茎似之故也。《齐民要术》云：莼性纯而易生。种以浅深为候，水深则茎肥而叶少，水浅则茎瘦而叶多。其性逐水而滑，故谓之莼菜，并得葵名。颜之推《家训》云：蔡朗父讳纯，改莼为露葵。北人不知，以绿葵为之。《诗》云：'薄采其茆'，即莼也。或讳其名，谓之锦带。"

杜甫诗中多次言及莼，如《赠别贺兰铦》："我恋岷下芋，君思千里莼。"意谓我尚留恋岷山脚下的芋头，您则思念故乡的千里湖莼。《汉川王大录事宅作》："近发看乌帽，催莼煮白鱼。"意谓您戴着乌帽出来迎接我，催促仆人烧莼煮鱼将我款待。《回棹》："强饭莼添滑，端居茗续煎。"意谓勉强用饭，喝着滑溜的莼菜汤，闲坐时连续饮茶，以便抵御酷暑炎天。《与李十二白同寻范十隐居》："向来吟橘颂，谁与讨莼羹？"意谓人们向来喜吟《橘颂》，以表达入世之志，有几人能与张翰同步，归隐故土以求莼羹？《陪王汉州留杜绵州泛房公西湖》："豉化莼丝熟，刀鸣鲙缕飞。"意谓豆豉调制的莼丝味道很美，快刀切出的鱼片轻薄欲飞。综上所述，可知杜甫也是非常喜爱莼菜的。"滑忆雕胡饭，香闻锦带羹。"这两句诗，不仅对句工整，而且用字精妙，"滑"和"香"二字写出了雕胡饭和锦带羹的味美可口，读之，使人食欲大增，回味无穷。

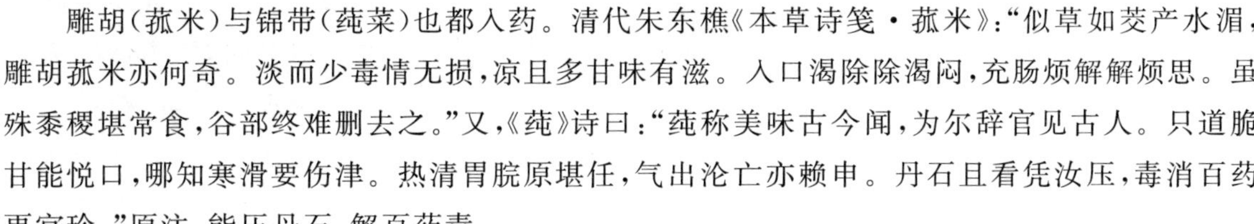

雕胡（菰米）与锦带（莼菜）也都入药。清代朱东樵《本草诗笺·菰米》："似草如茭产水湄，雕胡菰米亦何奇。淡而少毒情无损，凉且多甘味有滋。入口渴除除渴闷，充肠烦解解烦思。虽殊黍稷堪常食，谷部终难删去之。"又，《莼》诗曰："莼称美味古今闻，为尔辞官见古人。只道脆甘能悦口，哪知寒滑要伤津。热清胃脘原堪任，气出沦亡亦赖申。丹石且看凭汝压，毒消百药更宜珍。"原注：能压丹石，解百药毒。

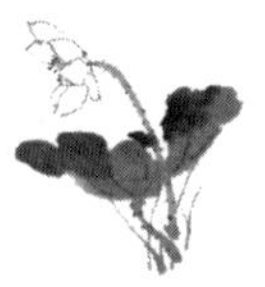

苍耳疗风是良药　为菜当慎防中毒

——杜甫《驱竖子摘苍耳》[①]滤医

江上秋已分，林中瘴犹剧[②]。
畦丁告劳苦，无以供日夕[③]。
蓬莠独不焦，野蔬暗泉石。
卷耳况疗风，童儿且时摘[④]。
侵星驱之去，烂熳任远适[⑤]。
放筐亭午际，洗剥相蒙幂[⑥]。
登床半生熟，下箸还小益[⑦]。
加点瓜薤间，依稀橘奴迹[⑧]。
乱世诛求急，黎民糠籺窄[⑨]。
饱食亦何心，荒哉膏粱客[⑩]！
富家厨肉臭，战地骸骨白。
寄语恶少年，黄金且休掷。

选自《全唐诗》卷二百二十一（第7册，第2344页）

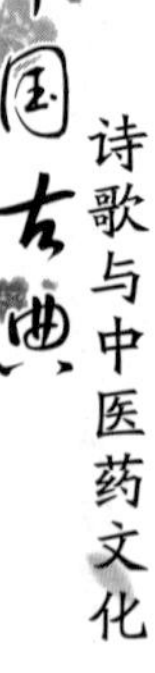

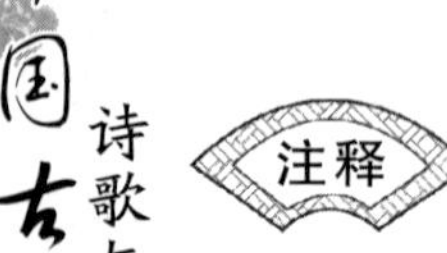

注释

①竖子：即童仆。苍耳：又名卷耳、葈耳、枲耳、常思菜、羊负来。为菊科植物。《本草纲目》引朱橚《救荒本草》云："苍耳，叶青白，类粘糊菜叶。秋间结实，比桑椹短小而多刺。嫩苗炸熟，水浸淘拌食，可救饥。其子炒去皮，研为面，可作烧饼食。"苍耳果实多刺，易附于人畜体上到处传播，故名羊负来。

②秋已分：过了秋分。瘴：瘴气。指南部、西南部地区山林间湿热蒸发能致病之气。唐代

刘恂《岭表录异》卷上:“岭表山川,盘郁结聚,不易疏泄,故多岚雾作瘴。人感之,多病腹胀成蛊。”

③供日夕:指日常生活所需。

④疗风:《神农本草经》:“葈耳实,味甘温。主头风寒痛,风湿周痹,四肢挛痛。”杜甫患有风寒湿痹,为了治病,他熟读本草,颇知药性,故对苍耳的医疗作用了如指掌。

⑤烂熳:茫无边际。此句意谓,任凭童仆到旷远无边的地方去。

⑥蒙幂:用巾覆盖。

⑦登床:盛进食盘。床,指放置器物的工具。

⑧瓜:葫芦科植物。种类甚多。果实可作蔬菜或水果。薤:多年生草本植物。地下有圆锥形鳞茎,叶丛生,细长中空,断面为三角形,伞形花序,花紫色。新鲜鳞茎可作蔬菜,干燥鳞茎可入药。橘奴:橘子的别称。橘奴迹,指似有橘味。

⑨糠籺:糠食。窄:不足。

⑩膏粱:肥美的食物。膏粱客,指富贵人家及其子弟。膏,肉之肥者;粱,食之精者。

译文

已经过了秋分,可是林中的瘴气依然十分毒热。园丁向我诉苦,说因为久旱无雨,蔬菜缺乏,不能满足日常生活。唯独杂草和野菜没有枯焦,依然在泉石间长得非常茂密。卷耳不但可以下饭,还可以治疗风痹诸疾。于是差派童仆到山里去,为我及时摘取卷耳。天刚亮就派他们去,任他们到茫无边际的旷野。中午时他们就从地里回来了,放下手中的筐篮,把卷耳洗剥干净,用巾盖好。半生半熟的卷耳盛在盘子里,下筷就对身体小有补益。加一点儿卷耳在瓜薤里面,那就好像用橘皮调过味似的。当此乱世,官府加紧诛求盘剥,致使百姓连粗糠也不够吃。而那些富人是何等荒唐,饱食终日,是何居心?富家厨房里的肉食已经腐臭,战地却横陈着征夫的白骨。寄语那帮恶少:你们切莫挥金如土。

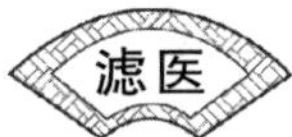

滤医

苍耳,为菊科植物,一年生草本,高 30～60 厘米,粗糙或被毛。叶互生,有长柄,叶片宽三角形,边缘有缺刻及不规则粗锯齿,上面深绿色,下面苍绿色,粗糙或被短白毛。头状花序近于无柄,聚生。瘦果倒卵形,包藏在有刺的总苞内。花期 5—6 月。果期 6—8 月。生于荒坡、草地或路旁。分布于全国各地。本植物的茎叶(苍耳)、根(苍耳根)、带总苞的果实(苍耳子)等均供药用。苍耳子,于 8—9 月间果实成熟时摘下晒干;或割取全株,打下果实,除净杂质,晒干。以粒大饱满、色黄绿者为佳。

苍耳子,味苦甘辛,性温。有小毒。功能散风邪,通鼻窍,祛风湿,止瘙痒。主治风邪头痛,鼻渊流涕,风湿痹痛,风瘙隐疹以及疥癞等病症。其治风邪头痛,尤以外感风寒者多用,常与羌活、防风、白芷等配伍;若因于风热者,须与薄荷、菊花等同用。如治鼻渊,常配辛夷、白芷、薄荷等药,如《济生方》之苍耳散。若肺有郁热,可加黄芩、石膏等以清肺泄热。

杜甫诗曰："卷耳况疗风"。苍耳子能祛风除湿，可治头风头痛、风湿痹痛。杜甫曾患坐痹及头风等病。如他在《遣闷奉呈严公二十韵》中说："老妻忧坐痹，幼女问头风。"意思是说，老伴担心我的下肢麻痹症，幼女问我犯没犯过头风病。又在《龙门阁》诗中说："目眩陨杂花，头风吹过雨。"意思是说，杂花纷纷陨落令人眼眩，冷雨吹来使我头风发作，经久不愈。由此可知，杜甫长期患有头风病和下肢风痹证，使贤惠的妻子和孝顺的女儿都经常为他担忧。苍耳子可以治疗杜甫的头风病和风痹证。关于苍耳子的医疗作用，古代本草有详细的记载。《日华子本草》："（苍耳子）治一切风气，填髓，暖腰脚。"《本草汇言》："葈耳实，通巅顶，去风湿之药也。甘能益血，苦能燥湿，温能通畅，故上中下一身风湿众病不可缺也。"《本草正义》："苍耳子，温和疏达，流利关节，宣通脉络，遍及孔窍肌肤而不偏于燥烈，乃主治风寒湿三气痹着之最有力而驯良者。又独能上达巅顶，疏通脑户之风寒，为头风病之要药。而无辛香走窜，升泄过度，耗散正气之虑。"杜甫说："卷耳况疗风"，诚为言中肯綮。《食医心鉴》治风湿痹痛、四肢拘挛者，用一味苍耳子研末煎服。临床一般多入复方中应用，如《证治准绳》仙灵脾散，治走注风，往来不定，即苍耳子与仙灵脾、威灵仙、川芎、肉桂心配伍。

苍耳子主治风瘙隐疹、疥癞等皮肤病，可配地肤子、白藓皮等煎汤内服或外洗。《洞天奥旨》还用苍耳子配苍术，为丸内服，治麻风病。此外，苍耳子尚有解毒消肿之功，可治疗疔疮和下肢溃疡等。前者，可取苍耳子研粉醋调外敷；后者，可用猪油调成膏外涂。

苍耳子，煎服，一般用量3～10克。苍耳有毒，剂量过大，可致中毒。轻者可见头晕，头痛，恶心，呕吐，腹痛，腹泻，或发热，面红，目赤，荨麻疹等；重者可见烦躁，嗜睡，进而昏迷，抽搐，心动过缓，血压升高，黄疸，肝大，出血，尿少，眼睑浮肿等，甚至死亡。《南方主要有毒植物》："苍耳，有毒部位，全株；以果实为最毒；鲜叶比干叶毒，嫩叶比老叶毒。"中药解毒，一般用甘草绿豆煎汤内服，严重者须及时送医院急救。中毒轻者，可用甘草30克，绿豆120克，煎汤500毫升冷服。脉缓者用生甘草30克，煎水200毫升；脉数者用生甘草15克，黑豆120克，绿豆120克，煎水500毫升，顿服。

实验研究发现，果实含苍耳子甙、生物碱、维生素C、脂肪油、豆甾醇等。苍耳子甙有明显的降血糖作用。种仁有毒，其水溶性成分给动物后，可见活动减少，反应迟钝，死前呼吸极度困难，伴阵发性惊厥，主要病理改变为肝损害和肾变性，肺和脑充血、水肿。异丙嗪对中毒有解救作用。其毒性成分，有人认为系甙类物质，死亡与严重的低血糖惊厥有关。而苍耳子油和苍耳子蛋白毒性甚小。也有人认为，其毒性成分是毒蛋白或氢醌等其他成分者。成人服苍耳子超过100克可致中毒，毒性成分主要侵犯中枢神经、肝和肾脏。解救措施为对症治疗。

中毒案例：2例女孩，年龄8～9岁，因服食炒熟留作药用的苍耳子约60克，于10小时后出现恶心、呕吐、烦躁，继之呼吸困难、口唇发绀、抽搐、不省人事。体检时，主要发现有脉快，血压下降，唇绀，呼吸困难，呈叹息样呼吸。经吸氧和应用呼吸兴奋剂、强心甙、皮质激素、阿托品等药以对症处理，抢救无效，于起病约20小时后死亡。

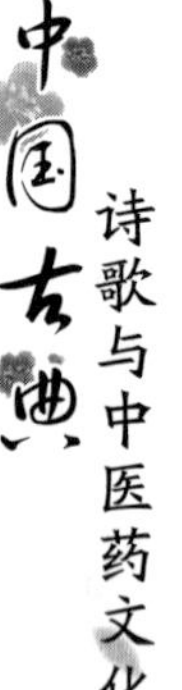

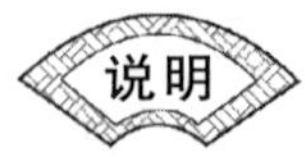

杜甫《驱竖子摘苍耳》，此诗当是大历二年（公元767年）秋在夔州（今四川奉节县东）所作。

当时，夔州久旱无雨，蔬菜短缺，于是杜甫差派童仆到泉石间采摘苍耳，以为下饭充饥之需。全诗抒发了世乱民饥的深沉感慨。

《诗经》："采采卷耳，不盈顷筐。嗟我怀人，寘彼周行。"对此，李时珍解释说："诗人思夫，赋卷耳之章，故名常思菜。"可见古人将苍耳苗作菜由来已久，早在两千余年前的周代，人们就已用它为菜充饥。但这是在"乱世诛求急，黎民糠籺窄"，"富家厨肉臭，战地骸骨白"，人民徭役繁重，又逢饥荒战乱年代，食不果腹，物力维艰，实在没有办法的困难情况下不得已而为之。陕西中医学院程必勇先生认为，古人饥年采摘苍耳苗作菜食用，鲜见中毒记载，原因何在？考其食用方法，开水煮熟(加热破坏其毒性成分)是关键所在。现代科学实验证明，植物内一些对人体有毒性的成分在加热后便可被破坏。例如菜豆在爆炒时火力不足，未充分熟透的情况下食用，亦常有中毒报道。如令其充分熟透以后，便对人体无害。这与苍耳嫩叶煮熟食用则无毒，其道理是一样的。随着社会经济的发展，生活水平的提高，今人已很少食用苍耳嫩叶了。虽然古人有煮熟食用的记载，杜甫有《驱竖子摘苍耳》的描述，然其毕竟乃有毒之物，因此，不要随便采食为好。

荨麻其毒甚蜂蝎　活血止痛又祛风

——杜甫《除荨草》[1]滤医

草有害于人，曾何生阻修[2]！
其毒甚蜂虿，其多弥道周[3]。
清晨步前林，江色未散忧。
芒刺在我眼，焉能待高秋！
霜露一沾凝，蕙叶亦难留[4]。
荷锄先童稚，日入仍讨求。
转致水中央，岂无双钓舟？
顽根易滋蔓，敢使依旧丘？
自兹藩篱旷，更觉松竹幽。
芟夷不可阙，疾恶信如仇！

选自《全唐诗》卷二百二十（第7册，第2329页）

注释

①荨草：即荨麻。其茎和叶上长有细毛，能蜇人，故又名蝎子草。李时珍曾经读过杜甫此诗，并对荨麻进行了考证。《本草纲目·荨麻》："川黔诸处甚多。其茎有刺，高二三尺。叶似花桑，或青或紫，背紫者入药。"其性寒，味辛苦，有毒。

②曾：则，表示相承。阻修：指道路阻隔而遥远。这里泛指道路。

③虿：蝎子一类的毒虫。

④蕙：香草名。

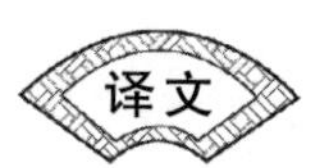

译文

荨草既然对人有害，那为什么还让它长在道上？它的毒性超过蜂蝎，它的群伙布满了路旁。清晨我去前林散步，美丽的江景未解心忧。简直就像芒刺在眼啊，必须立即除掉它，怎能等到深秋！须知到了深秋霜露降临，连香草都会干枯。于是我扛起锄头，率领着孩子们前去杀伐，直到太阳落山仍在到处搜求。然后再把锄掉的荨草运到水中堆压起来沤烂，我虽贫穷又岂能没有一两只钓舟？这些顽固的孽根很容易滋生蔓延，怎敢让它们留在原生之处？从此以后篱边显得空阔敞豁，也更加觉得松树竹林的清幽。如此看来铲锄毒草是不可缺少的，老夫的心性的确是疾恶如仇！

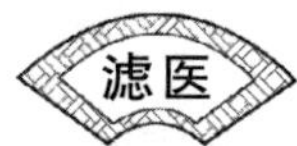

滤医

荨麻，为荨麻科植物麻叶荨麻、狭叶荨麻等的全草。麻叶荨麻，又名焮麻。多年生草本。茎高达 150 厘米，有棱，生螫毛和紧贴的微柔毛。叶对生，叶片轮廓五角形，两面疏生短柔毛，下面疏生螫毛；托叶离生，狭三角形。花序长达 12 厘米。花期 7—8 月。果期 8—9 月。生于山野、路旁、草原、坡地、林中。分布于东北、华北、西北等地。狭叶荨麻，多年生草本。茎高 40～150 厘米，四棱形，有螫毛，分枝或不分枝。叶对生，披针形或狭卵形，边缘有尖锯齿，上面疏生短毛，下面沉脉上有疏生短毛；托叶分生，条形。花序长达 4 厘米，多分枝。瘦果卵形，光滑。生于山坡、林中或沟边。分布于我国北方及东北地区。以上植物的根（荨麻根）亦供药用。同属植物裂叶荨麻（分布于西南及湖北、浙江）、宽叶荨麻（分布于华北及东北）亦均供药用。

荨麻，夏、秋季采，切段晒干。麻叶荨麻全草含多种维生素、鞣质。茎皮主要含蚁酸、丁酸及有刺激作用的酸性物质等。性寒，味辛苦，有毒。功能祛风湿，解痉。主治风湿疼痛，产后抽风，小儿惊风，荨麻疹。内服煎汤，1～3 钱；外用捣汁涂或煎水洗。治风湿性关节炎，麻叶荨麻适量，煎汤擦洗。治产后抽风，小儿惊风，麻叶荨麻少许，水煎服。治荨麻疹，麻叶荨麻鲜苗，捣汁涂擦。治毒蛇咬伤，麻叶荨麻适量，捣烂敷患处。

荨麻根，祛风，活血，止痛。主治风湿疼痛，湿疹，麻风。内服煎汤，0.5～1 两；或浸酒。外用煎水洗。治风湿疼痛，荨麻根适量，泡酒 3～5 天后，每服 5～10 毫升，日服 2 次。治麻风，荨麻根干品 4～6 钱，水煎服。治湿疹，荨麻根、麻黄根各 2 两。煎水洗患处。洗 1～3 次后可见流黄水，继续再洗。本方治头部湿疹效果较好。

荨麻根、叶有毒，过量服用，可致剧烈呕吐、腹痛、头晕、心悸，以至于虚脱。除对症治疗外，可用生姜加红糖水冲服。

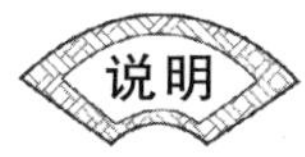

说明

荨麻，川、陕间极多，是一种恶草。白居易诗："飓风千里黑，荨草四时青。"此草冒冬不凋，生命力强，繁殖极快，蔓延庭院及道旁。其枝叶生有芒刺，如拂人肌肉，则芒刺螫人，痛不可忍，甚者即成疮疱，浸淫溃烂，久不能愈。因此，杜甫说"草有害于人"，"其毒甚蜂虿"，"芒刺在我眼"，"芟夷不可阙，疾恶信如仇"。杜甫此诗当作于永泰元年（公元 765 年）春。诗写自己带领孩子们在草堂附近铲除毒草——荨麻，一直干到天黑，表现出诗人疾恶如仇的思想性格。

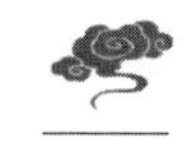

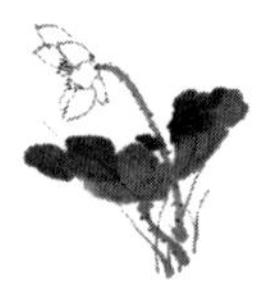

春日春盘细生菜　忽忆两京全盛时

——杜甫《立春》[①]滤医

春日春盘细生菜，忽忆两京全盛时[②]。
盘出高门行白玉，菜传纤手送青丝[③]。
巫峡寒江那对眼，杜陵远客不胜悲[④]。
此身未知归定处，呼儿觅纸一题诗[⑤]。

选自《全唐诗》卷二百二十九(第7册，第2493页)

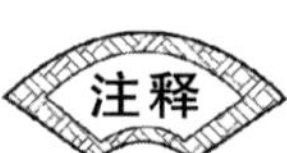

注释

①立春：二十四节气之一。在阳历二月三、四或五日。

②春盘：古代风俗，立春日以韭黄、果品、饼饵等簇盘为食，或馈赠亲友，称春盘。帝王亦于立春前一天，以春盘并酒赐近臣。唐人在立春这一天，食春饼、生菜亦成习俗。生菜：即五辛菜(五辛盘)，由葱、蒜、韭、蓼、蒿、芥等辛嫩之物做成的菜肴。《本草纲目・五辛菜》："杂和食之，取迎新之义，谓之五辛盘，杜甫诗所谓'春日春盘细生菜'是矣。"又引陈藏器曰："岁朝食之，助发五脏气。常食，温中去恶气，消食下气。"两京：指东京洛阳和西京长安。杜甫家在洛阳附近的陆浑庄，又曾寓居长安杜陵，所以吃过两京的春饼、生菜。全盛：《全唐诗》作"梅发"，即梅花开放时。别本作"全盛"。

③高门：大户人家。纤手：女子柔细的手。

④那：奈。唐人方言。对眼：面对。

⑤归定处：归宿安身之处。

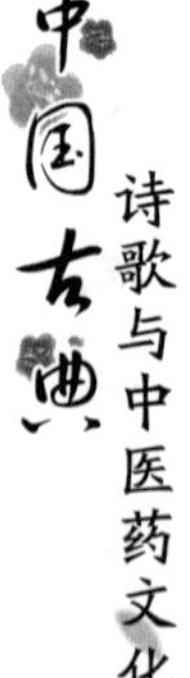

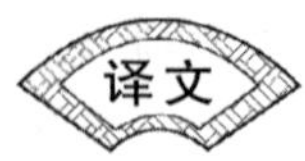

译文

今日立春，我忽然想起开元、天宝年间那一段太平岁月。那时，东京洛阳和西京长安正是鼎盛之时。每当立春，高门大户把青丝韭黄盛在白玉盘里，经纤手互相馈送，以尽节日之兴。如今我流落异地，真不堪面对这眼前的巫峡寒江！昔日之盛和今日之衰，令我这杜陵远客悲不自胜。天哪！究竟哪里是我的归宿安身之处？为了散淡旅愁，姑且叫儿子找纸来写了这首诗。

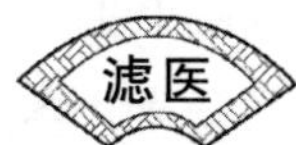

春盘、春饼是我国传统点心小食。盘、饼之名“春”，自然与春天的到来有一定的关系。春风吹度，万物争荣，它给自然界带来了蓬勃的生机，也预示着农事活动的开始。因此，在立春日中，我国多数地区都用各种各样的活动来迎接春天的到来，比如“拜春”(立春日互相庆贺)、“打春牛”(旧时州县于立春日鞭土牛以祈丰年的习俗)、“咬春”(旧时北方京津等地立春日有吃春饼和生萝卜的习俗，称为“咬春”。明·刘若愚《酌中志·饮食好尚纪略》：“至次日立春之时，无贵贱皆嚼萝卜，曰咬春。”吃生萝卜，可以预防疾病)等都是立春日传统活动，借以表达祈求丰收康乐、吉祥幸福的心愿。这些习俗，自然也会在饮食方面体现出来。

较早的“迎春食谱”当推“五辛盘”。周处《风土记》载：“元旦，楚人上五辛盘。”南朝·梁·庾信的《岁尽应令诗》中也有“聊开柏叶酒，试奠五辛盘”之句，辛和新同音，五辛即为五新，把五种应时又带辛味的葱、蒜、韭、蓼蒿、芥做成菜肴，装成一盘，取迎新之意，吃之也有发五脏气之功，即庄子所谓“春月饮酒茹葱，以通五脏也”的意思。《本草纲目》也载：“元旦立春，以葱、蒜、韭、蓼蒿、芥辛嫩之菜，杂和食之，取迎新之意，谓之五辛盘，杜甫诗所谓‘春日春盘细生菜’是矣”。但因为是一味辛辣，也不适口，所以，唐宋时“五辛盘”在迎春餐桌上的地位便逐渐为“春盘”所取代。《四时宝镜》载：“立春日，唐人作春饼生菜，号春盘”；宋代周密的《武林旧事》也说：“春前一日，后苑造办春盘，翠缕红丝，备极精巧”。从单调的辛辣变为备极精巧的翠缕红丝，色、香、味提高了一步，因此，“春盘”自然博得人们的喜爱，而吃春盘也发展为男女老幼必做的一项饶有兴味的春日活动了。宋代范成大的《石湖居士诗集》中就有一首专门描写这种活动的题为《立春大雪招亲友共春盘座上作》的诗，诗中说：“东风乃多事，仍将六花飞，儿女晓翻饼，呵手把一杯。菘甲剪翠羽，韭黄截金钗。”可以想象，春日邀来亲朋，赏瑞雪，话丰年，饮烧酒，吃春盘，老少同欢，其乐何如！而春盘中的大白菜(菘甲)和韭黄经过加工剪切后，看上去很像翠绿的羽毛和金灿灿的簪钗，可见唐宋时的春盘确已“备极精巧”了。不过，人们对于任何事物都不会满足于停留在一个固定的水平上，所以，宋代以后特别是清代，“春盘”的制作又有了进一步的发展。根据专家考证，春盘中的生菜由芹、韭、笋组成，表示勤劳、长久、蓬勃的意思，这比单纯的迎新有了更积极的涵义，而黄、绿、白三种色彩的配合也更为清新悦目。至于春饼的做法及品味，清代诗人蒋耀宗和范来宗的《咏春饼》联句中有一段精彩生动的描写：“匀平霜雪白，熨贴火炉红。薄本裁圆月，柔还卷细筒，纷藏丝缕缕，才嚼味融融。”在平底的热锅上，烙出一张张平整、雪白、又圆又柔的饼皮，卷上丝状肉馅，最后油炸而成。现在，我国一些地区春饼的制作正如诗中所述。这样爽口脆香，“下筷辄能空”的食品，三餐必备固然不必，不过，要是一年中只有立春日才能尝到，也是件颇为难耐的事。因为人们在惬意地品尝这一美味时，似乎已经淡忘了立春日吃春饼谓之“咬春”的古训。所以，随着时代的推移，春饼最后终于跳出了“春盘”之外，成为一种四时皆备的点心小食。

春盘、菜饼、春卷。春卷前世是春盘。春盘与齐地菜饼又有关联。古人吃的春盘，把菜摊在薄饼上，在立春这天食用，成为习俗。最初是从春季养生角度来搭配的“葱、蒜、韭、蓼蒿、芥”辛辣发散之物，因其太辛辣，后逐渐改为其他菜蔬。宋代范成大所写：“儿女晓翻饼，呵手把一杯。菘甲剪翠羽，韭黄截金钗。”元时耶律楚材也写道：“昨朝春日偶然忘，试作春盘我一尝。木案初开银线乱，砂瓶煮熟藕丝长。匀和豌豆揉葱白，细剪蓼蒿点韭黄。也与何曾同是饱，区区何必待膏粱。”这些都可看出春盘的吃法与模样跟齐地的菜饼相仿。齐俗尚薄饼，薄饼又叫单饼。烙单饼，是主妇们的专利，上年纪的主妇大多会做。和面之后让面醒一会，做成小剂子，擀成圆圆的薄饼。在铛或小鏊子上不停翻动，掌握好火候，生手很容易把饼烙糊。须臾，一张就烙熟。待稍凉后饼会变软，容易卷起来。

菜饼就是把馅料加进去。街边小吃摊有许多人在卖，早市上最多见。操作者多为中年以上的女性。工具有一小炉、一小案板、一盛满馅料的小盆、一只小巧的鏊子或铛。做活儿的都是多面手，一面跟顾客说着话，一面把馅料（多为茴香、南瓜、韭菜或菠菜与粉丝、虾皮调拌）铺在一张白白的薄饼上，饼是刚刚擀出来的，饼薄如纸。又接着把有馅的饼折叠放入铛中烙制。稍许，饼烙好取出卖给顾客。忙而有序。那饼的确薄，宋人陶谷说的“饼可映字”并不虚，古人的字大，即使蝇头小楷也比普通印刷体大。饼下面衬了那么大的字，能够看出。市面上所卖的菜饼，从外面看得出里面是什么馅料，也不算稀罕。而在梁实秋写的《薄饼》中，京地薄饼是“两张饼而一盒。两块面团上下叠起，中间抹上麻油，然后擀成薄饼，放在热锅上烙”，“取出撕开，但留部分相连……薄饼是要卷菜吃的。”他那又为春饼，春饼又谓为春盘。

鲁地济南也把春饼称作“荷叶饼”（两片合成，又作“合页饼”），与京地春饼一样制法。可见春盘所用的饼与齐地的菜饼差别只在于是否是“合页”。“合页饼”的饼需要从中撕开才达到薄，而菜饼则是做一个单个的“薄如纸”，或许是在合页的基础之上发展而来的。那么，春盘在齐地可能发展为两支，一支保留了最初的形象，成为今天的小吃菜饼；另一支进化，用料更讲究，饼也更薄、更精致（干脆弃了面饼改用鸡蛋饼），缩小到 3 寸长，也不是街头小吃，而登得大雅之堂，更成为地方饮食的一个名角。

说明

李时珍曰：“五辛菜，乃元旦立春，以葱、蒜、韭、蓼、蒿、芥辛嫩之菜，杂合食之，取迎新之义，谓之五辛盘，杜甫诗所谓‘春日春盘细生菜’是矣。”（见人民卫生出版社 1982 年 11 月第 1 版，刘衡如校点本《本草纲目》1602 页）。根据这段文字的标点断句来看，五辛盘中有六种菜，但也有人将“蓼”与“蒿”中间的顿号去掉，误为“蓼蒿”，这样就变成五种菜了。实际上古人的春盘中也不一定就只有以上五六种东西，对此不可拘泥。刘衡如先生的标点断句还是完全正确的。但需要补充说明如下。

蓼，有水蓼、红蓼、刺蓼等。味辛，又名辛菜，可作调味用。作为调味食用的蓼，主要是水蓼。其全草含辛辣挥发油等。水蓼入药，能化湿，行滞，祛风，消肿。主治痧秽腹痛，吐泻转筋，泄泻，痢疾，风湿，脚气，痈肿，皮肤湿疹，跌打损伤等症。陶弘景曰："蓼，此类又多，人所食，有三种：一是紫蓼，相似而紫色；一名香蓼，亦相似而香，并不甚辛而好食；一是青蓼，人家常有，其叶有圆者、尖者，以圆者为胜，所用即是此。"《本草拾遗》："诸蓼并冬死，惟香蓼宿根重生，人为生菜，最能入腰脚也。"以上引文参见江苏新医学院编《中药大辞典》519页：水蓼[备考]。

青蒿，苏东坡《送范德孺》诗："渐觉东风料峭寒，青蒿黄韭试春盘。遥想庆州千嶂里，暮云衰草雪漫漫。"在大文豪、美食家为友人饯别的春盘中有此物，又经名人题咏，青蒿也就名声倍增、雅而不俗了。亦由此可知，苏轼的春盘中用的是"青蒿"。

青蒿又名香蒿、草蒿，为二年生草本。明代姚可成汇辑的《食物本草》卷首"救荒野谱·青蒿"中说："食茎叶。即茵陈蒿。春月采之，炊食。"清代周岩在《本草思辨录》中说："青蒿有两种，一黄色，一青色"。这两人对青蒿的解释都不够具体，或许当年原本就分类不清吧。在有些乡下，对这几种蒿分得很清楚，有白蒿、青蒿、黄蒿，以色区别，有经验的人闭目嗅其味也可辨之。白蒿，即茵陈蒿，可食，鲜嫩不如青蒿；黄蒿在刚拱出地皮时长得相似青蒿，比青蒿稍黄，棵梗健壮更有野性，其气味浓烈。

青蒿，用开水烫过，可以凉拌、可热炒。热炒要多放油，佐以葱、姜、花椒、干辣椒，临出锅时适量放盐，不加酱油醋，如此方能色鲜味爽。冬天的餐桌上有了野菜，将是新鲜可喜，别具风味，即使在春节大餐上，土菜也不土。综上所述，可知古人五辛盘中的"蒿"多指"青蒿"。至于葱、蒜、韭、芥，这是人所共知的食物和调味品，此不赘述。

杜甫《立春》诗，是于大历二年(公元767年)春在夔州所作。通过对比，抒发了节气依旧而盛时难再的深沉感慨。神情流动，一往情深。李时珍玩味此诗后，认为春盘中的"细生菜"就是上述的葱、蒜、韭、芥、蓼、蒿。"杂合食之，取迎新之义。"李时珍的这一解释，有助于我们深入鉴赏此诗和了解唐人元日饮食习俗。

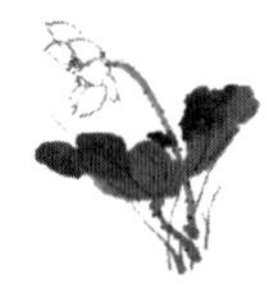

岁拾橡栗随狙公　天寒日暮山谷里

——杜甫《乾元中寓居同谷县作歌七首(其一)》[①]滤医

有客有客字子美，白头乱发垂过耳[②]。
岁拾橡栗随狙公，天寒日暮山谷里[③]。
中原无书归不得，手足冻皲皮肉死。
呜呼一歌兮歌已哀，悲风为我从天来！

选自《全唐诗》卷二百十八(第7册，第2298页)

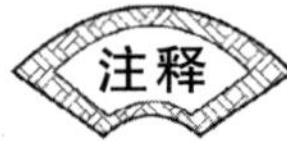

①同谷：今甘肃成县。乾元：唐肃宗李亨年号(公元758—760年)。乾元中，指乾元二年(公元759年)。

②子美：杜甫，字子美。

③橡栗：橡树的果实，可充饥。《本草衍义》："山中以橡仁为粮，然涩肠。"《本草纲目》："其仁如老莲肉，山人俭岁采以为饭，或捣浸取粉食，丰年可以肥猪，北人亦种之。"杜甫诗："饥拾楢溪橡。"在灾荒之年，人们常拾橡子当粮以充填饥肠。狙公：养猴的人。

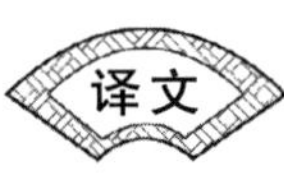

有客姓杜字子美，乱蓬蓬的白发垂过耳。岁末追随狙公拾橡栗，在这天寒日暮的山谷里。中原无信，有家难归，手脚冻裂，皮肉坏死。唉，第一支歌就已如此之哀，悲凉的风啊为我从天上落下来！

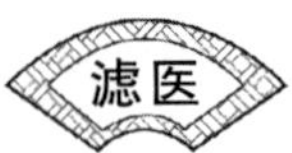

橡栗，栎树的果实，也叫橡实、橡子、橡果。含淀粉，可食，味苦涩。《庄子·盗跖》："昼拾橡

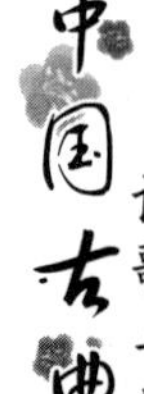

栗，暮栖木上，故命之曰有巢氏之民。”《梁书·安成王秀传》：“或橡饭菁羹，惟日不足；或葭墙艾席，乐在其中。”橡饭菁羹，即以橡实做饭，芜菁为羹。泛指饮食粗劣。古人在饥荒无粮时，常以橡实救荒充饥。如《晋书·挚虞传》：“转入南山中，粮绝饥甚，拾橡实而食之。”杜甫诗中多次言及橡栗，如“岁拾橡栗随狙公”，“饥拾楢溪橡”，“山果多琐细，罗生杂橡栗”。又，唐代张籍《野老歌》：“老农家贫在山住，耕种山田三四亩。苗疏税多不得食，输入官仓化为土。岁暮锄犁傍空室，呼儿登山收橡实。西江贾客珠百斛，船中养犬长食肉。”

橡实，为壳斗科植物麻栎的果实。麻栎，落叶乔木，高 15～20 米。叶长椭圆形。初夏开花，黄褐色，雌雄同株。坚果卵圆形。幼叶可饲柞蚕。壳斗和树皮可以提取栲胶。木材坚实，可做枕木和机械用材。麻栎生于丘陵或山坡疏林中。本植物的果实（橡实、橡栗、栎子）、根皮或树皮（橡木皮）、壳斗（橡实壳）均供药用。秋深果实成熟后采收，连壳斗摘下，晒干后除去壳斗，再晒至足干，贮存于通风干燥处。种子含淀粉 50.4％，脂肪油约 5％，产于江苏西南部的含油量达 15％～20％。壳斗含鞣质 19％～29％。树叶含鞣质 5％～10％。

橡实，性微温，味苦涩。功能涩肠，止泻，涩精，固脱。主治泻痢，脱肛，痔疮出血等症。《唐本草》：“主下痢，厚肠胃，肥健人。”治水谷痢，日夜百余行，橡实二两，干楮叶一两（炒炙）。上药捣细，罗为散，每服一钱，不计时候，煎乌梅汤调下。（《圣惠方》神妙橡实散）。治小儿红白痢疾，橡实、生姜、红糖，煎水服。（《南京民间药草》）。治痔疮出血，橡子粉、糯米粉各一升。炒黄，滚水调作果子，饭上蒸熟食之。（《怪证奇方》）。治下痢脱肛，橡斗子，烧存性研末，猪脂和敷。（《仁斋直指方》）。

临床报道，治疗阿米巴痢疾，取栎树皮 1 斤，加水 3000 毫升，煎成 1500 毫升。成人日服 3 次，每次 30～50 毫升，连服 3～7 天。服药后 1～2 天开始见效。经 700 余例观察，有效率约为 85％ 。

橡实苦涩，具有收涩作用，如腹泻、痢疾初起、有湿热积滞者忌服。

橡子不仅可以入药，也可作猪饲料。当今，人们对橡子的开发利用有了新的进展，如经过加工，去掉苦涩味，用其淀粉制作可口的面条、凉粉等食品。橡子淀粉制作方法：制子仁，带壳橡子采下后，不到 5 天就会生虫；鲜子仁水分较多，也易发热与霉变，所以采收后要及时处理。在采收时，可在地上铺塑料薄膜，用竹竿击落成熟的果实，除去树叶、枝梢等杂质，立即置于烈日下晒干，用鞭子打，使子壳和壳斗分离。如遇阴雨天，可用火烘干，以防霉变。还要脱去子壳，办法可用石臼槌裂或碾米机脱壳，再风去子壳，净得子仁，晒干。每 100 千克可得净子仁 60～70 千克左右。提取淀粉，将子仁放在水里浸泡 1～2 天，每天换水 1～2 次，去掉涩味后，用石磨磨成浆，装进缸等容器，沉淀后，倒掉上面水分，再过滤，把过滤物晒干即成淀粉。每 100 千克橡子可提出橡子粉 30～50 千克。

我国秦岭山区橡树资源丰富，秋天橡实满枝。橡实虽不能直接食用，但通过加工做成淀粉后，无论是烫粉皮，还是做线粉，其口感和营养价值与市场上的淀粉制品相比毫不逊色。橡子涩肠固脱，可治泻痢、脱肛和痔，可增强人体免疫功能，促进生长发育、细胞代谢、骨骼生长，防止贫血。橡子富含淀粉、蛋白质、维生素及钾、磷、镁、铁、硒等微量元素，其营养非常丰富。

说明

杜甫这组诗当作于乾元二年十一月，杜甫经过长途跋涉，终于抵达同谷。居住期间，并未得到所谓"佳主人"和"诸彦"的援助，生活困顿，饥寒交迫。为了充填饥肠，他和养猴人一起忍着"手脚冻皲皮肉死"的痛苦，仍在寒冷山谷里拾那苦涩的橡实。

以上所选，是这组诗的第一首。诗中说："呜呼一歌兮歌已哀，悲风为我从天来！"可见诗人当时艰难困苦的悲惨处境。橡实虽然苦涩，但是它却成了诗人的救命粮。李时珍读过《杜子美集》，杜甫此诗也在李时珍的脑海中留下了深刻印象。他在《本草纲目》中论述橡实时，还特别言及杜甫拾橡实自给一事。李时珍说："木实为果，橡盖果也。俭岁，人皆取以御饥，昔，挚虞入南山，饥甚，拾橡实而食；唐杜甫客秦州，采橡栗自给，是矣。"

唐代皮日休《橡媪叹》："秋深橡子熟，散落榛芜冈。伛偻黄发媪，拾之践晨霜。移时始盈掬，尽日方满筐。几曝复几蒸，用作三冬粮。山前有熟稻，紫穗袭人香。细获又精舂，粒粒如玉珰。持之纳于官，私室无仓箱。如何一石馀，只作五斗量。狡吏不畏刑，贪官不避赃。农时作私债，农毕归官仓。自冬及于春，橡实诳饥肠。吾闻田成子，诈仁犹自王。吁嗟逢橡媪，不觉泪沾裳。"（见《全唐诗》608卷）。

《橡媪叹》是皮日休的代表作之一，描写了一个老农妇因辛勤生产的粮米被官府搜刮盘剥殆尽，只好靠拾橡子聊以充饥肠的情景。诗中橡妪的形象和遭遇，正是晚唐劳动人民悲惨命运的缩影。诗中揭露了封建统治阶级"狡吏不畏刑，贪官不避赃"的种种罪恶，表现了作者对下层人民困苦生活及悲惨遭遇的同情。

开头八句为第一部分，描绘了一幅凄凉悲惨的景象，叙述老媪拾橡子的艰辛及困苦生活。深秋时节，又苦又涩的橡子成熟了，它的果实散落在草木丛生的山冈上。清晨，一位满头黄发、弯腰驼背的老妇人，踏着寒霜在拾橡子。橡子很不容易拾取，要很长时间，才能拾够一捧，一整天时间才能拾满一筐。回到家里，要经过好多次晾晒和烘烤，才能收藏起来，准备用做冬季的口粮。

九至二十二句为第二部分，是老媪的自述，主要写年丰民不足，老媪拾橡实的主要原因。山前的田野里，一片片的稻子已经成熟，子粒饱满的稻穗香气袭人。人们精心收获稻谷后，又精心把它舂成稻米，它的米粒晶莹得就像玉石一样。在官吏逼迫下，农民把精心舂成的稻米都交给了官府，自己家的仓房里颗粒无存。更让人奇怪的是明明一石多的稻米，交给官府后怎么就算是五斗呢？狡猾的官吏能千方百计地逃避刑法的制裁，而对刑法无所畏惧；那世世代代的贪官，更是毫无顾忌的贪赃枉法。农民春播的时候，家家靠个人借债播种，而到了秋收时，却逼迫把稻米全部交给了官府，连春播时借的债务都无法偿还。就这样从冬到春，饿极了，人们只好拿本不是粮食的橡实来充饥，骗骗自己的肚子。

最后四句为第三部分，诗人面对封建统治者残酷榨取民脂民膏不顾人民死活的罪恶，对生活在社会底层的老媪寄予了深切的同情。"吾闻田成子，诈仁犹自王。"我听说春秋时齐相田常，为了争取民众，曾经用大斗借出小斗收进的办法，因而他的后代成了齐王。"吁嗟逢橡媪，不觉泪沾裳。”唉！今天我遇见了这位拾橡实的老妇人，她的凄惨处境让我禁不住地流下了眼泪，泪水沾湿了我的衣裳。

本诗不事假借，不用比兴，没有绘景状物，也没有刻意求工，而是平铺直叙，层层深入地按照事物发展的时间和逻辑顺序，满怀深情地对情节加以铺叙。通过明白如话的叙述，唤起读者对劳动人民的同情。让人们进一步认识到，社会的黑暗，人民的痛苦，都是封建统治者造成的。语言质朴通俗，叙事清楚，用典活泼，形象鲜明生动。

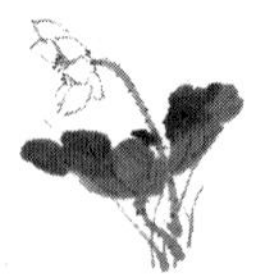

黄独无苗山雪盛 短衣数挽不掩胫

——杜甫《乾元中寓居同谷县作歌七首(其二)》滤医

长镵长镵白木柄,我生托子以为命[①]!

黄独无苗山雪盛,短衣数挽不掩胫[②]。

此时与子空归来,男呻女吟四壁静[③]。

呜呼二歌兮歌始放,闾里为我色惆怅。

选自《全唐诗》卷二百十八(第7册,第2298页)

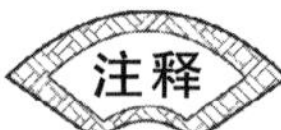

注释

①镵(chǎn):古时一种掘土工具。

②黄独:一种野生的土芋,可食。仇兆鳌注:“黄独,状如芋子,肉白皮黄,蔓延生,叶似萝摩,梁、汉人蒸食之,江东谓之土芋。陈藏器《本草》:‘黄独,遇霜雪,枯无苗。’蔡梦弼引别注云:‘黄独,岁饥土人掘以充粮,根惟一颗而色黄,故谓之黄独。其说是也。’”宋代范成大《古风送南卿》:“粱肉岂不珍,瀹雪煮黄独。”

③子:对长镵的称呼,有尊重意。

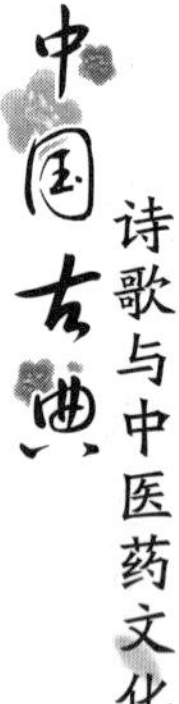

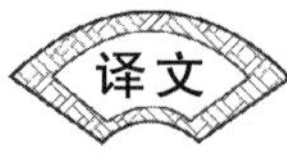

译文

长镵长镵啊白白的木柄,你身上系着我一家人的命。大雪封山啊,盖住了黄独的苗;衣服短窄啊,频频下拉还是遮不住胫。此时与你空空归来,饥饿的儿女在呻吟,四个墙角死一般的静。唉,第二支歌刚刚唱出口,邻里们就已为我面带忧愁。

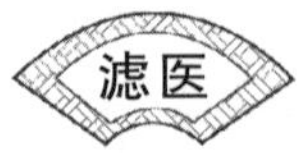

滤医

杜甫此诗所说的“黄独”,即黄药子。药中所用者为薯蓣科植物黄独的块茎。黄独,又名土卵、金线吊虾蟆、零余薯、毛卵陀、黄金山药、金丝吊蛋、土芋、淮山薯、土首乌。此为薯蓣科多年生草质缠绕藤本。块茎单生，球形或圆锥形，直径 3～10 厘米，外皮暗黑色，密生须根。茎圆柱状，长可达数米，绿色或紫色，光滑无毛；叶腋内有紫棕色的球形或卵形的珠芽。叶互生，近圆形或心脏卵形，先端尖锐，全缘，基出脉 7～9 条；叶柄扭曲，与叶等长或稍短。花单性，雌雄异株；小花多数，黄白色，呈穗状花序，腋生。蒴果下垂，长椭圆形。花期 8—9 月。果期 9—10 月。生于山谷、河岸、路旁或杂林边缘。分布安徽、江苏、浙江、福建、广东、广西、湖南、湖北、贵州、云南、四川、台湾等地。在河北、山东等地有栽培。其茎块可制取淀粉，去苦涩后，方能食用；亦入药。夏末至冬初均可采挖，以 9—11 月采者为佳，将茎块挖出，去掉茎叶，洗净泥土，横切成厚约 1～1.5 厘米薄片，晒干。

黄药子，味苦性凉，有小毒。功能散结消瘿，凉血止血，清热解毒。主治项下瘿疾、咳血、吐血、衄血、喉痹、疮肿等症。治疗瘿疾项下结肿，可单用，亦可配化痰软坚药同用，如《千金月令》单用黄药子置酒中，密封瓶口，于糠火中煨，候冷饮酒，但瘿消即需停饮。《偏方大全》紫菜黄独酒：紫菜 100 克，黄独（即黄药子）50 克，60°高粱酒适量。将前两味置容器中，加酒，密封，浸泡 10 天后，过滤去渣，即成。每次服 15～20 毫升，日服 2 次，能散结消瘿，主治甲状腺肿大。《证治准绳》藻药散，则用海藻配黄药子，为末服。现代用于缺碘性甲状腺肿、甲状腺腺瘤，都有一定疗效。黄药子有凉血止血的效果，常用于血热引起的吐血、咯血、衄血及金疮出血等症。如《百一选方》以本品与蒲黄等分，治疗吐血；《圣济总录》用本品为散，阿胶煎汤调服，治鼻衄；《证治准绳》引《良方》圣金散，用本品配青黛，治舌上出血等。黄药子亦治咽喉痈肿，肿毒疮疽，是取其清热解毒之功，如《太平圣惠方》用本品与地龙、马牙硝为散服，治热病毒气攻咽肿痛；《证治准绳》逼毒散，用本品配白药子、赤小豆、雄黄调敷，治发背痈疽。此外，黄药子尚有清肺镇咳之效，可以用于肺热咳嗽及百日咳，煎服，4～9 克；或研末服，1～2 克。

黄药子不宜久服。某些患者服后可引起恶心、呕吐等消化道反应；如剂量过大，对肝细胞有损害。黄药子中毒，可引起口舌烧灼痛、流涎、恶心、呕吐、腹痛、腹泻、瞳孔缩小，严重者出现昏迷、呼吸困难、心脏停搏而死亡。

实验研究发现，黄药子块茎含多种黄独萜酯、皂甙、鞣质、淀粉及微量碘等。又，云南产品含薯蓣皂甙元。本品对缺碘食物所致的动物甲状腺肿有一定的治疗作用。对离体肠管有抑制作用，而对子宫则有兴奋作用。

治疗百日咳，取鲜黄独根块或果实 3～5 钱（3～5 岁小儿用量），加冰糖 3 钱炖服。日服 1 剂，治疗 50 余例均痊愈。另有用黄药子果（切片）3～5 钱，加水 400 毫升，冰糖适量炖服，每日 2 次，用于镇咳，效果良好。观察 78 例咳嗽患者，痊愈 69 例，好转 7 例，无效 2 例。一般服药 1～2天即可奏效，顽固性干咳可以连服 4 天。对炎症明显的咳嗽患者，宜酌情加用抗感染药。治疗食道癌、胃癌，取黄药子 10 两，以 62°白酒浸泡。日服浸液 50～100 毫升。分数次服。治疗食道癌及其他消化系统癌症 28 例，用药后，18 例自觉症状基本好转，其余亦明显好转。个别服药酒后，发现对肝脏有不良影响。又据报道，以黄药子针剂治疗食道癌、胃癌 23 例，对控制症状、改善病情有一定效果。

说明

杜甫此诗所说的“黄独”，在别的杜诗版本中亦有误写为“黄精”的。对此，宋代诗人黄鲁直云：“黄精当作黄独，往时儒者不解黄独，故作黄精。以予考之，黄独是也。”笔者认为，鲁直之考证，有理有据，实属正确。黄独块茎含有淀粉，去苦涩后，亦可食用救饥。黄独，以冬季采者为佳。“黄独无苗山雪盛”，不料天降大雪，封山掩苗，黄独难寻，因此，杜甫只得空手而归。救饥续命的黄独未挖得，饥饿的儿女在呻吟，穷困如此，实在难堪。前人注释说：“首章天哀其穷，次章人亦哀其穷矣。”

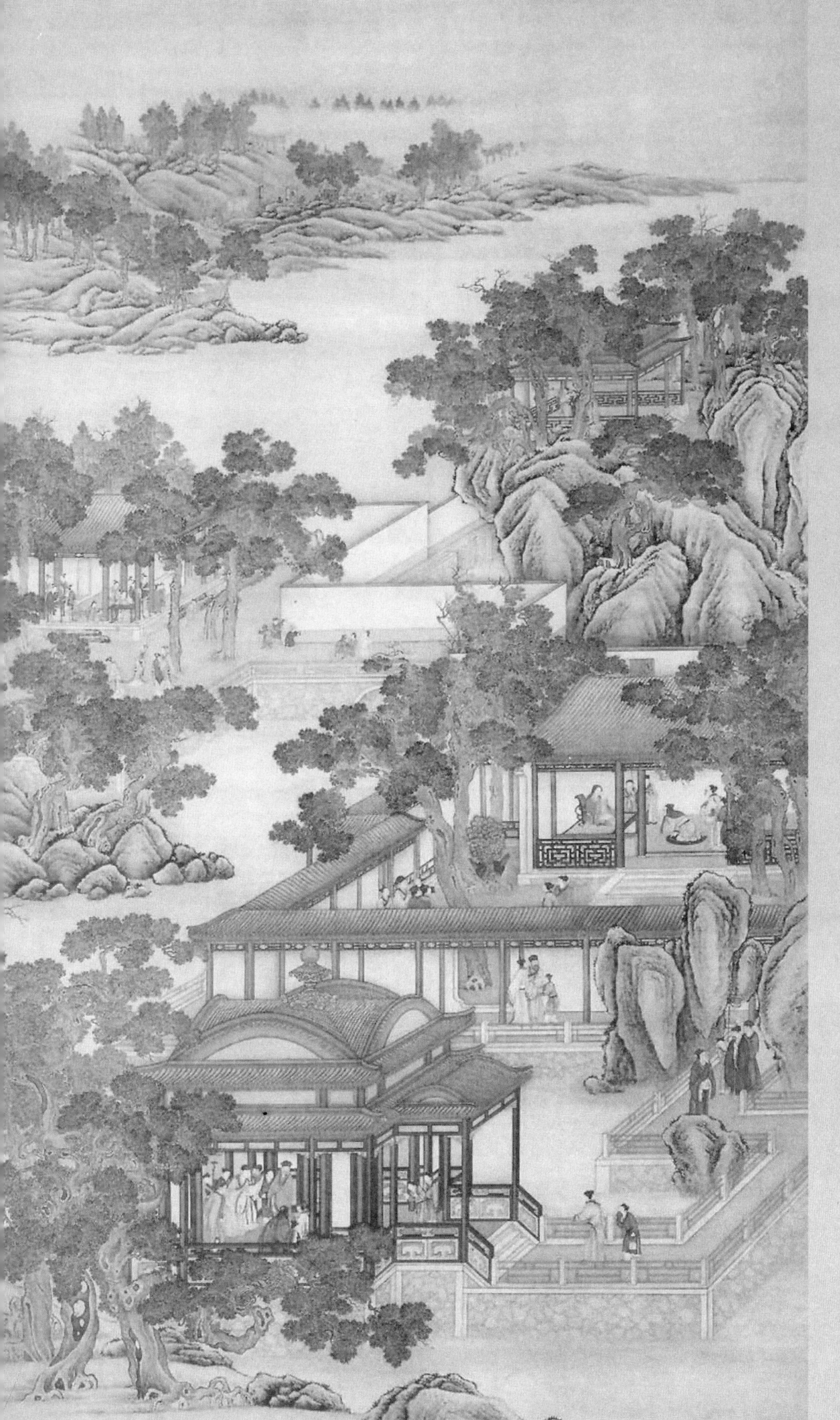

仲冬

仲冬之交气不齐，桃花李花开满溪。
行人认是二三月，只少黄鹂枝上啼。

——明·范汭

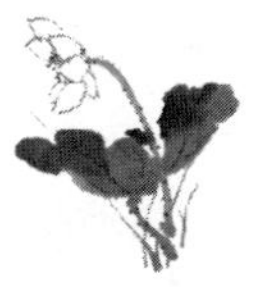

木叶黄落龙正蛰　蝮蛇东来水上游
——杜甫《乾元中寓居同谷县作歌七首(其六)》滤医

南有龙兮在山湫,古木巃嵸枝相樛①。
木叶黄落龙正蛰,蝮蛇东来水上游②。
我行怪此安敢出,拔剑欲斩且复休。
呜呼六歌兮歌思迟,溪壑为我回春姿。

选自《全唐诗》卷二百十八(第七册,第 2298 页)

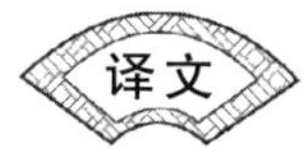

注释

①山湫:山中的深潭,即万丈潭,在县城东南七里,相传有龙自潭中飞出。巃嵸(lóng zōng):错杂不齐貌。樛(jiū):盘绕,绞结。

②蝮蛇:一种毒蛇。头呈三角形,体色灰褐而有斑纹,口有毒牙。生活在平原及山野,以鼠、鸟、蛙等为食,也能伤人畜。毒腺的毒液可治麻风病等。《唐本草》:"蝮蛇作地色,鼻反,口又长,身短,头尾相似,大毒。"时当仲冬,蛇应蛰伏,但因同谷气暖(即末句所写"回春姿"),故得出游。此句宜看作写实记奇,不必深求喻义。

译文

城南有个巨龙居住的山湫,周围古木错杂,树枝相纠缠。时当仲冬,树叶黄落,龙伏水底,一条蝮蛇自东而来,在水上浮游。我奇怪这个东西怎敢冬季出来,拔剑欲斩,又复罢休。唉,第六支歌啊心思迟迟,环望溪壑啊已为我这寒苦之人回生春姿。

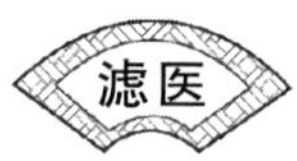

滤医

杜诗言及蝮蛇的句子,还有"蝮蛇长如树","蝮蛇暮偃蹇,空床难暗投"。意思是说,一到傍晚，蝮蛇蜿蜒爬入室内，黑暗中不敢上床入睡。李时珍曰："柳子厚《宥蝮蛇文》云：'目兼蜂虿，色混泥涂。其颈蹙恧，其腹次且。褰鼻钩牙，穴出榛居。蓄怒而蟠，衔毒而趋。'亦颇尽其状也。"意思是说，（蝮蛇）眼睛兼有毒虫的目光，皮色与草野混同难辨，颈项收缩，腹部犹豫不进地爬行，翘着鼻子，挺着利齿，住在洞穴和草丛中，蓄含着怒气盘伏着，口衔着毒气爬行着。这段文字亦充分描绘出了蝮蛇的形状。

蝮蛇，又名虺蛇、反鼻蛇、灰地匾、草上飞、七寸子。此为蝮蛇科动物，其除去内脏的全体可供药用。原动物全长54～80厘米。头部呈三角形；吻端圆。鼻间鳞较宽。前额鳞大。鼻孔位于两鼻鳞间。眼前鳞2片，眼后鳞2～3片，眼下鳞1片。上唇鳞7片，下唇鳞10片。前颏鳞大，左右并立；后颏鳞小，左右分开，中间隔1对小鳞。体鳞起棱，通常23～21～17行。腹鳞138～168片；肛鳞单一；尾下鳞28～56对。背面为暗褐色，体侧各具黑褐色圆斑1行，约30个左右。两侧斑纹在背中央往往相连接。头顶灰褐色，从眼后到口角有一黑褐色阔条纹；上、下唇和头部腹面均淡黄色。腹面灰白色，散有黑色斑点，有时全呈灰黑色。尾短，焦黄色。栖息于平原或较低的山区，常盘成圆盘状或扭曲成波状。卵胎生。捕食鼠、蛙、蜥蜴、小鸟、昆虫等。有剧毒。我国北部和中部均有分布。蝮蛇的皮、骨、胆、脂肪、蜕皮亦供药用。春、夏间捕捉。捕得后，剖腹除去内脏，烘干。

蝮蛇，性温，味甘，有毒。功能祛风通络，杀虫攻毒。主治麻风，风湿痹痛，半身不遂，破伤风，瘰疬，肿毒等症。祛风攻毒为蝮蛇之主要功效，早在《名医别录》即有用蝮蛇酿酒以治疗麻风的记载；《本草拾遗》亦有蝮蛇浸酒方，以治麻风、皮肤顽痹、半身不遂等症。据文献记载，现代临床上用蝮蛇酒或蝮蛇粉治疗各型麻风病，都获得了一定效果。用药后精神、食欲、体重都有改善，皮肤反应消退或有进步，知觉恢复或好转，溃疡缩小，性功能也有改进。蝮蛇治疗瘰疬及风湿痹痛，亦可浸酒内服。如与乌梢蛇、眼镜蛇同用，对风湿痹痛的疗效更好。本品用于破伤风、牙关紧闭、口面歪斜，可配祛风定惊药同用，如《普济方》之天南星丸，用蝮蛇与地龙、天南星研末，醋煮和丸，姜汤或酒送服。用治肿毒疮疡，将蝮蛇浸香油中，制成蝮蛇油外用。凡一般肿毒、创伤溃烂等症，均可用以外涂。也有用油浸蝮蛇，经百日后，取出，晒至半干，捣成膏状，外敷治疗瘰疬或搭背（疽发背上，手可搭到者）。此外，蝮蛇粉内服，尚有强壮作用，可用于病后虚弱、乳汁不足、遗尿、脱肛等症。煅灰存性，名蝮蛇霜或反鼻霜，可作止血剂，用麻油调涂，以治疮疡出血。

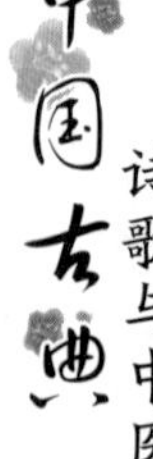

实验研究发现，从蝮蛇毒中已分离提纯出出血因子HR-Ⅰ及HR-Ⅱ（均系糖蛋白）、蛋白酶b、一种缓激肽释放酶及两种缓激肽破坏酶和强化因子E。干燥蝮蛇含甾醇、脂肪、牛磺酸等。头部毒腺中含有以血液循环毒为主的血液循环、神经混合毒，干燥蛇的毒牙仍然有毒。

蝮蛇酒的制备无统一规格，曾试用下列制法：取大的（约6～7年）活蝮蛇一尾，放入60°高粱烧酒1000毫升中醉死，并加入人参5钱，密盖后置于阴冷处，浸泡3个月后，取酒内服，每日1～2次，每次5～10毫升。或取鲜活蝮蛇一尾，人参5钱，泡于12°黄酒2000毫升中，3个月后，取酒服用，每日入睡前服1次，每次5毫升，发汗就寝。或取活蝮蛇一尾，杀死后置于干燥箱中，干燥12小时后研粉，浸泡于60°高粱烧酒500毫升中，1～3个月后，取酒服用，每日2

次，每次5～10毫升；或取粉末5克，用黄酒100毫升一次送下。用于治疗麻风等病。《本草纲目·谷部·酒》："蝮蛇酒，治恶疮诸瘘，恶风顽痹，癫疾。取活蝮蛇一条，同醇酒一斗，封埋马溺处，周年取出，蛇已消化。每服数杯，当身体习习而愈也。"

李时珍所撰《本草纲目》，收有蛇酒四种，包括花蛇酒、乌蛇酒、蚺蛇酒和蝮蛇酒，均产自广西。《广西通志》卷三一《物产》记载梧州府"乌蛇浸酒，可治风，藤县出"。藤县在广西东部清江南岸，为梧州属邑，也是广西蛇酒的主要产地之一。《古今图书集成》食货典卷二七八引明人杜庠《复正夫邀饮蛇酒》诗云："藤峡香醪远寄来，一樽公馆晚凉开。功同薏苡能消瘴，色胶葡萄乍泼醅。钱在杖头直胜买，壁悬弓影莫深猜。主人情重怜衰病，入夜张灯再举杯。"诗中就点示了藤县蛇酒的魅力。明人黄福路过梧州，也曾留诗一首，提及当地蛇酒。诗云："一棹抵苍梧，西山日欲哺。鱼羹煮已熟，蛇酒入城沽。"直到如今，梧州仍出产著名的三蛇酒，其酒以眼镜蛇、金环蛇、灰鼠蛇浸泡米白酒而成，为广西之名优产品。

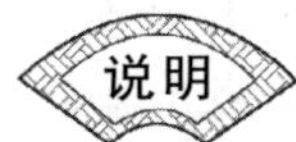

说明

蝮蛇是一种毒蛇。《史记·田儋列传》："蝮螫手则斩手，螫足则斩足。何者？为害于身也。"裴骃集解引应劭曰："蝮一名虺，螫人手足，则割去其肉，不然则致死。"故有"蝮蛇螫手，壮士断腕"之说，用以比喻面临危机，当弃小以全大。由这一典故，亦可知蝮蛇之毒，甚是厉害。蝮蛇螫伤，轻者可用以下诸方涂敷局部以治之：《千金方》载姜末敷之，干即易。《千金方》载楮叶、麻叶合捣，取汁渍之。《抱朴子》载蜈蚣研末敷之。《圣惠方》载生蛤蟆一个，捣烂敷之。以上单方依次参见《本草纲目》"生姜"、"楮"、"蜈蚣"、"蛤蟆"诸条。

据报道，常州市某医院曾经一周内连续收治了6名被蝮蛇咬伤的患者。一名4岁男孩在家门口田边挖泥玩耍，不慎右手被蝮蛇咬伤，随即疼痛，并出现肿胀、青紫，先在当地土蛇医处涂药、结扎后，入住该院；一妇女中午在自家竹园拔草时，不慎被蝮蛇咬伤左手中指；两名中年妇女在行走时被蝮蛇咬伤。该院内科主治医师告诉记者，三月份，被蛇咬伤患者集中在几天内来院诊治，是往年没有的现象，往年大多集中在七八月份。因此，医生提醒大家，在田间干活或走路时要多加当心。三月份的蛇经过冬眠出洞，属于饿肚蛇，毒性比较大，建议农民干活时要戴上手套、穿上套鞋，以防止被蛇咬。这样，即使被蛇咬伤了手或脚，毒素可以削弱很多。一旦被咬，千万不要惊慌乱跑，应迅速用鞋带、裤带等在距伤口5～10厘米的肢体近端捆扎，并且特别注意每隔半小时要放松3～5分钟，保持血液正常循环。曾经有个患者入院时，伤口结扎处已经发黑，就是因为没有间隔放松结扎用的带子。同时，被咬伤者应迅速送专科医院抢救治疗。

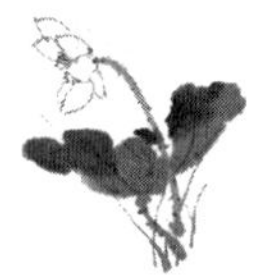

左绵公馆清江濆　海棕一株高入云

——杜甫《海棕行》滤医

左绵公馆清江濆，海棕一株高入云①。
龙鳞犀甲相错落，苍棱白皮十抱文②。
自是众木乱纷纷，海棕焉知身出群？
移栽北辰不可得，时有西域胡僧识③。

选自《全唐诗》卷二百二十(第7册，第2315页)

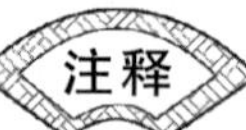

注释

①左绵：即绵州，因其在涪水之左，故称。濆：沿河的高地。

②龙鳞犀甲：比喻海棕树皮。

③北辰：指朝廷。

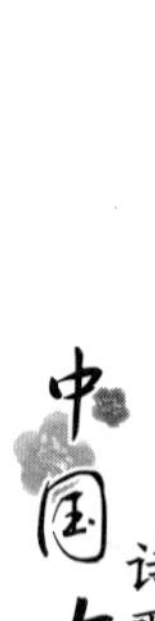

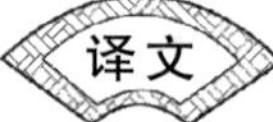

译文

我所寓居的绵州公馆坐落在江边高地上，庭前有一棵海棕高入云天。树皮像龙鳞犀甲相互错落，苍青的棱角，白色的树皮，环护着粗大的树干。它居身于乱纷纷的杂树之中，无从显露出群的材干。倘若把它移植于禁苑，那自是不可多得，但也需西域的僧人才能赏鉴。

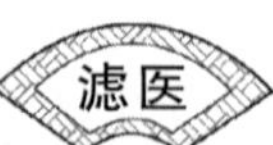

滤医

杜甫此诗当作于宝应元年(公元762年)，当时杜甫在绵州。诗借咏海棕树而自叹怀才不遇。海棕，椰木的一种，其果实甘甜，又名无漏子、椰枣、海枣、波斯枣、番枣、千年枣、万岁枣。

《本草纲目·无漏子》:“千年、万岁,言其树性耐久也。曰海,曰波斯,曰番,言其种自外国来也。”李时珍曰:“千年枣,虽有枣名,别是一物,南番诸国皆有之,即杜甫所赋海棕也。”晋·嵇含《南方草木状》卷下:“海枣树,身无闲枝,直耸三、四丈,树顶四面共生十余枝,叶如栟榈,五年一实,实甚大,如杯碗,核两头不尖,双卷而圆,其味极甘美,安邑御枣无以加也。”

无漏子,为棕榈科植物海枣的果实。其树名海棕,常绿大乔木,高可达17～33米,基部常有根蘖丛生。叶羽状,甚长,坚韧,向上为拱形,略现灰白色;羽片有隆起背棱,先端尖锐而坚韧,下方羽片变为针刺。花雌雄异株,为分枝肉穗花序,伸出于叶丛间;萼杯状,有3齿,亦常具三棱;花瓣3,雄花为长椭圆形,镊合状,雌花为圆形,覆瓦状,通常长不及萼长之2倍;雄蕊6;心皮3,分离。果实圆筒状,长3～6厘米,其形似枣;中有一核,有深长沟。分布于非洲及小亚细亚一带,今热带广为栽培;我国南部亦有。

果实含蛋白质、脂肪、多糖、葡萄糖、果糖、蔗糖、氨基酸、黄酮甙、肉桂酸衍生物、花白素型缩合鞣质等酚性成分,类胡萝卜素、花色素等色素,以及少量维生素 B_1、维生素 B_2、维生素C等。种子含雌酮、蛋白质、脂肪、多糖、蔗糖、葡萄糖、果糖等。

无漏子,性温,味甘,无毒。《本草纲目》引陈藏器曰:“补中益气,除痰嗽,补虚损,好颜色,令人肥健。”引李珣曰:“消食,止咳,治虚羸,悦人。久服无损。”

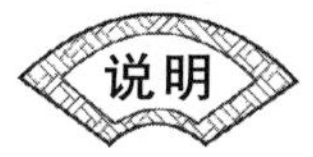

杜甫曰:“海棕一株高入云”,知其为高大乔木,非一般小树可比。又曰:“龙鳞犀甲相错落”,知其为多年的老海棕。因其处于杂树之中,无从展现其材干,难以被人赏识和重用。此诗虽咏海棕,但却表现了诗人怀才不遇的愁情。

李时珍曰:“嵇含《草木状》云:‘海枣大如杯碗’,以比安期海上如瓜之枣,似未得其详也。”安期,即安期生。传说安期是居于海上的仙人,曾习黄帝、老子之术,卖药东海边。安期枣,传说中的仙果名。《史记·封禅书》:“臣尝游海上,见安期生,安期生食巨枣大如瓜。”后因有“安期枣”之称。诗文中常常引用这一典故。如唐代元稹《和乐天赠吴丹》诗:“冥搜方朔桃,结念安期枣。”清代方文《奉酬范质公司马》诗:“东风柔橹别江沙,送我安期枣似瓜。”郭沫若《董老行》:“传食共分秦侯瓜,延年自有安期枣。”嵇含说海枣(海棕果实)大如杯碗,将其与大如瓜的“安期枣”相比,这种比喻虽然“未得其详”,但从其“千年枣”、“万岁枣”等别称来看,这也是将其比作具有延年益寿作用的仙果了。比喻、夸张乃文人常用的修辞手法,将其比作仙果,表达了人们追求长寿的美好愿望。

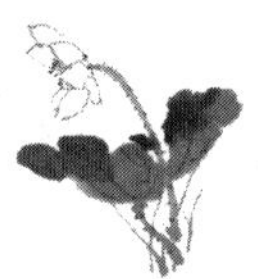

美味鲜鲫银丝鲙　佳肴香芹碧涧羹

——杜甫《陪郑广文游何将军山林十首(其二)》[1] 滤医

百倾风潭上，千章夏木清[2]。
卑枝低结子，接叶暗巢莺。
鲜鲫银丝鲙，香芹碧涧羹。
翻疑舵楼底，晚饭越中行[3]。

选自《全唐诗》卷二百二十四(第 7 册，第 2397 页)

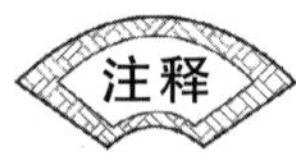

注释

①此诗当作于天宝十二载(公元 753 年)春，当时杜甫在长安。郑广文，即郑虔，唐代郑州荥阳(今河南荥阳县)人，多才而贫，尤精书画，与杜甫有深交。天宝(公元 742—755 年)初，官协律郎，迁广文馆博士。安禄山反，授以官，乱平，贬台州司户参军。后数年卒。虔好读方书，当时胡人慕其书画，虔每以书画换药品。后著《胡本草》七卷，所载皆西域药物。此书已佚。李时珍说："郑虔有《胡本草》七卷，皆胡中药物，今不传。"(见《本草纲目 · 历代诸家本草》)。何将军山林，在长安城南，韦曲之西。何将军，名不详。诗写山林胜景，赞何将军之为人，表示愿意卜居于此。

②章：指称大树。

③越中行：杜甫早年曾游吴越。

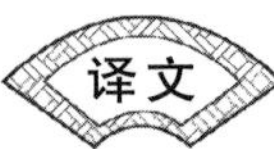

译文

百倾潭水，凉风习习，岸上成千棵大树垂下清荫。低垂的枝头上结着果子，浓密的树叶间巢居着黄莺。把鲜活的鲫鱼切成细丝，味道佳美；用澄澈的涧水煮制芹羹，香味袭人。反倒觉

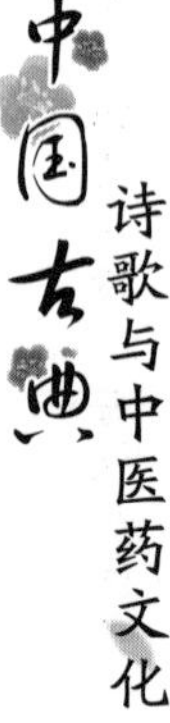

得身在大船的舵楼里，一如当年在越中水面上进行晚餐。

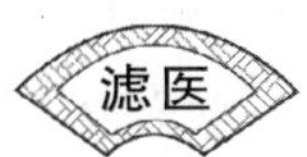

滤医

杜甫诗曰："鲜鲫银丝鲙"，鲙，同"脍"，切得很细的鱼或肉。鲫，鱼纲鲤科。身体侧扁，头部尖，背脊部隆起，尾部较窄，背灰褐色或黄褐色，腹部银白色。我国各地淡水均产，肉味鲜美，是一种常见的食用鱼。鲫鱼，别名鲋鱼。李时珍曰："鲫喜偎泥，不食杂物，故能补胃。冬月肉厚子多，其味尤美……《吕氏春秋》云：'鱼之美者，有洞庭之鲋。'观此，则鲫为佳品，自古尚矣。"鲫鱼生活于河流、湖泊、池沼中，尤以水草丛生的浅水湖和池塘较多，其适应性很强，主要食物为苔藓虫、淡水壳菜、蚬、虾等动物及藻类植物、水草的嫩叶等。500克鲫鱼肉，含蛋白质26克、脂肪2.2克、碳水化合物0.2克、灰分1.6克、钙108毫克、磷406毫克、烟酸4.8毫克，又含有维生素 A_1、维生素 A_2 及碘等。

鲫鱼肉，性平，味甘。功能健脾利湿。主治脾胃虚弱，食少无力，痢疾，便血，水肿，淋病，痈肿，溃疡。《唐本草》："合莼作羹，主胃弱不下食；作鲙，主久赤白痢。"《本草拾遗》："主虚羸，熟煮食之；鲙主五痔"。《滇南本草》："和五脏，通血脉，消积"。治久痔便血(见《寿亲养老新书》)，鲫鱼淡豆豉羹，以鲫鱼250克，淡豆豉15克，陈皮少许。鲫鱼去鳞及内脏，洗净，剔去粗骨，用刀背拍成茸，加入姜、葱、胡椒粉、陈皮调料拌成糊状，加水烧开，放入豆豉，煮成羹即可食用。治脾胃虚弱不欲食，食后不化，大活鲫鱼一条，紫蔻三粒，研末，放入鱼肚内，再加生姜、陈皮、胡椒等煮熟食用。治膈气吐食，大鲫鱼去肠留鳞，以大蒜片填满，纸包十重，泥封，晒半干，炭火煨熟，取肉，和平胃散末一两，杵丸梧子大，密收。每服三十丸，米饮服。治卒病水肿(见《肘后方》)，鲫鱼三尾，去肠留鳞，以商陆、赤小豆等分，填满扎定，水三升，煮糜去鱼，食豆饮汁，二日一作，小便利则愈。治全身水肿，鲜鲫鱼一条，砂仁面二钱，甘草末一钱。将鱼去鳞及内脏，洗净，将药面纳入鱼腹中，用线缝好，清蒸熟烂，分三次当菜吃(忌盐、酱二十天)。《医林纂要》："鲫鱼性和缓，能行水而不燥，能补脾而不濡，所以可贵耳。""鲜鲫银丝鲙"，这是杜甫爱吃的佳肴，也是很好的食疗方。

"香芹碧涧羹"，香芹，芹的美称。李时珍《本草纲目·水斳》："芹有水芹、旱芹。水芹生江湖陂泽之涯，旱芹生平地，有赤、白二种。二月生苗，其叶对节而生，似芎藭。其茎有节棱而中空，其气芬芳。五月开细白花，如蛇床花。楚人采以济饥，其利不小。《诗》云：'觱沸槛泉，言采其芹。'杜甫诗云：'饭煮青泥坊底芹'，又云：'香芹碧涧羹'，皆美芹之功。"杜甫多次言及芹，赞美芹。李时珍爱读古人诗文，对杜甫这些耐人寻味的芬芳诗句当然也会牢记于心，因而引诗论药，运用自如。

杜甫《崔氏东山草堂》诗曰："盘剥白鸦谷口栗，饭煮青泥坊底芹。"白鸦谷，地名，在蓝田县东南二十里，其地产栗。青泥坊，地名，在蓝田县南七里。这两句意谓，盘中盛有剥好的白鸦谷口的栗子，饭中掺煮青泥坊出产的美芹。《大云寺赞公房四首》之二："雨泻暮檐竹，风吹春井芹。"意思是说，暮雨浇着屋檐下的竹子，春风吹着天井里的芹菜。《赤甲》诗曰："炙背可以献天子，美芹由来知野人。"意思是说，在这朝野隔绝的地方，我以晒太阳为难得的快乐，以芹菜作为可口的美味；我以为这种野趣是可以献之于天子的。从以上诗句，便可知道杜甫对芹菜的偏爱程度。诗中还引用了“野老献芹”之典。古代有一山村老农夫以芹菜为美味，不愿自己独享，欲献于他人。后人以“献芹”谦言自己赠品菲薄或建议浅陋。如唐代诗人高适就曾说：“尚有献芹心，无因见明主。”宋代苏轼《教坊致语》：“虽白雪阳春，莫致天颜之一笑；而献芹负日，各尽野人之寸心。”

水芹又名水靳、水英、楚葵、芹菜、水芹菜、野芹菜。为伞形科植物水芹的全草，多年生湿生或水生草本，全体光滑无毛，具匍匐茎。茎圆柱形，长可达 1 米，中空，直立或由匍匐的基部向上伸直，上部多分枝，常伸出水面，下部每节略膨大，通常生有多数白色须根；茎表面绿色，有纵条纹。复叶互生，具柄及叶鞘；叶片 1～2 回羽状分裂。复伞形花序顶生，通常与顶生的叶相对；花白色，有柄，丝状而柔；花瓣 5，倒卵形。花期 4—5 月。喜生于低湿洼地或水沟中。9—10 月采割地上部分，晒干入药。

水芹性凉，味甘辛。功能清热，利水。主治暴热烦渴，黄疸，水肿，淋病，带下，瘰疬，痄腮。《神农本草经》：“主女子赤沃。止血，养精，保血脉，益气，令人肥健嗜食”。《千金·食治》：“益筋力，去伏热。治五种黄病，生捣绞汁，冷服一升，日二”。《本草拾遗》：“茎叶捣绞取汁，去小儿暴热，大人酒后热毒、鼻塞、身热，利大小肠”。《随息居饮食谱》：“清胃涤热，祛风，利口齿咽喉头目”。《中国药植志》：“嫩茎捣汁服，可治高血压症”。治小儿发热，月余不凉，水芹菜、大麦芽、车前子，水煎服。治小便淋痛，水芹菜白根者，去叶捣汁，井水和服。治小儿霍乱吐痢，芹叶细切，煮熟汁饮。治痄腮，水芹捣烂，加茶油敷患处。

芹菜不仅营养丰富，而且具有辅助降血压、降血脂、通便等多种作用，因此深受人们的青睐。芹菜常被分为水芹、旱芹两种。水芹主要产于南方，我们在北方吃到的芹菜主要是旱芹。旱芹，又称香芹、药芹、蒲芹。伞形科。一年或二年生草本。基出叶为 2 回羽状复叶；叶柄发达，中空或实，色绿白或绿黄，有特殊香味。伞形花序；花小，白色。我国各地均有栽培。叶柄作蔬菜，种子作香料。旱芹入药，可平肝清热，祛风利湿。由于两种芹菜的生长环境不同，食疗功效也略有差别，若能有针对性地选择食用，则可达事半功倍之效。

水芹，保肝，抗结核。现代研究表明，水芹含多种氨基酸、挥发油、水芹素等。水芹的水煎液对肝细胞有一定的保护作用，肝炎、肝功能不全者宜常食之。水芹还含有抑杀结核杆菌的成分，可提高机体免疫力和抗病能力，使结核杆菌逐渐减少或消失，故结核病患者可多吃水芹。英国科学家研究发现，食用水芹，可以部分抵消烟草中有毒物质对肺的损害，在一定程度上防治肺癌。此外，水芹还对泌尿系感染等疾病具有很好的辅助治疗作用，如泌尿系感染者，可取水芹 500 克，去叶留梗，捣烂取汁，凉开水送服，每次服 30 毫升，每日 2～3 次。

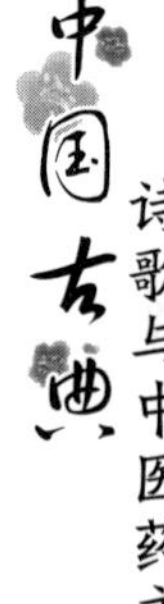

旱芹，降血压，降血脂。旱芹含有机酸、芹菜素、芹菜苷，还含挥发油，可从中分得芹菜甲素和芹菜乙素。芹菜素或芹菜鲜汁均有明显的降压作用，旱芹的水提取物有降低血脂（总胆固醇、低密度脂蛋白胆固醇、甘油三酯）的作用；芹菜甲素和芹菜乙素具有镇静作用；旱芹中的芹菜素还能抑制血管平滑肌增殖，预防动脉硬化。此外，芹菜素对前列腺癌、乳腺癌、甲状腺癌等癌细胞还有抑制生长、诱导细胞凋亡、抑制肿瘤血管形成等作用。因此，旱芹特别适合高血脂、高血压、动脉硬化及肿瘤患者食用。

需要特别提醒大家的是，多吃芹菜会抑制睾酮的生成，有杀精作用，因而芹菜又被称为“精子杀手”。因此，青年男性，尤其是近期准备做爸爸的朋友应与芹菜暂时保持距离。

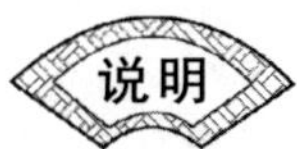

清代医家朱东樵《本草诗笺》:“水芹恒产水之滨，食品惟宜择旱芹。水得湿淫多蕴毒，旱钟阳气颇资人。”朱氏认为，低洼水滨，湿淫蕴毒，污染严重，如吃了其地生长的水芹，则对人体有害。相反，高田旱地，阳气汇聚，光照充足，生长的旱芹，食之有益。总之，食用芹菜，要注意选择没有致病菌、寄生虫或其虫卵污染者。“鲜鲫银丝鲙，香芹碧涧羹”，古时生态环境没有污染破坏，杜甫食用的芹菜当然也是新鲜清洁的。他又取用澄澈的涧水煮制芹羹，其羹味自然芳香袭人，此可谓得食芹之法矣。

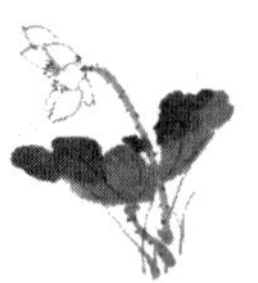

夔地家家养乌鬼　蜀人顿顿食黄鱼

——杜甫《戏作俳谐体遣闷二首(其一)》[①]滤医

异俗吁可怪,斯人难并居。
家家养乌鬼,顿顿食黄鱼[②]。
旧识能为态,新知已暗疏。
治生且耕凿,只有不关渠[③]。

选自《全唐诗》卷二百三十一(第7册,第2539页)

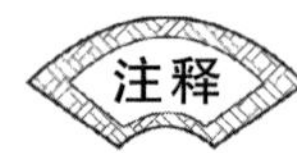

注释

①此诗当作于大历二年(公元767年)。诗记当地人情世俗,流露出诗人厌居夔州的情绪。俳谐体,诗之一体,内容多以游戏取笑为主。

②乌鬼:鸬鹚的别名。明・焦竑《焦氏笔乘・乌鬼》:"鸬鹚,水鸟,似鹳而黑,峡中人号曰乌鬼。子美诗:'家家养乌鬼,顿顿食黄鱼',言此乌捕鱼,而人得食之也。"郭沫若《李白与杜甫》:"'乌鬼'有种种解释,有人解为鸬鹚(四川人呼为'渔老鸦'),我认为比较可靠。"

③治生:谋生。渠:他们。

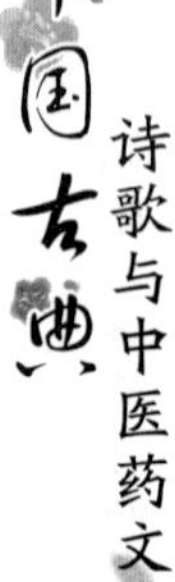

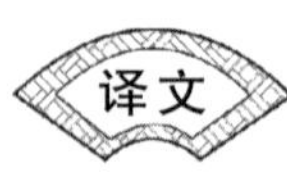

译文

夔州风俗也真是怪异,夔州居民也真是难以共居。这里家家户户都供养乌鬼,这里没有一顿饭不吃黄鱼。故友是如此的虚与作态,新知也同我貌合神离。靠耕田凿井来维持自家生计,自与他们毫不相涉。

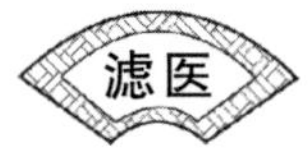

滤医

杜诗所谓"家家养乌鬼",乌鬼即鸬鹚。李时珍曰:"鸬鹚,处处水乡有之。似鹳而小,色黑。

亦如鸦，而长喙微曲，善没水取鱼。日集洲渚，夜巢林木，久则粪毒多令木枯也。南方渔舟往往縻畜数十，令其捕鱼。杜甫诗：‘家家养乌鬼，顿顿食黄鱼’，或谓即此。”

鸬鹚，为鸬鹚科动物。又名鱼鹰、水老鸦、摸鱼公。体长约 80 厘米。嘴狭长呈圆锥形，上嘴两侧有沟，尖端有钩，下嘴有小囊。上嘴黑褐，上嘴边缘和下嘴灰白，具砖红色斑。虹膜翠绿色。眼先橄榄绿色，缀以黑色斑点；眼下橙黄色；嘴下之喉囊为橄榄黑色，有许多鲜黄色斑点。颊、颏和上喉均白色，形成一半环状，后缘稍沾棕褐色。体羽主要为黑色而带有紫色金属光泽。肩羽和大覆羽暗棕色，羽边黑色，而呈鳞片状。生殖期中，胁下有一雪白块斑；头、颈部生白丝状羽。后头部有一不明显的羽冠。幼鸟的下体黑色，杂以白羽。脚位于体之后方，黑色，4 趾向前，具蹼及锐爪。栖息河川、湖沼及海滨，善潜水捕食鱼类。营巢于芦苇丛中或矮树、峭壁上。广布我国各地。经驯养后可以使其捕鱼。鸬鹚肉、骨、涎均可入药。

鸬鹚肉，性寒，味酸咸。功能利水，治大腹鼓胀。李时珍曰：“鸬鹚，《别录》不见功用。惟雷氏《炮炙论》序云：体寒腹大，全赖鸬鹚。注云：治腹大如鼓体寒者，以鸬鹚烧存性为末，米饮服之立愈。窃谓诸腹鼓大，皆属于热，卫气并循于血脉则体寒。此乃水鸟，其气寒冷而利水。寒能胜热，利水能祛湿故也。”

鸬鹚骨，能下骨鲠，祛面斑。治雀卵面斑，鸬鹚骨烧研，入白芷末，猪脂调和，夜涂旦洗。治鱼骨鲠，鸬鹚骨（煅灰），蜜调，绵裹，含于口中。（见《本经逢原》）。

鸬鹚涎，即其口涎，治百日咳。治肾咳，俗呼顿呛，从小腹下逆上而咳，连嗽数十声，少住又作，甚或咳发必呕，牵掣两胁，涕泪皆出，连月不愈者，鸬鹚涎，滚水冲服。（见《纲目拾遗》）。治小儿鸬鹚瘟，光杏仁、栀子（炒黑）、石膏、蛤粉、天花粉各二两，牛蒡子三两，生甘草四钱，麻黄八钱，青黛、射干各一两，细辛五钱。共研细末，鸬鹚涎三两，加蜜为丸，如弹子大。每服一丸，灯芯、竹叶煎汤化下。（见谢观《中国医学大词典》鸬鹚涎丸）。鸬鹚瘟，即百日咳，小儿多患之，此症咳嗽不已，连作数十声，类哮非哮，似喘非喘，如物哽咽，欲吐难出，久之出痰少许，甚则呛血音哑，面目浮肿，多由感冒风寒或冷热时气所致。若不急治，日久必危，宜鸬鹚涎丸。

鸬鹚翅羽，能除骨鲠。治诸鱼骨鲠在喉中，鸬鹚毛羽十片，烧灰研细。每服一钱匕，浓煎橘皮汤调下，或以绵裹含咽。（《圣济总录》鸬鹚散）。

杜诗曰：“顿顿食黄鱼”。黄鱼，即鳣鱼。又名蜡鱼、阿八儿忽鱼、玉版鱼、鲟鳇鱼。《本草纲目》：“鳣，出江淮、黄河、辽海深水处，无鳞大鱼也。其状似鲟，其色灰白，其背有骨甲三行，其鼻长有须，其口近颔下，其尾岐。其出也，以三月逆水而生。其居也，在矶石湍流之间。其食也，张口接物，听其自入，食而不饮，蟹鱼多误入之。昔人所谓‘鳣鲔岫居’，世俗所谓‘鲟鳇鱼吃自来食’是矣。其行也，在水底，去地数寸。渔人以小钩近千沉而取之，一钩着身，动而护痛，诸钩皆着。船游数日，待其困惫，方敢掣取。其小者近百斤。其大者长二、三丈，至一、二千斤。其气甚腥。其脂与肉层层相间，肉色白，脂色黄如蜡。其脊骨及鼻，并鳍与腮，皆脆软可食。其肚及子盐藏亦佳。其鳔亦可作胶。其肉骨煮炙及作鲊皆美。”

鳣鱼（黄鱼、鳇鱼、鳇鱼），为鲟科动物。其体长约 2 米，最大者可长达 5 米以上。头略呈三角形，吻长而较尖锐。头部表面被有多数骨板。口下位，宽大，稍成弧形；口前方有吻须 2 对，内侧的须稍在前方，外侧的须较后。眼小，距吻端较近。左右鳃膜向腹面伸展，彼此愈合。全体被纵列的菱形骨板5行，骨板上有尖锐微弯的刺。背骨板1行，较大，10～16块，位于背部正中，从头后直连尾鳍。背、腹侧骨板各2行，背侧骨板32～46块；腹侧骨板8～12块；腹鳍基部之后有不太明显的骨板1～2块。身体其他部分光滑无鳞。背鳍43～57，位于后方；臀鳍26～36，其起点在背鳍的后部下方。尾鳍歪形，上叶长而尖。体表黑青色，两侧黄色，腹面灰白色；背部骨板黄色，侧骨板黄褐色。生活于大的河流中，多栖息于两江汇合、支流入口及急流的漩涡处。捕食其他鱼类。

鳣鱼肉，性平，味甘。功能益气补虚。《饮膳正要》："利五脏，肥美人。"《医林纂要》："壮筋骨，长气力"。鳇鱼黄芪粥，鳇鱼肉200克，生黄芪50克，大米150克，姜丝3克，葱末5克，味精2克，精盐3克，胡椒粉2克，料酒10毫升。将生黄芪洗净，用干净纱布包好，鳇鱼肉洗净，大米淘洗干净，备用。锅内加水适量，放入大米、鳇鱼肉、黄芪袋、精盐、姜丝、葱花、料酒共煮粥，熟后拣出黄芪袋，调入味精、胡椒粉即成。每日1剂，分2次服完，连服10天。鳇鱼性平，味甘，有补气养血、强筋健骨等功效，可用于治疗气血双亏、体倦羸瘦、五脏虚损等症，与生黄芪同煮食用，可治胃下垂、肾下垂等。

鳇鱼是黑龙江省的特产鱼类之一，鳇鱼肉味鲜美，无刺，为上等水产佳品。其卵经盐渍成为"鳇鱼子"，可制成名菜"鱼子酱"。鱼鳍加工后即成名菜原料鱼翅，不亚于传统使用的鲨鱼翅。鳇鱼鳔的内壁很厚，鳔和脊索都可制成鱼胶。鳔还可入药，其成分含骨胶原达80%，加水煮沸则水解成明胶。其性平，味甘咸，有滋补强壮之功效，用以主治妇女白带过多、恶性肿瘤以及男子肾虚遗精等症。

我国的赫哲族善于捕捞鳇鱼。每有佳宾造访，赫哲人必摆出丰盛而名贵的鳇鱼大宴。从生到熟，从冷到热，洋洋洒洒十几个大碗，堪称奇观。特别是精制的鳇鱼翅、鳇鱼鼻、鳇鱼子，足可与燕窝、熊掌媲美。

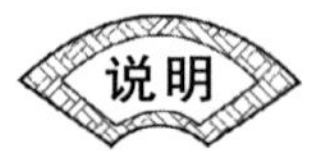

杜甫《黄鱼》诗曰："日见巴东峡，黄鱼出浪新。脂膏兼饲犬，长大不容身。筒桶相沿久，风雷肯为伸？泥沙卷涎沫，回首怪龙鳞。"龙鳞，此指鳣鱼。《诗义疏》："鳣身形似龙。"鳣鱼体大肉黄，形似龙，产于夔上水四十里之黄草峡。此诗意谓，每天看见巴东江峡，鲜活的鳣鱼出自浪涛。它的脂膏兼可喂狗，长大了却自身难保。当地用筒桶捕鱼的习俗由来已久，纵有风雷义气岂可挽救？喘息的泡沫卷着泥沙，面对遭难的鳣鱼我黯然回首。诗为鳣鱼长大后终不免于祸难而发，寄托了诗人的哀怜之意和欲救不能的憾恨。

根据报道，我国鳇鱼资源在开发利用方面，从20世纪始，便存在捕捞过度问题，资源遭受破坏，产量急剧下降。鳇鱼不仅具有极高的经济价值，而且在学术研究上也具有重要意义。因此有必要加强保护，防止过度捕捞。

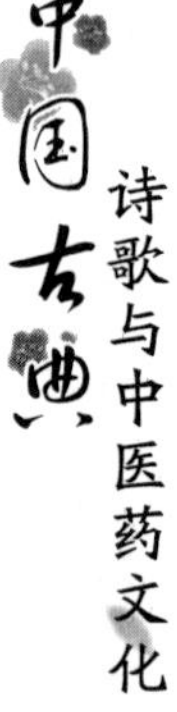

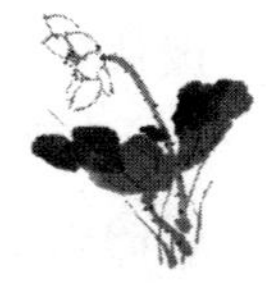

鲂鱼肥美知第一　既饱欢娱亦萧瑟

——杜甫《观打鱼歌》滤医

绵州江水之东津，鲂鱼鱍鱍色胜银①。
渔人漾舟沉大网，截江一拥数百鳞。
众鱼常才尽却弃，赤鲤腾出如有神②。
潜龙无声老蛟怒，回风飒飒吹沙尘。
饔子左右挥双刀，鲙飞金盘白雪高③。
徐州秃尾不足忆，汉阴槎头远遁逃④。
鲂鱼肥美知第一，既饱欢娱亦萧瑟。
君不见朝来割素鬐，咫尺波涛永相失⑤。

选自《全唐诗》卷二百二十（第 7 册，第 2314 页）

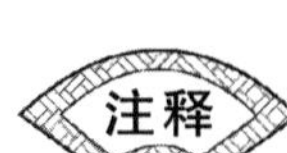

注释

①绵州：在今四川绵阳县东。江水：指涪江，从绵州城东流过。鲂鱼：淡水鱼类，鲤科，银灰色，长达五十厘米，味美。鱍鱍(bō)：象声词。鱼摆尾跳水声。

②赤鲤：红鲤鱼。《本草纲目·鲤鱼》引陶弘景曰："鲤为诸鱼之长，形既可爱，又能神变，乃至飞越江湖，所以仙人琴高乘之也。"

③饔子：厨工。鲙：把鱼切成细片。

④徐州秃尾：徐州人对鲢、鳙等鱼的俗称。槎头：槎头鳊。缩头，弓背，味美，汉水所产最为著名。人常用槎（树枝）拦截，禁止擅自捕捞，故亦称槎头缩颈鳊。

⑤鬐(qí)：也作鳍。鱼脊鳍。《庄子·外物》："已而大鱼食之，牵巨钩，錎没而下，扬而奋鬐，白波若山，海水震荡。"鱼无鳍，则不能击水作浪。

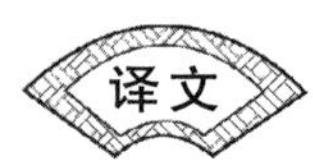

译文

绵州城东的涪江渡口，水中鲂鱼哗哗作响，鳞色胜过白银。渔民荡起船儿沉下大网，拦江一网便拉上数百条。一般的杂鱼尽行扔掉，赤鲤跃出渔网如有神助。潜龙默默无声，老蛟兴浪发怒，水面卷起旋风，江岸沙尘弥漫。厨工们挥舞利刀，飞快地切出鱼片，装入金盘似雪堆。那徐州的秃尾不值一忆，汉水的槎头鳊也会自惭味劣而远远逃避。鲂鱼的美味果然天下第一，饱餐之后欢乐的心情转为凄迷。君不见早晨割下鲂鱼的素鬐，咫尺波涛便永远失去，再也不能扬鬐鼓浪了。

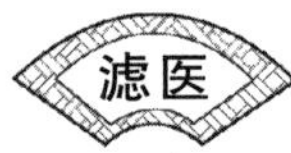

滤医

鲂鱼，又名鳊鱼、平胸鳊、三角鳊。李时珍曰："鲂，方也。鳊，扁也。其状方，其身扁也。鲂鱼处处有之，汉、沔尤多。小头缩项，穹脊阔腹，扁身细鳞，其色青白。腹内有鲂，味最腴美。其性宜活水。故《诗》云：'岂其食鱼，必河之鲂。'俚语云：'伊洛鲤鲂，美如牛羊。'"鲂鱼，为鲤科动物。其三角鲂的肉可供药用。原动物体形似鳊，但背部特别隆起，腹面只腹鳍后部具肉棱。银灰色，长达50余厘米。栖息水的中下层，草食性。淡水经济鱼类之一，可供养殖。主要食物为苦草、轮叶黑藻、软体动物及湖底植物的碎屑、丝状绿藻、淡水海绵等。产卵期5—6月，此时雌雄两性的身上均有珠星出现。广泛分布于全国主要水系的江河、湖泊中，产量大，是天然水体中主要的捕捞对象之一。肉鲜美，质鲜嫩而含脂量高，内脏含脂量更大，食用以清蒸最佳，故深受人们喜爱。每百克可食部分含蛋白质21毫克，脂肪6.9～8克，热量92千卡，钙120毫克，磷165毫克，铁1.1毫克。湖北省襄阳的鳊鱼早在南北朝时就负盛名。相传当时襄阳刺史张敬儿为了取宠齐高帝，特别制造了一种"陆舻船"，载运一千六百尾鳊鱼往京都建业上贡。为此，齐高帝以鳊鱼的地方名"槎头鳊"赐封张敬儿为"槎头刺史"。《湖北通志》记载："鳊，即鲂，各处均产。以武昌樊口、襄阳鹿门所出为最。"鳊鱼一年四季均为佳肴，故民俗有"春鲶夏鲤四季鳊"之说。鳊鱼肉性温，味甘。功能补肺气，健脾胃。主治肺痨气虚体衰，消化不良，胸腹胀满等症。清蒸，加调味品食用。《食疗本草》："调胃气，利五脏，和芥子酱食之，助肺气，去胃家风。消谷不化者，作鲙食，助脾气，令人能食。"先贤认为，鳊鱼能调胃利肠，而无动风发热之虑。功效与鲫同，惟患疳痢者忌之。

东坡喜食鳊鱼，曾写有《鳊鱼》诗赞其味美。诗曰："晓日照江水，游鱼似玉瓶。谁言解缩项(鳊鱼亦名缩项鲂)，贪饵每遭烹。杜老当年意，临流忆孟生(杜子美《解闷》诗：复忆襄阳孟浩然，清诗句句尽堪传。只今耆旧无新语，漫钓槎头缩颈鳊)。吾今又悲子，辍筯涕纵横。"他一到黄州，就对这里的鳊鱼产生了兴趣，常与潘生(大临)等垂钓江上，钓鳊野炊。当时如何烹制，现已无法知道，按现今黄州的传统作法，用这种鳊鱼红烧、清蒸、油焖都可以，而且味道鲜美。

清蒸鳊鱼，鱼形完整，鱼肉软嫩，鲜香味美，汤清味醇，功可调理肠胃。制作时取鲜鳊鱼一条，宰杀去鳞、腮后，剖腹去内脏洗净，然后入沸水锅中氽一下，捞出，刮去黑膜，冲净后在鱼身脊背部位直剞十字花刀，摆在深盘中，依次将笋片、香菇、板油丁、火腿片放在鱼身上，加精盐、

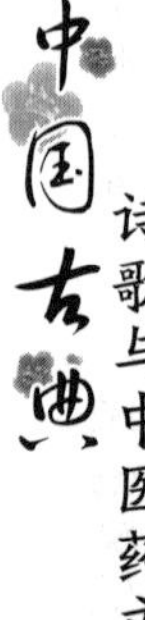

绍酒、清汤，再放上姜片、葱段，入蒸笼用旺火蒸10分钟，待鱼眼珠突出即成熟，起笼去掉葱、姜，将原汁滗入碗中另用。鱼装入盘。将碗中的原汁汤放入精盐、味精和沸清汤，调味后淋在鱼身上即成。食用时可随带姜末、醋蘸食。

另有红烧鳊鱼块，可将鳊鱼整理干净，切成小块放盘中待用。炒锅上火，注入色拉油烧至八成热，下鳊鱼块，炸成金黄色捞出沥油，锅内留少许油。将葱、姜片入锅炒香，放入鱼块、料酒、白糖烧熟，下水淀粉勾芡，淋入花椒油炒匀即可。其可补益气血，养颜丰乳。

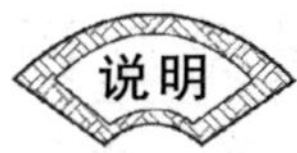

此诗当作于宝应元年(公元762年)，当时杜甫在绵州。诗中记叙渔人捕鱼，对鱼遭屠戮生恻隐之心。杜甫还写有《又观打鱼》诗，作者由渔人大规模地杀生而联想及战乱中黎民广遭杀戮，深致喟叹。他说："吾徒胡为纵此乐？暴殄天物圣所哀。"我们为什么要如此纵乐？灭绝天物(天下生物)乃是圣人之所哀。从这些诗句中，我们同样可以悟出一个道理，这就是保护物种、维护生态平衡已成为当务之急。

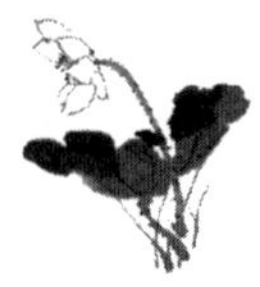

咏紫参钱起作歌　考本草程氏立说

——钱起《紫参歌》[1]滤医

远公林下满青苔，春药偏宜间石开[2]。
往往幽人寻水见，时时仙蝶隔云来[3]。
阴阳雕刻花如鸟，对凤连鸡一何小。
春风宛转虎溪旁，紫翼红翘翻霁光[4]。
贝叶经前无住色，莲花会里暂留香[5]。
蓬山才子怜幽性，白云阳春动新咏[6]。
应知仙卉老云霞，莫赏夭桃满蹊径[7]。

选自《全唐诗》卷二百三十六(第7册，第2600页)

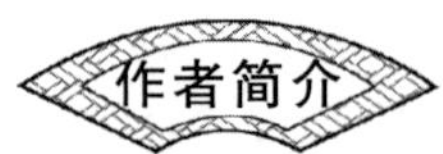

作者简介

钱起(公元722—780年)，字仲文，吴兴(今浙江吴兴县)人。天宝十载(公元751年)进士，曾任秘书省校书郎及尚书考功郎中。大历中，为翰林学士。"大历十才子"之一，与刘长卿齐名，也与郎士元并称。其诗，语言精工，辞藻华丽，体格新奇，理致清淡，长于五言。有《钱考功集》。

钱起存诗531首，有关医药的诗24首，且都是围绕着药的种、采、制、用。如《药圃》："春畦生百药，花叶香初霁。好容似风光，偏来入丛蕙。"诗中描写自己的药田，沐浴春光，花开叶茂，药香宜人的情景。《锄药咏》抒发他辛勤耕耘药田时的愉快心情。《山居新种花药与道士同游赋诗》描写种药场地及其四周的情况。至于种药的目的，他在《闲居寄包何》中作了披露："去名即栖遁，何必归沧浪。种药幽不浅，杜门喧自忘。林眠多晓梦，鸦散惊初阳。片雪幽云至，迴风邻果香。佳期碧天末，惆怅紫兰芳。"可见诗人远离了喧嚣的名利场，隐居在鸟语花香的幽静之

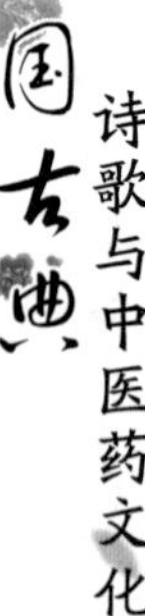

地，每天除了种药赏花，赋诗怡情，有时，还可以在林下安稳地睡一觉，这也可以说是诗人的一种养生方法吧。写药物生长情况的诗句，如："蘋叶初齐白芷生"(《送李评事赴潭州使幕》)。写制药的诗句，如："晒药背松阴"(《春暮过石龟谷题温处士林园》)。写用药的诗句，如："何事沉痾久，含毫问药王"(《静夜酬通上人问疾》)，说的是药物用来医疾，再者是用来"炼药"服食了。至于写登山采药的诗也有若干首，如他的《自终南山归》："采苓日往还，得性非樵隐。"《独往覆釜山寄郎士元》："将寻洞中药，复爱湖外嶂。"《东陵药堂寄张道士》："玄都有仙子，采药早相识。"《登秦岭半岩遇雨》："不得采苓去，空思乘月归。"《罢章陵令山居过中峰道者二首》："愿言携手去，采药长不返。"《登覆釜山遇道人二首》："散发便迎客，采芝仍满袖。"可见所采药物多为珍贵的芝苓之类。

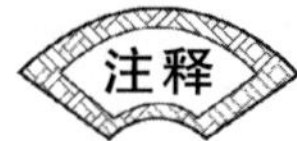
注释

①《紫参歌并序》曰："紫参，幽芳也，五葩连萼，状如飞禽羽举，俗名之五鸟花。故山道人兰若尤丰此药。校书刘公咏歌之，俾予继组。"

②远公：晋高僧慧远，居庐山东林寺，世人称为远公。春药：春天开花的药草。

③幽人：幽隐之人，隐士。仙蝶：指栖于广东省罗浮山云峰岩下蝴蝶洞的彩蝶。相传为葛洪遗衣所化，故称。这里是对蝴蝶的美称。

④虎溪：溪名，在江西省九江市南庐山东林寺前。相传慧远法师居此，送客不过溪，过此，虎辄号鸣，故名虎溪。翼：鸟类的翅膀。翘：鸟尾的长羽。翻：翻动。这里指(五鸟花)在春风中摇曳多姿，如凤鸟起舞，上下翻动。霁光：指雨过天晴时的明净景象。

⑤贝叶经：指佛经。古代印度人写经于树叶上，故称。莲花会：即莲社。佛教净土宗最初的结社。晋代庐山东林寺高僧慧远，与僧俗十八贤结社念佛，因寺池有白莲，故称。

⑥蓬山：即秘书省的别称。才子：这里指刘公。序曰："校书刘公咏歌之，俾予继组。"据此可知，"蓬山才子"当指校书郎刘公。幽性：谓宁静的心性。白云：陶弘景诗曰"岭上多白云"，后因以"白云"表示隐逸之趣或隐居之所。阳春：即"阳春白雪"，常常用来赞美诗作高雅。这里用来赞美刘公咏紫参之作。

⑦仙卉：奇花异卉。云霞：比喻远离尘世的地方。夭桃：《诗经》："桃之夭夭，灼灼其华。"后以"夭桃"称艳丽的桃花。蹊径：小路。

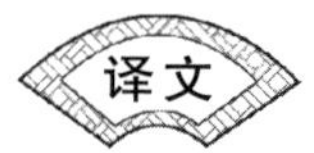
译文

远公寺院的密林下已长满了青苔，春天药草的花蕾偏在山石间绽开。往往有隐士的身影在那水边出现，时时有仙蝶穿过彩云翩翩地飞来。大自然神功雕刻的花形如同鸟，相对凤凰而被缚的群鸡是多么小。紫参迎着春风来回摇曳在虎溪旁，花朵紫红，如飞禽羽举，翻动于霁光。在贝叶经前它不是长久不衰的花，在莲花会里却暂时留有它的清香。蓬山才子刘公最喜爱宁静的心性，心如白云，诗情涌动，已经写好了新章。应知道这奇花异卉总是远离尘世，不要只为观赏桃花而在蹊径彷徨。

滤医

紫参，又名石见穿、五凤花、小丹参、月下红、山缝拿、紫丹花、红根参、活血草。《植物名实图考》："（小丹参）叶似丹参而小，花亦如丹参，色淡红，一层五葩，攒茎并翘。"学者认为，《植物名实图考》所载小丹参及钱起《紫参歌并序》所描写的紫参均与"石见穿"相似。紫参（石见穿），为唇形科植物华鼠尾草的全草。华鼠尾草，一年生草本，高 20～70 厘米。根多分枝，直根不明显，黄褐色。全株被倒生的短柔毛或长柔毛。茎单一或分枝，直立或基部倾斜，四棱形。叶对生；下部叶为三出复叶，顶端小叶较大，两侧小叶较小，卵形或披针形；上部叶为单叶，卵形至披针形，长 1.5～8 厘米，宽 0.8～4.5 毫米，先端钝或急尖，基部近心形或楔形，边缘具圆锯齿或全缘，两面均被有短柔毛。轮伞花序，每轮有 6 花，组成总状花序或总状圆锥花序，顶生或腋生，花序长 5～24 厘米；苞片披针形，长于小花梗；花萼钟状，长 4.5～6 毫米。有 11 条脉纹，外面脉上有长柔毛；花冠紫色或蓝紫色，冠筒长 10 毫米，冠檐二唇形，上唇倒心形，先端凹，下唇呈 3 裂，中裂片倒心形；雄蕊花丝较短，藏于花冠之内。小坚果椭圆状卵形，褐色，光滑，包被于宿萼之内。花期 8—10 月。生于山坡、路旁及田野草丛中。分布于江苏、安徽、江西、湖北、湖南、广东、广西、四川、云南等地。开花期采割全草，鲜用或晒干。

紫参全草含异丹参酚酸 C、丹参酚酸 B、丹参酚酸 D、紫草酚酸、迷迭香酸、咖啡酸、原儿茶醛、齐墩果酸等，此外还含甾醇、三萜成分、氨基酸。根含水苏糖。

紫参性微寒，味苦辛。功能活血化瘀，清热利湿，解毒散结，消肿止痛。用于急慢性肝炎、脘胁胀痛、湿热带下、乳腺炎、疔肿等症。治月经不调，紫参全草 30～60 克，益母草 30 克，水煎，冲红糖、黄酒服。治痛经，紫参全草 60～120 克，生姜 2 片，红糖适量，煎服。治子宫出血，紫参全草 30 克，水煎服。治肝炎，紫参全草 60～120 克，茵陈 60 克，红糖 60 克，水煎服。治菌痢，紫参、陈皮各 30 克，甘草 6 克，水煎服。治湿热带下，鲜紫参全草 60 克。水煎，分 3 次服，连服 5～7 天。治疮疖肿毒、急性乳腺炎，紫参鲜茎叶适量，捣烂外敷。治带状疱疹，紫参鲜叶捣汁，加烧酒外搽。

查考历代本草，可知紫参之功重在活血化瘀。《神农本草经》载紫参"主心腹积聚，寒热邪气，通九窍，利大小便"。明·缪希雍《神农本草经疏》注紫参"专入血分，为除热散结逐血之要药"。距汉最近、齐梁间的《本草经集注》在"诸病通用药"、"瘀血"类即明列紫参。《名医别录》紫参"疗肠胃大热，唾血衄血，肠中聚血，痈肿诸疮"。唐《新修本草》"各病通用药"、"瘀血"类也列紫参。《药性本草》载紫参"治腹坚胀。散瘀血，治妇人血闭不通"。此后诸家本草皆载紫参活血化瘀之功。

关于紫参的药物来源历代描绘不一，现代药物研究对此也有分歧。有说紫参为蓼科植物的"拳参"，功在清热解毒，活血止痢。《中华本草》等书载紫参来源为唇形科鼠尾草属华鼠尾草（石见穿），功能清热解毒，活血止痛，主治痰喘、痈肿诸疾，并可抗癌。现代药物研究进一步证明不论紫参品种来源为何，其功效主在活血化瘀，这一点是确定的。

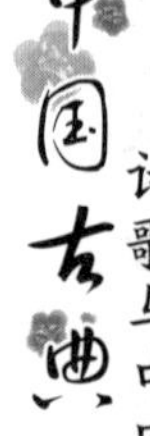

说明

唐代诗人钱起《紫参歌》所咏的紫参及《神农本草经》所载的紫参究属何物，对此，专家已有考证研究。如陕西中医学院本草学家程必勇先生认为，《神农本草经》紫参，乃后世何物，自唐至今，争论颇多。据东汉《吴普本草》记述，“紫参一名牧蒙”，述其形曰：“圆聚生根，黄赤有纹，皮黑中紫，五月花紫赤，实黑大如豆。”唐代苏恭《唐本草》谓：“紫参叶似羊蹄，紫花青穗，其根皮紫黑，肉红白，肉浅皮深。所在有之。”据此可知，《本经》紫参乃今蓼科植物拳参。钱起《紫参歌并序》所谓：“五葩连萼，状如飞禽羽举，俗名之五鸟花”者，乃今百合科七叶一枝花（重楼）。二者形状、性味、功能相去甚远，并非一物显然易见。另据五代后蜀《蜀本草》作者韩保升谓蚤休（七叶一枝花）“根如拳参”来看，二者并非同物明矣。近年学者持拳参说者不少，但对其何以乃《本经》紫参，考之有据者尚未见到。总之，钱起所咏的紫参，有人认为它是石见穿，程必勇先生认为它是七叶一枝花。学者各持已见，说法不一，均录在此，以供参考。

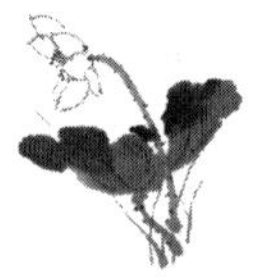

但使芷兰出萧艾　钱起锄药有新咏

——钱起《锄药咏》滤医

莳药穿林复在巘，浓香秀色深能浅[①]。
云气垂来裛露遍，松阴占处知春晚[②]。
拂曙残莺百啭催，萦泉带石几花开[③]。
不随飞鸟缘枝去，如笑幽人出谷来[④]。
对之不觉忘疏懒，废卷荷锄嫌日短[⑤]。
岂无萱草树阶墀，惜尔幽芳世所遗[⑥]。
但使芝兰出萧艾，不辞手足皆胼胝[⑦]。
宁学陶潜空嗜酒，颓龄舍此事东菑[⑧]。

选自《全唐诗》卷二百三十六(第7册，第2601页)

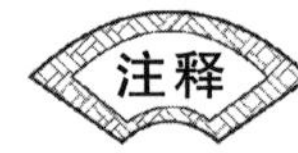

注释

①莳：移栽；种植。巘(yǎn)：险峻的山峰或山崖。

②裛(yì)：通"浥"。沾湿。春晚：松阴占处，阳光难到，古曰春晚。

③拂曙：拂晓。接近天明的时候。残莺：指晚春的黄莺鸣声 。啭：鸟婉转地叫。萦：萦绕。

④幽人：幽隐之人；隐士。

⑤对之：面对着药苗。废卷：放下手中的书卷。

⑥萱草：又名忘忧草、疗愁草。阶墀(chí)：台阶。幽芳：清香。亦指香花。这里指萱草花的清香。世所遗：世上少有。

⑦芝兰：芷和兰，皆香草。芝，通"芷"。《孔子家语·在厄》："芝兰生于森林，不以无人而不芳。"《荀子·宥坐》作"芷兰。"萧艾：艾蒿，臭草。胼胝(pián zhī)：手、脚上因为劳动或运动被

摩擦变硬了的皮肤，即老茧。形容极其辛劳。

⑧颓龄：衰老之年。陶潜《九日闲居》诗："酒能祛百虑，菊为治颓龄。"舍：放弃，不要。东菑（zī）：泛指田园。

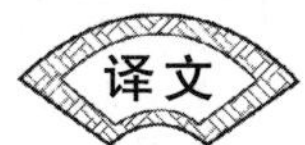

译文

为寻找可以种植的药苗，我又穿过密林，登上高山；眼前浓郁的花香，秀丽的景色，时隐时现，深浅变幻。夜幕降临，云雾弥漫，到处布满湿润晶莹的露珠；被松盖遮蔽的阴湿之处，不见阳光，春天自然来得晚。将要天明，晚春的黄莺开始歌唱，鸣声更加婉转；再看山泉岩石周围，又有几朵野花已经迎风绽开。我的目光不随飞鸟跳越高枝向远方飞去，而只顾观赏眼前的花草，它们似乎带着笑容在欢迎我这个隐士到深山幽谷里来。面对采回的药苗，我不知不觉忘记了稍事休息；放下手中的书卷，又扛起锄头去移栽，光阴似箭，我只嫌白天时间太短。在台阶前，怎能没有种上使人忘忧的萱草呢？萱草花的清香是世上少有的，因此，更加受人爱惜。但愿能使芳香的白芷和佩兰从臭草中显露出来；我铲除杂草，不辞辛劳，而今手足都已长满了老茧。我宁愿学习陶潜在空闲时喝得醉醺醺；在衰老之年，舍去乌纱，归隐田园，从事耕种。

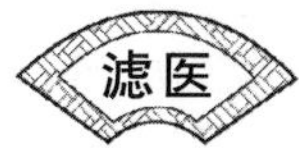

滤医

唐代诗人钱起在隐居期间，也非常喜爱采药、种药。从这首《锄药咏》，可知他不辞辛苦地在药园锄草，移栽采来的药苗。"但使芷兰出萧艾，不辞手足皆胼胝"，由于经常参加劳动，诗人的手上脚上都长满了老茧。钱起作为一名封建社会的知识分子，能够如此重视中药的采集和栽培，使一些药物变野生为家种，这无疑有助于中药资源的开发和利用。这也是此诗作者难能可贵之处。

所谓"中药资源"，就是凡能提供中药材商品或作为制备中成药原料的植物、动物、矿物均为中药资源。我国是一个地大物博的国家，中药资源极其丰富。新中国成立以来，通过多次药源普查和考察，对中药资源的种类、分布、蕴藏量、生态环境等，不仅有了比较系统的了解，而且还陆续发现了一些新的药源。中药材的品种，据初步统计现在已达六千种以上；举凡平原、丘陵、山林、草原、沙漠、江河、湖海，无一不有中药资源的分布，不啻是一座座天然药库。全国中药资源丰富的地区，则以四川、浙江、河南、陕西、甘肃、湖北、安徽等省为最。以前认为我国不产而依靠进口的中药材，如胡黄连、马钱子、阿魏、安息香、沉香等，通过普查，在国内已发现野生资源可以利用；另有一些中药材，如金银花、钩藤、蒲黄等，过去仅来源于一两个种，现在发现同属的其他种也能药用。这些例子说明我国的野生药材资源具有很大的潜力，应当重视保护和有计划地开发利用。

除对自然资源开发利用外，根据可能条件，逐步将野生药用植物或动物转为人工栽培和饲养，这是我国多年来也可谓自古以来，发展药材生产的重要措施之一。唐代诗人钱起把从深山采回的药苗进行移栽，这也是变野生为家种的典型事例。钱起所谓"莳药"，莳，即移栽、种植。近些年来，随着卫生保健事业的蓬勃发展和中医中药在国际上信誉的提高，对中药材的需求量大幅度增加；另外还由于对野生资源采集不够合理、生态环境变迁等因素，有些药材的产量不稳定。因此，采用人工方法扩大药源，提高产量和质量，这已成为当务之急。扩大药源需要从多方面努力，主要有以下一些途径。

①发展重点药材生产基地。一些具有悠久历史的道地药材，如甘肃岷县的当归，四川江油县的附子及石柱县的黄连，浙江宁波地区的浙贝母，河南怀庆县的地黄、牛膝，宁夏中宁县的枸杞，广西百色和云南文山地区的三七，吉林抚松县的人参等，已经建立生产基地，每年均可提供大量的商品药材。有些道地药材，如地黄、延胡索、宁夏枸杞、浙贝母、川芎等，除在原地扩大生产外，并在其他省进行引种栽培，从而扩大了产区，增加了产量。

②变野生药用植物、动物为家种、家养。经过多年的引种驯化，野生药用植物变为家种的种类已日益增多，其中如半夏、丹参、栝楼、续断等已能提供较大量的商品。在野生动物家养方面，也有比较大的进展，其中鹿的养殖发展最快，现在全国饲养的鹿约有30万头；四川的马尔康、安徽的佛子岭等地建立了养麝场，1958年就成功地进行了活麝取香；全蝎、地鳖虫、蜈蚣、蛤蚧、白花蛇、珍珠、海马等都有人工养殖；人工培植牛黄的研究也基本获得成功。

③国外药用植物的引种。对一些原产于热带国家的药用植物，如丁香、爪哇白豆蔻、清化肉桂、檀香等，已在海南、广西南宁、云南西双版纳等地引种，并初见成效；原产南欧的番红花、原产北美的西洋参也均引种成功，改变了长期以来单纯依靠进口的局面。

④药用真菌的培养。真菌类药材过去大多依靠野生，现在茯苓、灵芝、银耳、猴头菌等均已进行人工栽培，由于栽培方法不断改进，产区逐步扩大，产量显著提高。研究了天麻与密环菌的关系以后，天麻栽培也进展较快。其他，如对冬虫夏草菌、白僵菌的研究，同样取得了一定成果。

综上所述，可见中药资源的开发和利用，是一项多学科渗透而且综合性很强的工作。另一方面，在努力开发新药源和提高产量的同时，对野生药用资源的保护和更新，也有很大的实际意义。专家认为，对野生药用植物可用采挖和分片轮回封山的措施，保证个体的恢复和发展，并结合人工采种、播种、移苗等方法，扩大其繁殖系数。对某些野生药用动物，也可采用封育、管理、扶持的半人工方法，争取较快取得成效。在人工扩大中药资源方面，还必须把农业和生物科学中的新技术和新方法引入到中药生产中来，培育稳产高产和有效成分含量高的新品种，并尽快建立中药种子基因库，防止优良药材出现断种和退化现象。也可逐步采用组织培养技术进行某些中药的生产，以期迅速开创中药资源工作的新局面。

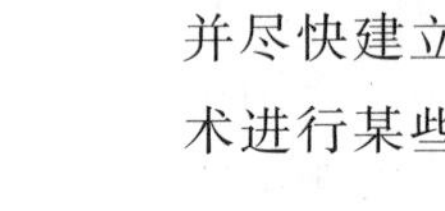

说明

诗云："但使芝兰出萧艾，不辞手足皆胼胝。宁学陶潜空嗜酒，颓龄舍此事东菑。"在文学作品中，芝兰属芳草类，萧艾属臭草类。文学家常以芝兰比君子，以萧艾喻小人。芝兰被萧艾等臭草覆盖，犹如君子受小人压抑。对这种社会丑恶现象，钱起是非常憎恨的。所以，他欲除去臭草以扶植芝兰，亦即驱除邪恶，弘扬正气。由于厌恶官场之腐败，他宁肯学习陶潜不为五斗米折腰，终于辞官归隐，游览名山，采药种药，躬耕田园，过着"心安而不惧，志闲而少欲"的隐士生活。细读此诗，可知他也是一位具有傲骨，崇尚气节的诗人。诗人的生活也是苦中有乐，乐在其中。

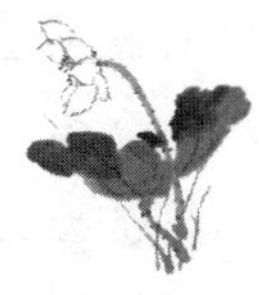

山居种药多雅趣　黄精益寿驻韶华

——钱起《山居新种花药与道士同游赋诗》滤医

自乐鱼鸟性，宁求农牧资①。
浅深爱岩壑，疏凿尽幽奇②。
雨花相助好，莺鸣春草时③。
种兰入山翠，引葛上花枝④。
风露拆红紫，绿溪复映池⑤。
新泉香杜若，片石引江蓠⑥。
宛谓武陵洞，潜应造化移⑦。
杖策携烟客，满袖掇芳蕤⑧。
蝴蝶舞留我，仙鸡闲傍篱⑨。
但令黄精熟，不虑韶光迟⑩。
笑指云萝径，樵人哪得知⑪。

选自《全唐诗》卷二百三十六(第7册，第2620页)

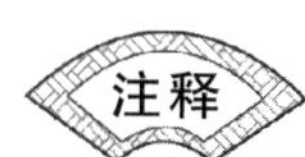

注释

①鱼鸟：鱼和鸟。常泛指隐逸之景物。农牧：农耕和放养牲畜。宁：宁可，宁愿。资：供给，资助。

②岩壑：山峦溪谷。亦借指隐者的住所。疏凿：开凿。尽：穷尽。幽奇：幽雅奇妙(的境界)。

③雨花：雨中的花。春草：春天的草。

④兰：兰草，多年生草本植物，叶子卵形，边缘有锯齿。有香气，秋末开花，可供观赏。山

翠:翠绿的山色。葛:多年生草本植物,花紫红色。根可提制淀粉,又供药用。

⑤风露:风和露。拆:同“坼”。裂开;绽开。

⑥杜若:香草名。可入药。多年生草本,高一二尺。叶广披针形,味辛香。夏日开白花。果实蓝黑色。《楚辞》:“采芳洲兮杜若。”片石:孤石;一块石头。引:伸着。江蓠:香草名。可入药。又名“蘼芜”。即伞形科植物川芎的苗叶。《楚辞》:“扈江蓠与辟芷兮,纫秋兰以为佩。”

⑦宛:宛然,仿佛。武陵洞:即武陵源。陶潜《桃花源记》载:晋太元中,武陵渔人误入桃花源,见其屋舍俨然,有良田美池,阡陌交通,鸡犬相闻,男女老少,怡然自乐。村人自称先世避秦时乱,率妻子邑人来此,遂与外界隔绝。后渔人复寻其处,迷不复得。后以“武陵源”借指避世隐居的地方。潜:秘密;暗中。造化:自然界的创造者。亦指自然。移:变动,改变。

⑧杖策:拄杖。烟客:道士。掇:拾取。芳蕤(ruí):盛开而下垂的花。

⑨仙鸡:神话传说仙家养的鸡。亦为对鸡的美称。傍:靠。

⑩黄精:药草名。多年生草本,其根茎入药。韶光:美好的时光,常指春光。比喻青少年时期。

⑪云萝:藤萝。即紫藤。因藤茎屈曲攀绕如云之缭绕,故称。亦指深山隐居之处。

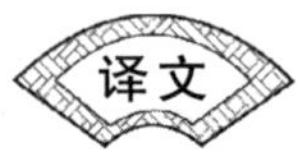

译文

我喜欢鱼和鸟,这本是自由的天性;宁愿追求农耕与畜牧,生活可以自给。深爱山峦和溪谷,它能使人娱悦耳目;开凿出路径,以便尽情欣赏仙境之幽奇。雨中的山花似解人意,开得亦正好;黄莺鸣叫,春草勃发,这正是游乐之时。种植兰草,更增加了那青山的翠色;牵引葛藤,蔓延缠绕,已经攀上了花枝。春风和雨露催开粉葛紫红的花朵;长满绿草的山溪又复映照着清池。新鲜的泉水涌流,其芬芳如同杜若;洁净的山石旁边又伸出一株江蓠。仿佛进入了与世隔绝的武陵源;神秘的大自然创造出这仙境胜迹。我拄着拐杖与道士同游赋诗,有时手拉着手;香气盈袖,衣袋已经装满采摘的花蕊。蝴蝶翩翩飞舞,好像是欲留住我们;美丽的仙鸡闲静地依偎着茅舍竹篱。服食黄精可以延年益寿,只要尽快蒸熟;再也不需忧虑年渐迟暮,青春易逝。我笑着指点这长满藤萝的山野曲径;这样隐秘的居处,就连樵夫也未必得知。

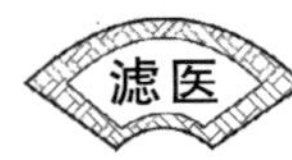

滤医

钱起此诗题目中说山居新种“花药”。花药,在现代植物学中指雄蕊的上部,长在花丝的顶端,呈囊状,里面有花粉。花药在古代文献中多指“芍药”。如《宋书·徐湛之传》:“湛之更起风亭、月观、吹台、琴室,果竹繁茂,花药成行,召集文士,尽游玩之适,一时之盛也。”《南史·后妃传下·陈后主张贵妃》:“其下积石为山,引水为池,植以奇树,杂以花药。”钱起新种的花药,亦当然是“芍药”。钱起此诗明确写出的药用植物还有兰、葛、杜若、江蓠、黄精。

“种兰入山翠”。兰,即佩兰。入药部分为菊科植物兰草的茎叶。原植物为多年生草本。其叶揉之有香气。花期 8—11 月。生于溪边或原野湿地,野生或栽培。钱起诗中未具体说明种兰的方法,大概是由于诗的篇幅有限。

佩兰，性平，味辛。功能清暑，辟秽，化湿，调经。主治感受暑湿，寒热头痛，湿邪内蕴，脘痞不饥，口甘苔腻，月经不调等症。

“引葛上花枝”。葛，为豆科植物，多年生藤本，长达10米。花密生，蝶形花蓝紫色或紫色。生于山坡草丛中或路旁及较阴湿的地方。

葛根，味甘辛，性平。功能升阳解肌，透疹止泻，除烦止渴。主治伤寒，温热头痛项强，烦热消渴，泄泻，痢疾，斑疹不透，高血压，心绞痛，耳聋等病。葛粉甘寒，能生津止渴，清热除烦。葛蔓治痈肿，喉痹。葛花甘凉，能解酒醒脾，治伤酒发热烦渴，不思饮食，呕逆吐酸。

“但令黄精熟，不虑韶光迟”。黄精，为百合科植物，多年生草本。其根茎入药。中医常用“酒黄精”，取拣净的黄精(每黄精100斤，用黄酒50斤)，洗净，用酒拌匀，装入容器内，密闭，坐水锅中，隔水炖到酒吸尽，取出，切段，晾干。古代养生家炮制黄精的方法是九蒸九晒，亦即钱起所说“但令黄精熟”。

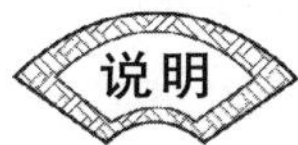

三国·魏·嵇康曰：“黄精，令人久寿，意甚信之。”诗圣杜甫曰：“扫除白发黄精在，君看他时冰雪容。”这是诗人对黄精延年益寿作用的咏赞。李时珍《本草纲目·黄精》：“补中益气，除风湿，安五脏。久服轻身，延年不饥。补五劳七伤，助筋骨，耐寒暑，益脾胃，润心肺。单服，九蒸九曝食之，驻颜断谷。”又引《神仙芝草经》云：“黄精，宽中益气，使五脏调良，肌肉充盛，骨髓坚强，气力增倍，多年不老，颜色鲜明，发白更黑，齿落更生。”黄精具有抗老防衰、美容驻颜之功。

钱起此诗，主要描写隐居种药的适情雅趣。“但令黄精熟，不虑韶光迟”，这两句是说，服食黄精，可以使人返老还童，青春永驻，从此不再忧虑韶华易逝，年渐迟暮。纵观全诗，可知作者仿佛进入了与世无争，怡然自乐的武陵源。“笑指云萝径，樵人哪得知”，他恬淡的心境，高雅的志趣，隐秘的居处，都有助于修身养性，延年益寿。此诗之妙，就在于养生之道，寓于其中。

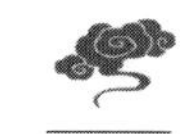

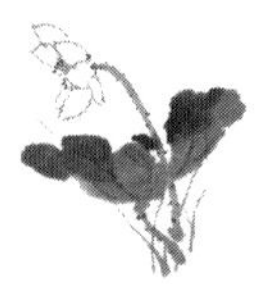

钱起寄言养生客　月下洗药共提筐

——钱起《月下洗药》[①]滤医

汲井向新月，分流入众芳[②]。
湿花低桂影，翻叶静泉光[③]。
露下添余润，蜂惊引暗香[④]。
寄言养生客，来此共提筐[⑤]。

选自《全唐诗》卷二百三十七（第7册，第2644页）

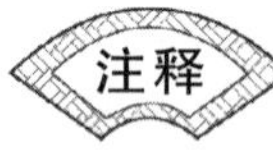

①洗药：用水清洗药草上的尘土污垢等，使之洁净。这也是养护药苗的一种常用方法。

②汲井：从井里取水。新月：农历每月初出的弯形的月亮。分流：水分道而流。这里指引水浇灌药园。众芳：百花。

③桂影：指月影，月光。静：通“净”，清洁。

④暗香：犹幽香。

⑤寄言：犹寄语，带信。养生：摄养身心使长寿。养生客：养生家，指修道者。因其讲究行气功、炼丹药，以求长生，故名。

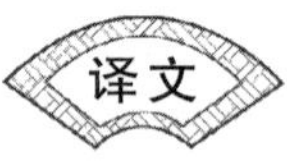

我汲取井水，面对水中那弯弯的月亮；分道引流，入灌药园以滋润百草众芳。润湿的花朵在月影下含情低垂；清洁的枝叶随风翻动，泉水映照清光。晶露下降，使园中药苗更添余润；蜜蜂惊来，这是因为百花散发着幽香。寄语养生的人们，也都能够来到这里，我们共同提起花篮药筐。

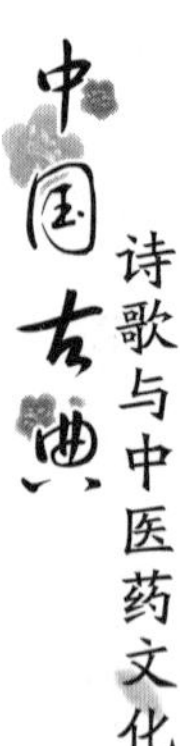

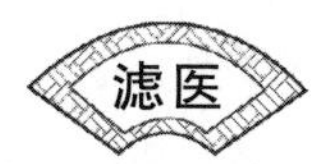

钱起《谷口书斋寄杨补阙》："泉壑带茅茨，云霞生薜帷。竹怜新雨后，山爱夕阳时。闲鹭栖常早，秋花落更迟。家童扫萝径，昨与故人期。"泉水与山谷环绕着茅屋，云霞从薜荔织成的墙帷那儿升起。新雨过后，竹林更加可爱，夕阳映照下的山更加美丽。悠闲的白鹭很早就栖息了，秋花凋落得要迟些。家童把藤萝、树木掩映的小路打扫干净，昨天，我已经和友人约好要来。诗人描绘了山林隐居，书斋周围适雅静幽的景色，如此美景，邀友人欣赏，表现出两人真挚的友情。这首诗，通篇写景，用词简练，句式工整，有静有动，生动传神。

由钱起这些诗作，可知他性情开朗，向往自由，喜欢游山玩水，采药种药，过潇洒超脱的隐士生活。他的养生之道就是"山林田园疗法"。他不仅亲自参与实践，而且寄语其他有志养生的人也能共同提起药筐走入山林田园。所谓"山林田园疗法"，就是通过在山林或田园中劳动、休息或居住，以达到防病治病、调养身心、延年益寿的一种养生方法。在山野、田园中从事各种劳动，可以锻炼身体，增强体质，培养愉快平静的情绪和积极向上的精神，克服抑郁心情。田园、山野是蔬菜、庄稼、树木、花草等生长的地方。空气里氧气和负氧离子（医学上称空气维生素）含量较多，在这样的环境中生活，可以防病治病，延年益寿。山林田园疗法现在已经作为强身健体、陶冶情操、休息疗养的好方法而被广泛应用。体质较好的患者，可在田园、山野中劳动或运动，如采药、种药、养花、植树、锄草、浇水，或登山、散步、吟诗、赏花、打太极拳等。体质较弱的患者，可在田园中休息或在山村居住，同时进行适度的活动，如散步、聊天、下棋、看书、读报、深呼吸、练气功等。此法适宜于高血压、心脏病、神经衰弱、精神病和一切慢性疾病。此法无绝对禁忌证，但危重患者不宜采用。

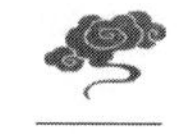

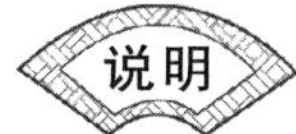

钱起《赠阙下裴舍人》："二月黄鹂飞上林，春城紫禁晓阴阴。长乐钟声花外尽，龙池柳色雨中深。阳和不散穷途恨，霄汉常悬捧日心。献赋十年犹未遇，羞将白发对华簪。"二月里黄鹂飞到上林苑，春天的早晨，紫禁城树木葱郁。长乐宫的钟声，消失在花树之外，龙池边的杨柳在细雨中更加苍翠。和暖的阳光也驱不散穷途落魄之恨，仰望天空，我怀着一颗捧日的心。十年来向皇帝献赋一直没有得到赏识，现在头发都白了，羞对你这插着华冠的贵官——裴舍人。此诗作于钱起登进士第（天宝十载）之前，当时穷途落魄，还未发达，赴京求官，亦须有名人推荐，于是写诗给裴舍人，其目的是为了请求援引介绍。诗中描写了裴舍人的生活环境并加以赞颂，同时表明了舍人沃恩，自己雨露不沾，壮志难伸的怅羡之感。

人在青壮年时期，大多豪情满怀，积极追求上进，如经过人生道路的种种坎坷，到了老年，身体逐渐衰弱，即有雄心壮志，也力不从心。钱起亦如此，老年时的一些山林诗篇常常流露追慕隐逸之意。同时，这些诗篇"寄言养生客"，给我们记述了诗人的养生方法，因此，也有其重要的阅读和研究价值。钱起的《月下洗药》，不仅洗除了药苗上的尘土污垢，更重要的是山月下的溪流冲刷了他心灵上的世俗杂念，使其心胸更加开朗，如同澄澈的潭水，日月可鉴。此道家所谓"洗去凡髓，换成仙骨"是也。

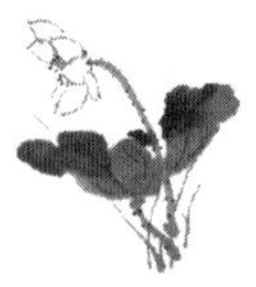

诗人勉事壶公术　医家别号爱用典

——钱起《药堂秋暮》[①]滤医

隐来未得道，岁去愧云松[②]。
茅屋空山暮，荷衣白露浓[③]。
唯怜石苔色，不染世人踪[④]。
潭静宜孤鹤，山深绝远钟[⑤]。
有时丹灶上，数点彩霞重[⑥]。
勉事壶公术，仙期待赤龙[⑦]。

选自《全唐诗》卷二百三十八(第8册，第2653页)

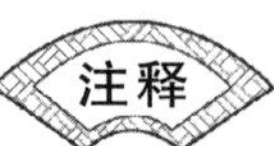

注释

①药堂：即药房。炮制药物或贮存药材的房舍。这里指炼丹房。秋暮：秋日的傍晚。

②得道：道教谓存神炼气有五时七候，第一候，宿疾并销，六情沉寂，名为得道，由此可以成仙或长生。葛洪《抱朴子·金丹》："上士得道，升为天官；中士得道，栖集昆仑；下士得道，长生世间。"愧：惭愧，羞愧。云松：白云和松树。古时多为隐居者视作伴侣。

③茅屋：用茅草盖的房屋。荷衣：传说中用荷叶制成的衣裳。亦指高人、隐士之服。

④怜：爱。石苔：石上滋生的苔藓。世人：世间的人；一般的人。

⑤孤鹤：孤单的鹤。亦以比喻孤特高洁之人。远钟：远处传来的钟声。

⑥丹灶：炼丹用的炉灶。彩霞：色彩绚丽的云霞。

⑦勉：尽力；努力。壶公：传说中的仙人。所指各异。《云笈七签》卷二八引《云台治中录》："施存，鲁人。夫子弟子，学大丹之道……常悬一壶如五升器大，变化为天地，中有日月，如世间，夜宿其内，自号'壶天'，人谓曰'壶公'。"壶公术：指仙人飞升变化之术。仙期：成仙之期。

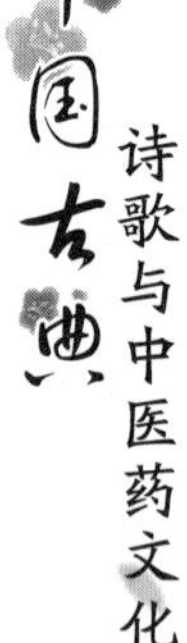

赤龙：赤色的龙，传说以为神仙所乘。

译文

隐居以来，还未学得长生之道；一年过去，实在有愧白云青松。茅屋空山，忽又迎来秋的傍晚；荷衣蕙带，早已沾上霜寒露浓。只因喜爱这山野净石的苍苔；不愿沾染那世间俗人的行踪。潭水平静，不会惊动孤单的野鹤；山谷幽深，也听不见远处的鸣钟。有时可见烧炼丹药的炉灶上，随风升起数片云霞一重一重。努力从事壶公飞腾变化之术；成仙之期，我等待着载我飞去的赤龙。

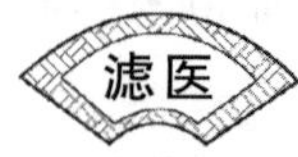

滤医

从钱起的一些诗作中，可知他重视学习和研究道家的养生术。他的《月下洗药》曰："寄言养生客，来此共提筐。"《药堂秋暮》曰："有时丹灶上，数点彩霞重。"他不仅喜欢采药、种药，而且对炼丹有极大兴趣。他常与道士同游赋诗，对道家学说也有深入地探讨。

在生死问题上，道家重生恶死，以"生为第一"。因此，特别重视养生长寿术的研究。葛洪就曾指出："天地之大德曰生，生，好物者也。是以道家之所至秘而重者，莫过乎长生之方也。"道家并且强调"天道自然，人道自己"（《养性延命录·教诫篇》），认为人的发展全在于后天的自我努力，所谓"我命在我不在天，还丹成金亿万年"（《抱朴子·内篇·黄白》引《龟甲文》），正是这种生命操之在我观念的生动写照。道家热爱生命、珍惜生命、努力向死神抗争的乐观主义生命哲学观对中国传统医学、保健养生术的发展产生了积极的影响。李约瑟先生认为："道家思想一开始就迷恋于这样一个观点，即认为达到长生不老是可能的。我们不知道在世界上任何其他一个地方有与此近似的观念。这对科学的重要性是无法估量的。"（李约瑟《中国科学技术史》第二卷《科学思想史》）。李约瑟的这一论断值得我们重视。

钱起诗曰："勉事壶公术，仙期待赤龙。"壶公是著名的道家仙医，精通长寿养生之术。钱起晚年避世隐居，采药种药，"杖策携烟客"，与道士亲密交往，不仅仅是为了逃避现实社会，而且也确实想努力修习和实践道教的神仙养生术。尽管成仙之期渺茫，可他仍在耐心等待，坚信总有那么一天，仙人乘坐的飞龙会来迎接他。诗人浪漫地想象着，一旦学得长生术，就可达到"肌肤如冰雪，绰约如处子，不食五谷，吸风饮露，乘云气，御飞龙，而游乎四海之外"，并与天地永存的境界。

钱起此诗尾联用了壶公一典。据范晔《后汉书·方术传下·费长房》记载："市中有一老翁，悬一壶于肆头。及市罢，辄跳入壶中。市人莫之见，惟长房于楼上睹之，异焉。因往再拜，奉酒脯。翁知长房之意其神也，谓之曰：'子明日可更来。'长房旦日复诣翁，翁乃与俱入壶中。惟见玉堂严丽，旨酒甘殽，盈衍其中。共饮毕而出。后长房欲求道，随从入山。翁抚之曰：'子可教也。'遂能医疗众病。"

说明

晋代葛洪《神仙传》卷五《壶公》:“壶公者,不知其姓名……汝南有费长房者,为市椽,忽见公从远方来,入市卖药,人莫识之。卖药口不二价,治病皆愈……常悬一空壶于屋上,日入之后,公跳入壶中,人莫能见,唯长房楼上见之……公语房曰:‘见我跳入壶中时,卿便可效我跳,自当得入。’长房依言,果不觉已入。入后不复是壶,唯见仙宫世界,楼观重门阁道宫,左右侍者数十人。公语房曰:‘我仙人也。昔处天曹,以公事不勤见责,因谪人间耳。’”此事又见《后汉书》卷八十二下《费长房传》。

传说有谪仙人壶公卖药于市,能跳入悬壶中,壶内有仙宫世界。后因用作咏神仙道术的典故,并以壶中、壶天喻指仙境、胜景。如唐代张乔《题古观》诗:“洞水流花早,壶天闭雪春。”王维《赠焦道士》:“坐知千里外,跳向一壶中。”这里暗以“壶公”比喻焦道士。李白《赠饶阳张司户燧》:“蹉跎人间世,寥落壶中天。”这里以“壶中天”喻指仙境,自叹学仙无成。又《对雪醉后赠王历阳》:“君看昔日汝南市,白头仙人隐玉壶。”这里用壶公事,借以自述隐遁出世的心志。钱起《送柳道士》:“海上春应尽,壶中日未斜。”这里以壶中喻指仙境。唐诗中引用此典的诗句很多,如钱起“鹤前飞九转,壶里驻三光。”“坐来石上云,乍谓壶中起。”秦系“恐入壶中住,须传肘后方。”顾况“壶中无窄处,愿得一容身。”窦常“上象壶中阔,平生醉里忙。”戴叔伦“东城南陌频相见,应是壶中别有家。”令狐楚“壶中药物梯霞诀,肘后方书缩地功。”刘禹锡“有路在壶中,无人知地脉。”王起“壶中世界青天近,洞里烟霞白日间。”姚合“壶中驻年药,烧得献庭闱。”崔郾“存亡去住一壶中,兄事安期弟葛洪。”许浑“娇歌自迈壶中景,艳舞长留海上春。”李商隐“壶中别有仙家日,岭上犹多隐士云。”韩偓“花应洞里寻常发,日向壶中特地长。”“壶中日月将何用,借与闲人试一窥。”吴融“他年若得壶中术,一簇汀洲尽贮将。”贯休“唯寄壶中客,金丹许共分。”等等。

后世常以“悬壶”或“悬壶济世”赞誉医生行医开业。古今一些医家的别号或书名也常使用此典。如明代刘浴德别号“壶隐子”,著有《壶隐子应手录》及《壶隐子医谭一得》。明代殷传别号“壶仙”。清代董恂别号“壶山”。近代医家程门雪别号“壶公”。一些医家的著作,如《一壶天》《自在壶天》《壶天云烟》《壶天散墨》等,这些书名均含此典。“壶天日月开灵境,盘路风云入翠微。”位于泰山中路回马岭下的“壶天阁”,阁名亦用此典。道家以壶天为仙境,人们以壶公为仙医,医道通仙道,言之有据矣。

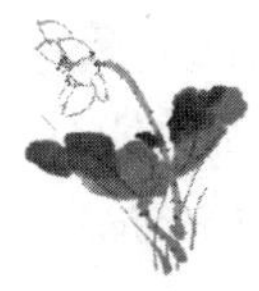

芍药花开出旧栏　春衫掩泪再来看

——钱起《故王维右丞堂前芍药花开凄然感怀》[①]滤医

芍药花开出旧栏，春衫掩泪再来看[②]。

主人不在花长在，更胜青松守岁寒[③]。

选自《全唐诗》卷二百三十九（第 8 册，第 2688 页）

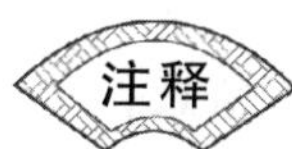

①故：死（指人）。故友。王维（公元 698—759 年），官至尚书右丞，亦为唐代著名诗人。凄然：凄凉悲伤貌。感怀：有感于怀，怀念故旧。

②春衫：春日穿的衣服。

③主人：花栏的主人王维。

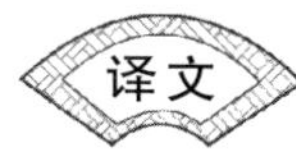

王维堂前，芍药花开，花枝已经伸出栏杆；我身穿春衫，掩面流泪，再次来到这里观看。而今主人不在了，但花儿长在；此花品性坚贞，更胜过守岁耐寒的青松。

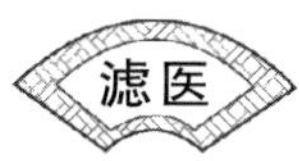

芍药花，为毛茛科多年生草本植物（野生或栽培）芍药之花。芍药，其根肥大，呈圆柱形或纺锤形；茎直立，叶互生，具长柄，2 回 3 出复叶，小叶片椭圆形至披针形，先端渐尖或锐尖，基部楔形，全缘；花甚大，单生于花茎的分枝顶端，有 2～5 朵花，花瓣 10 枚左右，倒卵形，白色、粉红色或红色，花药黄色；蓇葖果卵形。花期 5—7 月。生于山坡、山谷的灌木丛或草丛中，全国各地均有栽培。于花期采收花朵，晒干用。入药主要用其根，药名白芍药、赤芍药。芍药，古无赤、白之分，今则分别应用，其实白芍为人工栽培加工炮制而得，赤芍为野生之根直接晒干而得，并非开赤、白花者其根亦有赤、白之故。

《本草纲目》云："白芍药益脾，能于土中泻木；赤芍药散邪，能行血中之滞。"白芍能补能敛，赤芍能行能散。这是两者主要的区别点。肝郁胁痛，芍药花 6 克，粳米 50 克，加水熬粥，至稠时再加芍药花，稍煮片刻，即可饮服。亦用于经期腹痛。黄褐斑，白芍药花 30 克，杏仁 30 克，白芷 30 克，白僵蚕 30 克，冬瓜子 60 克，共研极细末，每次 5 克，加水调成糊状，敷面 10 分钟，每晚 1 次。有洁面祛斑作用。风寒感冒，白芍药 9 克，桂枝 9 克，生姜 9 克，甘草 6 克，大枣 3 枚，水煎服。肠炎、痢疾，白芍药 15 克，马齿苋 30 克，木香 6 克，甘草 6 克，水煎服。脘腹疼痛，白芍药 12 克，甘草 12 克，水煎服。或研细末，每次 6 克，开水冲服。胸胁疼痛，白芍药 12 克，柴胡 12 克，枳壳 10 克，香附 10 克，水煎服。有瘀血者用赤芍药。赤白带下，白芍药 90 克，干姜 15 克，共研细末，每次 10 克，开水或温酒送服。月经不调，赤芍药 12 克，当归 12 克，熟地 12 克，川芎 6 克，水煎服。亦用于闭经。现代研究发现，芍药根含芍药甙、牡丹酚、芍药花甙等。药理实验发现，芍药甙有解痉、镇痛、镇静、抗惊厥、抗炎、抗溃疡、抗菌、解热、扩张血管等作用。

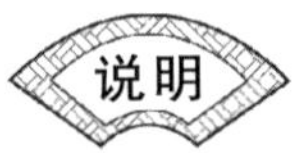

说明

古人谓"牡丹为花王，芍药为花相。"这是说芍药之美仅次于牡丹。芍药是初夏观赏花卉，花色十分艳丽，有粉红、紫红、白色、粉白等，以其色、香、韵三美兼备而著称。钱起此诗写他观花时，凄然感怀亡友，"春衫掩泪再来看"，可知他观花时的心情自然与往日不同。花儿正开，主人何在？触景生情，悲从中来。主人在与不在，芍药都要为他开花。芍药之对主人，情意长久，正可与守岁耐寒的青松相比，且有过之而无不及。其尾联，又给芍药赋予了品性坚贞之美。李时珍曰："芍药，犹绰约也；绰约，美好貌。此草花容绰约，故以为名。"历代文人为其风姿绰约，花美绝伦所倾倒。清代孔尚任诗云："一枝芍药上精神，斜倚雕栏比太真。料得也能倾国笑，有红点处是樱唇。"把芍药描写得惟妙惟肖，如同倾国倾城的丽人。

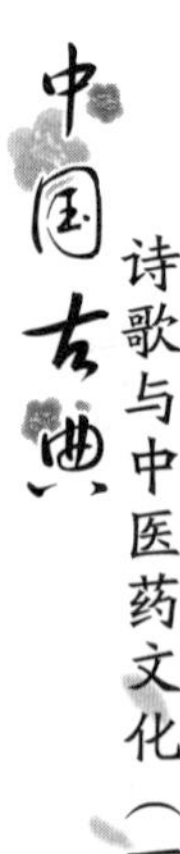

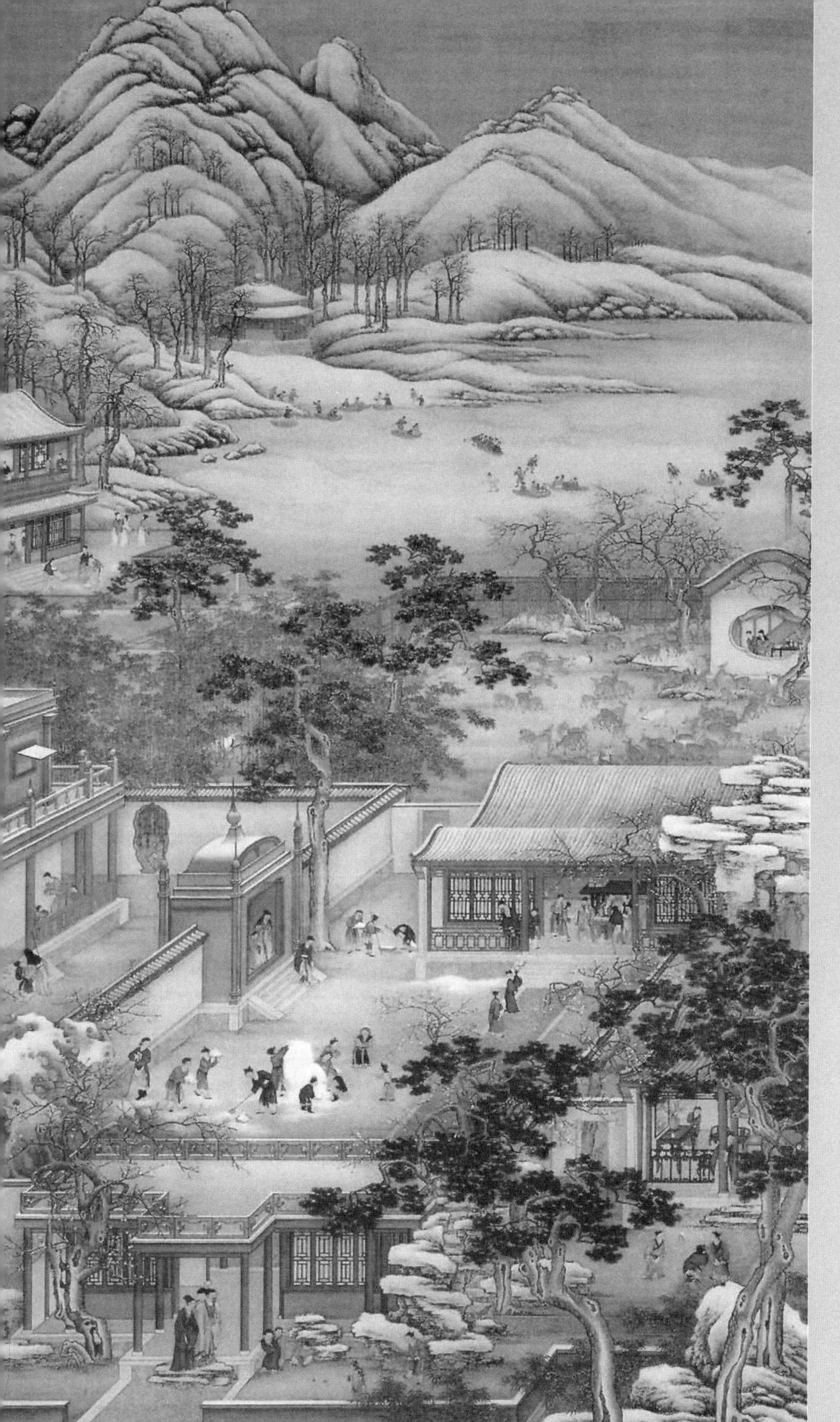

雪

片片随风整复斜，飘来老鬓觉添华。江山不夜雪千里，天地无私玉万家。远岸未春飞柳絮，前村破晓压梅花。羔羊金帐应粗俗，自掬冰泉煮石茶。

——元·黄庚

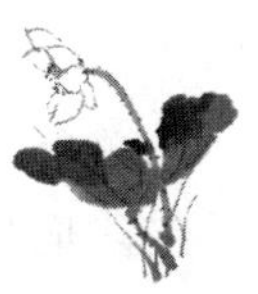

谷口春残黄鸟稀　辛夷花尽杏花飞

——钱起《暮春归故山草堂》[①]滤医

谷口春残黄鸟稀，辛夷花尽杏花飞[②]。

始怜幽竹山窗下，不改清阴待我归[③]。

选自《全唐诗》卷二百三十九（第8册，第2687页）

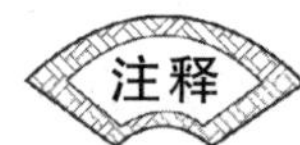

注释

①暮春：春末，农历三月。故山：旧山。喻家乡。草堂：茅草盖的堂屋。古代文人常以“草堂”名其所居，以标风操之高雅。

②谷口：山谷的出入口。“谷口”二字，暗示了“故山草堂”之所在。春残：春将尽。“春残”二字，扣题中“暮春”。以下皆系“归”后的所见所感，思致清晰而严谨。黄鸟：即黄莺，叫声婉转悦耳。辛夷：木兰科植物，又称木笔花，比杏花开得早，所以说“辛夷花尽杏花飞”。“稀”、“尽”、“飞”三字一气而下，渲染出春光逝去，了无踪影的凋零空寂的暮春气氛。

③始：副词。才。怜：爱。幽竹：幽雅、高洁、坚贞的翠竹。清阴：清凉的树荫。

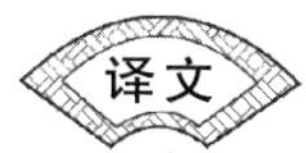

译文

谷口正当春末，黄鸟叫声渐稀；辛夷花已经开尽，杏花也正在凋飞。这才使人喜爱山窗下的幽竹；竹阴清凉不变，仍在待我回归。

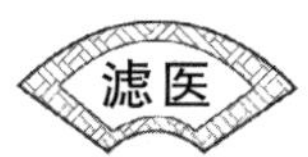

滤医

阅读此诗，可知钱起居住的故山草堂周围栽有杏树、辛夷树。辛夷树属木兰科植物，木有香气。花初出枝头，苞长半寸，尖如笔头，因而俗称木笔。及开则似莲花，花形如盏，紫苞红焰，花香如兰似莲。其花亦有白色者，又呼为玉兰。今多以“辛夷”为木兰的别称。《楚辞·九歌·湘夫人》：“桂栋兮兰橑，辛夷楣兮药房。”洪兴祖补注：“《本草》云：辛夷，树大连合抱，高数仞。此花初发如笔，北人呼为木笔。其花最早，南人呼为迎春。”

辛夷又叫紫玉兰，和白玉兰是同属姐妹。古代无名氏诗曰：“含锋新吐嫩红芽，势欲书空映早霞。应是玉皇曾掷笔，落来地上长成花。”你看那含苞的辛夷多像写字的笔头啊，不过它是外紫内白的。所以诗中说辛夷迎春发出花苞，犹如嫩红色的笔锋，映着朝霞，一片烂漫；那花苞朵朵直指天空，好像要在蓝天里书写锦绣文章，这景象是多么的美妙啊！那神奇的木笔是从哪里来的呢？诗人说，大概是玉皇大帝一时兴来，从天宫抛下了饱蘸紫色的玉笔，落到了地上就变成这美丽的紫玉兰。我爱读此诗，也爱绽放的紫玉兰，她热烈而典雅、奔放又矜持；我更爱含苞待放的紫玉兰，她含蓄文静，雅丽出尘，却又充满活力，昂扬向上，对天空充满着无尽的希望。因此，我曾经在花园里、山林中痴痴地观赏盛开的紫玉兰，以至流连忘返；也曾经在花园拍下了几张阳光下的紫玉兰。有了新相机之后，我一直在想着重拍理想的紫玉兰。“路漫漫其修远兮，吾将上下而求索。”为了寻求我心目中的紫玉兰，许多地方的植物园、森林公园、绿化带旁以及秦岭深山的一些玉兰树下都留有我的足迹，那玉兰花上都有我凝视的目光。

辛夷，中医处方所用者，为木兰科植物辛夷或玉兰的花蕾。辛夷，又名林兰、木兰、紫玉兰。落叶灌木，高 3～4 米。花于叶前开放，或近同时开放，单一，生于小枝顶端；花萼 3 片，绿色；花冠 6 片，外面紫红色，内面白色，倒卵形，长 8 厘米左右；雄蕊多数，螺旋排列；花药线形，花丝短；心皮多数分离，亦螺旋排列，花柱短小尖细。花期 2—5 月。生长于较温暖地区。玉兰，又名白木莲、应春花、玉堂春、白玉兰。落叶乔木，高达 15 米。花大，单生，先叶开放，杯状，直径 10～15 厘米，白色，或外面紫色而内面白色；花梗粗短，密生黄褐色柔毛；花萼与花瓣相似，9 片，倒卵形或卵状矩圆形；雄蕊多数，花丝扁平；心皮多数，卵形，聚生于延长的花托上。花期 2 月。多栽培或野生于阔叶林中。

辛夷一般在早春花蕾未放时采摘，剪去枝梗，干燥即可。此外，尚有以同属植物望春花的花蕾作辛夷，西藏地区则以滇藏玉兰的花蕾作辛夷。

辛夷入药，早有记载。《神农本草经》曰：“辛夷，味辛，温。主五脏、身体寒热，风头脑痛；面皯。久服下气，轻身，明目，增年耐老。”意谓辛夷味辛性温。主治五脏、体内有寒热邪气，使人发冷发烧，风邪伤头使人头痛；能去脸上黑斑。长期服用，能使气下行（排气），身体轻便，眼睛明亮，增寿而延缓衰老。

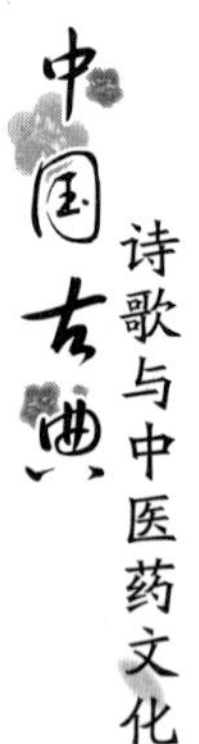

辛夷，能散风邪，通鼻窍。主治鼻渊，头痛，或感冒风寒，头痛鼻塞等症。治疗鼻渊，属风寒者，如鼻流清涕，喷嚏不止，每与细辛、白芷、防风、川芎等同用，如《济生方》辛夷散；若鼻流浊涕，色黄腥臭，属风热者，可与苍耳子、薄荷、白芷、石膏、黄芩等同用；如病程较久，浊涕如脓，腥臭难闻，鼻塞不闻香臭，此胆热上犯，可与柴胡、山栀、贝母、玄参等清泄肝胆药配伍。近年来，有将辛夷制成软膏、油剂、乳剂，用棉条浸透塞鼻，对过敏性鼻炎效果较好，对急性鼻炎或肥厚性鼻炎亦有作用。此外，因其性温，味辛，兼有解表宣肺之功，外感风寒表证伴有头痛、鼻塞、流涕者，可加用之，或与紫苏叶泡茶饮。总之，辛夷芳香质轻，性浮而散，善散头面风寒而通鼻窍，以治鼻渊为主。煎服，3～10克。因有细毛，入汤剂宜包煎。

实验研究发现，其花蕾挥发油制成的芳香水剂或乳剂，用于鼻部炎症，可作用于黏膜表面产生蛋白质沉淀收缩，使分泌或渗出物减少，并能扩张微血管，改善局部血液循环，因而促进分泌物的吸收，使炎症减退，鼻腔通畅。辛夷煎剂对多种致病性皮肤真菌在试管中具有抑制作用。

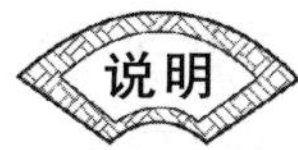

说明

故山草堂在谷口，谷口的环境是幽美的。钱起《题玉山村叟屋壁》曰："谷口好泉石，居人能陆沉。牛羊下山小，烟火隔云深。一径入溪色，数家连竹阴。藏虹辞晚雨，惊隼落残禽。涉趣皆留目，将归羡在林。却思黄绶事，辜负紫芝心。"（陆沉：陆地无水而沉。比喻隐居。隼：一种凶猛的鸟，上嘴钩曲，背部青黑，尾尖白，腹黄色。饲养驯熟后，可以帮助打猎。残禽：失群的鸟。黄绶：黄色丝带，用于系官印。钱起在这里自叹只为官职所牵累。紫芝心：相传，四皓为避秦暴政，隐居蓝田山作歌，谓紫芝可以疗饥，自述隐居之志。后因以紫芝作为咏隐居的典故。钱起在这里以紫芝心代指隐逸的心愿）。

从钱起此诗对谷口的描述，我们可以想见，春到谷口，应当更具一番景色。然而，诗人此次归来，却是"春风三月落花时"，耳边是黄鸟声稀，眼前是辛夷开尽，杏花凋飞。然而，也正是由于这种凋零空寂的气氛，才使得诗人欣喜地发现了另一种可贵的美——山窗下的翠绿葱茏，摇曳多姿的幽竹，在迎接它久别归来的主人。诗人爱其"不改清阴"。"不改清阴"，简练而准确地概括了翠竹的内美与外美和谐统一的特征。钱起正以春鸟、春花之"改"——稀、尽、飞，反衬出翠竹之"不改"。诗人爱的是坚贞"不改"，对于"改"当然就不言而喻了。此诗三、四两句，用由人及物、由物及人的写法，生动地抒发了诗人的怜竹之意和幽竹的"待我"之情。在这物我相亲的意境之中，寄寓了诗人对幽竹的赞美，对那种不畏春残、不畏秋寒、不为俗屈的高尚节操的礼赞。所以，此诗不仅给人以美的享受、美的感染，而且诗中深刻的蕴涵，令人回味无穷。

钱起喜爱种药、采药，这是他隐居生活的乐趣之一。辛夷花，不仅可供观赏，而且是中医常用的药物。在此诗中，钱起就特别点了"辛夷"之名，可知他对辛夷的医疗作用也是了如指掌的。古人咏辛夷，每多佳作。如唐代白居易《题灵隐寺红辛夷花戏酬光上人》诗曰："紫粉笔含尖火焰，红胭脂染小莲花。芳情乡思知多少，恼得山僧悔出家。"前两句写辛夷花艳丽多姿。后两句说辛夷的艳丽姿容，使诗人萌生了无限的怀春之情和思乡之意，甚至牵动了以恬淡寡欲为根本的山僧，也不免因出家为僧而深深地悔恨起来。此诗活泼诙谐，妙趣横生。又，明代张新《咏辛夷》诗曰："梦中曾见笔生花，锦字还将气象夸。谁信花中原有笔，毫端方欲吐春霞。"前两句借用"梦笔生花"之典，后两句说明花中有笔，这是事实。全诗构思新巧，耐人寻味。辛夷，花质细腻，艳丽动人，香味清雅，且入药效佳，从而赢得历代骚人墨客和医家的青睐。

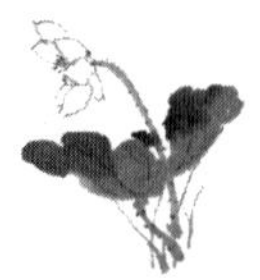

湘灵鼓瑟曲哀婉　白芷有情动芳馨

——钱起《省试湘灵鼓瑟》[①] 滤医

善鼓云和瑟，常闻帝子灵[②]。
冯夷空自舞，楚客不堪听[③]。
苦调凄金石，清音入杳冥[④]。
苍梧来怨慕，白芷动芳馨[⑤]。
流水传湘浦，悲风过洞庭[⑥]。
曲终人不见，江上数峰青。

选自《全唐诗》卷二百三十八（第8册，第2651页）

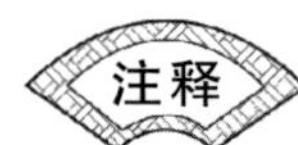

注释

①省试：唐时各州县贡士到京师由尚书省的礼部主试，通称省试。湘灵：古代传说中的湘水之神。《楚辞·远游》："使湘灵鼓瑟兮，令海若舞冯夷。"洪兴祖补注："此湘灵乃湘水之神，非湘夫人也。"一说，为舜妃，即湘夫人。湘灵鼓瑟：谓湘水女神弹奏古瑟。

②云和：古山名。《周礼·春官大司乐》："孤竹之管，云和之琴瑟。"古取所产之材以制作琴瑟。帝子：屈原《九歌》："帝子降兮北渚。"注者多认为帝子是尧女，即舜妻。

③冯(píng)夷：传说中的河神名。空：徒。楚客：指屈原。屈原忠而被谤，身遭放逐，流落他乡，故称"楚客"。此句中，亦可泛指被贬南行而经过湘水的人。

④苦调：忧伤悲凉的声调。凄：凄凉而悲哀。凄金石：使心坚如金石的人也会感到悲凄。清音：清越的声音。杳冥：指天空，高远之处。

⑤苍梧：山名。又名九嶷。相传舜葬于苍梧之野。地在今湖南宁远县境。怨慕：《孟子·万章上》："万章问曰：'舜往于田，号泣于旻天，何为其号泣也？'孟子曰：'怨慕也'。"赵岐注："言

舜自怨遭父母见恶之厄而思慕也。”朱熹集注：“怨慕，怨己之不得其亲而思慕也。”后泛指因不得相见而思慕。白芷：香草名。伞形科草本植物。夏日开伞形白花。根入药，有镇痛作用，其叶可作香料。《楚辞·招魂》：“菉蘋齐叶兮，白芷生。”唐代陆龟蒙《采药赋》序：“药，白芷也。香草，美人得此比之。”芳馨：犹芳香。

⑥流水：谓水向低处流逝。湘：即湘江。浦：水边，河岸。悲风：凄厉的寒风。洞庭：即洞庭湖。在湖南省北部，长江南岸。面积为2820平方千米，为我国第二大淡水湖，素有“八百里洞庭”之称。

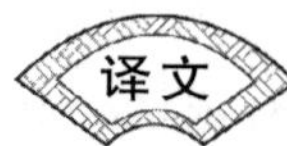

译文

湘水的女神善于弹奏云和古瑟；乐声动听，常闻帝子因此而显灵。瑟声吸引河神冯夷徒然在水上起舞；那些楚客深知曲意从而不忍听。曲调哀婉，即使铁石心肠也伤感；瑟声清越，可以高入到九霄苍冥。惊动舜灵，他也会从苍梧赶来侧耳倾听；草木知音，香草白芷受到感动，越发吐芳馨。湘水奔流，两岸传扬优美的旋律；乐音回荡，汇成悲风，飞过了八百里洞庭。一曲奏完，仍然不见伊人的踪影；只见那江边数峰似染，景色青青。

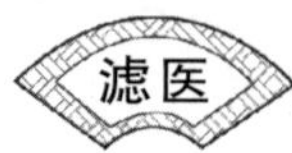

滤医

钱起诗曰：“苍梧来怨慕，白芷动芳馨。”在诗人的笔下，白芷好像是有情的知音，她被湘灵凄苦哀婉的瑟曲所感动，从而越发吐出芬芳。在文学创作中，这是一种拟人化的写法。湘灵鼓瑟，凄苦的旋律，别说是有情有性的人，就连金石、草木也为之动容。先贤诗曰：“白芷花开绕屋香，一时秋思入江乡。云多水阔人难见，楚竹歌声动夕阳。”楚竹，指湘妃竹，也称斑竹。这里借指用楚竹制成的管乐器。亦借指用其吹奏之曲。此诗意谓，白芷开花时节，房屋周围一片清香；一时牵动秋日的愁思，思绪牵挂着江南水乡。水云弥漫，江天寥廓，伊人难见；我遥望着傍晚的太阳，不知从何处传来楚竹歌声，曲调优美悠扬。白芷属香草，文学家常用之以比美人、君子。

白芷，又名白茝（音止）。李时珍曰：“芬芳与兰同德，故骚人以兰、茝为咏，而本草有芳香、泽芬之名，古人谓之香白芷云。”白芷，为伞形科植物，有兴安白芷、川白芷、杭白芷、滇白芷。兴安白芷，多年生草本，高可达2.5米。根粗大，直生，有时有数条支根。茎粗大，近于圆柱形，基部粗约5～9厘米，中空，通常呈紫红色，基部光滑无毛，近花序处有短柔毛。茎下部的叶大；叶柄长，基部扩大呈鞘状，抱茎；叶为2～3回羽状分裂，叶先端锐尖，边缘有尖锐的重锯齿；茎上部的叶较小，叶片两面均无毛，仅叶脉上有短柔毛。复伞形花序顶生或腋生；花瓣5，白色，卵状披针形；雄蕊5，花丝细长伸出于花瓣外；子房下位，2室，花柱2。双悬果扁平椭圆形或近于圆形。花期6—7月。果期7—9月。多生于河岸、溪边，以及沿海的丛林砾岩上。分布于黑龙江、吉林、辽宁等地。栽培于四川、河北、河南、湖北、湖南、安徽、山西等地。川白芷，多年生草本，高1～2米。根直生，下面有数条支根。茎直立，圆柱形，中空，表面有细棱。叶互生；茎下部的叶2～3回3出式羽状全裂，最终裂片长卵形至披针形；叶柄鞘状，抱茎；茎上部的叶片逐渐简化成叶鞘;叶边缘有不规则锯齿,上面绿色,下面灰白色至淡绿色,两面均无毛,仅叶脉上有短刚毛。复伞形花序顶生;花萼不明显;花瓣5,白色;雄蕊5,花药椭圆形;子房下位,2室,花柱2。双悬果长椭圆形,分果有明显的五棱。花期5—6月。果期6—7月。生长于山地林缘。分布于黑龙江、吉林、辽宁。栽培于四川、山东等地。杭白芷,多年生草本,高1~2米。根圆锥形,具4棱。茎和叶鞘均为黄绿色。叶互生;茎下部叶大,叶柄长,基部鞘状抱茎,2~3回羽状分裂,深裂或全裂,最终裂片阔卵形至卵形或长椭圆形,先端尖,边缘密生尖锐重锯齿,基部下延成柄,无毛或脉上有毛;茎中部叶小;上部的叶儿仅存卵形囊状的叶鞘。复伞形花序密生短柔毛;花萼缺如;花瓣黄绿色;雄蕊5,花丝比花瓣长1.5~2倍;花柱基部绿黄色或黄色。双悬果被疏毛。花期5—6月。果期7—9月。分布于浙江、台湾等地。浙江、江苏有栽培。滇白芷,多年生草本,全株被粗糙的刺毛。主根纺锤形。茎下部叶具柄,基部有宽阔叶鞘,叶片2回羽状深裂,长5~20厘米,宽5~7厘米,上面深绿色,下面浅绿色,边缘具不等齿牙;茎上部叶与茎下部叶相似。复伞形花序顶生和侧生;花2型,边缘花较大,不整齐,中心花近于整齐;花瓣5,白色,先端2裂;雄蕊5。双悬果倒卵形或卵形,分果具5条细棱。花期5—7月。果期8—10月。分布于云南、四川。云南有栽培。

白芷,在古时的化妆品、美容品中每多用之。白芷叶是合制香药的主要原料之一。其根入药,早在《神农本草经》中已有记载:“白芷,味辛,温。主女人漏下赤白;血闭阴肿;寒热;风头侵目泪出;长肌;肤润泽,可作面脂。一名芳香。”据说北宋初年,南方有一富商的女儿,每逢行经,腹痛剧烈,致形体日衰。富商带她欲往京都寻求名医,到汴梁时女儿经期适至,腹痛难忍。正遇一采药老人,仔细询问病情后,老人从药篓中取出白芷一束相赠,嘱咐洗净,水煎饮服。富商谢过,按法煎制,一煎服了痛缓,二煎服了痛止,再服几剂,来月行经安然无恙。从此,妇女行经不舒,煎服白芷,在民间广为使用。又,据《百一选方》记载,有一个叫王定国的人,患头风病,头痛难当,百医不效。听说都梁有个名医叫杨介,善治头风,给他连服三颗药丸,立即收效。王再三恳请告知其方,杨介感其诚挚,公布了处方。原来单用白芷一味,蜜丸弹子样大小,每用一丸,嚼服,用清茶或荆芥汤化下。王氏就把这种丸药叫“都梁丸”,可治各种头痛、头风。

白芷,味辛,性温。功能祛风解表,散寒止痛,除湿通窍,消肿排脓。现代药理研究证明,白芷除了具有解热、镇痛、抗炎等作用,还能改善局部血液循环,消除色素在组织中过度堆积,促进皮肤细胞新陈代谢,进而达到美容的作用。临床常用于治疗风寒感冒、头痛、牙痛、眉棱骨痛、鼻渊、肠风痔漏、赤白带下、痈疽疮疡、毒蛇咬伤等。如慢性鼻窦炎患者,可取白芷30克,苏梗30克,薄荷30克,苍耳子30克,辛夷30克,熏蒸,以鼻吸收热蒸气治疗鼻窦炎,每天闻熏2~3次,每次20分钟,闻熏后避免立即受寒刺激。小儿慢性肠炎,可取白芷、干姜各5克,葱头1个,与适量蜂蜜共捣为糊状敷贴脐部。痔疮患者可取白芷60克,紫草15克,苦参30克,滑石30克,黄柏30克,水煎熏洗,每日2次,每次40分钟左右。

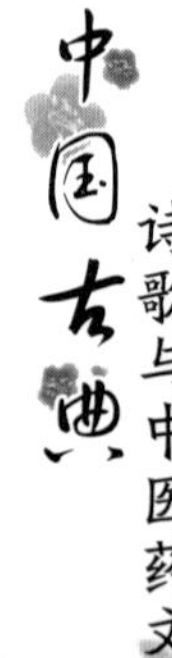

白芷研末外用调敷,具有良好的止痛作用,如牙痛时可取白芷100克,冰片2克,浸泡于75%的医用酒精中,加盖密封10天左右,用干棉球蘸药液置于疼痛处,即可止痛,且无毒副作用。跟骨骨刺患者可先洗净足部,取白芷散(由白芷、白芥子、川芎以3:1:1用量研末组成)

适量，醋调成稠膏状，敷于患处，面积约1元硬币大小，外以伤湿止痛膏覆盖，3天换药一次，一般1～2天肿痛即可减轻。

《本草纲目》谓白芷“长肌肤，润泽颜色，可作面脂”，是历代医家喜用的美容药，可与白僵蚕、白附子、菟丝子等共研细末，调制成面膜敷面，可收到柔面增白之效。用白芷、玉竹、川芎、防风等研成细粉，用食醋调成稀膏，可治疗黄褐斑。白芷味香色白，为古老的美容中药之一，市场上以其为原料的化妆品和美容品层出不穷，而药材优质的白芷，其美容效果更为显著。白芷水煎剂对体外多种致病菌有一定的抑制作用，并可改善微循环，促进皮肤的新陈代谢，延缓皮肤衰老。

中医认为，白芷的功能以辛散升发为主，上通诸窍，外达肌肤，内提清气，擅治风邪上受的头痛、牙痛、眉棱骨痛，清阳下陷的泄泻、带下，以及疮疡肿毒初起诸症。但白芷性温而燥，凡病因火热者，不可单独使用。白芷常用量为3～10克。头痛、鼻渊可以研末搐鼻。

现代药理研究发现，白芷含多种香豆素类化合物。水煎剂对大肠杆菌、痢疾杆菌有抑制作用；水浸剂对皮肤真菌有抑制作用。杭白芷含白当归素，具有扩张冠状血管的作用。

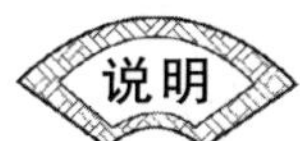

钱起此诗开头两句点题，赞扬湘灵善于鼓瑟，那优美动听的乐声常常萦绕耳边。接着，诗人展开想象的羽翼，说那瑟曲首先吸引了水神冯夷，使他忍不住在水上跳起舞来。其实，冯夷并没有真正听懂在美妙的乐声中隐藏的哀怨凄苦的情感，这种欢舞是徒然的。但那些“楚客”是懂得湘灵的心意的，这当然包括汉代的贾谊和历代被贬谪南行而经过湘水的人，他们听到这样哀怨的乐声，怎不感到十分难过呢！你听，那曲调深沉哀婉，即使心肠坚如金石的人也会感到悲凄而落泪；而它的清亢响亮，可以传到那无穷无尽的苍穹中去。如此优美而哀怨的乐声传到苍梧之野，一定把九嶷山上的舜帝之灵都惊动了，他也会赶到湘水上空来侧耳倾听吧！那馨香的芳草白芷，竟会受到感动，越发吐出它的芳香来。乐声在水面上飘扬，广大的湘江两岸都沉浸在优美的旋律之中。寥廓的湘水上空，都回荡着哀怨的乐音，它汇成一股悲风，飞过了八百里洞庭湖。此诗中间四韵八句，诗人凭借惊人的想象力，极力描绘湘灵瑟曲的神奇力量。这就使诗避免了呆板的叙述，显得瑰丽多姿，生动形象。

上文紧扣题目，反复渲染，已经把湘灵鼓瑟描写得淋漓尽致了。倾听妙曲，想见伊人，于是诗人笔锋一转，直指美丽而神秘的湘江女神“曲终人不见”，只闻其声，不见伊人，给人一种扑朔迷离的怅惘，真可谓神来之笔。而更具神韵的是，“人不见”以后却以“江上数峰青”收结。这五个字之所以下得好，是因为由湘灵鼓瑟所造成的一片似真如幻，绚丽多彩的世界，一瞬间都烟消云散，让人回到了现实世界。这个现实世界还是湘江，还是湘灵所在的山山水水。只是，一江如带，数峰似染，景色如此恬静，给人留下悠悠的思恋。

主试官非常欣赏此诗的后两句，赞叹不已，以为“必有神助”，钱起“因中魁选”！这首诗后来成为名作，千百年来为人称道。试帖诗写得很好的，并不多见。钱诗之妙，全都是因为那后两句。苏轼的名词《江城子——湖上与张先同赋，时闻弹筝》结尾甚至直接改写它为：“欲待曲终寻问取，人不见，数峰青”。鲁迅先生也手书过“曲终人不见，江上数峰青”这两句赠人。

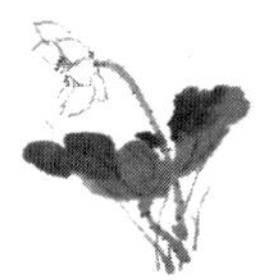

灵橘无根井有泉　世间如梦又千年

——元结《橘井》[①] 滤医

灵橘无根井有泉，世间如梦又千年[②]。
乡园不见重归鹤，姓字今为第几仙[③]？
风冷露坛人悄悄，地闲荒径草绵绵[④]。
如何蹑得苏君迹？白日霓旌拥上天[⑤]。

选自《全唐诗》卷二百四十一(第 8 册，第 2716 页)

作者简介

元结(公元 719—772 年)，字次山。世居太原，后移居汝州鲁山(今属河南)。天宝十三载进士及第，安史乱起，举家避难于猗玗洞(在今湖北大冶境内)，后以监察御史充山南东道节度使参谋，因讨史思明有功，进水部员外郎。宝应初，曾辞官隐樊上，不久出任道州刺史。大历三年迁容州刺史，七年病卒。他提倡淳古、质朴的诗风。有《元次山集》十一卷。

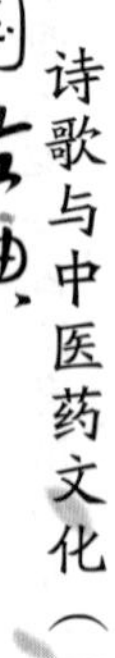

注释

①橘井：相传苏仙公修仙得道，临去之前对母亲说："明年天下疾疫，庭中井水，簷边橘树，可以代养。井水一升，橘叶一枚，可疗一人。"来年果有疾疫，远近悉求其母治疗。皆以得井水及橘叶而治愈。见晋代医家葛洪《神仙传・苏仙公》。后因以"橘井"为良药之典。

②灵橘：此橘治病，奇效灵验，故称灵橘。

③归鹤：旧题晋・陶潜《搜神后记》卷一载：辽东人丁令威学道于灵虚山，后化鹤归辽。后以"归鹤"喻不忘故乡的人。古诗文中多有仙家骑鹤云游的描述。第几仙：在仙籍中排列第几位。《列仙传》："一日，云间仪卫降宅，公语母曰：某受命仙箓。"意谓天上的仪仗队从空中降落

到苏氏住宅。苏公对母亲说：我接受了上天的命令，名字已载入神仙簿籍。

④露坛：在平地上用土、石筑起的高台，供祭祀之用。荒径：荒芜的小路。

⑤蹑：追随。苏君：即苏耽。据汉代刘向《列仙传》："苏耽，桂阳人也，汉文帝时得道，人称苏仙。"因苏仙公提出用橘叶和井水治病，给后世留下了"橘井泉香"这一典故。桂阳：郡名。在今湖南省郴州市一带。现在郴州市内尚有橘井，是后人为纪念苏耽所建。霓旌：相传仙人以云霞为旗帜。拥：保卫，护卫。白日上(升)天：道教谓人修炼得道后，白昼飞升天界成仙。贾岛《赠丘先生》诗："常言吃药全胜饭，华岳松边采茯神。不遣髭须一茎白，拟为白日上升人。"均用白日升天之典。

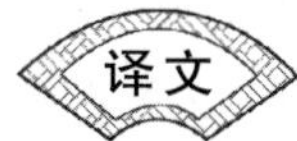

译文

治病疗疾功效灵验的老橘树，虽然没有新生的树根，但树旁的古井中尚有清泉；人生世间，如同梦幻，这橘井古迹又越过了千年。故乡父老还未见到仙人骑鹤归来；苏君，您的姓名，已经排列进入神仙的户籍，现在您是第几位神仙？秋风清冷，祭祀您的高台之上显得寂静无声；山地空闲，小径荒芜，我眼前只见野草延绵。如何才能追随苏君远去的踪迹？与您一起，云霞彩旗拥护，白日骑鹤飞升，高入九天。

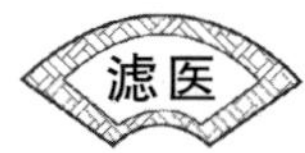

滤医

元结此诗，咏怀古迹，赞美橘井，慕苏君仙踪，叹人生如梦，寓意深刻，值得玩味。诗中的苏君，即仙医苏耽，人们尊称他为苏仙公。"橘井泉香"一典，即源于苏耽。关于这位仙医，早在汉代刘向《列仙传》中已有记载："苏耽，桂阳人也，汉文帝时得道，人称苏仙。公早丧所怙(怙，读hù，特指父亲)，乡里以仁孝著闻，宅在郡城东北，距县治百余里。公与母共食，母曰：'无鲊(腌鱼)'。公即辍箸(放下筷子)，起身取钱而去。须臾以鲊至。母曰：'何所得来?'公曰：'县市。'母曰：'去县道往返百余里，顷刻而至，汝欺我也！'公曰：'买鲊时，见舅氏，约明日至。'次日，舅果至。一日，云间仪卫降宅。公语母曰：某受命仙箓(我接受了上天的命令，名字已载入神仙簿籍)，当违色养(我将离开家庭，不能承欢奉养老人了。人子和颜悦色奉养父母或承顺父母颜色为"色养")。母曰：'我何存活?'公以两盘留。母需饮食，扣小盘，需钱帛扣大盘，所需皆立至。又语母曰：'明年天下疾疫，庭中井水、橘树能疗。患疫者，与井水一升，橘叶一枚，饮之立愈。'后果然，求水、叶者，远至千里，应手而愈。"

苏耽是身怀绝技的道人和医家。他的母亲按照其嘱咐，用橘叶泡井水治疗疫病，活人无数。《古今图书集成·医部全录·医术名流列传》亦记载了苏耽的事迹。至今，湖南郴州市东北郊苏仙岭上的苏仙观、飞升石、鹿洞，以及市内的橘井，都是纪念苏耽的遗迹。"橘井泉香"则是人们常用的赞颂名医灵丹妙药的典故。"杏林春意广，橘井活人多"，这副对联也常贴在医院、诊所的大门上，或制成牌匾悬挂在药堂上。此外，一些医家的别名雅号也用这一典故。如元末名医刘叔渊，字橘泉。明代医家叶复旦，字伯清，号橘泉，因精于医术，还有"叶半仙"之称，有人曾题"橘井真源"以赠之。明代医家薛昆，字子序，号橘泉。明末医家郁士魁，字橘泉，崇祯间曾奉诏治疫，授太医院医官，不赴任。清代医家祝国泰，号橘香。清代医家郭华润，字橘泉。清代医家余显廷，自号橘泉子。由以上名医别号和楹联题词，均可看出后世人们对苏耽这位仙医是多么的崇拜和信仰。

橘叶，味苦辛，性平。功能疏肝，行气，化痰，消肿毒。治胁痛，乳痈，肺痈，咳嗽，胸膈痞满，疝气等症。治咳嗽，橘叶(着蜜于背上，火焙干)水煎服。(见《滇南本草》)。治肺痈，绿橘叶(洗)捣绞汁一盏服之，吐出脓血则愈。治伤寒胸膈痞满，橘叶捣烂和面熨。(见《本经逢原》)。治疝气，橘叶十片，荔枝核五个(焙)，水煎服。(见《滇南本草》)。治水肿，鲜橘叶一大握，煎甜酒服。治气痛、气胀，橘叶捣烂，炒热外包，或煎服。杀蛔虫、蛲虫，鲜橘叶四两，熬水服。《本草汇言》："橘叶，疏肝、散逆气、定胁痛之药也。按丹溪言，此药其味苦涩，其气辛香，其性温散，凡病血结气结，痰涎火逆，病为胁痛，为乳痈，为脚气，为肿毒，为胸膈逆气等疾，或捣汁饮，或取渣敷贴，无不应手获效。"

现代研究发现，各种橘叶均含挥发油。温州蜜橘的叶中含维生素C，另含多种碳水化合物，如葡萄糖、果糖、蔗糖、淀粉和纤维素等，其含量在开花时较高，果实成熟时渐减少，采摘后又增多。

说明

关于苏耽橘井遗迹，在唐代李吉甫《元和郡县志》卷二十九《江南道·郴州》亦有记载："马岭山，在县东北五里，昔苏耽学道于此得仙，其旧宅在城东半里，俯临城，余迹犹存。"杜甫诗曰："橘井旧地宅，仙山引舟航。"意思是说，郴州至今还有苏耽故居遗迹，那里的仙山(苏仙岭)吸引着我乘舟远航。此以郴州古迹表现自己对舅父寓居之地的遥念。又曰："郴州颇凉冷，橘井尚凄清。"意思是说，郴州气候是何等的凉爽，苏仙公院子里的井水依旧澄清。当时，杜甫的舅舅崔伟以录事参军出摄郴州刺史，杜甫写诗相送。诗用苏耽橘井典以切郴州，兼切舅氏奉母同往任所。"橘井"为良药之典，历代医药古籍及古诗文中多有引用。"橘井泉香随地涌，杏林春暖著花多"。这是药店大门上常见的楹联。或将其题在牌匾上赠给名医，以颂扬其高尚的医德和神奇的医术。唐人元结，瞻仰古迹，追慕仙医，为后世留下了耐人寻味的《橘井》诗。橘井泉香，万古流芳。百姓将永远怀念这位医德高尚，技术精良，济世救人的仙医——苏仙公。

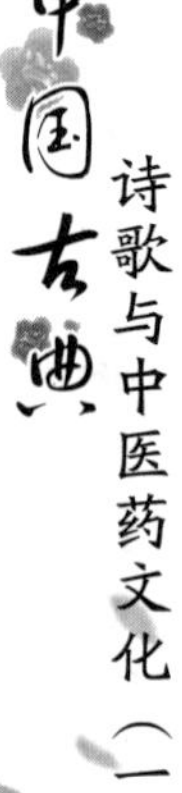

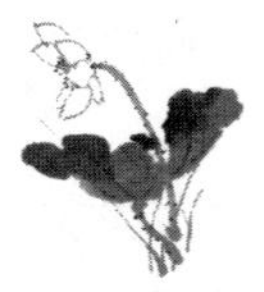

耻论方士小还丹　好饮仙人太玄酪

——韩翃《赠别华阴道士》[①]滤医

紫府先生旧同学，腰垂彤管贮灵药[②]。
耻论方士小还丹，好饮仙人太玄酪[③]。
芙蓉山顶玉池西，一室平临万仞溪[④]。
昼洒瑶台五云湿，夜行金烛七星齐[⑤]。
回身暂下青冥里，方外相寻有知己[⑥]。
卖鲊市中何许人，钓鱼坐上谁家子[⑦]。
青青百草云台春，烟驾霓衣白角巾[⑧]。
露叶独归仙掌去，回风片雨谢时人[⑨]。

选自《全唐诗》卷二百四十三（第8册，第2735页）

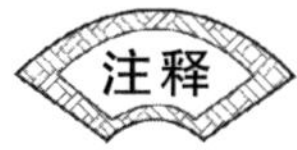

作者简介

韩翃（生卒年不详），字君平，南阳（今河南邓县）人。天宝十三载（公元754年）进士。安史之乱后，流浪江湖，曾当过节度使的幕僚。德宗时官驾部郎中，担任起草皇帝诏令的职务。“大历十才子”之一。诗风华丽，兴致繁富。一篇一咏，朝野珍之。《全唐诗》编其诗为三卷。

注释

①华阴：县名。属陕西省。以在太华山之北，故名。

②紫府：道教称仙人所居，是传说中位于天上的仙府。这里以紫府代指华阴道士所居的道观，隐含对他的赞美之意。晋代葛洪《抱朴子·祛惑》：“及至天上，先过紫府，金床玉几，晃晃昱昱，真贵处也。仙人但以流霞一杯与我，饮之辄不饥渴。”同学：同师受业的人。彤管：杆身漆朱

的笔。灵药：传说中的仙药。

③耻论：犹笑着谈论。方士：方术之士。古代自称能访仙炼丹以求长生不老的人。小还丹：即太乙小还丹。以水银、石硫黄等炼制百日而成，状如石榴子。道教以为长生药，但古人误服而致死者多矣。仙人：神话传说中长生不老、有种种神通的人。太玄：深奥玄妙的道理。酪：酒类。

④芙蓉：华山西峰，远看很像莲花。玉池：仙池。平临：犹靠近。仞：长度单位。古代以七尺或八尺为一仞。万仞，极言其深。

⑤瑶台：传说中的神仙居处。五云：五色瑞云。金烛：金饰的灯烛。七星：指北斗星。

⑥青冥：指仙境；天庭。李白诗："青冥浩荡不见底，日月照耀金银台。"方外：世外。指仙境或道士的生活环境。

⑦鲊：用盐等腌制的鱼。

⑧云台：云台观。在华山云台峰上。霓衣：即霓裳。道士的衣服。白角巾：道士的一种服饰。

⑨露叶：沾露的叶子。仙掌：华山仙人掌峰的省称。唐代一度改华州为仙掌，后遂称华州及华阴县为仙掌。唐代崔颢《行经华阴》诗："武帝祠前云欲散，仙人掌上雨初晴。"明代何景明《送韩汝庆还关中》诗："黄河一线通沧海，身在仙人掌上行。"回风：旋风。片雨：阵雨；局部地区降落的雨。时人：当时的人。

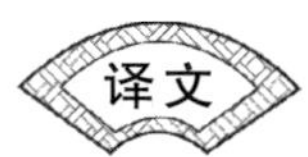

译文

华阴道士紫府先生曾是我的老同学；他腰里垂挂着彤管，管中贮满了灵药。笑着谈论起古代方士的小还丹；还爱好饮用仙人酿造的延年益寿酒。在那远看很像芙蓉花的华山西峰玉池之西，建有一座道室正好临近万仞深溪。白昼间，瑶台之上有五色瑞云布洒湿润；夜行时，有金烛照明光辉灿烂与北斗比齐。他轻身一转，暂时降临到神仙之境；在那世外相互寻觅，也一定会有知己。集市之中卖腌鱼的，那是什么人？钓台之上在钓鱼的，又是谁家子弟？百草青青，看云台观上恰逢阳春；他驾着云霞，披着霓裳，头戴白巾。踏着带露的落叶，将独自回到仙掌峰去；届时，请他唤来清风细雨以答谢我们这些世上俗人。

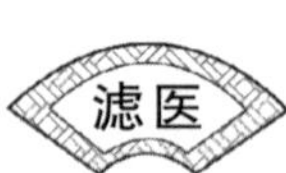

滤医

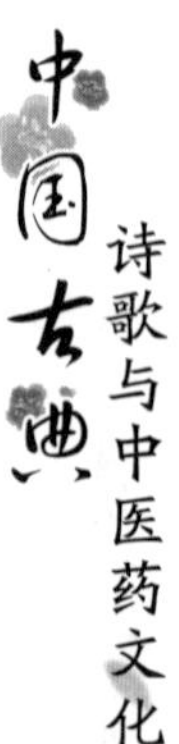

韩翃此诗所谓的"小还丹"，即硫化汞类丹药之一。此类丹药甚多，而以灵砂、银朱二物为代表。灵砂，古代道家用朱砂做原料炼成的丹药。谓服之可以长生。唐代李商隐《安平公》诗："呜呼大贤苦不寿，时世方士无灵砂。"宋代张抡《阮郎归·咏夏》词："观物外，喻身中，灵砂别有功。若将一粒比花容，金丹色又红。"银朱，即硫化汞。属无机化合物，分子式 HgS，鲜红色的粉末，有毒。由汞和硫混合加热升华而得。用作颜料和药品。明·宋应星《天工开物·丹青》："凡朱砂、水银、银朱，原同一物。所以异名者，由精粗老嫩而分也。"李时珍《本草纲目·石三·银朱》："银朱乃硫黄同汞升炼而成，其性燥烈，亦能烂龈挛筋，其功过与轻粉同也。"

胡演《丹药秘诀》:“升炼银朱,用石亭脂二斤,新锅内溶化,次下水银一斤,炒作青砂,头炒不见星,研末,罐盛,石版盖住,铁线缚定,盐泥固济,大火煅之,待冷取出,贴罐者为银朱,贴口者为丹砂。”有人说:“水银出于丹砂,熔化复还为水银”,即指此物。按:银朱与灵砂都是人工制成的赤色硫化汞,目前药材并不区分,但古代本草著作将其分作二条,据古代制法,灵砂升炼时用的是硫黄,火力缓,炼时较长,银朱则用含杂质较多的石亭脂(石硫赤),且火力猛,炼时短,因此,灵砂的质量当较银朱为纯。

银朱,性温,味辛,有毒。功能攻毒,杀虫,燥湿,劫痰。主治疥癣恶疮,痧气心腹痛。《证类本草》:“灵砂,养神,益气明目,通血脉,止烦满,益精神。”《本草纲目》:“银朱,破积滞,劫痰涎,散结胸,疗疥癣恶疮,杀虫及虱。”“灵砂,主上盛下虚,痰涎壅盛,头旋吐逆,霍乱反胃,心腹冷痛,升降阴阳,既济水火,调和五脏,补助元气。研末,糯糊为丸,枣汤服,最能镇坠,神丹也。”李时珍曰:“硫黄,阳精也;水银,阴精也。以之相配夫妇之道,纯阴纯阳二体合璧。故能夺造化之妙,而升降阴阳,既济水火,为扶危拯急之神丹,但不可久服尔。苏东坡言:‘此药治久患反胃,及一切吐逆,小儿惊吐,其效如神,有配合阴阳之妙故也。’时珍常以阴阳水送之,尤妙。”(见《本草纲目·灵砂·发明》)。

银朱,外用研末调敷;内服研末,用微量入丸、散。本品有毒,内服宜慎。《本草便读》:“银朱与轻粉之性,寒、温略异,而主治却又相同,其燥烈升散较猛,长于外治,不宜内服耳。”

关于“太乙小还丹”,张觉人先生认为,这是《太清石壁记》中的一个方剂,实际上是一种银朱炼法,也类似灵砂,其法是:“以水银 500 克,石硫黄 150 克,先将石硫黄研末,后用白色厚纸承之,就炭炙硫黄熔滴水中,弃去前纸,如此三次炼之,称 15 克,又取新瓷瓶可二升以下,内外通有釉者,还以前泥盏外亦厚 3 分许,曝干为瓶盖,又令铁床子锅与瓶子底相当,坐瓶子于床上,又作风炉高于瓶子五寸许,四面各去瓶子五寸,砖瓦石灰作炉,下开四风门待干用之,先以水银下瓶子中搅之少时待冷,水银便如碎锡(即青砂头)可以为块,遂以前盏盖之,还以前泥密密固济,下炉子中,即以微火四边炙之,令固济处干,炉渐加火,初文后武,瓶上火色紫焰出时声动其火,令火心虚,稍稍添炭,如此百日,渐渐退火寒之,开看其丹并著瓶子四边及盖上。其丹状如柘榴子,紫黑色,水中研泛之取细者,色过光明砂,红赤非常。”外国人常赞我国银朱甚佳,源于我国人对于此物有着长久的传统操作方法,故能获得如此的优异成果。惟本方不名银朱,而名“太乙小还丹”,显然是我国古代道家把银朱当做“长生药”的错误理念,毋怪乎服丹致死者之多。(见张觉人《中国炼丹术与丹药》,四川人民出版社,1981 年 6 月,第 1 版,第 77 页)。

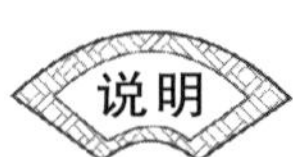

唐诗言及“小还丹”者,不只是韩翃此诗。又,张籍《赠辟谷者》曰:“学得餐霞法,逢人与小还。身轻曾试鹤,力弱未离山。无食犬犹在,不耕牛自闲。朝朝空漱水,叩齿草堂间。”还有项斯《题太白山隐者》曰:“高居在幽岭,人得见时稀。写箓扃虚白,寻僧到翠微。扫坛星下宿,收药雨中归。从服小还后,自疑身解飞。”箓:即簿录。这里指仙人的名录。扃:门闩。这里指关闭门户。虚白:语本《庄子·人间世》:“虚室生白,吉祥止止”,谓心中纯净无欲。古代道家认为，服用“小还丹”可以使人长生不老，益寿延年，轻举飞升，羽化登仙。如葛洪认为，人工外炼的金丹大药是上品的神药，服之定能“与天地相毕，乘云驾龙”。这种说法纯属古代方士、道家浪漫的想象，缺乏科学依据，因此是不可信的。但是，以水银、硫黄为主要药物，经过人工烧炼而制成的“小还丹”，用来治疗某些疾病，仍有一定的良效，这一点也是不可否认的。

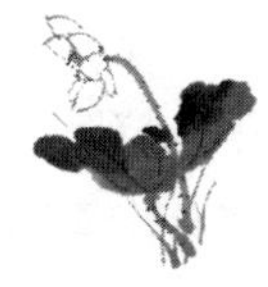

石竹落花细雨中　诗人嗟尔殢秋风

——皇甫冉《病中对石竹花》[1]滤医

散点空阶下，闲凝细雨中。

哪能久相伴，嗟尔殢秋风[2]。

选自《全唐诗》卷二百五十（第8册，第2817页）

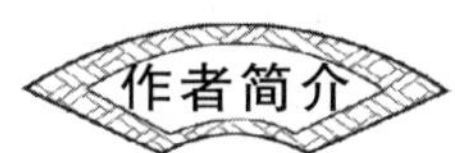

作者简介

皇甫冉，字茂政，唐代润州丹阳（今江苏丹阳县）人。十岁能文，张九龄深器之。天宝十五载，举进士第。授无锡尉，历左金吾兵曹。大历初，累迁右补缺。奉使江表，卒于家。其诗天机独特，远出情外。《全唐诗》编其诗为二卷。

注释

①石竹花：多年生草本植物。常植于庭院供观赏。亦入药，名瞿麦。

②殢（tì）：困扰；纠缠。

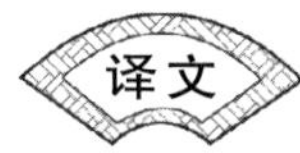

译文

石竹花已渐渐散落在空寂的台阶下，闲静地凝积在细雨湿泥之中。我病中前来观赏，又哪能与花长相为伴，只是嗟叹，困扰你的呀还是那无情的秋风。

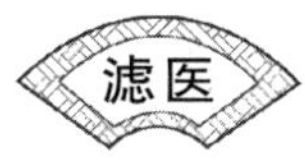

滤医

此诗所咏的石竹花，又名瞿麦。李时珍曰："石竹，叶似地肤叶而尖小，又似初生小竹叶而细窄，其茎纤细有节，高尺余，稍间开花。田野生者，花大如钱，红紫色。人家栽者，花稍小而妩媚，有红白、粉红、紫赤、斑斓数色，俗呼为洛阳花。结实如燕麦，内有小黑子。其嫩苗炸熟水淘过，可食。”

瞿麦，当今药用者，为石竹科植物瞿麦或石竹的带花全草。原植物瞿麦，又名红花瞿麦、木碟花、剪刀花、十样景。为多年生草本，高达1米。茎丛生，直立，无毛，上部2歧分枝，节明显。叶互生，线形或线状披针形，长1.5～9厘米，宽1～4毫米，先端渐尖，基部成短鞘状包茎，全缘，两面均无毛。花单生或数朵集成稀疏歧式分枝的圆锥花序；花梗长达4厘米；小苞片4～6，排成2～3轮；花萼圆筒形，长达4厘米，先端5裂，裂片披针形，边缘膜质，有细毛；花瓣5，淡红色、白色或淡紫红色，先端深裂成细线条，基部有须毛；雄蕊10；子房上位，1室，花柱2，细长。蒴果长圆形，包在宿存的萼内。花期8—9月。果期9—11月。生于山坡或林下。全国大部分地区有分布。石竹，又名鹅毛石竹、绣竹、洛阳花、石柱花。外形与上种相似，主要区别为苞片卵形，叶状，开张，长为萼筒的1/2，先端尾状渐尖；萼筒长2～2.5厘米，裂片阔披针形；花瓣通常紫红色，先端浅裂成锯齿状。花期4—6月。果期6—8月。庭园多有栽培。全国大部分地区有分布。

夏、秋均可采收。一般在花未开放前采取。栽培者每年可收割2～3次，割取全株，除去杂草、泥土，晒干。以上两种药材，均以青绿色、干燥、无杂草、无根者为佳。主产于河北、河南、辽宁、湖北、江苏。此外，湖南、浙江、陕西、山西、安徽、甘肃、青海、新疆、福建、云南、广西等地均产。

《神农本草经》：“瞿麦，味苦，寒。主关格，诸癃结，小便不通；出刺；决痈肿；明目去翳；破胎堕子，下闭血。一名巨句麦。”意谓瞿麦，味苦性寒。主治关格、癃闭结聚所致的小便不通；（外用）能拔刺；使痈肿破孔而出脓；能去翳膜使眼睛视物清楚；能损坏胎儿使其堕下，能下瘀血。又名巨句麦。

瞿麦，性寒，味苦。功能清热利水，破血通经。主治小便不通，淋病，水肿，经闭，痈肿，目赤障翳，浸淫疮毒。急性肾炎，瞿麦12克，萹蓄12克，蒲公英30克，白茅根30克，水煎服。小便赤涩不通（癃闭），瞿麦、萹蓄、车前子、滑石、山栀、木通、大黄、甘草各等分，共研细末，每服6克，灯芯煎汤，食后送服。尿血、便血，瞿麦30克，山栀15克，共研细末。每次15克，葱根、灯芯、生姜同煎，时时温服。适于下焦湿热所致者。目赤肿痛，瞿麦适量，研为细末，以鹅涎调涂目眦部。血瘀经闭，瞿麦15克，赤芍15克，郁金15克，红花10克，水煎服。痈肿初起，鲜瞿麦15克，鲜蒲公英15克，捣烂，外敷患处。咽喉骨鲠，瞿麦为末，水服方寸匕，日二次。竹木入肉，瞿麦为末，水服方寸匕。或煮汁，日饮三次。小便石淋，宜破血。瞿麦子捣为末，酒服方寸匕，日三服，三日当下石。

李时珍曰：“古方家治产难，有石竹花汤；治九孔出血，有南天竺饮，皆取其破血利窍也。”瞿麦，又名南天竺草。《圣济总录》南天竺饮，治血妄行，九窍皆出，服药不住者。南天竺草（生瞿麦）拇指大一把（锉），大枣（去核）五枚，生姜一块（如拇指大），灯草如小指大一把，山栀子三十枚（去皮），炙甘草半两。上六味锉，入瓷器中，水一大碗，煮至半碗，去滓服。

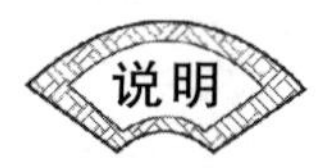

说明

石竹花，株高盈尺，茎枝纤细，花团锦簇，有紫红，有淡红，有纯白及彩色等。有花如叠绣的锦团石竹，瓣似鸟翎的羽瓣石竹，婀娜多姿的少女石竹，绚丽斑斓的五彩石竹。其品种繁多，置身丛中，令人目不暇接。先贤有诗赞曰：“五色纷披朵朵匀，数枝收尽洛阳春。应疑戏彩人犹在，化作斑斓锦片新。”唐代陆龟蒙《石竹花咏》曰：“曾看南朝画国娃，古罗衣上碎明霞。而今莫共金钱斗，买断春风是此花。”国娃：即国姝，犹国色。指姿容极美的女子。

清代医家叶志诜《神农本草经赞·瞿麦》：“轻逾秀麦，兰菊通邻。乱抽玉瘦，碎翦霞新。蜂怜色好，麝过香匀。春风买断，还较霜筠。”注：子颇似麦。又名大兰、大菊。张咏诗：“昔年吟社偶通邻。”王安石诗：“种玉乱抽青节瘦。”林逋诗：“碎片英英翦海霞。”独孤及诗：“游蜂怜色好。”杜甫诗：“麝香眠石竹。”陆龟蒙诗：“买断春风是此花。”张耒诗：“谓尔胜霜筠。”

综上所述，石竹花之美，令诗人们赞叹不绝。但是，由于各自赏花时的情绪不同，其感受也有别。皇甫冉是在患病期间来到庭园观花，其情绪有些抑郁，“哪能久相伴？嗟尔殢秋风”，难免会有花不长艳，人生苦短之叹。

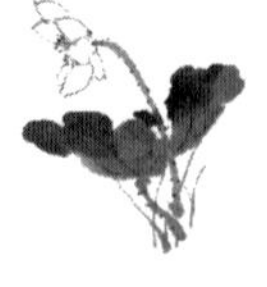

闻道昆仑有仙籍　何时青鸟送丹砂

——皇甫冉《题蒋道士房》滤医

轩窗缥缈起烟霞，诵诀存思白日斜[①]。

闻道昆仑有仙籍，何时青鸟送丹砂[②]？

选自《全唐诗》卷二百五十(第8册，第2821页)

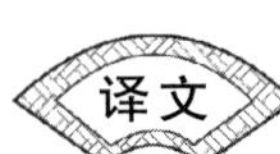

注释

①轩窗：窗户。缥缈：高远隐约貌。烟霞：云霞。诵诀：念成仙的秘诀。存思：用心思索。

②昆仑：山名。在新疆、西藏之间。古代神话传说，昆仑山上有瑶池、阆苑、县圃等仙境。仙籍：神仙之乡。青鸟：青鸟使。神话传说，西王母有三青鸟代为取食报信。后因以"青鸟使"借指传递书信的使者。如孟浩然《清明日宴梅道士房》诗："忽逢青鸟使，邀入赤松家。"李商隐《无题》诗："蓬山此去无多路，青鸟殷勤为探看。"丹砂：即朱砂。为道家炼丹用的主要药物。亦指以丹砂等炼成的丹药。

译文

蒋道士房的窗前，隐隐约约升起了云霞；他一边念诵成仙的秘诀，一边用心思索着，不知不觉中太阳已经西斜。我早就听说，昆仑山上有清幽的仙境；那传信的青鸟使者啊！何时才能送来灵验的丹砂？

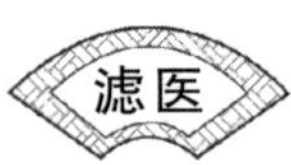

滤医

皇甫冉此诗所说的丹砂，又名朱砂、赤丹、汞砂、辰砂。《本草纲目·丹砂·释名》："丹乃石名，其字从井中一点，像丹在井中之形，义出许慎《说文》。后人以丹为朱色之名，故呼朱砂。”

朱砂，为天然的辰砂矿石。原矿物为三方晶系。晶体成厚板状或菱面体，在自然界中单体少见，多呈粒状、致密状块体出现，也有呈粉末状被膜者。颜色为朱红色至黑红色，有时带铅灰色。条痕为红色。金刚光泽，半透明。有平行的完全解理。断口呈半贝壳状或参差状。硬度2～2.5。比重8.09～8.2。性脆。常呈矿脉，产于石灰岩、板岩、砂岩中。

其药材为大小不一的片状、块状或细小颗粒状。鲜红色或暗红色，有光泽。体重，无臭，无味。商品有三种：珠宝砂，呈细小片块状或颗粒状，色红明亮，触之不染手；镜面砂，呈斜方形或长条形的片状，厚薄不一，边缘不齐，色红而鲜艳，光亮如镜面微透明，质较松脆，易破碎；豆瓣砂，呈块状，较大，方圆形或多角形，颜色发暗或现灰黑，体重质坚而不易碎。

上述药材以色红鲜艳、有光泽、微透明、无杂质者为佳。不溶于水、硝酸及硫酸，但能溶于王水和硫化钠溶液。主产于贵州、湖南、四川、广西、云南等地。

朱砂主要成分为硫化汞，纯者相当于HgS，理论上含汞86.2%，硫13.8%；但常夹杂种种物质，其中最常见者为雄黄、磷灰石、沥青质等。其炮制方法，用吸铁石吸净铁屑，研成细粉，或用水飞法制成极细的粉末。

《神农本草经·上品》：“丹砂，味甘，微寒。主身体五脏百病，养精神，安魂魄；益气；明目；杀精魅邪恶鬼。久服通神明不老。能化为汞。”意思是说，丹砂，味甘，性微寒。主治身体五脏多种疾病，能补养精神，使魂魄安静；补益气力；使眼睛视物明亮；能杀死妖邪坏鬼（此是古人迷信的说法，当是杀死各种致病的邪气）。长时间服用，能使神志清楚，长寿不老。丹砂能化为水银（此药有毒，不能久服多服）。

朱砂，能镇心安神，明目解毒。主治心神不宁，惊悸，不眠，疮疡肿毒等症。治惊悸癫狂、心烦不眠之实证，常配龙齿同用以镇心安神。若心火亢盛，阴血不足，以致心神不安，怔忡失眠，可配黄连、甘草、生地、当归以清心泻火，养血安神。暑气伏于心经，烦惊口渴，或泄泻尿赤，可配滑石、甘草清暑镇心。若癫痫发狂，喜怒无常，宜配白矾、郁金，以清心定惊，化痰开窍；或配磁石同用，以加强镇心安神作用。朱砂又有清心明目之功，可用以治疗目赤、目眩、视物昏暗等症，如《太平圣惠方》朱砂丸，即本品配羊胆而成。朱砂外用具有良好的解毒防腐作用，治疮疡肿毒，常配雄黄同研外敷。本品得雄黄，则其力更强，且有杀虫之功，故又治疥癣等疾。若咽喉肿痛，口舌生疮，常配冰片、硼砂等研末吹患处，具有消肿解毒之效。综上所述，朱砂，重能镇怯，寒能胜热，镇心安神为其专长。李东垣谓朱砂“纳浮溜之火而安神明，凡心热者，非此不能除”，是安神作用较强的药物。研末冲服，0.3～1克，或入丸散，或拌它药入煎剂，如朱茯苓、朱灯芯等。内服不可过量，也不宜持续应用。忌火煅，因火煅则析出水银而有剧毒。现代报道谓“朱砂反铝”，忌与铝制品接触。

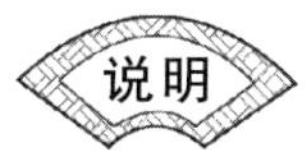

说明

《神农本草经》所谓丹砂“久服通神明，不老”，这种说法都是受道家化汞炼丹，服之长生不死的幻想行为的影响。因为丹砂遇热能析出汞，汞对人体是有害的，非但不能使人长寿不老，反而会使服丹者慢性中毒，过早夭折。《图经本草》云："故人多炼冶服食，鲜有不为药患者……服饵者，当以为戒。"

炼丹服食，历史悠久。在《史记》中，就曾列举了北方燕国的宋无忌、正伯乔、充尚、羡门子高等方士，说他们都能炼出长生不死药。由此可知，我国早在公元2世纪前，就有人开展了炼丹术的活动。后来，经过了秦汉方士的不断努力，炼丹术更加发展，并广泛传播。汉代王充《论衡·道虚》："诸学道死者，骨肉俱在，与恒死之尸无以异也。"《花月痕》第四八回："生死者人之常事，就像那草木春荣秋落一般，成仙的尸解，成佛的坐化，总是一死。"有生必有死，这是不可抗拒的客观规律。可是，历史上总有一部分人，至死都执迷不悟，认为服丹可以成为"身骑白鹤游青天"来去自由的长生不死的神仙。

"闻道昆仑有仙籍，何时青鸟送丹砂?"古代一些诗人、文学家曾与道士频繁交往，同时也很重视对道教理论的学习和研究。由于学科之间互相渗透，互相影响，因此，在古代诗词等文学作品中多有关于道士炼丹求仙的吟咏和描述。皇甫冉《题蒋道士房》就是这方面的诗作之一。通过阅读这类作品，有助于我们从一个侧面去分析和研究道教与医学、文学的关系。

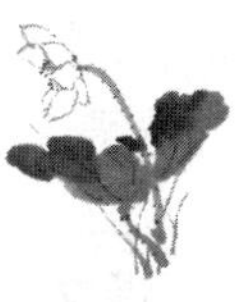

闻道延年如玉液　欲将调鼎献明光

——皇甫冉《彭祖井》[①]滤医

上公旌节在徐方，旧井莓苔近寝堂[②]。

访古因知彭祖宅，得仙何必葛洪乡[③]。

清虚不共春池竞，盥漱偏宜夏日长[④]。

闻道延年如玉液，欲将调鼎献明光[⑤]。

选自《全唐诗》卷二百五十（第8册，第2826页）

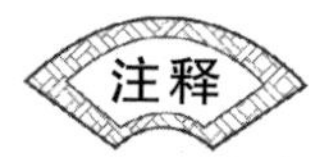

注释

①彭祖（生卒年不详）：姓篯名铿，陆终氏第三子，为帝颛顼之玄孙，尧封之于彭城（即今江苏徐州市）历夏经殷至周，在商为守藏史，在周为柱下史，传说活到了八百岁。后因用作咏长寿的典故。唐代吕岩《寄白龙洞刘道人》诗："徒夸篯寿千来岁，也是云中一电光。"彭祖精通导引、养生之术，绵寿永世。后世养生著作及功法等也多托名彭祖。清代张英《渊鉴类函·地部·井》："彭祖井在徐州城西北隅彭祖旧宅。"

②上公：周制，三公（太师、太傅、太保）八命，出封时，加一命，称为上公。亦泛指高官显爵。旌节：古代使者所持的节，以为凭信。亦借以泛指信符。徐方：指古徐国。西周、春秋时期，在今江苏。莓苔：青苔。寝堂：房舍居室。

③访古：访寻古迹。葛洪（公元281？—341年）：晋·句容（在今江苏句容县）人，字稚川，自号抱朴子。家贫好学，始以儒术知名，后好神仙导养之法，究炼丹之术。著有《抱朴子》，除言神仙外，论炼丹多涉及物质构成的奥秘。又精医学，著有《金匮药方》《肘后备急方》等。《晋书》有传。

④清虚：太空；天空。竞：争逐。春池：春天的井池之水。这里指彭祖井中的水。盥漱：泛

指盥洗。

⑤玉液：道家炼成的所谓仙液。调鼎：烹调食物。屈原《天问》："彭铿斟雉帝何飨？受寿永多夫何久长？"东汉·王逸注："彭铿，彭祖也，好和滋味，善斟雉羹，能事帝尧……彭祖进雉羹于尧，尧飨食之以寿考，彭祖至八百岁，犹自悔不寿。"明光：汉代宫殿名。后亦泛指朝廷宫殿。这里借指天子。唐代岑参诗："忆昨明光殿，新承天子恩。"

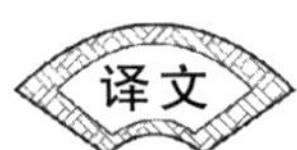

译文

彭祖啊，您老高官显爵，身带符节，曾经被分封在徐国地方；您用过的这口古井，它的周围已经长满青苔并延绵到了房舍寝堂。我来这里寻访古迹，因而得知昔日彭祖的住宅；人们想要得道成仙，又何必一定要在葛洪的故乡。太空清虚，也不能与这甘寒的井水比清澈；洗漱饮用，总是适宜于夏日消暑取凉。我还听说，饮用此井之水能够使人益寿延年，就如同饮了仙家的玉液琼浆；我欲用此井水烹调成美味的羹汤，以之奉献给当今英明的君王。

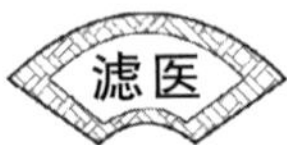

滤医

细读皇甫冉《彭祖井》诗，可知彭祖井水的妙用。此水甘美，寒凉止渴，解热消暑，益精神，补脏腑，滋养血脉，却病延年。传说彭祖活到八百岁，所以绵寿永世，除了精通养生之道外，就是因为他老长期饮用此井之水。又据传说，彭祖用此井水烹调雉羹，将羹进献给尧，尧食之，亦得高寿。

井泉水，不仅是人们生活用水之一，而且可以入药，并有"井华水"、"新汲水"等名称。清晨初汲的水为井华水(井花水)。《本草纲目·井泉水·集解》引汪颖曰："井水新汲，疗病利人。平旦第一汲，为井华水，其功极广，又与诸水不同。凡井水有远从地脉来者为上，有从近处江湖渗来者次之，其城市近沟渠污水杂入者成碱，用须煎滚，停一时，候碱澄乃用之，否则气味俱恶，不堪入药食茶酒也。雨后水浑，须擂入桃、杏仁澄之。"

先贤认为，井华水性凉，味甘。主治酒后热痢，洗目中云翳。和朱砂服，令人好颜色，镇心安神。治口臭，每朝含之。宜煎补阴之药。宜煎治一切痰火气血药。新汲水，主治消渴，反胃，热痢，热淋，小便赤涩。祛邪调中，下热气，并宜饮之。洗漆疮。解砒石、烧酒、煤炭毒。治热闷昏瞀烦渴。

历代医家应用井泉水治病，经验丰富，良方众多，下面选录数方(见《本草纲目·井泉水·附方》)，以供参考。衄血不止，用新汲水，随左右洗足即止，屡用有效。又方，用冷水一瓶，淋射顶上及哑门上。或以湿纸贴之。金疮血出，冷井水浸之即止。蝎虿螫伤，以井水浸故布搨之，暖即易。中砒石毒，多饮新汲井水，得吐利则愈。中煤炭毒，一时晕倒，急以井水灌之。饮酒齿痛，井水频含漱之。心闷汗出，新汲水和蜜饮之，甚效。霍乱吐泻，勿食热物，饮冷井水一碗，仍以水一盆浸两足，立止。口气臭恶，正旦含井华水，漱口吐弃，数次即瘥。疔毒疽疮，凡手指及诸处有疮起，发痒，身热恶寒，或麻木，此极毒之疮也。急用针刺破，挤去恶血，候血尽，口噙凉井水吮之，水温再换，吮至痛痒皆住即愈，此妙法也。妇人将产，井华水服半升，不作晕。

以上仅谈了井泉水的医疗、保健功效，而中医煎药用水也很有讲究，现就常用的几种水分述如下，以供参考。

汤剂治病的效果，除与辨证准确，处方恰当有关之外，还与药物的煎法密切相关。其中，煎药用水的选择就是一个重要的因素。中药汤剂的煎煮，一般多用水作为溶媒(也有其他类的溶媒，如醋、酒等)，先将药物浸泡于其中，并通过长时间的煎煮，使药物的有效成分尽可能地煎出。煎药用水，看似简单，实则复杂。实际上，水既是溶媒，也是药物。历代医家将水分成很多种。如长流水、急流水、顺流水、逆流水、千里水、半天河水、春雨水、秋露水、雪花水、井花水、新汲水、无根水、菊英水、潦水、甘澜水等。古人之所以给水这么多名称，实际上是在中国传统思维的影响下，并结合了不同类型水的性能、功用而最终命名的。在古人看来，水之性并非一成不变，它也会随着季节、地域、环境、人为加工等因素而有所改变。

井泉水　并不是井水和泉水的合称，而单指井水。清晨时第一次打的水，称为井花水，其天一真精之气浮结于水面，所以可用来煎煮补阴的药物。还可以用来煎煮治疗痰火、调理气血的药物。《金匮要略》风引汤用井花水煎药，治疗大人风引、少儿惊痫瘛疭等症，取其助药清热之意。

急流水　湍上峻急之流水也。因其有速急而达下的特性，所以多用以煎煮通利二便及治疗足胫以下疾病之药。据说有人病小便不通，很多医生不能治，而张子和只把煎药的水换成急流水，用它来煎取前药，借急流水通下之功而取得奇效，一饮而溲。

顺流水　性顺而下流，与急流水下行之性类同，所以常用来煎煮治下焦腰膝之症及通利二便的药物。

千里水　即长流水，向东流者又称为东流水。其是指水流途经之地长者，多指江水而言。江水从发源地历经千万里，一路顺势而下，流入大海，其性只下不上。《金匮要略》泽漆汤就用东流水煎药，治疗咳嗽上气，取其下行之意。正因其性下行，所以亦可用于煎煮治疗手足四末之病及通利大小便的药物。若没有江水亦可用清洁的河水代替。

逆流水　流动过程中回旋倒流的水。古人认为其性逆而倒流，作用多偏于上而不下，所以多用来煎煮发吐痰饮的药物。

半天河水　就是空树穴或空竹管中的水，总之只要是在竹木的凹陷中而且没有接触到地面的水都可以称为上池水，古人认为其具有灵气。传说扁鹊就是喝了上池水之后，才具有了洞见脏腑的超常能力，所以才成为神医的。先贤认为，其水清洁，自天而降，没有受到下流污浊之气，所以多用来炼还丹、调仙药。

立春雨水　其性始得春升生发之气，能资始发育万物。多用来煎煮治中气不足、清气不升的药物。

露水　是附着于草木上的小水珠，秋天露水多时，可用盘收集。在古人看来，露水是极具养生价值的无上妙品，所以贤人雅士常采集露水以备用，或用以泡茶，或用以酿酒，或用以疗疾。露水较多，有百花上露、百草头上秋露、柏叶上露等多种，每种都随物性迁，具有不同的作用。如百花上露，令人好颜色；而柏叶上露有明目作用。露水中的秋露水，是在秋天露水多时采集的，此时的露水禀秋凉收敛肃杀之气，多用于煎煮润肺祛邪的药物。

腊雪水　即农历十二月间降雪(即腊雪)所化的雪水。《本草纲目》认为其性甘凉，无毒，所以腊雪水性属阴，为寒凉之品，可用来煎煮治疗伤寒热病的药物。

甘澜水　其制备较麻烦，得用勺或瓢等物将盛器中的水扬起千万遍，等盛器中的水出现大量的小水珠时才成。古人认为，水本来的性质是咸且重，扬过之后，水的性质就会有所变化，变得甘而轻，因此用这样的水煎药就有着特殊的效果。可以用于煎煮治疗伤寒阴证的药物。《金匮要略》茯苓桂枝甘草大枣汤治疗发汗后，脐下悸者，欲作奔豚之症，就属于伤寒阴证——阳虚饮动。此方用甘澜水煎药，取其不助肾气而益脾胃之意。另《灵枢·邪客》半夏秫米汤治疗阳盛于外，阴虚于内，阳不入阴的目不瞑证，用甘澜水煎药，则是取其调和阴阳之意。

潦水　《本草纲目·水部》："降注雨水谓之潦，又淫雨为潦。"即大雨或久雨后路上的流水或低洼处所积的雨水，可以煎煮调理脾胃去湿热之药。《伤寒论》麻黄连翘赤小豆汤，治疗伤寒瘀热在里，身发黄，其煎药用潦水，取其味薄而不助湿气之意。

百沸汤　又名太和汤、麻沸汤，指烧开的热水，以煮沸百次者为佳，故称。《伤寒论》大黄黄连泻心汤，治疗心下痞，按之濡，关上脉浮，用麻沸汤渍三黄，取其气薄而泄虚热之意。

古人在传统思维的影响下，给这些煎药用水得出了一些解释，其中有的解释带有机械套用整体观、取类比象来说理的痕迹，而且其文化的味道浓于医学的味道。这都有待于进一步深入研究。

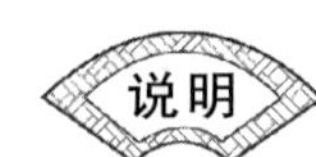

唐代孙欣《奉试冷井诗》曰："仙围井初凿，灵液沁成泉。色湛青苔里，寒凝紫绠边。铜瓶向影落，玉甃抱虚圆。永愿调神鼎，尧时泰万年。"(仙围：指宫殿里边。灵液：对水的美称。湛：清澈。绠：汲水用的井绳。甃：井壁。调神鼎：参见皇甫冉《彭祖井》注释⑤)。又，明代姚可成《食物本草》曰："葛仙井，在岑溪县(在今广西)东。味极甘冽。昔勾漏令葛洪修炼于此。后人有诗云：'古洞门深百尺宽，石岩题咏暗苔斑。细寻仙令烧丹去，满地流泉浸月寒。'葛仙井水，味甘，主补五脏六府，通利十二经络，滋荣益胃，延年神仙。"由此可知，葛仙井与彭祖井均为著名的古井，其井水煎药、治病多有灵验。后世诗人在访寻先贤遗迹时留下的咏井诗，就如同这甘寒的井水一样沁人心脾，耐人寻味。

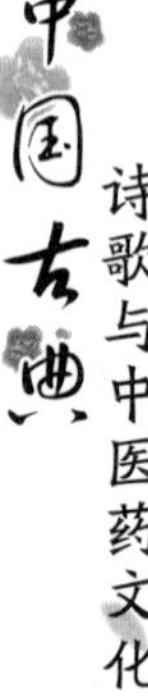

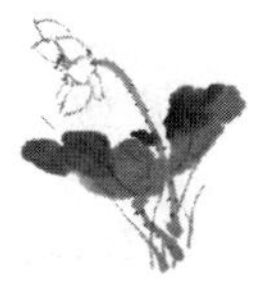

修真恐入壶中住　济世须传肘后方

——秦系《送王道士》滤医

真人俄整舄，双鹤屡飞翔[①]。
恐入壶中住，须传肘后方[②]。
霓裳云气润，石径术苗香[③]。
一去何时见？仙家日月长[④]。

选自《全唐诗》卷二百六十（第8册，第2897页）

作者简介

秦系，字公绪，会稽人。于南安九日山结庐隐居，弥年不出，注释老子。自号东海钓客。与刘长卿亲善，以诗相赠答。年八十余卒。有诗一卷。

注释

①真人：道家称存养本性或修真得道的人。亦泛称“成仙”之人。这里以切王道士身份。俄：俄顷，短时间。舄（xì）：加木底的鞋。又泛指鞋。屡：多次。

②壶中住：传说仙人壶公白天卖药于市，夜间即跳入壶中住宿，自号“壶天”。

③霓裳：神仙的衣裳。相传神仙以云为裳。此指道士的衣服。石径：山间石路。术：白术、苍术。皆入药。

④仙家：仙人所住之处。日月：时令；时光。

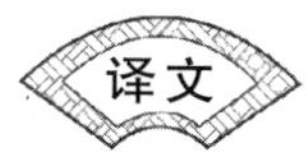

译文

学仙修真的王道士已很快穿好了木底鞋，仿佛乘上一对仙鹤就要展翅飞翔。恐怕您会成为仙人壶公跳入壶中宿住，济世活人还需要您传授葛洪的《肘后方》。您穿的霓裳将要沾满湿润的晶露，您将经过的山间石路到处都飘来术苗的芳香。从今一别，又何时才能与您相见？仙家所住之处，时光总是那样悠长。

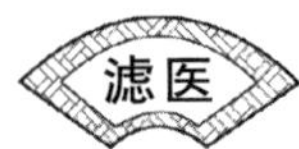

秦系此诗所说的《肘后方》，又称《肘后备急方》(意谓卷帙不多，可以悬于肘后，以便随时检阅，供仓促救急之用)。此为古代方书之一。共8卷。晋代葛洪撰。约成书于3世纪。本书是作者将其所撰《玉函方》(共100卷)，摘录其中可供急救医疗、实用有效的单验方及简要灸法汇编而成。最初名《肘后救卒方》，后经梁·陶弘景增补录方101首，改名《补缺肘后百一方》。此后又经金·杨用道摘取《证类本草》中的单方作为附方，名《附广肘后方》，即现存的《肘后备急方》。全书共73篇(现缺其中3篇)，主要记述各种急性病症或某些慢性病急性发作的治疗方药、针灸、外治等法，并略记个别病的病因、症状等。所选方药大多简便有效，同时也反映了我国晋代以前民间疗法的一些成就，起到普及医疗知识的作用。新中国成立后有排印本。

葛洪《肘后备急方》，不仅所载方剂简、便、廉、验，至今仍然很受医家及患者欢迎，而且在药物的使用方法上具有独特的经验，并给后世医药研究者以很大启发。如青蒿为治疗疟疾之良药，但其不耐久煎，而且经过煎煮后，其治疟效果大减或无效。为此，临床医家通过研究，并查阅大量文献，发现了古人正确的应用青蒿治疟的方法。如《补缺肘后方》用“青蒿一握，以水二升渍，绞取汁，尽服之”。按此法用之，果有良效。因为青蒿经过高温煎煮后，其抗疟有效成分“青蒿素”被破坏，从而失效。实践证明《肘后方》所记载的青蒿生药绞汁服用的方法是非常科学合理的。青蒿治疟，也可研末内服。现已制成青蒿素片剂及注射液应用。

葛洪青年时期即很好学，可是家里很贫穷，他就砍柴来换纸墨，经常利用夜晚抄书和读书。他为了找书或向别人请教，常常跑到很远的地方。他早年曾经到过余杭、洛阳去搜寻奇书，用来丰富自己的学识。有人推举说他“才堪国史”，晋成帝就选他做散骑常侍(在皇帝左右规谏过失，以备顾问)，领大著作(著作郎，官名。主管编修国史，为专职史官。在晋代属于秘书省，称为秘书著作郎，号称大著作)，他固辞不就。他听说交趾有炼丹原料，就主动要求做勾漏(在广西)令。晋成帝以为这一官职小，他的资望高，便不允许，洪回答说：“非所为荣，以有丹耳。”晋成帝也只好答应了。洪带着子侄南行，经过广州，被刺史邓岳勉强留住，设法供给材料，请他在广州从事研究，从此，就隐居在罗浮山，过他的“丹鼎生涯”。

葛洪长期从事炼丹术，妄图求得长生不老，但在客观上发现了一些物质化学变化的秘密，如丹砂(硫化汞)制贡、雄黄升华等一系列化学反应，在炼丹化学史上有一定的地位。由于曾经较长时间隐居民间，接触流传于民间的医药知识和经验，其所著《肘后备急方》，取材于民间“率多易得之药”，“田舍试验之法”，是一部颇为实用的方书。书中首次描述了恙虫病(沙虱病)、食道异物治疗术等，还提出用狂犬脑髓敷治狂犬咬伤伤口以防治狂犬病发作的方法，这是古代免疫思想的萌芽。另著有《抱朴子》《金匮药方》《玉函方》《神仙服食方》等。后两种均已佚，但其部分内容还散见于唐代王焘的《外台秘要》和日本·丹波康赖的《医心方》等书中。《抱朴子·

内篇》专讲炼丹术，其《外篇》，则为道教著作，具有较浓厚的道家及儒家思想。他把道家术语附会到金丹、神仙的教理，使道教思想系统化、理论化，并和儒家的名教纲常思想相结合。以神仙养生为内，以儒术应世为外，提出以“玄”为“自然之始祖”。对魏晋以来玄学清谈风气表示不满，主张立言必须有助于教化，同时又提倡文章与德行并重，反对贵古贱今。不满道家的“无为而治”，提出“身在山林而心存魏阙”。

总而言之，葛洪在医学上的贡献有两点：一是制药化学上继往开来的重要成就和许多发明。二是简便方书的编辑和重要传染病的记载。葛洪为著名医学家、炼丹术家、养生家和道教理论家。其生平事迹见于《晋书·葛洪传》。其著作被后世学者称为“养生之宝典，延年之要籍”。

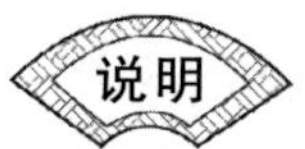

葛洪《肘后方》问世以来，不仅受到了历代医家的重视，而且历代诗人也常把《肘后方》比喻为仙方，并用作咏仙道、仙药的典故。从下面所引诗句，即可看出此典之妙用。“肘后符应验，囊中药未陈”（杜甫《寄张十二山人彪三十韵》），这里以“肘后符”为喻，谓张山人精于方术。“玄石采盈担，神方秘其肘”（王季友《渭中赠崔高士瑾》），这里说崔氏精通养生长寿之术。“恐入壶中住，须传肘后方”（秦系《送王道士》），这里以“肘后方”为喻，将王道士比作神仙。“腹中书籍幽时晒，肘后医方静处看”（严武《寄题杜拾遗锦江野亭》），这里以“肘后方”为喻，对杜甫的病体表示关切。“眼前人世阅沧海，肘后药成辞月宫”（张仲方《赠毛仙翁》），这里的“肘后药”指毛仙翁善医术，携有仙药。“诗言其携药辞别月宫，来到人间。五云遥指海中央，金鼎曾传肘后方”（韦庄《王道者》），这里用“肘后方”表现王道者曾行医于世间。“愿值壶中客，亲传肘后方”（尚颜《宿寿安甘棠馆》），这里以“肘后方”喻指仙人的医方。“蛮烟雨里红千树，逐水排痰肘后方”（宋代黄庭坚《几道复觅槟榔》），这里称赞槟榔的功效有如肘后仙方。“高人形似鹤，恰喜鬓如霜。不卖壶中药，惟传肘后方”（清代方文《赠李德纯丈》），这里以“肘后方”表现李氏精通医术。

总之，“肘后方”或“肘后药”之典故，常常出现在古人诗文中。由于作者灵活运用此典，从而使诗作的寓意更加丰富而深刻。一见到《肘后方》，我们就会立刻想到仙医——葛洪。他在历代医家和诗人心目中具有多么崇高的地位！周明道先生《中国历代名医传咏》有诗赞葛洪曰：“服气养神不计年，兼通医学得真诠。洛中岂惮求书远，肘后曾传备急篇。金匮编成新著作，丹砂炼就活神仙。至今有客来句曲，欲访遗踪已渺然。”句(gōu)曲：山名。在江苏省句容县东南，又称茅山。

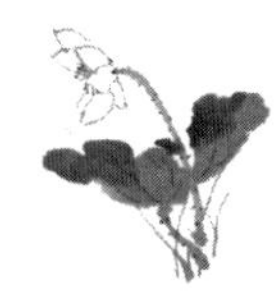

天师百岁少如童　不到山中竟不逢

——秦系《题茅山李尊师山居》[①]滤医

天师百岁少如童，不到山中竟不逢[②]。
洗药每临新瀑水，步虚时上最高峰[③]。
篱间五月留残雪，座右千年廕老松[④]。
此去人寰今远近，回看云壑一重重[⑤]。

选自《全唐诗》卷二百六十（第8册，第2899页）

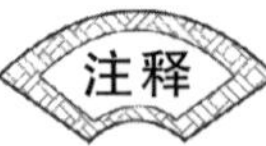

注释

①茅山：在江苏句容县东南，原名句曲山。传说汉代茅氏三兄弟得道于此，世号三茅君，因名山为茅山。山有大茅峰，并有蓬壶、玉柱、华阳三洞。相传南朝·梁·陶弘景曾隐居于华阳洞。尊师：对道士的敬称。山居：山中的住所。

②天师：古代对有道术者的尊称。这里指李尊师。竟：究竟；终究。

③瀑水：瀑布。步虚：道家传说中神仙的凌空步行。《汉武帝内传》："可以步虚，可以隐形。长生久视，还白留青。"

④廕：覆盖；庇护。

⑤人寰：人间；人世。云壑：云气遮覆的山谷。

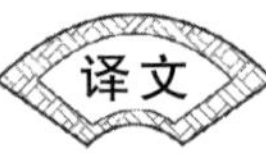

译文

天师已经百岁高寿，但观您的面容气色却仍然如儿童；我有好久未到茅山来拜访，也终究不能与您老相逢。您炼丹洗药，每每临近清新的瀑布；凌空步行，时时登上最高的山峰。篱笆中间，五月仍留未化的积雪；座位右边，千年长有庇护的老松。您老住在这里，距离人间是多么

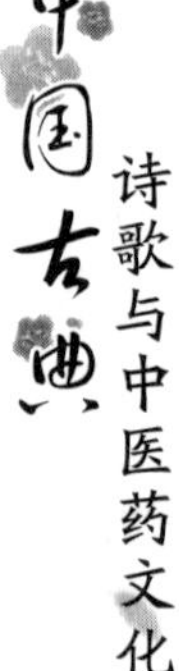

遥远；回望云气遮覆的山谷，一重又一重。

滤医

秦系此诗主要描写李尊师在茅山的居所。茅山为道家“第一福地，第八洞天”，为道教茅山派发源地。“天师百岁少如童”，诗人进山拜访的这位李尊师之所以如此高寿，除了精通养生之道外，还与他居住在茅山幽静的洞天福地有很大关系。良好的居住环境有助于养生保健、益寿延年。唐代马戴《过野叟居》诗曰：“野人闲种树，树老野人前。居止白云内，渔樵沧海边。呼儿采山药，放犊饮溪泉。自著养生论，无烦忧暮年。”此诗所说的“野人”即一位健康长寿的山村老农。他长年生活在白云深处，活动于沧海滨边，并以钓鱼、砍柴、采药、放牧、植树为生，奉行自己的养生宗旨，无忧无虑地安度暮年。他不是用一般的纸笔而是用自己的实际行动来编著“养生论”的。“树老野人前”，意思是说，他当年亲手栽种的树木已经老了，而他本人还不显老。树老而人未老，可见其养生有术。毋庸置疑，以上两诗所述的生活居处的自然环境对养生者都大有益处。

古代许多道士和名人都很崇尚超凡脱俗，隐居山林，置身云霞，认为这样可以避开喧嚣尘世的纷扰，以便更好地修身养性。南北朝的陶弘景、唐代的孙思邈、明末清初的傅青主等著名医家都因此而获得高寿。帕米尔高原的罕萨王国(位于巴基斯坦境内)，几乎与世隔绝，可谓鲜为人知的世外桃源。长期以来，这里的人们生活淡泊，几近原始，却是世界闻名的长寿之邦。1933年，英国作家詹姆斯・希尔顿来到巴基斯坦的罕萨山谷，在领略了当地的风土人情后，他写出了闻名世界的《失落的地平线》。在书里，他把罕萨称为“香格里拉”。罕萨山谷距离我国的新疆仅三十多千米，4.5万罕萨人世代过着“日出而作，日落而息”的农耕生活。据了解，在罕萨，当地人几乎从不患病，六七十岁根本不叫老人，八九十岁仍可在地里劳作，健康地活过一百岁在这里并不算什么稀罕事。为了解开罕萨人的长寿之谜，英国医生罗伯特・麦卡森进行了实地考查，发现了罕萨人长寿的秘诀：一是饮食。罕萨人喜欢吃粗制面粉、奶制品、水果、青菜、薯类、芝麻等，他们还喜欢适量饮用一种由葡萄、桑椹和杏制成的烈酒“罕萨之水”。二是得天独厚的自然条件。罕萨山谷附近有许多冰川、河流，这些水体中含有丰富的矿物质，常年饮用有利于人体健康。罕萨人在种庄稼时也用这种水进行灌溉，从来不施农药，种出来的瓜果蔬菜特别有营养。三是生活习惯。罕萨人多以务农为生，古朴的生活习惯使他们远离了现代社会的恶性竞争，又为自己的长寿增加了一块砝码。

据有关调查，我国长寿老人的集中地区，也多位于山区。例如，广西都安县板升乡2万人中，就有百岁老人23人；巴马瑶族自治县15万人口中，超过百岁的有28人。

从秦系此诗描绘的“瀑水”、“高峰”、“残雪”、“老松”、“云壑”等自然景物，可知李尊师的茅山居所的自然条件是非常美好的。据现代研究，山区僻地的人之所以能够获得健康长寿，除了心境恬淡、手足常劳、饮食素净等因素外，更为重要的是得益于优越的自然条件。这些地区往往环境清雅，森林密布，泉水清澈，鸟语花香，绝少污染，传染病不易流行，因而使生活在这里的人们能在宁静中度过漫长的人生。明代高濂《遵生八笺・起居安乐笺》引仲长统曰：“使居有良田广宅，背山临流，沟池环匝，竹木周布，场圃筑前，果园树后。舟车足以代步涉之难。”意思是说，住所最好选在地域空旷，房屋宽敞，背靠高山，依临河川，树木葱茏，车船方便的地方。这样的住所不仅生活便利，而且有益于修养身心，增进健康，延年益寿。可惜的是，由于种种原因，大气污染，生态破坏，造成了自然条件的恶化，使许多人难以拥有理想的居住条件。不过，从保障人体健康的基本要求出发，至少也应当做到避开浓烟毒雾、污泥浊水、臭秽气味、喧嚣嘈杂的有害环境。

秦系此诗曰："洗药每临新瀑水"。李尊师隐居的茅山有许多瀑布流泉，利用此水洗药炼丹，或沏茶烹羹，或灌园种药，或淋浴洗漱，或消暑取凉，这在当今闹市生活的人是难以办到的。水源洁净对人体健康至关重要。专家指出，城市居民住宅建设最好远离工业区。那些排出浓烟、废气、污水及有害化学物质的工厂更应避开居民区，且要安装排污设备，净化处理，以尽量减少环境污染对人体健康的影响。生活用水尽可能采用自来水，有的农村地区也可使用井水。如果使用河渠水，则必须保持水源清洁，特别注意不能饮用腐臭、污染的河水、塘水。

秦系此诗曰："座右千年廕老松"。李尊师居处，树木葱茏，浓荫密布，这棵千年老松当是出类拔萃的具有代表性的树木。所谓"寿比南山不老松"，松树四季常青，历来是坚贞、长寿的象征。"松友"，即以松树为友，用以表示隐居之趣。"松月"，即松间明月，用以渲染幽然之景。"松心"，用以比喻坚贞的节操。"松涛"，风撼松林，声如波涛。坐在路旁松亭里，悠闲地看看山色，或听潺潺流水，或闻阵阵松涛，可爽心神，能消烦恼。这种天籁之音，生活在闹市中的人们则是难以享受到的。《遵生八笺·起居安乐笺》引《地理心书》曰："人家居址种树，惟栽竹四畔，青翠郁然，不惟生旺，自无俗气。"在我国许多地方喜欢栽种柳树。柳树不仅体态婀娜，青翠葱绿，而且根繁须茂，根须粗少细多，一般不会影响墙基的坚固。柳树可以吸收大量的地下水，对于保持室内干燥很有好处。气候潮湿地区，住宅四周多种柳树是很有益的。总之，住宅周围种树，可以美化环境，净化空气。"座右千年廕老松"，如果没有这种天然的条件，就应自己动手，在房前屋后的空地栽树种花。还要填平水坑，清除杂草，这样可以铲除蚊蝇的孳生。还可栽种一些艾、百部、除虫菊、曼陀罗等植物，以驱蚊灭蝇，有助于改善环境卫生和促进人们身心健康。

说明

秦系此诗曰："天师百岁少如童"。这里的天师，亦即诗人到茅山拜访的李尊师。他已过百岁高龄，也是一位精通养生之道的人。天师，古代对善于养生、精通道术者的尊称。在中医典籍《黄帝内经》中，黄帝尊岐伯为天师，并向天师请教养生长寿之道。为此，岐伯天师特发高论，精辟地回答了黄帝的提问。他们有一段对话，确为养生家的至理名言，摘录如下。《素问·上古天真论》："（黄帝）乃问于天师曰：'余闻上古之人，春秋皆度百岁，而动作不衰；今时之人，年半百而动作皆衰者，时世异耶，人将失之耶。'岐伯对曰：'上古之人，其知道者，法于阴阳，和于术数，食饮有节，起居有常，不妄作劳，故能形与神俱，而尽终其天年，度百岁乃去。今时之人不然也，以酒为浆，以妄为常，醉以入房，以欲竭其精，以耗散其真，不知持满，不时御神，务快其心，逆于生乐，起居无节，故半百而衰也。'"其意思是说，黄帝请问于岐伯道：我听说上古时代的人，年龄大多能够活到一百岁，而他们的行动，还没有衰老现象。但现在的人，年龄才五十岁左右，动作便显得衰老了，这是时代环境的不同呢，还是人们迷失了养生之道呢？岐伯回答说：上古时代的人，大多懂得养生的道理，效法于天地阴阳的自然变化，调和于术数，饮食有节制，作息有常规，不妄事操劳，所以能够形体与精神都很健旺，活到天赋的自然年龄，超过百岁以后才去世。现在的人就不是这样了，把酒当成水浆那样贪饮，把不正常的事当做经常的生活，酒醉以后还肆行房事，纵情色欲，竭尽精气，消耗散失了真元，不知道保持精气的充满，经常不适当地运用精神，贪图一时之快，违反养生之道而取乐，作息没有一定的常规，所以到五十岁左右就衰老了。

天师岐伯强调养生者必须“法于阴阳，和于术数”。阴阳，是天地变化之常道。术数，是修身养性之方法。张志聪说：“术数者，调养精气之法也。”如呼吸、导引、按跻和静坐法、气功疗法等。诗人秦系拜访的天师就很精通这些功法，从“步虚时上最高峰”一句，可知李尊师的功法非同一般。岐伯天师这段高论的中心内容，是说明养生之道的重要。如懂得养生，取法于阴阳变化的道理以调剂生活，和合于术数以锻炼身体，就可以享受人类的自然寿命，活到一百岁。岐伯天师主张“养生全真”，这是具有积极意义的。“天师百岁少如童”，秦系认识的天师就是一位非常重视“养生全真”的高人。

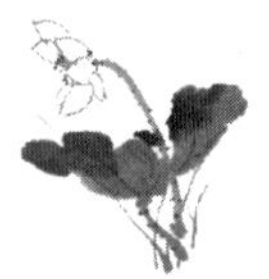

黄精蒸罢洗琼杯　林下从留石上苔

——秦系《期王炼师不至》[①]滤医

黄精蒸罢洗琼杯，林下从留石上苔[②]。

昨日围棋未终局，多乘白鹤下山来[③]。

选自《全唐诗》卷二百六十(第8册，第2901页)

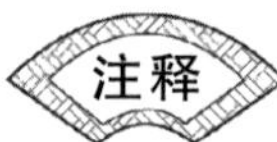

注释

①期：邀约；约定。炼师：原指德高思精的道士，后作一般道士的敬称。

②琼杯：玉制的酒杯。亦用为酒杯的美称。清代吴骞诗曰："盈盈仙醴照琼杯，玉洞桃花处处开。"林下：树林之下。指幽静之地。亦指山林田野退隐之处。林下士，指隐士。从：任凭。

③围棋：棋类的一种。白鹤：即仙鹤。神话传说中仙人骑乘和饲养的鹤。

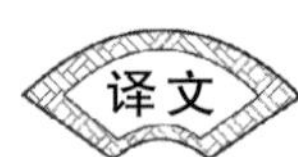

译文

我已蒸熟了能使人延年益寿的黄精，还洗净了玉制的酒杯；早已在这树林下静静地等待着您的光临(可是，不知何故，久久不见您的踪影)，我独自出神地看着石上长满的青苔。忽然想起昨日与您下的围棋还未终局，所以胜负难料；以往，您总是乘着仙鹤飘然下山而来。

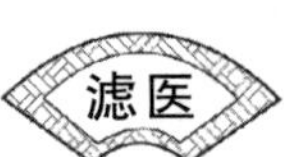

滤医

此诗所说的黄精，为多年生草本植物，其根茎入药。黄精，性平，味甘，无毒。《别录》曰："补中益气，除风湿，安五脏。久服轻身，延年不饥。"《神仙芝草经》曰："黄精，宽中益气，使五脏调良，肌肉充盛，骨髓坚强，气力增倍，多年不老，颜色鲜明，发白更黑，齿落更生。"采得后，以清水洗净，切成薄片，用酒拌匀，九蒸九晒，入药用之。古代方士、道家、气功家常用辟谷（不吃五谷）的修炼方法。他们隐居深山，不食五谷，单饮泉水，采集黄精、茯苓、松子、柏子仁等食用，认为这些仙草、仙果长久服用，则可以轻身延年，长生不老，甚而还能得道成仙。如《神仙传》载："尹轨学道，常服黄精，年数百岁，后到太和山中。王烈，常服黄精，年三百三十八岁，犹有少容，登山历险，步行如飞。"得道成仙，这当然是不可能的，但服用黄精，确实能够防病治病，益寿延年。嵇康《与山巨源绝交书》："又闻道士遗言，饵术、黄精，令人久寿，意甚信之。"有人曾对广西都安、巴马等县的 292 例百岁老人进行调查，发现他们都居住在高山上，因为条件许可，常服黄精。无论从古代文献记载，或是今人调查来看，黄精的确具有延年益寿、防衰抗老之功。

黄精，根含黏液质、淀粉及糖分。药理研究认为，具有抗结核杆菌、抗真菌、降血压、提高机体免疫功能的作用。中医认为，黄精气味平和，质地滋润，能补养肺肾之阴，润燥生津，治疗阴虚肺燥，干咳少痰，可单用熬膏，或配沙参、贝母同用。如是治疗肺结核（中医所谓的肺痨）、咳嗽，可与地黄、天冬、百部同用；如脾胃气虚，全身无力，食欲不振，脉象虚弱者，则用黄精配党参、白术等药以治之；如脾胃阴虚，口干食少，全身无力，饮食无味，舌红无苔者，则黄精与石斛、麦冬、山药等养阴益胃药同用；黄精配枸杞子，可以治疗精亏头晕，腰膝酸软，须发早白；配天花粉、麦冬，可治消渴（糖尿病）。

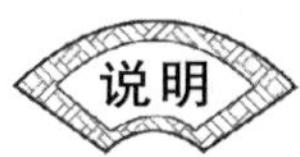

黄精的医疗作用，在古代诗文中多有咏赞。诗圣杜甫说："扫除白发黄精在，君看他时冰雪容。"张籍《寄王奉御》诗："爱君紫阁峰前好，新作书堂药灶成。见欲移居相近住，有田多与种黄精。"自号东海钓客的诗人秦系深知黄精的妙用。他依法炮制，蒸熟了黄精，准备了酒杯，期待着好友王炼师到来，一同服食长寿仙药。但是，不知何故，或是乘鹤云游，飘然不定，到了别处，总之，这位朋友未能如期赴约，于是他挥笔写成《期王炼师不至》一诗。此诗末句，借用乘鹤一典，将王炼师比拟为得道成仙之人。这"得道成仙"之事又与首句的"黄精"相关。黄精自古就是仙家服食养生的主要药物之一，秦系此诗即是很好的佐证。

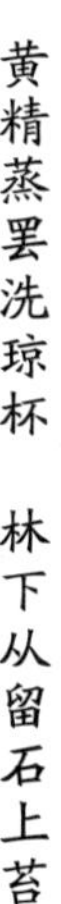

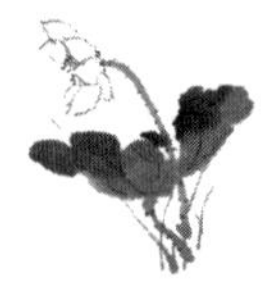

园里杏花虚结子　洞中石髓任成泥

——秦系《题女道士居》[1]滤医

不饵住云溪，休丹罢药畦[2]。
杏花虚结子，石髓任成泥[3]。
扫地青牛卧，栽松白鹤栖[4]。
共知仙女丽，莫是阮郎妻[5]？

选自《全唐诗》卷二百六十（第8册，第2895页）

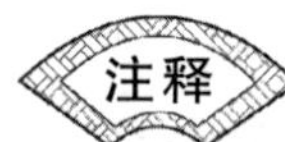

注释

①原注："不饵芝术四十余年"。

②云溪：云雾缭绕的溪谷。畦：田园中分成的小区。

③石髓：即石钟乳。古人用于服食。也可入药。南朝·梁·沈约《游沈道士馆》诗："朋来握石髓，宾至驾轻鸿。"

④青牛：刘向《列仙传》："老子西游，关令尹喜望见有紫气浮关，而老子果乘青牛而过也。"后因以"青牛"为神仙道士之坐骑。

⑤莫是：莫非是；或许是。阮郎：即阮肇。

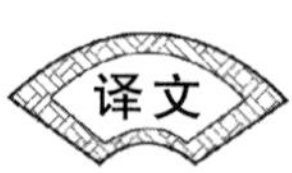

译文

这女道士已经很久不再服食芝术等药物了，她长年居住在云雾缭绕的山溪；既不安炉修灶炼丹，又中止了种药灌畦。杏花已经开过，还徒然结出了杏子；石髓光润可爱，亦任其变化为灰泥。扫净林下空地，以便青牛去躺卧；栽植常青松树，好让白鹤来留栖。人们都已知晓，这女道士如同仙女一样美丽；她莫非就是阮郎当年采药时艳遇的娇妻？

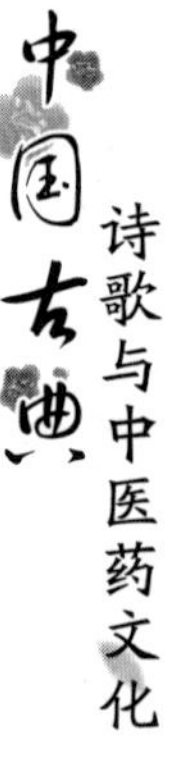

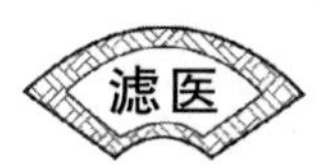

从秦系此诗原注可知，这位女道士“不饵芝术四十余年”，这和那些重视炼丹服食的道士有所不同。所谓服饵，就是服用一些可以养生延年的药物。这是道家养生术之一。《古诗十九首·驱车上东门》：“服食求神仙，多为药所误。”亦由此可知，古人早已认识到炼丹服食求仙的荒谬。这位女道士不炼丹，不服饵，所以才有此诗第二联的“石髓任成泥”之句。

石髓，即石钟乳，亦称钟乳石。石灰岩洞中悬在洞顶上的锥状物体，由含碳酸钙的水溶液逐渐蒸发凝结而成。《神农本草经·上品》：“石钟乳，味甘，温。主咳逆上气；明目，益精，安五脏；通百节，利九窍；下乳汁。”《本草纲目》引《别录》曰：“益气，补虚损，疗脚弱疼冷，下焦伤竭，强阴。久服延年益寿，好颜色，不老，令人有子。不炼服之，令人淋。”引甄权曰：“主泄精寒嗽，壮元气，益阳事，通声。”以上关于石钟乳功效的记载，明代缪仲淳《神农本草经疏》作了更为深入地阐释，缪氏认为：“石钟乳，禀石之气而生……其主咳逆上气者，以气虚则不能归元，发为斯证，乳性温而镇坠，使气得归元则病自愈，故能主之也。通百节，利九窍，下乳汁者，辛温之力也。疗脚弱疼冷者，亦是阳气下行之验也。甄权：主寒嗽，通声者，辛以散邪结，温以祛寒气故也。其他种种补益之说，当是前人好事者溢美之词，夷考其性，恐无是理，未足信也。”又曰：“石钟乳辛温，若加火炼，有毒无疑，纵治虚寒，尚须审察，况病涉温热者耶！世人病阴虚有热者十之九，阳虚内寒者百之一，是以自唐迄今，因服钟乳而发病者不可胜纪；服之而获效得力者不闻一二。其于事理，可以烛照。《内经》曰：‘石药之性悍。’味斯言也，则其大略可概见已，慎毋轻信方士之言，致蹈前人覆辙，尊生之士，宜安常处，顺以道理，自持修短有命，无惑乎长年之说，庶不为所误矣。”缪氏注疏，阐明了石钟乳的性能和药理，而且指出不可轻信方士之言而盲目服食之。“石髓任成泥”，秦系诗中的女道士“休丹罢药”，不服食石钟乳等药，诚可谓明智之举矣。

《本草纲目》引朱震亨曰：“石钟乳为慓悍之剂。《内经》云：‘石药之气悍’，仁哉言也。凡药气之偏者，可用于暂而不可久，夫石药又偏之甚者也。自唐时太平日久，膏粱之家惑于方士服食致长生之说，以石药体厚气厚，习以成俗，迨宋至今，犹未已也。斯民何辜，受此气悍之祸而莫之能救，哀哉！本草赞其久服延年之功，柳子厚又从而述美之，予不得不深言也。”石钟乳，味甘性温，以温肺气，壮肾阳，通乳汁为其主要功效。《本经》所谓“益精”，不能理解为增加精液，因为，一据益为“溢”的古字。二据其“利九窍”，精窍利则使精泄，故“益”当为“溢”。因为精关通利，会使精外溢，否则《本经》前后文理不通。其三为《本草纲目》云：“其气慓疾，令阳气暴充，饮食倍进，而形体壮盛。昧者得此自庆，益肆淫泆，精气暗损。”可见，若把“益精”理解为“补髓精”则令人难以置信。笔者认为《别录》之“强阴”乃甄权《药性论》之“壮元气，益阳事”之不同的称谓，“益阳事”自然会溢精，因此有人把溢精的现象误认为是益精的结果。另外，值得注意的是《别录》之“不炼服之，令人淋”，其提示《本经》“利九窍”当是生钟乳石的功效。炼之者则如何？缪仲淳认为“若加火炼，有毒无疑”。总之，值得进一步研究。

说明

秦系此诗尾联“共知仙女丽，莫是阮朗妻?”阮郎，即阮肇。南朝·宋·刘义庆《幽明录》：“汉明帝永平五年，剡县刘晨、阮肇共入天台山，取谷皮，迷不得返，经十余日粮食乏尽……溪边有二女子资质妙绝……二女便呼其姓，如似有旧，相见欣喜，询问：‘来何晚也?’‘因要还家。’有群女来各持三五桃子，笑而言‘贺汝婿来’……遂留半年……有三四十人集会奏乐，共送刘、阮，指示还路。既出，亲旧零落，邑屋全异，无复相识。问得上世孙，传闻上世入山，迷不得归。”(据《太平御览》卷四十一引)。其大意是，传说东汉时刘晨、阮肇入天台山采药，遇到仙女，被留居半年，归来世上已过七世。仙女对二人以“刘郎”、“阮郎”相呼。后因用作咏游仙艳遇的典故。秦系此诗即用刘、阮遇仙故事，将所咏女道士比作仙女。

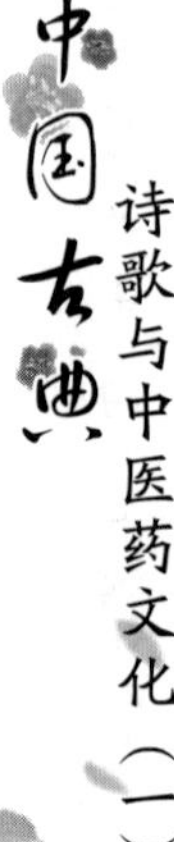

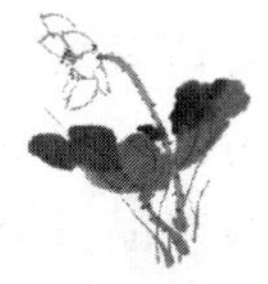

夜合花开香满庭　夜深微雨醉初醒

——窦叔向《夏夜宿表兄话旧》[①]滤医

夜合花开香满庭，夜深微雨醉初醒[②]。
远书珍重何由答，旧事凄凉不可听[③]。
去日儿童皆长大，昔年亲友半凋零[④]。
明朝又是孤舟别，愁见河桥酒幔青[⑤]。

选自《全唐诗》卷二百七十一（第8册，第3029页）

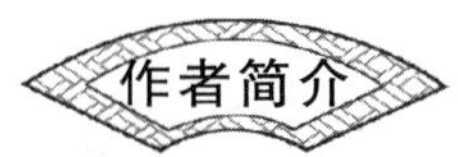

窦叔向，字遗直，扶风（今陕西省凤翔县）人。唐代宗大历初登进士第，曾任左拾遗，后因故被贬，出为溧水令。诗法严谨，名冠时辈。集七卷，今存诗九首。

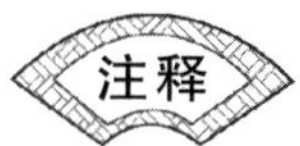

①话旧：叙谈过去的事。

②夜合：即合欢，落叶乔木。叶晨舒而暮合。花顶生，淡红色，极香。苏轼诗："可怜夜合花，春枝散红茸。"唐代元稹《离思》诗曰："殷红浅碧旧衣裳，取次梳头暗淡妆。夜合带烟笼晓日，牡丹经雨泣残阳。依稀似笑原非笑，仿佛闻香不是香。频动横波娇不语，等闲教见小儿郎。"

③远书：远方来的书信。

④去日：离开的日子。半凋零：大半死亡了。凋零，死去的委婉语。

⑤孤舟别：指表兄又将孤舟远别了。酒幔：挑在酒店门前招客的酒帘（幌子），多为青布制成。这句诗说，明朝相送河桥，见到青青的酒幔，就会感到不胜其离别的愁苦。

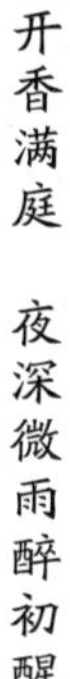

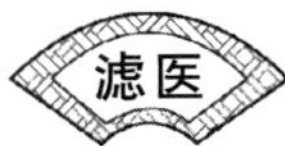

译文

夜合花开了，香飘满庭；夜已深了，又微微下起雨来，醉酒后刚醒。想起远方寄来的书信，是何等地珍重，但教我如何答复呢？提起旧时的事，心生悲凉，不忍听下去。我记得离开家乡时的一班孩子们，如今都已长大成人；从前的那些亲朋好友大都不在人世间了。明天你又要独身坐船回去，见到河桥旁边那青色的酒旗，心中会更加愁闷，不胜凄凉！

滤医

夜合花，又名合昏、合欢花、青裳、马缨花、绒线花。《本草纲目·合欢·释名》引苏颂曰："《崔豹古今注》云：'欲蠲人之忿，则赠以青裳。青裳，合欢也。'植之庭除，使人不忿。故《嵇康养生论》云：'合欢蠲忿，萱草忘忧。'"又引陈藏器曰："其叶至暮即合，故云合昏。"清代叶志诜《神农本草经赞·合欢》曰："植根庭畔，夏景长暄。游缨蘸晕，剪翠滋繁。来欢蠲忿，迎昼合昏。有情多种，共宿双鸳。"古人认为，此为"有情树，亦昼开夜合"。杜甫诗曰："合欢尚知时，鸳鸯不独宿。"合欢花，盛开时节，一簇簇粉红的花丝，似绯云朵朵，如朝霞灿灿，微风轻拂，清香袭人。加之小叶缜密，树高亭亭如伞盖，若于宁静的夏夜，纳凉树下，会感到分外惬意，不禁使人想起元代袁桷的《合欢》诗："一树高花冠玉堂，知时舒卷欲云翔。马嘶不动游缨耸，雉尾初开翠扇张。旧渴未须餐玉屑，嘉名端合纪青裳。云窗雾冷文书静，留取余清散远香。"诗中"青裳"亦合欢之别名。"知时舒卷"是说小叶相对而生，至夜则合，犹如夫妻亲密相拥，亦是"合欢"之名的由来。其树叶朝开暮合的现象，据观察是与此树叶柄基部的储水囊有关，它能随着光线强弱和温度高低吸水或放水，使之膨胀或收缩的缘故。古人由此将其树誉为"有情树"，将其花称为"爱情花"。

合欢花，为豆科植物落叶乔木合欢之花或花蕾。叶互生，2 回双数羽状复叶，叶片长镰状长方形；头状花序生于枝端，花下半白，上半淡红，散垂如丝，花萼筒状，花冠漏斗状，花丝细长；花期 6 月。荚果扁平形。合欢生于山坡、路旁，常栽培于庭园，分布于华南、华东、西南、东北等地。于初开花时采花，或未开时采花蕾（合欢米），晒干用，其树皮（合欢皮）亦入药。

《神农本草经》云："合欢，味甘，平。主安五脏，利心志，令人欢乐无忧。久服轻身，明目，得所欲。"中医认为，合欢花，性平，味甘。其有舒郁，理气，安神，活络之功。主治郁结胸闷，失眠健忘，风火眼疾，视物不清，咽痛，痈肿，跌打损伤等症。忧郁烦躁，合欢花 30 克（鲜品 50 克），粳米 50 克，加水熬粥，入红糖调后，于睡前服。失眠健忘，合欢花 15 克，萱草花 15 克，夜交藤 10 克，郁金 10 克，水煎服。亦用于虚烦不安者。胁痛、夜盲，合欢花 15 克（鲜品加倍），鲜猪肝 150 克，加盐少许，煮熟佐餐食用。阳痿，合欢花 10 克，巴戟天 10 克，仙灵脾 10 克，枸杞子 10 克，水煎服。跌打损伤，合欢花 12 克，研为细末，分 2 次，以温酒送服，有散瘀止痛的作用。

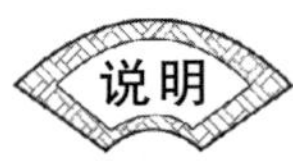

说明

这是作者与表兄在合欢花香的庭院中饮酒之后，夜深微雨，初醒之时，相与叙旧而写的一

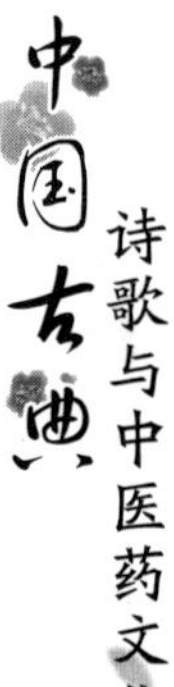

首感伤诗。远书难寄，往事凄凉，儿童长大，亲友凋零，这是怎样难堪啊。而今与表兄这短暂的相会，又将成为明日离别的愁绪。这种愁绪，用酒难以消除，而合欢花也是空有其名了。此诗作者以“夜合花开香满庭”起兴，以“愁见河桥酒幔青”收尾，寓意丰富，耐人深思。短短的一首小诗，却写出了作者与表兄之间深深的情意。有情的读者也将会为他们的离别而感伤不已。

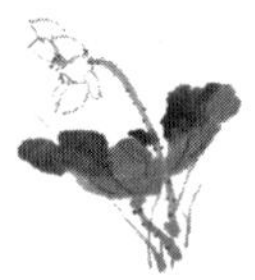

诊脉老医迷旧疾　入唇朽药误新方

——耿湋《秋晚卧疾寄司空拾遗曙[1]卢少府纶[2]》滤医

寒几坐空堂，疏髯似积霜。
老医迷旧疾，朽药误新方[3]。
晚果红低树，秋苔绿遍墙。
惭非蒋生径，不敢望求羊[4]。

选自《全唐诗》卷二百六十八

（中华书局1960年第1版，第8册，第2979页）

作者简介

耿湋，字洪源，唐代河东（唐以后泛指今山西全境为河东）人。登宝应元年进士第，官右拾遗。工诗，与钱起、卢纶、司空曙诸人齐名，号大历十才子。有集三卷，存诗二卷。

注释

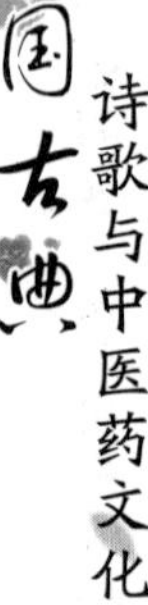

①拾遗：官名。唐代武则天时设置左右拾遗，职权为对皇帝进行规谏，并谏举人员。左拾遗属门下省，右拾遗属中书省。

②少府：官名。唐代因县令称明府，县尉为县令之佐，遂称为少府。唐代王勃《送杜少府之任蜀州》中的"少府"均指县尉之职。

③这两句，李时珍《本草纲目・神农本经名例》亦曾引用之（参见1982年人民卫生出版社刘衡如校点本《本草纲目》上册第48页）。

④蒋生径：蒋生，即西汉蒋诩。哀帝时，蒋诩为兖州刺史，廉直有名声。因不满王莽专权，辞官归隐家居，于宅院中唯开三条路，只与羊仲、求仲少数知友交往，病死家中。见《后汉书・

蒋诩传》。后多以“蒋生径”指称隐者高士之所处。亦用为咏知友过访之典。求羊：汉代隐士求仲与羊仲的并称。《文选·谢灵运〈田南树园激流植援〉诗》：“寡欲不期劳，即事罕人功。惟开蒋生径，永怀求羊踪。”李善注引《三辅决录》：“蒋诩，字元卿，隐于杜陵，舍中三径，唯羊仲、求仲从之游，二仲皆挫廉逃名。”“惭非蒋生径，不敢望求羊”，耿湋的这两句诗反用蒋诩典，自谦不敢期待友人来访。

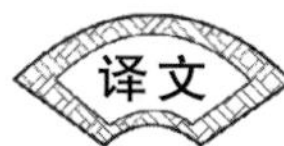

译文

在寒凉的金秋，我强支病躯，斜靠桌几，独坐在空堂；稀疏而变白的胡须如同积满秋霜。有经验的老医生，也未能弄清我患的是什么痼疾；药方虽然开得好，但如果药物陈腐、品种伪劣，服之也必定无效。晚秋季节，低矮的树上挂满了红色的果实；绿色的苔藓也已长满了屋墙。我很惭愧，没有能像蒋生那样在舍前开辟可供人行的小径，所以还不敢期待你们两位知心朋友专程来探访。

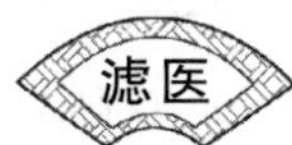

滤医

耿湋这首五律是寄给好友司空曙和卢纶的。此诗首联“寒”、“霜”二字与颈联“晚”、“秋”二字点明了诗题“秋晚”，由此可知诗人患病的时间在秋季的末期即农历九月，不过前者是暗点，后者是明点。颔联紧承上联写卧疾期间的医疗情况，由于种种原因，主要是药物质量问题，所谓“朽药误新方”，其治疗未能见效。颈联写他从空寂的居舍来到室外所见的宜人秋景。因为居处隐僻，人迹罕至，青苔已遍布墙垣。尾联巧用蒋诩一典，大大丰富了此诗的寓意。求仲与羊仲都是著名的高人隐士，司空曙和卢纶正可与他们二位相比。纵观全诗，起承转合，诗法高超，用典巧妙，寓意深刻，尤其是颔联两句更值得进一步探讨。

从医家的立场来看，此诗的点睛之笔乃是颔联，亦即“老医迷旧疾，朽药误新方”两句。药方之效与不效，除了医家辨证要准确，处方要精当外，影响药效的常见原因就是药物的产地和药品质量的优劣，以及药物品种的真伪。李时珍《本草纲目·神农本经名例》曰：“土地所出，真伪陈新，并各有法”。李时珍引陶弘景曰：“诸药所生，皆的有境界。”引寇宗奭曰：“凡用药必须择土地所宜者，则药力具，用之有据。如上党人参，川西当归，齐州半夏，华州细辛。”李时珍认为：“凡诸草木、昆虫，产之有地；根叶、花实，采之有时。失其地，则性味少异；失其时，则气味不全。又况新陈之不同，精粗之不等。倘不择而用之，其不效者，医之过也。唐·耿湋诗云：‘老医迷旧疾，朽药误新方’是矣。”

历代医家都非常重视药物的真伪优劣和产地问题，因为这个问题直接影响到药物的医疗效果。在历代先贤研究的基础上，当今已经形成了中药鉴定学。中药鉴定是研究和鉴定中药品种及其质量的应用学科。其主要任务和目的，是运用现代科学知识和方法鉴别中药的真伪和品质的优劣，以保证中药的确实疗效。

中药有植物药、动物药和矿物药三大类。目前所应用的中药约有5000种以上，这些种类繁多的中药，广泛分布于全国各地。由于各地用药习惯不同，其名称也不完全统一，同名异物、异名同物的现象较为普遍，历代相沿习用，致使中药品种相当复杂。如贯众来源于6科35种植物，独活来源于2科17种植物。上述情况在常用中药中较为常见。另外，中药质量的优劣亦直接影响临床疗效，亦即诗人耿湋所谓“老医迷旧疾，朽药误新方”。所以中药品种和质量的鉴定，对确保人民用药安全和准确有效具有十分重要的意义。我们如从这个意义上来阅读和鉴赏唐代耿湋此诗，就是抓住了要点，找准了诗眼。

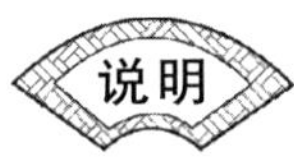

李时珍不仅是伟大的医药学家，同时也是一位独具慧眼的诗人。李时珍特别欣赏耿湋此诗，并灵活运用其中的“老医迷旧疾，朽药误新方”两句，其高超的写作技巧和以诗论药的表述方法，不仅提高了《本草纲目》这部巨著的学术性和科学性，同时也大大增加了其趣味性和可读性。这对我们进一步深入研究唐诗与中医药、医学与文学的关系，无疑具有很大的启迪作用。

湋诗不深琢削，而风格自胜。如《寄钱起》诗：“草长花落树，羸病强寻春。无复少年意，空余华发新。青原高见水，白社静逢人。寄谢南宫客，轩车不见亲。”又如《夜寻卢处士》：“月高鸡犬静，门掩向寒塘。夜竹深茅宇，秋庭冷石床。住山年已远，服药寿偏长。虚弃如吾者，逢君益自伤。”

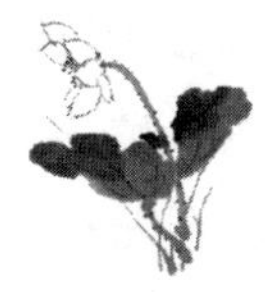

一竿在手乐无穷　独钓春江话养生

——戴叔伦《春江独钓》滤医

独钓春江上，春江引趣长。
断烟栖草碧，流水带花香[①]。
心事同沙鸟，浮生寄野航[②]。
荷衣尘不染，何用濯沧浪[③]。

选自《全唐诗》卷二百七十三（第9册，第3076页）

作者简介

戴叔伦（公元732—789年），字幼公，一字次公，金坛（今江苏金坛）城西南窑村人，是唐代中期著名的诗人，出生在一个隐士家庭。祖父戴修誉，父亲戴昚用，都是终生隐居不仕的士人。戴叔伦年少时拜著名的学者萧颖士为师，他博闻强记，聪慧过人，"诸子百家过目不忘"，是萧门弟子中出类拔萃的学生。至德元载（公元756年）岁暮，为避永王兵乱，25岁的戴叔伦随亲族搭商船逃难到江西鄱阳。在人生地疏的异乡，家计窘迫，于是他开始探寻仕途。

大历元年（公元766年），戴叔伦得到户部尚书充诸道盐铁使刘晏赏识，在其幕下任职。大历三年，由刘晏推荐，任湖南转运留后。此后，曾任涪州督赋、抚州刺史，以及广西容州刺史，加御史中丞，官至容管经略使。他在任期间，政绩卓著，是个出色的地方官吏。贞元五年（公元789年）四月，他上表辞官归隐，六月十三日在返乡途中客死清远峡（今四川成都北）。第二年返葬于金坛小南门外县城南郊。明万历四十六年（公元1618年），金坛知县张翰中为疏通城内漕河，将其墓地移至南郊高坡，并亲自题立"诗伯夜台"墓碑，即"大诗人之墓"的意思。《全唐诗》编诗二卷。

戴叔伦的诗，体裁形式多样：五言七言，五律七律，古体近体，皆有佳作。题材内容也十分丰富：有反映战乱中社会现实的，有揭露昏暗丑恶世道的，有同情民生疾苦的，有慨叹羁旅离愁的，也有描绘田园风光的……而在他的诸多诗篇中，最有价值、最富有社会意义的，还应该说是那些反映社会现实的作品。例如，《女耕田行》："无人无牛不及犁，持刀砍地翻新泥"，"姊妹相携心正苦，不见路人唯见土"，写尽农家妇女劳作之苦；《边城曲》："人生莫作远行客，远行莫戍黄沙碛，黄沙碛下八月时，霜风裂肤百草衰"，写远戍边城士兵的艰辛；《屯田词》开始写："春来耕田遍沙碛，老稚欣欣种禾麦"，后来在遇到天旱、蝗灾、颗粒无收的情况下，官吏还强迫去砍伐南山树木，赶着耕牛去，耕牛也因"霜重草枯"而冻死，诗人禁不住发出"艰辛历尽谁得知，望断天南泪如雨"的慨叹。这些诗，不仅从正面描写封建压迫与剥削下劳动者的痛苦生活，而且语言平易畅达，描写细腻委婉，感情充沛连绵，具有强烈的艺术效果。

另外，戴叔伦还给后人留下了颇为有名的论诗名言，如"蓝田日暖，良玉生烟，可望而不可置于眉睫之前也"，这对后世的性灵派、神韵派诗人产生过较大的影响。

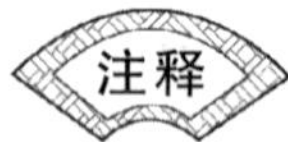

注释

①断烟：孤烟。赵嘏诗："风动衰荷寂寞香，断烟残月共苍苍。"

②沙鸟：沙滩或沙洲上的水鸟。浮生：语本《庄子·刻意》："其生若浮，其死若休。"以人生在世，虚浮不定，因称人生为"浮生"。野航：指农家小船。杜甫《南邻》诗："秋水才深四五尺，野航恰受两三人。"

③荷衣：传说中用荷叶制成的衣裳。亦指高人、隐士之服。唐代钱起诗："荷衣垂钓且安命，金马招贤会有时。"沧浪（láng）：青苍色的水。《孟子·离娄上》："有孺子歌曰：'沧浪之水清兮，可以濯我缨；沧浪之水浊兮，可以濯我足'。"

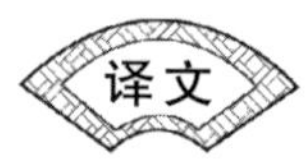

译文

我独自垂钓在春天的江上，春天的江水引人入胜，情趣悠长。隐居之处，孤烟袅袅，春草碧绿，流水也夹杂着花儿的芳香。心情如同沙洲上的水鸟一样自由悠闲，人生在世，虚浮不定，这里有农家小船，正可托身，载我垂钓去远航。身穿荷叶制成的衣裳，原本就纯洁得一尘不染，我又何必再濯足于沧浪。

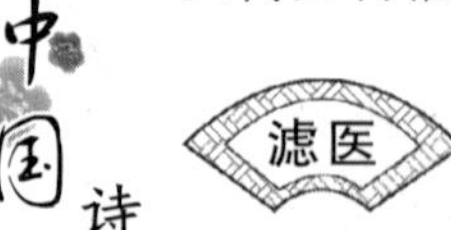

滤医

垂钓与养生。垂钓是一项对身心健康有益的活动，它已被列为世界性的文体项目，我国也成立了"中国钓鱼协会"。垂钓也是我国一项古老的文化传统。"太公钓鱼，愿者上钩。"姜太公距今已有数千年。柳宗元的诗句"孤舟蓑笠翁，独钓寒江雪"脍炙人口。这些说明，自古以来，垂钓就是人们所喜爱的活动。垂钓的目的不仅是获鱼，而在于怡养性情，增益身心。

唐·胡曾《咏史诗·渭滨》曰："岸草青青渭水流，子牙曾此独垂钓。当时未入非熊兆，几向斜阳叹白头。"经仔细品尝，觉得这首诗有点翻案意味。一般作品都赞叹文王对姜子牙的知遇和重用，唯独胡曾把合理的想象推向姜子牙没有入相重用以前哀叹自己怀才不遇。

诗人说：渭水啊！静静地在流淌，渭水之滨，碧草茵茵，姜子牙就在这里独自一人，在钓矶上垂钓啊！当年的西伯侯还没有找到霸王之辅时，姜子牙也曾在渭滨斜阳下垂钓，悲叹自己一位白发老人想为国效力，却没有报国之门吧？

诗人仕途不顺，所以他想到姜子牙在未被文王发现以前，他的心态或许和自己一样，唉，怀才不遇，年华老去了呀！当然，这也不足为奇，历史上类似的诗词文章甚多。如“回首哪堪几坎坷，中年壮岁两蹉跎，青山虽在夕阳晚，老眼昏花没奈何”等。其实，这样的情绪很不利于养生保健，因此，应当尽量避免。笔者的观点，人的一生应该保持这样八个字，即“愉快、安定、自信、乐观”。要做到这样，就要心胸豁达，不过于争强好胜，不怯懦抑郁，注重修身养性，调整自己的性格，摒弃消极成分，增强积极成分，塑造一个理想的自我。人是否过得愉快，不在于是为官还是为民。人生苦短，转瞬即逝，一定要想开点，看透点，“万里长城今还在，哪见当年秦始皇”。为官不为官并不重要，重要的是具有在逆境中生存的素质。流水在碰到抵触的地方，才能释放出它的活力，人也是这样。看一个人的精神状态，不仅表现在他的学识、见地、修养和风格，也不仅仅表现于肩膀和胸脯的宽厚，而是在困难和逆境面前，能以一种冷静、积极而不是灰暗、消沉的人生态度，保持进取向上之势，朝着自己所确立的目标奋斗。不管目标能否最终实现，人生应当具备这种精神，有了这种精神，社会就会器重你，妻子就有安全感，子孙就会发自内心敬佩你，以你为人生的榜样。

穷则独善其身，达则兼济天下。不能为官就安心为民，尽管没有显赫的地位，没有更多的钱财，也要有愉快的精神，也要做到快乐每一天。这也是一条重要的养生保健之道。

据史载，姜子牙 80 岁时被周文王起用，拜为丞相，享年 97 岁。说起姜子牙的高寿，不能不谈起他的垂钓养生。现代医学证明，姜子牙独特的垂钓爱好对他的养生健身至少有三点好处：一是健身。江河之滨，草木葱绿，空气清新，令人心旷神怡，垂钓之际，时坐时立，松动筋骨，按摩脏腑，沐浴身躯，体增活力。现代医学还证明，垂钓的湖滨、溪畔、河旁空气中含有较多负氧离子，能提高人体免疫功能，而环境清幽也使人心旷神怡。长时间沐浴在大自然的怀抱，天人合一，有利于机体的新陈代谢，特别是有利于改善大脑和中枢神经系统的生态功能。二是养性。姜子牙以钓鱼为名，实为养性，观标聚神，细察涟漪，专心致志，眺远处之奔涛，闻近林之鸟音，心平气静，修养真性。普通人垂钓千方百计要多钓鱼、钓大鱼，而姜子牙却直钩无饵，静观鱼群绕钩而乐，一池清波，两岸翠柳，几声鸟鸣，大自然的清新陶冶着他的情志。三是固志。姜子牙八十而不得志，他不但不心灰意冷，依然以垂钓磨其性、固其志、温韬略、炼雄才，终有所得。难怪诗圣杜甫有“老妻画纸为棋局，稚子敲针作钓钩”之佳句，以赞美垂钓之乐。姜子牙在垂钓中还磨炼了自己的毅力和耐性，使他养成了谋大业而不求功名利禄的胸怀，从而以豁达、大度、宽容、仁和迎来他健康长寿之春。

钓鱼环境有益养身保健。钓鱼于江河湖畔，空气清新，阳光充足，噪音小，是养身保健的良好环境，而且能观赏到碧波粼粼的自然风光。湖畔、江河两岸的空气中氧气充足，经常呼吸新鲜空气，可引起人体各种良好的生理反应；阳光与空气一样，也是保障人体健康不可缺少的因素。日光可使人获得健美的皮肤，红润健康的面容。人体经日光中紫外线照射后，可以增强皮肤和内脏器官的血液循环，促进体内的新陈代谢。城市噪音已构成环境的严重污染，这对中老年人的健康尤其有害。经常到空旷恬静的水域垂钓，幽静的环境能消除两耳的疲劳，有助于保持良好的听觉功能。耳聪者多长寿。

钓鱼活动能控制和消除精神方面的各种不良情绪。参加钓鱼活动有助于提高生活情趣，活跃各种生理功能，是保持心理卫生，防治忧郁症、精神沮丧及焦急、暴躁等不良情绪的好方法。钓鱼的乐趣使人心情舒畅，情绪稳定，精神饱满。钓鱼时要观看浮漂，眼、脑、神专注一处，一切烦恼忧虑都会自然消除，从而达到健体养神的目的。

钓鱼活动寓健身于娱乐之中。钓鱼者的心情是闲适安静的，手、脑的活动完全出于自然，用不着去克服什么杂念。这种意识和动作的一致，正是练功者所追求的“形神合一”的功效。因此，只要你在钓鱼时能保持良好的情绪，让心情舒畅；保持正确的姿势，使身体上虚下实，端正安详，那么，你的体质、性格、精神都会引起质的变化，获得良好的健身效果。

某钓友说，他曾经身患高血压、心脏病，住院治疗后，仍然不见起色。那段时间，被病痛折磨得苦不堪言。一次偶然的机会，他知道钓鱼可祛病强身，便把大部分业余时间都用在钓鱼上。不知不觉中，他战胜了疾病，从而享受着健康的晚年。

通过多年的亲身体会，笔者认识到钓鱼与养生有着密切的关系。垂钓与祛病强身是密不可分的统一体。医学专家认为生理、心理、环境三者能影响人、制约人，若协调不好，便能成为致病的因素，反之，则可祛病强身。生理条件是先天赋予的，属于生命科学研究课题，目前尚未解决，但心理、环境则属于病理条件，人们可以掌握它、改变它。俗话说：养生之道，首在养心，次在养身。养身可以采用食疗、药物、手术等手段防病治病，养心则必须调养心志，营造美好心境。钓鱼确实是一项不错的运动，钓者一竿抛出，全神贯注，很快就进入安然自得的状态，使人体增加了抵抗能力和免疫能力，在不知不觉中达到有病祛病，无病强身的目的。

垂钓是一种综合性活动。钓者出钓，身背行囊，不论步行或骑车，无异于参加一次竞走或竞车的田径运动。身临钓场，试钓、装食、抛竿、提竿、遛鱼，时而站立，时而走动，动静结合，实在是一种很好的锻炼。

垂钓还是一种快乐的享受。君不见垂钓者，垂纶于河塘库溪，远离城市的喧嚣，置身于景色宜人之处，即兴赋诗，以抒发姜太公之神韵，景助诗兴，诗传鱼情，不亦乐乎？

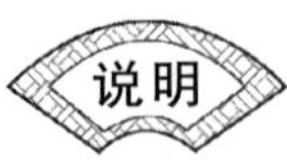

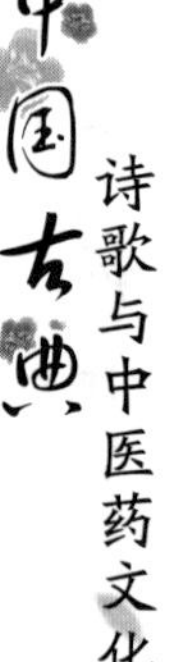

垂钓是一项古老而有益于身心保健的户外休闲活动，兼有赏画的绚丽，吟诗的飘逸，弈棋的睿智，游览的旷达，真乃一竿在手，其乐无穷。古今名人多喜欢垂钓，描述垂钓的诗歌丰富多彩，闲暇细品垂钓诗，从中可以窥见垂钓的学问和情趣，还可领悟到其中有关延年益寿的医理。唐代戴叔伦的《春江独钓》，可谓诗中有画，画中有诗，诗中有医，写出了垂钓的乐趣，蕴含了养生的方法。

阳光和煦的春天，春江水暖，鸟语花香，鱼儿戏浪，是一年中垂钓的大好季节。唐人储光曦在《钓鱼湾》中写道："垂钓绿春湾，春深杏花乱。潭清疑水浅，荷动知鱼散。"这首春钓诗，不仅写得情景交融，而且写出了钓鱼的经验。诗圣杜甫也喜欢春天钓鱼，他在《渡江》诗中咏道："春江不可渡，二月已风涛。舟楫欹斜疾，鱼龙偃卧高。渚花兼素锦，汀草乱青袍。戏问垂纶客，悠悠见汝曹。"这首五律生动地描绘了垂钓春江上的情景，又写钓鱼人，诗中充满自由欢乐的情趣。其大意是说，实在担心这春江渡不过去，二月里就已生起这么大的风涛。船儿被风吹得极度倾斜，偃卧的鱼龙被江浪卷得高高。渚上的春花犹如铺开的素锦，江边的绿草犹如散乱的青袍。我向岸上的渔父说句玩笑：真羡慕你们悠然自得地垂钓！

春钓最迷人的，还在于春景，诗仙李白《姑苏十咏》说："波翻晓霞影，岸叠春山色。" 杜牧《汉江》说："溶溶漾漾白鸥飞，绿净春深如染衣。"韩偓《野钓》云："红雨桃花水，轻鸥逆浪飞。"吕从庆《钓鱼》写得更细致，诗曰："落花向我舞，啼鸟向我歌。旁有杨柳枝，迎风翻婀娜。"暮春，长安暮春，大唐长安落桃花的暮春。平康里的桃花一树一树地落，落满了鱼玄机回家的路。她身边跟着一个男人。他是温庭筠，来此会见长安女诗童鱼玄机。他是鱼玄机仰慕的诗人，终身不第，然而诗名远播，他来看望鱼玄机，玄机快乐得快要疯掉。边走边聊，走到江边，他说，就以"江边柳"为题吧，试一试你。鱼玄机应时做了诗，轻声吟诵《赋得江边柳》："翠色连荒岸，烟姿入远楼。影铺春水面，花落钓人头。根老藏鱼窟，枝底系客舟。萧萧风雨夜，惊梦复添愁。"温庭筠再三回味着这首诗，惊叹不已。一个十三岁女子做的诗，用笔如此老到，遣词用语，平仄音韵，意境诗情，皆属上乘。这也是一首写垂钓的好诗，出之于一个少女之手，观察如此之细，实属难得。"影铺春水面，花落钓人头"之妙句，轻盈流动，婀娜多姿，绝对是大手笔。此诗大意是说，柳树青绿连绵，延伸在广阔的江岸，她轻盈美好的姿态已接近远处的高楼。她窈窕柔弱的身影铺满春江水面，花絮轻扬纷飞，落到钓鱼人的额头。柳老根深，树根水底定有藏鱼的洞窟，树下拴系着将要远行的客舟。在风雨潇潇的夜晚，我从睡梦中惊醒，心中又增添了几分忧愁。

张志和一生爱钓鱼，自称"烟波钓徒"，他曾写过一首千古流传、脍炙人口的春钓词《渔歌子》："西塞山前白鹭飞，桃花流水鳜鱼肥。青箬笠，绿蓑衣，斜风细雨不须归。"仅仅二十七字，却写了山、水、白鹭、鳜鱼、斜风细雨中怡然自得的渔父。此词情景交融，宛如一幅江南水乡渔歌图。正因为有这么一首名作，张志和得以扬名后世。他钟情江河，借垂钓以隐居逃名，却反而有名。

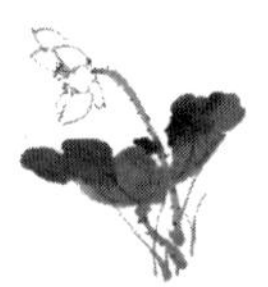

兰溪三日桃花雨　半夜鲤鱼来上滩

——戴叔伦《兰溪棹歌》[①]滤医

凉月如眉挂柳湾，越中山色镜中看[②]。
兰溪三日桃花雨，半夜鲤鱼来上滩[③]。

选自《全唐诗》卷二百七十四(第9册，第3105页)

注释

①兰溪：水名。即今浙江兰江。以岸多兰茝，故名。棹歌：行船时所唱之歌。

②越：指浙江一带。

③桃花雨：李贺诗："况是青春日将暮，桃花乱落如红雨。"后因用"桃花雨"指暮春飘飞的桃花。亦指春雨。如戴叔伦此诗说"三日桃花雨"，指下了三天的春雨。又如清代冯景《题孙霜瞻〈公子垂钓图〉》诗："桃花雨涨肥鳜鱼，人言此味踰花猪。"这里的桃花雨亦指春雨。

译文

一弯娥眉月挂在柳湾的上空，月光清朗，凉爽宜人。越中山色倒映在水平如镜的溪面上，煞是好看。淅淅沥沥的春雨，下了三天，兰溪江水猛涨，鱼群争抢新水，夜半人静之时鲤鱼纷纷涌上溪头浅滩。

滤医

戴叔伦诗曰："兰溪三日桃花雨，半夜鲤鱼来上滩"。鲤鱼为鲤科动物，生活在淡水中。其肉味鲜美。汉代蔡邕诗曰："客从远方来，遗我双鲤鱼。呼儿烹鲤鱼，中有尺素书。"后因以"鲤

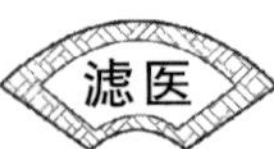

鱼”代称书信。古代传说黄河鲤鱼跳过龙门，就会变化成龙。后以“鲤鱼跳龙门”比喻中举、升官等飞黄腾达之事。《南京歌谣·姐可愿做织女仙》：“三绣麒麟来送子，四绣鲤鱼跳龙门”，亦比喻逆流前进，奋发向上。梁上泉《水运图》诗：“鲤鱼跳龙门，一个接一个。木船上险滩，一波盖一波。”

《诗经·陈风·衡门》：“岂其食鱼，必河之鲤。”汉代焦赣《易林·讼之比》：“水流趋下，欲至东海，求我所有，买鲂与鲤。”李时珍《本草纲目》：“鲤，其功长于利小便，故能消肿胀、黄疸、脚气、喘嗽、湿热之病。作鲙则性温，故能去痃结冷气之病。烧之则从火化，故能发散风寒，平肺通乳，解肠胃及肿毒之邪。”

鲤鱼不仅肉味鲜美，营养丰富，而且可供药用。本动物的肉、鳞、血、脑、目、胆、肠、脂肪均供药用。鲤鱼肉，性平，味甘。功能利水，消肿，下气，通乳。主治水肿胀满，脚气，黄疸，咳嗽气逆，乳汁不通。

据临床报道，用于利水消肿，选取大约 1 斤重的新鲜鲤鱼 1 条，除去鳞及内脏，和赤小豆 1 两，加水煮熟（先将赤豆煮开，再加入鲤鱼），不加油、盐、醋及其他调味料。于早饭前或与早饭同时 1 次服完。病重者 1 天可服两剂，轻症及巩固疗效阶段可以只服半剂。临床观察 9 例门静脉性肝硬化伴见浮肿或腹水患者，服用此方后，尿量均显著增加，最快者 3 天，最慢者 10 天，平均 5 天；随着尿量增多，浮肿及腹水亦先后逐渐消退。但停药后，利尿作用又有下降现象。此外，亦有用鲤鱼配合茶叶、食醋煎服，治疗慢性肾炎水肿 11 例，亦获得显著的利尿消肿效果。

《千金方》鲤鱼赤小豆汤：鲤鱼 1 条（重约 500 克），赤小豆 30 克，陈皮 5 克。鲤鱼宰杀后去鳃及内脏。赤小豆洗净，泡 2 小时。鲤鱼入锅，放入赤小豆、陈皮，加水以盖过鱼面为准，文火煮熟，再以蒜、油调味。食鱼、豆，喝汤。功能利水消肿。主治肾炎水肿、妊娠水肿等。

鲤鱼粥：鲜鲤鱼 150 克，大米 500 克。将鲤鱼剖开，除去内脏，洗净，加水 500 克，煮至色白汤稠，加入大米煮成厚粥后，继续再煮沸即可。功能促进乳汁分泌。适用于产后缺乳者。

说明

兰溪，在今浙江兰溪县西南。棹歌，渔民的船歌。戴叔伦这首诗，仿拟民歌的韵致，以清新灵妙的笔触，写出兰溪一带的山水之美，渔家的欢快之情，宛如一支妙曲，一幅佳画。

首句“凉月如眉挂柳湾”是抬头仰望天空。“凉月”二字，既写出月色的秀朗，又点出春雨过后凉爽宜人的气候。“挂柳湾”，使人想象到月挂梢头，光泻兰溪，细绦弄影，溪月相映增辉的情景。第二句“越中山色镜中看”，是低头观看溪水，把兰溪山水写得极为飘逸迷人。“镜”，是喻溪水，并且暗示出月光的明洁，溪面的平静，水色的清澈。这里，诗人没有着意渲染疏星秀月，夹岸青山，只说了“镜中看”三字，而丰富的韵致恰恰就在这里。它启发读者去想象那幽雅的兰溪山色，在溪水的倒影中，摇曳生姿，朦胧而缥缈，使人如坠入仙境一般。淡淡的笔墨，描绘出一个多么美妙的艺术境界。

溪景诚然至美，然而对于泛舟溪上的渔人来说，最大的乐趣还在春潮渔汛：“兰溪三日桃花雨，半夜鲤鱼来上滩。”鲫鲤之类的淡水鱼，极爱新水（雨水）、逆流，一连三天的春雨，溪水猛涨，鱼群联翩而来。“桃花雨”不仅明示季节，更见美景快情：春水盎盎，鱼抢新水，调皮地涌上溪头浅滩，拨鳍摆尾，啪啪蹦跳，看到这种情景，怎不使人从心底漾起欢乐之情！

这首诗，从头至尾没有写到“人”，也没有写到“情”，而读来却使人感到景中有人，景中有情。诗人将山水的明丽动人，月色的清爽皎洁，渔民的欣快欢畅，淋漓尽致地展现在明澈秀丽的画卷中，读后给人以如临其境的美感。从诗的结构看，前二句是静景，后二句是动景，结句尤为生动传神，一笔勾勒，把整个画面画活了，使人感到美好的兰溪山水充满蓬勃生机，是全诗最精彩的点睛之笔。

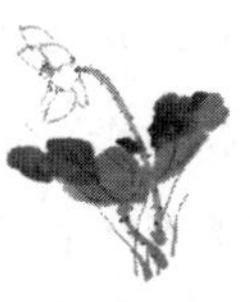

春游远访山中客　挚友分泉漫煮茶

——戴叔伦《春日访山人》滤医

远访山中客，分泉谩煮茶①。
相携林下坐，共惜鬓边华。
归路逢残雨，沿溪见落花②。
侯门童子问，游乐到谁家③？

选自《全唐诗》卷二百七十三(第9册，第3077页)

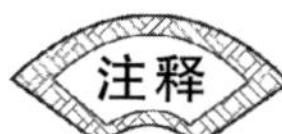

注释

①分泉：分享甘泉之味。谩：通“漫”，聊且。

②残雨：将止的雨。唐代卢纶诗：“孤村树色昏残雨，远寺钟声带夕阳。”

③侯门：指显贵人家。

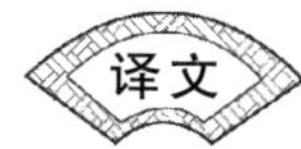

译文

我春日出游，远访住在山中的挚友，共同分享用甜美山泉烹煮的香茶。与朋友携手来到室外林下一起座谈，老友见面，都互相叹惜鬓边的白发。在归来的路上恰逢春雨将停，沿着溪边行走，时时见到漂流的落花。有侯门小童问我，先生今日游乐又到了谁家？

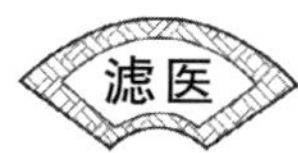

滤医

细阅戴叔伦《春日访山人》，可知他非常喜欢春游活动。诗人春游访友，不仅增进了朋友之间的友谊，而且放松了身心的紧张，增添了生活的乐趣。春游自古以来就是一种养生保健的好方法。唐代诗人白居易《春游》曰:“逢春不游乐,但恐是痴人。”一元复始,万象更新,这时到野外郊游踏青,是极富情趣和养生意义的雅事。

在明媚的春天,芳草萋萋,繁花似锦,置身其间,对长期从事体力、脑力劳动的人消除疲惫、振奋精神会大有帮助,因繁重劳作而引起的气机紊乱状态必然有所改善,疲乏忧愁会在不知不觉中悄然离去,人的心理状态自然也得到充分调节,创造性灵感也可能突然间纷至沓来,这对于养生保健是大有益处的。

春天是绿的世界。在这绿色的天地中,空气十分清新,空气中负离子含量极多,最适宜进行空气浴、日光浴,以吐故纳新,调和呼吸。常到公园、郊外或乡间小路走一走,转一转,会有一股清新的空气扑面而来,沁人心肺,久而久之,必能使气血调和,心宁神安,从而使阴阳协调,气机顺畅,达到养生保健之目的。

. 春天是生长的季节,只要顺应这一自然规律,投身于春游踏青的运动之中,必将有助阳气生发,改善机体的新陈代谢和血液循环,增强心肺功能,调节中枢神经系统,提高思维能力,并使腿部力量得到增强,筋骨也变得更加灵健。经常春游踏青者,还可改善睡眠,消耗掉一些过剩的能量,使肥胖者达到减肥之目的。

“相携林下坐,共惜鬓边华。”春游,是一种很好的体育活动,有益于人体的健康。春游活动,能促进人体的新陈代谢,改善周身血液循环,使心肺功能更加强健,并能对中枢神经系统起调节作用。老年人保健养生,宜缓步春游,可使腰腿部肌肉和筋骨得到锻炼,同时进行“空气浴”和“日光浴”,对健康大有益处。但老年人春游时应注意以下几点

①防止意外。由于老年人身体功能渐衰,外出游览与年轻人不同,行动宜谨慎、小心,坐车、乘船、登山均需精心安排,最好有人照料、随行;历险要适可而止,游兴高时应以不觉疲劳为原则,以防发生意外。

②预防过敏。有过敏史的老年人,要尽量回避有花之处,也可事先口服扑尔敏等抗过敏药,以防花粉过敏。

③饮食卫生。在外就餐时要注意饮食、饮水卫生,以防“病从口入”。

④防晕动症。晕车、晕船、晕机是最常见的晕动症。空腹、过饱、疲劳及睡眠不足都是常见的诱因,要注意避免。轻微的晕动症,闭目休息或卧床后即可消除。反应较明显的可在旅行前半小时口服晕海宁、眩晕停等。如果发生晕动症,而又无药物治疗时,可针刺或按摩内关穴、足三里穴。

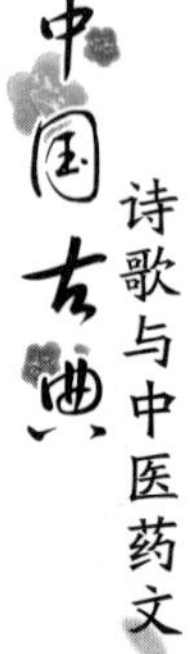

⑤备用药物。老年慢性病患者,除了带日常服用的药物外,还须准备一些特殊的急救用药。

⑥预防感冒。春天气候变化无常,时风时雨。外出时要备足衣服,携带雨具,鞋袜大小合适,不宜坐在阴冷潮湿的地上,防止雨淋,登山下坡切勿迎风而立,避免受凉致病。在春游时如遇雨受凉,到家后可用生姜、葱头加红糖适量,用水煎热服,以祛风散寒。睡前用热水洗脚,睡时脚部适度垫高,以促进足部血液循环,尽快消除疲劳。

⑦携带手杖。手杖是老年人的“第三条腿”,因此,高龄老人外出旅游时宜带手杖。

⑧救治跌倒。一旦发现老年人跌倒，一般不要急于扶起，因为有些疾病致跌倒是不宜搬动的。首先要看跌倒的环境在哪里，这有助于估计跌倒的原因。如跌倒在凹凸不平的地面上，则可能与道路有关；若倒在厕所里，可能是因排便时引起的晕厥或脑血管意外。再观察跌倒后的反应如何，若口吐白沫、意识不清、抽搐不止，可能是癫痫；如面色苍白、脉搏沉细，可能是直立性低血压反应；如呻吟不止、不让挪动肢体，可能有骨折。在救治时，要慢慢搬动，切忌用力过猛或大喊大叫。

中医认为，春应于肝，肝喜条达舒畅。因此，春季精神调养要适应于万物蓬勃的生机。在精神修养上做到心胸开阔，情绪乐观，施于善良爱心。做到《类修要诀》所说："戒暴怒以养其性，少思虑以养其神，省言语以养其气，绝私念以养其心。"此外，在春光明媚，风和日丽的春天，应踏青问柳，登高赏花，游山戏水，行歌舞风，陶冶性情，以利生发之气。鬓发斑白的老诗人戴叔伦选择春日出游，可谓深知养生之道。

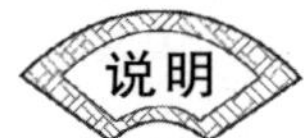

戴叔伦《春日访山人》，这里的山人是指何种人？关于"山人"，有几种解释：住在山区的人。隐居在山中的士人。如王勃诗："野客思茅宇，山人爱竹林。"元·萨都剌诗："放光峰下结茅庐，光照山人夜读书。"指仙家、道士之流。卜卦、算命等江湖术士的统称。如元·黄溍《赠谈星者》诗："山人久客江湖间，水风潇潇月满船。相逢问我所生年，忽然袖出天星盘。"古代学者士人的雅号。《明史·戴良传》："良世居金华九灵山下，自号九灵山人。"又如清代王士禛自号渔洋山人。古代掌管山林的官亦称山人。

戴叔伦晚年尝奏请为道士，因此，他所访问的山人，当是上述的第三种人，即隐居在山中的道士。由诗中描述的情况来看，山人对他的来访非常欢迎，携他到林下就座，一边品茶，一边叙旧。可知两人志同道合，感情默契。老友远道来访，山人清茶款待，这已是最好的迎宾之礼了。"归路逢残雨，沿溪见落花"，这是诗人在归途中所见的景物。"侯门童子问，游乐到谁家？"对此提问，诗人虽未直接作答，但可看出诗人此次出访的成功和内心的喜悦。作者以这样的问句结束全诗，给人以言犹未尽的感觉，给读者留下了驰骋想象的空间。

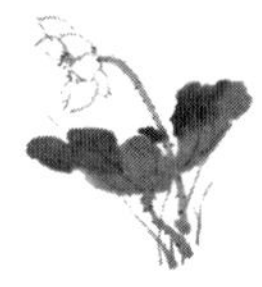

久卧病多知药性　异乡客久见人心

——戴叔伦《卧病》滤医

门掩青山卧，莓苔积雨深[①]。
病多知药性，客久见人心。
众鸟趋林健，孤蝉抱叶吟。
沧州诗社散，无梦盍朋簪[②]。

选自《全唐诗》卷二百七十三（第9册，第3077页）

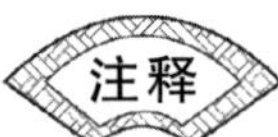

①莓苔：青苔。

②沧州：传说为海中仙山，后常以代隐居之地。诗社：诗人定期聚会作诗吟咏而结成的社团。盍：合聚。朋簪：指朋辈。语本《易·豫》："大有得，勿疑，朋盍簪。"孔颖达疏："盍，合也。簪，疾也。若有不疑于物以信待之，则众阴群朋合聚而疾来也。"

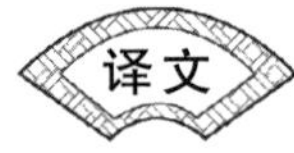

我卧病于青山之中，因此柴门久闭不出，又阴雨连绵，雨水满积，隐居之处也长满了青苔。长期多病使我懂得了药物的性能，客居异乡，时间已久，就可以看出人心的冷暖。众鸟投林，健羽振起，翅膀是那样有力，孤独的蝉儿抱叶呻吟，吟声显得悲哀凄清。昔日志同道合的诗友，而今俱已散去，我希望在梦中能与朋友会合，岂奈连梦也无。

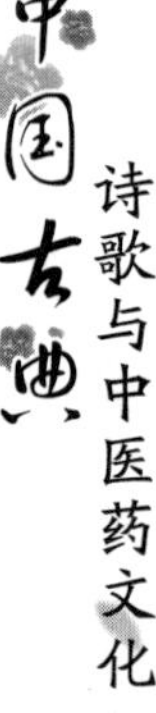

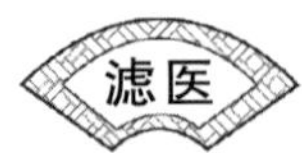

细阅戴叔伦此诗，可知作者卧病山中的凄苦景况以及患者悲凉的心理表现。诗人这次卧

病之后不久，就与世长辞了。我们从此诗中可以看出戴叔伦在病重期间透露的心理危机。“病人垂死过程中心理危机及其干预”，这是现代医学研究的课题之一。一些患者自濒临死亡到真正结束生命的一段时间，即垂死过程中常会有严重的焦虑、孤独、悲哀、恐惧以及各种各样的心理冲突。作为医务人员对其在垂死过程中表现出的心理危机，依照临床干预疗法给予有效的干预。如对垂死者进行死亡教育；认真倾听，使患者表达内心感受以疏泄不良情绪；转移患者对死亡的注意力；争取家人和社会的支持等，从而使临终者认识到自己的价值和意义，保持平衡的状态，最后以尊严、平和、安详、健全的人格特征去迎接死亡。

凡人在垂死时都须经历一种由生到死的社会转变，垂死即一个人在死前其生命本质的无法复合的退化，它处于生命—死亡间隙，它包括两个时期。严重的危机时期和危机解决时期。危机时期的心路历程是较为复杂的行为反应，主要表现为焦虑、孤独、恐惧、接受等。既然死亡是一个危机事件，我们就能依照临床干预方法对它进行了解并帮助患者正确处理垂死过程的各个方面，使其从复杂的心态中解脱出来，从而以一个更为积极主动的角色，平和安详地走完人生之旅。

心理危机的行为反应。垂死之人常有死亡焦虑，且常以怀疑、震惊、否认、愤怒的形式表现出来，如有的患者经常不相信甚至不关心自己的疾病，认为是诊断错了，或认为是老天不公，常会发泄愤怒，指责攻击别人或自己。这种对死亡的体验是从未有过的。其原因是由于死亡对我们每一个人都是未知的陌生的东西，就好比出生对于任何人来说只发生过一次，一个人总也不知道出生是什么滋味，只知道它曾经发生过一样，因此，尽量让临终者不必担忧死亡本身的实际过程。因为人的意识总是在呼吸、心跳停止之前就消失了，况且此前已有许多人在他之前死亡，他们都共同经历过垂死的体验。

垂死之人常有孤独的体验。由于医学高科技的进步及在临床的应用，垂死过程已变得非人化和机械化。各种先进的监护设备及治疗检查设备，人为地增加了垂死的孤立性，知觉器官丧失。试验生动地向我们表明，人若失去对他人的接触，就将很快分裂，以至丧失自我的完整性。临床上常见到患者茕茕孑立，向隅而泣，面色苍白，动作迟缓，反应较差，和常人间的心理距离较大，似乎有被世人抛弃的悲苦凄凉的感觉。一位重度农药中毒患者曾描述了他在昏迷时其意识即将与身体分离的感受，他梦见他已经死了。在即将被运到小船上时，有一双手始终在拉着他，不肯让他走，这种力量是那样强大以至于又将他拉回到现实中来，他清醒了，而此时正是他妻子坐在他身边，用她温暖的手向他表达着她对他深深的依恋与不舍。这个病例充分说明了垂死之人不能缺少亲情和友谊。

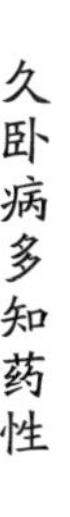

垂死者常有失去身体的恐惧。身体是构成自我形象的一个重要部分。它是完整的富有生命的，一旦失去也即失去了自我。它常使人产生一种莫名的恐惧以至于表现为讨价还价和对生命强烈的眷恋。有一位晚期肝硬化腹水的男性患者，与妻失和，已分居多年，其子又在外地工作，平时有孤独感。在他弥留之际，曾用那期盼无助的眼光紧紧盯着医生，眼泪从苍白灰暗的面颊流向枕边，微弱的声音却使医生震惊：“大夫，快给我打一针吧，救救我！”一个长期忍受病痛折磨和感情煎熬的人在此时还发出了渴望生活，向往生活的最强音。由此可见，死亡对于人类是件多么恐怖的事。

接受死亡。垂死过程中最后的表现是接受死亡。即对死亡已有准备，患者心情可能稍平静下来，听任命运安排，心境形成焦虑、恐惧、痛不可言的情绪正在消失，机体变得极度衰竭，变得疲倦、昏睡、孤独，有时也会沉默静坐，这种沉寂犹如暴风雨即将来临时的寂静，或像子夜时分的那种黑暗，是那种压抑得透不过气来的感觉，这种悲哀是刻骨铭心的，甚过我们正常人悲哀的千百倍。

心理危机干预方法。创造良好环境，避免一切不良刺激。首先让临终者感到身体舒适，以产生良好的身心交互作用，做好各项生活护理，保持并满足患者的各种需要。保持环境的安静，避免外界不良刺激，阻止来自家庭、社会给予患者的痛苦信息，并向患者家属及其他人员做好解释，取得他们的理解与合作。

对垂死者进行死亡教育，完善健全的人格特征。心理危机的种种表现，说到底还是人对死亡的态度，根据患者不同情况，适时有度地进行死亡知识的宣传教育，把知识的传授融进护理工作中。比如，可以告知患者“死”是生命无限延续的组成环节。死亡不是“生”的失败和毁灭，而是“生”的延续，“生”的必需。对“死”不必恐惧焦虑，学习古代庄子“齐同生死”的观点，生与死是可以相互转化的，正如春夏秋冬的变化是自然而然的。真正把握了“死”对人存在的巨大意义而由死观生，才能真正热爱此生。立于“死”的必然性，来规划人有限的生存时期。如继续和外界保持联系，完成未竟事业，交代后事等以充分展示生的辉煌，而无需抛掷光阴静待死亡。

与患者交流以疏泄不良情绪。医务工作者对垂死的义务，是以自身对死亡有良好的认识，满怀爱心、同情心，以此为基础，认真和患者进行交谈，适当提出问题。如你对死亡有何认识(艺术婉转地)，你有何感觉，你需要什么帮助等，在此同时，关键是要认真耐心倾听患者的诉说，鼓励患者表达内心感受，患者一旦有了宣泄不良情绪的机会和对象，厌烦、悔过、焦虑、恐惧、悲哀将有所减轻，人也易从死亡的阴影中解脱出来。

转移对死亡的注意力，降低心理危机严重程度。娱乐移神，娱乐能分散患者对死亡的注意力，可根据患者兴趣爱好，通过下棋、养花、讲故事、听音乐等活动创造平和乐观的气氛，患者往往在娱乐之中心动神应，产生情绪共鸣，从而潜移默化地冲淡痛苦。笔者曾遇一位中学教师，肺癌住院，终末期病痛难忍，情绪悲伤，因平生嗜好围棋，医生就约请其学生轮流伴其弈棋，使其不良心境在黑白棋子中得以消释。还有一位老年临终者，一生喜弄花草，在其临终之际，医生嘱其家人搬来几盆患者亲手培植的名花异草放置患者窗前，护人兼护花，移神亦有效。

美容移神。临终垂死患者常因疾病的折磨变得面容憔悴，身体虚弱，更有衣衫不整，不修边幅者，这不仅给他人也给自己心理上造成不良影响。因此，我们可给患者剃须理发，帮助其美容化妆，穿些整洁鲜艳的衣服。临终患者通过此时优雅的举止，整洁的服饰，振作的精神表现出人生最后的辉煌，真正达到“死如秋叶之静美”那种崇高的境界。

饮食移神。饮食是人类维持活动最基本的形式。特别是垂死者此时机体功能衰竭，消化系统功能极差，我们更应该选择营养丰富易消化吸收的适合患者的饮食，讲究色香味形，少量多餐，创造良好的进餐环境，协助维持舒适的进食体位，从而满足患者的生理需求。

争取家属的支持。“孤蝉抱叶吟”这是戴叔伦在比喻、描述自己病重卧床时孤独、悲凉的情绪感受时所吟出的诗句。“沧州诗社散，无梦盍朋簪。”可见诗人在病重期间非常思念昔日的诗友。垂死者在垂死过程中最孤独，故也最需要亲情和友谊。我们可嘱患者最可亲的人进行陪伴并使其懂得：沉默胜于千言万语。此时患者最需要的是关注的目光，温暖的双手，这往往会对患者的心理产生莫大的安慰，从而享受人生乐趣，人间的温情与美好。“客久见人心”，“多病故人疏”，作为医务人员，我们就是患者的贴心知己，要以高度的责任感和精湛的医术全心全意为患者服务。

总之，死亡既是人类与生俱来的规律，而超越死亡则是人类永恒的企盼。人类既是万物之灵，必能在解决“生”的问题的同时消解“死”或超越“死”，有潜能去克服自我，克服垂死，以便在提高他的自尊、尊严和完整性中从容面对并接受死亡。临终者也只有以希望和勇气面对自己垂死的危机并且成功地解决危机之后，才可以自傲并受到人们的尊敬，也才能将此称为健全的垂死。基于以上观点，笔者认为对临终者的心理危机进行有效地干预，这本身就是一件很有意义的事，人类的每一个个体从出生到死亡，其全过程都受到人们相互之间的关爱和帮助，这不也是整个人类的一大幸福吗？

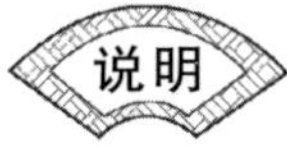

戴叔伦入山为道士前，即已有病。此诗写他山中卧病的孤苦景况。首联写他闭门而卧。二联写久病所感，语浅而意深，几已成为谚语。三联写山中所见，众鸟之健，为己所羡；孤蝉之吟，喻己病态之笃。末联写朋友云散，并梦皆无。这是诗人垂死前（约半年后即去世）心理危机的真切反映。此诗对我们研究“病人垂死过程中心理危机”这一专题有重要的参考价值。因此，更值得广大医务工作者和医学心理研究者阅读和鉴赏。

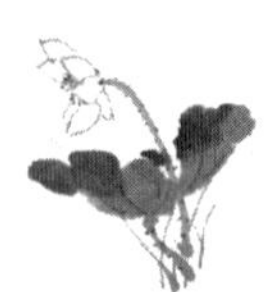

蓬鬓哀吟古城下　不堪秋气入金疮

——卢纶《逢病军人》①滤医

行多有病住无粮，万里还乡未到乡②。

蓬鬓哀吟古城下，不堪秋气入金疮③。

选自《全唐诗》卷二百七十七(第9册，第3147页)

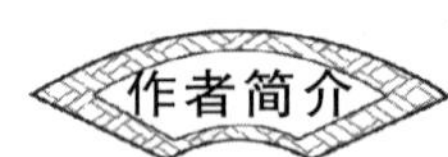

作者简介

卢纶(公元748—800年)，字允言，唐代河中蒲州(今山西永济县)人。曾任河中元帅府判官、检校户部郎中。他和吉中孚、韩翃、钱起等十人合称“大历十才子”。其诗风较为雄壮，内容多反映军旅生活。《全唐诗》编诗五卷。

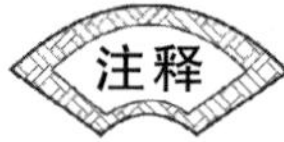

注释

①逢：遇到。

②行：行军。住：住宿。还：返回。

③蓬鬓：因病而头发蓬乱。金疮：刀箭的创伤。

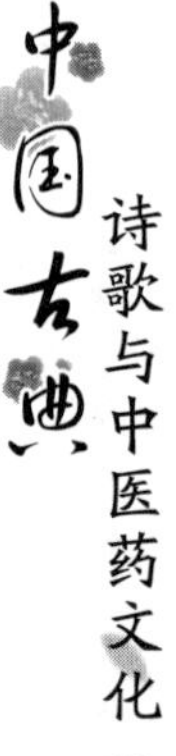

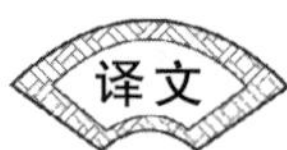

译文

我遇到的这个军人，在行军的途中，经常患病，住宿下来又没有粮吃，只得忍饥挨饿。在这万里归乡的途中，奔波不息，至今还没有回到自己的家乡。在这生病之际，头发蓬乱，宿在古城角下哀吟，身上的创伤被寒风一吹，疼痛如刀割一般，实在令人难以忍受。

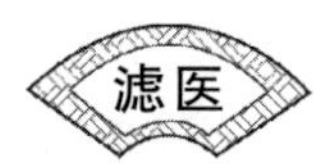

滤医

唐代卢纶此诗，通过对一个患病军人返乡途中所遇景况的描写，反映了封建王朝时代，患病军人的悲惨遭遇。这位军人身上的金疮，属于现代医学所谓的“开放性损伤”，即指由锐器、火器或钝性暴力作用造成皮肉破裂、筋脉或骨骼断裂以致出血及深部组织与外界环境沟通者。

《周礼》中称“金疡”，《金匮要略》中称“金疮”，此外，还称“金创”、“金伤”、“金刃伤”等。唐代白居易《缚戎人》诗：“身被金疮而多瘠，扶病徒行日一驿。”元代张可久曲：“土库千年调，金疮百战功。”在日常生活、生产劳动，尤其是战时均可发生开放性损伤。按外伤的性质、暴力的轻重、外伤的器械、受伤的部位、伤后的情况等不同可以区分为擦伤、撕裂伤、切割伤、穿刺伤、挤轧伤、火器伤、开放性骨折或脱位等。创伤一般都有创口、出血、疼痛、功能障碍等症状，严重者常因失血、疼痛而导致气虚血脱。

卢纶诗中虽未说明金疮的具体部位，但从此诗的描述，可知其疼痛之剧。疼痛的轻重与受伤部位、精神状态、损伤速度有关。如指尖等部位，受伤后是比较疼痛的。当精神集中在某一方面时，在受伤的瞬间往往不感到疼痛，而伤后或发现流血后才感疼痛。损伤的过程越快，感觉疼痛越轻。创口在初期较疼痛，以后逐渐减轻，若疼痛继续加重，则可能是创口并发感染。诗中描述军人身上的创伤，被寒风一吹，痛如刀割，哀吟不断。可知他的伤口已经并发感染。对伤口已并发感染患者，应当尽快处理。

感染伤口的处理：一方面根据伤口和全身反应情况，以内服药物作全身治疗；另一方面，需要进行伤口换药。对伤口小而局部症状较轻的，可用四黄散煎水外洗或湿敷。如伤口深而脓液多，应改善引流，并用清热解毒、化腐排脓之中药，如四黄散加白芥子、王不留行等煎水浸泡伤口，或在伤口内置入胶管进行冲洗。清除伤口坏死组织或异物后，再放置九一丹化腐药条，外贴红油膏。如脓液排尽，伤口已长出健康肉芽，颜色鲜红，比较坚实，触之易出血，此时创面可以先掺生肌八宝丹，外敷薄层的橡皮膏或生肌橡皮膏，或用凡士林纱块覆盖。如肉芽生长慢或肉芽组织苍白，此多因体虚贫血、营养不良所致，必要时结合内服补托之剂，如人参养荣汤之类。

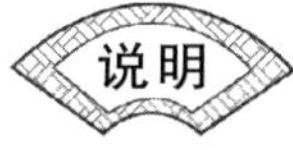

说明

由于当时征战频繁，环境恶劣，缺医少药，卢纶遇到的患金疮的军人，他在万里归乡途中，连饭都吃不上，因此，更不可能得到及时有效的医疗。他只能“蓬鬓哀吟古城下”，眼看病情日益恶化。此诗四句，都是采用白描的手法，并无一字议论，但患病军人的苦难和诗人对他的同情，却都淋漓尽致地表述出来了。

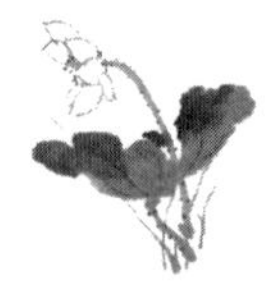

体弱病多知药性　神衰老近忆仙方

——卢纶《蓝溪期萧道士采药不至》[1]滤医

春风生百药，几处术苗香[2]。
人远花空落，溪深日复长。
病多知药性，老近忆仙方[3]。
清节何由见，三山桂自芳[4]。

选自《全唐诗》卷二百七十八（第9册，第3157页）

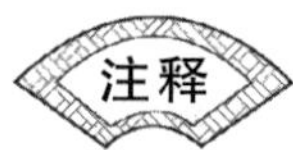

①蓝溪：在陕西省蓝田县东南，古时溪上有著名的蓝桥。古代，在陕西蓝田县东南蓝溪上，有个神仙窟，是裴航遇仙女云英处。《太平广记》记载，裴航回京途中，与樊夫人同舟，裴航赠诗致情意。樊夫人答诗曰："一饮琼浆百感生，玄霜捣尽见云英。蓝桥便是神仙窟，何必崎岖上玉清。"樊夫人巧妙拒绝了裴航的爱意，又用诗作媒，为他作了介绍人。后来裴航果然在蓝桥见到云英，双方成为仙人。期：约定时日。萧道士：生平待考。

②术：中药名。有白术、苍术。其气芳香。

③药性：指药物的性质与功能。庾信《小园赋》："问葛洪之药性。""病多知药性"一句几乎成为谚语。唐代戴叔伦《卧病》诗亦有此句，但其对句为"客久见人心"。老近：接近老年。仙方：古时幻想成仙所服食的丹药。亦指传说中神仙所赐的药饵。

④清节：清操。高洁的节操。三山：传说中的海上三神山，即方丈、蓬莱、瀛洲也。苏轼诗："三山旧是神仙地，引手东来一钓鳌"。

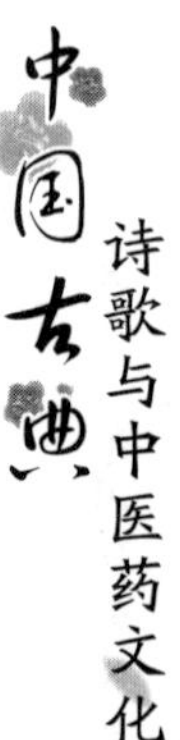

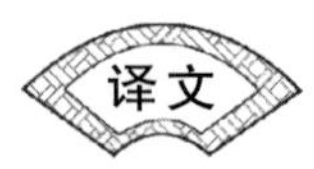

春风吹拂，百药根茎萌发生长，山中几处，随风可闻术苗飘香。居处偏远，人迹罕至，花儿

空自飘落，蓝溪谷深，溪流潺湲，岁月又复悠长。长期体弱多病，促使我懂得了许多药物的性能，渐渐接近老年，期盼和您结伴采药，以便得到延年益寿的仙方。久久不见您到来，这节操高洁的人，我又到哪里才能找见？那海上三神山的桂花也只好空自芬芳。

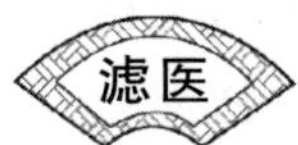

从卢纶此诗，可知他接受道教，接近道士，并与萧道士关系密切，曾经有过采药之约。下面就谈谈唐代诗人接受道教的两个原因。道教是唐代的国教，对当时文化产生了多层面的深刻影响。唐代诗人作为其时文化最集中的体现群体，都自觉或不自觉地在不同程度上接受了道教，其接受原因，有社会风气、地域文化、个人的生理和心理、交游影响等方面。

一、药囊亲道士。《抱朴子·内篇·杂应》云："古之初为道者，莫不兼修医术，以救近祸焉。"《抱朴子》的作者即神仙道教的集大成者葛洪就是出色的医学家，曾采集古医方成《玉函方》一百卷。又从该书中选录急救药方八十六条，因其简便易行，可置之佩囊，悬之肘后，以备不时之需，故称《肘后备急方》。道教茅山宗开创者陶弘景将葛洪的八十六方合为七十九方，另增补二十二方，更名为《肘后百一方》。初唐道士孙思邈被人称为"药王"，撰有《千金要方》三十卷等医学名著，举凡脏腑之论、针灸之法、脉证之辨、食治之宜、备急之方、养性之术，无所不包。道士医病，除了用药外，还有符水治病之说。《千金要方》也有以符治病之术，其卷十一即载有治魃魅咒客忤法，卷三十五载有治症符等。方仙道传说中的仙人常以医生形象出现，如《抱朴子·内篇·极言》："安期先生者，卖药于海滨。"《神仙传》卷九《壶公》："忽见(壶)公从远方来，入市卖药，人莫识之。其卖药口不二价，治百病皆愈。"唐代道士自然也承袭传统，炼金丹大药之外也采、卖草药。孟浩然《山中逢道士云公》："采樵过北客，卖药来西村。"道士即医士这一事实是唐人接近道士、接受道教的一大动因。第一显例当属初唐的卢照邻。

卢照邻《释疾文并序》："余羸卧不起，行已十年。宛转匡床，婆娑小室。未攀偃蹇桂，一臂连蜷；不学邯郸，两足匍匐。"《新唐书》本传谓其"一手又废"。据任国绪《卢照邻集编年笺注》考证，卢照邻患风疾时在咸亨三年(公元672年)。次年春，四十岁的诗人入长安向孙思邈问医道。《旧唐书·卢照邻传》谓传主"后拜新都尉，因染风疾去官，处太白山中，以服饵为事"。据任氏考，卢照邻入太白服饵时在上元二年，时卢照邻四十二岁。永隆二年，四十八岁的卢照邻由太白山转入洛阳东龙门山学道服饵。因丹砂价昂，遂作《与洛阳名流朝士乞药直书》。书中自陈他于龙门山"坚卧于一岩之曲。客有过而哀之者，青囊中出金花子丹方相遗之，服之病愈。视其方，丹砂二斤……丹砂则涉然难致"。只因"空山卧疾，家业先贫，老母年尊，兄弟禄薄"，故而恳请"若诸君子家有好砂，能以见及，最为第一；无者各乞一二两药直"。为合药炼丹而乞讨药资，有唐三百年无第二人。这与其说是学道心诚，不如说是疗疾意切。他有《羁卧山中》诗云："紫书日常阅，丹药几年成？扣钟鸣天鼓，烧香厌地精。倘遇浮丘鹤，飘摇凌太清。"他的常阅紫书、盼丹药成、欲凌太清，都从使他不堪其苦的疾病中获得解释。

中年以后的杜甫身体多病，这是他亲近身有医术的道士的主要原因之一。《寄刘峡州伯华使君四十韵》诗即有"药囊亲道士"之句；《寄张十二山人彪三十韵》诗亦谓"肘后符应验，囊中药未陈。"又《寄司马山人十二韵》有句云:"道术曾留意,先生早击蒙。家家迎蓟子,处处识壶公。"这是杜甫早年接触道教的夫子自道。他曾用过黄精方,《丈人山》诗云:"丈人祠前佳气浓,绿云拟住最高峰。扫除白发黄精在,君看他时冰雪容。"又《太平寺泉眼》诗云:"何当宅下流,馀润通药圃。三春湿黄精,一食生毛羽。"按黄精方即出孙思邈《千金要方》卷八二:"黄精一石,去须毛,洗令净洁,打碎,蒸令好熟,压得汁,复煎去……常未食前,日二服,旧皮脱,颜色变光,花色有异,鬓发理改……绝谷食之,不饥渴,长生不老。"两相对勘,不难发现杜甫对这一药方的了解是透彻的。杜甫还用过青精方,《赠李白》诗云:"岂无青精饭,使我颜色好。"青精饭方为唐道士卢道全《太上肘后玉经方》中所传。据《云笈七签》卷七四:"白粱米一石,南烛汁浸,九蒸九曝,干,可三斗已上。每日服一匙饭,下一月后用半匙,两月日后可三分之一。尽一剂,则肠化为筋,风寒不能伤,须如鬓青丝,颜如冰玉。""颜色好"者,"须如鬓青丝,颜如冰玉"之谓也。

张籍习道也有身体疾病的原因。他在许多诗作中都提到自己的病躯,如《夏日闲居》:"多病逢迎少,闲居又一年。"《早春病中》:"羸病及年初,心情不自如,多申请假牒,只送贺官书。"《感春》:"远客悠悠任病身,谢家池上又逢春。"疾病缠身的诗人自然要与药打交道,《和李仆射秋日病中作》:"由来病根浅,易见药功成。"为自己服药见效感到由衷的高兴。就连《送僧归金州》,也不忘嘱咐对方"事须觅取堪居处,若个溪头药最多。"也因为常生病,所以在《书怀》诗中说要"别从仙客求方法",只可惜官身不自由,"未能即便休官去,惭愧南山采药翁。"他常到药铺买药,但店家不仁,在《赠任道人》诗中向道人诉说道:"长安多病无生计,药铺医人乱索钱。"也因此,他对重在治病救人而不爱财的道士医生特别敬重,《赠隐者》诗云:"先生已得道,市井亦容身。救病自行药,得钱多与人。问年长不定,传法又非真。每见邻家说,时闻使鬼神。"这隐者其实就是道士。这是张籍亲近道士、学道重在道教医药的秘密所在。

卢纶体弱多疾,甚至还因健康的原因辞职,《新唐书·卢纶传》云:"元载取(卢)纶文以进,补阌乡尉。累迁监察御史,辄称疾去。"他见有医术的人就觉得亲切,《行药前轩呈董山人》自诉道:"不觉老将至,瘦来方自惊。朝昏多病色,起坐有劳声。膝暖苦肌痒,藏虚唯耳鸣。桑公富灵术,一为保余生。"他恳请手中有"灵术"的董山人救他一命。因此,他对道士医术别有深情。《送王尊师》云:"自怜头白早,难与葛洪亲。"这是为自己未老先衰难于登仙而遗憾。《送道士郄彝素归内道场》云:"病老正相仍,忽逢张道陵。"这是病中逢医的欣喜。《蓝溪期萧道士采药不至》更直截了当地明言他是"病多知药性,老近忆仙方。"从诗题知卢纶与萧道士有采药之约。此外卢纶还炼过内丹道功,《和王仓少尹暇日言怀》:"习静通仙事,书空阅篆文。"即其明证。又《卧病寓居龙兴观枉冯十七著作书知罢摄洛阳赴缑氏因题十四韵寄冯生并赠乔尊师》诗云:"步迟乘羽客,起晏滞书邮。幸以编方验,终贻骨肉忧……世累如尘积,年光剧水流。蹑云知有路,济海岂无舟!"知卢纶因病寓居道观,一来清静,二来有药。乔尊师既是信使又送了药方。因病而亲近道士,因亲近道士而学仙,此诗鲜明地透露出了其中消息。

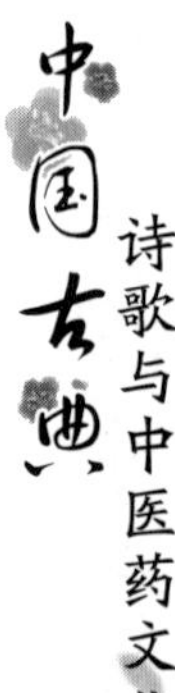

二、老近忆仙方。《道藏》首经《元始无量度人经》即谓"仙道贵生"。"贵生"是因人生有涯,《抱朴子·内篇·勤求》为人们算了一笔生命细账:"百年之寿,三万余日耳。幼弱则未有所知,衰迈则欢乐并废,童蒙昏耄,除数十年,而险隘忧病,相寻代有,居世之年,略消其半。计定得百年者，喜笑平和，则不过五六十年，咄嗟灭尽，哀忧昏耄，六七千日耳，顾眄已尽矣，况于百年者，万未有一乎！谛而念之，亦无以笑夏虫朝菌也。盖不知道者所至悲矣。里语有之：人在世间，日失一日，如牵牛羊以诣屠所，每进一步，而去死转近。此譬虽丑，而实理也。”结果让人悚然心惊：人确实从一出生时起就一步步走向死亡。不过，对于秋月春风等闲度的年轻人来说，死亡还是个遥远得近乎虚无的概念。因此，许多唐代诗人是到了中年或晚年才开始心仪讲求长生的道教的。帝王诗人李世民就是一个典型。

青年李世民是不信仙道的，《旧唐书》卷二《本纪第二》载：贞观元年（公元627年），太宗谓侍臣曰：“神仙事本虚妄，空有其名。秦始皇非分爱好，遂为方士所诈，乃遣童男女数千人随徐福入海求仙药，方士避秦苛虐，因留不归。始皇犹海侧踟蹰以待之，还至沙丘而死。汉武帝为求仙，乃将女嫁道术人，事既无验，便行诛戮。据此二事，神仙不烦妄求也。”这是一种清醒的政治家对仙道的态度，李世民时年二十八岁。他在此后的一段时期内一再地在诗中表达同类意思，《帝京篇·序》：“忠良可接，何必海上神仙乎！”《春日望海》：“之罘思汉帝，碣石想秦皇。霓裳非本意，端拱且图王。”《资治通鉴》卷一九四载：贞观八年，长孙皇后云：“道、释异国端之国，蠹国病民，上素所不为。”时李世民三十四岁，仍然是崇道不信道。到四十九岁时，日益迫近的晚年生命危机感使李世民转变了对方药的态度，《旧唐书》卷三《本纪第三》载：“贞观二十二年（公元648年），五月庚子……使方士那罗迩娑婆于金飚门造延年之药”。次年，一代英主便撒手人寰。

贺知章也是“老近忆仙方”的又一个典型。作为来自道风弥漫的江南的士人，贺知章对道教是情有独钟的。卢象在《送贺秘监归会稽歌序》中就说贺知章“道心益固，时人方之赤松子”。关于贺知章入道的时间和原因，《太平广记》卷四十二引《原化记》记云：“贺知章，西京宣平坊有宅，对门有小板门，常见一老人乘驴出入其间。积五六年，视老人颜色衣服如故，亦不见家属。询问里巷，皆云是西市卖钱贯王老，更无他业。罕其非凡也，常因暇日造之。老人迎接甚恭谨，唯有童子为所使耳。贺则问其业，老人随意问答。困与往来，渐加礼敬，言论渐密，遂云善黄白之术。贺素信重，愿接事之。后与夫人持一明珠，自云在乡日得此珠，保惜多时，特上老人，求说道法。老人即以明珠付童子，令市饼来。童子以珠易得三十余胡饼，遂延贺。贺私念宝珠特以轻用，意甚不快。老人曰：‘夫道者可以心得，岂在力争！悭惜未止，术无由成，当须深山穷谷，勤求致之，非市朝所授也。’贺意颇悟，谢之而去。数日失老人所在。贺因求致仕，入道还乡。”京都多异人，贺知章的对门摊上一个不足为奇，发生这么个故事也属正常。不过，说贺知章因此而求为道士还乡则是不足为训的。贺知章入道的直接原因是一场生于天宝二载冬的病。《新唐书》卷一九六《贺知章传》说他“天宝初，病，梦游帝居，数日寤，乃请为道士，还乡里，诏许之，以宅为‘千秋观’而居”。次年，八十六岁的贺知章于家观中奄然而逝。

杜甫从中年开始就留意道教，到了晚年，生命临近终点的诗人对生命的依恋更是促使他对神仙道教的感情由相信上升到了渴望的程度，其《游子》诗云：“厌就成都卜，休为吏部眠。蓬莱如可到，衰白问群仙。”《览镜呈柏中丞》诗云：“起晚堪从事，行迟更学仙。镜中衰谢色，万一故人怜。”衰老的生理强化了重获青春的心理。他临终前还对炼丹无成耿耿于怀。

李益是又一位明言因畏年侵而学仙习道的诗人。其《置酒行》有云："置酒命所欢，凭觞遂为戚。日往不再来，兹辰坐成昔。百龄非久长，五十将半百。胡为劳我形，已鬓还复白。西山鸾鹤群，矫矫烟雾翮。明霞发金丹，阴洞潜水碧。安得凌风羽，崦嵫驻灵魂。无然坐衰老，惭叹东陵柏。"不过，李益是"老近忆仙方"的一个例外。一般人的老迈感最早要到中年以后才萌生，而享年达八十一岁的李益却早在青年时期就倾心于道术，其《入华山访隐者经仙人石坛》诗有云："三考西岳下，官曹少休沐。久负青山诺，今还获所欲……前惊羽人会，白日天居肃。问我将致词，笑之自相目。竦身云遂起，仰见双白鹄。堕其一纸书，文字类鸟足。视之了不识，三返又三复。归来问方士，举世莫解读。何必若蜉蝣，然后为局促。"按李益大历四年登进士第，授华州郑县尉，大历六年又中讽谏主文科，擢郑县主簿。郑县在西岳华山脚下，诗作于为宦郑县时无疑。另据《新唐书》卷四十五《选举志下》，唐制"凡居官必四考"，每年一考绩。诗云"三考西岳下"，则必在擢郑县主簿时算起，知此诗作于大历九年，李益时年仅二十七岁。据《抱朴子·内篇·仙药》："松柏脂沦入地千岁，化为茯苓。"华山多茯苓，去职后的李益曾入华山采茯苓，作有《罢秩后入华山采茯苓逢道者》诗："山中若有闻，言此不死庭。遂逢五老人，一谓西岳灵。或闻樵人语，飞去入昴星。授我出云路，苍然凌石屏。视之有文字，乃古黄庭经。左右长松列，动摇风露零。上蟠千年枝，阴虬负青冥。下结九秋霰，流膏为茯苓。取之砂石间，异若龟鹤形。况闻秦宫女，华发变已青。有如上帝心，与我千万龄。始疑有仙骨，炼魂可永宁。"不到而立之年的李益不但产生了"有如上帝心，与我千万龄"的念头，还有了行动，不知这是否是他得享高龄的原因？

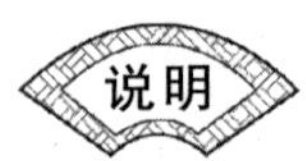

说明

卢纶《蓝溪期萧道士采药不至》曰："病多知药性，老近忆仙方。"其中"病多知药性"一句，在唐诗中出现过多次。如戴叔伦的"病多知药性，客久见人心"，于鹄的"病多知药性，年长信人愁。"可见这句诗已成为医药保健养生常用的谚语。唐·于鹄《山中自述》："三十无名客，空山独卧秋。病多知药性，年长信人愁。萤影竹窗下，松声茅屋头。近来心更静，不梦世间游。""病多知药性，年长信人愁。"这两句大意是，多病使人知道药的性质，年岁大了才相信人是有忧愁的。体弱多病，在长期的治疗过程中自会学到不少药性知识，俗云"久病成医"，即是这个意思；少年时无忧无虑，不知人间愁滋味，年岁大了，阅历多了，经历了许多折磨，才相信世有忧愁。多病以至于懂得了药性，可见病魔对人折磨之久；随着年龄的增长，由不知愁到知愁，可见人世忧患之多。于鹄这两句诗表现了诗人受尽人世烦恼，又为疾病折磨的不幸生活。可用于表现人多病多愁的经历，也可仅用前句谈人由于多病而学到了医疗知识。

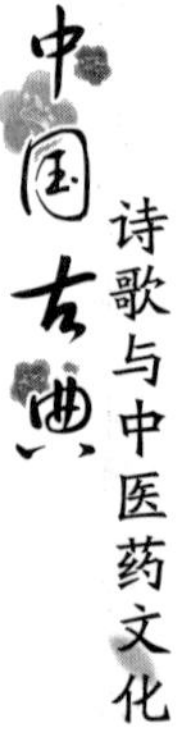

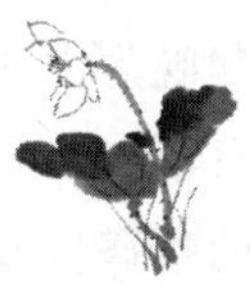

扁鹊桑公富灵术　心期一为保余生

——卢纶《行药前轩呈董山人》[①]滤医

不觉老将至，瘦来方自惊。
朝昏多病色，起坐有劳声[②]。
膝暖苦肌痒，脏虚唯耳鸣[③]。
桑公富灵术，一为保余生[④]。

选自《全唐诗》卷二百七十八（第9册，第3162页）

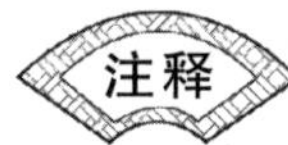

注释

①行药：服药之后，行走以宣导发散。董山人：山人是其别号，本名不详，生平待考。

②劳声：愁苦时口中发出的声音。呻吟。

③脏虚：指肾虚。耳鸣：谓耳中作嗡鸣之声。多由中耳、内耳或神经系统的疾病所引起。《灵枢·海论》："髓海不足，则脑转耳鸣。"耳鸣之发，有虚有实。卢纶耳鸣，乃因脏虚。虚证者，由于肾精不足，或气血虚损，或年老体虚所致，可兼见头晕目眩、腰痛等症，治以补肾滋阴，益气养血为主。

④桑公：即长桑君。相传为古时良医扁鹊之师。余生：犹残年。指晚年。

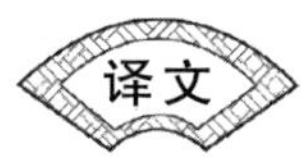

译文

我不知不觉即将进入老境，近来发现身体消瘦，这才自感忧虑心惊。无论是早晨或傍晚，颜面常常表现有病的气色，不管是起身或就座，口中都在不断地发出愁苦的呻吟。更使人痛苦的，乃是肌膝发热，皮肤瘙痒，我还患有一种病，就是肾虚而致的耳中嗡鸣。相传长桑君富有灵验的医术，我总是期望这样的神医，能够为我驱除病魔，保健身体，使我安度晚年。

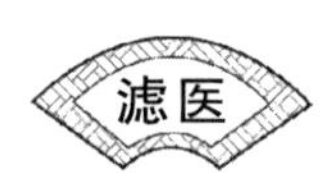

卢纶《卧病书怀》曰："苦心三十载，白首遇艰难。旧地成孤客，全家赖钓竿。貌衰缘药尽，起晚为山寒。老病今如此，无人更问看。"（见《全唐诗》卷二百八十）。此诗作者在患病时，记述自己老来艰难，凄凉孤苦，缺医少药的境况。卢纶《行药前轩呈董山人》一诗则记述了自己所患的疾病以及期望良医的迫切心情。此诗涉及的医学问题，如"行药"、"肌痒"、"耳鸣"等，为更深入地鉴赏此诗，这些问题有讨论之必要，现依次分述如下。

"行药"，即服药之后，行走以宣导发散。这有两种情况。在魏晋南北朝士大夫喜服一种烈性药（五石散）以养生，服药后漫步以散发药性，谓之"行药"。延至唐代，余风犹存。如唐代钱起《蓝田溪杂咏》诗："有时行药来，喜遇归山客。"亦泛指服用养生药后散步以散发药性。如宋代范成大诗曰："斜日低山片月高，睡余行药绕江郊。"因病服药之后，漫步以散发药性。《文选·鲍照〈行药至城东桥〉诗》刘良题注："照因疾服药，行而宣导之。"唐代元稹《春病》诗："望山移坐榻，行药步墙阴。" 宋·翁卷《行药作》："病倦令人懒欲吟，偶因行药过墙阴。烟生园柳暮鸦集，水涸池塘秋草侵。有口不须谈世事，无机惟合卧山林。西风飒飒吹毛骨，且看满园花似金。"清代钱谦益《病榻消寒杂咏》诗之四一："行药每于参礼后，安禅只在墓田中。"卢纶此诗所谓"行药"，当指上述第二种情况。

"腠暖苦肌痒"，腠暖，指邪热相搏于肌腠皮肤之间，这也是致痒的原因。又曰："不觉老将至"，由这些诗句便可初步推断，诗人卢纶患有老年性皮肤瘙痒症。下面谈谈皮肤瘙痒症的中医治疗。

皮肤瘙痒症，是指临床上无原发损害，而以皮肤瘙痒为主的一种神经功能障碍性疾病。皮肤瘙痒症多好发于老年人及中年人，多见于冬天及夏天。皮肤痒的范围不定，可局限于一两处或广泛发生，也可全身皮肤发痒。发痒的程度不定，往往间歇出现或连续不断。皮肤瘙痒症属中医学的"风瘙痒"范畴。瘙痒为本病的主要症状，有时有针刺、灼热或虫爬行感。老年人发生瘙痒病，往往以躯干最痒。冬季瘙痒病多发于秋季及冬季气温急剧变化的情况下，常在洗热水澡后或脱衣睡觉时，便开始瘙痒。夏季瘙痒病常以温热为诱因而引起瘙痒。

一般瘙痒症的中西医治疗，可较快得到控制和改善。症状轻者可单纯中药内服及外洗进行治疗。重症及顽固者宜中西医结合用药。若内科疾患所致的瘙痒症，往往反复发作不易控制，故要先处理内科问题。

老年性皮肤瘙痒症是临床常见病、多发病，是因老年人皮脂腺体功能减退，皮肤萎缩、干燥、粗糙而引起，属于中医的"痒风"、"风瘙痒"范畴。引起瘙痒的病因众多，祖国医学认为由风、湿、燥、热及血虚等因素引起，《内经》云"诸痛痒疮，皆属于心"，"诸痛为实，诸痒为虚"，"邪之所凑，其气必虚"；《诸病源候论》指出"风瘙痒者，是体虚受风，风入腠理，与气血相搏，而俱往来在于皮肤之间，邪气微，不能冲击为痛，故但瘙痒也"。老年瘙痒症多为血虚、阴虚所致，若血脂正常，可适当食些含油质较多的食物。夏季瘙痒症应尽量避免烤、炸、辣食物。平日生活调养方面，忌食鱼腥、虾蟹、海味、辛辣品、葱、蒜、韭、酒等。要加强营养与必要的锻炼，以提高自身机体免疫力。老年瘙痒症及冬季瘙痒症应避免洗热水澡，减少清洁剂、香皂的使用。

“脏虚唯耳鸣”，这里的“脏虚”，具体地说就是肾虚，肾开窍于耳，肾虚则耳鸣，这是导致诗人卢纶耳鸣的原因。肾虚常常会引起患者的耳鸣，但是如何治疗肾虚耳鸣呢？中医专家说，可以通过中药治疗。中医一般都把耳鸣的原因分为以下几个类型，按照类型分别给以相应的治疗。以下为中医治疗耳鸣的方法。

①外感风热型：症见突然耳鸣，如吹风样，或耳内作痒，或耳根肿痛，伴有头痛恶风，发热口渴，咳嗽咽干，四肢酸楚，身困乏力，舌淡苔薄黄，脉浮数等。治宜疏风清热，可选用银翘解毒丸，每日服 3 次，每次 1 丸。

②肝火上扰型：症见耳鸣突然发作，鸣声如钟，或如风雷，潮水声，伴有耳胀痛，耳闭，口苦咽干，心烦易怒，面红目赤，大便干结，小便短黄，舌红苔黄，脉弦数等。治宜清肝泻火，可选用龙胆泻肝丸，每日服 3 次，每次 1 丸。

③气滞血瘀型：症见耳鸣重听，鸣声响大，耳内堵塞不适，伴有头痛且胀，心烦急躁，胁肋胀满，日轻夜重，舌质紫暗或有瘀点瘀斑，脉弦细等。治宜活血化瘀，理气通窍，可选用血府逐瘀丸，每日服 3 次，每次 1 丸。

④中气不足型：症见耳鸣如蝉鸣，或如钟鼓水激，劳累后加重，久则耳聋，伴见面色苍白，倦怠乏力，神疲纳少，食后腹胀，自汗便溏，舌苔薄白，脉虚弱无力等。治宜益气健脾，升提中气，可先用益气聪明丸，每日服 3 次，每次 1 丸。

⑤肝血亏损型：症见耳鸣如蝉，时轻时重，耳失聪敏，遇劳更甚，伴有头晕乏力，视物昏花，面色淡白少华，失眠多梦，肢体麻木，唇甲淡白，脉细弱无力等。治宜滋肝养血，可选用归脾丸，每日服 3 次，每次 1 丸。

⑥肾阴亏虚型：症见耳鸣如流水声，声低而微，病程往往较长，伴有头目眩晕，失眠遗精，口咽发干，五心烦热，盗汗，腰膝酸痛，舌红苔薄，脉细数等。治宜滋阴补肾，可选用杞菊地黄丸，每日服 3 次，每次 1 丸。

⑦肾阳不足型：症见耳鸣日久不止，逐渐加重，伴有畏寒肢冷，腰膝萎软冷痛，遗精阳痿，夜尿频多而清长，倦怠乏力，面色苍白，舌质淡，苔薄白，脉细弱等。治宜温补肾阳，可选用左归丸，每日服 3 次，每次 1 丸。

说明

“桑公”、“桑君”之名常见于古诗文。如卢纶诗曰：“桑公富灵术，一为保余生”。金·元好问《醉中送陈季渊》诗：“恨我不比长桑君，一月觞君上池水”。宋·陈深《赠恒斋葛太翳》：“吴下谦谦抱朴孙，妙年应遇长桑君。素心皦皦恒如月，一寸灵苗手自耘。”桑公，指长桑君，战国时的神医。传说扁鹊与之交往甚密，事之唯谨，乃以禁方传扁鹊，又出药使扁鹊饮服，忽然不见。于是扁鹊视病尽见五脏症结，遂以精通医术闻名当世。（见《史记·扁鹊仓公列传》）。为更好地理解卢纶“桑公富灵术”一句的含义，我们首先应当知道此句所用的典故，下面谈谈扁鹊遇长桑君的故事。

扁鹊年轻时经营一家小客舍。有一天，客舍里进来一位白发皤然的老者。扁鹊见老者气度不凡，非寻常人，于是很小心谨慎地招待。这老者就是民间高医长桑君，他看扁鹊也不是普通人，于是有意收他为传人。经过十多年的考察，才唤扁鹊到一个无人之地，郑重告诉他："我看你天性善良忠厚，人又聪慧稳重，大度能容，会体谅人情，气血沉稳异常，是个良医大家的佳材，故千里寻徒到此。可惜，因有法缘耽搁，晚来几年，你年龄多长了几岁，误掉些时光，也是天意如此。叫你受蒙童之育，是来不及了。只好三分药力，三分人力，四分本性，助你天地元功了。"说完，从怀里取出一个小药葫芦交给扁鹊说："用未沾及地面的水服用此药三十日，就可以看见隐秘之物了。"然后取出全部秘方书籍授予扁鹊，突然就不见了。扁鹊恭敬地望空拜了三拜，依照他的话服药三十日后，不仅能够看见人的五脏六腑，而且能看见墙另一边的人。

扁鹊具有了透视人体的特异功能后，谨记长桑君的嘱咐，深入民间，为劳动群众解除疾苦，为满足百姓需要而施展自己广博的医术。他行医来到赵国的都城——邯郸的时候，发现当地人民很关心妇女，就在那里做妇科医生。后来行医经洛阳，看到洛阳的人们非常尊敬老人，于是做了五官科医生。最后行医到秦国的都城咸阳，看到秦国的人民有"爱小儿"的优良风尚，又在那里做了儿科医生。他充分发挥了自己特有的才能，游历了大半个中国，积累了丰富的医疗经验。人们称赞他像喜鹊一样，走到哪里把吉祥带到哪里，于是称他为"扁鹊"（也有人说是因为他医术高明，赛过了黄帝时代的名医扁鹊，所以称他为"赛扁鹊"，简称扁鹊）。

扁鹊掌握了针灸、砭石、汤液、熨法等多种治疗方法，对传统的诊断方法望、闻、问、切，有很深的造诣，四诊中尤擅长望诊和切诊。有一次，扁鹊行医至虢国，听说虢国的太子"死了"，觉得可疑，连忙赶到王宫，对"尸体"仔细检查，切诊发现脉搏还在轻轻跳动，两腿内侧并没有完全冰冷，就诊断为"尸厥症"，立即扎针急救，过了一会儿太子就慢慢苏醒了。接着又用汤药、熨法治疗，不久，太子就完全恢复了健康。消息传开，人们称扁鹊是能"生死人"（起死回生）的神医。

扁鹊高超的医术和高尚的医德，博得了广大劳动群众的爱戴和尊敬，但也让一些医术低下、人品卑劣的庸医妒忌怨恨，秦国的太医令李醯就是其中之一，他自知医技不如扁鹊，就一直心怀愤恨，想乘机报复，后派人刺杀了扁鹊。一代名医，就这样惨死于小人之手！

扁鹊被刺后，人们纷纷为他建立了许多陵墓和庙宇，来纪念这位优秀的民间医生。这些墓祠之多、历史之悠久、规模之宏大，是历史罕见的。西汉时期，我国伟大的历史学家司马迁在长篇巨著《史记》中，为扁鹊立传，这是我国现存的第一篇为医学家所作的传记。

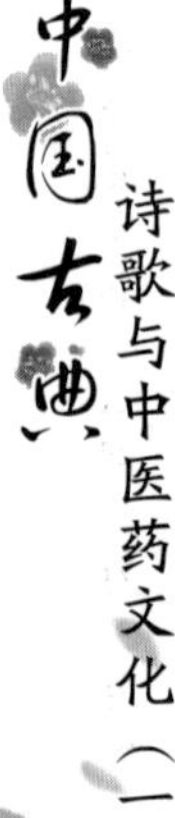

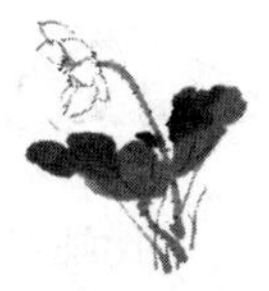

慨叹不知尘俗士　有谁能解种胡麻

——卢纶《过楼观李尊师院》[①]滤医

城阙望烟霞，常悲仙路赊[②]。
宁知樵子径，得到葛洪家[③]。
犬吠松间月，人行洞里花。
留诗千岁鹤，送客五云车[④]。
访世山空在，观棋日未斜[⑤]。
不知尘俗士，谁解种胡麻[⑥]。

选自《全唐诗》卷二百七十九(第9册，第3165页)

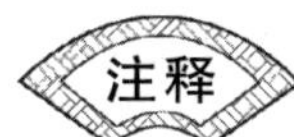

注释

①一作《过李尊师院》。楼观：楼观台。道教名观。在陕西省周至县城东南秦岭山麓。相传周康王时，函谷关令尹喜曾在此结草楼而居，观看天象，并在楼南高岗筑台，讲授《道德经》，称说经台。该楼一名紫云楼，后人创立道观，称"楼观"。为中国道教最早的宫观。李尊师：本名不详。尊师，对道士的敬称。

②城阙：城门两边的望楼。仙路：登仙之路。赊：长，远。

③宁：岂。樵子径：樵夫走的路。

④留诗千岁鹤：晋·陶潜《搜神后记》卷一："丁令威，本辽东人，学道于灵虚山。后化鹤归辽，集城门华表柱。时有少年，举弓欲射之。鹤乃飞，徘徊空中而言曰：'有鸟有鸟丁令威，去家千年今始归。城郭如故人民非，何不学仙冢累累。'遂高上冲天。"后以"千岁鹤归"指对故乡的眷恋之情。五云车：谓仙人所乘的云车。王维诗："还瞻九霄上，来往五云车。"

⑤访世：谓隐居的人出仕。

⑥胡麻：即芝麻。葛洪《抱朴子·仙药》："巨胜，一名胡麻，饵服之不老，耐风湿，补衰老也。"王维诗："山中无鲁酒，松下饭胡麻。"唐·葛鸦儿《怀良人》诗："胡麻好种无人种，正是归时不见归。"

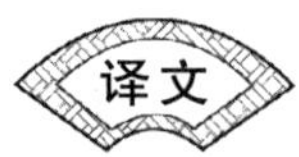

译文

我站在城门边的望楼上，遥望楼观台前升起的缕缕烟霞，心中常常悲叹，这登仙的道路是多么遥远啊！凡人岂知当年樵夫所走的山间小径，找不到路径，又何时才能到达葛洪的家？仙犬向着松林间的月光吠叫，仙人行走于幽洞奇花之中。丁令威学道，化为千岁鹤，归来时曾经留诗劝人学仙，仙家送别远客，来往乘坐的都是华丽的五彩云车。隐居的人现已出仕，所以山林空自犹在，我静观棋局变化，太阳还未西斜。我不知道这社会上的凡夫俗子，有谁能够懂得仙家种植胡麻的用意。

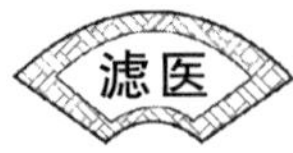

滤医

卢纶诗曰："不知尘俗士，谁解种胡麻"。胡麻，原产东印度，世界产地分布在热带、亚热带，如印度、中国大陆、泰国、土耳其、缅甸等。科属亚麻科亚麻属。5—6 月、12—1 月盛产。1 年生草本，株高约高 1～1.5 米；茎直立，茎方形，表面有纵沟，叶对生，长椭圆形或披针形，长 5～10 厘米；花腋生花冠唇形，白色，带紫红或黄色，长 2.5～3 厘米；蒴果长筒状，长 2～3 厘米；有 2 棱、4 棱、6 或 8 棱，成熟会裂开弹出种子。性喜高温，生育适温 24℃～30℃，于中、南部的环境下生育较良好。胡麻是我国五大油料作物之一，目前全国种植面积约 1000 万亩，年产量约 40 万吨，是我国工业用干性植物油和产区群众主要食用油的来源。

胡麻籽中含有 6%～10%的胡麻胶。胡麻胶是一种以多糖为主的果胶类物质，含有 12%的蛋白质，17%左右的果胶酸、淀粉、矿物质等，可当做食品添加剂、化妆品原粉、医药原料等。

胡麻油是一种优质食用油，富含 α-亚麻酸及各种不饱和脂肪酸，在动物体内可直接转化成 DHA 和 EPA，这些物质是人体必需的不饱和脂肪酸，也是深海鱼油的主要成分，并具有促进人体智能、强身健脑、防止心血管疾病、抑制疾病基因等重要作用。此外，胡麻籽中所含植物激素木酚素含量是其他普通作物的 800 倍左右，这种物质被人体吸收后，可以抑制癌症，特别是能降低乳腺癌、结肠癌和前列腺癌的发病率。胡麻籽中还富含可溶性植物纤维素，具有降低胆固醇的作用，经常食用胡麻籽，可以降低便秘、肥胖、心脏病等发病率。

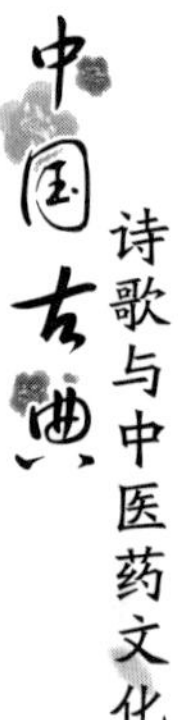

黑芝麻在中国种植广泛，主产地为山东、河南、湖北、四川、安徽、江西、河北等省。一年生草本植物，成熟的种子有黑白两种，黑的多药用，白的多食用。各地名字叫法略有不同，有芝麻、油麻、巨胜、胡麻等多种称谓。

现代医药学研究结果表明，黑芝麻有显著的医疗保健功效。黑芝麻中的维生素 E 含量非常丰富，可延缓衰老；润五脏，强筋骨，益气力；可强壮身体，益寿延年，滋补肝肾，润养脾肺。肺阴虚的干咳、皮肤干燥及胃肠阴虚所致的便秘，产后阴血不足所致的乳少，都可以得到缓解或根除。

据营养学家分析，黑芝麻含脂肪油约 60%，油中的主要成分为油酸、亚油酸、软脂酸、硬脂酸等甘油酯。每百克黑芝麻中含蛋白质21.9克，脂肪61.7克，钙564毫克，磷368毫克，铁50毫克，还含有芝麻素、花生酸、芝麻酚、油酸、棕榈酸、硬脂酸、甾醇、卵磷脂、维生素A、维生素B族、维生素D、维生素E等营养物质。正因为黑芝麻含有如此丰富的营养，因而在延缓衰老及美容方面，起到了很大的作用。

胡麻，自古就是道家服食养生的重要药物之一。常吃芝麻，可使皮肤保持柔嫩、细致和光滑。有习惯性便秘的人，肠内存留的毒素会伤害人的肝脏，也会造成皮肤的粗糙。芝麻能滑肠治疗便秘，并具有滋润皮肤的作用。利用节食来减肥的人，由于其营养的摄取量不够，皮肤会变得干燥、粗糙。而芝麻中含有防止人体发胖的物质——卵磷脂、胆碱、肌糖，因此芝麻吃多了也不会发胖。在节食减肥的同时，若配合芝麻的食用，粗糙的皮肤可获得改善。

人们喜欢卫生经常洗澡，但在洗掉皮肤污垢的同时，也会洗去肌肤表面的油脂。因脱去油脂而使皮肤显得干燥的人，可多吃些芝麻，这样可以使皮肤看起来鲜亮。芝麻中的维生素E，在护肤美肤中的作用更是不可忽视。它能促进人体对维生素A的利用，可与维生素C起协同作用，保护皮肤的健康，减少皮肤发生感染；对皮肤中的胶原纤维和弹力纤维有“滋润”作用，从而改善、维护皮肤的弹性；能促进皮肤内的血液循环，使皮肤得到充分的营养物质与水分，以维护皮肤的柔嫩与光泽。挑选黑芝麻，以身干、粒饱满、颜色黑、无杂质为最佳。

自制黄豆芝麻美容粥：黄豆含蛋白质35%、脂肪20%，是含多种维生素及矿物质的碱性食物。黄豆的脂肪有降低胆固醇的作用，对动脉硬化、高血压也很有效。取黄豆100克(浸泡水中半天)，芝麻炒焦研粉(可买现成的芝麻粉，超市有卖)20克。先用黄豆煮粥，可加高汤，粥滚后再加入芝麻粉、盐调味即可。

胡麻饼：这是用特制粉、植物油、芝麻、天中草为主料制成的清素食品。早在东汉时期就已产生，到唐代发展成为大众化的方便食品。相传安史之乱时，唐玄宗与杨贵妃出逃到咸阳，就买胡麻饼充饥。著名诗人白居易亦喜食这种食品。其特点为酥脆油香、咸淡适中、营养丰富。原料(制10个)：面粉500克，精盐5克，熟猪油150克，花椒粉5克，鸡蛋清15克。取面粉350克，加入熟猪油、精盐、花椒粉制成酥面。另150克面粉加水和成皮面，揪成小剂子10个，逐个擀开成片，包入酥面(小包酥)，然后折擀两次，用手揉成圆形饼坯(有一种大包酥法：即将整个皮面擀成片，放入酥面，折擀好，再揪成小剂揉成饼坯)。在每个饼坯上刷一层蛋清，沾一层芝麻仁，入三扇鏊(或烤箱)中烘烤至两面呈金黄色即成。胡麻饼中的芝麻富含维生素E，有补血、润肠等功效，可延缓衰老，润五脏，强筋骨，益气力等。男女老少皆适用。

芝麻又称胡麻，在医学古籍和道教古籍文献中多有记述。如《神农本草经》云：“补五脏，益气力，长肌肉，填髓脑，久服轻身不老”。不仅如此，古代文献中还有不少关于长期服食芝麻能够强壮抗老、延年益寿的传说。据《本草纲目》记载：“刘、阮入天台，遇仙女，食胡麻饭。亦以胡麻同米作饭，为仙家食品矣。”晋朝葛洪《神仙传》载：“鲁女生服胡麻、饵术，绝谷八十余年，甚少壮，日行三百里”，还称“服食胡麻，服至百日，能除一切痼疾，一年身面光泽、不饥，二年白发返黑，三年齿落更生”。所有这些，虽不足信，但与“久服轻身”、“补衰老”的意义是相通的。胡麻具有补肝肾、益五脏、滋润皮肤、使人面色红润光泽、降血脂、降血糖、延年益寿等功效。

古人诗词中常有“胡麻”之名。如有关胡麻饼的诗文、典故：“胡麻饼样学京都，面脆油香新出炉，寄于饥馋杨大使，尝看得似辅兴无。”这是唐代大诗人白居易在《寄胡麻饼与杨万州》一诗中对胡麻饼的赞誉。唐代长安的胡麻饼是很驰名的，尤以辅兴坊制作的最佳。《续汉书》有“灵帝好胡饼，京师贵戚皆竞食胡饼”。《太平御览》载吕布率军到达乘氏城下，“李淑节作万枚胡饼先持劳客”。《资治通鉴·玄宗纪》载“至德元载，安史之乱，玄宗西幸，仓皇路途，至咸阳集贤宫，无可果腹。杨国忠自市胡饼以献。”日本僧园仁《入唐求法巡礼行记》有“开成六年正月六日立春，命赐胡饼寺粥。时行胡饼，俗家皆然”。《廷尉决事》还记载了唐朝张桂，由于专卖胡饼出名，后被封为三台令等，不胜枚举。

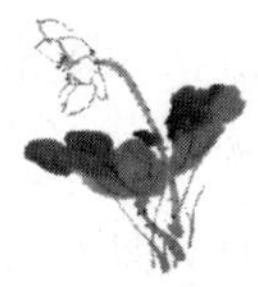

寂寞日长谁问疾　料君惟取古方寻

——卢纶《酬李端公野寺病居见寄》滤医

野寺钟昏山正阴，乱藤高竹水声深①。
田夫就饷还依草，野雉惊飞不过林②。
斋沐暂思同静室，清羸已觉助禅心③。
寂寞日长谁问疾，料君惟取古方寻④。

选自《全唐诗》卷二百八十(第9册，第3180页)

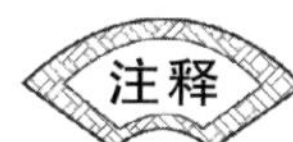

注释

①野寺：野外庙宇。韦应物诗："野寺望山雪，空斋对竹床。"

②饷：给在田间劳动的人送饭。就饷：即就餐。依草：身体依靠在树草上。

③斋沐：即斋戒。古人在祭祀或举行典礼之前，常沐浴更衣，戒绝嗜欲，使身心洁净，以示虔敬。静室：指寺院住房或隐士、居士修行之室。禅心：佛教用语。谓清静寂定的心境。

④古方：古代流传下来的药方。与"时方"相对。如《伤寒论》《金匮要略》所列的药方都称古方。也称经方。

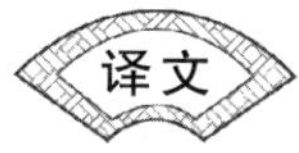

译文

黄昏时野寺响起报时的钟声，山色也正转阴，藤蔓缠绕，竹林幽深，远处传来潺潺流水声。田夫把身体倚靠在树草上，坐在田地边就餐，受惊的野鸡展翅飞起，也未越过茂密的树林。我曾经斋戒之后，暂时存神静思，与您同处于一间静室，清瘦的我就已感到心境顿时转入清静寂定。病居野寺，心情寂寞，时间也就显得漫长，又有谁来问候？我料到只有您会寻取灵验的古方，并寄信来问询。

滤医

卢纶诗曰："寂寞日长谁问疾，料君惟取古方寻。"卢纶此诗所谓的"古方"，应当是泛指古代流传下来的药方。这里面当然也包括了汉代医圣张仲景《伤寒论》《金匮要略》中的药方。"时方"与"经方"相对，是指汉代张仲景以后医家所制的方剂，以唐宋时期创制使用的方剂为主。时方是在经方基础上有很大发展，补充和完善了前人未备而又有临床疗效的方剂，丰富了方剂学内容。卢纶是唐代诗人，他诗中的"古方"当然是唐以前的药方。由于历史的发展，古方的概念也在变化，我认为凡是清代（包括清代）以前的中医药方都可称为古方。

千年古方还能用吗？

龙胆泻肝丸是一例产生于元朝并沿袭至今的古代方药。但2003年龙胆泻肝丸伤人事件，使许多人对传统中药古方产生怀疑，沿用至今的古方有上万种，众多千年古方是否能再适用于现代人？

专家认为，古方今用是可以的。专家说："汉朝张仲景被中医界尊为医圣，他生活的时代距今已有两千多年，然而他的很多药方现在仍被采用。历代流传至今的中药古方有几万种，只要是合理的方子都具有生命力，譬如同仁堂的许多老方子，像安宫牛黄丸、六味地黄丸等依然被大家认可。"

但也有一些古方因为各种原因正在被淘汰。有的古方对于患者虽然是安全的，但治疗效果已不好；有的古方不安全，比如含有铅、砷、汞等重金属有毒物质；有的古方中的药材已经被淘汰，如所谓的人中黄、人中白，是人的大、小便；过去市面上常见的中成药几千种，各地均有地方标准，但现在经过国家整顿后，只有一部分安全有效的药方才可以上升为国家标准，其他不符合标准的药方都已经被淘汰。

古方变迁折射疾病谱变化。明代中医就已有句名言"古方今用不相能也"，即古人的方子不一定都能治疗今人的疾病。有关专家说："拿治疗感冒的药方来说，汉朝时是用桂枝汤，宋朝时增加了藿香正气散，清朝又增加了银翘散和桑菊饮。因为清朝以前多是'风寒感冒'，到清朝以后（病原微生物在变化）出现了'风热感冒'，需要用清热的方子。中药方子都是在不断地创新和完善。古方中没有能够通治现在的高血压和冠心病的，现在审批下来治疗这类疾病的中药地奥心血康、复方丹参滴丸都是新药。"

有专家言："人类疾病谱随着人类社会的发展而不断变化，古方中并没有治疗现在很多老年病的方法。"针对不断变化的中国人体质，中药是否还能发挥原有的效果？专家说："目前中药的提取工艺在向更加精细的方向发展，原来中药就是一锅汤，现在大量浓缩精华的口服液、胶囊、片剂出现，中药的疗效在不断地提高。"

古方今用更需安全用药。专家认为，过去社会上宣传中药无毒的提法并不科学。专家认为："中药比较安全，这只是相对而言，'是药三分毒'。中医讲'辨证施治'是指出现什么症状就用什么药，盲目用药可能给患者带来危害。"

专家格外强调古方入药的中药材，要求它们必须是收载在药典里的药材。因为，很多药材品种经过千百年后可能发生变异，药典内指定的药材都是经过考证并选定最好的品种。同时药典也关系到用药的安全，中药的药材容易因为外观相似而被混淆，比如用于清热解毒的山豆根，它的同一科属中却分为很多种，但它们对人的效用却天壤之别，不在药典之内的山豆根多是有毒的，服用它们会对人的肝、肾产生危害。这一方面需要通过国家主管部门的严格把关，同时也需要医药工作者把好关。而消费者买药必须要到正规的医院和药店。

卢纶《卧病书怀》曰："苦心三十载，白首遇艰难。旧地成孤客，全家赖钓竿。貌衰缘药尽，起晚为山寒。老病今如此，无人更问看。"（见《全唐诗》卷二百八十）。此诗作者在患病时，记述自己老来艰难，凄凉孤苦，缺医少药的境况。卢纶《酬李端公野寺病居见寄》一诗（李端公，即李端，与卢纶等唱和、友善，公是尊称，大历十才子之一），除了记述野寺周围的风光景物外，还记述了自己病居野寺时，收到李端寄来的慰问信，而且还给他寄来治病的"古方"。这对寂寞、久病的诗人来说，心灵上是一种极大的安慰。于是，他强支清羸的病体，以万分感激的心情，握管濡墨，写成这首酬答好友李端的诗作。如用医家的观点来鉴赏卢纶此诗，首先应当注意的是"古方"。尽管诗人没有写出古方的具体药物组成，但还是有必要做一些相关的探讨。

"古方"一词，不仅常见于历代医药文献，而且亦见于历代先贤诗文之中。如卢纶此诗："寂寞日长谁问疾，料君惟取古方寻"。唐·雍陶《秋居病中》："幽居悄悄何人到，落日清凉满树梢。新句有时愁里得，古方无效病来抛。荒檐数蝶悬蛛网，空屋孤萤入燕巢。独卧南窗秋色晚，一庭红叶掩衡茅。"见《全唐诗》卷五百十八（第15册，第5916页）。宋·梅尧臣《依韵和吴正仲赤目见寄》："寻常不病眼，青白看人多。暂见朱成碧，难逢扁与和。金篦旧说在，诃子古方磨。我自苦风痹，思君那得过。"又如明代文学家汤显祖《七年病答缪仲淳》诗曰："不成何病瘦腾腾，月费巾箱药几楞。会是一时无上手，古方新病不相能。"其大意是说，我不清楚我患了什么病，病后身体消瘦得特别厉害。为了治病，每月都要消耗几巾箱的药物。恰巧当时又找不到技术高超的医生，一般医生只知机械地照搬古方，这些古方又不能很好地针对我现在的病情。这是汤显祖"七年病后"写给当时名医缪仲淳的诗。一是向好友倾吐自己经受的苦愫，二是强调先贤"古方新病不相能"的观点。其目的也是想要促进当时一些医生尽快纠正泥古之风。随着医学的发展，直至明代以后，这种泥古之风终于有所改变。当然，这与汤显祖、缪仲淳等有识之士的努力是分不开的。总之，中医强调辨证施治，法从证出，方随证变，古方今用，老药新用，师古而不泥古，贵在灵活化裁，继承创新。

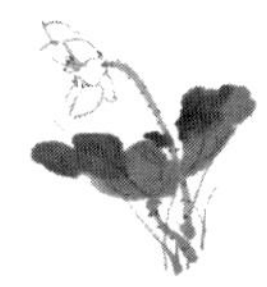

泪沾席上沉香枕　愁绕楼中荡子妻

——杨凝《花枕[1]》滤医

席上沉香枕，楼中荡子妻[2]。

那堪一夜里，长湿两行啼[3]。

选自《全唐诗》卷二百九十（第9册，第3300页）

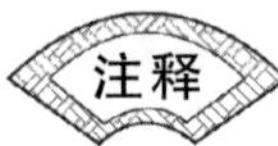

作者简介

杨凝，字懋功。由协律郎三迁侍御史，为司封员外郎，徙吏部，稍迁右司郎中，终兵部郎中。集二十卷，今存一卷。其代表作如《春怨》：“花满帘栊欲度春，此时夫婿在咸秦。绿窗孤寝难成寐，紫燕双飞似弄人。”《春情》：“旧宅洛川阳，曾游游侠场。水添杨柳色，花绊绮罗香。赵瑟多愁曲，秦家足艳妆。江潭远相忆，春梦不胜长。”

注释

①花枕：绣花的枕头。南朝·梁·刘孝威诗：“梦啼渍花枕，觉泪湿罗巾。”

②沉香：中药名。又名蜜香、沉水香。沉香枕：指用沉香木做的枕头。荡子：指辞家远出，羁旅忘返的男子。《文选·古诗〈青青河畔草〉》：“荡子行不归，空床难独守。”

③那堪：怎堪；怎能忍受。那，今亦写作“哪”。啼：出声地哭。

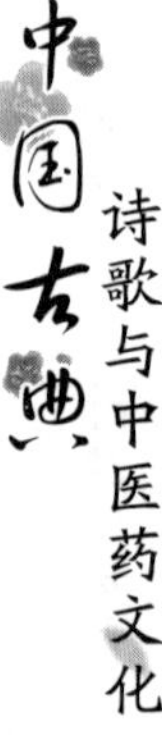

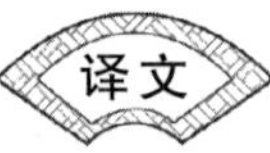

译文

床席上闲置着珍贵的沉香枕，楼阁中独守空房的荡子妻。漫漫长夜，寂寞袭来，怎能忍受得了啊？又见她两行长长的相思泪。

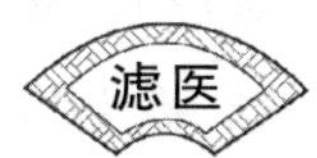

滤医

杨凝此诗所谓的“沉香枕”，指用沉香木做的枕头。古诗文中常见“沉檀”一词，指沉香木和檀木。二者均为香木。均可做枕头。如唐代李贺《美人梳头歌》：“西施晓梦绡帐寒，香鬟堕髻半沉檀。”这里的“沉檀”即指用沉檀木做的枕头。妆饰用的颜料中亦常加入沉香、檀香。唐、宋妇女闺妆多用之。或用于眉端，或用在口唇上。南唐李煜《一斛珠》词：“晓妆初过，沉檀轻注些儿个，向人微露丁香颗。”此词中的“沉檀”，据专家说，指沉香、檀香。见宋・洪刍《香谱・江南李主帐中香法》。古人常用沉香木和檀木做成名贵的熏香料。如唐代李白《杨叛儿》诗：“博山炉中沉香火，双烟一气凌紫霞。”李中《宫词》之二：“金波寒透水精簾，烧尽沉檀手自添。”明代杨珽《龙膏记・空访》：“沉檀烟起盘红雾，一缕朝霞窥绣户。”《红楼梦》第七一回：“元春又命太监送出金寿星一尊，沉香拐一枝。”这里的“沉香拐”，即指用沉香木制成的拐杖。由此可见，在古人的生活中常常用到珍贵的沉香、檀香。除此之外，沉香、檀香还作为著名的中药而广泛受到古今医家的重视。

中医所用的沉香，为瑞香科常绿乔木植物沉香及白木香含有树脂的木材。白木香主产于海南、广东、云南、台湾等地；沉香主产于东南亚、印度等地。全年均可采收，割取含树脂的木材，除去不含树脂的部分，阴干。锉末。生用。性温，味辛苦。归脾、胃、肾经。功能行气止痛，温中止呕，纳气平喘。临床应用主要有三个方面：一是用于治疗胸腹胀痛。沉香辛香性温，善散胸腹阴寒，行气止痛。治疗寒凝气滞之胸腹胀痛，常与乌药、木香、槟榔等同用，如《卫生家宝》沉香四磨汤。治疗脾胃虚寒之脘腹冷痛，常配肉桂、干姜、附子等同用，如《卫生宝鉴》沉香桂附丸。二是用于胃寒呕吐。沉香辛温散寒，味苦降泄，善温胃散寒、降逆止呕。治疗寒邪犯胃，呕吐清水，可与陈皮、荜澄茄、胡椒等同用，如《圣济总录》沉香丸。治疗胃寒久呃，可与柿蒂、白豆蔻、紫苏叶等同用。三是用于虚喘证。沉香既能温肾纳气，又能降逆平喘，适用于治疗下元虚冷、肾不纳气之虚喘证，常与肉桂、附子、补骨脂等同用，如黑锡丹。若治疗上盛下虚之痰饮喘嗽，常与苏子、半夏、厚朴等同用。煎服，1～3 克，宜后下；或磨汁冲服；或入丸、散剂，每次 0.5～1 克。

檀香，为檀香科常绿小乔木檀香的木质心材。产于中国的海南、广东、云南、台湾等地，印度、印度尼西亚等地亦产。以夏季采收为佳。除去心材、镑片或劈碎后入药。生用。性温，味辛，归脾、胃、肺经。功能行气止痛，散寒调中。用于胸腹冷痛，胃脘寒痛，呕吐食少。檀香辛散温通，有利膈宽胸、散寒调中、行气止痛之功。治疗寒凝气滞胸痛，可与延胡索、细辛、荜茇等同用，如宽胸丸。治疗胃脘寒痛、呕吐食少，以檀香研末，干姜汤泡服；或配沉香、白豆蔻、砂仁等同用。煎服，1～3 克，宜后下。

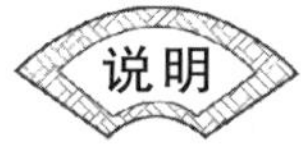

说明

沉香不仅是名贵药材，而且是一种名贵的香料，在古人诗词中经常咏及。如宋代词人周邦彦《苏幕遮・燎沉香》词曰：“燎沉香，消溽暑。鸟雀呼晴，侵晓窥檐语。叶上初阳干宿雨，水面清圆，一一风荷举。故乡遥，何日去？家住吴门，久作长安旅。五月渔郎相忆否？小楫轻舟，梦入芙蓉浦。”词的大意是说，点燃起沉香，消除闷热的暑气。鸟雀欢呼天晴，一清早就在檐上鸣啼。太阳初升晒干叶上的夜雨，水面上，一张张圆圆青绿的荷叶在风中挺立。故乡十分遥远，何日才能归去？家住吴门，却长期在京城旅居。正当五月，一同游钓的旧友，可曾将我思忆？梦中我划短桨驾小舟悠然前行，直驶入盛开的荷花塘里。

这首词，上片写景，下片抒情，段落极为分明。起句六字写静境，焚香消暑，取心定自然凉之意，或暗示在热闹场中服一副清凉剂，两句写境静心也静。三、四句写静中有噪，“鸟雀呼晴”，一“呼”字，极为传神，暗示昨夜雨，今朝晴。“侵晓窥檐语”，更是鸟雀多情，窥檐而告诉人以新晴之欢，生动而有风致。“叶上”句，清新而又美丽。“水面清圆，一一风荷举”，则动态可掬。这三句，实是交互句法，配合得极为巧妙，而又音响动人。是写清圆的荷叶，叶面上还留存昨夜的雨珠，在朝阳下逐渐地干了，一阵风来，荷叶儿一团团地舞动起来，这像是电影的镜头一样，有时间性的景致。词句炼一“举”字，全词站立了起来。动景如生。这样，我们再回看起句的“燎沉香，消溽暑”的时间，则该是一天的事，而从“鸟雀呼晴”起，则是晨光初兴的景物，然后再从屋边推到室外，荷塘一片新晴景色。再看首二句，时间该是拖长了，夏日如年，以沉香消之，寂静可知，意义丰富而含蓄，为下片久客思乡伏了一笔。

下片直抒胸怀，语词如话，不加雕饰。己身旅泊“长安”，实即当时汴京（今开封）。周邦彦本以太学生入都，以献《汴都赋》为神宗所赏识，进为太学正，但仍无所作为，不免有乡关之思。“故乡遥，何日去”点地点时，“家住吴门，久作长安旅”，实为不如归去之意。紧接“五月渔郎相忆否”，不言己思家乡友朋，却写渔郎是否思念自己，这是从对面深一层写法。一结两句，“小楫轻舟，梦入芙蓉浦”，即梦中划小舟入莲花塘中了。实以虚构的梦境作结，虽虚而实，变幻莫测。

这首词构成的境界，确如周济所说：“上片，若有意，若无意，使人神眩”（《宋四家词选》）。而周邦彦的心胸，又当如陈世所说：“不必以词胜，而词自胜。风致绝佳，亦见先生胸襟恬淡”（《云韶集》）。足见周邦彦的词以典雅著称，又被推为集大成词人，其词作固然精工绝伦，而其思想境界之高超，实尤为其词作之牢固基础。

进口沉香，又名沉水香、燕口香、蓬莱香、密香、芝兰香、青桂香等（以上为文献名）。来自瑞香科植物沉香的含树脂的心材。主产于印度尼西亚、马来西亚、新加坡、越南、柬埔寨、伊朗、泰国等地。印度尼西亚、马来西亚、新加坡所产的沉香习称新州香，质量最好，燃之香味清幽，并能持久。越南产的沉香习称会安香，质量稍次，燃之香味甚善，带有甜味，但不能持久。进口沉香多呈圆柱形或不规则棒状，表面为黄棕色或灰黑色；质坚硬而重，能沉于水或半沉于水；气味较浓，燃之发浓烟，香气强烈。进口沉香性微温，味苦辛。具有行气止痛、温中止呕、纳气平喘的功效，药效比白木香佳。

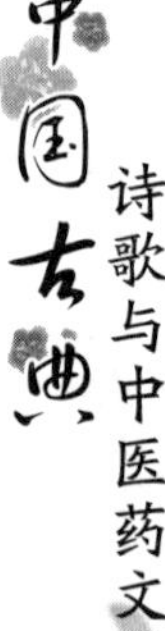

沉香木自古以来就是非常名贵的木料，亦是工艺品最上乘的原材料。明、清两代，宫廷皇室皆崇尚用此木制成各类文房器物，工艺精细，与犀角制作相同。由于沉香木珍贵且多朽木细干，用之雕刻，少有大材。因此，在拍卖市场上一旦有沉香木制作的大件物品出现，往往会有令人惊讶的表现。据新闻报道，福建莆田市一位收藏大家展出了他收藏14年之久的一张“沉香木龙床”,价值5亿元人民币,立刻惊动了明清家具收藏界。专家仔细过目后,一致认为这龙床的木料为沉香木,木料来自印尼,至少生长了数千年。这龙床的床柱、床腿、床裙、围板、嵌板等共雕有55条青龙,并配有众多瑞云纹饰,长2.2米,宽1.8米,高2.4米。收藏家感慨而调侃地说:“清晨刚开店面时,浓香更烈,没展出前,我就摆在家里,只敢在午休时小睡一会儿。现在想来,这么贵的用料,又雕上大量青龙,除了皇帝,谁敢用啊?”

目前沉香木赝品越来越多,真正的沉香木可以随着时间的流逝越来越香,而赝品沉香味不久就消失变淡了。真正的沉香木色泽会随着时间的推移而越来越深,油脂线也会越来越多,这些都是研判真伪的重要标准。

沉香是沉香木树干被真菌侵入寄生,发生变化,经多年沉积形成的香脂,是具有驱秽避邪、调中平肝作用的珍贵药材,如今已很稀少。古籍中很早就有关于我国海南地区盛产品质上乘的沉香的记载。宋代,海南沉香由朝廷贡品逐渐成为商品,过度开采之势愈演愈烈,“一片万钱”。沉香神秘而奇异的香味集结着千百年天地之灵气,有的馥郁,有的幽婉,有的温醇,有的清扬,等等。沉浸在这种种异香的氤氲中,古人熏香沐浴的恬然,焚香品饮的雅致渐渐浮现脑海,耳边仿佛传来曾被贬居海南的苏东坡对沉香木的涵咏:“金坚玉润,鹤骨龙筋,膏液内足”。在“寸香寸金”的利益驱动下,由于过度开采,严重破坏了沉香木自然资源,使如今的海南很难见到沉香木的芳踪。

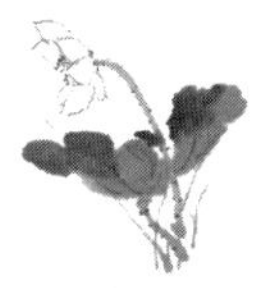

倾筐呈寄枇杷叶　仙方消疾本灵便

——司空曙《卫明府寄枇杷叶以诗答》[1]滤医

倾筐呈绿叶，重叠色何鲜[2]。
讵是秋风里，犹如晓露前[3]。
仙方当见重，消疾本应便[4]。
全胜甘蕉赠，空投谢氏篇[5]。

选自《全唐诗》卷二百九十三(第9册，第3312页)

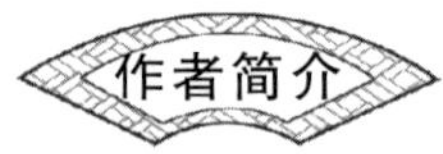

作者简介

司空曙(生卒年待考)，唐代广平(今河北省永年县东南)人，字文明。进士出身，曾任水部郎中等职。他是“大历十才子”之一。《全唐诗》编诗二卷。其诗朴素真挚，情感细腻，多写自然景色和乡情旅思，长于五律。诗风闲雅疏淡，语近性情。代表作如《云阳馆与韩绅宿别》：“故人江海别，几度隔山川。乍见翻疑梦，相悲各问年。孤灯寒照雨，湿竹暗浮烟。更有明朝恨，离杯惜共传。”《喜见外弟卢纶见宿》：“静夜四无邻，荒居旧业贫。雨中黄叶树，灯下白头人。以我独沉久，愧君相见频。平生自有分，况是蔡家亲。”《贼平后送人北归》：“世乱同南去，时清独北还。他乡生白发，旧国见青山。晓月过残垒，繁星宿故关。寒禽与衰草，处处伴愁颜”。《江村即事》：“钓罢归来不系船，江村月落正堪眠。纵然一夜风吹去，只在芦花浅水边。”《药园》：“春园芳已遍，绿蔓杂红英。独有深山客，时来辨药名。”从《药园》诗，可知诗人喜欢种药，还开辟了自己的私家药园。

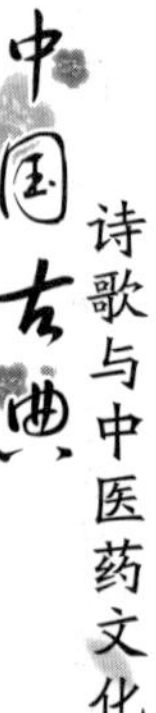

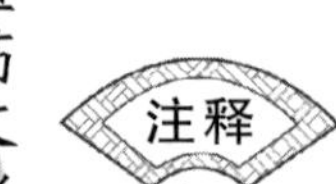

注释

①卫明府：本名待考。明府，唐以后多用以专称县令。杜甫《北邻》诗：“明府岂辞满，藏身

方告劳。”金代元好问《薛明府去思口号》之一：“只从明府到，人信有清官。”

②倾筐：一种簸箕形的浅竹筐。它后深而前浅，边缘欹斜，故称倾筐，犹今之畚箕。

③讵：副词。表示反问，相当于“难道”。

④便：灵便；轻捷。

⑤甘蕉：香蕉的一种。晋代嵇含《南方草木状·甘蕉》：“望之如树，株大者一围余，叶长一丈或七、八尺，广尺余二尺许，花大如酒杯，形色如芙蓉。”唐代唐彦谦诗：“联诗征弱絮，思友咏甘蕉。”谢氏篇：谢氏，即南齐谢朓，字玄晖，曾任宣城太守，其诗文华丽，很有诗才。杜甫称赞说：“谢朓每篇堪讽诵。”后世常用谢朓一典称美某人的诗才。司空曙此诗用“谢氏篇”衬托自己的诗作。

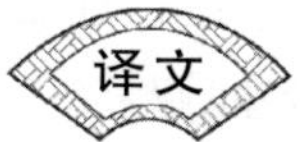

浅竹筐里装满了枇杷叶，重重叠叠，其颜色何等的翠绿新鲜。它难道是生于秋风里？否则，怎会给人以如此清凉之感，再触摸一下叶片，湿润得犹如才从晨露里摘来。用这样好的枇杷叶配成神奇的药方，理当受到人们重视，疗疾的医方本来就应廉验简便。您寄赠的枇杷叶之美，远远胜过了甘蕉，为答谢您的厚爱，我写了一首小诗，但这也许是徒劳而达不到目的的，因为我根本就写不出谢朓那样好的诗篇。

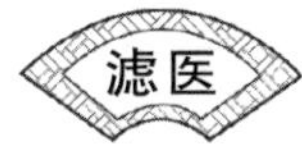

读了唐代司空曙《卫明府寄枇杷叶以诗答》，又使笔者想起味道甜美的枇杷。枇杷也有好几种。红肉种枇杷，因为果皮金黄而被称为“金丸”。唐代戴敏所写：“东园载酒西园醉，摘尽枇杷一树金”，就是这种枇杷。宋代诗人刘子翚曾有“万颗金丸缀树稠”的诗句。它皮厚易剥，味甜质粗，常用来做罐头。

枇杷的另外一种是白肉枇杷，此种肉质玉色，古人称之为“蜡丸”，正如宋代郭正祥所写：“颗颗枇杷味尚酸，北人曾作蕊枝看。未知何物真堪比，正恐飞书寄蜡丸。”白肉枇杷皮薄肉厚，质细味甜，适于鲜食。

枇杷在中国已经有两千多年的栽培历史，原产我国湖北西部和四川东部。西汉时作为珍异之果进贡朝廷（首见于西汉司马相如的《上林赋》）。《本草衍义》上说，枇杷因其叶似琵琶而得名。由于二者音相近，一些人常把枇杷写作“琵琶”，有一首枇杷的打油诗，说的是有人送枇杷与友人，附函说：送上琵琶两筐云云。收礼的人于是作诗道：“枇杷不是此琵琶，只为当年识字差。若使琵琶能结果，满城箫管尽开花。”明代画家沈石田也遇到类似事情，一次，他收到友人送来的一盆枇杷，友人信中写作“琵琶”。沈在回信中幽默地写道：“承惠琵琶，开奁骇甚，听之无声，食之有味”（奁音 lián，泛指精巧的小匣子）。中国同音字很多，“枇杷”与“琵琶”音虽同，但一种是水果，一种则是弦乐器，是两个截然不同的东西。

枇杷果香味美使得许多文人在院子里种植它，陆游在山园里种植不少杨梅和枇杷，可是杨梅都不结果子，唯独成了一树枇杷。他为此写诗道：“杨梅空有树团团，却是枇杷解满盘。难学权门堆火齐，且从公子拾金丸。”为了炫耀自己成果，虽对枇杷垂涎欲滴，但却舍不得吃，都送予朋友。唐代女诗人薛涛的寓所就在成都郊外的万里桥畔，她在家门也栽有几棵枇杷树。韦皋在诗中把她直称为女校书，并用“枇杷花下”来描述她的住地。从此，薛涛的“女校书”名义不胫而走，而“枇杷巷”也成了风月场所的雅称。

枇杷为蔷薇科常绿小乔木植物，全国大部分地区均有栽培。主产于广东、江苏、浙江、福建、湖北等地。其果实，气味甘酸，除了鲜食和加工果脯、罐头等食品外，还可入药。枇杷叶，性微寒，味苦。归肺、胃经。可清肺和胃，降气化痰，多用于治疗因风热燥火、劳伤虚损而引起的咳嗽、呕恶、饮食不下及夏季消暑。《本草纲目》：“枇杷叶，治肺胃之病，大都取其下气之功耳。气下则火降痰顺，而逆者不逆，呕者不呕，渴者不渴，咳者不咳矣。”枇杷叶，全年均可采收，晒干，刷去毛，切丝生用或蜜炙用。止咳宜炙用，止呕宜生用。枇杷花可治伤风感冒。核仁能祛痰镇咳。而用枇杷的果汁和冰糖熬成枇杷膏，更是清肺、宁咳、解燥、健胃的良药，名闻遐迩。

枇杷之美，白居易为此写了一首《山枇杷》：“深山老去惜年华，况对东溪野枇杷。火树风来翻绛艳，琼枝日出晒红纱。回看桃李都无色，映得芙蓉不是花。争奈结根深石底，无因移得到人家。”枇杷之美，连桃李都无颜色，芙蓉羞愧得都不成花。可惜扎根石下，无法移植到家里。这样赞颂枇杷，无怪我也很喜爱枇杷，曾在老家的房屋前栽种了几棵枇杷树。因为我是学中医的，在我所阅读的古医籍文献中每每有枇杷的记载、枇杷治病之功、枇杷味道之美，已深深印在我的脑海里。

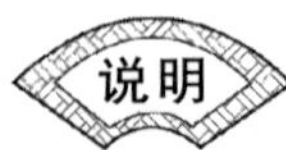

我祖父曾在庭院里栽种了一株枇杷树。从我记事起，已是枝枝叶叶青翠可爱。枇杷叶如琵琶，覆盖淡淡软软的锈色绒毛。深碧的叶片边缘有细密好看的锯齿。远看去有些像广玉兰的叶子。但广玉兰叶片光洁无锯齿，颜色也更嫩一些。我就眼巴巴站在树下，年年期待有果实结出。

一年初冬，忽见枇杷叶底缀了团团簇簇的白色碎朵，凑过去，可闻见清爽的香气。这些花朵给我莫大惊喜。于是从秋天等到冬天，从冬天等到春天，在四五月间，我终于看到枝叶之中隐匿着青青黄黄的小果子。小家伙们似乎很害羞，都躲在叶子后面不出来。我按捺不住，摘了一个就往嘴里塞。极酸，酸得我脸都皱变了形，半天缓不过来。奶奶发现我在天井里偷偷用凉水洗酸得发麻的舌头，嗔笑道，怎么馋成这样呢！

暮春初夏，树上的枇杷果全部长成可喜的橙黄色，一颗颗珠圆玉润，饱满玲珑。我和哥哥两个人就站在树下大把摘枇杷，洗也不洗就往嘴巴里塞。很甜，甜得我陶醉地眯起眼，忘记了那第一枚果子给我带来的猛烈酸涩。奶奶着急得很，哎呀！不要这样！不要这样！第一年结果，不要这样摘，树会生气的呀，她还小呢……

奶奶小心翼翼掐下几枚熟透的枇杷，用清水洗过，盛在盘子里给我们吃。我们也学斯文了，轻轻撕开薄皮，吮那汁水，细细啃咬柔软酸甜的果肉，将圆溜溜的果核含在嘴里，久久不愿吐出来。后来，把核认真地埋在南墙下，期待发芽开花结果。当然，只是长出几棵细幼的树苗，

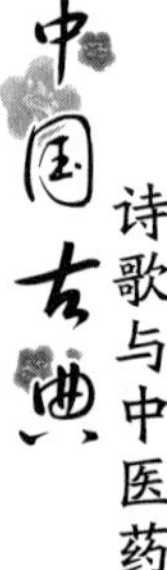

难成气候的。

我和枇杷树一起长大了。自小多病，常常咳嗽。于是喝枇杷叶子熬煮的水，亦有效。《本草纲目》说：枇杷秋荫，冬华，春实，夏熟；备四时之气，他物无以类之。又云：止渴下气，利肺气，止吐逆，清上解热，润五脏。记得奶奶那时候常常做枇杷膏给我吃。将冰糖入沸水煮至化，加入枇杷肉继续煮至浓稠的膏状。用勺子挖了吃，甜丝丝很诱人。

后来，读归有光的《项脊轩志》，末句“庭有枇杷树，吾妻死之年所手植也，今已亭亭如盖矣”，深感“树犹如此，人何以堪”，无限情感悄然含蕴于平和叙述之间。于是想，唯有枇杷树，记得起这份相思。在归有光心里，枇杷该是不同于他物的意向。于是与他平添感情。常常在深夜读他的文字，轻轻诵读。月华如水，内心清凉。

在明代作家中，最爱归有光。仕途坎坷，生活艰辛，一生寒苦，奠定了他文字哀婉凄清的独特基调。方苞说他“其发于亲旧及人微而语无忌者，盖多近古之文，至事关天属，其尤善者，不俟修饰而情辞并得，使览者恻然有隐”。他的文章笔法变化不露迹象，取材细微，琐细绵密，传神写照，风神摇曳。那些生活琐事，宛如枇杷叶底的呢喃鸟语，头绪纷然，疏淡宁和。

日前，又是吃枇杷的季节。昨天，于夜色深处回来，疲倦冷清，在街头买下一些枇杷。酸的，很酸。眉紧紧皱起，又缓缓舒开。终究是闻到了家乡的气息。《永嘉闻见录》记载：“邑产枇杷，肉薄而核多，惟巡道署及谕署所植，肉厚有独核者，风味不减家乡。”枇杷还是太湖、温州那一带的好。而再说来，枇杷还是家乡庭院那一株与我同年同岁的好。

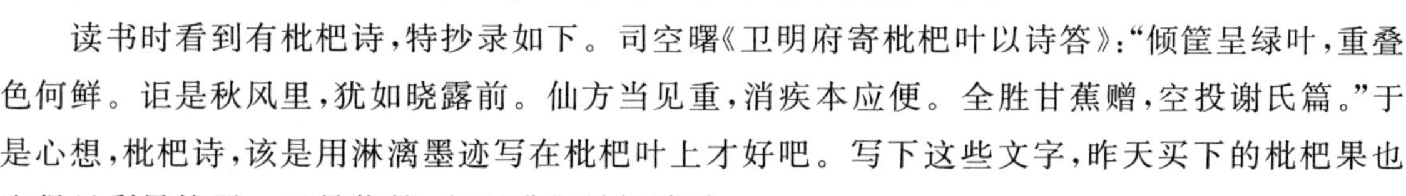

读书时看到有枇杷诗，特抄录如下。司空曙《卫明府寄枇杷叶以诗答》：“倾筐呈绿叶，重叠色何鲜。讵是秋风里，犹如晓露前。仙方当见重，消疾本应便。全胜甘蕉赠，空投谢氏篇。”于是心想，枇杷诗，该是用淋漓墨迹写在枇杷叶上才好吧。写下这些文字，昨天买下的枇杷果也吃得只剩果核了。于是停笔，留下满纸枇杷清香。

后 记

我爱好中国古典诗歌，是从进入陕西中医学院时开始的。那时，我常常泡在图书馆里，拜读中医经典古籍。我由衷钦佩古代先贤精湛的医术和华丽的文采。尤其是明代李时珍的《濒湖脉学》以及清代医家陈修园的《医学实在易》《医学三字经》等。这些医著都是用韵文写成的，易学易记，便于初学，切合实用。因此，深受广大医学志士的欢迎，从刊行问世以来，经久不衰。“熟读唐诗三百首，不会作诗也会吟”，“熟读汤头三百首，不会开方也会开”，这是强调熟能生巧，博学强记的重要性。中医处方，一般都是七八味到十几味药物组成。要记住这些众多的方剂，实属不易。如将其编成歌诀，既叶音押韵，便于背诵，又普及与宣传了中医药文化知识。我曾经读到陕西中医学院张厚墉教授编的《独活寄生汤歌》：

寄生秦川地，独活甚苦辛。结草防风处，牧牛杜仲林。

抬头见芍药，俯首思桂心。茯苓望上党，当归我蓬门。

作者将本方的全部药名镶嵌入诗歌，使读者感到情趣盎然，富有诗意，诚可谓匠心独妙矣。曾经某日，我在图书馆翻阅清代医家陆以湉《冷庐医话》时，发现书中引有一首《人参诗》曰：

五叶三丫别样新，黄参上党味尤纯。瑶光星散天边宝，人体精成地底珍。

开胃助脾能补气，宁心润肺自安神。元阳可唤春回转，虚实须教辨识真。

在我阅读到的众多的人参诗中，上面这首应是写得最好的。此诗描写和总括了人参主要的生长特点和医疗作用，而且对仗工整，用典贴切，平仄押韵，均符合诗律的要求。还曾记得某先贤《赞神医华佗》曰：

治病须分内外科，世间妙艺苦无多。神威罕及唯关将，圣手能医说华佗。

骨上肉开应刮毒，盆中血满若流波。樽前对答犹谈笑，青史英名永不磨。

此诗短短八句，就写出了华佗高超的医术和关羽过人的毅力，使名医的形象和大将的神威全都展现在读者眼前。

为了更好地阅读和欣赏中国古典诗歌，我在业余时间读了一些讲述诗歌基本知识的著作，如王力著的《诗词格律》等，因而对于诗词平仄、押韵、用典等常识有了大致了解。随着时间的推移，我对古典诗歌产生了更加浓厚的兴趣。如《诗经》《楚辞》《全唐诗》《唐诗三百首》《宋词三百首》《千家诗》《历代诗话》《随园诗话》《昭明文选》《杜工部集》《苏轼诗集》及《陆放翁全集》等，都是我经常翻阅的书。对毛主席诗词及鲁迅先生的旧体诗，我更是反复玩味，爱不释手。

我在和诗友交往的过程中，在抑制不住满腔激情时，偶尔也会不揣浅陋，提笔唱和几首。如有一次，我到张厚墉教授家拜访，忽然见到朝阳下的庭院篱边长满黄白相映、长瓣垂须的金银花，于是诗兴大发，吟诗二首，题名为《咏张厚墉先生自栽忍冬并祝长寿》。其一曰：

一丛青翠映烟萝，雪打霜飞未改柯。益寿轻身功效著，消痈解毒用途多。

蔓摇清影引诗兴，花放幽香伴酒歌。着意知心同赏鉴，东风尤助舞婆娑。

其二曰：

先生桃李满天下，论史留诗亦可珍。何故堂前多此物？只因囊内少金银。

风虚利去呈功速，痈肿消来奏效神。本草书中称圣药，延年更胜有钱人。

在编著《中国古典诗歌与中医药文化》的过程中，张厚墉教授为我释疑解难，并提供了很多宝贵的医史文献资料。如明代高拱《送儒医尹巨川先生还郑州》诗：

乌头早续杏林春，远志高标更出尘。厚朴晚须成大器，从容公尚得闲身。

百年阴德当归后，六伎神功独活人。别去参辰应念我，天南星斗望中深。

在赠医送别诗中，这是一首上乘之作。对此，我写有赏析文章，发表于我院人文科学系主办的《杏坛》上。在拙作《中国古典诗歌与中医药文化》定稿后，张厚墉教授又赐以富有分量的《序》，陕西中医学院张登本教授和李亚军教授亦赠以《序》。《序》中多有鼓励之辞，赞美之语，对此书也作了客观恰当的评论。在此，我向张厚墉教授、张登本教授和李亚军教授表示衷心的感谢！

上海中医药大学博士生导师李鼎教授题词曰："诗人志趣，医者情怀。"这八个字，字字珠玑，胜过千金，字里行间充满深情厚意，是对我最好的鞭策和鼓励。我曾填《浣溪沙》一首，向尊敬的李老表示衷心的感谢！词曰："最爱书家翰墨真，清新俊逸长精神，何时海上拜高人？医者情怀诚可贵，诗人志趣总堪珍，遥思教益梦频频。"

当代著名词人、词学家、高级编辑、陕西广播电视大学报刊编辑部主任兼总编辑、"长安词痴"月人教授特为本书题词。词曰："继明编著开天目，酒醇烈，人争顾。医药神奇医理富。养生保健，岐黄诗趣，杏苑精诚务！医家才德医诗吐，医海诗舟浪花渡。缕析条分琴笛谱。医林仙讶，诗林鬼妒，艺林肥吟圃！"世界作家协会中文分会副主席兼陕西省分会主席、陕西文学创作研究会董事长兼副会长、文学教授吉春先生特意题写了扇子藏头诗，诗曰："炎黄子孙佛坪人，继承中医入院门。明辨是非有高论，诗海滤医咏春魂。"在此，也向月人先生和吉春先生表示衷心感谢！

在编著《中国古典诗歌与中医药文化》时，程俊英教授的《诗经译注》和韩成武教授、张志民教授的《杜甫诗全译》使我获益良多，有关译文均借鉴和援引以上两书。此外，还参考引用了其他作者的有关文献资料，其中有的已在"参考文献"中列出或者随文注明，但为了行文之便，也有些参考文献没有注明出处。在此，对原作者一并表示谢意！

《中国古典诗歌与中医药文化》的出版，我要特别感谢陕西省出版资金的资助，感谢西安交通大学出版社给予的重视和支持。本套丛书是由西安交通大学出版社医学分社王强虎社长任主审，秦金霞编辑负责申报选题并任责任编辑，医学分社第一编辑室李晶、赵文娟、张沛烨、王磊、张雪冲、石益、郭泉泉、杨花各位编辑共同参与完成的。在此，也向以上诸位老师表示真挚的谢意！

炎继明

2013 年 3 月 25 日于咸阳

参考文献

[1]程俊英.诗经译注[M].上海:上海古籍出版社,1985.

[2]逯钦立.先秦汉魏晋南北朝诗[M].北京:中华书局,1983.

[3]彭定求.全唐诗[M].北京:中华书局,1960.

[4]韩成武,张志民.杜甫诗全译[M].石家庄:河北人民出版社,1997.

[5]叶嘉莹.迦陵论诗丛稿[M].北京:中华书局,1984.

[6]萧文苑.唐诗随笔[M].南昌:江西人民出版社,1985.

[7]李时珍.本草纲目[M].北京:人民卫生出版社,1982.

[8]丁青艾,伍后胜.养生保健大辞典[M].北京:科学技术文献出版社,1997.

[9]李亚军.医古文应试译文[M].西安:世界图书出版西安公司,1998.

[10]洪文煦.百花治百病[M].上海:上海中医药大学出版社,1995.

[11]汪受传.起居养生[M].南京:江苏科学技术出版社,1992.

[12]范之麟,吴庚舜.全唐诗典故辞典[M].武汉:湖北辞书出版社,1989.

[13]李良松,郭洪涛.出入命门:中医文化探津[M].北京:中国人民大学出版社,2007.